Koula-Jenik Kraft Miko Schulz

Leitfaden Ernährungsmedizin

Leitfaden Ernährungsmedizin

Herausgeber: Heide Koula-Jenik, Rosenheim; Dr. Matthias Kraft, Greifswald; Dr. Michael Miko, Ebsdorfergrund; Dr. Ralf-Joachim Schulz, Berlin

Autoren: Prof. Dr. Olaf Adam, München; Prof. Dr. Erika Baum, Biebertal; Michaela Brandstätter, Frankfurt; Dr. Marion Burkard, Landau; Prof. Dr. Ralf Ewert, Greifswald; Dr. Manuela Fischer-Zorn, Hannover; Prof. Dr. Christoph Fusch, Greifswald; Dr. Sigrun Friesecke, Greifswald; Dr. Reinhold Gellner, Münster; Dr. Ekkehard Heizmann, Sonthofen; Prof. Dr. Karin Hengst, Münster; Dr. Ute Hecker, Greifswald; Susanne Hengstermann, Berlin; Dr. Peter Holzhauer, Brannenburg; Dr. Frank Jochum, Berlin; Dr. Angela Jordan, Hannoversch Münden; Christiane Kling, Freudenstadt; Heide Koula-Jenik, Rosenheim; Dr. Matthias Kraft, Greifswald; Dr. Torsten Kucharzik, Münster; Prof. Dr. Claus Leitzmann, Gießen; Prof. Dr. Markus Lerch, Greifswald; Dr. Christian Maaser, Münster; Dr. Julia Mayerle, Greifswald; Dr. Michael Miko, Ebsdorfergrund; Dr. Angeliki Pappas, Aachen; PD Dr. Friederike Potreck-Rose, Freiburg; Dr. Martin Raithel, Münster; Prof. Dr. Roland Schäfer, Münster; Dr. Andrea Schindler, Greifswald; Dr. Ralf-Joachim Schulz, Berlin; Dr. Jürgen Schulze, Herdecke; Dr. Edward Shang Mannheim; PD Dr. Roswitha Siener, Bonn; Prof. Dr. Konrad Stolz, Stuttgart; Elke Veenaas, Porta Westfalica; Dr. Ivo van der Voort, Berlin; PD Dr. Henri Wallaschofski, Greifswald; Dr. Michael Weidenhiller, Greifswald; Prof. Arved Weimann, Leipzig; Kathleen Weiss, Greifswald; Prof. Dr. Thomas Werfel, Hannover; Dr. Gabriele Weyel, Herborn; Dr. Françoise Wilhelmi de Toledo, Überlingen; PD Dr. Holger Zorn, Hannover; Dr. Gudrun Zürcher, Freiburg

ELSEVIER
URBAN & FISCHER

URBAN & FISCHER
München • Jena

Zuschriften und Kritik an:
Elsevier GmbH, Urban & Fischer Verlag, Lektorat Komplementäre und Integrative Medizin,
Karlstraße 45, 80333 München

Wichtiger Hinweis für den Benutzer
Die Erkenntnisse in der Medizin unterliegen laufendem Wandel durch Forschung und klinische Erfahrungen. Herausgeber und Autoren dieses Werkes haben große Sorgfalt darauf verwendet, dass die in diesem Werk gemachten therapeutischen Angaben (insbesondere hinsichtlich Indikation, Dosierung und unerwünschten Wirkungen) dem derzeitigen Wissensstand entsprechen. Das entbindet den Nutzer dieses Werkes aber nicht von der Verpflichtung, anhand der Beipackzettel zu verschreibender Präparate zu überprüfen, ob die dort gemachten Angaben von denen in diesem Buch abweichen und seine Verordnung in eigener Verantwortung zu treffen.

Wie allgemein üblich wurden Warenzeichen bzw. Namen (z.B. bei Pharmapräparaten) nicht besonders gekennzeichnet.

Bibliografische Information Der Deutschen Bibliothek
Die Deutsche Bibliothek verzeichnet diese Publikation in der Deutschen Nationalbibliografie; detaillierte bibliografische Daten sind im Internet unter http://dnb.ddb.de abrufbar.

1. Auflage 2006

Der Urban & Fischer Verlag ist ein Imprint der Elsevier GmbH.

06 07 08 09 10 5 4 3 2 1

Um den Textfluss nicht zu stören, wurde bei Patienten und Berufsbezeichnungen die grammatikalisch maskuline Form gewählt. Selbstverständlich sind in diesen Fällen immer Frauen und Männer gemeint.

Planung: Christel Hämmerle, München
Lektorat: Christel Hämmerle, München, Ingrid Puchner, München
Redaktion: Ingrid Puchner, München, Claudia Kreitl, München
Herstellung: Nicole Ballweg, München, Kadja Gericke, Arnstorf
Satz: abc.Mediaservice GmbH, Buchloe
Druck und Bindung: Appl, Wemding
Zeichnungen: Susanne Adler, Lübeck
Umschlaggestaltung: Christian Weiß, München
Gedruckt auf 70 g Bavaria matt 1,1-faches Vol.

Printed in Germany
ISBN 3-437-56530-3

Vorwort

Die ernährungsmedizinische Therapie stellt nicht nur im Zuge immer knapper werdender finanzieller Mittel im öffentlichen Gesundheitssystem eine äußerst wichtige präventive Maßnahme dar, um Krankheiten zu verhindern oder zumindest ihren Verlauf zu verzögern und somit Folgekosten zu reduzieren. Vielmehr belegen die in den letzten Jahren erworbenen Erkenntnisse aus hochwertigen Studien, dass die Ernährungstherapie – auch vor dem Hintergrund einer evidenzbasierten Medizin – eine wesentliche Säule in der Therapie bereits manifester Erkrankungen ist, bzw. integraler Bestandteil eines Therapiekonzepts sein sollte. Diesen Erkenntnissen soll mit dem vorliegenden *Leitfaden Ernährungsmedizin* Rechnung getragen werden. Vermittelt werden in einem gleichsam integrativen Ansatz alle krankheitsrelevanten Aspekte – von pathophysiologischen Gesichtspunkten bis hin zu medikamentösen und chirurgischen Therapiemöglichkeiten – und die spezifische ernährungsmedizinische Therapiestrategie.

Der *Leitfaden Ernährungsmedizin* soll als Informations- und Nachschlagewerk dienen. Er will keinesfalls die großen Lehrbücher ersetzen, sondern eine übersichtliche kompakte Zusammenfassung über alle relevanten ernährungstherapeutischen Themen bieten. Der *Leitfaden Ernährungsmedizin* wendet sich somit an alle in der Ernährungstherapie tätigen Personengruppen – Klinikärzte, niedergelassene Fach- und Allgemeinärzte, Ökotrophologen und Diätassistenten, die eine differenzierte Ernährungstherapie und/oder Beratung umsetzen wollen. Diesem Konzept wurde auch durch die Nennung praktischer Tipps Rechnung getragen.
Das Thema Ernährungsmedizin findet endlich auch mehr und mehr Einzug in das medizinische Studium, so dass neben den bereits ernährungsmedizinisch tätigen niedergelassenen Ärzten, Klinikärzten, Ökotrophologen und Diätassistenten auch fortgeschrittene Studenten diesen Leitfaden sinnvoll nutzen können. Profitieren können auch alle ärztlichen Kollegen(innen) in der Fort- und Weiterbildung Ernährungsmedizin.

Wir danken dem Verlag Elsevier, Urban & Fischer, insbesondere Frau Christel Hämmerle, für die tatkräftige Unterstützung in der Realisierung dieses gemeinsam erarbeiteten Konzepts, das konkrete Hilfestellungen bietet in der Umsetzung einer fundierten und standardisierten Ernährungsmedizin.

Rosenheim, Greifswald, Ebsdorfergrund, Berlin — im Oktober 2005

Heide Koula-Jenik, Matthias Kraft, Michael Miko, Ralf-Joachim Schulz

Autorenverzeichnis

Herausgeber

Heide Koula-Jenik, Oberdonauweg 2, 83024 Rosenheim

Dr. med. Matthias Kraft, Universitätsklinik Greifswald, Klinik und Poliklinik für Innere Medizin A, Abt. Gastroenterologie, Endokrinologie und Ernährungsmedizin, Friedrich-Löffler-Str. 23a, 17487 Greifswald

Dr. med. Michael Miko, Ganghofer Str. 15, 35085 Ebsdorfergrund

Dr. med. Ralf-Joachim Schulz, Charité Campus Virchow-Klinikum, Forschungsgruppe Geriatrie im Evangelischen Geriatriezentrum Berlin, Reinickendorfer Straße 61, 13347 Berlin

Autoren

Prof. Dr. Olaf Adam, Walter-Straub-Institut für Pharmakologie und Toxikologie, Goethestr. 33, 80336 München

Prof. Dr. Erika Baum, Dresdener Str. 34, 3544 Biebertal

Michaela Brandstätter, Gutzkowstr. 57, 60594 Frankfurt/Main

Dr. Marion Burkard, Kölner Str. 7, 76892 Landau

Prof. Dr. med. Ralf Ewert, Universitätsklinik Greifswald, Klinik und Poliklinik für Innere Medizin B, Abt. Pulmonologie, Friedrich Löffler Str. 23, 17489 Greifswald

Dr. Manuela Fischer-Zorn, Universität Hannover, Institut für Lebensmittelchemie, Wunstorfer Str. 14, 30453 Hannover

Prof. Dr. med. Christoph Fusch, Universitätsklinik Greifswald, Institut für Kinder- und Jungendmedizin, Soldmannstrasse 14, 17489 Greifswald

Dr. med. Sigrun Friesecke, Universitätsklinik Greifswald, Klinik und Poliklinik für Innere Medizin B, Abt. Intensivmedizin, Friedrich Löffler Str. 23, 17489 Greifswald

Dr. med. Reinhold Gellner, Klinikum Münster, Medizinische Klinik und Poliklinik B, Albert-Schweitzer Str. 33, 48149 Münster

Dr. med. Ekkehard Heizmann, Marktstr. 4, 87527 Sonthofen

Prof. Dr. med. Karin Hengst, Klinikum Münster, Medizinische Klinik und Poliklinik B, Albert-Schweitzer Str. 33, 48149 Münster

Dr. med. Ute Hecker, Universitätsklinik Greifswald, Klinik und Poliklinik für Innere Medizin A, Abt. Gastroenterologie, Endokrinologie und Ernährungsmedizin. Friedrich-Löffler-Str. 23a, 17487 Greifswald

Susanne Hengstermann, Charité Campus Virchow-Klinikum, Forschungsgruppe Geriatrie im Evangelischen Geriatriezentrum Berlin, Reinickendorfer Straße 61, 13347 Berlin

Dr. med. Peter Holzhauer, Veramed-Klinik am Wendelstein, Mühlenstr. 60, 83098 Brannenburg

Dr. med. Frank Jochum, Ev. Waldkrankenhaus Spandau, Abt. für Kinder- und Jugendmedizin, Stadtrandstraße 555-561, 13589 Berlin

Dr. Angela Jordan, Ernährungswissenschaftliche Beratung & Dienstleistung, Kattenbühl 18, 34346 Hannoversch Münden

Christiane Kling, Klinik Hohenfreudenstadt, Drispenweg 17, 72250 Freudenstadt

Heide Koula-Jenik, Oberdonauweg 2, 83024 Rosenheim

Dr. med. Matthias Kraft, Universitätsklinik Greifswald, Klinik und Poliklinik für Innere Medizin A, Abt. Gastroenterologie, Endokrinologie und Ernährungsmedizin, Friedrich-Löffler-Str. 23a, 17487 Greifswald

Dr. med. Torsten Kucharzik, Universitätsklinikum Münster, Medizinische Klinik und Poliklinik B, Albert-Schweitzer-Str. 33, 48149 Münster

Prof. Dr. Claus Leitzmann, Institut für Ernährungswissenschaft, Justus-Liebig-Universität, Wilhelmstrasse 20, 35392 Giessen

Prof. Dr. med. Markus Lerch, Universitätsklinik Greifswald, Klinik und Poliklinik für Innere Medizin A, Abt. Gastroenterologie, Endokrinologie und Ernährungsmedizin, Friedrich-Löffler-Str. 23a, 17487 Greifswald

Dr. med. Christian Maaser, Universitätsklinikum Münster, Medizinische Klinik und Poliklinik B, Albert-Schweitzer-Str. 33, 48149 Münster

Dr. Julia Mayerle, Universitätsklinik Greifswald, Klinik und Poliklinik für Innere Medizin A, Abt. Gastroenterologie, Endokrinologie und Ernährungsmedizin, Friedrich-Löffler-Str. 23a, 17487 Greifswald

Dr. med. Michael Miko, Ganghofer Str. 15, 35085 Ebsdorfergrund

Dr. Angeliki Pappas, Universitätsklinikum Aachen, Kinderklinik, Pauwelsstr. 30, 52074 Aachen

PD Dr. Friederike Potreck-Rose, Schlierbergstr. 6a, 79100 Freiburg

Dr. med. Martin Raithel, Universitätsklinikum Münster, Medizinische Klinik und Poliklinik B, Albert-Schweitzer-Str. 33, 48149 Münster

Prof. Dr. med. Roland Schäfer, Klinikum Münster, Medizinische Klinik und Poliklinik D, Albert-Schweitzer Str. 33, 48149 Münster

Dr. med. Andrea Schindler, Universitätsklinik Greifswald, Klinik und Poliklinik für Innere Medizin A, Abt. Gastroenterologie, Endokrinologie und Ernährungsmedizin, Friedrich-Löffler-Str. 23a, 17487 Greifswald

Dr. med. Ralf-Joachim Schulz, Charité Campus Virchow-Klinikum, Forschungsgruppe Geriatrie im Evangelischen Geriatriezentrum Berlin, Reinickendorfer Straße 61, 13347 Berlin

Dr. Jürgen Schulze, Ardeypharm GmbH, Loerfeldstraße 20, 58313 Herdecke

Dr. Ewald Shang, M 7/3, 68161 Mannheim

Dr. oec. toph. Roswitha Siener, Klinik und Poliklinik für Urologie im Universitätsklinikum Bonn, Sigmund-Freud-Str. 25, 53105 Bonn

Prof. jur. Konrad Stolz, Stoßäckerstr. 54, 70563 Stuttgart

Elke Veenaas, Mindener Weg 40, 32457 Porta Westfalica

Dr. med. Ivo van der Voort, Medizinische Klinik mit Schwerpunkt Hepatologie und Gastroenterologie und interdisziplinäres Stoffwechselzentrum, Charité – Universitätsmedizin Berlin – Campus Virchow, Augustenburger Platz 1, 13353 Berlin

PD Dr. med. Henri Wallaschofski, Universitätsklinik Greifswald, Klinik und Poliklinik für Innere Medizin A, Abt. Gastroenterologie, Endokrinologie und Ernährungsmedizin, Friedrich-Löffler-Str. 23a, 17487 Greifswald

Dr. med. Michael Weidenhiller, Universitätsklinik Greifswald, Klinik und Poliklinik für Innere Medizin A, Abt. Gastroenterologie, Endokrinologie und Ernährungsmedizin, Friedrich-Löffler-Str. 23a, 17487 Greifswald

Prof. Arved Weimann, Klinik für Allgemein- und Visceralchirurgie, Städtisches Klinikum St. Georg Leipzig, Delitzscher Straße 141, 04129 Leipzig

Kathleen Weiss, Universitätsklinik Greifswald, Klinik und Poliklinik für Innere Medizin A, Abt. Gastroenterologie, Endokrinologie und Ernährungsmedizin, Friedrich-Löffler-Str. 23a, 17487 Greifswald

Prof. Dr. med. Thomas Werfel, Medizinische Hochschule Hannover, Hautklinik Linden, Ricklinger Str. 5, 30449 Hannover

Dr. Gabriele Weyel, Amts-Apotheke, Hauptstr. 87, 35745 Herborn

Dr. med. Françoise Wilhelmi de Toledo, Klinik Buchinger, Wilhelm-Beck-Str. 27, 88662 Überlingen

PD Dr. Holger Zorn, Universität Hannover, Institut für Lebensmittelchemie, Wunstorfer Str. 14, 30453 Hannover

Dr. Gudrun Zürcher, Sektion Ernährungsmedizin und Diätetik, Abteilung Innere Medizin I (Hämatologie/Onkologie), Medizinische Universitätsklinik Freiburg, Hartmannstr. 1, 79106 Freiburg

Abkürzungsverzeichnis

Symbole

☞	Verweispfeil
↑	erhöht
↓	erniedrigt
→	daraus folgt, führt zu

A

ACU	area under curve
ADI	acceptable daily intake
AIDS	aquired immundeficiency syndrome
AMF	Armmuskelfläche
AMG	Arzneimittelgesetz
AMU	Armmuskelumfang
ANV	akutes Nierenversagen
art.	arteriell
AS	Aminosäure
ASH	alkoholische Steatohepatitis
ASS	Acetylsalicylsäure
AVK	arterielle Verschlusskrankheit

B

bakt.	bakteriell
BB	Blutbild
BCM	Körperzellmasse
BE	Broteinheit = Berechnungseinheit; base excess
bes.	besonders
BGA	Blutgasanalyse
BIA	Bioelektrische Impedanzanalyse
BMI	Body Mass Index
BSG	Blutkörperchensenkungsgeschwindigkeit
BW	biologische Wertigkeit
BZ	Blutzucker
bzw.	beziehungsweise

C

Ca	Karzinom
ca.	circa
Ca2+	Kalzium
CED	chronisch entzündliche Darmerkrankungen
chron.	chronisch
CK	Kreatinkinase
Cl-	Chlorid
CMP	Kardiomyopathie
COLD	chronic obstructive lung disease
CRP	C-reaktives Protein
CT	Computertomogramm
Cu	Kupfer
CVI	chron. venöse Insuffizienz

D

D	Tag(e)
d.F.	der Fälle
d.h.	das heißt
DACH	Abkürzung für den Zusammenschluss der ernährungswissenschaftlichen Fachgesellschaften aus Deutschland (D), Österreich (A) und der Schweiz (CH)
DD	Differenzialdiagnose
DEXA	Dual-Energy X-ray Absorptiometry

E

E. coli	Escheria coli
ECM	extrazelluläre Masse
ECS	feste extrazelluläre Bestandteile
EE	energy expenditure (Gesamtumsatz); enterale Ernährung
EIA	Enzymimmunoassay

EKG	Elektrokardiogramm
EL	Esslöffel
EPA	Eicosapentaensäure
Erw.	Erwachsene
Evtl.	eventuell
EZW	extrazelluläres Wasser

F

Fe	Eisen
FFM	fettfreie Körpermasse
FFQ	food frequency questionnaire
FG	Frühgeborenes
FS	Fettsäuren

G

GC	Gaschromatographie
ggf.	gegebenenfalls
GI	Glykämischer Index
GIT	Gastrointestinaltrakt
GL	Glykämische Last
GN	Glomerulonephritis
GR	Glutathionreduktase

H

Hb	Hämoglobin
HCC	hepatozelluläres Karzinom
HDL	high density lipoprotein
HKT	Hämatokrit
HUS	Hämolytisch-urämisches Syndrom
HWZ	Halbwertszeit

I

i.c.	intrakutan
i.d.R.	in der Regel
i.m.	intramuskulär
i.v.	intravenös
IE	Internationale Einheit
IfSG	Infektionsschutzgesetz
IgA, IgG, IgM	Immunglobulin A, G, M
IL-6	Interleukin 6
Inj.	Injektion
inkl.	inklusive
INS	Innsbrucker Ernährungsscore
ITT	Immuntoleranztest

K

/kg KG	pro Kilogramm Körpergewicht
K+	Kalium
kcal	Kilokalorie
KH	Kohlenhydrate
KHK	koronare Herzkrankheit
KI	Kontraindikation
KO	Komplikation
Krea	Kreatinin

L

LBM	Lean Body Mass
LCD	Low calorie diet
LDH	Laktatdehydrophase
LDL	low density lipoprotein
li.	links
Lj.	Lebensjahr
LMBG	Lebensmittel- und Bedarfsgegenständegesetz
LOAEL	lowest observed adverse effect level
LVH	linksventrikuläre Hypertrophie

M

MAS	Malassimilationssyndrom
max.	Maximal
MCH	mittleres korpuskuläres Hämoglobin
MCT	mittelkettige Triglyzeride
MCV	mittleres korpuskuläres Volumen
mg	Milligramm
Mg2+	Magnesium
Min.	Minute
mind.	mindestens

MNA Mini Nutritional Assessment
Mon. Monat
MRT Magnetresonanztomographie
MT Metallothioneine
MUF mehrfach ungesättigte Fettsäuren
MUST Malnutrition Universal Screening Tool ()
μg Mikrogramm

N
Na+ Natrium
NAD/NADH Nicotinamid-adenin-dinucleotid
NASH nicht alkoholische Steatohepatitis
NEM Nahrungsergänzungsmittel
NOAEL no observed adverse level
NRI Nutritional Risk Index
NRS Nutritional Risk Screening
NSAR nicht steroidale Antirheumatika/ Antiphlogistika
NW Nebenwirkung(en)
NYHA New York Heart Association

O
OGTT oraler Glukosetoleranztest
OHdG 8-Hydroxy-Deguanosin
oxLDL oxidierte LDL-Fraktion

P
P Phosphat
p.o. per os
pAVK periphere arterielle Verschlusskrankheit
PDCAAS protein-digestibility corrected amino acid score
PDS protein-digestibility score
PE parenterale Ernährung
PEG perkutane endokopische Gastrostomie
PNI Prognostic Nutritional Index
postop. postoperativ
präop. präoperativ
PTH Parathormon
PUFA polyunsaturated fatty acids

R
RA Rheumatoide Arthritis
RDS Reizdarmsyndrom
re. rechts
REE resting energy expenditure
rezid. rezidivierend
RF Rheumafaktor
RR Blutdruck nach Riva-Rocci

S
s.c. subkutan
S1-S5 Sakralsegment 1–5
SGA Subjective Global Assessment
Sh Shigella
SLE systemischer Lupus erythematodes
SOD Superoxiddismutase

T
tägl. täglich
TBW Ganzkörperwasser
Tfs Transferrinsättigung
Th1-Th12 Thorakalsegment 1–12
THF Trizepshautfaltendicke
TL Teelöffel

TNF-α	Tumornekrosefaktor-α
tox.	toxisch
TPE	teilparenterale Ernährung
TSH	tyryreoidea stimulating hormone

U

u.a.	und andere
Ungt.	Unguentum (Salbe)
UV	Ultraviolett

V

V.a.	Verdacht auf
v.a.	vor allem
Vit.	Vitamin
VLCD	very-low-calorie-diets
VLDL	very low density lipoprotein
Vol.	Volumen

W

WHR	Waist-Hip-Ratio
Wo.	Woche
wöchentl.	wöchentlich
WS	Wirbelsäule
WW	Wechselwirkung

Z

z.B.	zum Beispiel
Z.n.	Zustand nach
ZNS	Zentrales Nervensystem
ZVK	zentraler Venenkatherter
z.Zt.	zur Zeit

1 Entwicklung, Aufgaben und Ziele der Ernährungsmedizin

Inhalt

1.1 Entwicklung der Ernährungstherapie

Ralf-Joachim Schulz, Matthias Kraft

Diätetische Verordnungen finden sich heute in jedem Behandlungsbereich, in der ärztlichen Praxis, in der Klinik, in Rehabilitationszentren und Kurorten. Entgegen der traditionellen chinesischen Medizin, in welcher der Arzt angehalten wird, der Entstehung von Krankheiten vorzubeugen, zeigt sich in der westlichen Kultur bereits in dem Namen „Ernährungsmedizin" ein Widerspruch in sich: Ernährung primär verstanden als Therapeutikum. Die Beachtung von Regeln gesunder Ernährung sollte jedoch Voraussetzung einer wirksamen Prävention von Erkrankungen sein. Hierin liegt die eigentliche Stärke der Ernährung. Vorbeugenden Ernährungsmaßnahmen sollte deshalb heute eine ebenso große Bedeutung beigemessen werden wie der medikamentösen Therapie. Beide Säulen der medizinischen Therapie stehen jedoch nicht für sich selbst, sondern können integrativ wirken – zum Wohle der uns anvertrauten Patienten. Die Umsetzung dieses Konzeptes der integrativen (Ernährungs-)Medizin soll in diesem Praxisleitfaden versucht werden, in welchem sowohl die „schulmedizinischen", wie auch mit besonderem Schwerpunkt die „ernährungsmedizinischen" Aspekte verzahnt, und nicht isoliert, Berücksichtigung finden.

1.1.1 Gesunde Ernährung als Bestandteil der „diatia"

Wenn es um die Heilung von Krankheiten ging, halfen den Medizinern unserer Vorfahren und auch den großen Ärzten der Antike nur die Beobachtungsgabe und die Heilkräfte der Natur. Für Medizinergenerationen, die über Jahrhunderte von ihnen lernten, waren die Lehren von HIPPOKRATES (460–377 v. Chr.), GALEN (um 129–ca. 199 n.Chr.), oder der großen arabischen Ärzte Erfahrungsmedizin. Bereits in der hippokratischen Medizin (4. Jh. v.Chr.) finden sich klinische Grundprinzipien für Maßnahmen der gesunden Ernährung und Diätetik. Aus der griechischen Ärzteschule des HIPPOKRATES gingen nahezu alle medizinischen Schulen des Abendlandes hervor. Damals verstand man unter dem Begriff „diaita" (gr. = Lebensweise) etwas Umfassenderes als heute, insofern als auch Bäder, Schwitzkuren, Sport und allgemeine Maßnahmen in eine gesunde Lebensweise einbezogen waren. Dass eine karge Ernährung, ausreichend Sport und Bewegung, vor allem aber Maßhalten in allen Dingen des Lebens grundlegend seien, ein hohes Alter in körperlicher und geistiger Frische zu erreichen, gilt bis heute unverändert fort. In der modernen Heilkunde hielt der vernünftige Umgang mit Nahrungsmitteln vor allem durch das Wirken CHRISTOPH WILHELM HUFELANDS (1762–1836) Einzug. HUFELAND, der Neubegründer einer vernünftigen Naturmedizin, war der Arzt sowie der persönliche Freund von GOETHE, SCHILLER, HERDER, FICHTE, WIELAND, JEAN PAUL und anderen des Weimarer Kreises. HUFELANDS heilkundlicher Ansatz bestand darin, die innewohnende natürliche

„Lebenskraft“ zu unterstützen und zu mehren, insbesondere durch eine ausgewogene Kost und ausreichende Bewegung.

1.1.2 Ernährungstherapie in der heutigen Zeit

In den letzten 30 Jahren haben sich zahlreiche Forscher und Kliniker mit dem Problem des Stoffwechsels unter physiologischen und pathologischen Bedingungen (z. B. Postaggressionsstoffwechsel, Immunologie) befasst. Hierdurch gelang es, das Verständnis um die Physiologie und Pathophysiologie wichtiger Stoffwechselvorgänge zu mehren und diese Erkenntnisse ernährungstherapeutisch nutzbar zu machen. Durch die indirekte Kalorimetrie z. B. kann nun auch der tatsächliche Energiebedarf gemessen werden und somit eine bedarfsgerechte Nährstoffzufuhr erfolgen, nachdem lange Zeit die Ernährungstherapie vorwiegend in Form der Hyperalimentation erfolgte. Die Erforschung der Mediatoren (z. B. TNF, Interleukin, Leptin) und ihre Antagonisten sowie der Hormone (Insulin, hGH) hat neue Einsichten in das Stoffwechselverhalten gebracht, obwohl die therapeutischen Konsequenzen noch sehr gering sind.
Die Veränderungen unserer Gesellschaftsstrukturen stellen immer mehr die Machbarkeit und die Finanzierbarkeit unseres Gesundheitssystems in Frage. Dem Patienten soll nicht eine maximale Therapie angeboten werden, sondern die Therapie soll den Kriterien der Qualitätssicherung (Evidenz-basierte Medizin) und den ökonomischen Aspekten im Rahmen der DRG und EBM entsprechen. Gerade auf diesem Feld ergeben sich zahlreiche wissenschaftliche, ethische und gesellschaftspolitische Fragen. Vor dem Hintergrund „leerer Kassen“ sollte ein zentraler Aspekt unserer Arbeit als Ernährungswissenschaftler sein, auf diese Fragen durch gut evaluierte Studien und Diskussionen im Dialog mit anderen Fachgesellschaften Antworten zu finden, um der Ernährungsmedizin auch in Zukunft den ihr gebührenden Platz in der medizinischen Versorgung unserer Patienten sicherzustellen.

1.2 Stellenwert der Ernährungsmedizin heute

Die angewandte Ernährungsmedizin ist ein wesentlicher Brückenpfeiler zwischen den modernen Lebens- und Ernährungsgewohnheiten und der täglichen Praxis.

- Die Patienten sind mündiger geworden und fordern trendgemäß Gesundheit und Wohlbefinden.
- Morbiditäts- und Mortalitätsstatistiken der letzten fünf Jahrzehnte zeigen, dass zivilisationsbedingte Erkrankungen deutlich und permanent ansteigen. Dies gilt v. a. für Krebserkrankungen, (Auto-) Immunerkrankungen, das metabolische Syndrom und die mit ihm assoziierten kardiovaskulären Folgeerkrankungen, Erkrankungen aus dem rheumatischen Formenkreis sowie für die Neurodermitis. Diesen Erkrankungen gemeinsam ist der meist chronische Verlauf mit konsekutiv indizierter Dauertherapie. Die damit verbundenen Kosten könnten durch eine entspre-

chende Ernährungstherapie sowie präventive Aspekte der Ernährungsmedizin deutlich gesenkt werden.
- Gut 60 % des täglichen Nahrungsbedarfs wird heute mit raffinierten Mono-, Di- und Polysacchariden und gesättigten Triglyzeriden gedeckt → hoher Energiegehalt. Es geht zunehmend nicht mehr um den Brennwert, sondern um den Nährwert von Lebensmitteln; letzterer nimmt jedoch durch Überdüngung, lange Lagerung, weite Transportwege, Behandlung mit Pestiziden usw. dramatisch ab.

! Die angewandte Ernährungsmedizin kann nur aufklärend wirken – gesund und ausgewogen muss sich jeder selbst ernähren. Sie ist nicht als Alternative, sondern in ihrer integrativen Funktion als Ergänzung zu herkömmlichen Behandlungsmethoden zu betrachten.

Der Anteil der Übergewichtigen in der Weltbevölkerung hat sich in den letzten 20 Jahren verdoppelt, in Deutschland waren 2003 58 % der Männer und 41 % der Frauen übergewichtig. Erschreckend ist insbesondere der Zuwachs an adipösen Kindern, auch des Diabetes mellitus Typ 2 in dieser Altersschicht. Somit wird der Anteil der Fettleibigen und damit die Kosten für unser Gesundheitssystem weiter steigen. Bereits heute werden 80 Mrd. Euro jährlich für die Behandlung ernährungsbedingter Erkrankungen ausgegeben. Einige Wissenschaftler sprechen von einer neuen Epidemie. Die Diagnose, Prävention und Behandlung von Adipositas, metabolischem Syndrom und assoziierten Erkrankungen nehmen aus diesem Grunde berechtigterweise einen immer größeren Stellenwert in der derzeitigen Ernährungsmedizin ein.

1.3 Aufgaben und Ziele der Ernährungsmedizin

Die Krankheiten, die pathogenetisch mit der Ernährung in Verbindung gebracht werden, lassen sich in drei Gruppen einteilen:
- **Ernährungsbedingte Krankheiten:** Fettsucht, Diabetes mellitus, Hyperlipoproteinämie, Hypertonie, Gicht, Fettleber, Leberzirrhose, Karies, Struma, Lebensmittelintoleranz, Marasmus, Mangelernährung. In diesem Bereich sollte das wesentliche Ziel der Ernährungsmedizin in der Prävention durch gesundheitliche Aufklärung liegen.
- **Krankheiten, die auf Ernährungstherapie ansprechen:** Niereninsuffizienz, Leberinsuffizienz, Herzinsuffizienz, Magen-Darm-Krankheiten, Pankreasinsuffizienz, Osteoporose, Rheuma, neurologische Krankheiten, selten angeborene Stoffwechselerkrankungen (PKU)
- **Krankheitsbedingte Fehlernährung:** Resorptionsstörungen, Infektionen, Sepsis, Postaggressionsstoffwechsel, Tumorkachexie, Anorexie, Bulimie, Alkoholismus

Die klassischen **Anwendungsgebiete** der Ernährungsmedizin sind v.a.: Prävention ernährungsbedingter Krankheiten, Übergewicht, chronische Magen-Darm-Störungen, Hauterkrankungen und Allergien, Krebserkrankungen, sportliche Leistungssteigerung.

Erkrankungen, die **ernährungsmedizinisch betreut** werden müssen, sind v.a.: Patienten mit stoffwechselbedingten Erkrankungen, Mangelernährung, Malabsorption, Maldigestion, chronisch kranke, onkologische, perioperative sowie intensivpflichtige Patienten.

1.3.1 Aufgaben

- Die ernährungsmedizinischen Aufgaben in der Diagnostik, Prävention und Behandlung von Erkrankungen werden gemeinsam von ernährungsmedizinisch geschulten Ärzten, Ernährungswissenschaftlern, Gesundheitswissenschaftlern, Diätassistentinnen, Ernährungsschwestern, Psychologen, Sozialmedizinern, Epidemiologen und Apothekern **interdisziplinär** wahrgenommen werden müssen.
- Aufgaben und Ziele können nur durch die Kooperation von Ernährungsmedizin und Ernährungswissenschaften sowie durch die gemeinsame Festlegung eines patienten- und anwendungsorientierten Handelns gewährleistet werden.
- Durchführung interdisziplinär organisierter und fachübergreifend koordinierter klinischer Studien
- Es wird versucht, mehr und mehr unter Evidenz-basierten medizinischen Aspekten in Leitlinien und wissenschaftlich belegten Grundaussagen zu arbeiten. Soweit als möglich sollten daher Leitlinien in nationaler (DGEM, DGVS, DGE) und internationaler (ASPEN, ESPEN) Fachgesellschaften berücksichtigt und eingebaut werden.
- Das Problem in der heutigen Zeit ist die Zunahme der Lebenserwartung mithilfe künstlicher und klinischer Ernährung. Dies ist eines der zukünftigen Tätigkeitsgebiete der Ernährungsmedizin:
  - Patienten, die über den Gastrointestinaltrakt nicht ausreichend ernährt werden können, haben grundsätzlich Anspruch auf künstliche Ernährung in Form von parenteraler Ernährung.
  - Der Wille des Patienten zum Verzicht auf parenterale Ernährung ist zu respektieren. Es ist für den Fall fehlender Einwilligungsfähigkeit und die dann notwendige Ermittlung des mutmaßlichen Willens hilfreich, wenn der Patient seinen Willen in einer Patientenverfügung festgehalten hat (☞ Kap. 10.12). Diese Problematik gilt es im Vorfeld bereits zu klären und im Rahmen der Gesundheitsinformation der Bevölkerung zu vermitteln.

1.3.2 Ziele

- Prävention: Nutzung der bereits in der Nahrung vorhandenen Nährstoffe, wie es bereits Paracelsus erkannte: *„Die Kunst, Rezepte zusammenzustellen, ist in der Natur vorhanden, und sie selbst stellt sie zusammen. Es besteht im Herausziehen, nicht im Komponieren, im Erkennen dessen, was darin ist und nicht dasselbe zu machen mit zusammengesetzten und geflickten Stücken.“* Somit Verhinderung ernährungsbedingter Erkrankungen und Verbesserung der Organfunktion und des Immunsystems im Sinne einer Optimierung folgender Faktoren:
  - Zelluläre Enzymaktivitäten: Die Aktivität unserer Zellenzyme hängt von der ausreichenden und vor allem lückenlosen Ausstattung mit Mikronährstoffen ab. Heute ist bekannt, dass der Einsatz einzelner, isolierter Nährstoffe nur selten die komplexen physiologischen Stoffwechselbedürfnisse erfüllt.
  - Zellsynthese: 100 %ige zelluläre Enzymaktivität ist Voraussetzung für einen optimalen Synthesestoffwechsel. Darüber hinaus benötigen die Zellenzyme jedoch Bausubstrat, wiederum ausreichend und lückenlos, um neues biologisches Material aufbauen zu können. Je nach dem, welches therapeutische Ziel angestrebt wird, kommen Cholin, hochungesättigte Fettsäuren, Phospholipide, Inosit oder Elektrolyte als derartiges Baumaterial zum Einsatz.
  - Nährstoff-Bioverfügbarkeit: Der beste Einsatz von Nährstoffen ist nutzlos, wenn diese nicht an ihren Wirkort, in der Regel ist dies die Zelle, gelangen. Die moderne Nährstoffmedizin schafft die Bedingungen für eine optimale Nährstoff-Bioverfügbarkeit durch den gezielten Einsatz so genannter Bindegewebsmodulatoren.
  - Zell-Schutz: Lückenloser Oxidationsschutz, abgestimmt nach, Löslichkeit und Wirkungsspezifität ist der vierte wesentliche Bereich der komplexen angewandten Ernährungsmedizin
- Gewährleistung einer im Hinblick auf Grunderkrankung und Ernährungszustand adäquaten Ernährung
- Anhebung der subjektiven Lebensqualität
- Verbesserung des Krankheitsverlaufs und der Prognose
- Senkung der Aufenthaltsdauer im Krankenhaus

Ernährungsphysiologie – Aspekte für die Praxis

2

Inhalt

2

2.1 Hauptnährstoffe

Michael Miko

2.1.1 Kohlenhydrate (KH)

Aus Kohlen-, Wasser- und Sauerstoff zusammengesetzte „Zucker" (Polyhydroxyaldehyde und -ketone) sowie deren chemische Abkömmlinge und monomeren Bausteine (Monosaccharide). Kalorisch hochwertige Energielieferanten und Baustoffe, die im Körper einer raschen, hormonal gesteuerten Verwertung unterliegen (Kohlenhydratstoffwechsel), z. T. aber in polymerer Form (z. B. als Glykogen) gespeichert werden.

Biochemie

Einteilung nach chemischer Struktur (Tab. 2.1-1):

- Monosaccharide: Kleinste KH-Einheit, durch Hydrolyse nicht mehr spaltbar; gut löslich, süßer Geschmack; wichtigster Vertreter ist die Glukose
- Disaccharide: 2 α- oder β-glykosidisch verbundene Monosaccharide
- Oligosaccharide: 3–10 KH-Einheiten
- Polysaccharide: > 10 KH-Einheiten; wenig löslich, relativ stabil

Tab. 2.1-1 Einteilung der Kohlenhydrate nach chemischer Struktur

Monosaccharide	Disaccharide	Oligosaccharide	Polysaccharide
• Glukose • Fruktose • Galaktose • Mannose • Arabinose • Ribose/Xylose	• Saccharose • Laktose • Maltose • Isomaltose • Trehalose • Palatinose	• Maltotriose • Raffinose • Stachyose • Verbaskose • Fruktooligo-saccharide • Inulin	• Stärke (Amylose/Amylopektin) • Resistente Stärke • Glykogen • Zellulose • Dextrine • Nicht-Stärke-Polysaccharid

Kohlenhydrate sind mit Ausnahme der Ballaststoffe gut verdaulich.

Funktionen

- Versorgung der Zellen mit Energie (wichtigste Aufgabe)
- Energiespeicher in Form von Glykogen (Leber, Muskel)
- Bildung von Bindegewebssubstanz und Zellmembranen
- Ausgangssubstrat für die Synthese von Glykoproteinen und -lipiden, nicht-essentiellen AS
- Bestandteil von DNA und RNA (Ribose, Desoxyribose)
- Ballaststoffversorgung (☞ Kap. 2.6)

!

- Der Energiegehalt der Kohlenhydrate beträgt 4,1 kcal/g.

2

Verdauung und Absorption

Kohlenhydrate sind nur als Monosaccharide absorbierbar, sie müssen zu diesen mit Hilfe von Enzymen abgebaut werden. Wichtigste Enzyme:

- Speichelamylase (Ptyalin): Kann Stärke zu Maltose, Maltotriose und Grenzdextrin spalten
- Pankreatische α-Amylase: Spaltet im Dünndarm
- Disaccharidasen: Im Bürstensaum der Darmmukosa; spalten Disaccharide zu Monosacchariden (Laktase, Maltase, Saccharase, Trehalase)

Die Absorption durch Co-Transport erfolgt mit Hilfe von Natrium (SGLT1: Glukose, Galaktose) oder erleichterter Diffusion, der Abtransport aus Zelle via Glut2-Transporter. Die Fruktoseaufnahme erfolgt via Glut5-Transporter Na-unabhängig.
Nicht-verdauliche Kohlenhydrate sind: Cellulose, Guar, Pektin, Laktulose, Lactilol, Raffinose, Stacchyose, Sorbit und Mannit.

Stoffwechsel und Regulation

- Kohlenhydratstoffwechsel zur Energieversorgung der Zelle beginnt mit hydrolytischer Spaltung zu Monosacchariden, danach erfolgt Resorption durch die Darmwand (Kohlenhydratverdauung), in der Leber vollzieht sich Umwandlung in Glukose (wichtigstes KH). Zur Energiegewinnung weiterer Abbau über Glykolyse, Citratzyklus und Atmungskette (ATP-Bildung).
- Nicht zur Energiegewinnung verwendete Glukose kann in Form von Glykogen gespeichert werden (bis 450 g in Leber, Muskel), allerdings sind Glykogenreserven bereits nach 1 Tag ohne KH-Zufuhr erschöpft. Überschüssige Glukose dient zur Synthese von Triglyzeriden (erst ab ca. > 500 g KH in der Nahrung).
- Glukose ist als Blutzucker im Organismus verfügbar, die Verwertung in allen Organen möglich (obligat für Zellen des peripheren und zentralen Nervensystems, Nieren- und Knochenmarks, Leukozyten und Erythrozyten; allein das ZNS benötigt ca. 140 g Glukose tägl.).
- Blutglukosespiegel wird durch Hormoneinfluss (Insulin, Glukagon, Adrenalin) relativ konstant gehalten. Bei KH-Mangel (Fasten, einseitige Ernährung) sichert die **Glukoneogenese** aus glukoplastischen Aminosäuren, Fettsäuren sowie die Glykogenolyse die Glukoseversorgung.

! Zucker, die langsam gespalten und absorbiert werden (z.B. Laktose, Zuckeraustauschstoffe) gelangen in tiefere Darmabschnitte, binden dort osmotisch Wasser. Folge: Abführende Wirkung, osmotische Diarrhö.

Vorkommen

- Pflanzliche Lebensmittel (wichtigste KH-Quellen): Getreide, Kartoffeln, Hülsenfrüchte, Obst, Gemüse
- Tierische KH-Quellen: Milch (Laktose)
- Natürliche Monosaccharid-Quellen: Früchte, Honig

2

Bedarf

Durchschnittliche tägl. „Ist"-KH-Aufnahme beträgt ca. 50 % der Gesamtenergiezufuhr, davon ca. 70 g als „Zucker". Die DGE-Empfehlung für die KH-Aufnahme nennt 55–60 % des Energiebedarfs.

Ernährungsphysiologische Bedeutung wichtiger Kohlenhydrate

- **Stärke:** Wichtigstes Poly-KH der Humanernährung, hoher Anteil in der tägl. Kost wünschenswert. Im Vergleich zu Mono- bzw. Disacchariden ist bessere Sättigung und langsamerer Blutzuckeranstieg garantiert. Glykogen ist das Speicherkohlenhydrat im Gewebe von Säugetieren.
- **Saccharose** (syn., „Zucker"): Raffiniertes KH, intensiv süßer Geschmack, daher Zusatz in zahlreichen Lebensmitteln (Schokolade, Ketchup) und Getränken (Cola), wird auch als Füllstoff eingesetzt. Es besteht eine Korrelation zwischen hohem Zuckerkonsum und Adipositas, Diabetes, Zahnkaries. Saccharose ist ein „leerer" Energieträger, da keine essentiellen Nährstoffe vorhanden sind, ca. 10 % Gesamtenergieanteil tolerabel.

CAVE

Vorsicht ist geboten bei den Begriffen „zuckerfrei" oder „ohne Zuckerzusatz". Sie bedeuten lediglich, dass kein Haushaltszucker (Saccharose) zugesetzt worden ist. Produkteigener Zucker (z. B. in Fruchtsäften) kann enthalten sein, auch andere Zuckerarten sind möglich (z. B. Glukosesirup). Zuckerfreie Bonbons sind nicht automatisch kalorienfrei.

- **Fruktose:** Baustein von Saccharose, Verzehr größerer Mengen Fruktose bzw. Saccharose sind ungünstig aufgrund der Erhöhung des Cholesterinspiegels, v. a. VLDL-und LDL-Cholesterin sowie Triglyzeriden. In Diabetikerkost verwendbar als Zuckeraustauschstoff (**Cave:** ca. 30 % Fruktose werden in Glukose umgewandelt!). Fruktose wird über den Glut5-Transporter (induzierbar) erheblich langsamer resorbiert als Glukose → Symptome der Kohlenhydratmalabsorption treten wesentlich häufiger auf (> 25–50 g wird vom Gesunden nicht vertragen). Fruktose ist weniger kariogen als Glukose (→ Karies, Fruktoseintoleranz, benigne Fruktosurie, Fruktoseunverträglichkeit).
- **Laktose:** Wichtigstes KH der Milch (Kuhmilch ca. 4,5 %, Frauenmilch bis zu 7,5 %), größte Bedeutung bei Säuglingen und Kleinkindern. Mögliche laxierende Wirkung wegen relativ langsamer Resorption (→ Obstipation). Bei ca. 10 % der deutschen Bevölkerung besteht eine Laktoseunverträglichkeit aufgrund eines Laktasemangels (Laktoseintoleranz).
- **Galaktose:** Bestandteil des Milchzuckers, geringe Verwertung im Stoffwechsel, bei Anhäufung im Organismus aufgrund eines Enzymdefekts bestehen schwere Krankheitssymptome (→ Galaktosämie).
- **Maltodextrine:** Schnell resorbierbare und energiespendende KH, große Bedeutung in Sporternährung (z. B. Isostar®)

- **Stachyose/Raffinose:** Nicht verdaulich, größere Mengen (Bohnen, Erbsen) verursachen Nebenwirkungen, wie z.B. Flatulenz, Meteorismus, Oberbauchbeschwerden.
- **Zuckeraustauschstoffe** (Zuckeralkohole ☞ auch Kap. 3.2.4, 3.4): z.B. Sorbit und Xylit (in Früchten, Beeren) und die synthetisch hergestellten: Mannit, Maltit, Maltitol, Isomalt, Palatinit. Müssen energetisch berücksichtigt werden. Bei erhöhter Aufnahme Oberbauchbeschwerden, Blähungen, Diarrhö (vergleichbar Laktose bei Laktasemangel). **Bei Verzehr > 20–50 g osmotische Diarrhö.**

! Fruktose wird zu den Zuckeraustauschstoffen gerechnet.

- **Zuckerersatzstoffe** (Süßstoffe ☞ auch Kap. 3.2.4): z.B. Saccharin, Cyclamat, Aspartam, Acesulfam-K. Zuckerersatzstoffe werden im Gegensatz zu den Zuckeraustauschstoffen energetisch nicht angerechnet. Saccharin ist 300–500-mal süßer als Saccharose, Aspartam ca. 200fach und Cyclamat ca. 30fach (☞ auch Karies Kap. 9.12).
- **Laktulose:** Synthetisch hergestelltes Disaccharid aus Glukose und Fruktose. Durch bakterielle Spaltung im Dickdarm entsteht Milchsäure, die pH-Wert-Senkung und somit die Darmmotilität positiv beeinflusst. Einsatzmöglichkeiten bei Obstipation, Lebererkrankungen.

Parameter zur Bestimmung der Kohlenhydrate

Glykämischer Index (GI)

Fläche unter der Blutzuckerkurve (area under the curve/AUC) nach dem Verzehr von 50 g Kohlenhydraten in Form verschiedener Lebensmittel im Vergleich zur Fläche unter der Kurve nach Verzehr von 50 g reiner Glukose bzw. Weißbrot.

Der GI (Tab. 2.1-2, 2.1-3) klassifiziert kohlenhydrathaltige Lebensmittel nach ihrer blutzuckersteigernden Wirkung und ist v.a. relevant für die Ernährungstherapie des Diabetikers (NIDDM und IDM), zur Vermeidung hoher Blutzuckerspitzen sowie möglicherweise als Indikator für die günstige Beeinflussung von Atherosklerose-Risikofaktoren.

! Je niedriger der Wert des GI, desto geringer ist der postprandiale Blutzuckeranstieg und umgekehrt.

Tab. 2.1-2 Glykämischer Index von Lebensmitteln
(Einteilung: hoher GI > 70; mittlerer GI 50–70; niedriger GI < 50)

Lebensmittel	Glykämischer Index	Lebensmittel	Glykämischer Index
Glukose (Referenz)	100	Haferflocken	90
Stärke, 80 % Amylopektin	30	Reis, poliert	72
Stärke, 10 % Amylopektin	80	Spaghetti	70
Saccharose	75	Orangen	60
Laktose	65	Äpfel	50
Fruktose	30	Hülsenfrüchte	40
Weißbrot (Baguette)	70	Magermilch	30
Kartoffeln, gekocht	70	Bitterschokolade (70 % Kakao-Anteil)	20

Bewertung:

- **Begrenzte klinische Relevanz:** Hohe individuelle Schwankungsbreite der Blutzuckerwirksamkeit, schlecht reproduzierbar, gegenseitige Beeinflussung verschiedener Nahrungsmittel in einer Mahlzeit kaum abschätzbar. Trotzdem gilt:
  - Polysaccharide sind nicht grundsätzlich besser zu bewerten als Mono- oder Disaccharide (z. B. hat Fruktose einen niedrigen GI).
  - Pflanzliche und rohe Lebensmittel haben generell einen niedrigeren GI als gekochte (besserer Aufschluss der Stärke durch Kochen).
  - Ballaststoffe senken die Blutzuckerwirksamkeit.
- **Nachteil:** Bewertung einzelner, nicht mehrerer Lebensmittel, Kohlenhydratstandardisierung (50 g KH, z. B. in 1250 g Magerquark oder in 1,2 kg Möhren).

Glykämische Last (GL)

Berücksichtigt im Gegensatz zur KH-Standardisierung beim Glykämischen Index (Tab. 2.1-2) den tatsächlichen Kohlenhydratgehalt je 100 g Lebensmittel sowie die Lebensmittelzutaten und Zubereitungsformen. Berechnung: (GI:100) × KH-Gehalt in g/100 g Lebensmittel.

Zugabe von Fett (Butter, Öl, Sahne) verlangsamt die Aufnahme der Kohlenhydrate und damit den Blutzuckeranstieg.

! Die Glykämische Last (GL) berücksichtigt den jeweiligen Kohlenhydratgehalt je 100 g Lebensmittel (Tab. 2.1-3).

Beispiel: Möhren (gekocht) enthalten nur 4 g Kohlenhydrate pro 100 g. GI: 70 (standardisiert auf 50 g KH ≅ 1,2 kg Möhren). GL: (72 / 100) × 4 = 2,8.

Tab. 2.1-3 GI und GL ausgewählter Lebensmittel

Lebensmittel	Glykämischer Index	Glykämische Last
Glukose	100	97
Cornflakes	84	73
Vollkornbrot	69	32
Weißbrot	70	35
Reis poliert	72	56
Kartoffeln, gekocht	70	10
Möhren, gekocht	72	3
Äpfel	50	6

2.1.2 Proteine

Aus Aminosäuren (AS) zusammengesetzte organische Stickstoffverbindungen, durch die Anzahl der AS und AS-Muster charakterisiert. Die räumliche Anordnung der einzelnen Proteine entscheidet über die jeweilige biologische Funktion. Entscheidende Nährstoffe für das Wachstum.

Biochemie

Der Proteinaufbau im menschlichen Organismus erfolgt durch ca. 20 AS (α-Aminocarbonsäuren; L-AS). Davon sind mind. 8 AS „essentiell" bzw. nach neuerer Nomenklatur „unentbehrlich" (☞ Tab. 2.1-4), diese müssen über die Nahrung zugeführt werden, da sie im Körper nicht synthetisierbar sind.
Bei der Proteinsynthese wird die Carboxylgruppe einer AS mit der Aminogruppe einer anderen AS unter Wasserspaltung verknüpft (= Peptidbindung CO-NH), bei der Verdauung wird die Peptidbindung (Def.: > 60 AS = Eiweiß, 10–20 AS = Polypeptid, < 11 AS = Oligopeptid) hydrolysiert.

Tab. 2.1-4 Einteilung der Aminosäuren nach Essentialität. Bedingt essentielle AS sind entbehrlich und werden vom Körper z. T. nur in ungenügender Menge gebildet, nichtessentielle AS können aus KH und Stickstoffverbindungen synthetisiert werden.

Essentielle AS	Bedingt essentielle AS	Nichtessentielle AS
◆ Leucin	◆ Tyrosin	◆ Alanin
◆ Valin	◆ Arginin	◆ Serin
◆ Methionin	◆ Prolin	◆ Aparaginsäure
◆ Phenylalanin	◆ Cystein	◆ Asparagin
◆ Threonin	◆ Glycin (im Wachstum)	◆ Glutaminsäure
◆ Tryptophan	◆ Histidin (nur im Säuglingsalter)	◆ Glutamin
◆ Lysin		
◆ Isoleucin		

Bedingt essentielle AS können unentbehrlich werden, wenn z. B. der Bedarf an diesen AS die Synthese übersteigt (Trauma, Infektion) oder die Aktivität von synthetischen Enzymen nicht ausreicht (z. B. Glutamin, Cystein, Glutaminsäuren).

Funktionen

- Bestandteil von Strukturproteinen: Aufbau von Geweben, z. B. Kollagen, Kreatinin
- Synthese von körpereigenen Proteinen (= funktionelle Eiweiße): Transportproteine, kontraktile Proteine, Enzyme, Hormone, Immunproteine
- Grundbaustein von Signalstoffen: Neurotransmitter (Adrenalin, Noradrenalin; biogene Amine)
- Stickstoff (N)-Quelle (1 g N = 6,25 Eiweiß) → Synthese von Purinen, Pyrimidinen und Porphyrinen)
- Synthese von Glukose bei Hunger: Glukoneogenese (Quelle: glukogene AS)
- Energieträger (nur in geringem Umfang energetisch genutzt, z. B. Leistungssport): 1 g Eiweiß = Ø 4,2 kcal

Verdauung und Absorption

- Magen: Denaturierung durch die im Magensaft enthaltene Salzsäure und Spaltung der Peptidbindungen durch Pepsin (Vorstufen: Pepsinogene, Aktivierung durch sauren pH-Wert)

2

- Dünndarm (Hauptverdauungsort): Spaltung durch Pankreasenzyme (Trypsin, Carboxypeptidasen A und B) in niedermolekulare Peptide und einzelne AS
- Bürstensaummembran: Amino- und Dipeptidasen (Exopeptidasen) spalten Oligo-, Tri-und Dipeptide zu Di- und Tripeptiden bzw. freien AS
- Absorption erfolgt mit Hilfe spezifischer und unspezifischer Transportsysteme in die Mukosazelle. In beschränktem Umfang können auch größere Proteine (Oligopeptide) über spezielle Zellen aufgenommen werden (Resorptionsort Jejunum; bei Oligopeptiddiäten erfolgt die Resorption über 3 aktive Resorptionsmechanismen, die sich z. T. hemmen).

Stoffwechsel und Regulation

Proteinturnover

Proteine werden ständig auf- und abgebaut (Proteinturnover = Umsatz; beträgt im Gleichgewicht ca. 3,0–3,5 g/kg/d; ca.10 kg Gesamtkörperprotein bezogen auf 70 kg Körpermasse beim Menschen.

- Zentrales Stoffwechselorgan: Leber; ca. 150 g freie AS stehen pro Tag in verschiedenen AS-Pools zur Verfügung (70–80 % in Skelettmuskulatur, geringer Anteil im Plasma).
- Hormonelle Regulation des Proteinturnover (☞ Tab. 2.1-5)

Tab 2.1-5 Hormonelle Regulation der Proteinsynthese und des Proteinabbaus

Physiologischer Prozess	Hemmung	Förderung
Proteinsynthese	IL-1, TNF	GH, IGF-I, Sexualhormone, Insulin
Proteinabbau	Insulin, IGF-I	Cortisol, IL-1, IL-6, TNF

Stickstoff (N)-Bilanz

Die Höhe der Proteinzufuhr beeinflusst die Stickstoffbilanz unterschiedlich: Erhöhte Zufuhr führt zu vermehrter Stickstoffausscheidung im Urin in Form von Harnstoff, gleichzeitig vermehrter AS-Abbau. Bei geringer Proteinzufuhr sinkt Eiweißabbau und -synthese auf ein Minimum ab. Durchschnittlicher tägl. Stickstoffverlust beträgt 4,4 g/d (2,9–5,9) (≅ Eiweißverlust von ca.18–40 g/d).Verlust an Proteinmasse wird vermieden durch konstante Nahrungszufuhr. Proteinumsatz kann über die Stickstoffbilanz beurteilt werden:

- **Ausgeglichene N-Bilanz:** Übereinstimmung der mit der Nahrung aufgenommenen N-Menge mit der über Urin, Faeces, Haut und Haare ausgeschiedenen Menge (N-Aufnahme = N-Ausscheidung)
- **Positive N-Bilanz:** Protein-(N)-Aufnahme > Protein-(N)-Ausscheidung (Wachstum, Schwangerschaft, Muskelaufbau, Rekonvaleszenz; erhöhte Hormonsekretion: Insulin, STH, Testosteron)
- **Negative N-Bilanz:** Protein-(N)Aufnahme < Protein-(N)Ausscheidung (unzureichende Protein- und Energiezufuhr: Fasten, gastroenterologische Erkrankungen); erhöhter Proteinverlust: Nierenerkrankungen, Dialyse; Fieber, Verbrennungen, Infektionen, Tumorerkrankungen)

2

! Ernährungsphysiologische Wirkung der Proteine
- Proteine haben eine höhere Sättigungswirkung als Fett und Kohlenhydrate.
- Protein steigert den Energieverbrauch nach Nahrungsaufnahme (postprandiale Thermogenese).

Indizes und Scores

Die Aminosäurenzusammensetzung und die Verdaulichkeit sind die Qualitätskriterien für Nahrungseiweiß. Neusynthese von Protein im menschlichen Organismus ist abhängig von der Konzentration der im Nahrungsprotein in niedrigster Konzentration vorliegenden AS (= **limitierende AS).** Diese entscheidet über Proteinqualität (z.B. limitierende AS im Weizen: Lysin ☞ auch unten: biologische Wertigkeit).
Tierische Proteine und Soja liefern in der Regel bessere Werte als andere pflanzliche Proteinquellen.

Aminosäure-Score (AAS) / Chemical Score (CS)

- Vergleicht den Gehalt jeder einzelnen essentiellen AS im Nahrungsprotein mit dem Gehalt der entsprechenden AS im Referenzprotein (ideales AS-Muster). Kann mit der „wahren Proteinverdaulichkeit"(**PDS**) multipliziert werden (≅ protein-digestibility corrected amino acid score, **PDCAAS**).
- Je stärker das Nahrungsprotein dem Referenzprotein gleicht, desto höherwertiger.
- Die sog. „limitierende AS" entspricht der AS mit dem niedrigsten AAS. Die Kombination verschiedener eiweißhaltiger Nahrungsmittel sorgt für eine bessere Proteinqualität durch die Ergänzungswirkung (Getreide/Hülsenfrüchte).

Biologische Wertigkeit (BW)

- Häufig verwendeter Qualitätsparameter: BW (Tab. 2.1-6) ist entscheidend für die körpereigene Peptid- und Proteinsynthese; resultiert aus dem Aminosäurenmuster der Nahrungsproteine. Maß dafür, wie viel Körperprotein aus einer bestimmten Menge an Nahrungsprotein synthetisiert werden kann (nach Kofrany/Jekat die reziproke Zahl des Stickstoff-Minimalbedarfs für eine ausgeglichene Stickstoffbilanz; wird für jedes Protein auf das Vollei-Protein (= Referenzlebensmittel) bezogen ☞ Tab. 2.1-6). Je niedriger die BW eines Nahrungsproteins, desto höher muss dessen Zufuhr sein.
- Tierische Proteine haben meist eine höhere BW als pflanzliche Proteine, durch geeignete Kombination unterschiedlicher Proteinquellen kann die BW wesentlich erhöht werden.

Tab. 2.1-6 Biologische Wertigkeit eiweißhaltiger Lebensmittel

Nahrungsmittel	Biologische Wertigkeit	Nahrungsmittel	Biologische Wertigkeit
Hühner-Vollei (Referenz)	100	Brot (Getreide)	50–70
Fleisch	70–90	Linsen, Bohnen	40–50
Fisch	70–90	36 % Vollei + 64 % Kartoffeln	136
Milch	75	52 % Bohnen + 48 % Mais	99
Kartoffeln	50–70	75 % Milch + 25 % Weizenmehl	125

2

Bedarf und Zufuhrempfehlungen

Der Organismus ist auf konstante Eiweißzufuhr (☞ Tab. 2.1-7) angewiesen, da kein Stickstoffspeicher vorhanden ist.

- Einflussfaktoren: Genetik, Geschlecht (Frauen ↓), Schwangerschaft und Stillzeit (↑), Ernährungsstatus, Krankheiten (↑↓), Wachstum, Alter (☞ Tab. 2.1-8)
- Minimaler Eiweißbedarf („Standardperson"): ca. 0,39 g Eiweiß/kg KG/d (wird bestimmt über die tägl. N-Verluste über alle Kompartimente: z.B. Urin, Faeces, Haut, Haare, ca. 31 g Protein/d bei 70 kg KG.

Empfohlene Zufuhr für (gesunde) Erwachsene: 0,8 g/kg KG (= 56 g Protein/Tag bei 70 kg KG) oder 10–15 % des Gesamtenergiebedarfs.

- Tatsächliche Zufuhr in westlichen Ländern: 80–125 g Protein/d (davon ca. 70 % tierisches Protein); die obere Proteinzufuhr, bei der wahrscheinlich keine unerwünschten Wirkungen zu erwarten sind, ist für Erwachsene bei ca. 2,0 g Protein/kgKG und Tag anzusetzen (verlässliche Daten liegen bisher nicht vor).
- Eiweißbedarf kann auch ohne Fleisch, d.h. durch vegetarische Ernährung, gedeckt werden (☞ biologische Wertigkeit BW oben)

CAVE

Eine hohe Zufuhr an tierischem Protein bedingt i.d.R. eine hohe Aufnahme anderer, oft unerwünschter Stoffe (gesättigte Fette, Cholesterin, Purine) → Nährstoffrelation. Günstig: Kombination mit pflanzlichem Eiweiß (z.B. Hülsenfrüchte).

Tab. 2.1-7 Empfohlene Proteinzufuhr (nach DGE)

Personengruppen	Protein			
	g/kg/Tag		g/Tag	
	m	w	m	w
Säuglinge				
0 bis unter 1 Monat	2,7		12	12
1 bis unter 2 Monate	2,0		10	10
2 bis unter 4 Monate	1,5		10	10
4 bis unter 6 Monate	1,3		10	10
6 bis unter 12 Monate	1,1		10	10
Kinder				
1 bis unter 4 Jahre	1,0		14	13
4 bis unter 7 Jahre	0,9		18	17
7 bis unter 10 Jahre	0,9		24	24
10 bis unter 13 Jahre	0,9		34	35
13 bis unter 15 Jahre	0,9		46	45
Jugendliche und Erwachsene				
15 bis unter 19 Jahre	0,9	0,8	60	46
19 bis unter 25 Jahre	0,8		59	48
25 bis unter 51 Jahre	0,8		59	47

Personengruppen	Protein			
	g/kg/Tag		g/Tag	
	m	w	m	w
51 bis unter 65 Jahre	0,8		58	46
65 Jahre und älter	0,8		54	44
Schwangere ab 4. Monat	–			58
Stillende (ca. 2 g Protein-Zulage pro 100 g sezernierte Milch)	–		–	63

Tab. 2.1-8 Proteingehalte in Lebensmitteln

Lebensmittel	Protein (g/100 g)	Lebensmittel	Protein (g/100 g)
Sojabohnen	33,7	Muskelfleisch (Rind, ohne Fett)	21,3
Emmentaler (45 % Fett i.Tr.)	28,9	Forellen	19,5
Lachs, geräuchert	28,5	Hühnereier	12,9
Erdnuss, geröstet	26,5	Haferflocken (Vollkorn)	12,3
Linsen (roh)	23,5	Brokkoli, gekocht	2,8
Hackfleisch	22,5	Kartoffeln, gekocht (mit Schale)	2,0
Reh (Rücken)	22,4		

- Überschüssiges Eiweiß (< 2 g/kg KG/d) kann durch die vermehrte Bildung und Ausscheidung harnpflichtiger, stickstoff- und schwefelenthaltender Substanzen Zellen und Nieren (Harnstoffsynthese) belasten (physiologisches Maximum bisher nicht bekannt). Wichtig: Ausreichende Trinkmenge
- Anpassungsreaktion im Stoffwechsel: Vermehrte Bildung von Verdauungsenzymen, gesteigerte Desaminierung, gesteigerte energetische Nutzung von AS
- Mögliche Nachteile: Vorzeitige Einschränkung der Nierenfunktion, Osteoporose, Adipositas, Fettstoffwechselstörungen, Hyperurikämie

2.1.3 Lipide

Stoffklasse, die durch Unlöslichkeit in Wasser und Löslichkeit in organischen Lösungsmitteln charakterisiert ist. Bestandteile von Fetten sind Triglyzeride, freie Fettsäuren, Phosphoglyzeride, Terpene, Sphingolipide und Steroide. Nahrungsfette (Triglyzeride) sind v.a. Energielieferanten, enthalten aber auch wichtige strukturgebende Komponenten (Bestandteile der Doppellipidmembran und Ausgangssubstanzen für die Bildung von Eikosanoiden).

Biochemie

- **Fettsäuren** (FS – organische Säuren mit unterschiedlich langen Kohlenwasserstoffketten): Wichtigste Bestandteile der Lipide mit unterschiedlichen physikalischen und biochemischen Eigenschaften. Die chemische Einteilung erfolgt nach

Kettenlänge, Sättigungsgrad (Anzahl der Doppelbindungen zwischen Kohlenstoffatome ☞ Tab. 2.1-9) und Stellung der FS im Molekül.
- **Trigylzeride** bestehen aus 3 mit Glycerin veresterten FS und sind die Speicherform des Fettes im Fettgewebe.

Je länger die Kohlenwasserstoffketten der FS sind und je weniger Doppelbindungen bestehen, desto fester ist das Fett. Der Sättigungsgrad der FS sowie die Lage der Doppelbindungen sind ernährungsphysiologisch bedeutsamer als die Kettenlänge.
Die Beschreibung einer FS umfasst sowohl die Anzahl der C-Atome als auch Anzahl und Lage der Doppelbindungen. Das C-Atom der Carboxylgruppe wird mit 1 bezeichnet, die Bezeichnung n (oder ω) gibt die Stellung der ersten Doppelbindung vom Methylende (ω = Ende) her gesehen im Molekül an.
- **Einteilung nach Kettenlänge:**
  - Kurzkettige FS: ≤ 4 C-Atome
  - Mittelkettige FS: (medium chain triacylglycerol = MCT): 6–12 C-Atome
  - Langkettige FS: (long chain triacylglycerol = LCT): > 12 C-Atome
- **Ausmaß der Sättigung (☞ Tab. 2.1-9):**
  - Gesättigte FS (saturated fatty acids = SFA): Keine Doppelbindung
  - Einfach ungesättigte FS (mono-unsaturated fatty acids = MUFA): 1 Doppelbindung
  - Mehrfach ungesättigte FS (poly-unsaturated fatty acids = PUFA): ≥ 2 Doppelbindungen
- **Geometrie der Doppelbindung:** Die Konfiguration ist Voraussetzung für die biologische Wirksamkeit der essentiellen Fettsäuren. Sie liegen als cis-Isomere vor.
  - Cis-Fettsäuren: „Physiologische" Konfiguration, niedriger Schmelzpunkt
  - Transfettsäuren: Höherer Schmelzpunkt, Fett wird „fester"
- **Essentialität:** Nicht essentielle FS können vom Organismus selbst gebildet werden, essentielle FS, wie z. B. Linolsäure, α-Linolensäure, müssen mit der Nahrung zugeführt werden

Tab. 2.1-9 Einteilung von Fettsäuren (nach Sättigungsgrad)

Gesättigte FS	Einfach ungesättigte FS (ω-9)	Mehrf. ungesättigte FS (ω-6)	Mehrf. ungesättigte FS (ω-3)
• Buttersäure (C4:0) • Laurinsäure (C18:0) • Myristinsäure (C14:0) • Palmitinsäure (C16:0) • Stearinsäure (C18:0) • Arachinsäure (C20:0)	• Palmitoleinsäure (C16:1) • Ölsäure (C18:1) • Vaccensäure (C18:1) • Erucasäure (C22:1)	• Linolsäure (C18:2) • γ-Linolensäure (C18:3) • Eicosatriensäure (C20:3) • Arachidonsäure (C20:4)	• α-Linolensäure (C18:3) • Eicosapentaensäure (C20:5) • Docosahexaensäure (C22:6)

Eigenschaften

- **Gesättigte FS:** Dienen v.a. als Energiequelle und -speicher, Strukturfette und MCT-Fette (FS mittlerer Kettenlänge C6–C12). Vorkommen fast nur in tierischen Lebensmitteln (Milch, Butter, Schmalz, Fleisch), aber auch z.B. im Kokos- und Palmfett. Erhöhung von Serum-Triglyzeriden, -LDL- u. Gesamtcholesterin.
- **Einfach ungesättigte FS (MUFA):** Dienen der Energieversorgung. Wichtigster Vertreter: Ölsäure (ω-9), Hauptquelle: Oliven- und Rapsöl. Können HDL-Cholesterin im Blut erhöhen, Schutz vor LDL-Oxidation (mediterrane Kost).
- **Mehrfach ungesättigte FS (PUFA):** Langkettige, mehrfach ungesättigte FS sind v.a. für nicht ernergieliefernde Prozesse von Bedeutung; sind Vorläufer bzw. Zwischenprodukte der Eikosanoide.
  - Essentielle FS: Linolsäure(ω-6) und α-Linolensäure(ω-3), müssen mit der Nahrung zugeführt, können nicht synthetisiert werden.
    Vorkommen: ω-6-FS überwiegend in pflanzlichen Lebensmitteln, in größeren Mengen in Pflanzenölen und Margarine (Sonnenblumen-, Maiskeim-, Distelöl) Funktionen: Können Blutcholesterinspiegel senken (sowohl LDL als auch HDL).
  - ω-3-FS: wie α-Linolensäure – Vorkommen in Pflanzen (Raps, Walnuss, Soja), Eicosapentaensäure und Docosahexaensäure in Kaltwasserfischen (Lachs, Makrele, Hering, Thunfisch.
    Funktionen: Sehr reaktionsfähige Verbindungen aufgrund der vielen Doppelbindungen → Bildung von Peroxiden, freien Radikalen. Einflussfaktoren: Sauerstoff, Erhitzen, Licht, chemische Einwirkungen, z.B. Hydrierung. Schutzfaktor: Vit. E. Erhöhter Konsum von Linolensäure kann Herzinfarktrate signifikant senken. Senken Triglyzerid- und LDL-Cholesterinspiegel im Blut, erhöhen HDL-Cholesterin.
  - Konjugierte Linolsäuren (CLA): Natürlich vorkommende (z.B. im Milchfett), isomere Formen der Linolsäure, unterscheiden sich durch Position der Doppelbindungen (C9–11;C10–12;C11–13). Bedarf für spezifische Körperfunktionen wird nicht gesehen, postuliert werden antikanzerogene Wirkungen.
- **Cholesterin:**
  - Vorkommen: In allen tierischen Geweben in freier wie in mit FS veresterter Form
  - Funktionen: Wichtiges Substrat für die Biosynthese von Gallensäuren, Vitamin D und Steroidhormonen (z.B. Aldosteron, Östrogen, Testosteron); integraler Bestandteil von Zellmembranen. Zellen können Cholesterin selber synthetisieren, daher eigentlich kein biologischer Bedarf an Nahrungscholesterin. Richtwert (nach DGE): max. 300 mg/d.
- **Transfettsäuren:**
  - Vorkommen: Entstehen u.a. bei der Fetthärtung (Hydrierung der Doppelbindung), natürlicherweise auch im Kuhmilchfett und Rindfleisch vorhanden. Trans-FS ähneln in der Struktur gesättigten FS, werden auch wie diese verstoffwechselt.
  - Funktionen: Erhöhen den Bedarf an essentiellen FS. Können den LDL-Cholesterinspiegel erhöhen und das HDL-Cholesterin senken, höhere Zufuhr (> 1 % der Nahrungsenergie) daher gesundheitlich nicht erwünscht. Trans-FS-Gehalt der Margarine durch Produktionsumstellung relativ gering, höhere Gehalte in verarbeiteten Lebensmitteln: Fertig-Gebäck, Chips, Pommes frites, Nuss-Nougat-Cremes, Snacks.

! Brennwert: 1 g Fett ≅ 9,3 kcal. 1 g Fett liefert mehr als doppelt so viel Energie im Vergleich mit der gleichen Menge an Kohlenhydraten oder Protein.

Funktionen

- Hauptenergielieferanten
- Energiespeicher (Speicherlipide), Bildung von Depotfett
- Synthese von Steroiden (aus Cholesterol), Gallensäuren
- Eikosanoid-Bildung (Prostaglandine, Leukotriene, Thromboxane)
- Aufbau von biologischen Membranen (Doppellipidmembran der Säugetierzelle)
- Träger von Geschmacks- und Aromastoffen
- Transport von fettlöslichen Vitaminen

Verdauung und Absorption

Nahrungsfette in der Natur sind fast ausschließlich gemischte TG (werden vom Gesunden zu fast 98 % resorbiert). Voraussetzung für die Aufnahme ist die Emulgierung mittels Gallensäuren (Umwandlung in wasserlösliche Form):

- **Verdauung:** Enzymatische Hydrolyse durch Lipasen (Spaltung der TGs in FFS und Monoglyzeride), Cholesterinesterasen (Hydrolyse von Cholesterinestern), Phospholipasen (Hydrolyse von Phospholipiden)
- **Resorption:** Mizellenbildung (Zusammenlagerung der Fettabbauprodukte und Gallensäuren) im oberen Dünndarm Voraussetzung für die passive Resorption; ist pH-Wert abhängig, d.h. je niedriger der pH-Wert umso geringer. In der Mukosazelle erfolgt die Reveresterung der Fettabbauprodukte → Bildung von Chylomikronen (Lipoprotein mit höchstem Lipidgehalt, bis 95 %), gelangen über Lymphbahnen in die Pfortader.
- **Mittelkettige Triglyzeride (MCT)** können ohne Gallensäuren und Einwirkung von Lipasen absorbiert werden, direkte Aufnahme in die Pfortader unter Umgehung der Chylomikronenbildung. Therapeutischer Einsatz bei Verdauungs- und Resorptionsstörungen (z.B. exokrine Pankreasinsuffizienz, chologene Diarrhö, A-β-Lipoproteinämie, Eiweißverlustsyndrom, ☞ auch Fettmalabsorption Kap. 9.2.1)
- **Lipoproteine** (Transportform der Fette im wässrigen Milieu der Lymphe und des Bluts) unterscheiden sich aufgrund unterschiedlicher Lipid- und Proteingehalte (ansteigend): **Chylomikronen, VLDL, IDL, LDL, HDL.** Werden v.a. in der Leber gebildet, können z.T. ineinander umgewandelt werden.

Stoffwechsel

Unterschieden werden ein exogener Fettabbauweg (Transport der Nahrungslipide vom Darm zur Leber) und endogener Fettabbauweg (Verstoffwechslung von Lipoproteinen hepatischen Ursprungs). Zusätzlich existiert ein sog. Cholesterin-Rücktransportsystem für die Aufnahme von Cholesterin aus peripheren Zellen von HDL und den direkten oder indirekten Transport zur Leber.

- **Chylomikronen:** Transport der Nahrungs-Triglyzeride zu den peripheren Geweben, nur nach fetthaltiger Mahlzeit im Blut nachweisbar. Der Abbau der Triglyzeride im Blut erfolgt durch Lipoproteinlipase (LPL) in Glycerin (Aufnahme in Leber) und freie FS (Aufnahme und Verstoffwechslung in peripheren Geweben).

- **IDL** (intermediate density lipoprotein): Bildung im Serum aus VLDL, Vorstufen der LDL
- **VLDL** (very low density lipoprotein): Synthese in der Leber, transportieren v.a. endogene Triglyzeride, Cholesterinanteil ca. 15–20 %
- **LDL** (low density lipoprotein): Transportieren v.a. endogenes Cholesterin
- **HDL** (high density lipoprotein): Transportieren Cholesterin und Phospholipide aus den peripheren Organen zurück zur Leber, hier findet Gallensäuresynthese aus Cholesterin statt. HDL können auch Apoproteine oder Lipide auf Chylomikronen und VLDL übertragen. Als „Gegenspieler" der LDL verfügen sie über eine **antiatherogene Wirkung** (☞ Kap. 9.2.1).

Stoffwechsel und Regulation

Fast alle Lipide können im Organismus synthetisiert werden, ausgenommen die essentiellen FS (hinter C9 kein Einfügen von Doppelbindungen möglich) und Carotinoide. „Aktivierte Essigsäure" (Acetyl-CoA) ist Ausgangspunkt für die Eigensynthese von FS, Sphingosin und Steroid-(Cholesterin)biosynthese. Verlängerung der FS-Ketten in Mitochondrien bis zur gewünschten Länge (v. a. C16 u. C18), Weiterverwendung für Syntheseprodukte → z.B. Neutralfettbildung in Form von Triglyzeriden. Speicherung der Neutralfette überwiegend im Unterhautfettgewebe als Depotfett. KH- und Proteinüberschüsse über Acetyl-CoA zur FS-Synthese verwendbar.

- **FS-Abbau:** in den Mitochondrien (= β-Oxidation), Bildung von Acetyl-CoA und NADPH/H2 (dient zur Energieerzeugung in der Atmungskette. In Hungerphasen Mobilisierung von Fettreserven zur Energiegewinnung → Ketonkörperbildung (Acetoacetat, Aceton, β-Hydroxybutyrat)
  Regulation: v. a. durch freie FS. Wichtiges Hormon: Insulin (Förderung der Lipogenese, Hemmung des Fettsäureabbaus)
- **Eikosanoid-Synthese:** PUFA (v. a. ω-3 und ω-6-FS) sind Ausgangssubstanzen bzw. Zwischenprodukte von endogen gebildeten Eikosanoiden (Prostaglandine, Leukotriene, Thromboxane), wichtige Gewebshormone mit vielfältigen, oft antagonistischen Wirkungen in der Regulation von Herz-Kreislaufsystem, Immunsystem oder Hormonstoffwechsel. Beeinflussen auch positiv die Fluidität der Zellmembranen.
  Metabolisierung der ω-3-FS Linolensäure und ω-6-FS Linolsäure erfordern die Enzyme Elongasen und Desaturasen in ausreichender Aktivität, kompetitive Hemmung durch ω-6-FS. Die Umwandlungsrate von α-Linolensäure zu Eicosapentaensäure beträgt beim Menschen nur ca. 10 %, Zufuhr in Form der Fischöle günstiger.

2

Tab. 2.1-10 Wirkungen von Eikosanoiden

Gewebe	Hormon	Wirkung
Arachidonsäurederivate (ω-6)		
Granulozyten/Makrophagen	Leukotrien B4	Stark chemotaktisch
Endothel	Prostaglandine E2 u. I2	Schwach antiaggregatorisch und vasokonstriktorisch
Thrombozyten	Thromboxan A2	Proaggregatorisch und vasokonstriktorisch
Eicosapentaensäurederivate (ω-3)		
Granulozyten/Makrophagen	Leukotrien B5	Schwach chemotaktisch
Endothel	Prostaglandine E3 u. I3	Antiaggregatorisch u. vasodilatatorisch
Thrombozyten	Thromboxan A3	Antiaggregatorsich u. vasodilatatorisch

- **Wirkungen (☛ Tab. 2.1-10):** Durch günstiges ω-6/ω-3-FS-Verhältnis (5:1) in der Nahrung können über antiinflammatorische, antiaggregatorische und vasodilatatorische Wirkungen wahrscheinlich antiatherogene bzw. kardioprotektive Effekte erzielt werden. Eskimos nehmen im Vergleich zur westlichen Bevölkerung (Ist: ω-6/ω-3:8–10:1) FS im Verhältnis 1:3 auf, dabei wesentlich niedrigere Prävalenz von KHK und zerebralen Insulten. Diskutiert werden auch positive Effekte auf Erkrankungen unter Beteiligung des Immunsystems: Polyarthritis, Psoriasis, atopische Dermatitis, chronisch entzündliche Darmerkrankungen, Tumorerkrankungen: Kolon-, Mamma-, Prostatakarzinom.

Zufuhrempfehlungen

Tab. 2.1-11 Richtwerte für die Fettzufuhr, Referenzwerte für die Zufuhr an essentiellen Fettsäuren (nach DGE)

Personengruppen	Richtwert der Fettzufuhr (in % der Energie)	Referenzwert für die Zufuhr an essentiellen FS (in % der Energie)	
		ω-6	ω-3
Säuglinge			
0 bis unter 4 Monate	40–50	4,0	0,5
4 bis unter 12 Monate	35–45	3,5	0,5
Kinder			
1 bis unter 4 Jahre	30–40	3,0	0,5
4 bis unter 7 Jahre	30–35	2,5	0,5
7 bis unter 10 Jahre	30–35	2,5	0,5
10 bis unter 13 Jahre	30–35	2,5	0,5
13 bis unter 15 Jahre	30–35	2,5	0,5
Jugendliche und Erwachsene			
15 bis unter 19 Jahre	30	2,5	0,5

Personengruppen	Richtwert der Fettzufuhr (in % der Energie)	Referenzwert für die Zufuhr an essentiellen FS (in % der Energie)	
		ω-6	ω-3
19 bis unter 25 Jahre	30	2,5	0,5
25 bis unter 51 Jahre	30	2,5	0,5
51 bis unter 65 Jahre	30	2,5	0,5
65 Jahre und älter	30	2,5	0,5
Schwangere ab 4. Monat	30–35	2,5	0,5
Stillende	30–35	2,5	0,5

Beispiel:

- Normalgewichtige, männliche Person, leichte körperliche Aktivität: ca. 80 g Fett/ Tag (Ist-Zufuhr: ca. 100 g/d. Ist-Zufuhr Frauen: ca. 90 g/d)
- Tagesbedarf an Linolsäure: ca. 10 g/d (≅ 19 g Sonnenblumenöl oder 22 g Diätmargarine)
- Tagesbedarf an Linolensäure: ca. 1,0 g/d (2000 kcal)
- Gesättigte FS sollten höchstens 10 % der Nahrungsenergie ausmachen, einfach ungesättigte FS mindestens 10 % und mehrfach ungesättigte FS ca. 7 % ausmachen

Tab. 2.1-12 Übersicht der Zufuhrempfehlungen für Fett, FS und Cholesterin für Erwachsene (nach DGE)

Fett	< 30 % der Gesamtenergie (≅ 60–80 g/d)
Gesättigte FS	Max 10 % der Gesamtenergie
MUFA	10–15 % der Gesamtenergie
PUFA	7–8 % der Gesamtenergie
ω-6: ω-3	5:1
Cholesterin	Max. 300 mg
Trans-FS	< 1 % der Gesamtenergie

Vorkommen

Nahrungsfette tierischer und pflanzlicher Herkunft bestehen bis zu 98 % aus Glycerolipiden.

- **Tierisches Fett:** In der Konsistenz eher fest (hoher Anteil an gesättigten FS); Vermeidung „versteckter Fette": v. a. in Fleisch- und Wurstwaren, Süßwaren (☞ Tab. 2.1-12)
- **Pflanzliche Öle:** Flüssig, hoher Anteil an essentiellen FS, aber unterschiedlicher Gehalt an ω-3 bzw. ω-6 FS (☞ Tab. 2.1-12). Günstig: höherer Anteil an ω-3-FS (Rapsöl, Leinöl reich an α-Linolensäure; Fischöle reich an EPA und DHA ☞ Tab. 2.1-13)

CAVE

Je höher der Verzehr an Fett, insbesondere in Form der mehrfach ungesättigten FS, desto höher der Bedarf an Antioxidanzien.

2

Tab. 2.1-13 Gehalt an gesättigten, einfach ungesättigten und mehrfach ungesättigten FS in Nahrungsfetten (in Gewichtsprozent).

Lebensmittel	Gesättigte FS (%)	Einfach ungesättigte FS (%)	Prozentualer Anteil an mehrfach ungesättigten FS	
			ω-3- und ω-6-FS	Anteil der ω-3-FS
Saflor (Distel-)öl	10	15	75	1
Sonnenblumenöl	8	27	65	–
Sojaöl	14	24	62	8
Maiskeimöl	19	29	57	–
Weizenkeimöl	16	15	63	87
Erdnussöl	19	50	31	–
Leinöl*	9	17	74	57
Rapsöl	13	56	31	10
Olivenöl	19	73	8	–
Kokosfett	92	6	2	–
Standard-Margarine	42	45	13	–
Pflanzen-Margarine	32	35	33	–
Schweineschmalz	43	49	8	–
Gänseschmalz	31	58	11	–
Rindertalg	54	43	3	–
Butterfett	60	37	3	1

* Die Alltagstauglichkeit von Leminöl ist begrenzt wegen Geschmack und geringer Haltbarkeit infolge hoher Oxidationsanfälligkeit. Kann im Gegensatz zu Rapsöl nicht zum Kochen, Backen oder Braten verwendet werden.

Tab. 2.1-14: Gehalte in Fischölen. Tagesbedarf an ω-3-Fettsäuren 300–400 mg

Fischart	Eicosapentaensäure (mg/100 g)	Docosahexaensäure (mg/100 g)
Hering	2700	450
Thunfisch	1070	2280
Lachs	700	2140
Makrele	690	1300
Heilbutt	190	500
Forelle	150	335

Tab. 2.1-15: Lebensmittel mit hohem Anteil an „versteckten" Fetten

Pro Portion	Fettanteil in g	Pro Portion	Fettanteil in g
30 g Teewurst	11	50 g geröstete Erdnüsse	27
40 g Cervelatwurst (2 S)	18	50 g Käsegebäck	16
30 g Leberwurst	10	30 g Kartoffelchips	12
50 g Räucheraal	14	50 g Marmorkuchen	11
80 g Matjesfilet	18	20 g Milchschokolade	6
50 g Gorgonzola	16	125 g Schokoladenmousse	13
300 g Pizza (Käse/Salami)	42	1 Croissant (45 g)	12

2.1.4 Fettersatzstoffe

Können Fett in Nahrungsmitteln komplett oder anteilig ersetzen und Kaloriengehalt in der Regel senken, die sensorische Qualität wird dabei kaum beeinflusst. Zählen zu den neuartigen Lebensmitteln (Novel Food), bei der Herstellung kommen innovative Produktionsverfahren zur Anwendung. Aufgrund nicht geklärter Unbedenklichkeit sind verschiedene synthetische Fettersatzstoffe in Deutschland/EU-Raum bisher nicht zugelassen (z.B. Olestra).

Einteilung

- Fettersatzstoffe auf Basis von **Kohlenhydraten**: Polydextrose, Zellulose, Inulin, Guar u.a. (z.B. Paselli SA 2, Maltrin. Werden am häufigsten verwendet (Gelbildung, Erhöhung des Wassergehalts), Kaloriengehalt zwischen 0,0–4,0 kcal/g
- Fettersatzstoffe auf Basis von **Proteinen**: Hühner- und Sojaeiweiß, Magermilch oder Molkenproteine, z.B. „Simplesse" .Werden vollständig absorbiert, ausgeprägtes Fettgefühl beim Essen infolge Mikropartikulierung der verwendeten Proteine, Kaloriengehalt 1,3–4,0 kcal/g
- Fettersatzstoffe auf Basis von **Fett** („synthetische Fettersatzstoffe"): Mono- und Diglyzeride, Caprenin, Sukrosepolyester, z.B. Olestra. Ausgeprägtes Fettgefühl beim Essen, Kaloriengehalt zwischen 0,0 kcal/g (Olestra) bis 9,0 kcal/g (Mono- und Diglyzeride).
- Kombinationen der verschiedenen Basiskomponenten

Fettersatzstoffe auf Kohlenhydratbasis müssen nicht extra gekennzeichnet werden, sie erscheinen in der Zutatenliste als „modifizierte Stärke" oder „Stärke".

CAVE
Produkte mit Fettersatzstoffen haben einen unterschiedlichen Gehalt an Fett und Kalorien.

Fettersatzstoffe sind enthalten in Salatdressings, Joghurt, Mayonnaisen, Dips, Brotaufstrichen, Streichkäse, Knabbergebäck, Käsekuchen.
Als **mögliche Indikationen** gelten Übergewicht, Adipositas, Diabetes mellitus (Typ II), Fettstoffwechselstörungen (Hypercholesterinämie, Hypertriglyceridämie).

Ernährungsphysiologische Bewertung

- Synthetische Fettersatzstoffe (Olestra) können z.T. nicht verdaut werden und Durchfall verursachen („anal leakage"), fettlösliche Vitamine werden nicht aufgenommen.
- Der Verzehr von Fettersatzstoffen in Lebensmitteln ersetzt bei Adipositas nicht die langfristig erforderliche Umstellung der Ernährungsgewohnheiten.
- Es besteht eine Allergiegefährdung bei Fettersatzstoffen auf Proteinbasis (Milch, Hühnereiweiß).
- Langfristige gesundheitliche Auswirkungen der Aufnahme von synthetischen Fettersatzstoffen sind nicht bekannt.

2.2 Vitamine

Elke Veenaas

Organische Verbindungen, die vom Menschen nicht oder in nicht ausreichender Menge synthetisiert werden und mit der Nahrung in Mikromengen zugeführt werden müssen (essentiell, Ausnahme Vitamin D). Einige Vitamine werden dem Körper als Vorstufen (Provitamine) zugeführt, die im Stoffwechsel in ihre eigentliche Form umgewandelt werden. Vitamine gehören zu den nicht energieliefernden Nährstoffen.

Der Begriff Vitamin leitet sich aus dem lateinischen ab (Vita = leben; amin = stickstoffhaltig), wobei nicht alle Vitamine Stickstoffatome enthalten. Die chemische Struktur gibt dem Vitamin seinen eigentlichen Namen. In Deutschland ist sowohl die Trivialbezeichnung des Vitamins (Buchstabe kombiniert mit einer Zahl) als auch die Wortbezeichnung üblich. Vitamine (☞ Tab. 2.2-1) bilden durch ihre katalytischen und steuernden Funktionen im Stoffwechsel eine Schlüsselstellung und sind Grundvoraussetzung für die Leistungsfähigkeit des Organismus.

- Wasserlösliche Vitamine (☞ Tab. 2.2-1) sind von ihrer chemischen Struktur hydrophil, sie sind im Zytoplasma der Zellen und in den Zellzwischenräumen lokalisiert. Sie werden im Gegensatz zu den fettlöslichen Vitaminen nicht im Körper gespeichert. (Ausnahme Vitamin B_{12}, Cobalamin). Hypervitaminosen können daher nicht auftreten.
- Fettlösliche Vitamine (☞ Tab. 2.2-1) sind von ihrer chemischen Struktur lipophil und können im Organismus gespeichert werden (meist in der Leber). Hypervitaminosen sind möglich.

Tab. 2.2-1: Unterteilung der Vitamine aufgrund ihrer unterschiedlichen lipo- bzw. hydrophilen Löslichkeit

Wasserlösliche Vitamine Chemischer Name (Trivialname)	**Fettlösliche Vitamine** Chemischer Name (Trivialname)
◆ Ascorbinsäure (Vitamin C) ◆ Thiamin (Vitamin B_1) ◆ Riboflavin (Vitamin B_2) ◆ Pyridoxin (Vitamin B_6) ◆ Cobalamin (Vitamin B_{12}) ◆ Folsäure ◆ Biotin ◆ Panthotensäure ◆ Niacin	◆ Retinol (Vitamin A) ◆ Calciferol (Vitamin D) ◆ Tocopherol (Vitamin E) ◆ Chinone (Vitamin K)

Versorgungsstatus

In den Industrienationen ist durch das reichhaltige Lebensmittelangebot i. d. R. eine ausreichende Versorgung gewährleistet. Mangelversorgungen einzelner Vitamine können aber dennoch unter ungünstigen Ernährungs- und Lebenssituationen auftreten:

- Einseitige Lebensmittelauswahl, lager- und zubereitungsbedingte Verluste (Hitze, Sauerstoff, Licht, Wasser)

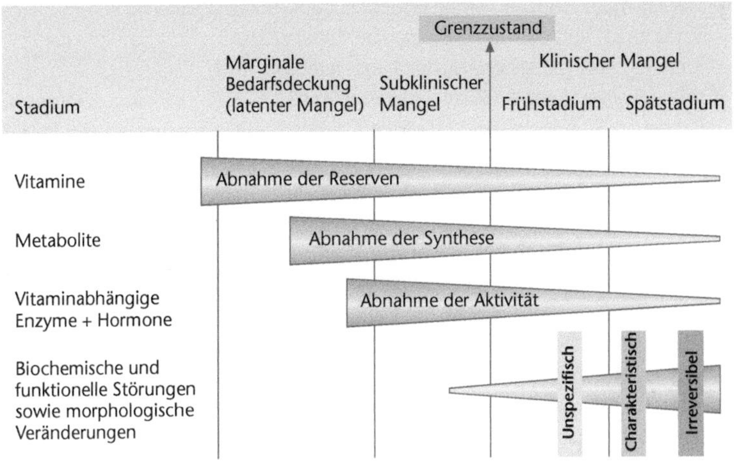

Abb. 2.2-1 Stadien eines Nährstoffmangels (nach [2])

- Bestimmte Erkrankungen mit Malabsorption und Maldigestion
- Erhöhten Bedarf bei speziellen Bevölkerungsgruppen wie Schwangeren, älteren Menschen, Alkohol- und/oder Medikamentenkonsum

Stadien eines Vitaminmangels

Die Unterversorgung mit Vitaminen ist i.d.R. ein schleichender Prozess, der in verschiedene Phasen einzuteilen ist (☞ Abb. 2.2-1).

- Zu Beginn einer Unterversorgung verringern sich die Vitaminspeicher.
- Im weiteren Verlauf kommt es zur Abnahme der Metabolitensynthese sowie zur reduzierten Enzym- und Hormonaktivität.
- Ab einem – je nach Nährstoff unterschiedlichen Grenzwert – treten zunächst unspezifische, dann charakteristische und später irreversible biochemische und funktionelle Störungen auf, die bei weiterem Fortschreiten bis zum Tode führen können.

2.2.1 Vitamin A

Fettlösliches Vitamin, welches nur in tierischen Lebensmitteln vorkommt. Kann aus dem Provitamin (☞ 2.2.2 β-Carotin) im Körper selbst gebildet werden. Vitamin A bezeichnet alle Substanzen oder deren Verbindungen mit Vitamin-A-ähnlicher biologischer Wirksamkeit. Vitamin A und seine Derivate (Retinal, Retinol, Retinsäure) werden nach internationaler chemischer Nomenklatur (IUPAC) unter dem Begriff Retinoide zusammengefasst (keine Unterscheidung zwischen natürlichen und synthetischen Vitamin-A-Derivaten).

Funktionen

- Wachstum und Differenzierung von Zellen und Geweben (Schleimhäute im Atem-, Verdauungs- und Harnwegssystem, Haut, Tumorzellen)
- Embryogenese (Lungenentwicklung und -reifung)
- Immunsystem: Haut- und Schleimhautschutz (Barriere gegen Parasiten, Viren und Bakterien), Stimulation der Antikörperbildung in Leukozyten und Aktivierung der T-Zellen.
- Essentiell für den Sehvorgang (Bestandteil des Sehpurpurs Rhodopsin)

Stoffwechsel und Resorption

- Vitamin A wird in Form seines Provitamins β-Carotin aus Pflanzen oder in Form seiner Fettsäureester aus tierischen Produkten aufgenommen.
- Die Fettsäureester werden im Intestinallumen (Dünndarm) durch Esterasen des Pankreas (wichtig bei Maldigestion in Folge einer exokrinen Pankreasinsuffizienz) gespalten, von den Mukosazellen als Retinal (Vitamin-A-Alkohol) aufgenommen (wichtig bei Malabsorption, z. B. Sprue) und reverestert. Diese Ester werden über die Lymphbahn zu Chylomikronenresten abgebaut und gelangen zur Speicherung in die Leber.
- Einige Ester werden leberunabhängig von verschiedenen Geweben aufgenommen. In der Leber wird Retinol hydrolisiert und erneut verestert.

Bei Lebererkrankungen sinkt der Vitamin-A-Gehalt im Serum, da wichtige Transportproteine nicht mehr gebildet werden können (retinolbindendes Protein (RBP), Präalbumin).

Empfohlene Zufuhr

Der Bedarf ist bei Kindern mit rezidivierenden Infekten, während Schwangerschaft und Stillperiode erhöht (☞ Tab. 12.1-1). Der menschliche Körper hat in der Leber hohe Speicherkapazitäten. Je nach Alter reichen diese Speicher zwischen 1–3 Wochen (beim Neugeborenen), 3 Monate (bei Kindern) und bis zu 1 Jahr (bei Erwachsenen).

Vorkommen

Gute Vitamin-A-Quellen sind Fisch, Leber, Butter, Ei und Milch (☞ Tab. 2.2-2). Bei vorwiegend vegetarischer Ernährung und Verzicht auf Leber, carotinoidreiche Lebensmittel verstärkt zuführen (☞ 2.2.2 β-Carotin).

Tab. 2.2-2 Retinolgehalt ausgewählter Lebensmittel

Lebensmittel	μg Retinol/100 g	Lebensmittel	μg Retinol/100 g
Leber	22 000	Rührei	200
Schweineleber	39 000	Lachs	65
Rinderleber	15 300	Brathähnchen	35
Butter	590	Vollmilch	28
Margarine	500	Rindfleisch	15
Schnittkäse (Gouda)	250	Schweinefleisch	6

Vitamin A ist hitze-, licht- und sauerstoffempfindlich, Zubereitungsverluste betragen etwa 10–30 %.

Klinik

Bei gemischter Kost ist die Versorgung des gesunden Mitteleuropäers ausreichend. Zur Unterversorgung kann es bei einseitiger, rein pflanzlicher Kost kommen. In den sog. Entwicklungsländern tritt Vitamin-A-Mangel hingegen sehr häufig auf.

Hypovitaminose

- Antriebslosigkeit/Müdigkeit
- Augen (Nachtblindheit)
- Herabgesetzte Geruchsempfindlichkeit
- Anämie
- Wachstumsstörungen
- Störungen des Immunsystems

Hypervitaminose

Unbedenkliche obere Zufuhrmengen für den Erwachsenen liegen bei 3 mg RÄ (10.000 IE), ab einer längerfristigen täglichen Zufuhr von 6,5 mg RÄ (22 000 IE) ist mit negativen Effekten zu rechnen. Akute Intoxikationen können durch Verzehr von größeren Mengen Leber auftreten. Chronische Intoxikationen werden i.d.R. nur durch Supplementierungen verursacht.

- Kopfschmerzen, Schwindel, Benommenheit
- Appetitverlust
- Erbrechen, Vorwölbung der Fontanellen (bei Kindern)
- Austrocknung der Haut, Haarausfall
- Missbildungen

Teratogene Wirkung

Frauen im konzeptionsfähigen Alter (bei Kinderwunsch) und in der Schwangerschaft (im ersten Trimenon) sollten keine größeren Mengen Leber verzehren, da hier die teratogen wirksame Retinsäure Missbildungen hervorrufen kann.

Anwendungsgebiete

- Mangelnde Zufuhr: ☞ Symptome bei Hypovitaminose
- Resorptionsstörungen:
  - Erkrankungen, die Resorption des Vitamins beeinflussen oder erhöhten Verbrauch indizieren, können bei geringer Leberspeicherung zu einem Vitamin-A-Mangel führen: Konsumierende Erkrankungen, M. Crohn, chronische Pankreatitis, parasitäre Darmerkrankungen, Lebererkrankungen, Malnutrition, Maserninfektion und Windpocken (bei älteren Menschen), Infektionskrankheiten bei Kindern
  - Chronischer Alkoholkonsum, Raucher

2.2.2 β-Carotin

Fettlösliches Provitamin pflanzlichen Ursprungs. Im Pflanzenbereich gibt es mehrere hundert verschiedene Carotinoide (☞ Kap. 2.6 Sekundäre Pflanzenstoffe), von denen 40 eine Provitamin-A-Aktivität aufweisen. β-Carotin ist daraus der bekannteste Vertreter (roter Farbstoff).

Funktionen

- Provitamin A: kann in der Mukosazelle durch Spaltung in Vitamin A umgewandelt werden. Geringe Resorptionskapazität, welche jedoch durch fettreiche Ernährung gesteigert werden kann.
- Eigenständige antioxidative Wirkung (☞ Kap. 2.4 Antioxidanzien)
- Lebensmitteltechnologisch wird β-Carotin als natürlicher Lebensmittelfarbstoff zum Einfärben von Butter, Brotaufstrichen oder Limonaden eingesetzt (synthetische Herstellung, E 160 a).

Stoffwechsel

- Die Resorption erfolgt im Dünndarm mit anderen Lipiden. In der Mukosazelle wird β-Carotin enzymatisch zu zwei Molekülen Retinal (Vitamin A) gespalten. Je besser die Vitamin-A-Versorgungslage ist, desto geringer die Enzymaktivität und damit die Vitamin-A-Bildung aus β-Carotin.
- β-Carotin wird in die Chylomikronen eingebaut, über die Lymphe ins Blut transportiert und von den Zellen bzw. von der Leber aufgenommen. Die Speicherung erfolgt hauptsächlich im Fettgewebe.

Empfohlene Zufuhr

Empfohlen werden 2–4 mg β-Carotin/d (Schätzwert; einziger sekundärer Pflanzenstoff, für den ein Schätzwert nach den DACH-Empfehlungen existiert (☞ Tab. 12.1-1).

Vorkommen

- β-Carotin kommt in fast allen pflanzlichen Lebensmitteln vor. Gute Lieferanten sind stark gefärbte Gemüse- und Obstsorten wie Spinat, Grünkohl, grüne Bohnen, Brokkoli, Feldsalat oder Möhren bei ausreichender Zubereitung. Die Konzentration unterliegt je nach Sorte, Reifegrad und Standortbedingungen starken Schwankungen und liegt zwischen 0,2 und 6 mg/100 g (☞ Kap. 2.2.3).
- Bioverfügbarkeit: Je nach Fettabsorption liegt die Bioverfügbarkeit von β-Carotin zwischen 10–50 %. Die Bioverfügbarkeit wird durch Fette zwar begünstigt, ist jedoch für die Absorption nicht zwingend erforderlich. Sie hängt vielmehr vom Verarbeitungsgrad ab. Je weiter das Nahrungsmittel bearbeitet ist, desto größer ist die Bioverfügbarkeit. Aus rohen Möhren wird das β-Carotin praktisch nicht absorbiert. Tipp: Möhren dünsten oder sehr fein raspeln; Fettzugabe

Tabelle 2.2-3 Carotinoidgehalt ausgewählter Lebensmittel

Lebensmittel	µg Carotinoide/100 g	Lebensmittel	µg Carotinoide/100 g
Möhren	5330	Fenchel	3500
Spinat	4200	Kürbis	1960
Grünkohl	4100	Brokkoli	1900
Feldsalat	3900	Tomate	820
Paprika rot	3840	Rosenkohl	400

Klinik

- Bei hohen Dosen kann es zu Gelbfärbungen der Haut kommen.
- Maximale tägliche Aufnahme sollte 10 mg β-Carotin pro Tag nicht überschreiten, toxikologische Wirkungen können darüber hinaus nicht ausgeschlossen werden.

2.2.3 Vitamin D (Calciferol)

Verschiedene biologische Wirkstoffe werden als Calciferole bezeichnet. Wichtigste Calciferole sind Cholecalciferol (Vitamin D_3) und Ergocalciferol (Vitamin D_2). Vitamin D ist das einzige Vitamin, welches vom Körper unter UV-Lichteinwirkung gebildet werden kann (endogene Synthese).
Aktiviertes Vitamin D gehört wirkungsspezifisch zu den Steroidhormonen.

Funktionen

- Regulierung der Kalziumhomöostase:
  - Im Darm fördert Vitamin D_3 die intestinale Kalziumresorption.
  - Im Knochenstoffwechsel reguliert Vitamin D_3 die Mineralisierung des Knochens.
- Beteiligt an der Proteinsynthese und somit Einfluss auf alle schnell proliferierenden Gewebe
- Einfluss auf Muskel- und Myokardstoffwechsel
- Immunsystem: Hemmung der Zellproliferation
- Einfluss auf endokrine Regelsysteme (z. B. Insulinsekretion)

Resorption

- Aus 7-Dehydrocholsterol wird durch photochemische Reaktion unter UV-Lichteinwirkung Cholecalciferol (Vitamin D_3) gebildet. Cholecalciferol wird in die Chylomikronen eingebaut, in die Leber aufgenommen und zu 25-Hyxdroxyvitamin D_3 hydroxyliert. In der Niere erfolgt die Aktivierung des Cholecalciferol zu 1,25-Dihydroxycholecalciferol, das den Steroidhormonen zugeordnet wird.
- Die Resorption (von nicht endogen gebildetem Vitamin D_3) erfolgt über passive Diffusion im Dünndarm, gelangt mit den Chylomikronenresten zur Leber, in der die Hydroxylierung erfolgt.

Empfohlene Zufuhr

Die empfohlene Zufuhr von Vitamin D ist bei älteren Menschen doppelt so hoch wie die der übrigen Bevölkerungsgruppen (☞ Tab. 12.1-1).

Vorkommen

Gute Vitamin-D-Quellen sind fettreiche Fische, v.a. Fischleber (Lebertran) und Fleisch (☞ Tab 2.2-4). Pflanzliche Lebensmittel enthalten Vitamin D nur in Spuren. Industriell wird Vitamin D Butter und Margarine zugesetzt.

Tab. 2.2-4 Vitamin-D-Gehalt ausgewählter Lebensmittel

Lebensmittel	µg Vitamin D/100 g	Lebensmittel	µg Vitamin D/100 g
Hering	31,0	Sahne	1,3
Lachs	16,3	Butter	0,76
Aal	13	Schnittkäse	0,45
Margarine	2,5	Fruchtjoghurt	0,06
Fleisch	0,2–1,3	Milch	0,06

Die endogene Synthese deckt den Großteil des Vitamin-D-Bedarfs. Die Nahrung ist als ausschließliche Vitamin-D-Quelle nicht ausreichend. Vitamin D ist sauerstoff- und lichtempfindlich. Zubereitungsverluste liegen bei 10 %.

! Die Vitamin-D_3-Eigensynthese unter UV-Einfluss ist abhängig von Aufenthaltsdauer und Sonneneinstrahlung (Breitengrad, ethnische Zugehörigkeit). Bei stark pigmentierter Haut und bei geringer Sonneneinstrahlung auf Supplementierung hinweisen.

Der Vitamin-D-Gehalt der Frauenmilch reicht für die Bedarfsdeckung des Säuglings nicht aus. Bei Säuglingen daher auf eine ausreichende Supplementierung achten (2,5–5 µg/d).

Klinik

Hypovitaminose

- Spontanfrakturen
- Störungen des Längenwachstums der Knochen, Knochendeformitäten
- Sekundärer (renaler, intestinaler) Hyperparathyreodismus
- Hypokalziämie
- Muskelschwäche
- Rachitis bzw. Osteomalazie

! In Folge der Elektrolytverschiebungen bei Niereninsuffizienz kommt es häufig zu sekundärem Hyperparathyreodismus. Sinnvoll in diesen Fällen: frühzeitige Vitamin-D-Supplementierung, Kalziumgaben sowie phosphatarme Ernährung (☞ Kap. 9.10).

Hypervitaminose

Hohe Vitamin-D-Dosen aus Supplementen wirken bei einer langfristigen oralen Aufnahme > 250.000 µg toxisch. Diese Mengen können nur aus Supplementen oder parenteralen Depotpräparaten zugeführt werden und folgende Symptome verursachen:

- Übelkeit
- Erbrechen und Durchfall
- Schwindel
- Muskelschwäche
- Elektrolytstörungen: Hyperkalzämie → akute Pankreatitis, Ulzera ventriculi; Hyperkalzurie → Nephrolithiasis, Verkalkungen der Blutgefäße der Leber und Niere

Über Sonnenlichteinstrahlung oder natürliche Lebensmittel kann es zu keinen Hypervitaminosen kommen.

Anwendungsgebiete

- Subklinische Mangelsymptome (☞ oben)
- Rachitis und Osteomalazie: Ein Vitamin-D-Mangel führt über Störungen der Kalziumhomöostase zu einem Hyperparathyreodismus. Dieser bewirkt eine Demineralisierung der Knochen und führt bei Kindern zur Rachitis und bei Erwachsenen zu Osteomalazie.
- Erhöhter Bedarf:
  - Bestimmte Personengruppen: Ältere Menschen, die sich nur noch sehr wenig im Freien aufhalten, Säuglinge, die über die Muttermilch ernährt werden (v. a. in den Wintermonaten), Menschen, die ihre Haut im Freien immer komplett verhüllen (z. B. muslimische Frauen mit Kopftuch)
  - Erkrankungen, die mit einer Malnutrition einhergehen
  - Chron. Malabsorption (z. B. chron. Pankreatitis, M. Crohn)
  - Basistherapie der Osteoporose (in Verbindung mit Kalzium)
  - Prävention einer durch Kortikoide induzierten Osteoporose

2.2.4 Vitamin E (Tocopherole)

Oberbegriff für verschiedene Verbindungen mit Vitamin-E-Aktivität. Je nach Anordnung und Anzahl der Methyl-Gruppen unterscheidet man zwischen α-, β-, γ- und δ-Tocopherol. Die wichtigste, in der Natur vorkommende Verbindung ist α-Tocopherol. Natürliche Tocopherole werden als RRR-Verbindungen bezeichnet.

Funktionen

- Bestandteil aller biologischen Membranen
- Schutz vor Lipidperoxidradikalen (freie Radikale ☞ Kap. 2.4)
- Lebensmitteltechnologischer Einsatz bei Fetten und Ölen zum Schutz vor Peroxidation

2

Resorption

- Die Vitamin-E-Resorption ist dosisabhängig: Je höher der Vitamin-E-Gehalt, desto niedriger ist die Resorptionsrate. Im Durchschnitt liegt sie bei etwa 30 %.
- Die biologische Aktivität von synthetisch hergestelltem Vitamin E liegt um ⅓ unter dem des natürlichen Vitamins.
- Die Tocopherolverdauung und Absorption ist eng mit der Fettverdauung verbunden und kann nur unter Einfluss der Gallen- und Pankreasflüssigkeiten erfolgen.

Empfohlene Zufuhr

Der Vitamin-E-Bedarf ist abhängig von der Polyenfettsäurenaufnahme: Pro 1 g Dienfettsäure (bzw. Dienäquivalent) werden 0,5 mg Tocopherol benötigt (☞ Tab. 12.1-1). Die Zufuhrempfehlungen richten sich nach der Menge der aufgenommenen mehrfach ungesättigten Fettsäuren.

! Bei der Aufnahme von mehrfach ungesättigten Fettsäuren (EPA, DHA) ist auf eine ausreichende Vitamin E-Versorgung zu achten. Vitamin E wirkt als Antioxidans.

Vorkommen

- Natürliches Vitamin E kommt hauptsächlich in pflanzlichen Lebensmitteln vor (☞ Tab. 2.2-5). Gute Quellen sind Pflanzenöle, wie Weizenkeim- und Olivenöl.

Tab. 2.2-5 Durchschnittlicher Vitamin-E-Gehalt ausgewählter Lebensmittel

Lebensmittel	mg Tocopherol/100 g	Lebensmittel	mg Tocopherol/100 g
Weizenkeimöl	215	Rotkohl	1,7
Sonnenblumenöl	55	Spinat	1,6
Margarine	16	Hering	1,5
Olivenöl	12	Seelachs	0,3
Butter	2,2	Schweinefleisch	0,1

- Vitamin E ist lichtempfindlich, Zubereitungsverluste liegen zwischen 10–50 %. Da Vitamin E fettlöslich ist, sollten Supplemente immer zusammen mit der Nahrung aufgenommen werden. Vitamin E wird lebensmitteltechnologisch als Antioxidans für Säuglingsnahrung, Margarine und andere Fetterzeugnisse verwendet (E 306, E 307, E 308, E 309).

Klinik

Hypovitaminose

- Symptome zeigen sich erst bei starken Mangelzuständen. Vitamin-E-Speicher reichen je nach Zufuhr der essentiellen Fettsäuren 1–2 Jahre:
- Verringerte Lebensdauer der Erythrozyten
- Erhöhte Hämolyseneigung
- Neurologische Störungen (Neuropathien und Myopathien)
- Gesteigerter oxidativer Stress durch den fehlenden Schutz vor der Lipidperoxidation

Hypervitaminose
Langfristig keine Dosen über 200 mg täglich einnehmen. Hohe Vitamin-E-Dosen (> 800 mg) können die Thromozytenaggregation hemmen und zu Blutungen führen (2 Wo. vor einer OP absetzen!). Bei einer Antikoagulationstherapie kann es zu Störungen der Antikoagulationseinstellung kommen (Vitamin-K-antagonistische Wirkung).

Anwendungsgebiete

- Subklinische Mangelsymptome
- Erhöhter Bedarf: Bei Personen mit starker oxidativer Belastung wie Umweltgifte, Stress oder Frühgeborenen, KHK, Lebererkrankungen, Maldigestion und Malabsorption: Fettresorptionsstörungen, v.a. bei Ileitis terminalis, Gallensäureverlustsyndrom sowie chronischer Pankreatitis, Rauchern, rheumatischen Erkrankungen

2.2.5 Vitamin K

Vitamin K ist ein fettlösliches Vitamin mit antihämorrhagischer Wirkung. In der Natur kommen Vitamin K_1 (Phyllochinon → Pflanzen) sowie das Vitamin K_2 (Menachinone Bakterien) vor.

Funktionen

- Bildung Vitamin-K-abhängiger Blutgerinnungsfaktoren (Faktor V, VII, IX, X)
- Biosynthese verschiedener Proteine
- Kontrolle der Gewebsmineralisierung durch Osteocalcin
- Gruppe der Matrix-GLA-Proteine sind Vitamin-K-abhängig (Knochen, Niere, Lunge, Herz)

Stoffwechsel und Resorption

- Vitamin K wird als fettlösliches Vitamin mit Hilfe von Gallensäuren und Pankreasenzymen im proximalen Dünndarm aktiv resorbiert. Die Resorptionsrate liegt zwischen 40–80 % und wird durch langkettige, mehrfach ungesättigte Fettsäuren gehemmt.
- Ein geringer Anteil des Vitamin K_2 wird von Bakterien im Kolon synthetisiert und trägt zur täglichen Bedarfsdeckung bei → Antibiotikatherapie (☞ Kap. 6.5) kann zu einem Mangel an Vitamin K führen (☞ Tab. 2.2-9).

Empfohlene Zufuhr und Vorkommen

Empfohlene Zufuhr ☞ Tab. 12.1-1.
Vitamin K ist nur in pflanzlichen Lebensmitteln enthalten (☞ Tab. 2.2-6). Es wird ausschließlich von Bakterien gebildet. Gute Vitamin-K-Quellen sind Rosenkohl, Blumenkohl, Grünkohl, Brokkoli und Kräuter sowie Raps- und Sojaöl.

2

Tab. 2.2-6 Durchschnittlicher Vitamin-K-Gehalt ausgewählter Lebensmittel

Lebensmittel	µg Vitamin K/100 g	Lebensmittel	µg Vitamin K/100 g
Rosenkohl	570	Butter	60
Spinat	350	Maiskeimöl	50
Brathuhn	300	Schweinefleisch	24
Rindfleisch	210	Erdbeeren	13
Brokkoli	130	Vollmilch	3,7

Vitamin K ist lichtempfindlich, zubereitungsbedingte Verlust sind aber gering.

CAVE

Eine Vitamin-K-arme Diät (Marcumardiät) ist entgegen früheren Empfehlungen bei Cumarintherapie nicht notwendig. Die Menge an Vitamin K, die durch die übliche Nahrung aufgenommen wird, zeigt keine antagonistischen Wirkungen. Besondere Überwachung der Gerinnungsparameter ist jedoch notwendig bei deutlichen Änderungen der Ernährungstherapie (z. B. auf rein vegetarische oder besonders fettarme Kost).

Klinik

Hypovitaminose

Der Vitamin-K-Versorgungsstatus ist in Deutschland ausreichend. Eine Mangelerscheinung kann bei voll gestillten Säuglingen auftreten, da Muttermilch nur sehr geringe Vitamin-K-Mengen enthält. Ein erhöhtes Risiko besteht bei unzureichendem Milchangebot durch verzögerten Laktationsbeginn oder bei industriell hergestellter Milchnahrung, wenn die Ernährung nicht sofort beginnt (prophylaktische Vitamin-K-Gabe nach der Geburt ☞ Kap. 7.4).

Hypervitaminose

Toxikologische Vitamin-K-Wirkungen sind nicht bekannt, lediglich bei Neugeborenen kann es bei hohen Dosen durch Glukoronidierungsmechanismen in der Leber zum Neugeborenen-Ikterus kommen.

Anwendungsgebiete

- Mangelsymptome
- Erhöhter Bedarf: Bei chron. Lebererkrankungen, gastrointestinalen Erkrankungen, v. a. chron. Pankreatitis, Gallensäuremangel oder Gallensäureverlustsyndrom mit Störungen der Fettabsorption, parenteraler Ernährung ohne Vitamin K (Vorsicht bei inkompletten Vitaminzusätzen, denen z. T. nur Vitamin K fehlt z. B. Cernevit®), Dauermedikation mit Antikoagulantien, Antibiotika, Antiepileptika, Tuberkulostatika, Salicylate

2.2.6 Vitamin C (Ascorbinsäure)

Vitamin C ist der Gruppenname für die L-Ascorbinsäure und deren Derivate mit biologischer Vitamin-C-Aktivität. Für Menschen ist die L-Ascorbinsäure essentiell, da ihnen das sonst in der Tier- und Pflanzenwelt vorhandene Synthese-Enzym L-Gulonolaktonoxydase fehlt. Vitamin C ist wasserlöslich und leicht oxidierbar.

Funktionen

- Antioxidationsschutz, Regeneration von Tocopherol-Radikalen
- Erhöhung der Eisenverfügbarkeit aus pflanzlichen Lebensmitteln
- Hemmung der Nitrosaminbildung
- Kofaktor von verschiedenen Enzymsystemen. Beeinflusst die Kollagensynthese, die Biosynthese von Carnitin, Neurotransmittern und neuroendokrinen Hormonen
- Stärkung der körpereigenen Abwehr
- Beteiligt an verschiedenen Entgiftungsfunktionen (Medikamente und toxische Metaboliten)
- Beteiligt an Gallensäuresynthese aus Cholesterol
- Reduziert die Glykosilierung von Proteinen und mindert die Spätschäden beim Diabetes mellitus
- Lebensmitteltechnologische Anwendungen: Ascorbinsäure (E 300), Ascorbate wie Natriumascorbat (E 301) und Calciumascorbat (E 302) als Farbstabilisatoren, Aromaschutz, Verbesserung der Mehlqualität bei Backwaren

Resorption und Bioverfügbarkeit

- Resorption beginnt bereits in der Mundschleimhaut. Hauptresorptionsort sind die oberen Dünndarmabschnitte. Die Vitamin-C-Aufnahmekapazität ist limitiert und dosisabhängig.
- Die Resorptionsrate beträgt bei physiologischen Dosen ca. 80 %. Je höher die Einzeldosis ist, desto geringer ist die Aufnahme. Die intravenöse Vitamin-C-Zufuhr ermöglicht eine höhere Zufuhr.

Empfohlene Zufuhr und Vorkommen

Empfohlene Zufuhr ☞ Tab. 12.1-1. Vorkommen ☞ Tab. 2.2-7.

Tab. 2.2-7 Durchschnittlicher Vitamin-C-Gehalt ausgewählter Lebensmittel

Lebensmittel/100 g	mg Vitamin C	Lebensmittel/100 g	mg Vitamin C
Hagebutte	1250	Fenchel	93
Sanddornsaft	266	Blumenkohl	75
Schwarze Johannisbeere	180	Kiwi	71
Paprika	139	Erdbeere	64
Brokkoli	114	Spinat	52

Vitamin C ist hitze-, licht- und sauerstoffempfindlich. Die Zubereitungsverluste liegen im Mittel bei 30 %.

Klinik

Der Versorgungsstatus mit Vitamin C ist i. d. R. ausreichend.

Hypovitaminose

- Müdigkeit, Leistungsschwäche, Beeinträchtigung des seelischen Wohlbefindens
- Infektanfälligkeit, schlechte Wundheilung
- Moeller-Barlow Krankheit beim Säugling, Skorbut beim Erwachsenen
- Störungen der Knochenbildung, Wachstumsstörungen
- Hämorrhagien: Haut, Schleimhäute, Muskulatur, innere Organe

Hypervitaminose

Hypervitaminosen sind nicht bekannt. Sehr hohe Vitamin-C-Konzentrationen können zu unerwünschten Nebenwirkungen wie Diarrhöe oder Gastroenteritis führen.

Anwendungsgebiete

- Gesicherter Vitamin-C-Mangel
- Erhöhter Bedarf: Bei Personen mit erhöhtem oxidativen Stress, geringem Verzehr von Obst und Gemüse, starker körperlicher Belastung, anhaltendem Stress, chronischem Alkohol- und Medikamentenabusus, Rauchern
- Ältere Menschen (Kau- und Schluckstörungen, einseitige Ernährung)
- Prophylaxe: Katarakt, Arteriosklerose
- Diabetes mellitus, dialysepflichtige Niereninsuffizienz, gastrointestinale Erkrankungen, Kurzdarmsyndrom, Förderung der Wundheilung und zur Verbesserung der Eisenresorption: Tagesdosis 0,5–1,0 g/d, Fieber, Infektionen, Schwangerschaft und Stillzeit 50 mg–2 g/d
- Behandlung von Methämoglobinämie 1–3 g/d, Katarakt 300–600 mg/d
- Unterstützung des Immunsystems
- Protektiver Faktor in der Tumorprävention

2.2.7 Vitamin B_1 (Thiamin)

Vitamin B_1 sind verschiedene Verbindungen mit der Wirkung von Thiamin. Es ist ein weißes, fast geruchloses wasserlösliches Vitamin. Wichtigster Wirkstoff ist das Thiaminpyrophosphat. Vitamin B_1 ist besonders empfindlich gegen Sauerstoff, UV-Licht und Hitze.

Funktionen

- Essentieller Kofaktor für verschiedene Reaktionen im Intermediärstoffwechsel, wie z. B. die Pyruvatdehydrogenase, α-Ketoglutamatdehydrogenase, Transketolase oder Pyruvat-Decarboxylase
- Kofaktor für oxidative Decarboxylierungen von verzweigtkettigen α-Ketosäuren
- Unterstützung im Stoffwechsel des zentralen und peripheren Nervensystems
- Funktionelle Zusammenhänge zwischen Thiamin und Acetylcholinstoffwechsel möglich

Resorption und Bioverfügbarkeit

- Die körpereigenen Reserven reichen für 4–10 Tage. Die Resorption erfolgt v.a. im proximalen Dünndarm. Nach Nahrungsaufnahme wird Vitamin B_1 entsprechend dem jeweiligen Energiebedarf schnell in die verschiedenen Organe und Gewebe transportiert.
- Thiaminantagonisten, z.B. Thiaminasen, schwefelige Säure, Chlorogensäure oder andere Pflanzenphenole vermindern die biologische Thiaminaktivität. Durch Kauen der Betelnuss werden größere Mengen Thiaminantagonisten freigesetzt. Dies wird in Zusammenhang mit dem v. in ärmeren Landstrichen Südostasiens weit verbreiteten Vitamin-B_1-Mangel (Beriberi) gebracht.

Empfohlene Zufuhr

Der Thiaminbedarf ist abhängig vom Gesamtenergiebedarf (☞ Tab. 12.1.-1). Der Minimalbedarf liegt bei 0,33 mg/1000 kcal, mindestens jedoch 1,0 mg/d. In der Schwangerschaft und bei stillenden Frauen ist der Bedarf erhöht.
Die Speicherkapazität für Vitamin B_1 ist sehr gering. Die körpereigenen Reserven reichen nur 10–20 Tage. Eine regelmäßige Vitamin-B_1-Zufuhr ist daher sehr wichtig.

Vorkommen

Vitamin B_1 ist in tierischen und pflanzlichen Lebensmitteln enthalten (☞ Tab. 2.2-8). Gute Quellen sind Fleisch, Leber, Fisch und Vollkornprodukte.

Tab. 2.2-8 Durchschnittlicher Vitamin-B_1-Gehalt ausgewählter Lebensmittel

Lebensmittel	mg Vitamin B_1/100 g	Lebensmittel	mg Vitamin B_1/100 g
Schweinefleisch	0,90	Vollkornbrot	0,25
Haferflocken	0,59	Blumenkohl	0,11
Müsli	0,42	Seehecht	0,10
Erbsen	0,30	Kabeljau	0,06
Leber	0,30		

Vitamin B_1 ist wasserlöslich, hitze- und sauerstoffempfindlich. Zubereitungsverluste betragen etwa 30 %.

Klinik

Die Versorgungslage in den Industrienationen ist ausreichend. Ein Mangel tritt vornehmlich in Entwicklungsländern auf (Beriberi); in Industrieländern meist in Zusammenhang mit schwerer Mangelernährung oder Alkoholismus (→ Wernicke-Enzephalopathie), bei Hämodialyse, HIV-Infektion und Diuretika-Dauermedikation), Polyneuropathie.

Hypovitaminose

- Muskelschwäche
- Häufige Kopfschmerzen

- Beriberi („die große Schwäche") – bei ausgeprägtem Vitamin-B_1-Mangel: neurologische Ausfälle, Muskelschwund und Ödeme. Tritt in Industrieländern selten, meist in Zusammenhang mit schwerer Mangelernährung oder Alkoholismus auf.
- Frühsymptome: Reizbarkeit, Gedächtnisstörungen, Verwirrungszustände, Müdigkeit, Appetitlosigkeit, Konzentrationsschwäche
- Spätsymptome: Anämie, Herzmuskelschwäche, Herzversagen, Ödem, niedriger Blutdruck, Kurzatmigkeit

Hypervitaminose

Nahrungsbedingte Vitamin-B_1-Überdosierungen sind nicht möglich. Bei parenteraler Zufuhr können allergische Reaktionen, Krämpfe und Kopfschmerzen hervorgerufen werden.

Anwendungsgebiete

- Gesicherter Vitamin-B_1-Mangel
- Erhöhter Bedarf: Bei chronischem Alkoholismus, Drogenabhängigkeit, Mangelernährung, Hämodialyse, Schwangerschaft
- Erkrankungen des ZNS (bei Erschöpfungszuständen), Zytostatikatherapie: Therapeutische Dosis: 100–300 mg/d, Diabetische Polyneuropathie (fettlösliche Thiaminderivate), HIV-Infektion (☞ Kap. 9.17)

2.2.8 Vitamin B_2 (Riboflavin)

Riboflavin ist ein gelb gefärbtes, wasserlösliches, sehr lichtempfindliches, aber hitzestabiles Vitamin. Freies Riboflavin, proteingebundenes Flavinmononucleotid (FMN) sowie Flavinmonodinucleotid (FAD) werden als Vitamin B_2 zusammengefasst. Ältere Bezeichnungen sind Laktoflavin, Ovo- oder Uroflavin.

Funktionen

- Wirkung von FMN und FAD als Coenzym bzw. prosthetische Gruppe im oxidativen Stoffwechsel
- Dehydrierung und Desaminierung von D-Aminosäuren
- Übertragung von Substratwasserstoff auf Ubichinon (Atmungskette)
- Cytochrom-P450 System → Entgiftungsfunktion (Xenobiotika, Arzneimittel)
- Antioxidative Aktivität, Bereitstellung reduzierten Glutathions
- Gelbfärbung (E 101) in der Lebensmittelindustrie

Resorption und Bioverfügbarkeit

In der Nahrung liegen Riboflavinverbindungen hauptsächlich als Flavoproteide vor. Diese werden erst nach der Phosphorylierung im proximalen Dünndarm resorbiert. Die Resorption wird durch Gallensalze und durch die gleichzeitige Nahrungsaufnahme unterstützt (Supplemente).

2

Empfohlene Zufuhr

Der Bedarf ist erhöht bei körperlicher Aktivität, in Schwangerschaft und Stillzeit und unter Einfluss verschiedener Medikamente (psychotrope und zytostatische Medikamente, orale Kontrazeptiva) sowie bei chronischem Alkoholkonsum, bei Meiden von Milchprodukten sowie im Alter (☞ Tab. 12.1.-1).

Vorkommen

Vitamin B_2 kommt sowohl in tierischen als auch in pflanzlichen Lebensmitteln vor (☞ Tab. 2.2-9). Gute Vitamin-B_2-Quellen sind Milchprodukte, Fleisch, Fisch, Eier und Vollkornprodukte.

Tabelle 2.2-9 Durchschnittlicher Vitamin-B_2-Gehalt ausgewählter Lebensmittel

Lebensmittel	mg Vitamin B_2/100 g	Lebensmittel	mg Vitamin B_2/100 g
Schnittkäse (Gouda)	0,30	Fruchtjoghurt	0,15
Schweinefleisch	0,28	Steinbutt	0,15
Spiegelei	0,28	Haferflocken	0,15
Vollmilch	0,18	Vollkornbrot	0,10
Lachs	0,17	Erdnuss	0,10

Vitamin B_2 ist hitzestabil, aber sehr lichtempfindlich. Zubereitungsverluste liegen bei 20 %.

Klinik

Die Versorgungslage gilt als ausreichend. Ein Vitamin-B_2-Mangel tritt selten isoliert, meistens in Kombination mit einer Mangelversorgung weiterer B-Vitamine auf.

Hypovitaminose

- Wachstumsstörungen
- Anämie
- Katarakt
- Periphere Neuropathien
- Schleimhautveränderungen und Entzündungen
- Beeinträchtigung des Pyridoxin- und Niacinstoffwechsels

Hypervitaminose

Vitamin-B_2-Überdosierungen sind weder aus der Nahrung noch aus Supplementen bekannt.

Anwendungsgebiete

- Mangelsymptome
- Kataraktprophylaxe (möglicherweise)
- Migränetherapie (mehrere hundert Milligramm)

- Erhöhter Bedarf: Bei Fehlernährung, langfristiger Einnahme antagonistisch wirkender Medikamente (Antidepressiva, Psychotropika, Zytostatika), chronischem Alkoholabusus, konsumierenden Erkrankungen, Trauma, Operationen

2.2.9 Niacin

Sammelbegriff für Nicotinsäure und Nicotinsäureamid. Früher wurde das Vitamin „PP-Faktor“ (pellagra prevention factor) genannt. Niacin ist ein kristallines, farbloses und wasserlösliches Vitamin.

Funktionen

- Bestandteil der Coenzyme zahlreicher Dehydrogenasen
- Blutzuckerregulierung (Bildung des Glukosetoleranzfaktors)
- Biosynthese von Fettsäuren und Steroiden
- DNA-Replikation und -Reparatur
- Kalziummobilisation

Resorption und Bioverfügbarkeit

- Nicotinsäure und Nicotinsäureamid liegen in freier Form vor oder entstehen bei der Verdauung durch Aufspaltung der Coenzyme. Sie können im Organismus ineinander umgewandelt werden. Resorbiert werden sie im Magen und im oberen Dünndarm.
- In Getreide, wie Mais und Hirse, liegt Niacin als Komplex gebunden vor und ist deshalb hieraus nur schlecht verwertbar. Durch Rösten oder durch Alkalibehandlung wird die Bioverfügbarkeit erhöht.
- Endogen kann aus der essentiellen Aminosäure Tryptophan Niacin gebildet werden, hierfür werden mindestens 60 mg Tryptophan benötigt.

Empfohlene Zufuhr und Vorkommen

Empfohlene Zufuhr ☞ Tab. 12.1-1.

In tierischen Lebensmitteln ist v. a. Nicotinsäureamid enthalten, in pflanzlichen vorwiegend die Nicotinsäure. Einen hohen Gehalt weisen Fleisch, Innereien, Fisch, Milch, Brot und Kartoffen auf (☞ Tab. 2.2-10).

Tab. 2.2-10 Durchschnittlicher Niacin-Gehalt ausgewählter Lebensmittel

Lebensmittel	mg Niacin-äquivalente/100 g	Lebensmittel	mg Niacin-äquivalente/100 g
Leber	20	Joghurt, vollfett	1,6
Schweinefleisch	10	Möhren	0,3
Rotbarsch	5,8	Vollkornmehl	6,1

Zubereitungsverluste betragen durchschnittlich weniger als 10 %, da Niacin gegenüber Hitze, Licht und Luftsauerstoff weniger empfindlich ist als andere Vitamine der B-Gruppe.

Klinik

Die Versorgungslage in westlichen Industrieländern ist ausreichend. Zusammen mit einer unzureichenden Tryptophanversorgung kann es zur Hypovitaminose kommen.

Hypovitaminose

- Kopfschmerzen, Müdigkeit
- Depressionen
- Dermatitis
- Diarrhö
- Demenz
- Schleimhautveränderungen
- Pellagra (raue Haut): Niacinmangel mit klassischem Krankheitsbild v.a. in Entwicklungsländern mit hohem Mais- und Hirseverzehr

Hypervitaminose

Eine alimentäre Überdosierung mit Nicotinamid ist nicht möglich. Bei hohen Nicotinsäuredosen in Form von Supplementen (1–6 g) können Gefäßerweiterungen, Magenschleimhautentzündungen und Leberzellschäden (2–6 g), zudem Störungen der Plättchenfunktion und der Glukosetoleranz auftreten.
Maximal nicht mehr als 35 mg Niacin pro Tag aufnehmen.

Anwendungsgebiete

- Gesicherter Vitamin Niacinmangel
- Erhöhter Bedarf: Bei chron. Diarrhö, Mangelernährung, Dialyse, chron. Alkoholabusus
- Angeborene Störungen des Tryptophanstoffwechsels, Hypercholesterinämie, Interaktionen mit Arzneimitteln: Zytostatika, Psychopharmaka, Tuberkulostatika

2.2.10 Vitamin B_6 (Pyridoxin)

Sammelbegriff für die verschiedenen Verbindungen Pyridoxin (PN), Pyridoxal (PL), Pyridoxamin(PM) und deren Phosphorsäureester. Alle drei Verbindungen und ihre phosphorylierten Metabolite sind gleich wirksam und können im Stoffwechsel ineinander umgewandelt werden.

Funktionen

- Zentrale Bedeutung im AS-Stoffwechsel (Coenzymfunktion)
- Beteiligt an Funktionen des Nervensystems (Neurotransmitter)
- Glykogenphosporylasereaktion
- Wichtige Funktion im Immunsystem (zelluläre und humorale Immunabwehr)
- Beeinflusst Wirkung von Steroidhormonen
- Einfluss auf Hämoglobinsynthese

Resorption und Bioverfügbarkeit

- Die körpereigenen Reserven reichen etwa 2–6 Wochen. Die passive Resorption erfolgt im gesamten Dünndarm.
- Die Bioverfügbarkeit des Pyridoxins ist von Lebensmitteln tierischer Herkunft größer als von pflanzlichen und liegt bei einer Mischkost um 75 %.

Empfohlene Zufuhr

Durch die zentrale Bedeutung im Aminosäurenstoffwechsel hängt der Bedarf stark von der jeweiligen Proteinzufuhr ab (20 µg/g Protein). In Schwangerschaft und Stillzeit ist eine erhöhte Zufuhr erforderlich (☞ Tab. 12.1.1).

Vorkommen

Pyridoxin ist in tierischen und pflanzlichen Lebensmitteln verbreitet, v.a. in Leber, Hühner- und Schweinefleisch, Fisch, Gemüse, Kartoffeln und Vollkornprodukten (☞ Tab. 2.2-11).

Tab. 2.2-11 Durchschnittlicher Vitamin-B_6-Gehalt ausgewählter Lebensmittel

Lebensmittel	mg Vitamin B_6/100 g	Lebensmittel	mg Vitamin B_6/100 g
Walnuss	0,75	Hühnerfleisch	0,30
Leber	0,70	Paprika	0,30
Schweinefleisch	0,48	Grünkohl	0,25
Banane	0,40	Scholle	0,22
Salzkartoffeln	0,33		

Pyridoxin ist sowohl wasserlöslich, als auch temperatur- und lichtempfindlich. Es wird durch Wässern, Kochen und Tiefgefrieren zerstört. Zubereitungsverluste liegen bei 20 %.

Klinik

Pyridoxinmangel ist bei gesunden Menschen selten. Bei einer üblichen Mischkost ist die Versorgungslage ausreichend.

Hypovitaminose

Die Symptomatik ähnelt im Frühstadium der eines Vitamin-B_2- und Niacinmangels:

- Innere Unruhe
- Gewichtsverlust, Verdauungsstörungen
- Neurologische Störungen
- Anämie
- Depressionen
- Krämpfe bei Neugeborenen
- Haut und Schleimhautveränderungen im Mund- und Rachenbereich (Stomatitis, der Pellagra ähnliche Dermatitis)

Hypervitaminose

Eine nahrungsmittelbedingte Überdosierung von Pyridoxin ist kaum möglich. Die Toxizität wird erst nach längerer Gabe hoher Dosen (ca. 500 mg/d) erreicht. Bei chronisch hoher Einnahme entwickeln sich folgende Symptome:

- Lethargie, Müdigkeit
- Atembeschwerden
- Periphere sensorische Neuropathie: Gangstörungen, Reflexausfälle, Störungen des Tast-, Vibrations-, und Temperaturempfindens

Die maximale Tagesdosis beträgt 50 mg/d!

Anwendungsgebiete

- Gesicherter Pyridoxinmangel
- Anämie, Homocystinurie, Neuropathien
- Erhöhter Bedarf: Bei Resorptionsstörungen, oraler Kontrazeption, älteren Menschen, Alkoholabusus, Hämodialyse

2.2.11 Folsäure

Folat ist der Sammelbegriff für alle folatwirksamen Verbindungen in der Nahrung und im Organismus, die in oxidierter oder reduzierter Form vorkommen können. Folsäure ist die übliche Bezeichnung für Pteroylglutaminsäure, die synthetische Form des wasserlöslichen Vitamins. Folsäureäquivalente sind eine Bezugsgröße für den Folatgehalt eines Lebensmittels.

Funktionen

- Beteiligt an Purin- und Pyrimidinsynthese (DNA- und RNA-Synthese)
- Zellteilung bzw. Zellneubildung
- Methylierung von Homocystein zu Methionin
- Umwandlung von Glycin in Serin
- Histidinstoffwechsel
- Protektiver Effekt bei kardiovaskulären, neurologischen Erkrankungen und Tumorerkrankungen (wird diskutiert)

Resorption und Bioverfügbarkeit

- Folat wird an Protein gebunden transportiert und hauptsächlich im Duodenum und Jejunum nach enzymatischer Hydrolyse aktiv resorbiert. Die Folathomöostase unterliegt dem enterohepatischen Kreislauf.
- Folat und Folsäure unterscheiden sich hinsichtlich ihrer Bioverfügbarkeit. Die Bioverfügbarkeit der reinen Folsäure liegt bei etwa 90 %. Folat aus der Nahrung muss im Stoffwechsel zunächst umgebaut werden (Polyglutamate → Monoglutamate) und ist deutlich schlechter bioverfügbar.

Wegen dieser Verwertungsunterschiede von natürlichem Folat und Folsäure wurden die Folat-Äquivalente eingeführt. In vielen Lebensmitteltabellen wird der

Gesamtfolsäuregehalt aus der Summe der freien und gebundenen Folate angegeben:

! Folat-Äquivalent: 1,0 g Nahrungsfolat = 0,5 g synthetische Folsäure

Empfohlene Zufuhr

Der Folsäurebedarf ist bei den rasch wachsenden Frühgeborenen und Säuglingen sowie bei Patienten mit gesteigerter Blutbildung (Erythropoese) und in der Schwangerschaft erhöht (☞ Tab. 12.1-1).

Vorkommen

Folate kommen in pflanzlichen und tierischen Lebensmitteln vor. Aus tierischen Lebensmitteln werden sie besser resorbiert. Einen hohen Folatgehalt enthalten z. B. Leber, Blattgemüse, Weizenkeime und Hülsenfrüchte (☞ Tab. 2.2-12). Folat ist wasserlöslich, lichtempfindlich und hitzelabil. Die Zubereitungsverluste betragen ca. 35 %. Die körpereigenen Reserven reichen für drei bis vier Monate.

Tab. 2.2-12 Durchschnittlicher Folsäuregehalt ausgewählter Lebensmittel

Lebensmittel	µg Folsäure/100 g
Weizenkeime	304
Leber	220
Spargel	86
Spinat	78
Fenchel	76
Vollkornbrot	40
Mango	36
Linsen	35
Himbeeren	30

Klinik

Die Folatversorgung ist in weiten Teilen der Bevölkerung nicht ausreichend.

Hypovitaminose

- Störungen von Herz- und ZNS-Funktionen: zerebrale Degeneration, Ataxie
- Störungen mentaler Funktionen
- Bei Schwangeren können Entwicklungsstörungen des Fetus (Fehlgeburten, Neuralrohrdefekte) auftreten
- Hyperhomozysteinämie
- Megaloblastäre Anämie

Hypervitaminose

Eine Überdosierung durch die Nahrung ist nicht möglich. Die akute und chronische Toxizität ist gering. Die maximale Gabe synthetischer Folsäure nicht über 1 mg/d betragen.

! Gefahr eines durch Folsäure maskierten Vitamin-B_{12}-Mangels

- Leitsymptomatik eines Vitamin-B_{12}-Mangels (megaloblastäre Anämie) verschwindet, neurologische Beschwerden bestehen weiterhin.
- Differenzialdiagnostisches Kriterium: ausschließliche Erhöhung der Serumkonzentration von Homocystein, nicht aber der Methylmalonsäure (bei Vitamin-B_{12}-Mangel)

Anwendungsgebiete

- Gesicherter Folsäuremangel
- Perikonzeptionelle Supplementierung reduziert die Gefahr einer Fehlbildung mit Neuralrohrdefekt, Lippen-Kiefer-Gaumenspalte, angeborenem Herzfehler (☞ Kap. 7.1)
- Erhöhter Bedarf: Bei Fehl- und Mangelernährung, parenteraler Ernährung; gestörter Folsäureresorption bei Zöliakie, Sprue und nach Jejunumresektion angeborene selektive Folsäure-Resorptionsstörungen; Alkoholabusus, Hämodialyse; Myeloproliferativen Erkrankungen, chron. entzündliche Darmerkrankungen, langfristiger Einnahme bestimmter Medikamente wie z.B. Zytostatika (Antimetabolite), Antiepileptika oder Antimalariamittel, insbesondere Methotrexat, Pyrimethamin oder Trimethoprim

2.2.12 Cobalamin (Vitamin B_{12})

Vitamin B_{12} ist ein Sammelbegriff für die Corrinoide (Cobalamine) mit biologischer Wirkung. Es ist ein komplexes Molekül, das weder vom Menschen noch von tierischen oder pflanzlichen Lebewesen synthetisiert werden kann. Nur Mikroorganismen können Cobalamine synthetisieren.

Funktionen

- Coenzym von drei Stoffwechselreaktionen: Propionsäureabbau, Umlagerung von α-Leucin zu β-Leucin, Synthese von Methionin aus Homocystein
- DNA-Synthese
- Aktivierung von Folsäure
- Erythropoese

Resorption und Bioverfügbarkeit

- Vitamin B_{12} kann nur als ein an den Intrinsic-Faktor (IF – spezifisches in der Magenschleimhaut gebildetes Transportprotein) gebundener B_{12}-IF-Komplex aufgenommen werden. Bei fehlendem IF wird Vitamin B_{12} nicht ausreichend resorbiert. Zudem bindet Vitamin B_{12} im Magen an Haptocorrin (R-Protein). Eine Anazidität des Magens führt zu einer verminderten Freisetzung des in der Nahrung komplexgebundenen Vitamin B_{12}.
- Erst im alkalischen Milieu des Duodenums kommt es zu einer Transferrierung des Vitamin B_{12} an den IF, da das Haptocorrin durch pankreatische Proteasen degradiert wird.

- Der B_{12}-IF-Komplex ist gegenüber den Endopeptidasen stabil. Im terminalen Ileum findet rezeptorvermittelt durch Endozytose die Resorption des Vitamin B_{12} in die Zellen statt.
- Vitamin B_{12} wird zu 60 % in der Leber und zu 30 % in der Muskulatur gespeichert. Durch den enterohepatischen Kreislauf wird ein Teil des über die Galle ausgeschiedenen Vitamin B_{12} wieder rückresorbiert.

Empfohlene Zufuhr

Die empfohlene Vitamin-B_{12}-Zufuhr liegt bei Schwangeren und Stillenden über dem Normwert (☞ Tab. 12.1-1).

Vorkommen

Enthalten v.a. in tierischen Produkten wie Innereien, Milch und Eiern. Pflanzliche Nahrungsmittel enthalten kaum Vitamin B_{12} (☞ Tab. 2.2-13). Ausnahme: bakteriell gegärte Lebensmittel (Sauerkraut, Bierhefe).

Tab. 2.2-13 Vitamin-B_{12}-Gehalt ausgewählter Lebensmittel

Lebensmittel	µg Vitamin B_{12}/100 g	Lebensmittel	µg Vitamin B_{12}/100 g
Leber	65,0	Butterkäse	2,0
Hering	8,5	Bratwürste	1,5
Kalbfleisch	5,0	Ei	1,5
Rotbarsch	3,8	Quark	0,9
Schweinefleisch	3,0	Vollmilch	0,4

Vitamin B_{12} ist wasserlöslich und hitzeempfindlich. Zubereitungsverluste liegen bei 12 %.

Klinik

Ein Vitamin-B_{12}-Mangel ist bei Gesunden wegen der hohen Leberspeicherkapazität erst nach 10–15 Jahren zu erwarten. Bei Personen, die keinen IF produzieren können (z.B. nach Gastrektomie oder chronisch atrophischer Gastritis), kann sich nach 3–5 Jahren ein Mangel entwickeln. Obwohl Vitamin B_{12} in der Regel ausreichend zur Verfügung steht, tritt ein klinischer Vitamin-B_{12}-Mangel relativ häufig auf, v.a. bei folgenden Erkrankungen:

- Pathologische Darmbesiedlung: z.B. blind-loop Syndrom, Fischbandwurm
- Erkrankungen des Gastrointestinaltrakts: Anazidität des Magens, chronisch atrophische Gastritis
- Malabsorptionssyndrome: chronische Pankreatitis, M. Crohn
- Angeborene Störungen des Cobalaminstoffwechsels: z.B. Immerslund-Gäsbeck Syndrom, selektive Resorptionsstörung
- Gastrektomie (fehlende IF-Produktion)
- Resektion/Entzündung des terminalen Ileums

Hypovitaminose

- Intestinale Mukosaatrophie: Unspezifische GI-Beschwerden bis hin zu Diarrhö
- Perniziöse Anämie
- Funikuläre Myelinolyse mit Degeneration der Hinterstränge
- Neuropsychatrische Syndrome: Depression, Somnolenz, Psychosen
- Hunter-Glossitis: Glatt, glänzend, rot, Zungenbrennen

CAVE

Neuropsychiatrische Symptome korrelieren nicht mit dem Ausmaß des Vitamin-B_{12}-Mangels und können initial ohne megaloblastäre Anämie auftreten → v.a. bei Altersdepression auch an Vitamin-B_{12}-Mangel denken.

Hypervitaminose

Ist nicht bekannt.

Anwendungsgebiete

- Mangelsymptome: Z.n. Gastrektomie, autoimmune Gastritis, Kurzdarmsyndrom, bakterielle Fehlbesiedlung
- Erhöhter Bedarf: Bei Kindern von streng vegan lebenden Müttern, deren Speicher leer sind, Schwangerschaft und Stillzeit, älteren Menschen mit Resorptionsproblemen

2.2.13 Pantothensäure

Pantothensäure (griech. pantos = überall) kommt in allen Nahrungsmitteln vorwiegend in gebundener Form als Coenzym A vor. Es ist ein wasserlösliches, hitzelabiles Vitamin.

Funktionen

Pantothensäure ist als essentieller Bestandteil des Coenzyms A an einer Vielzahl von Auf- und Abbaureaktionen beteiligt:

- Kohlenhydratstoffwechsel, Fettstoffwechsel, Aminosäurestoffwechsel
- Synthese von Steroiden, Synthese von Fettsäuren, Synthese der Neurotransmitter Acetylcholin und Taurin

Resorption und Bioverfügbarkeit

- Pantothensäure liegt überwiegend als Bestandteil von Coenzym A als Komplex vor. Die passive Resorption erfolgt in allen Abschnitten des Dünndarms.
- Die körpereigenen Reserven sind ausreichend für 4–10 Tage.

Empfohlene Zufuhr und Vorkommen

Empfohlene Zufuhr ☞ Tab. 12.1-1.

Pantothensäure kommt in fast allen Lebensmitteln vor. Gute Quellen sind Leber, Vollkornprodukte, Eier, Nüsse, Reis, Obst, Gemüse und Milch (☞ Tab. 2.2-14).

Tab. 2.2-14 Durchschnittlicher Pantothengehalt ausgewählter Lebensmittel

Lebensmittel	mg Pantothen / 100 g	Lebensmittel	mg Pantothen / 100 g
Leber	6–8	Reis	1,0
Hering	11,6	Spinat	0,18
Champignons	3,4	Obst	0,07–0,25
Eier (Vollei)	1,3	Gemüse	0,2–0,6
Brokkoli	1,3	Milch	0,2–0,5

Pantothensäure ist wasserlöslich und hitzeempfindlich. Die Zubereitungsverluste liegen bei 30 %.

Klinik

Die Versorgungslage gilt als ausreichend.

Hypovitaminose

- Kopfschmerzen, Müdigkeit
- Magen-Darm-Störungen
- Niedriger Blutdruck
- Neurologische Ausfälle, unkoordinierte Bewegungsabläufe
- Taubheitsgefühl
- Kribbeln und stechende Schmerzen in den Füssen, Nervenschädigungen
- Burning Feet Syndrom: zuerst während des zweiten Weltkrieges bei Kriegsgefangenen auf Grund starker Unterernährung beobachtet; Symptome sind neurologische Beschwerden, Kribbeln und stechende Schmerzen in den Füßen

Hypervitaminose

Eine Hypervitaminose durch Pantothensäure ist nicht bekannt.

Anwendungsgebiete

- Gesicherter Pantothensäuremangel
- Pantothensäure zur Prophylaxe und Therapie bei extrem einseitiger Ernährung bzw. Mangelernährung

2.2.14 Biotin

Die weniger gebräuchliche Bezeichnung Vitamin H verdankt der wasserlösliche Nährstoff seinem wichtigsten Wirkort, der Haut (H). Der Nährstoff ist gegen Luft, Hitze und Tageslicht stabil, aber empfindlich gegen UV-Licht.

Funktionen

Biotin ist über 4 Gruppen von Carboxylasen an mehreren lebensnotwendigen Stoffwechselvorgängen beteiligt:

- Pyruvat-Carboxylase → Glukoneogenese

- Propionyl-CoA-Carboxylase → Aminosäurenabbau
- Acetyl-CoA-Carboxylase → Fettsäurensynthese
- Methlycrotonyl-CoA-Carboxylase → Abbau verzweigtkettiger Aminosäuren

Resorption und Bioverfügbarkeit

- Resorptionsort ist das obere Jejunum. Geringe Mengen Biotin werden endogen durch den bakteriellen Abbau in der Darmflora gebildet.
- Biotin kommt nativ proteingebunden (Biotinylpeptide) und als Biocytin (Verbindung aus Biotin und Lysin) vor. Mit Avidin (Antivitamin) aus Eiklar bildet Biotin ein nicht resorbierbares, hitzelabiles Reaktionsprodukt.

Empfohlene Zufuhr

Die empfohlene Zufuhr liegt bei Erwachsenen doppelt so hoch als bei Kindern (☞ Tab. 12.1-1).

Vorkommen

Biotin kommt in pflanzlichen und tierischen Lebensmitteln vor (☞ Tab. 2.2-15). Reichlich enthalten ist Biotin in Leber, Sojabohnen, Eidotter, Hülsenfrüchte, Nüsse, Haferflocken, Pilzen.

Tab. 2.2-15 Durchschnittlicher Biotin-Gehalt ausgewählter Lebensmittel

Lebensmittel	μg Biotin/100 g	Lebensmittel	μg Biotin/100 g
Leber	100,0	Nüsse	34,0
Sojabohnen	60,0	Pilze	16,0
Vollei (roh)	70,0		

Klinik

Die Versorgungslage ist bei einer üblichen Ernährung ausreichend, da ein Teil des Biotins endogen gebildet wird. Bei reichlichem Verzehr von Avidin (rohem Eiklar) ist jedoch die Bioverfügbarkeit reduziert, wodurch es zu Mangelerscheinungen kommen kann.

Hypovitaminose

- Müdigkeit, Depressionen
- Hautstörungen, Haarausfall, spröde Nägel
- Anämie
- Anorexie
- Muskelschmerzen
- Gedeihstörungen beim Säugling

Hypervitaminose

Toxische Effekte sind bisher auch bei sehr hohen Biotingaben nicht bekannt.

Anwendungsgebiete

- Gesicherter Biotinmangel
- Erhöhter Bedarf: Hoher Verzehr von rohem Eiklar, parenterale Ernährung über lange Zeit ohne Biotin-Supplementierung, Malabsorption, Biotindasemangel

2.3 Mengen- und Spurenelemente

Elke Veenaas

Essentielle anorganische Nahrungsbestandteile, die der Körper selbst nicht bilden kann. Sie müssen mit der Nahrung zugeführt werden. Nach ihrer Konzentration im Organismus unterscheidet man Mengenelemente (> 50 mg/kg KG) und Spurenelemente (< 50 mg/kg KG).
Mengen- und Spurenelemente (Einteilung ☞ Tab. 2.3-1) liefern keine Energie.

Tab. 2.3-1 Einteilung Mengenelemente/Spurenelemente

Mengenelemente	Spurenelemente
Kalzium (Ca)	Eisen (Fe)
Magnesium (Mg)	Jod (J)
Natrium (Na)	Zink (Zn)
Kalium (K)	Selen (Se)
Phosphor (P)	Kupfer (Cu)
	Fluorid (F)

2.3.1 Kalzium (Ca)

Kalzium ist ein weit verbreitetes, intensiv mit Sauerstoff, Wasser und Halogenen reagierendes Erdalkalimetall. Es kommt im Organismus nur als zweiwertige Oxidationsstufe vor. Die Wirkform ist in Wasser dissoziiertes Kalzium.

Funktionen

- Kofaktor zahlreicher Enzymsysteme
- Aufbau von Knochen und Zähnen
- Stabilisierung von Zellmembranen
- Muskelkontraktion und Reizübertragung im Nervensystem
- Intrazelluläre Signalübermittlung
- Blutgerinnung

Resorption und Bioverfügbarkeit

- Die Resorption erfolgt nach Stimulierung durch 1,25 OH-Vitamin D (Calziferol) im Duodenum und proximalen Ileum. Die Kalziumresorptionsrate wird durch Phytinsäure, Oxalate, Ballaststoffe gehemmt.
- Kalziumstoffwechsel ist eng mit Phosphor- und Magnesiumstoffwechsel gekoppelt:
  - Erhöhte Phosphorzufuhr bewirkt Abfall des Kalziumspiegels und Anstieg des Parathormons.
  - Abfall des Magnesiums im Körper führt zu Abfall des Serumkalziums.
- Säure-Basen-Haushalt hat Einfluss auf Serum-Kalzium: Alkalose → freies Kalzium steigt, Azidose → freies Kalzium sinkt.
- Der Serum-Kalziumwert muss in engem Zusammenhang mit Albumin (50 % Albumin gebunden) beurteilt werden (→ Pseudohypokalzämie). Genauer ist die albuminunabhängige Bestimmung des ionisierten Kalziums → aktive Form

Hormonelle Regulation des Kalziumstoffwechsels

- Parathormon: Wird in den 4 Epithelkörperchen produziert. Mobilisiert Kalzium aus dem Knochen, erhöht Rückresorption aus der Niere stimuliert die Resorption aus dem Darm über die Bildung von 1,25 OH Vitamin D_3 in der Niere
- Kalzitonin ist der Gegenspieler des Parathormons und entstammt den C-Zellen der Schilddrüse. Es hemmt die Aktivität der Osteoklasten (hemmt die Freisetzung von Kalzium und Phosphat aus den Knochen).
- Vitamin D_3 (Cholecalciferol in Haut durch UV-Licht aus Vitamin D_2) → 25-OH Cholecalziferol entsteht in Leber aus Vitamin D_3 (reflektiert alimentäre Versorgung) → in der Niere entsteht das biologisch aktive 1,25 OH Vit. D_3 (Calcitriol) unter dem Einfluss von Parathormon → erhöht die Kalziumaufnahme aus der Nahrung.

Das Knochengewebe dient als Kalziumspeicher für Mangelzeiten (750–1300 mg). Bis etwa zum 30. Lebensjahr wird Knochenmasse aufgebaut (positive Kalziumbilanz), ab dem 4. Lebensjahrzehnt beginnt der Knochenabbau (negative Kalziumbilanz).

Empfohlene Zufuhr und Vorkommen

Empfohlene Zufuhr ☞ Tab. 12.1-2.

Milch- und Milchprodukte sind sehr gute Kalziumquellen (☞ Tab. 2.3-2). Kalziumreich sind ebenfalls Brokkoli oder Grünkohl und manche Mineralwässer (☞ Tab. 9.12-3).

2

Tab. 2.3-2 Durchschnittlicher Kalziumgehalt ausgewählter Lebensmittel

Lebensmittel	mg Kalzium/100 g	Lebensmittel	mg Kalzium/100 g
Parmesan	1290	Fruchtjoghurt	125
Emmentaler	1020	Vollmilch	120
Butterkäse	800	Magerquark	120
Brie	350	Brokkoli	105
Grünkohl	210	Fenchel	100
Spinat	126		

Adäquate Kalziumzufuhr

- Die Kalziumbilanz wird durch hohe alimentäre Phosphorzufuhr nicht maßgeblich beeinträchtigt. Einhaltung bestimmter Kalzium-Phosphor Quotienten sind nicht notwendig. Wichtig ist eine ausreichende Gesamtkalziumzufuhr.
- Es gilt zu beachten dass die Aufnahme von mehr als 3 g elementaren Kalziums pro Tag schlecht toleriert wird (Durchfälle, Magendruck).

Ätiologie und Klinik

Die Versorgungslage von Kalzium in Deutschland ist nicht ausreichend. Insbesondere bei Kindern, Jugendlichen, Frauen und älteren Menschen liegen Defizite vor.

Hypokalzämie

- **Ätiologie:**
  - Störungen des Parathormon- und Vitamin-D-Stoffwechsels, am häufigsten nach Eingriffen im Bereich der Schilddrüse/Nebenschilddrüsen → primärer Hypoparathyreoidismus.
  - Selten: Autoimmunerkrankungen (Cave: polyglanduläres Autoimmunsyndrom), Anlagestörungen, Speichererkrankungen (Hämochromatose, Amyloidose)
  - Pseudohypoparathyreoidismus bei Endorganresistenz gegenüber Parathormon
  - Vitamin-D_3-Mangel (z.B. bei verminderter Sonnenexposition)
  - Hypomagnesiämie (< 1 mg/dl), Hyperphosphatämie
  - Einstrom von Kalzium in den kalziumverarmten Knochen (Osteoporosetherapie)
  - Medikamente: Antikonvulsiva, Bisphosphonate, Kalzitonin, Chemotherapie

! Ausschließen: „Pseudohypokalzämie" bei erniedrigtem Serumalbumin (→ z.B. i.R. einer Mangelernährung, Malabsorptionssyndrom, bei chronischen Erkrankungen, Leber-Zirrhose, nephrotisches Syndrom).

- **Klinik:**
  - Vermehrte neuromuskuläre Erregbarkeit, Tetanie mit Muskelkrämpfen
  - Unspezifische EKG-Veränderungen bis hin zu Reizleitungsstörungen und Herzinsuffizienz
  - Psychische Veränderungen, Depressionen

Hyperkalzämie

- **Ätiologie:**
- Maligne Erkrankungen (60–70 %): u.a. durch Knochenmetastasen, paraneoplastisch (PTH related peptide, PTHrP), bei Plasmozytom und Leukämie
- Primärer Hyperparathyreodismus (20–25 %): Nicht selten bei multipler endokriner Neoplasie (MEN) Typ I oder II
- Hyperthyreose, multiples Myelom, Lymphome, M. Hodgkin
- Granulomatöse Erkrankungen (Sarkoidose, Tbc)
- Medikamente: Thiazid-Diuretika, Vitamin D, Lithium, Vitamin-A-Überdosierung
- Immobilisation
- Milch-Alkali-Syndrom: hohe Kalziumaufnahme (> 2 g/d) und hohe Alkali-Aufnahme können zu Kalziumablagerungen in den Weichteilen (Nieren) führen.

! Ausschluss einer familiären hypokalzurischen Hyperkalzämie (FHH).

- **Klinik:**
- Häufig nur unspezifische Symptome wie Polyurie mit Dehydratation, Inappetenz, Übelkeit, Erbrechen, Obstipation, neuromuskuläre Mindererregbarkeit mit Müdigkeit und Konzentrationsschwäche, Muskelschwäche bis Pseudoparalyse sowie Depression
- Renal: Harnsteinbildung: Gesteigertes Risiko bei hoher nutritiver Kalziumaufnahme und geringer Urinproduktion(< 1,5 l.), aber auch Nephrokalzinose → Niereninsuffizienz
- Gastrointestinal: Peptische Ulzerationen, akute Pankreatitis, Cholelithiasis, paralytischer Ileus
- Ossär: Diffuse Osteopenie, subperiostale Resorptionslakunen, Akroosteolysen etc.
- Kardiovaskulär: verkürzte QT-Zeit, arterielle Hypotonie

! Die maximale Kalziumaufnahme beträgt 2 g/d.

Anwendungsgebiete

- Mangelsymptome (☞ oben): pHPT, meist in Kombination mit genuinem Vitamin-D_3- oder Vitamin-D-Metaboliten
- Prophylaxe und Therapie der Osteoporose, v.a. bei Frauen nach der Menopause (☞ Kap. 9.12)
- Prophylaxe eines sekundären/tertiären Hyperparathyreoidismus bei Niereninsuffizienz

2

2.3.2 Magnesium (Mg)

Magnesium ist mengenmäßig das viertwichtigste Kation im menschlichen Organismus mit einem Körperbestand von 24–28 g (900 mmol). Magnesium kommt in der Natur nicht in freier, sondern nur in gebundener Form vor, z. B. als Carbonat, Chlorid, Silikat oder Sulfat, in Mineralien, Meer- und Quellwasser sowie in Pflanzen (Chlorophyll).

Funktionen

- Wichtiger Aktivator zahlreicher Enzyme im Stoffwechsel (Energiestoffwechsel)
- Kalziumantagonist (Knochenmineralisierung)
- Stressminderung (hemmt Freisetzung von Noradrenalin und Adrenalin)
- Stabilisierung der biologischen Zellmembran
- Muskelkontraktion
- Moduliert die Funktion von Ionenpumpen
- Wichtig für die Synthese von Proteinen und Nukleinsäuren

Resorption und Bioverfügbarkeit

- Magnesium liegt hauptsächlich intrazellulär vor und ist zu ⅔ im Skelett und zu ⅓ in der Muskulatur gespeichert. Das Serummagnesium ist zu 60 % ionisiert, 25 % proteingebunden und zu 15 % komplex gebunden.
- Die enterale Resorption findet im gesamten Dünndarmbereich statt. Die Bioverfügbarkeit von Magnesium (empfohlene Zufuhr ☞ Tab. 12.1-1) wird durch Phosphat, Phytat und Ballaststoffe gehemmt. 35–55 % der oral aufgenommenen Menge wird resorbiert.
- Die Rückresorption in der Niere erfolgt in gleicher Weise wie Na und Ca → erhöhte Kalzium- und Natriumverluste begleitet von Magnesiumverlusten.

Empfohlene Zufuhr und Vorkommen

Empfohlene Zufuhr ☞ Tab. 12.1-2.

Gute Magnesiumquellen sind Vollkornprodukte, Milch- und Milchprodukte, Leber, Geflügel, Fisch und Gemüse (☞ Tab. 2.3-3)

Tab. 2.3-3 Durchschnittlicher Magnesiumgehalt ausgewählter Lebensmittel

Lebensmittel	mg Magnesium/100 g	Lebensmittel	mg Magnesium/100 g
Haferflocken	140	Erbsen	30
Vollkornbrot	106	Hähnchenbrust	27
Seelachs	50	Leber	17
Kohlrabi	45	Blumenkohl	17
Hering	31	Milch	12

Klinik

Die Versorgungslage ist weitgehend ausreichend. Ein alimentärer Mangel kommt bei den üblichen Ernährungsgewohnheiten in Deutschland kaum vor.

Hypomagnesiämie

- Neuromuskuläre Symptome: Übererregbarkeit, Muskelkrämpfe, Faszikulationen, psychische Veränderungen, Krämpfe, Psychosen
- Kardiovaskuläre Symptome: Tachykardien, Herz-Kreislaufstörungen
- Dysphagie, Ösophagospasmus, Darmkrämpfe

Hypermagnesiämie

Bei ausreichender Nierenfunktion und einer Supplementierung < 350 mg/d sind Magnesiumintoxikationen unwahrscheinlich. Eine hohe Magnesiumzufuhr (3–5 g) kann zu Diarrhöen führen.

Anwendungsgebiete

- Gesicherter Magnesiummangel:
- Erhöhter Bedarf: Bei Mangel- oder Fehlernährung, chronischer Diarrhö, erhöhter Harnausscheidung, Intensivpatienten, chronischem Alkoholmissbrauch, Einnahme bestimmter Medikamente (Diuretika, Kortikoide, orale Kontrazeptiva), endokrinen Erkrankungen: Hypo- oder Hyperparathyreoidismus, Hyperthyreose, Hyperaldosteronismus

2.3.3 Natrium (Na)

Natrium, ein einwertiges Alkalimetall, gegenüber Sauerstoff und Wasser reaktiv, kommt in reiner Form nicht vor. Es ist eines der wichtigsten Bioelemente im Extrazellulärraum. Der Natriumhaushalt ist eng verknüpft mit dem Wasserhaushalt.

Funktionen

- Aufrechterhaltung des osmotischen Drucks
- Aufrechterhaltung des Membranpotenzials und der neuromuskulären Impulsleitung
- Regulierung des Säure-Basen- und Wasserhaushalts
- Lebensmittelindustrie und Haushalt: Einsatz von NaCl (Kochsalz) als Konservierungsmittel und Würzmittel (empfohlene Zufuhr ☞ Tab. 12.1-2)

Resorption und Bioverfügbarkeit

- Natrium liegt hauptsächlich extrazellulär (97 %, 40 mmol/kg) und nur zu einem geringen Teil intrazellulär (3 %, 15 mmol/kg) vor. 30 % des Gesamtnatriumbestands befinden sich im Knochen und beteiligen sich nicht am Natriumaustausch. Der Konzentrationsgradient zwischen extra- und intrazellulärem Raum wird durch die Natrium-Kalium-Pumpe aufrechterhalten, die einströmende Natriumionen im Austausch mit Kaliumionen aus der Zelle pumpt.

- Die Regulation erfolgt über das Renin-Angiotensin-Aldosteron-System sowie zentral (über den Wasserhaushalt) durch das antidiuretische Hormon (ADH).
- Störungen des Natriumbestandes erfolgen isoton und führen primär zu Veränderungen des extrazellulären Volumens, ohne das sich hierbei die Konzentration des Serumnatriums ändert.

Empfohlene Zufuhr und Vorkommen

Empfohlene Zufuhr ☞ Tab. 12.1-2.
Der Natriumanteil der Lebensmittel hängt stark vom Verarbeitungsgrad der Speisen ab (☞ Tab. 2.3-4). Geräucherte und gepökelte Speisen, konservierte Lebensmittel und Fertiggerichte enthalten i. d. R. hohe Kochsalzmengen.

Tab. 2.3-4 Durchschnittlicher Natriumgehalt ausgewählter Lebensmittel

Lebensmittel	mg Natrium/100 g	Lebensmittel	mg Natrium/100 g
Apfel	3	Roggenvollkornbrot	525
Blumenkohl	16	Butterkäse	700
Vollmilch	48	Bratwurst	950
Schweinefleisch (mager)	59	Salami	1260
Hühnerfleisch	80	Geräucherter Schinken	1500

Ätiologie und Klinik

Die Natriumaufnahme schwankt je nach Ernährungsgewohnheiten sehr. Sie erfolgt im Wesentlichen in Form von Natriumchlorid (Kochsalz: 40 % Natrium, 60 % Clorid). Die Versorgungslage mit Natrium ist mehr als ausreichend (durchschnittliche Zufuhr ca. 12 g Nacl, 5 g werden empfohlen) Der breite küchentechnische Einsatz von NaCl als Kochsalz in Deutschland verursacht diese überhöhte Zufuhr. Ein Natriummangel durch eine zu geringe alimentäre Zufuhr ist auf Grund der homöostatischen Regulierungsfunktionen der Nieren fast nicht möglich.
Hohe Natriumverluste gehen immer gleichzeitig mit starken Wasserverlusten einher (1 l Wasser pro 150 mmol Na), so dass es dadurch zu einer Dehydratation kommen kann.

Hyponatriämie

- **Ätiologie:**
- Hyperglykämie, Infusionen mit Mannit
- Hyperlipidämie, Hypergammaglobulinämie → Pseudohyponatriämie
- Renaler Natriumverlust (Urin-Na > 20 mmol/l): Medikamente (Diuretika), Mineralokortikoidmangel, Nierenerkrankungen, Niereninsuffizienz,
- Extrarenaler Natriumverlust (Urin-Na < 20 mmol/l): Erbrechen, Durchfall, Schweiß, Verbrennung/Entzündung, Herzinsuffizienz, Leberzirrhose, nephrotisches Syndrom
- Inadäquate ADH Produktion, Hypothyreose, Glukokortikoidmangel

- **Klinik:** Durst, Kopfschmerzen, Schwindel, Muskelkrämpfe, Dehydration mit Blutdruckabfall, Tachykardien, Koma
- **Therapie:**
  - Behandlung der Grunderkrankung
  - Je nach Ursache Natriumzufuhr durch isotonische NaCl-Lösungen, bei leichten Formen auch peroral durch z. B. gesalzene Fleischbrühe, NaCl-Tabletten
  - Bei erhöhtem EZV Wasserrestriktion konsequent einhalten
- Bei Hyponatriämie und Niereninsuffizienz ggf. extrakorporale Verfahren

CAVE

Der Ausgleich einer langsam entstandenen Hyponatriämie < 120 mmol/l sollte immer vorsichtig erfolgen, da sich eine spontane pontine Myelinolyse entwickeln kann.

Hypernatriämie

- **Ätiologie:** Verminderte Flüssigkeitszufuhr, ADH-Mangel, Nierenerkrankungen mit tubulären Schäden, Hypokaliämie, Hyperkalzämie, Medikamente: Lithium, Fluoride, Amphotericin B, Gentamycin
- **Klinik/Symptome:** Halsvenenstauung, erhöhter zentraler Venendruck, Ödeme, Gewichtsanstieg, vermehrte Diurese, veränderter Hautturgor, Störungen des ZNS, Gefahr verstärkter Knochenabbauprozesse durch renale Kalziumausscheidung (☞ Kap. 9.12 Osteoporose), Aszites bei Leberzirrhose (☞ Kap. 9.7.7.)
- **Therapie:**
  - Vorsichtige Infusion freier Flüssigkeit (Glukose 5 %–< 500 ml/h)
  - Bei zentralen Störungen (hypothalamisch) Glukose 5 % + Kalium + Natriumrestriktion
  - Desmopressin bei ADH-Mangel, Thiazide bei nephrogenem Diabetes insipidus

Kochsalzzufuhr

- Einschränkung der Kochsalzzufuhr bei natriumsensitiven Hypertonikern
- Maximale Kochsalzzufuhr bei natriumarmer Diät:

Streng natriumarm	≤ 0,4 g Natrium oder 1 g Kochsalz
Natriumarm	≤ 1,2 g Natrium oder 3 g Kochsalz
Mäßig natriumarm	≤ 3 g Natrium oder 5 g Kochsalz

Anwendungsgebiete

- Mangelsymptome ☞ oben:
- Erhöhter Bedarf: Bei starkem Schwitzen (bei Verlusten bis zu 0,5 g Na /l Schweiß), intestinalen Verlusten (Erbrechen oder Diarrhö), renalen Verlusten (z. B. Addison-Krankheit, Natriumverlustsyndrom), Mukoviszidose

2.3.4 Kalium (K)

Einwertiges, in Pflanzen und vielen Mineralien vorkommendes Alkalimetall, quantitativ wichtigstes Kation der menschlichen Zelle. Kaliumbestand 54 mmol/kg, 45 mmol/kg rasch austauschbar. 98 % befinden sich intrazellulär, 2 % extrazellulär → Gefahr der Überladung bei exogener Zufuhr. Ausscheidung über Urin → Urinmengen von über 1000 ml gehen selten mit einer Überladung einher.

Funktionen

- Regulation des osmotischen Drucks in der Zelle
- Einstellen von Membranpotentialen → elektrische Erregbarkeit von Nerven und Muskelzellen
- Regulation des Säure-Basen-Haushalts
- Zellstoffwechsel (Aufbau energiereicher Phosphatverbindungen)
- Aktiver Transport von Aminosäuren und Glucose → Beeinflussung der Eiweiß- und Glykogensynthese sowie Aktivität zahlreicher Enzymsysteme

Resorption und Bioverfügbarkeit

Kalium wird im oberen Dünndarm aufgenommen. Die Kaliumausscheidung erfolgt überwiegend über die Nieren. Kalium befindet sich hauptsächlich intrazellulär und nur zu einem geringen Anteil extrazellulär. Der Konzentrationsgradient wird wie beim Natrium auch durch die Natrium-Kalium-Pumpe aufrechterhalten.
Störungen im Kaliumhaushalt können prinzipiell durch Änderungen der Zufuhr (☞ Tab. 2.3-8), der Ausscheidung sowie der Verteilung zwischen Extra- und Intrazellulärraum entstehen.

Empfohlene Zufuhr und Vorkommen

Empfohlene Zufuhr ☞ Tab. 12.1-2. Die Versorgungslage mit Kalium ist in Deutschland generell ausreichend.
Kalium ist in größeren Mengen in pflanzlichen Lebensmitteln, aber auch in tierischen Lebensmitteln enthalten (☞ Tab. 2.3-5). Gute Quellen sind Nüsse, Spinat, Brokkoli, Bananen, Kartoffeln und Vollkorn-Getreide.

Tab. 2.3-5 Durchschnittlicher Kaliumgehalt ausgewählter Lebensmittel

Lebensmittel	mg Kalium/100 g	Lebensmittel	mg Kalium/100 g
Vollmilch	157	Kiwi	300
Vollkornmehl	680	Grünkohl	490
Spinat	633	Bananen	390
Salzkartoffeln	250	Banane	390
Rindfleisch	370	Aprikose	278

Da Kalium stark wasserlöslich ist, kommt es je nach Zubereitungsart zu Kaliumverlusten zwischen 20–60 %.

Ätiologie und Klinik

Hypokaliämie

- **Ätiologie:**
  - Verminderte Zufuhr: Durch parenterale Ernährung, bei Alkoholismus sowie bei Anorexie/Bulimie
  - Extra/intrazelluläre Umverteilung: Hyperinsulinismus, Alkalose
  - Vermehrte renale Ausscheidung: Hyperaldosteronismus, Diuretika, Nierenarterienstenose, Hyperkortisolismus, Lakritzabusus
  - Vermehrte gastrointestinale Ausscheidung: mit/ohne metabolische Alkalose → Fistel, Erbrechen, Sondenverluste, Diarrhö, Laxanzienabusus
  - Fortgeschrittene Niereninsuffizienz
  - Alkalose
- **Klinik:** Obstipation, Magenatonie, Ileus, Muskelschwäche bis hin zu Lähmungen (aufsteigend von den unteren Extremitäten), bis hin zur Rhabdomyolyse, Herzfunktionsstörungen (Reizleitungsstörungen, myogene Herzinsuffizienz), verminderte Insulinsekretion mit gestörter Glukosetoleranz, Nierenveränderungen: Vakuolenbildung, interstitielle Veränderungen
- **Therapie:**
  - Wenn möglich, orale Kaliumgaben bevorzugen
  - Bei schwerer Hypokaliämie intravenöse Gabe über zentralen Venenkatheter durchführen
  - Vorsicht bei gleichzeitiger Insulin- und Glukose-Infusion → Abfall unter Therapie
  - Vorsicht bei herzkranken Patienten und Personen mit Digitalis: Gefahr vital bedrohlicher Herzrhythmusstörungen (Kammerflimmern)

Hyperkaliämie

- Toxikologische Auswirkungen hoher Kaliumkonzentrationen sind aufgrund der fehlenden Ausscheidungsfunktion bei **niereninsuffizienten Patienten** zu erwarten. **Dialysepatienten** müssen sich daher streng kaliumarm ernähren (☞ Kap. 9.10 Nierenerkrankungen).
- **Hyperkaliämie:** Störung der Nervenleitbahnen, Herzrhythmusstörungen, Venenreizung bei peripherer Gabe

Anwendungsgebiete

- Gesicherter Kaliummangel
- Erhöhter Bedarf: Bei schweren Diarrhöen, Erbrechen, Laxanzien-Missbrauch, Mangel- oder Fehlernährung, Herzrhythmusstörungen

2.3.5 Phosphor (P)

Das nichtmetallische Element kommt in der Natur hauptsächlich gebunden in Form von Phosphaten, den Salzen der Phosphorsäure, vor. Im menschlichen Körper liegt es als anorganisches Phosphat im Knochen vor, als organisches Phosphat ist es Bestandteil vieler wichtiger Verbindungen. Phosphor ist nach Kalzium mengenmäßig das häufigste Mineral im Körper.

Funktionen

- Aufbau der Knochenstruktur
- Zellulärer Energieüberträger (ATP) und dient der Energiespeicherung
- Signalvermittlung (cAMP)
- Aufrechterhaltung des Säuren-Basen Haushalts (Puffersystem)
- Baustein der Nukleinsäuren und Zellmembranen

Resorption und Bioverfügbarkeit

- Phosphorverbindungen kommen als Bestandteile von Zellmembranen und Nukleinsäuren in allen Zellen vor. Phosphor liegt im Plasma in ionisierter Form als Phosphat vor. Der Hauptanteil des gespeicherten Phosphors befindet sich im Skelett und in den Zähnen.
- Resorptionsort ist der obere Dünndarm. Hormonelle Regulierung des Phosphorstoffwechsels durch das Parathormon/1,25 OH-Vitamin D_3 (Wechselbeziehung zum Kalziumstoffwechsel). Je nach Nahrungsquelle ist die Bioverfügbarkeit sehr unterschiedlich.

Empfohlene Zufuhr

Der Phosphorbedarf ist während des Wachstums, in Schwangerschaft und Stillzeit erhöht (☞ Tab. 12.1-2).

Vorkommen

Phosphor ist in fast allen Lebensmitteln enthalten. Weit verbreitet ist es v.a. in tierischen Lebensmitteln wie Fleisch und Milchprodukten, sowie in Hülsenfrüchten und Brot. Lebensmitteltechnologisch werden Phosphate in vielen Fertigprodukten eingesetzt (☞ Tab. 2.3-6).

Tab. 2.3-6 Durchschnittlicher Phosphorgehalt ausgewählter Lebensmittel

Lebensmittel	mg Phosphor/100 g	Lebensmittel	mg Phosphor/100 g
Butterkäse	500	Geflügelfleisch	180
Linsen	412	Steinbutt	160
Mettwurst	396	Schweinefleisch	145
Wiener Würstchen	300	Vollmilch	93
Vollkornbrot	202	Cola	7

Klinik

Der Versorgungsstatus in Deutschland ist ausreichend, bzw. eher zu hoch, da Phosphor in allen natürlichen Nahrungsmitteln weit verbreitet ist und auch in der Lebensmittelindustrie eingesetzt wird.

Hypophosphatämie

- **Ätiologie:**
- Malabsorption, Vitamin-D-Mangel
- Alkoholabusus (gestörte intestinale Resorption, renale Verluste, Ketoazidose, respiratorische Alkalose bei Entzugssyndrom)
- Primärer Hyperparathyreoidismus
- Renal tubuläre Funktionsstörungen
- **Klinik:** Anämie, Muskelschwäche, Osteoporose, Störungen des ZNS

CAVE

Im Rahmen einer beginnenden parenteralen Ernährung kann es bei deutlich mangelernährten Patienten zu einer massiven Phosphat-Depletion kommen (sog. „Refeeding-Syndrom")

Hyperphosphatämie

Ernährungsbedingte Phosphorintoxikationen sind nicht bekannt. Bei eingeschränkter Nierenfunktion kann es auf Grund der verminderten Ausscheidungsfunktion zur Demineralisierung des Skelettsystems kommen (☞ Kap. 9.10 Nierenerkrankungen)

! Eine hohe Phosphorzufuhr bewirkt einen Abfall des Kalziumspiegels und eine Erhöhung des Parathormonspiegels. Knochenabbauprozesse werden dadurch nicht erhöht.

Anwendungsgebiete

- Mangelsymptome (☞ oben)
- Erhöhter Bedarf: Bei chronischem Alkoholmissbrauch, Mangel- oder Fehlernährung, unzureichender parenteraler Ernährung, Einnahme von aluminiumhydroxidhaltigen Antazida

2.3.6 Eisen (Fe)

Eisen ist ein metallisches Element und gehört zu den Spurenelementen, obwohl seine Konzentration oft über 50 mg kg/Kg liegt. Für den Organismus haben nur das zweiwertige (als Reduktionsmittel) und das dreiwertige Eisen (als Oxidationsmittel) eine Bedeutung. Um die Oxidation vom zweiwertigen Eisen in das schwer lösliche dreiwertige Eisen-Hydroxid in wässrigen Lösungen zu verhindern, hat der Körper eisenbindende Proteine entwickelt. Diese gewährleisten die Bioverfügbarkeit trotz schlechter Löslichkeit.

Funktionen

- Sauerstofftransport und Speicherung
- Bestandteil von Hämoglobin, Myoglobin und von wichtigen Enzymen (Cytochrome, Peroxidasen und Katalasen)
- Beteiligt am Elektronentransfer, Energiestoffwechsel, an der Zellproliferation
- Antioxidative Wirkung

2

Resorption und Bioverfügbarkeit

- Eisen wird hauptsächlich im Duodenum resorbiert. Mit der Nahrung werden täglich etwa 10–15 mg Eisen aufgenommen. Der menschliche Körper enthält etwa 2–4 g Eisen, von denen 60 % an Hämoglobin, 25 % an Ferritin und 15 % an Myoglobin und Enzymen gebunden ist. Die Eisenhomöostase wird über Aufnahmekontrollen im Duodenum und Jejunum geregelt.
- Die Eisenverfügbarkeit ist je nach Lebensmittel sehr unterschiedlich. Eisen (Fe^{2+}) aus tierischen Lebensmitteln (Häm-Eisen) ist besser verfügbar als Eisen (Fe^{3+}) aus pflanzlichen Lebensmitteln. Zudem wird die Verfügbarkeit von anderen Nahrungsinhaltsstoffen beeinflusst. Ascorbinsäure verbessert, Kalziumsalze, Phytinsäure oder Ballaststoffe hingegen hemmen die Verfügbarkeit. Die Resorptionsquote beträgt bei einer Mischkost etwa 10–25 %.

Empfohlene Zufuhr und Vorkommen

Empfohlene Zufuhr ☞ Tab. 12.1-3. Vorkommen ☞ Tab. 2.3-7.

Tab. 2.3-7 Durchschnittlicher Eisengehalt ausgewählter Lebensmittel

Lebensmittel	mg Eisen/100 g	Lebensmittel	mg Eisen/100 g
Spinat	4,1	Putenschnitzel	1,7
Erbsen	7,2	Ente	2,4
Feldsalat	2,0	Brokkoli	1,3
Schwarzwurzel	3,3	Muscheln	5,1
Vollkornbrot	2,8	Erdbeeren	1,0

Klinik

Eisenmangel ist weit verbreitet, betroffen sind v.a. Menschen in Entwicklungsländern.

Symptome bei Eisenunterversorgung

- Gestörte Thermoregulation
- Erhöhte Infektanfälligkeit
- Atrophie der Schleimhäute, brüchige Haare und Nägel
- Körperliche Schwäche
- Konzentrationsschwäche, Lernstörungen
- Anämie
- Kleinkinder: Störungen der Intelligenzentwicklung
- Schwangerschaft: Erhöhtes Risiko einer Fehlgeburt, niedrige Geburtsgewicht

Symptome bei Eisenüberversorgung

Bei Supplementüberdosierungen kann es zu schweren Nebenwirkungen wie Leberzirrhose, Schleimhautreizungen, Übelkeit, Sodbrennen kommen. V.a. für Kinder ist eine Überdosierung sehr gefährlich.

Eisenpräparate nur nach ärztlicher Absprache einnehmen und unter ärztlicher Kontrolle verwenden.

Anwendungsgebiete

- Gesicherter Eisenmangel
- Erhöhter Bedarf: Bei Schwangerschaft und Kleinkindern, chronischem Blutverlust bei gesteigerter Menstruation (Menorrhagie), gynäkologischen Erkrankungen, okkulten Blutungen im Magen-Darm-Bereich, Fehl- oder Mangelernährung, Malabsorption, Entzündungen, Tumorerkrankungen

2.3.7 Zink (Zn)

Zink ist ein zweiwertiges Schwermetall, das im Gegensatz zu Kupfer oder Eisen nicht direkt an Redoxreaktionen beteiligt ist. Kommt in der Natur als Sulfid oder Karbonat vor.

Funktionen

- Bestandteil und Aktivierung zahlreicher Enzyme im Kohlenhydrat-, Eiweiß-Nukleinsäure- und Fettstoffwechsel
- Aktivator von Hormonen und Rezeptoren
- Wichtig für Wachstums-, Entwicklungs- und Regenerationsprozesse
- Insulinspeicherung
- Immunmodulation
- Antioxidative Funktionen

Resorption und Bioverfügbarkeit

- Der Zinkbestand im menschlichen Körper beträgt etwa 2 g. Der Hauptanteil ist in Knochen, Haut und Haaren enthalten.
- Die Zinkabsorptionsrate liegt bei einer durchschnittlichen Kost bei 30 %. Zink aus tierischen Lebensmitteln wird besser aufgenommen als aus pflanzlichen. Die Absorption wird durch Histidin und Cystein verbessert, durch Phytinsäure, Kalzium und Stress verschlechtert.
- Der Körper hat keine Möglichkeit, Zink zu speichern, daher ist eine konstante Zufuhr notwendig.

Empfohlene Zufuhr und Vorkommen

Empfohlene Zufuhr ☞ Tab. 12.1-3.

Gute Quellen sind Rindfleisch, Schweinefleisch, Geflügel, Ei, Milch oder Käse (☞ Tab. 2.3-8). Der Zinkgehalt ist abhängig von den Wachstums- und Produktionsbedingungen sowie von der Weiterverarbeitung des Lebensmittels. Der Zinkgehalt säurehaltiger Lebensmittel kann durch Kochen oder Lagern in verzinkten Gefäßen ansteigen.

2

Tab. 2.3-8 Durchschnittlicher Zinkgehalt ausgewählter Lebensmittel

Lebensmittel	mg Zink/100 g	Lebensmittel	mg Zink/100 g
Rindfleisch	4,2	Zwiebel	1,4
Schnittkäse (Gouda)	3,8	Ei	1,3
Weichkäse	2,0	Milch	0,4
Schweinefleisch	1,9	Blumenkohl	0,2
Haselnuss	1,9	Apfel	0,1

Klinik

Bei unausgewogener Ernährung, v.a. einiger Risikogruppen (s.u.) kommt es schnell zu einem latenten Zinkmangel. Die Versorgungslage in Deutschland ist nicht immer ausreichend.

Symptome bei Zinkunterversorgung

- Verminderung der Geschmacksempfindung
- Appetitlosigkeit
- Dermatitis
- Haarausfall
- Wundheilungsstörungen
- Wachstumsverzögerungen
- Infektanfälligkeit
- Diarrhöen
- Neuropsychologische Störungen
- Schwangerschaft: teratogen, Entwicklungsstörungen im Embryostadium, geringes Geburtsgewicht
- Zinkmangelsyndrom (Akrodermatitis enteropathica): eine erbliche Stoffwechselerkrankung, ausgelöst durch einen Zinkresorptionsdefekt im Dünndarm. Die Erkrankung tritt schon im Säuglingsalter auf:
  - Ekzematöse Hautveränderungen
  - Augenentzündungen
  - Gewichtsverlust und Wachstumsstörungen

Symptome bei Zinküberversorgung

- Die Toxizitätsschwelle für Zink ist relativ hoch. Langfristige Einnahmen über 110 mg/d können zu Anämie und Neutropenie (Granolozytenverminderung) führen. Zinkvergiftungen können sich auch nach Verzehr säurehaltiger Lebensmittel, die in verzinkten Gefäßen gelagert oder gegart wurden, entwickeln.
- Leberzirrhose (selten), gangräneszierende Hautveränderungen (selten)
- Wechselwirkung von Zink und Kupfer: Durch hohe Zinkaufnahmen (> 150 mg/d) kann es zu einem Kupfermangel kommen.
  Maximale tägliche Zinkdosis 30 mg/d.

Anwendungsgebiete

- Gesicherter Zinkmangel
- Erhöhter Bedarf: Bei Kindern und Jugendlichen, Schwangeren und Stillenden, Älteren Menschen, Malabsorptionssyndrom, unzureichender parenteraler Ernährung, chronischem Alkoholmissbrauch, großflächigen Verbrennungen

2.3.8 Jod (J)

Jod, ein Element der Halogengruppe und Nichtmetall, ist für den menschlichen Organismus essentiell, v. a. zum Aufbau der Schilddrüse.

Funktionen

- Jod-Substitution: Bestandteil der Schilddrüsenhormone Trijodthyronin (T3) und Thyroxin (T4)
- Energiestoffwechsel
- Thermoregulation
- Entwicklung und Wachstum des Kindes
- Äußerliches Desinfektionsmittel

Resorption und Bioverfügbarkeit

- Der körpereigene Jodbestand beträgt bei optimaler Versorgung 10–20 mg, davon sind 8–15 mg in der Schilddrüse lokalisiert. Der Jodbedarf (☞ Kap. 9.11) ist von verschiedenen Faktoren abhängig (Syntheserate der Schilddrüsenhormone, Wiederverwertungsrate und Joddepots). Körpereigene Reserven reichen etwa für 6 Monate.
- Mit der Nahrung aufgenommenes Jod und Jodat wird im Körper zu Jodid reduziert. Jodid wird im oberen Dünndarm resorbiert, an Plasmaeiweiß gebunden und bei Bedarf von der Schilddrüse aus dem Blut aufgenommen. In der Schilddrüse wird Jodid oxidiert und zu Mono-Jod-Tyrosin und Di-Jod-Tyrosin umgebaut. Durch weitere Kopplungsreaktionen entstehen hieraus die Hormone T3 und T4.

Empfohlene Zufuhr und Vorkommen

Empfohlene Zufuhr ☞ Tab. 12.1-3.

Der Jodgehalt der Lebensmittel (☞ Tab. 2.3-9) unterliegt großen Schwankungen und ist sehr vom Jodgehalt des Bodens abhängig. Die Böden in Deutschland sind eher jodarm. Gute Jodquellen sind (See-)Fisch, Meeresfrüchte, Milch- und Milchprodukte.

Tab. 2.3-9 Durchschnittlicher Jodgehalt ausgewählter Lebensmittel

Lebensmittel	µg Jod / 100 g	Lebensmittel	µg Jod / 100 g
Jodiertes Speisesalz	20000	Feldsalat	25
Seelachs	200	Brokkoli	15,0
Krabben	130	Kefir	7,0
Steinbeißer	107	Vollmilch	3,3
Rotbarsch	99	Schweinefleisch	2,9

2

Jodprophylaxe

- Deutschland ist ein Jodmangelgebiet. Um die Jodversorgung zu optimieren, jodiertes Speisesalz und 2×/Wo. Seefisch empfehlen.
- Bei Schwangerschaft (☞ Kap. 7.1), Stillzeit und bei Personen, die keinen Fisch essen, sind zusätzlich Supplemente nötig.
- Beim Kochen geht ein Teil des Jods (auch aus Speisesalz) verloren.

Klinik

Symptome bei Hypothyreose durch Jodunterversorgung/ Jodmangel

☞ auch Kap. 11

- Obstipation
- Im weiteren Verlauf Strumabildung (Kropf) mit
  - Beklemmungen
  - Luftnot
  - Schluckbeschwerden
  - Evtl. Knotenbildung
- Bei Neugeborenen: Entwicklungsstörungen, ↓ Intelligenz
- Hypothyreose (Schilddrüsenunterfunktion) durch langanhaltenden Jodmangel
- Beeinträchtigung der körperlichen und geistigen Leistungsfähigkeit
- Geschwächtes Immunsystem

Symptome bei Jodüberversorgung

- **Jod-Akne/Jod Allergie** ☞ Kap. 9.11

CAVE

Maximale Jodzufuhr 500 µg/d

Anwendungsgebiete

- Gesicherter Jodmangel
- Erhöhter Bedarf: Bei einseitiger Ernährung, Fischallergie, Laktoseintoleranz, Kuhmilchallergie, salzarmer Ernährung, Schwangerschaft und Stillzeit, hohem Verzehr von strumigenen Substanzen (☞ Kap. 9.10)

2.3.9 Selen (Se)

Schwefelähnliches Halbmetall, für den Menschen als Spurenelement essentiell. In Nahrungsmitteln ist es v. a. in Selenmethionin und Selencystein eingebaut.

Funktionen

- Entgiftungsfunktion
- Bestandteil der Glutathionperoxidase

- Schutz vor freien Sauerstoffradikalen
- Antioxidans
- Aktivierung der Schilddrüsenhormone (☞ Kap. 9.11)
- Immunabwehr
- Antikanzerogene und protektive Wirkung

Resorption und Bioverfügbarkeit

- Selen wird an Eiweiß gebunden im oberen Dünndarm z. T. aktiv aufgenommen. Nutritive Ascorbinsäure erhöht die Selenaufnahme, Megadosen (>1g) hemmen die Aufnahme.
- Die Bioverfügbarkeit von Selen ist abhängig von der Selenverbindung. Selenit wird direkt umgesetzt. In Supplementen als Natriumselenit für die parenterale Ernährung oder anderer klinischer Einsätze (z. B. Phenylketonurie, PKU).
  Selenomethioninhaltige Proteine werden erst nach dem Proteinabbau aktiv. Sie werden zur Prävention und langfristigen Supplementation eingesetzt (selenomethionin-haltige Hefen zur Nahrungsergänzung).

Empfohlene Zufuhr und Vorkommen

Empfohlene Zufuhr ☞ Tab. 12.1-3.
Fisch, Ei, Fleisch, Getreideprodukte und Nüsse sind gute Selenlieferanten (☞ Tab 2.3-10).

Tab. 2.3-10 Durchschnittlicher Selengehalt ausgewählter Lebensmittel

Lebensmittel	µg Selen/100 g	Lebensmittel	µg Selen/100 g
Rotbarsch	44	Ei	10
Kabeljau	27	Vollmilch	9
Walnuss	17	Porree	5
Vollkornmehl	15	Quark	5
Naturreis	10	Erdnussbutter	3

Klinik

Die Selenzufuhr in Deutschland ist zwar grenzwertig, aber ausreichend.

Symptome bei Selenmangel

- Störungen der Muskelfunktion (Muskelschmerzen)
- Keshan-Krankheit (Kardiomyopathie)
- Kaschin-Beck-Krankheit (Osteochondropathie, führt zu Gelenkdeformationen und Arthrose)
- Degenerative Veränderungen des Herzmuskels
- Leberschädigung

Symptome bei Selenüberversorgung

Durch hohe Selendosen kann es zur Speicherung von Selenschwermetallkomplexen in inneren Organen kommen. Bei unzureichender Jodversorgung kann eine isolierte Selenzufuhr zu einem Ungleichgewicht der Schilddrüsenfunktion führen (→ Kap. 9.11).
Selenintoxikation: Übelkeit, Erbrechen, Diarrhö, Hautveränderungen, Schädigung des Nervensystems, knoblauchartiger Geruch der Atemluft

CAVE
Maximale tägliche Selenaufnahme 400 µg/d!

Anwendungsgebiete

- Mangelsymptome ☞ oben
- Erhöhter Bedarf: Bei unzureichender parenteraler Ernährung, Mukoviszidose, Kurzdarmsyndrom, Mangel- oder -Fehlernährung, Hämodialyse

CAVE
Selensupplemente (200 µg–400 µg) werden zur Prophylaxe der koronaren Herzerkrankung, Krebs oder Immunstörungen diskutiert. Auf Grund des relativ hohen toxikologischen Potentials Selensupplemente nicht ohne ärztliche Kontrolle einnehmen.

2.3.10 Kupfer (Cu)

Ein- bis dreiwertiges Schwer-/Halbedelmetall, macht beim Menschen 4–10 % des Gesamtgewichts aus.

Funktionen

- Bestandteil von Metallenzymen
- Synthese von Hämoglobin
- Knochenentwicklung
- Energiestoffwechsel
- Kupfersalze als Brechmittel, Desinfiziens in Augentropfen und Gurgelwässern, Umschläge

Resorption und Bioverfügbarkeit

Kupfer wird im gesamten Dünndarm resorbiert und steht mit anderen zweiwertigen Kationen in Konkurrenz zu einigen Transportenzymen. Daher hemmen zweiwertige Kationen (wie Eisen und Zink) die Kupferaufnahme und müssen in einem ausgeglichenen Verhältnis (☞ Tab. 2.3-20) zueinander vorliegen (keine Megadosen!).

Empfohlene Zufuhr und Vorkommen

Empfohlene Zufuhr ☞ Tab. 12.1-3.
Gute Kupferquellen sind Vollkornprodukte, Nüsse und Kakao, Kaffee, Tee und Gemüse (☞ Tab. 2.3-11).

2

Tab. 2.3-11 Durchschnittlicher Kupfergehalt ausgewählter Lebensmittel

Lebensmittel	mg Kupfer/100 g	Lebensmittel	mg Kupfer/100 g
Haselnuss	1,3	Schwarzwurzel	0,3
Pinienkerne	1,3	Banane	0,2
Vollkornmehl	0,6	Brokkoli	0,2
Vollkornbrot	0,5	Schweinefleisch	0,1
Erbsen	0,4	Rotkohl	0,1
Hering	0,3		

Klinik

Zwar wird der Bedarf an Kupfer durch die Ernährung nicht immer gedeckt, trotzdem kommt es in Deutschland kaum zu Mangelerscheinungen.

Symptome bei Kupfermangel

- Anämie
- Gesteigerte Infektanfälligkeit
- Erhöhtes Risiko für koronare Herzkrankheiten
- Menges-Syndrom (Gendefekt)
- Eisenkonzentration in der Leber (erhöht)
- Skelettdeformationen bei Kindern
- Neurologische Störungen

Symptome bei Kupferüberversorgung

- Erbrechen
- Diarrhöen
- Hämolyse
- Leberfibrosen (☞ Kapitel 9.7): Wasserleitungen aus Kupfer können in Verbindung mit saurem Trinkwasser zu toxischen Kupferwerten führen und bei Säuglingen schwere Leberschäden verursachen.

! Maximale Obergrenze der Kupferzufuhr für Frauen 10 und für Männer 12 mg/d.

Anwendungsgebiete

- Gesicherter Kupfermangel
- Erhöhter Bedarf: Bei Mangel- und Fehlernährung, unzureichender parenteraler Ernährung, Malabsorption

2.3.11 Fluor (F)

Gehört zur Gruppe der Halogene und ist extrem reaktionsfreudig. Für den menschlichen Organismus sind nur die anorganischen Verbindungen von Interesse, da sie Fluorid freigeben können.

2

Funktionen

- Aushärtung des Zahnschmelzes
- Knochenmineralisierung
- Kariesprophylaxe

Resorption und Bioverfügbarkeit

- Der Hauptbestand des Fluoridgehaltes befindet sich in den Knochen und Zähnen. Fluorid verbindet sich im Knochen mit Kalzium und Hydroxylapatit zu Fluorapatit und ist wichtig für die Mineralisierung der Knochen.
- Fluorid wird mit einer Rate von über 80 % sehr gut resorbiert, Kationen wie Kalzium, Magnesium oder Eisen können die Resorption stark verringern.

Empfohlene Zufuhr und Vorkommen

Empfohlene Zufuhr ☞ Tab. 12.1-3.

Reich an Fluoriden sind Tee, Walnüsse, Fisch, Innereien, Schalen- und Krustentiere (☞ Tab. 2.3-12). In Deutschland steht auch fluoridiertes Kochsalz zur Verfügung.

Tab. 2.3-12 Durchschnittlicher Fluorgehalt ausgewählter Lebensmittel

Lebensmittel	µg Fluor/100 g	Lebensmittel	µg Fluor/100 g
Walnüsse	680	Schweinefleisch	59
Leber	290	Kräutertee	90
Krabben	100	Lachs	30
Kabeljau	28	Banane	20
Sauerkirschen	18	Blumenkohl	12

Klinik

Symptome bei Fluormangel

- Osteoporose
- Erhöhtes Kariesrisiko: Da die Fluoridversorgung in Deutschland zur Unterstützung der Zahngesundheit nicht ausreicht, ist eine Fluoridsupplementation sinnvoll. Eine beständige Fluoridzufuhr (v.a. bei Kindern) bewirkt eine verbesserte Säureresistenz und Remineralisierung der Zähne.
  Eine **Fluoridierung** kann erfolgen:
  - Systemisch durch Fluoridtabletten oder fluoridreiches Speisesalz
  - Lokal durch Zahnpasta, Gelee oder Spülungen

Symptome bei Fluorüberversorgung

- Übelkeit, Erbrechen, Diarrhöen, Herzinsuffizienz, Krämpfe und Koma
- Dentalfluorosen: Farb- und Strukturveränderungen des Zahnschmelzes infolge einer Fluoridüberdosierung.

! Bei Kindern in den ersten drei Lebensjahren fluoridfreie Zahnpasta einsetzen, da es beim Herunterschlucken der Zahnpasta zu erhöhten Fluoridwerten kommen kann.

2

Anwendungsgebiete
- Gesicherter Flouridmangel
- Erhöhter Bedarf: Bei Osteoporose, Kariesrisiko, Schwangerschaft, Stillzeit, erste Lebensjahre

2.4 Antioxidanzien

Elke Veenaas

Antioxidanzien sind Substanzen, die Moleküle vor Luftsauerstoff oder anderen oxidierenden Chemikalien (oxidativer Stress) schützen. Sie reagieren mit Radikalen oder Oxidanzien, indem sie deren Reaktivität absorbieren. Dabei verbrauchen sie sich selbst und müssen deshalb mit der Ernährung ständig zugeführt werden.

Antioxidanzien haben (wahrscheinlich) eine schützende Wirkung vor zahlreichen Erkrankungen (z.B. Arteriosklerose, Krebs). Neben den klassischen antioxidativen Vitaminen enthält die Nahrung eine ganze Reihe noch nicht erforschter Substanzen, die eine antioxidative Wirkung besitzen. Größtenteils sind Antioxidanzien in pflanzlichen Lebensmitteln enthalten.

2.4.1 Oxidative Schädigung

Folgende Faktoren sind an einer oxidativen Schädigung des Organismus beteiligt:
- **Oxidativer Stress:** Stoffwechsellage, bei der mehr reaktive Sauerstoffspezies – sog. Oxidanzien oder freie Radikale – aufgenommen bzw. endogen gebildet werden als der Organismus abbauen kann. Langfristige Folgen: Funktionsstörungen an den Zellmembranen, Nervenschädigungen, Entzündungen, atherogene und kanzerogene Effekte/Auswirkungen
- **Freie Radikale:**
  - Moleküle mit einem ungepaarten Elektron. Treten als toxisches Nebenprodukt des normalen Metabolismus im Verlauf endogener Reaktionen oder durch exogene Einflüsse auf, z.B. durch Nahrungsbestandteile, Umwelttoxine, Medikamente, UV- oder ionisierende Strahlung.
  - Zu ihnen gehören reaktive Sauerstoffverbindungen (ROS) wie Hydroxylradikale, Superoxide, Wasserstoffperoxid und Singulettsauerstoff.
  - Sie lösen schnell Reaktionen aus oder gehen Verbindungen mit organischen Substanzen ein. Bei ihren Reaktionen mit anderen Molekülen können weitere freie Radikale entstehen (Radikalkettenreaktion). Durch den Einsatz von Antioxidanzien wird die Kettenreaktion durchbrochen.
- **Lipidperoxidation:** Oxidativer Fettsäurenabbau, der sowohl exogen in Lebensmitteln als auch endogen im Körper stattfindet. Beim Abbau kommt es zu Radikalkettenreaktionen, deren Produkte die Endothelzellen der Blutgefäße schädigen und Arteriosklerose fördern können.

2.4.2 Antioxidative Schutzmechanismen

Der Körper verfügt über verschiedene Mechanismen, um sich vor den Angriffen der freien Radikale und Oxidanzien zu schützen, wobei man zwischen endogenen und exogenen Antioxidanzien unterscheidet (☞ Tab. 2.4-1).

Tab. 2.4-1 Endogene und exogene Antioxidanzien

Endogene Antioxidanzien	Exogene Antioxidanzien
• Enzymatische Antioxidanzien: Gluthationperoxidase, Katalase, Superoxidismutase • Nicht-enzymatische Antioxidanzien: Gluthation, Liponsäure	• Vitamin A • Carotinoide = Carotene (α-Carotin, β-Carotin, Lykopin) + Xantophylle (Zeaxanthin, Lutein, β-Cryptoxanthin) • Vitamin E • Vitamin C • Selen • Kupfer • Zink • Liponsäure • Ubichinon • Flavonoide

- **Glutathionperoxidase:** Enzym, welches die Entfernung reaktiver Sauerstoffspezies (ROS) mittels Glutathion (s. u.) bewirkt. Die Gluthationperoxidase enthält im Zentrum Selenocystein.
- **Katalase:** Hämenzym, katalysiert toxisches Wasserstoffperoxid aus der Zelle. Die Katalase enthält Eisen (Ferriprotoporphyrin). Schwefelwasserstoff, Blausäure und Azide schränken ihre Funktion ein.
- **Superoxidismutase**: Kupfer- und zinkhaltiges Enzym. Wirkorte sind die Leber und Erythrozyten. Funktion: Entgiftet die Zellen von reaktiven Sauerstoffspezies (ROS).
- **Glutathion:** Tripeptid, das eine zentrale Stellung in der Immunabwehr einnimmt, wird aus Glutaminsäure, Cystein und Glycin (in Sojabohne, Bachforelle, Hühnerfleisch, Erdnüsse oder Weizenkeime) gebildet. Funktionen: Radikalfänger der Atmungskette, Entgiftung körperfremder Substanzen, Beteiligung an der Regulation von Enzymaktivität, unabkömmlich für die zelluläre Immunantwort. Eine ausreichende Proteinzufuhr, v. a. der Aminosäuren Cystein und Glutamin (in Käse, Schinken, Putenbrustfleisch oder Hühnerbrust, Milch, Eier), ist für eine gute Glutathionversorgung zwingend notwendig.
- **Liponsäure:** Coenzym für andere Vitamine, gehört zu den fettlöslichen Antioxidanzien. Es wird mit der Nahrung aufgenommen oder endogen gebildet (α-Liponsäure). Funktionen: Liponsäure greift in den Lipoproteinen des Oxidanzienstoffwechsels ein und fängt freie Radikale ab. Liponsäure verbessert die Glukoseaufnahme in der Muskulatur. Vorkommen: v. a. in tierischen Lebensmitteln.
- **Ubichinon (Coenzym Q10):** Kommt als Keton in Form von Ubichinon vor und reduziert als Alkohol in Form von Ubichinol. Es wird endogen aus verschiedenen Aminosäuren unter Anwesenheit von Folsäure und anderen B-Vitaminen gebildet oder exogen über die Nahrung zugeführt. Ubichinon schützt LDL vor oxidativen

Veränderungen. Vorkommen: v.a. Fleisch, Fisch, Eier und hochwertige Pflanzenöle (Olivenöl, Rapsöl und Weizenkeimöl).

Empfohlene Zufuhr

Zur Bedarfsdeckung ist eine ausreichende, ausgewogene Ernährung mit viel Obst, Gemüse und Vollkornprodukten zu empfehlen. Supplemente sollten nur gezielt und unter ärztlicher Kontrolle eingesetzt werden.

Klinik

Bei einem Mangel an Antioxidanzien und/oder der gleichzeitigen Erhöhung des Potenzials an freien Radikalen kommt der Körper in ein Ungleichgewicht, auf das er mit erhöhtem oxidativen Stress reagiert. Der oxidative Stress wird als Mitverursacher einer Vielzahl von Krankheitsbildern diskutiert. Hierzu gehören:

- Atherosklerose
- Krebs
- Neurodegenerative Erkrankungen
- Rheumatische Erkrankungen
- Strahlenschäden
- Entzündungen
- Immunschwäche
- Alterungsprozesse

Anwendungsgebiete

Der Bedarf an Antioxidanzien ist je nach Lebensstil und körperlicher Belastung unterschiedlich. Sie werden eingesetzt zur Prophylaxe und Therapie bei:

- Leistungssport, Stress
- Älteren Menschen
- Erhöhter Infektanfälligkeit
- Regenerationsprozessen
- Extreme Umweltbedingungen (Strahlungen)
- Rauchen, Alkoholmissbrauch

2.5 Bioaktive Substanzen

Ekkehard Heizmann

Bioaktive Substanzen sind Inhaltsstoffe von Pflanzen, die für den Menschen zwar keinen Nährstoffcharakter haben, aber pharmakologische Effekte ausüben und damit gesundheitsfördernd wirken können.

! Synonyme:

- **Bioaktive Substanzen:** Phytofaktoren, Pflanzenbegleitstoffe
- **Sekundäre Pflanzenstoffe:** Sekundäre Pflanzeninhaltsstoffe (engl.: phytochemicals, phytoprotectants)

2

Einteilung

Bioaktive Substanzen sind aus ernährungsphysiologischer Sicht neben **nutritiven** (KH, Fette, Proteine) und **essentiellen Substanzen** (Vitamine, Spurenelemente, Mineralstoffe) wichtiger Bestandteil der Pflanzen. Sie werden in sekundäre Pflanzenstoffe, Ballaststoffe und Substanzen in fermentierten Lebensmitteln (z.B. Milchsäure) unterteilt (☞ Tab. 2.5-1).

Tab. 2.5-1 Einteilung der bioaktiven Substanzen, Übersicht

	Gruppen	Untergruppen	Vertreter
Sekundäre Pflanzenstoffe	Carotinoide	Sauerstofffreie	β-Carotin, Lycopin, α-Carotin
		Sauerstoffhaltige (Xanthophylle)	Lutein, Zeaxanthin, β-Cryptoxanthin
	Phytosterine	–	β-Sitosterin
	Saponine	–	Glycyrrhizin
	Glukosinolate	Nitrile	–
		Thiozyanate	–
		Isothiozyanate (= „Senföle")	Indol-3-Carbinol
	Polyphenole, Phenolsäuren	Hydroxyzimtsäuren	Ferulasäure, Kaffeesäure
		Hydroxybenzoesäuren	Gallussäure, Ellagsäure, Vanillinsäure
	Polyphenole, Flavonoide	Anthozyane	Malvidin, Cyanidin, Delphinidin
		Proanthocyane	Tannine
		Flavanole	Epicatechingallate, Epigallocatechin
		Flavanone	Naringin, Hesperidin
		Flavone	Apigenin, Chrysin
		Flavonole	Quercetin, Kaempferol
		Isoflavonoide	Genistein, Daidzein
		Lignane	Matairesinol
		Lignine	
	Terpene	–	Limonen, Carvon, Carvacrol
	Phytoöstrogene	Isoflavonoide	☞ oben
		Lignane	☞ oben
	Sulfide	–	Allicin, Ajoen
	Protease-Inhibitoren	–	
	Sonstige	–	Phytinsäure
Ballaststoffe	–	Unlösliche	Zellulose
	–	Lösliche	Pektine
Substanzen in fermentierten Lebensmitteln	–	–	Milchsäure

2

Gesundheitliche Relevanz

Die Kenntnisse befinden sich bislang im Stadium der Grundlagenforschung. Als gesichert gilt das **breite protektive und gesundheitsfördernde Potenzial**.

! Bioaktive Substanzen – der kleine Unterschied

„Man hat lange Zeit in Schubladen gedacht – nach der Regel: Arzneipflanzen sind kurativ und Nahrungspflanzen sind dazu da, um sich den Bauch voll zu schlagen. Man hat nicht überlegt, dass es da womöglich ein Kontinuum gibt.“ (Prof. Hamburger, Jena). Der gesundheitliche Nutzen einer vorwiegend pflanzlichen Kost gilt heute durch zahlreiche Studien als gesichert. Es mehren sich Hinweise darauf, dass das protektive Potenzial von Obst und Gemüse neben Vitaminen und Mineralstoffen ganz wesentlich von den „bioaktiven Substanzen“ ausgeht. Dies lässt sich beispielhaft am Zusammenhang zwischen Ernährung und der Inzidenz hormonabhängiger Karzinome aufzeigen.

Beispiel Prostatakarzinom (PCA)

Während die **Prävalenz** (subklinische Erkrankung) weltweit mit ca. 30 % in etwa gleich ist, differiert die **Inzidenz** (manifeste Erkrankung) länderspezifisch erheblich. In Ostasien tritt PCA 10-mal seltener auf als in den USA. PCA ist nach heutigem Wissensstand nur zu 9 % genetisch determiniert. Epidemiologische Studien und Migrationsstudien zeigten, dass die beobachteten Unterschiede zu einem wesentlichen Teil durch die **Ernährung** bedingt sind. So weisen z. B. die 7-Tages-Adventisten (eine religiöse Gemeinschaft in den USA), die sich streng vegetarisch ernähren, deutlich niedrigere Raten an PCA auf. Bei in die USA emigrierten Japanern ist nach Adaptation an die landesübliche Kost bereits nach 1–2 Generationen die Inzidenz des Gastlandes zu verzeichnen. Die unterschiedliche Ernährungsweise lässt sich in groben Zügen folgendermaßen charakterisieren:

- Die asiatische Ernährung ist **arm an tierischen Fetten**, dafür reich an **Früchten** und **Gemüse** (Vitamine, bioaktive Substanzen).
- In Asien wird erheblich mehr **Fisch** verzehrt (mehrfach ungesättigte FS).
- **Soja** ist ein Grundnahrungsmittel der asiatischen Küche (Phytoöstrogene, Protease-Inhibitoren).
- Die Analyse der Inhaltsstoffe dieser Nahrungsmittel ergab: im Wesentlichen sind **bioaktive Substanzen** für die beobachteten Effekte verantwortlich.

Die genannten Charakteristika der asiatischen Ernährung sind – mit Ausnahme von Soja – übrigens auch typisch für die bekanntermaßen gesunde **mediterrane Kost** („Französisches Paradoxon“).

Die sicherlich bedeutendste Eigenschaft bioaktiver Substanzen: Potenzielle Reduktion des Risikos für Krebserkrankungen. Hinsichtlich der Kanzerogenese, einem sehr komplexen, mehrstufigen, von vielen Faktoren beeinflussten Prozess, ist gegenwärtig das 3-Stufen-Modell am besten akzeptiert (Vogelbach Sequenz). Bioaktive Substanzen (v. a. die sekundären Pflanzenstoffe) inhibieren auf fast jeder Stufe die Kanzerogenese und sind in den letzten Jahren in den Mittelpunkt der Forschung gerückt.

Funktionen der sekundären Pflanzenstoffe (SPS)

Der menschliche Körper kann selbst keine SPS herstellen, sondern ist auf die externe Zufuhr durch Verzehr von **pflanzlichen Nahrungsmitteln** angewiesen. Anzahl unbekannt: Gegenwärtig geht man von 60.000–100.000 aus (ca. 30.000 sekundäre Pflanzenstoffe bekannt). Diese haben in der Pflanze folgende Funktionen:

- Wachstumsregulatoren
- Abwehrstoffe gegen Schädlinge (Bakterien, Pilze)
- Farbstoffe zur Photosynthese
- Duftstoffe, Aromastoffe, Geschmacksstoffe, Lockstoffe (zur Arterhaltung)
- Fraßgifte (zur Arterhaltung)
- Schutzstoffe (gegen UV-Strahlung).

Die SPS wurden zunächst aufgrund der nach Aufnahme in isolierter Form auftretenden Wirkungen hauptsächlich als **natürliche Toxine** eingestuft. Heutzutage berichten wissenschaftliche Arbeiten fast ausschließlich über **chemopräventive Effekte** der SPS im natürlichen Kontext. Die SPS wurden teilweise sogar bereits als „Vitamine des 21. Jahrhunderts" bezeichnet, da sie im beginnenden Jahrhundert voraussichtlich eine ähnlich dominierende Rolle spielen werden wie die Vitamine am Ende des 20. Jahrhunderts.

2.5.1 Carotinoide

Carotinoide → in Pflanzen weit verbreitet, fettlösliche Farbpigmente. Etwa 700 Arten von Carotinoiden sind derzeit bekannt. Carotinoide sind im Wesentlichen für die gelbe, orange, rote oder violette Farbe vieler Früchte und Gemüsesorten verantwortlich.

Chemie und Eigenschaften

Chemisch: Überwiegend Tetraterpene, aus je 8 Isoprenoid-Einheiten aufgebaut. Nach ihrer chemischen Struktur lassen sie sich in sauerstofffreie und sauerstoffhaltige Carotinoide unterteilen.

- **Sauerstofffreie Carotinoide:**
  - β-Carotin: Bekanntester Vertreter der Carotinoide → v.a. in gelben, roten und orangefarbenen Obst- und Gemüsesorten enthalten (Karotten, Aprikosen, Kürbis, Paprika oder Tomaten). Ca. 15–30 % der im Serum nachweisbaren Carotinoide
  - Lycopin: Der rote Farbstoff der Tomate, ca. 85 % des aufgenommenen Lycopins stammt aus Tomaten oder Tomatenprodukten (Tomatenmark, Ketchup, Tomatensoße, Tomatensaft).
  - α -Carotin
- **Sauerstoffhaltige Carotinoide (= Xanthophylle)**: In grünem Gemüse, z.B. Grünkohl, Spinat, Brokkoli, Salat, Erbsen
  - β-Cryptoxanthin
  - Lutein
  - Zeaxanthin

2

! **Bioverfügbarkeit**

- **β-Carotin** und **Lutein** sind relativ **hitzestabil.** Dagegen werden **Xanthophylle** durch Erhitzen überwiegend zerstört.
- Carotinoide sind fettlöslich, deshalb ermöglicht erst der **Zusatz von Fett** (z.B. Salatöl) eine ausreichende Bioverfügbarkeit.
- Die Bioverfügbarkeit des β-Carotins steigt mit dem **Zerkleinerungsgrad** des zugeführten carotinoidhaltigen Lebensmittels.

Resorption und Verteilung

β-Carotin aus rohen Karotten wird kaum resorbiert (nur zu ca. 1 %), da es in der Pflanzenzelle von einer festen unverdaulichen Zellulosematrix umschlossen ist. Erst die Verarbeitung mit Hitze und die Zerkleinerung (z.B. bei der Herstellung von Tomatensaft, Ketchup, gekochte Karotten) bringt eine deutlich höhere Verfügbarkeit der Carotinoide.

Die Freisetzung der Carotinoide aus der pflanzlichen Zellmatrix ist abhängig von der Art der Zubereitung, der mechanischen Zerkleinerung und dem pH-Wert des Magens. Für eine optimale Absorption müssen Fett und Gallensäuren vorhanden sein. Die vom Plasmaspiegel abhängige Aufnahme der Carotinoide erfolgt durch die Dünndarmzellen über die gleichen Wege wie bei Fetten.

Carotinoide werden in Chylomikronen verpackt in die Lymphgefäße abgegeben und gelangen so zur Leber. Dort werden ca. 17 % des β-Carotins zu Vitamin A (Retinol) metabolisiert. Nach Abgabe aus der Leber werden Carotinoide nach einem bestimmten Verteilungsmuster in Lipoproteinen transportiert und in verschiedenen Geweben gespeichert, beim Menschen offenbar überwiegend im Fettgewebe und in der Leber. Carotinoide verweilen ca. 5–10 Tage im Körper.

Von den ca. 700 verschiedenen Carotinoiden werden ca. 40–50 vom Menschen resorbiert und metabolisiert. Derzeit im Serum nachweisbar sind 14 Carotinoide.

Biochemische Funktionen

Pro-Vitamin-A

Ca. 10 % der bekannten Carotinoide haben Provitamin-A-Funktion, die von der Existenz des β-Ionenrings abhängig ist. Carotinoide mit dieser Eigenschaft sind als Vorstufe von Vitamin A an wichtigen Funktionen wie dem **Sehprozess** und der **Embryonalentwicklung** beteiligt. Aus 1 Molekül β-Carotin können im Körper theoretisch 2 Moleküle Vitamin A bedarfsgerecht synthetisiert werden.

! Der besondere Vorteil des „Umweges" bei der Vitamin-A-Synthese aus Carotinoiden gegenüber der direkten Vitamin-A-Aufnahme aus tierischen Lebensmitteln liegt darin, dass Überdosierungen mit unerwünschten Nebenwirkungen ausgeschlossen sind.

Antioxidans

Pflanzen schützen sich mit den Farbpigmenten der Carotinoide gegen die schädliche Wirkung von freien Radikalen (z.B. durch die **UV-Strahlung des Sonnenlichts**). Die starke antioxidative Kapazität der Carotinoide beruht auf ihrer Fähigkeit, Elektronen abzugeben. Carotinoide sind die wirksamsten natürlichen sog. **Quencher**, d.h. sie inaktivieren hochreaktiven Singulettsauerstoff, gehen dabei vorübergehend in einen angeregten Triplettzustand über und erreichen unter Wärmeabgabe wieder den Ausgangszustand. Bei vermehrter Aufnahme natürlicher Carotinoide über die Nahrung ließ sich ein erhöhter **Schutz vor Lipidperoxidation** und **oxidativen DNA-Schäden** feststellen. Dieser Effekt war durch eine Supplementierung mit Carotinoiden allerdings nicht zu erreichen, obwohl der Plasmaspiegel durch β-Carotin-Supplemente 5-fach höher steigt als durch β-Carotin aus Karotten.

Hemmung der Kanzerogenese

Prospektive Studien zeigten ein erhöhtes karzinogenes Risiko für verschiedene Tumorarten bei einer niedrigen Plasmakonzentration von Carotinoiden bzw. β-Carotin (bis 0,28 μmol/l), während Konzentrationen von 0,28–0,37 μmol/l mit einem geringeren Risiko assoziiert waren.

! Studien

Die meisten Studien (Tierexperimente, epidemiologische Studien und Interventionsstudien) belegen diese antikanzerogene Wirkung [23, 12, 39, 2, 29, 33, 34, 18, 5, 1 (Linxian-Studie), 14]. Allerdings kamen 2 interventionelle Studien (CARET/ ATBC-Studie) zu gegenteiligen Ergebnissen. Diese Studien wiesen allerdings erhebliche Mängel auf.

Über die zugrunde liegenden Mechanismen für diesen Effekt der Carotinoide besteht noch keine Klarheit. Im 3-Stufen-Modell der Kanzerogenese setzen die Carotinoide nach heutigem Wissen überwiegend bei der Initiation und Promotion an.

- **Initiationsphase:** Hemmung von Phase-I-Enzymen, Schutz der nukleophilen Stellen der DNA
- **Promotionsphase:** Induktion der Zelldifferenzierung, antioxidative Wirkung
- **Progressionsphase:** Immunmodulation, Stimulation der Zellkommunikation über gap junctions.

! Studien

- Durch ihre antioxidativen Eigenschaften konnten Carotinoide die Entstehung **lichtinduzierter Tumore** verhindern. β-Carotin wurde daher v.a. in Zusammenhang mit dem Schutz vor **Hautkrebs** gebracht (DGE 1996).
- Der protektive Effekt von Carotinoiden (v.a. Lycopin und Lutein) zeigte sich besonders deutlich bei **Lungenkrebs** [25, 33]. Dies trotz der Daten aus der CARET-Studie.
- **Prostatakarzinom:** Starke Schutzwirkung von β-Carotin [17] und Lycopin [6]. In der „Physicians Health Study" des National Cancer Institute [3] senkte β-Carotin (in einer Dosis von 50 mg jeden 2. Tag) das Prostatakarzinomrisiko statistisch signifikant.

- Eine Metaanalyse der Zusammenhänge zwischen **Brustkrebs** und Carotinoidaufnahme zeigte ein reduziertes Risiko bei hoher β-Carotin-Aufnahme [9].
- Protektive Wirkung gegenüber Gebärmutterhals-, Speiseröhren-, Magen- und Dickdarmkrebs [31].
- Prävention der oralen Leukoplakie [5, 14, 19].

Studien belegen eine stärkere antikanzerogene Wirkung von unerhitztem Gemüse. Dies weist auf die besondere Funktion der hitzelabilen Xanthophylle in grünblättrigem Gemüse hin.

Weitere Wirkungen

- Insbesondere β-Carotin: **Immunstimulierende** Wirkung
- Lycopin: Antioxidative Wirkung, in epidemiologischen Studien → **kardioprotektiver** Effekt
- Unter Supplementation mit Lycopin (60 mg/d) konnte der **LDL-Cholesterinspiegel** um 14 % gesenkt werden.
- Eine vermehrte Zufuhr von Carotinoiden reduziert das Risiko für **Makuladegeneration** und **Katarakt**.
- Bei **Photodermatosen** und **Pigmentstörungen** wurden positive Erfahrungen mit Carotinoiden gemacht.

Täglicher Bedarf

Für Carotinoide noch nicht definitiv geklärt. Als Richtwert für einen optimal präventiven Plasmaspiegel wurden für β-Carotin > 0,4 µmol/l angegeben.

Versorgungssituation

Über die optimale Menge der tägl. Carotinoidzufuhr liegen noch keine fundierten Daten vor. Wegen teils inkonsistenter Datenlage und 2 Studien mit ungünstigen Ergebnissen haben einige Gremien auf die Angabe von Referenzwerten für Carotinoide verzichtet.

- Empfehlung der DGE: Männer: 6 mg β-Carotin, Frauen: 5 mg β-Carotin
- Andere Empfehlungen: 9–18 mg Gesamtcarotinoide
- „5-a-day"-Empfehlung (theoretisch erreichbare Aufnahme): 5,2–6,0 mg Provitamin A
- Tatsächliche Aufnahme in Deutschland/USA: Tägl. 1,5–2 mg β-Carotin, 5,3 mg Gesamtcarotinoide

! Da noch nicht abschließend geklärt ist, ob für die präventiven Effekte der Carotinoide tatsächlich überwiegend das β-Carotin verantwortlich ist, wird empfohlen, carotinreiche Obst- und Gemüsesorten zu verzehren. Im Falle einer Supplementation sollten naturnahe Carotinoidmischpräparate bevorzugt werden.

Toxizität

Bei chronischer Zufuhr von > 30 mg Carotinoiden/d kommt es zu einer harmlosen, reversiblen Gelbverfärbung der Haut **(Carotinodermia).** Weder bei erhöhter Aufnahme über die Ernährung noch bei Langzeitsupplementation oder therapeutischen Dosen (von 180 mg/d) wurden toxische Nebenwirkungen beobachtet. Selbst bei Personen mit adäquatem Vitamin-A-Status entwickelte sich durch zusätzliche Gabe von Carotinoiden keine Hypervitaminose A, d.h. kein Anstieg der Retinolkonzentration im Serum. Auch tierexperimentell liegen keine Hinweise auf teratogene, mutagene oder karzinogene Effekte von Carotinoiden vor.

Anwendungsgebiete

- Carotinoide fungieren u.a. als **Provitamin A.** Vitamin A ist ein Schutzstoff für das gesamte Ektoderm. Die normale Struktur aller epithelialen Gewebe ist Vitamin-A-abhängig. Daher kommt den Carotinoiden auch eine Rolle beim Erhalt der Integrität und Funktion von Haut, Kornea, Schleimhäuten des Respirations-, Digestions- und Urogenitaltrakts zu.
- Vitamin A (Retinol) wird ausschließlich über tierische Produkte aufgenommen. **Vegetarier/Veganer** weisen daher einen latenten Vitamin-A-Mangel auf. Durch erhöhte Aufnahme von Carotinoiden (Provitamin A) kann der Vitamin-A-Spiegel angehoben werden.
- Carotinoide können als **starke Antioxidanzien** oxidativem Stress mit allen potenziellen Folgen entgegenwirken.
- Gewisser **Lichtschutzeffekt** von Carotinoiden wird angenommen. Allerdings kann die Einnahme von Carotinoiden nur eine additive prophylaktische Maßnahme gegen lichtinduzierte Hautschäden sein. Der regelmäßige Einsatz von Sonnenschutzcremes bietet nach wie vor den besten Hautschutz.
- Da ein erhöhtes Krebsrisiko für verschiedene **Tumorarten** bei niedrigen Plasmakonzentrationen der Carotinoide nachgewiesen wurde, wird allgemein eine ausreichende Zufuhr von Carotinoiden über die tägl. Nahrung empfohlen. Dies gilt insbesondere auch für Lycopin (Reduktion des **Prostatakarzinomrisikos**).
- Nach den Ergebnissen epidemiologischer Studien ist durch vermehrte Zufuhr von Carotinoiden auch ein vermindertes Risiko für **kardiovaskuläre Erkrankungen** zu erwarten.

Vorkommen in Nahrungsmitteln

Während gelb-orangefarbenes Gemüse vorwiegend sauerstofffreie Carotinoide (bis 11,5 mg/100 g) enthält, sind in grünblättrigem Gemüse ca. 80 % der Carotinoide sauerstoffhaltige Xantophylle (☞ Tab. 2.5-2), bis zu einer Konzentration von 21,9 mg/100 mg.

Tab. 2.5-2 Gehalt an Carotinoiden in Lebensmitteln (mg/100 g)

Lebensmittel	β-Carotin	α-Carotin	Lycopin	Lutein und Zeaxanthin
Aprikose	3500	0	5	0
Brokkoli	700	1	0	1900
Erbse	350	16	0	1700
Grünkohl	4700	0	0	21900
Guave	812	0	5400	0
Karotte	7900	3600	0	260
Kopfsalat	1200	1	0	1800
Kürbis	3100	3800	0	1500
Rosenkohl	480	6	0	1300
Rote Grapefruit	1130	0	3362	0
Spinat	4100	0	0	10200
Tomate	520	0	3100	100

2.5.2 Phytosterine

Bisher sind mind. 44 verschiedene Phytosterine identifiziert. Bedeutendster Vertreter ist das β-Sitosterin, das ca. 65 % der aufgenommenen Phytosterine ausmacht.

Chemie und Eigenschaften

Phytosterine sind Substanzen mit **cholesterinähnlicher Struktur**. Sie bestehen aus einem C-28- oder C-29-Kohlenstoffgerüst und unterscheiden sich vom tierischen Cholesterin (C-27) durch eine zusätzliche Methyl- oder Ethyl-Seitengruppe.
Analog zum Cholesterin im tierischen Gewebe sind Phytosterine essentielle Bestandteile von pflanzlichen Zellmembranen.

Resorption und Verteilung

Nur 5–10 % der aufgenommenen Phytosterine werden resorbiert, der Rest mit den Fäzes ausgeschieden. Diesem Rest wird eine Schutzfunktion vor Darmkrebs zugeschrieben.
Absorbierte Phytosterine werden in Chylomikronen verpackt zur Leber transportiert. Dort werden sie in Form von Lipoproteinen (VLDL, LDL) ins Serum abgegeben, in Gallensäuren umgewandelt oder mit dem Gallensekret ausgeschieden.
Phytosterine können kurzzeitig in der Leber sowie in den Nebennieren gespeichert werden.

Biochemische Funktionen

Hemmung der Cholesterinresorption

Der cholesterinsenkende Effekt der Phytosterine ist bereits seit den 50er-Jahren bekannt und gilt als gesichert (in Studien in Mengen bis zu 6 g tägl.). Im Bereich zwischen 1–2 g/d war proportional zur Phytosterindosis ein cholesterinsenkender Effekt zu verzeichnen.

! In der Mehrzahl der Studien konnte das Serumcholesterin damit um 10–30 % gesenkt werden.

Schätzungsweise 1 mg β-Sitosterin kann die Aufnahme von 1 mg Cholesterin im Darm blockieren. Folgende **Wirkprinzipien** werden vermutet:

- Hemmung der Cholesterinabsorption durch **Auskristallisation** im Darm
- Wegen ihrer Ähnlichkeit mit Cholesterin konkurrieren Phytosterine mit dem Nahrungscholesterin im Darm (wahrscheinlich durch **kompetitive Hemmung** verminderte Resorption des Cholesterins → Senkung des Cholesterinspiegels im Blut).
- Vermutlich hemmen Phytosterine die Bildung **sekundärer Gallensäuren**. Die primären Gallensäuren, die zu 80 % aus Cholesterin bestehen, werden z. T. aus den unteren Darmabschnitten rückresorbiert (enterohepatischer Kreislauf). Somit stehen sie dem Körper wieder zur Verfügung und werden teilweise im Darm zu sekundären Gallensäuren umgewandelt. Sekundäre Gallensäuren sind mit hoher Wahrscheinlichkeit an der Entstehung von Dickdarmkrebs beteiligt.

Hemmung der Kanzerogenese

Eine hohe Phytosterinaufnahme reduziert das Risiko der Darmkrebsentstehung.

! **Studien**

Epidemiologische Studien belegen eine Korrelation zwischen hoher Phytosterinaufnahme und erniedrigtem Darmkrebsrisiko: [16, 8, 20].

Folgende **Wirkmechanismen** werden vermutet:

- Reduktion sekundärer Gallensäuren
- Effizientere DNA-Reparatur durch Hemmung des Zellzyklus der Dickdarmzellen (in S-Phase und Mitose)
- Reduktion bakterieller Abbauprodukte des Cholesterins im Darm (diese gelten als Promotoren bei der Entstehung von Darmkrebs).

Weitere Wirkungen

- Phytosterine senken die **LDL-Werte**, ohne dabei das protektive HDL-Cholesterin zu verändern.
- Phytosterine können sowohl der Entwicklung einer **gutartigen Prostatavergrößerung** als auch der Entstehung eines **Prostatakarzinoms** vorbeugen. β-Sitosterin ist der Wirkstoff einiger Prostata-Phytopharmaka (z. B. Harzol®, Azuprostat®).

Täglicher Bedarf

Noch nicht definitiv geklärt. Indirekter Hinweis: In Studien zeigte sich jenseits einer tägl. Zufuhr von 3 g Phytosterinen keine weitere Senkung des Serum-Cholesteringehalts. Als gesichert gilt aber, dass eine Zufuhr, wie sie durch 5 Portionen Obst und Gemüse pro Tag theoretisch erreicht werden könnte, allgemein zu empfehlen ist.

Versorgungssituation

Die tägl. Phytosterinzufuhr mit einer gemischten Kost beträgt 100–500 mg pro Person. Bei Vegetariern mit einem hohen Verzehr von Nüssen, Saaten und Hülsenfrüchten ist die Zufuhr im Vergleich zur Allgemeinbevölkerung deutlich höher.

Toxizität

Es gibt keine Hinweise, dass die Aufnahme phytosterinreicher bzw. -angereicherter Lebensmittel gesundheitsschädliche Wirkungen haben könnte. Bei einer Supplementation von 10–15 g β-Sitosterin/d über einen Zeitraum von 5 Jahren zeigten sich keine negativen Effekte.

! Die Gefahr des latenten Mangels dieses Mikronährstoffs erscheint erheblich größer als das Risiko einer Überdosierung.

Anwendungsgebiete

- Phytosterine können zur Senkung eines erhöhten **Cholesterinspiegels** (LDL) beitragen.
- Man nimmt an, dass sich durch die **kardioprotektive Wirkung** der Phytosterine das Infarktrisiko erheblich senken lässt.
- Das Risiko für die Entstehung von **Darmkrebs** könnte durch Phytosterine erniedrigt werden.
- Phytosterine können sowohl das Risiko für eine **gutartige Prostatavergrößerung** (benignes Prostatasyndrom, BPS) als auch für die Entstehung eines **Prostatakarzinoms** reduzieren.

Vorkommen in Nahrungsmitteln

Phytosterine sind hauptsächlich in **fettreichen Pflanzenteilen** enthalten, v.a. in **Pflanzensamen** (Nüssen, Sojabohnen, Hülsenfrüchten) und **naturbelassenen Pflanzenölen** (☞ Tab. 2.5-3).

Bei raffinierten Speiseölen sind die Phytosterine weitgehend zerstört. Daher sollten bevorzugt kaltgepresste Öle verwendet werden.

Tab. 2.5-3 Gehalt an Phytosterinen (nach [38])

Lebensmittel	Phytosteringehalt (mg/100 g)
Gemüse (auch Keimlinge)	1–100
Getreide	1–200
Maiskeime, Maiskeimöl	800–2200
Obst	2–30
Saaten und Nüsse	22–714
Sesam	714
Sojaöl (kaltgepresst)	494
Sonnenblumenkerne	534
Sonnenblumenöl	240–460

2

2.5.3 Saponine

Saponine sind bitter schmeckende, oberflächenaktive Verbindungen. Sie weisen beim Kochen in Wasser eine typische Schaumbildung auf (lat.: sapo = Seife).
Wegen ihrer hämolytischen Teilwirkung wurden sie bis vor kurzem ausschließlich als gesundheitsschädlich angesehen. Heute weiß man, dass sie in der geringen Menge, in der sie bei üblicher Kost in Nahrungsmitteln vorkommen, gesundheitsfördernd sind.

Chemie und Eigenschaften

Charakteristisch für die sehr unterschiedlichen Saponine ist der Aufbau aus einem sog. Sapogenin und einem Zuckerrest. Das Sapogenin besteht aus einem Steroid- oder (in der Mehrzahl der Fälle) einem Triterpenoid-Teil. Daran gebunden sind unterschiedliche Zuckermoleküle, meist aus Ketten mehrerer Monosaccharide. So besitzt z. B. das Saponin Glycyrrhizin aus Süßholz (in Lakritze konzentriert vorhanden) im Gegensatz zu anderen Saponinen wegen seines spezifischen Zuckerrestes eine 50-fach stärkere Süßkraft als Saccharose.
Die starke Oberflächenaktivität der Saponine ist bedingt durch die Anwesenheit polarer und unpolarer Gruppen (Zucker vs. Steroide bzw. Triterpene).

> Saponine sind zwar relativ hitzestabil, gehen aber z. T. in das Einweich- oder Kochwasser über. Daher sollte das Kochwasser von Hülsenfrüchten z. B. für die Soßenbereitung benutzt werden.

Resorption und Verteilung

Resorption nur in geringem Umfang, Wirkung daher hauptsächlich im Magen-Darm-Trakt. Sie werden enzymatisch, bakteriell und über die intestinale Flora in Sapogenine und Zucker getrennt. Das resorbierte Aglykon wird offenbar in eine wasserlösliche, über die Nieren ausscheidungsfähige Form umgewandelt.

Biochemische Funktionen

Wirkung vorrangig im Magen-Darm-Trakt. Einzelne Wirkungen sind an spezifische chemische Strukturen gebunden → können nicht auf alle Vertreter der Saponine verallgemeinert werden.

Hemmung der Kanzerogenese

Saponine binden primäre Gallensäuren → Bildung sekundärer Gallensäuren wird vermindert → Reduktion des Risikos für die Entstehung von **Dickdarmkrebs**. Hemmen im Dickdarm die DNA-Synthese und Proliferationsrate verschiedenartiger Tumorzellen.

Senkung des Cholesterinspiegels

- **Direkt:** Saponine binden Cholesterin unlösbar im Darm **(Saponin-Cholesterin-Komplex)** → Resorption von Cholesterin reduziert.

- **Indirekt:** Saponine **binden primäre Gallensäuren** → vermehrte Ausscheidung mit dem Stuhl. Für die Neubildung von Gallensäuren wird dann körpereigenes Cholesterin verwendet, was dazu führt, dass der Cholesterinspiegel im Blut sinkt.

Erhöhung des Blutdrucks

Das Saponin Glycyrrhizin verursacht die leicht blutdrucksteigernde Wirkung von Lakritze. Es kann im Körper zu Glycyrrhetinsäure umgewandelt werden, welche die 11β-Hydroxysteroiddehydrogenase hemmt (ein Schlüsselenzym des aldosterongesteuerten Mineralstoffhaushalts). Bei regelmäßigem Lakritzeverzehr kann es deshalb sowohl zur verstärkten **Natriumanreicherung** als auch zur erhöhten **Kaliumausscheidung** kommen (**Hypertonie begünstigend**). Die Häufigkeit, mit der dieser Effekt eintritt, wird für Glycyrrhizin sowie für die anderen Saponine allerdings nur mit < 3 % angegeben.

Immunmodulation

Die immunologischen Wirkungen von Saponinen können in 2 Kategorien unterteilt werden:

- **Adjuvans-Wirkung:** In Gegenwart der Saponine verstärkte immunologischen Reaktion (Antikörperbildung) auf Antigene (seit den 50er-Jahren bekannt).
- **Immunstimulierende Wirkung:** Saponine wirken immunstimulierend, indem sie natürliche Killerzellen und zytotoxische T-Lymphozyten aktivieren. Dieser Effekt ist in zahlreichen Experimenten in vitro belegt worden. Nach oraler Aufnahme von Saponinen wurde auch im Tierexperiment eine erhöhte Aktivität der Immunzellen der Milz sowie der mesenterialen Lymphknoten registriert.

Es liegen bislang noch keine Informationen über die Wirkung der Saponine auf das menschliche Immunsystem vor. Klinische Studien (Phase I) zur Verträglichkeit der Saponine als Adjuvanzien bei Impfungen laufen derzeit.

Weitere Wirkungen

Saponine wirken außerdem **antimikrobiell** (vorrangig fungizid), **virustatisch** (auch gegenüber HIV) und **entzündungshemmend**.

Täglicher Bedarf

Noch nicht geklärt. Gesichert: Zufuhr, wie sie durch 5 Portionen Obst und Gemüse pro Tag theoretisch erreicht werden könnte, allgemein zu empfehlen.

Versorgungssituation

Exakte Angaben fehlen. Die tägl. Aufnahme von Saponinen liegt schätzungsweise bei ca. 10–15 mg und ist bei Vegetariern mit ca. 110–240 mg wesentlich höher.
Die Rinde des Panama- oder Seifenrindenbaumes (Quillaia saponaria) enthält bis zu 5 % Saponine. In der EG sind saponinreiche Extrakte aus der Rinde dieses Baumes als Lebensmittelzusatzstoffe zugelassen **(E 999)** und werden u. a. als Schaumbildner für Bier eingesetzt.

Toxizität

Zur Toxizität einzelner Saponine liegen wenige Informationen vor, da diesbezügliche Untersuchungen mit ungereinigten Extrakten durchgeführt wurden.
Wegen der blutdruckerhöhenden Wirkung von Glycyrrhizin wird für dieses Saponin ein Grenzwert von 100–300 mg/d diskutiert. Allerdings sind in 100 g Lakritzkonfekt bereits bis zu 2000 mg Glycyrrhizin enthalten.

CAVE
Bei übermäßiger Zufuhr (Vegetarier) besteht das (geringe) Risiko einer Hämolyse.

Anwendungsgebiete

- Saponine reduzieren möglicherweise das Entstehungsrisiko von **Dickdarmkrebs.**
- Der **Cholesterinspiegel** wird durch sie potenziell gesenkt.
- Es gibt deutliche Hinweise für eine bessere **Immunabwehr** durch Saponine.
- Saponine können **antimikrobiell** und **entzündungshemmend** wirken.

Vorkommen in Nahrungsmitteln

Saponine sind in pflanzlichen Lebensmitteln weit verbreitet und kommen besonders reichlich in **Hülsenfrüchten** (Leguminosen) vor (☞ Tab. 2.5-4).

Tab. 2.5-4 Saponingehalt in Lebensmitteln [21]

Lebensmittel (verzehrfertig)	Saponingehalt (mg/kg)
Bohnen	18
Grüne Bohnen	16
Haferflocken	1
Kichererbsen	50
Knoblauch	1
Linsen	4
Sojabohnen	39 (5 verschiedene)
Spinat	6

Cave: Saponin in **Lakritze** (bis zu 2 g/100 g). Dabei dominiert das Glycyrrhizin (☞ oben).

2.5.4 Glukosinolate

Glukosinolate sind verantwortlich für den typischen Geschmack von Kohlgemüse (Rosenkohl, Rotkohl, Kohlrabi, Brokkoli) und scharf schmeckender Pflanzen wie Kresse, Rettich oder auch Knoblauch.

Auch die Glukosinolate galten lange Zeit als gesundheitsschädlich. Heute wird die gesundheitsfördernde Wirkung der Glukosinolate höher als ihre angeblich kropffördernde Wirkung bewertet.

Chemie und Eigenschaften

Bis heute sind über 120 verschiedene Glukosinolate identifiziert. Chemisch stabile Moleküle mit einer gemeinsamen Grundstruktur: Glukoseeinheit, schwefelhaltige Gruppierung sowie Sulfatgruppe. Pflanzen setzten Glukosinolate zur **Abwehr von Mikroorganismen** (Bakterien, Viren, Schimmelpilze) ein. Bei mechanischer Beschädigung der Pflanzenzellen (z.B. durch Schneiden, Kauen) werden pflanzeneigene Enzyme (β-Thioglukosidasen, z.B. Myrosinase) aktiv und bauen die Glukosinolate unter Einwirkung von Sauerstoff rasch zu den eigentlichen Wirksubstanzen ab. Zu diesen effektiven Abbauprodukten gehören hauptsächlich die 3 Stoffgruppen **Isothiozyanate, Thiozyanate** und **Nitrile**. Mit dem gängigeren Begriff „Senföle" werden die scharfwürzigen Isothiozyanate bezeichnet, die z.T. chemisch instabil sind und sich spontan zu verschiedenen Indolverbindungen (z.B. Indol-3-Carbinol) zersetzen.

! Glukosinolate sind hitzeempfindlich. Der Glukosinolatgehalt von Kohlgemüsearten wird durch Erhitzen um 35–60 % verringert.

Resorption und Verteilung

Resorption der Glukosinolat-Derivate über die Schleimhaut des oberen Gastrointestinaltrakts, Metabolisierung in der Leber. Sie können z.T. auch über den enterohepatischen Kreislauf dem Körper wieder zugeführt werden. Bei oraler Zufuhr wird bereits nach ca. 2 Std. die höchste Serumkonzentration und nach 2–4 Std. eine maximale Urinausscheidung erreicht. Innerhalb von 24 Std. werden nach dem Verzehr unerhitzter Gemüsearten 30–67 % Glukosinolat-Abbauprodukte beim Menschen ausgeschieden. Nach dem Verzehr von erhitztem Gemüse ist die Ausscheidungsrate mit 1–20 % deutlich geringer. In Leber, Nieren und Dünndarmschleimhaut liegt die höchste Gewebekonzentration vor.

Biochemische Funktionen

Hemmung der Kanzerogenese

Bereits seit 1960 ist durch zahlreiche tierexperimentelle Studien eine antikanzerogene Wirkung verschiedener Isothiozyanate und Thiozyanate gegenüber Karzinomen von **Speiseröhre, Magen, Leber, Brust** und **Lunge** belegt.

Indolhaltige Glukosinolate zeigten antikanzerogene Effekte gegenüber Brustkrebs und Gebärmutterschleimhautkrebs. Besonders intensiv untersucht wurde das Indol-3-Carbinol, dessen Phytoöstrogenwirkung möglicherweise Bedeutung für die Prävention hormonabhängiger Tumorarten wie Brust- oder Prostatakrebs hat.

Epidemiologische Studien wiesen eine inverse Korrelation zwischen der Aufnahme an Kohlgemüsearten und dem Risiko für Dickdarmkrebs sowie anderen Malignomen nach.

Die vom Zeitpunkt der Verabreichung abhängige Wirkung der Isothiozyanate lässt darauf schließen, dass sie die Kanzerogenese hauptsächlich während der **Initiationsphase** beeinflussen. Folgende Mechanismen der antikanzerogenen Wirkung der Glukosinolate werden vermutet:

- Initiationsphase: Hemmung der Phase-I-Enzyme, Induktion von Phase-II-Enzymen
- Indole sollen durch Beeinflussung des Östrogenstoffwechsels zusätzlich eine spezifische Schutzwirkung gegen östrogenabhängige Tumorarten haben (z. B. Brustkrebs).

Antibiotische Wirkung

Als natürliche Antibiotika gegen Bakterien und Pilze werden Senföle auch beim Menschen seit langem genutzt. Da sie in der Leber metabolisiert und über die Atem- und Harnwege ausgeschieden werden, sind die Metaboliten der Glukosinolate u. a. sehr wirksam bei **Harnwegs- und Atemwegsinfektionen**. Bereits eine Aufnahme von 10–40 g Kresse-Blättern oder Meerrettich-Wurzeln führt zu antimikrobiell wirksamen Konzentrationen an Glukosinolaten in den Harnwegen.

Weitere Wirkungen

Möglicherweise wirken Glukosinolate auch **immunmodulatorisch.**

Täglicher Bedarf

Noch nicht definitiv geklärt. Durch tägl. Verzehr von 2 Portionen Kohlgemüse soll sich das relative Risiko für bestimmte Tumorarten halbieren. Bei normaler Ernährung wiesen Probanden nach einer zusätzlichen einmaligen Dosis von 40 mg Isothiozyanat eine Serumkonzentration von 413 ± 193 nM Isothiozyanat auf.
Als gesichert gilt derzeit aber, dass eine Zufuhr, wie sie durch 5 Portionen Obst und Gemüse pro Tag theoretisch erreicht werden könnte, allgemein zu empfehlen ist.

Versorgungssituation

Die tägl. Gesamtaufnahme wird bei einer durchschnittlichen Aufnahme von 32 g Kohlgemüse pro Person (überwiegend Weißkohl) auf 43 mg geschätzt. Bei Vegetariern mit hoher Aufnahme an Kohlgemüsearten soll die tägl. Gesamtaufnahme ca. 110 mg pro Person betragen. Zufuhr jahreszeitlich unterschiedlich, Schwankung je nach Bevölkerungsgruppe.

> Im Tierversuch zeigten erhitzte Verbindungen eine geringere antikanzerogene Aktivität als unerhitzte. Daher sollten Gemüsesorten, die Glukosinolate enthalten, vorwiegend roh gegessen oder nur kurz erhitzt werden.

Toxizität

Da bestimmte Abbauprodukte der Glukosinolate (speziell z. B. Progoitrin) mit Jod um die Einlagerung in die Schilddrüse konkurrieren, ist **bei präexistentem Jodmangel** eine **kropffördernde Wirkung** durch die Einnahme von Glukosinolaten denkbar. Allerdings konnte eine durch Kohl induzierte Struma beim Menschen selbst bei hoher Zufuhr von Glukosinolaten bisher nicht beobachtet werden. Für die Auslösung eines „Kohl-Kropfes“ müssten bei gleichzeitigem Jodmangel über mehrere Monate tägl. mind. 400 g Weißkohl, 2 kg Chinakohl oder 2,8 kg Rettich verzehrt werden.

2

Anwendungsgebiete

- Direkte Wirkungen von Abbauprodukten der Glukosinolate auf die Tumorentstehung beim Menschen sind zwar bisher nicht untersucht, doch zahlreiche Studien legen die Vermutung nahe, dass auch Glukosinolate eine **antikanzerogene** Wirkung haben. So haben indolhaltige Glukosinolate (v.a. Indol-3-Carbinol) möglicherweise Bedeutung für die Prävention hormonabhängiger Malignome wie **Brust-** und **Prostatakrebs.**
- Als natürliche Antibiotika können Glukosinolate v.a. zur Prophylaxe und Therapie von **Infektionen der Atem- und Harnwege** unterstützend eingesetzt werden.

Vorkommen in Nahrungsmitteln

Glukosinolate kommen v.a. in Gemüse aus der Gruppe der **Kreuzblütler (Cruciferae)** vor (☞ Tab. 2.5-5), sie sind auch für den typischen Geschmack von Senf und Meerrettich verantwortlich.

Tab. 2.5-5 Glukosinolatgehalt in Cruciferae [32]

Cruciferae	Glukosinolatgehalt (mg/100 g Frischgewicht)	
	Unerhitzt	Erhitzt
Blumenkohl (gefroren)	41	28
Brokkoli	61	37
Brokkoli (gefroren)	51	21
Gartenkresse	121	0
Kohlrabi	109	73
Rettich	13	0
Rosenkohl (gefroren)	91	61
Rotkohl	67	55

2.5.5 Polyphenole

Zählen zu den am weitesten verbreiteten sekundären Inhaltsstoffen in Obst und Gemüse. Kommen besonders in den Randschichten der Pflanzen vor. Wirken dort als Antioxidanzien zum Schutz der Pflanze vor Sauerstoffradikalen. Prägen Farbe und Aroma von Gemüse.

Die Polyphenole basieren chemisch auf der Struktur des Phenolrings. Sie werden in zwei große Untergruppen gegliedert (☞ Tab. 2.5-6).

Polyphenole sind **ubiquitär**, ihr Wirkungsspektrum ist besonders groß. Sie wirken antikanzerogen, stark antioxidativ, antimikrobiell und antiviral, immunmodulatorisch, entzündungshemmend und vorbeugend gegen Herzinfarkt.

! Polyphenole stellen aufgrund ihres breiten Wirkungsspektrums ein echtes Highlight der sekundären Pflanzenstoffe dar.

Zur Gesamtphenolaufnahme tragen Phenolsäuren zu etwa ⅓ und Flavonoide zu etwa ⅔ bei.

2

Tab. 2.5-6 Einteilung der Polyphenole

Phenolsäuren (Gerbsäuren ☞ 2.5-6)	Hydroxyzimtsäuren (Kaffeesäure, Ferulasäure; die verbreitetsten SPS in der Natur)
	Hydroxybenzoesäuren (Gallussäure, Ellagsäure, Vanillinsäure)
Flavonoide (☞ 2.5-7)	Flavone
	Isoflavonoide (Genistein, Daidzein)
	Flavonole (Quercetin)
	Flavanole
	Flavanone
	Anthozyane
	Proanthozyane

Interaktionen

Zu möglichen Interaktionen von Polyphenolen mit anderen Mikronährstoffen sind nur wenige Angaben verfügbar (☞ Tab. 2.5-7).

Tab. 2.5-7: Interaktionen von Mikronährstoffen und Polyphenolen (modifiziert nach [40])

Mikronährstoff	Interaktion
Eisen	Phenole (in Tee, Kaffee und best. Getreiden) vermindern die Resorption von Eisen
Vitamin B_1 (Thiamin)	Polyphenole (z. B. in Tee und Kaffee): Deaktivierung von Thiamin im Darm
Zink	Kaffeesäure und Chlorogensäure zeigten im Tierversuch eine Beeinträchtigung der Zinkabsorption

2.5.6 Phenolsäuren

Eigenschaften

In den **Randschichten** der Pflanzen konzentriert. Tragen zur Stabilität der Zellwände der Schalen bei. Entfernung der äußeren Randschichten, Blätter oder Schalen verringert den Gehalt an Phenolsäuren.

Resorption und Verteilung

Absorption freier Hydroxyzimtsäuren sowohl im Dünn- als auch im Dickdarm. Veresterte Hydroxyzimtsäuren werden im Dünndarm nicht absorbiert (der Mensch besitzt keine Esterasen). Metabolisierung von Phenolsäure-Estern erfolgt ausschließlich durch Enzyme der Mikroflora des Dickdarms (Xylanasen, Esterasen). Dickdarmbakterien, die z. B. Chlorogensäure hydrolysieren können, sind E. coli, Bifidobacterium lactis sowie Lactobacillus gasseri.

Zu den Stoffwechselvorgängen liegen keine detaillierten Daten vor. Hydroxyzimtsäuren können nach Resorption im Darm in der Leber oxidiert bzw. methyliert und mit der Galle ausgeschieden werden. Nach dem Verzehr von Früchten sind Hydroxyzimtsäuren innerhalb von 8 Std. auch im Urin nachweisbar. Ellagsäure dagegen wird offenbar bevorzugt zur Lunge transportiert, die eine um den Faktor 10 höhere Konzentration als die Leber aufweist.

Biochemische Funktionen

Hemmung der Kanzerogenese

In vitro und in zahlreichen Tierversuchen wurden antikanzerogene Effekte gegenüber **Speiseröhren-, Magen-, Haut-** und **Lungenkrebs** nachgewiesen. Folgende **Mechanismen** werden vermutet und sind z. T. bereits intensiv untersucht:

- Phenolsäuren inaktivieren direkt zahlreiche Umweltkanzerogene (z. B. polyzyklische aromatische Kohlenwasserstoffe, Mykotoxine, Nitrosamine), Ellagsäure schützt z. B. vor Aflatoxinen.
- Durch Hemmung von Phase-I-Enzymen wird die Aktivierung von Präkanzerogenen verhindert.
- Ellagsäure kann direkt mit einem aktivierten Kanzerogen eine kovalente Bindung eingehen und es so inaktivieren.
- Induktion von Phase-II-Enzymen (z. B. steigert Ellagsäure die Synthese und Aktivität der Glutathion-S-Transferase)
- Wechselwirkung mit der DNA (Bindungsstellen für die Kanzerogene werden maskiert)
- Antioxidativer Effekt

Antioxidans

Phenolsäuren weisen bereits in geringen Konzentrationen eindrucksvolle antioxidative Effekte auf. Unter Berücksichtigung ihrer weiten Verbreitung spielen vermutlich speziell Ferulasäure und Kaffeesäure mit ihrem erwiesenen hohen antioxidativen Potenzial eine wichtige Rolle im Antioxidanzienstatus.

Antimikrobielle Eigenschaften

Verschiedene Hydroxyzimtsäuren hemmten in vitro das Wachstum **gramnegativer Bakterien.** Auch eine teils starke **antivirale Wirkung** konnte nachgewiesen werden.

Kardioprotektive Eigenschaften

Phenolsäuren verhindern die **Oxidation von LDL.** Oxidiertes LDL wird als Initiator für Herzerkrankungen eingeschätzt.

Entzündungshemmung

Sowohl in **Olivenöl** als auch in **Wein** konnten **Tyrosol** und **Kaffeesäure** nachgewiesen werden. Bei Untersuchungen in vitro zeigten beide Substanzen bereits in geringen Konzentrationen eine signifikante Hemmung von Entzündungsreaktionen (reduzierte Ausschüttung von Zytokinen wie Interleukin 1β, Interleukin 6 und Tumornekrosefaktor α).

2

Bemerkenswert für Weinfreunde
Die Konzentrationen, bei denen eine signifikante antiinflammatorische Wirkung festgestellt werden konnte, waren die gleichen, wie sie nach moderatem Weinkonsum im Blut gefunden werden.

Täglicher Bedarf

Noch nicht definitiv geklärt. Gesichert: Zufuhr, wie sie durch 5 Portionen Obst und Gemüse pro Tag theoretisch erreicht werden könnte, ist allgemein zu empfehlen.

Versorgungssituation

Die mittlere Zufuhr an Phenolsäuren betrug in der Nationalen Verzehrstudie 222 mg/d mit einer erheblichen Schwankungsbreite von 8,7–989 mg/d. Hydroxyzimtsäuren tragen mit 211 mg/d den größten Teil zur Gesamtaufnahme an Phenolsäuren bei. Dabei besteht die Hauptmenge mit 205,5 mg/d aus Kaffeesäure (einschließlich Chlorogensäure = aus Kaffeesäure und Chinasäure gebildet).
Bei den Hydroxybenzoesäuren dominierte Ellagsäure mit 5,2–6 mg/d.

! 92 % der Kaffeesäure-Zufuhr kommt über Kaffeekonsum zustande.
Wegen der hohen Konzentration von Kaffeesäure im Kaffee ist sie bei Kaffeetrinkern vermutlich der häufigste sekundäre Pflanzenstoff in der Nahrung.
Pro Tasse Kaffee werden ca. 25–75 mg Kaffeesäure bzw. 50–150 mg Chlorogensäure zugeführt. Manche Kaffeetrinker nehmen bis zu 1 g dieser Säuren pro Tag auf.

Toxizität

Derzeit noch keine Angaben verfügbar.
Im Tierversuch führte Kaffeesäure in einer Menge von 2 % des Futters, über 2 Jahre verabreicht, zu Magenkrebs. Auf den Menschen übertragen würde dies einer Dosis von 140 g Kaffeesäure tägl. entsprechen.

Anwendungsgebiete

- Phenolsäuren sind potente **Antioxidanzien** und könnten damit bei jeder Form von **oxidativem Stress** (☞ 2.7.2) positiv wirken (beim Sport, in der Prophylaxe und Therapie vieler Erkrankungen, beim Anti-Aging). Bislang sind diese antioxidativen Effekte jedoch noch unzureichend untersucht.
- Obwohl noch keine Humanstudien zu tumorprotektiven Effekten der Phenolsäuren vorliegen, gibt es zahlreiche Hinweise auf eine **antikanzerogene Wirkung**, z. B. bei der Initiation und Promotion verschiedener Malignome.
- Möglicherweise **kardioprotektive Effekte**
- Prophylaxe und Therapie entzündlicher Erkrankungen können durch Phenolsäuren unterstützt werden.

Vorkommen in Nahrungsmitteln

Phenolsäuren sind reichlich enthalten in verschiedenen **Kohlsorten**, **Radieschen** und **Weizenprodukten** (☞ Tab. 2.5-8).

Tab. 2.5-8 Phenolsäuregehalt in Nahrungsmitteln [7, 28]

Pflanze	Phenolsäuregehalt (mg/100 g Frischgewicht)
Grüne Bohnen	70
Grünkohl	970–1555
Kaffee	7 mg/Tasse
Nüsse	1
Paprika	29
Radieschen	75–100
Weißkohl	105
Weizenmehl (Type 405)	71
Weizenvollkorn	500

Reich an Phenolverbindungen sind außerdem: **Walnüsse** (v.a. Ellagsäure), **Tee** (grüner und schwarzer; herber Geschmack durch Gerbsäuren), **Trauben**, **Rotwein**, **Weißwein** (herber Geschmack durch Gerbsäuren)

- **Gallussäure:** Wird zu 93 % über Rot- und Weißwein aufgenommen
- **Ferulasäure:** Liegt im Getreide überwiegend in der Kleie (Schalenanteil) vor. Niedrig ausgemahlenes Weizenmehl enthält 50 mg/kg, Vollkornweizen 500 mg/kg, Weizenkleie dagegen 5 g/kg.

2.5.7 Flavonoide

Flavonoide (lat.: flavus = gelb) sind die in der Nahrung am häufigsten vorkommenden Polyphenole. Sie sind als Pflanzenfarbstoffe verantwortlich für die rote, violette und blaue Farbe, z.B. von Kirschen, Rotkohl und Trauben. Sie sorgen aber auch für die Schärfe der Chilis und den bitteren Geschmack von Pampelmusen. Derzeit sind rund 6.500 verschiedene Flavonoide bekannt.

Chemie und Eigenschaften

Flavonoide bestehen aus 2 aromatischen und einem O-heterozyklischen Kohlenstoffring. Üblich ist eine Einteilung in 6 Gruppen (☞ Tab. 2.5-9) anhand der strukturellen Unterschiede am heterozyklischen Ring. Die große Vielfalt der Flavonoide erklärt sich mit der Vielzahl von Modifizierungen an diesem Grundgerüst.

2

Tab. 2.5-9 Verbindungen, Vorkommen und Eigenschaften der Flavonoide (nach[37])

Verbindung	Beispiele	Vorkommen	Eigenschaften
Anthozyane	Malvidin **Cyanidin**	Blaue Trauben Kirschen	Rote und blaue Farbpigmente
Flavanole	Catechin Epicatechingallate	Rotwein, Äpfel, grüner Tee	Adstringierende Wirkung
Flavanone	Naringenin **Hesperidin**	Grapefruit Orangen	Bitterstoffe
Flavone	Apigenin Luteolin	Sellerie Paprika	Hellgelbe Pigmente
Flavonole	Quercetin Kaempferol	Zwiebeln Endivie	Hellgelbe Pigmente
Isoflavonoide	Genistein Daidzein	Sojabohnen	Phytoöstrogene

Flavonoidglykoside sind fettlöslich. Quercetin (mit seinem Glykosid Rutin) ist das am häufigsten vorkommende Flavonoid. Anthozyanine – die in der Natur am häufigsten vorkommenden Glykoside der Anthocyanidine – sind zur Färbung von Lebensmitteln zugelassen (E 163).

Verfügbarkeit von Flavonoiden und Polyphenolen

- Der Polyphenolgehalt ist bei **Freilandpflanzen** höher als bei Pflanzen aus dem Gewächshaus.
- Der Flavonoidgehalt in Salaten ist bei **Ernte im Herbst** 3–5-mal höher als im Frühjahr.
- Der Flavonoidgehalt ist bei verarbeiteten Lebensmitteln um ca. 50 % geringer als bei frischen, **unverarbeiteten Lebensmitteln**.
- Phenolsäuren sind oxidationsempfindlich, d. h. sie werden bei Lagerung abgebaut. Deshalb nimmt der Flavonoidgehalt von Obst bei Lagerung mit der Zeit kontinuierlich ab.
- Viele **Flavonoide** sind **hitzestabil** oder entfalten ihre Wirkung erst nach dem Kochen (dies löst sie aus der Zellwand heraus). **Phenolsäuren** dagegen sind **hitzeempfindlich**.

Resorption und Verteilung

Resorption der **Flavonole und Flavone** im Dünndarm. Metabolisierung hauptsächlich in der Leber. Ausscheidung z. T. mit der Galle. 0,5–9 Std. nach der Aufnahme von Flavonolen werden die höchsten Plasmakonzentrationen erreicht. **Quercetin** z. B. ist im Plasma zu 99 % an Albumin gebunden.

Die Halbwertszeit für die Ausscheidung im Urin: 23–28 h. Offenbar können beträchtliche Mengen von Quercetin (23–81 %) über die Lunge abgeatmet werden. Speicherort der Flavonoide im Körper unklar.

2

Biochemische Funktionen

Antioxidans

Flavonoide sind wie alle Polyphenole hochwirksame Antioxidanzien. Als sog. Scavenger inaktivieren sie hochreaktive aggressive Sauerstoff- und Stickstoffmoleküle, welche DNA, Proteine und Lipide oxidativ schädigen können (☞ Kap. 2.4).

! Neben Vitamin C und E sind Flavonoide die mengenmäßig häufigsten und wirksamsten antioxidativen Inhaltsstoffe in pflanzlichen Nahrungsmitteln.

Die antioxidative Aktivität vieler Polyphenole wird höher eingeschätzt als die der Vitamine E und C. In-vitro-Versuche zeigten, dass die Polyphenole von Rotwein selbst in hohen Verdünnungen eine stärkere antioxidative Wirkung als α-Tocopherol haben. Dieser Befund wurde als Erklärung für das „französische Paradoxon" herangezogen.

Französisches Paradoxon

Franzosen ernähren sich fettreicher als viele ihrer Nachbarn. Trotzdem liegt die Mortalität bei Herz-Kreislauf-Erkrankungen in Frankreich deutlich niedriger als in anderen Ländern.
Nach entsprechenden Untersuchungen wurde dieses „französische Paradoxon" 1992 auf die **mediterrane Ernährung** der Franzosen zurückgeführt: Reichlich Obst, Gemüse (Knoblauch), Olivenöl und Fisch sowie einige Gläser Rotwein zum Essen. Diese Kombination von Lebensmitteln enthält **reichlich bioaktive Pflanzenstoffe** (speziell Polyphenole).

Flavonoide besitzen durch ihren stabilisierenden Einfluss auf Ascorbinsäure einen „Vitamin-C-sparenden" Effekt. Flavonoide steigern die Wirkung von Vitamin C und Koenzym Q_{10} um den Faktor 10 und verzögern außerdem den Verbrauch von Vitamin E.

Hemmung der Kanzerogenese

Es gibt Hinweise auf antikanzerogene Wirkungen der Flavonoide **in vivo**, aber auch zahlreiche Belege für eine kanzerogene Wirkung **in vitro** und aus **tierexperimentellen Studien**. Beim Menschen bewirkt eine hohe Aufnahme von Flavonoiden ein niedriges Risiko für **Magen-, Dickdarm-** und **Brustkrebs.**
Folgende Mechanismen werden vermutet:

- Hemmung von Phase-I-Enzymen und Induktion von Phase-II-Enzymen
- Wechselwirkung mit der DNA: Strukturelle Ähnlichkeit mit Nukleotiden → Maskierung von Bindungsstellen für aktivierte Kanzerogene
- Als „suppressing agents" können Flavonoide das Wachstum DNA-geschädigter Zellen verhindern (im Tierversuch bei Brust- und Dickdarmkrebs).

Antimikrobielle Wirkung

Antimikrobiell wirkt z.B. das **Epigallocatechin** des grünen Tees, aber v.a. die im Zitrusöl enthaltenen Flavonoide **Nobiletin** und **Tangeretin**, die diese Wirkung bereits in niedrigen Konzentrationen entfalten.

Interessant sind Beobachtungen mit Moosbeeren bei Harnwegsinfektionen: Ihr Saft wurde schon in der Naturheilkunde zur Behandlung von Harnwegsinfektionen eingesetzt.

> **! Studien mit Moosbeeren (Cranberries)**
>
> In einer klinischen Studie konnte nachgewiesen werden, dass der Konsum von Moosbeerensaft die bakterielle Adhärenz von E. coli an das Urothel signifikant unterdrückt. In einer plazebokontrollierten Studie hatte die Gruppe, die regelmäßig Moosbeerensaft trank, nach 6 Monaten ein um 58 % geringeres Risiko für Harnwegsinfektionen als die Kontrollgruppe. In weiteren Untersuchungen konnten **Tannine** (aus der Gruppe der Proanthozyane) als Wirkstoffe in Moosbeeren identifiziert werden.

Auch bei Heidelbeeren konnte eine Wirkung auf die bakterielle Adhärenz nachgewiesen werden. Vermutlich sind auch hier Proanthozyane an der antibakteriellen Wirkung beteiligt.

Antivirale Wirkung

Nachgewiesen ist sie für **Tannine** aus Beerenextrakten. Als Ursache wird eine entgegengesetzte elektrostatische Ladung von Gerbsäuren und Virushüllen vermutet. Außer Moosbeeren enthalten auch Heidelbeeren, Himbeeren und Erdbeeren Tannine. **Quercetin** (aus Äpfeln) sowie **Tangeretin** und **Nobiletin** wirken ebenfalls antiviral.

Weitere Wirkungen

- Flavonoide (speziell Quercetin) wirken **immunsuppressiv** und **entzündungshemmend** (reduzieren u.a. das Wachstum von Lymphozyten, die Bildung zytotoxischer T-Lymphozyten und die Prostaglandinsynthese).
- In mehreren epidemiologischen Studien senkte eine hohe Flavonoidzufuhr das Sterblichkeitsrisiko für **Herz-Kreislauf-Erkrankungen** um ca. 33 %. Diese Effekte werden z.T. der Wirkung der Anthozyane zugeschrieben.
- Flavonoide (bes. Anthozyane) hemmen in vitro die **Thrombozytenaggregation**.

Täglicher Bedarf

Noch nicht definitiv geklärt. Als gesichert gilt derzeit aber, dass eine Zufuhr, wie sie durch 5 Portionen Obst und Gemüse pro Tag theoretisch erreicht werden könnte, allgemein zu empfehlen ist.

Versorgungssituation

In der Nationalen Verzehrstudie in Deutschland wurde eine Aufnahme von 54 mg **Flavonoiden** pro Tag festgestellt (Schwankungsbreite von 7–202 mg): In Deutschland betrug die durchschnittliche Aufnahme von Flavonol pro Person 12 mg/d, nach einer vergleichbaren Studie in den Niederlanden 23 mg/d. Wichtigste Lieferanten waren schwarzer Tee (48 %), Zwiebeln (28 %) und Äpfel (7 %).

Die tägl. Aufnahme von **Anthozyanen** wird in Deutschland auf 2,7 mg geschätzt. Allerdings besteht eine starke interindividuelle Schwankungsbreite (0–76 mg) sowie eine ausgeprägte saisonale Abhängigkeit (entsprechend der Aufnahme von Beeren, Trauben, Steinobst). Mit einem Glas Rotwein (ca. 100 ml) werden jedoch bereits 24–35 mg aufgenommen.

Bemerkenswert für Weinfreunde

Selbstverständlich darf das **Suchtpotenzial** bei Alkohol nicht unterschätzt werden. Das Risiko für alkoholbedingte **Lebererkrankungen** steigt bei regelmäßigem, höherem Alkoholkonsum.

Aber: In Maßen zugeführtem Wein wird seit geraumer Zeit eine gesundheitsfördernde Wirkung zugeschrieben, v. a. aufgrund der Polyphenole **(Minderung des KHK- und Infarktrisikos)**. Die Grenze zum „ungesunden Alkoholkonsum" wird für Männer derzeit bei ca. 30–40 g/d gezogen. Das entspricht etwa 2–3 Gläsern Wein/d.

In **Rotwein** sind mehr Polyphenole, in **Weißwein** dagegen effektiver wirkende Polyphenole enthalten. Das nivelliert die Unterschiede zwischen beiden Weinsorten. Auch die „Mainzer Weinstudie" [11] fand keine relevanten Unterschiede, sondern **annähernd identische kardioprotektive Effekte**.

Toxizität

Obwohl einige In-vitro-Studien mutagene und genotoxische Wirkungen nachwiesen, gibt es derzeit keine Hinweise für toxische Effekte flavonoidhaltiger Lebensmittel beim Menschen. Beispielsweise bescheinigt die WHO den Anthozyanen eine sehr geringe Toxizität und hat daher keine Mengenbeschränkung festgelegt.

Anwendungsgebiete

- Flavonoide können als potente **Antioxidanzien** bei jeder Form von oxidativem Stress (☞ Kap. 2.4.1) positiv wirken (Prophylaxe und Therapie vieler Erkrankungen, Sport, Anti-Aging).
- Es existieren auch für die Flavonoide deutliche Hinweise auf **antikanzerogene Effekte**.
- Wegen ihrer **antimikrobiellen** und **antiviralen** Wirkung (sowie ihrer **entzündungshemmenden** Komponente) lassen sich Flavonoide zur Prophylaxe und komplementären Therapie bei chronisch rezidivierenden Infekten nutzen (z. B. bei Harnwegs- oder Atemwegsinfektionen).

Interaktionen

Hohe Dosen von Bioflavonoiden fördern die Resorption und Retention von Vitamin C.

Vorkommen in Nahrungsmitteln

Flavonoide kommen **ubiquitär** in Obst und Gemüse vor (☞ Tab. 2.5-9). Besonders reich an Flavonoiden sind Zitrusfrüchte, rote Trauben (auch Rotwein), Kirschen, aber auch Beeren, Pflaumen, Äpfel, Zwiebeln, Tomaten, Auberginen, Rotkohl und viele Kräuter (z. B. Kamille, Mariendistel, Schwarztee).
Der Flavonoidgehalt hängt von der Sorte und den Wuchsbedingungen ab. Die höchste Konzentration von Flavonoiden ist direkt **in** oder **unter der Schale** von Obst und Gemüse messbar (Apfelschale, weiße Haut der Orangen).

Bei der Herstellung von klarem Apfelsaft verbleiben über 80 % der Flavonoide im Pressrückstand (Trester), nur ca. 10 % finden sich im Saft.

2.5.8 Terpene

Terpene, eine vielfältige Gruppe von Pflanzenstoffen mit verschiedenartigen Wirkungen, haben eine besondere Bedeutung als pflanzliche Aromastoffe (gr.: terpein = erfreuen). Sie sind Hauptbestandteil ätherischer Öle.
Bisher vermutet man, dass es rund 4.500 verschiedene Terpene gibt. Einige 100 Monoterpene sind genauer bekannt.

Chemie und Eigenschaften

Terpene setzen sich aus je 2 Isopren-Molekülen zusammen. Monoterpene enthalten z. B. 2 Moleküle Isopren, Triterpene 6 Moleküle. Die Isopren-Bausteine sind ketten- oder ringförmig angeordnet.
Limonoide sind für den bitteren Geschmack von Zitrusfrüchten verantwortlich. **Limonen** ist das häufigste Monoterpen in Nahrungspflanzen. Zitrusöl besteht bis zu 95 % aus D-Limonen. L-Limonen ist Bestandteil von Pfefferminz- und Baldrianöl. Hauptbestandteil des Kümmelöls ist **D-Carvon**. Kümmel enthält bis zu 3 % Carvon.
In der Lebensmittelindustrie sind Monoterpene als **Aromastoffe** wichtig. So wird z. B. Menthol aus Pfefferminze oder D-Limonen zur Aromatisierung von Getränken, Backwaren und Desserts eingesetzt. Ätherische Öle bzw. Monoterpene sind licht- und oxidationsempfindlich.

Resorption und Verteilung

Monoterpene zeigen beim Menschen eine hohe Bioverfügbarkeit. Bereits 20 Min. nach oraler Aufnahme sind die Hauptmetaboliten des D-Limonens im Plasma nachweisbar. Innerhalb von 48 Std. werden 55–83 % des applizierten D-Limonens über den Urin ausgeschieden. Monoterpene besitzen eine erhöhte Affinität zu fettreichem Gewebe. Bestimmte Monoterpene scheinen im Tumorgewebe zu akkumulieren.

2

Biochemische Funktionen

Hemmung der Kanzerogenese

In Tierversuchen wirken Monoterpene antikanzerogen. Carvon und Limonen hemmen die Bildung von **Magen-**, **Brust-**, **Lungen-** und **Hautkrebs.** Gegenwärtig werden potenzielle krebstherapeutische Effekte beim Menschen in Phase-I- und Phase-II-Studien geprüft. So läuft z.B. eine klinische Phase I-Studie mit Limonen bei Patientinnen mit fortgeschrittenem **Brustkrebs**. Um eine therapeutisch wirksame Limonenkonzentration zu erreichen, müsste man allerdings ca. 400 Orangen/d essen.
Die antikanzerogene Wirkung zeigte sich v.a. in der Initiationsphase und wurde auf die Hemmung von Phase-I-Enzymen sowie die Induktion von Phase-II-Enzymen zurückgeführt. Für beobachtete Effekte in der Promotions- und Progressionsphase dürften weitere, bislang noch nicht geklärte Mechanismen von Bedeutung sein.

Weitere Wirkungen

- Einzelne Monoterpene zeigten in vitro auch **antimikrobielle** Wirkungen. Besonders effektiv gegen lebensmittelrelevante pathogene Keime war **Carvacrol**, ein Monoterpen aus dem Bohnenkraut.
- Monoterpene werden in Pflanzen über Mevalonsäure synthetisiert. Dies ist bei Säugetieren, die über HMG-CoA-Reduktase katalysierte Vorstufe des Cholesterins. D-Limonen **hemmt** die HMG-CoA-Reduktase und darüber die **Synthese des Cholesterins**.
- In Thymian enthaltene Terpene wirken **schleimlösend**.

Täglicher Bedarf

Noch nicht definitiv geklärt. Gesichert: Zufuhr, wie sie durch 5 Portionen Obst und Gemüse pro Tag theoretisch erreicht werden könnte, ist allgemein zu empfehlen.

Versorgungssituation

Bei üblicher Ernährungsweise wird die tägl. Aufnahme an D-Limonen auf 0,27 mg/kg KG (nach anderen Quellen auf insgesamt 170 mg) geschätzt. Bei erhöhtem Konsum von Zitrussäften kann die tägl. Aufnahme bis auf 2 mg/kg KG ansteigen.

Toxizität

D-Limonen ist für seinen Einsatz als Aromastoff als unbedenklich (GRAS = generally recognized as safe) eingestuft. Die maximal tolerierbare Dosis wurde in klinischen Studien mit 8 g D-Limonen pro m^2 Hautoberfläche ermittelt und z.T. über 1 Jahr ohne Nebenwirkungen vertragen. Erst bei einer oralen Einzeldosis von 20 g waren eine reversible erhöhte Proteinausscheidung im Urin und Durchfall zu beobachten.

Anwendungsgebiete

- Die bisher vorliegenden Daten weisen darauf hin, dass Terpene beim Menschen von großer Bedeutung in der **Krebsprävention** sind.
- Monoterpene tragen möglicherweise auch zur Senkung des **LDL-Cholesterins** und damit zur Reduktion des Risikos für Herz-Kreislauf-Erkrankungen bei.

Vorkommen in Nahrungsmitteln

Terpene sind in praktisch allen Pflanzen mit spezifischem Aroma und in ätherischen Ölen enthalten: Kümmel (Carvon), Zitrusfrüchte (Limonoide, z.B. in Zitrone, Orange, Grapefruit), Pfefferminze (Menthol), Muskat, Anis, Pfeffer, Sellerie.

2.5.9 Phytoöstrogene

Pflanzenstoffe, die mit den steroidalen Östrogenen des Menschen strukturverwandt sind, aber nur ca. 0,1 % deren biologischer Wirkung haben. Da Phytoöstrogene sowohl östrogene wie antiöstrogene Effekte induzieren, werden sie als SERM (selective estrogen receptor modulator) klassifiziert.

Zu den wichtigsten Vertretern zählen **Lignane** und **Isoflavonoide** (z.B. Genistein, Daidzein).

Chemie und Eigenschaften

Lignane und Isoflavonoide zählen chemisch zu den Polyphenolen, werden jedoch aufgrund ihrer spezifischen Wirkung als eigenständige Gruppe klassifiziert. Durch ihre hormonähnliche chemische Struktur binden sie an den Rezeptor für 17β-Östradiol und können im Sinne einer kompetitiven Hemmung eine **antiöstrogene Wirkung** entfalten.

Resorption und Verteilung

Lignane sind in allen Körperflüssigkeiten nachweisbar. Im Darm wird ein Teil der Lignane durch bakterielle Umwandlung vor der Resorption zu Enterolacton und Enterodiol metabolisiert. Auch Daidzein wird vor der Resorption vermutlich partiell umgebaut (zu Equol). Die Zusammensetzung und Aktivität der Darmflora beeinflusst somit direkt die Resorption der Isoflavonoide.

Die Bioverfügbarkeit der Isoflavonoide liegt bei ca. 13–35 %. Die maximale Plasmakonzentration wurde 6,5 Std. nach der Aufnahme von Sojaprodukten erreicht, nach 24 Std. waren praktisch keine Spiegel mehr nachweisbar. Isoflavonoide aus Sojaprodukten werden über die Muttermilch an den Säugling weitergegeben.

Biochemische Funktionen

Hemmung der Kanzerogenese

Frauen in Asien erkranken 5-mal seltener an **Brustkrebs** als Frauen in Amerika oder Europa, und bei asiatischen Männern ist die Mortalität beim **Prostatakarzinom** deutlich niedriger. Dies wird v.a. auf die Ernährung in Asien zurückgeführt: Geringerer Fettanteil, viele Ballaststoffe, reichlich Fisch und nicht zuletzt ein hoher Anteil an **Sojaprodukten** mit den darin enthaltenen Phytoöstrogenen. Nach dem bisherigen Wissensstand lassen die verfügbaren Daten eine Abnahme des Prostatakarzinomrisikos durch Sojaprodukte erkennen [16]. Beim Brustkrebs wurde bisher für keinen anderen Ernährungsfaktor eine ähnliche Risikominderung nachgewiesen.

Lignane und Isoflavonoide schützen sowohl vor hormonabhängigen als auch vor einigen hormonunabhängigen Krebsarten (z. B. **Dickdarmkrebs**). Genistein wird auch eine Schutzfunktion vor **Hirntumoren** zugeschrieben.

Vermutete Mechanismen:

- Hemmung der Kanzerogenaktivierung
- Einfluss auf den Gallensäuren- und Cholesterinstoffwechsel. Abbauprodukte der Phytoöstrogene hemmen die Synthese der primären Gallensäuren (Cholesterin-7α-Hydroxylase)
- Antiöstrogenwirkung, v. a. von Genistein
- Stimulation der Synthese von sexualhormonbindendem Globulin (SHBG) in der Leber. Dadurch kommt es zu einer Reduktion des freien, biologisch aktiven Hormonanteils. Die niedrigsten SHBG-Werte hatten Patientinnen mit Brustkrebs, die höchsten SHBG-Werte wurden bei Vegetarierinnen festgestellt.
- Hemmung des Steroidhormonstoffwechsels: Isoflavonoide hemmen z. B. das Enzym 5α-Reduktase, das zum Wachstum der Prostata beiträgt, in vitro um bis zu 80 %.
- Isoflavonoide (speziell Genistein) verhindern die Einsprossung von Blutgefäßen in einen Tumor. Sie behindern so seine Progression und ggf. eine Metastasierung.

Weitere Wirkungen

- Phytoöstrogene schützen als **Antioxidanzien** die Zellen gegenüber freien Radikalen. Sie besitzen außerdem **antibakterielle, antivirale** und **fungizide** Eigenschaften.
- Lignane aus Getreide können einem **Herzinfarkt** vorbeugen.

! Präventive Funktion

Experten sind überzeugt, dass Phytoöstrogene wegen ihrer zahlreichen biologischen Eigenschaften auch eine wichtige Rolle in der Prävention **hormonabhängiger Krebsarten** spielen.

Täglicher Bedarf und Versorgungssituation

Noch nicht definitiv geklärt. Empfehlung: Zufuhr wie in asiatischen Ländern → durchschnittlich 20–80 mg Phytoöstrogene / d. Wegen des hohen Konsums von Sojaprodukten liegt die tägl. Aufnahme von Genistein in Japan bei 7,8–12,4 mg / Kopf.

In westlichen Ländern ist der **Sojaverbrauch** traditionell **niedrig**, in Europa und den USA tägl. durchschnittlich 2–3 mg Phytoöstrogene. Da hier von einem latenten Defizit ausgegangen werden muss, stellt sich die Frage nach einer **Supplementierung**.

Toxizität

Zur Toxizität unphysiologisch hoher bzw. pharmakologischer Dosen sind derzeit noch keine verlässlichen Angaben verfügbar.

Allerdings dürfte die Gefahr eines latenten Mangels erheblich größer sein als das Risiko einer Überdosierung dieses Mikronährstoffs.

2

Anwendungsgebiete

- **Prävention hormonabhängiger Malignome** (z.B. Brust- und Prostatakrebs): V.a. aus den vorliegenden epidemiologischen Daten ergeben sich zwingende Hinweise auf eine wichtige Rolle der Phytoöstrogene.
- Phytoöstrogene können **oxidativen Stress** reduzieren.
- Durch ihre **antibakteriellen, antiviralen** und **fungiziden** Eigenschaften können sie zur Behandlung und Prophylaxe von Infektionskrankheiten eingesetzt werden.

Vorkommen in Nahrungsmitteln

Lignane sind in Pflanzen weit verbreitet und kommen besonders reichlich in Vollkornprodukten, Leinsamen (370 mg/100 g), Weizen, Gerste, Sesam, aber auch in Walnüssen, Gemüse (15,5 mg/kg) und Obst vor.
Isoflavonoide sind dagegen ausschließlich in tropischen Hülsenfrüchten (Sojabohnen und Sojaprodukten) enthalten (☞ Tab. 2.5-10).

Tab. 2.5-10 Gehalt an Isoflavonoiden in pflanzlichen Lebensmitteln [24]

Lebensmittel	Isoflavonoidgehalt (mg/kg Frischgewicht)	
	Genistein	Daidzein
Sojabohnen	729	546
Misopaste	376	266
Tempeh	320	190
Sojabohnenkeimlinge	230	138
Sojabohnenpaste	171	159
Tofu	166	76
Sojawürstchen	139	49
Sojamilch	26	18
Sojasoße	5	8

2.5.10 Sulfide

Sulfide sind flüchtige schwefelhaltige Substanzen. Ihnen verdankt der Knoblauch seinen intensiven Geschmack und nachhaltigen Geruch.

Chemie und Eigenschaften

Allicin ist der wichtigste Vertreter der Sulfide und der bedeutendste Wirkstoff im Knoblauch, primär ist nur eine Vorstufe des Sulfids **(Alliin)** enthalten, aus der erst durch das Enzym Alliinase unter Abspaltung von Brenztraubensäure das wirksame Sulfid Allicin gebildet wird.

! Die gesundheitsfördernde Wirkung setzt (wie bei den Glukosinolaten) den Abbau durch pflanzeneigene Enzyme voraus. Knoblauch muss roh gegessen werden, da die Sulfide stark flüchtig sind.

Resorption und Verteilung

Nach dem Verzehr von frischem Knoblauch wird die Aktivität der Allinase im Magen durch die Magensäure irreversibel gehemmt, so dass es dort je nach pH-Wert des Mageninhalts zu einer geringen Bildung von Allicin kommen kann. Allicin zerfällt in der Magensäure und setzt dabei flüchtige Sulfide frei. Die fettlöslichen Verbindungen Allicin und das daraus gebildete Ajoen können weder im Blut noch im Urin nachgewiesen werden. Die wasserlöslichen Verbindungen werden über den Urin ausgeschieden.

Biochemische Funktionen

Antibiotische Wirkung

Sulfide wirken **stark antimikrobiell**. Die antibakteriellen Eigenschaften von Knoblauch sind seit langer Zeit bekannt. Bereits 1550 v.Chr. wurde Knoblauch als Mittel zur Behandlung von Infektionen im Schrifttum erwähnt. Noch im 1. Weltkrieg wurden Sulfide als Antiseptikum zur Wundbehandlung eingesetzt. Mit der Entdeckung der Sulfonamide und weiterer Antibiotika nahm das Interesse an antimikrobiell wirkenden Substanzen in Lebensmitteln seit den 50er-Jahren jedoch schnell ab. Besonders die antimikrobielle Wirkung auf **pathogene Darmkeime** ist ausgeprägt, wobei die physiologische Darmflora unversehrt bleibt. Für alliinreiches Gemüse (speziell Knoblauch) wurde ein breites antibiotisches Spektrum gegenüber grampositiven und gramnegativen (selbst antibiotikaresistenten) Darmkeimen nachgewiesen.

! 1 mg Allicin entspricht der antimikrobiellen Aktivität von 15 IE Penicillin.

Hemmung der Kanzerogenese

Studien beim Menschen zeigten Zusammenhänge zwischen dem Verzehr von sulfidreichen Lebensmitteln (speziell Zwiebeln) und **Magenkrebs** auf. Im Tierversuch wurden krebshemmende Wirkungen für verschiedene Organe **(Dickdarm, Speiseröhre, Magen, Lunge, Blase, Brust)** festgestellt.

Vermutete Mechanismen:

- Hemmung von Phase-I-Enzymen
- Bindung von Gallensäuren und Cholesterin
- Wegen der antibakteriellen Wirkung wird das Bakterienwachstum im Magen gehemmt, so dass weniger Nitrat in Nitrit umgewandelt und weniger Nitrosamine gebildet werden. Sulfide schützen daher speziell vor Magenkrebs.
- Induktion von Phase-II-Enzymen
- Induktion der Apoptose
- Antioxidative Wirkung
- Immunmodulatorische Wirkung mit Aktivierung von natürlichen Killerzellen und zytotoxischen T-Lymphozyten

Antioxidans

Alliin wirkt als Antioxidans bzw. „Radikalfänger". Allicin verhindert die Peroxidation des LDL-Cholesterins. Daher wird Knoblauch auch von wissenschaftlicher Seite eine **Schutzfunktion gegenüber Atherosklerose** zugesprochen.

Weitere Wirkungen

- Alliin verringert über eine **Hemmung der HMG-CoA-Reduktase** die Cholesterinsynthese in der Leber.
- Alliin drosselt die Produktion von Prostaglandinen und Leukotrienen im Arachidonsäure-Stoffwechsel, wodurch ein **entzündungshemmender** Effekt entsteht.
- Allicin und Ajoen aus dem Knoblauch haben eine stark **antithrombotische** Wirkung. Beide hemmen die Thrombozytenaggregation, wobei Ajoen als Aggregationshemmer ebenso wirksam ist wie Acetylsalicylsäure.
- Knoblauch wirkt zudem immunmodulatorisch, blutdrucksenkend und fördert die Verdauung.

Ajoen kann ausschließlich durch den Verzehr von frischem Knoblauch oder natürlichen Supplementen zugeführt werden. Die Geruchsirritation ist in beiden Fällen gleich. Synthetische, aber geruchslose Supplemente („Knoblauchpräparate") enthalten kein wirksames Ajoen.

Täglicher Bedarf

Der tägl. Bedarf ist noch nicht definitiv geklärt. Als gesichert gilt derzeit aber, dass eine Zufuhr, wie sie durch 5 Portionen Obst und Gemüse pro Tag theoretisch erreicht werden könnte, allgemein zu empfehlen ist (☞ Kap. 2.5-14 „Praktische Umsetzung").

Versorgungssituation

Zur Versorgung mit Sulfiden sind keine verlässlichen Informationen verfügbar.

Toxizität

Zur Toxizität sind derzeit noch keine verlässlichen Angaben verfügbar. Allerdings dürfte die Gefahr eines latenten Mangels erheblich größer sein als das Risiko einer Überdosierung dieses Mikronährstoffs.

Anwendungsgebiete

- Sulfide wurden auch als **„natürliche Antibiotika"** bezeichnet und hatten vor der Ära der synthetischen Antibiotika ihren festen Stellenwert bei der Behandlung und Prophylaxe von Infektionskrankheiten.
- Das auch bei Sulfiden festgestellte **antikanzerogene Potenzial** macht sie für die Risikoreduktion bei diversen Krebserkrankungen interessant.
- Sulfide dürften zum Schutz vor **Herz-Kreislauf-Erkrankungen** Bedeutung erlangen.
- Sie tragen zur Reduktion eines **erhöhten Cholesterinspiegels** bei.

- Sulfide können möglicherweise überschießende **Entzündungsreaktionen** günstig beeinflussen.
- Es gibt Hinweise darauf, dass Sulfide eine Art „natürliches **Antithrombotikum**" darstellen könnten.

Vorkommen in Nahrungsmitteln

Sulfide sind reichlich enthalten in **Knoblauch** (4 g/kg Frischgewicht!), Zwiebeln, Lauchzwiebeln, Schnittlauch, Lauch, Spargel, Schalotten.

2.5.11 Protease-Inhibitoren

Proteasen (z.B. Trypsin, Chymotrypsin) katalysieren den Abbau von Proteinen in AS und werden durch spezifische Protease-Inhibitoren gehemmt. Protease-Inhibitoren, die der Körper z.T. selbst synthetisiert, steuern z.B. die Proteolyse bei Entzündungen.

Wegen ihrer **enzymhemmenden Wirkung** wurden Protease-Inhibitoren früher eher als gesundheitsschädlich eingestuft. Beim Menschen spielt die Enzymhemmung aber keine bedeutende Rolle. Stattdessen stehen die gesundheitsfördernden Effekte der Protease-Inhibitoren nach heutigem Wissen ganz im Vordergrund.

Chemie und Eigenschaften

Protease-Inhibitoren bestehen aus Polypeptidketten, die aus 100–200 AS zusammengesetzt sind. Die zwischen den Polypeptidketten vorhandenen Disulfidbrücken sind für die inhibitorische Wirkung erforderlich.

Resorption und Verteilung

Protease-Inhibitoren werden nur zu ca. 10 % resorbiert und wirken daher hauptsächlich im **Magen-Darm-Trakt**. Bereits 1–6 Std. nach oraler Aufnahme finden sich im Urin erhöhte Spiegel an Protease-Inhibitoren, nach 24 Std. sind die Ausgangswerte wieder erreicht.

Biochemische Funktionen

Hemmung der Kanzerogenese

Bei Vegetariern und Adventisten des 7. Tages ist die Aufnahme von Protease-Inhibitoren deutlich höher als bei der übrigen Bevölkerung. Bedingt durch die antikanzerogene Wirkung von Protease-Inhibitoren wurden bei diesen speziellen Populationen niedrigere Raten von **Brust-**, **Dickdarm-** und **Prostatakrebs** beobachtet Eine gut untersuchte Gruppe von Inhibitoren aus Sojabohnen **(Bowman-Brik-Inhibitoren)** zeigte eine antikanzerogene Wirkung bei Tumoren von **Dickdarm**, **Mundhöhle**, **Speiseröhre**, **Lunge** und **Leber**.

2

Aus Ergebnissen von Tierversuchen wurde extrapoliert, in welcher Menge Protease-Inhibitoren beim Menschen antikanzerogen wirken: Demnach müsste ein 70 kg schwerer Mann tägl. 216 mg Protease-Inhibitoren aus Sojabohnen aufnehmen. Das ist etwa die doppelte Menge einer normalen westlichen Ernährung, entspricht aber der Menge an Protease-Inhibitoren aus Sojabohnen, die durchschnittlich in Japan verzehrt wird.

Vermutete Mechanismen:
- Hemmung einer fehlerhaften DNA-Reparatur durch relativen Mangel an AS: Im Tierversuch führte ein Mangel an Leucin, Phenylalanin und Tyrosin zu einem eingeschränkten Wachstum von Brust- und Lebertumoren.
- Antioxidative Wirkung
- Hemmung von tumoreigenen Proteasen, u. a. von Bedeutung bei der Metastasierung)

Antioxidans
Für bestimmte Protease-Inhibitoren (v. a. die spezifisch Chymotrypsin hemmenden) konnten antioxidative Wirkungen nachgewiesen werden.

Durch Erhitzen und Auskeimen von Sprossen reduziert sich zumindest die Aktivität der Trypsin-Inhibitoren um bis zu 80 %.

Täglicher Bedarf
Der tägl. Bedarf ist noch nicht definitiv geklärt. Als gesichert gilt derzeit aber, dass eine Zufuhr, wie sie durch 5 Portionen Obst und Gemüse pro Tag theoretisch erreicht werden könnte, allgemein zu empfehlen ist (☞ 2.5.15 „Praktische Umsetzung“).

Versorgungssituation
Protease-Inhibitoren werden nicht nur über die Nahrung aufgenommen, sondern z. T. vom Körper selbst synthetisiert. Bei gemischter Kost stammt ca. ⅓ aus tierischen Lebensmitteln. Die durchschnittliche Aufnahme beträgt tägl. etwa 295 mg Trypsin-Inhibitoren. Mit vegetarischer Kost werden deutlich mehr Protease-Inhibitoren aufgenommen.

Toxizität
Zur Toxizität unphysiologisch hoher bzw. pharmakologischer Dosen sind derzeit noch keine verlässlichen Angaben verfügbar. Allerdings dürfte die Gefahr des latenten Mangels erheblich größer sein als das Risiko einer Überdosierung dieses Mikronährstoffs.

Anwendungsgebiete
Zahlreiche epidemiologische Daten zu Protease-Inhibitoren liefern starke Hinweise auf eine **Risikominderung für diverse Krebsarten.**

Interaktionen

Zu Interaktionen sind gegenwärtig noch keine Angaben verfügbar.

Vorkommen in Nahrungsmitteln

Protease-Inhibitoren kommen in **Pflanzensamen** wie Hülsenfrüchten, v. a. Sojabohnen, Erbsen, Getreide, Kartoffeln und Erdnüssen reichlich vor. In **Kartoffeln** sind mind. 6 verschiedene Inhibitoren (gegen Papain, Trypsin, Chymotrypsin, Carboxypeptidase B, Elastase und Kallikrein) enthalten. Reis, Mais, Hafer und Weizen enthalten jeweils nur einen Trypsin-Inhibitor.

2.5.12 Sonstige sekundäre Pflanzenstoffe

Das durch chemische Strukturen vorgegebene starre Schema der 9 großen Substanzgruppen (☞ Tab. 2.5-1) deckt das weite Spektrum der sekundären Pflanzenstoffe nicht vollständig ab. Zahlreiche sekundäre Pflanzenstoffe lassen sich dort chemisch nicht einordnen. An dieser Stelle seien nur einige weitere Substanzen und (soweit bekannt) deren wichtigste Charakteristika und gesundheitliche Wirkungen stichwortartig erwähnt:

- **Phytinsäure:** In Randschichten von Getreide konzentriert, Komplexbildung mit Eisen und Zink, antikanzerogene und antioxidative Effekte, Blutzuckerregulation, Immunmodulation
- **Lektine:** In Pflanzensamen, Glukose senkend, Stabilisierung der Darmflora
- **Tocotrienole:** Eng verwandt mit Vitamin E, in Pflanzensamen, cholesterinsenkend
- **Capsaicin:** In Chilis, schützt die Magenschleimhaut vor aggressiven Substanzen
- **Reuterin:** In Joghurt, antibiotische Wirkung
- **Sedanolide:** In Sellerie, beruhigend
- **Theanine:** In Tee, beruhigend
- **Chlorophyll:** Metabolit: Chlorophyllin, antikanzerogene Wirkung
- **Glucarate**
- **Cucurbitacine**
- **Phthalide**

2.5.13 Produkte in fermentierten Lebensmitteln

Milchsäure ist die wichtigste bioaktive Substanz in fermentierten Milchprodukten. Sie entsteht als Endprodukt der Milchsäuregärung, der sog. Fermentation.

Chemie und Eigenschaften

Die Fermentation ist wegen der Reduktion des pH-Wertes eine der ältesten **Konservierungsmethoden**. In Mitteleuropa wird sie heute praktisch ausschließlich zur Herstellung von Milchprodukten eingesetzt.

2

! Alle Sauermilchprodukte werden nach dem gleichen Muster hergestellt:
- Milch enthält leicht verfügbare KH (Laktose).
- Speziell zugesetzte Enzyme (Milchsäurebakterien) bauen ca. 30 % der Laktose zu Milchsäure ab.
- Diese Fermentation bewirkt eine Verminderung des pH-Wertes, die Milch wird sauer und eingedickt.
- Je nach Art der Mikroorganismen, Fettgehalt und Fermentationsbedingungen entstehen verschiedene Endprodukte, z. B. Joghurt, Buttermilch, Kefir.

Man unterscheidet **linksdrehende** oder D(–)-Milchsäure und **rechtsdrehende** oder L(+)-Milchsäure.

Resorption und Verteilung

Im Körper wird fast ausschließlich rechtsdrehende Milchsäure gebildet und von der L(+)-Laktatdehydrogenase spezifisch metabolisiert. Linksdrehende Milchsäure wird hauptsächlich mit der Nahrung aufgenommen und im Körper durch unspezifischere Enzyme langsamer abgebaut.

Biochemische Funktionen

Fermentierte Milchprodukte haben vielfältige gesundheitliche Wirkungen. Diese basieren sowohl auf **Effekten der Milchsäure** als auch auf denjenigen der **vitalen Milchsäurebakterien**. Deswegen wird global von „Produkten in fermentierten Lebensmitteln" gesprochen.

Stabilisierung der Darmflora

Die regelmäßige Aufnahme fermentierter Milchprodukte mit ausgewählten Milchsäurebakterienstämmen führt zu einer signifikanten **Zunahme physiologischer Darmkeime** im Stuhl, insbesondere der Gattungen Lactobacillus und Bifidobacterium, sowie zu einer **Reduktion potenziell pathogener Erreger** wie Salmonella typhimurium, Clostridium perfringens und Staphylococcus aureus.

! Studien

In zahlreichen Studien konnten intestinale Infektionen durch fermentierte Milchprodukte positiv beeinflusst werden [4, 13, 27, 30].

Antimikrobielle Wirkung

Die antimikrobielle Wirkung der Milchsäurebakterien entfaltet sich nicht nur im Darm, sondern auch in anderen Kompartimenten des Körpers. Im Tierversuch konnten E.-coli-induzierte **Urogenitalinfektionen** verhindert werden. **Candida-Infektionen** der Scheide können reduziert werden.

Hemmung der Kanzerogenese

Der gesteigerte Konsum fermentierter Milchprodukte (mit bestimmten Milchsäurebakterien) kann das Risiko für **Dickdarmkrebs** senken. Vitale probiotische Milchsäurebakterien haben dabei eine stärker antimutagene Wirkung als abgetötete. Eine aktuelle japanische Fallkontrollstudie zeigt, dass das Risiko, an einem **Harnblasentumor** zu erkranken, deutlich sinkt, je öfter pro Woche fermentierte Milchprodukte (z. B. Joghurt) verzehrt werden [35, 22]. Es wird vermutet, dass die protektive Wirkung fermentierter Milchprodukte auf der Stimulation des Immunsystems über Zytokine (IL-2) beruht.

Vermutete Mechanismen:

- Direkte Bindung mutagener Substanzen in Lebensmitteln, z. B. Nitrit
- Hemmung von Phase-I-Enzymen
- Drosselung der Umwandlung von primären in sekundäre Gallensäuren

Weitere Wirkungen

- Fermentierte Milchprodukte können über diverse Mechanismen den **Cholesterinspiegel** senken.
- Durch Milchsäurebakterien in unerhitztem Joghurt kommt es beim Menschen zu einer **Aktivierung des Immunsystems** mit Zunahme von **γ-Interferon** und **NK-Zellen**.
- In zahlreichen Studien konnten **intestinale Infektionen** durch fermentierte Milchprodukte positiv beeinflusst werden.

Täglicher Bedarf

Der tägl. Bedarf ist noch nicht definitiv geklärt. Die regelmäßige Einnahme von fermentierten Lebensmitteln scheint gesundheitsfördernde Effekte zu haben.

Toxizität

Zur Toxizität unphysiologisch hoher bzw. pharmakologischer Dosen sind derzeit noch keine verlässlichen Angaben verfügbar. Allerdings scheint die Gefahr eines latenten Mangels erheblich größer als das Risiko einer Überdosierung von Produkten aus fermentierten Lebensmitteln zu sein.

Anwendungsgebiete

- Die Darmflora wird durch fermentierte Milchprodukte stabilisiert und die Darmfunktion optimiert. Dadurch sinkt das Risiko für **Darminfektionen**.
- Es gibt Hinweise, dass **Vaginal-** und **Urogenitalinfektionen** günstig beeinflusst werden.
- Produkte aus fermentierten Lebensmitteln senken das Risiko für **Darmkrebs**, möglicherweise auch für **Urothelkarzinome der Blase**.
- Die **Hypercholesterinämie** kann durch fermentierte Milchprodukte günstig beeinflusst werden.
- Das **Immunsystem** wird durch fermentierte Milchprodukte wahrscheinlich stabilisiert.

Vorkommen in Nahrungsmitteln

Milchsäure findet sich in fermentierten Milchprodukten, wie z. B. **Joghurt**, **Buttermilch**, **Kefir.** Von den pflanzlichen Nahrungsmitteln hat **Sauerkraut** eine gewisse Bedeutung.

2.5.14 Kumulative Effekte bioaktiver Substanzen

Unsere Kenntnisse über die bioaktiven Substanzen befinden sich wie eingangs erwähnt größtenteils im Stadium der Grundlagenforschung. Viele Einzelheiten sind noch nicht vollständig bekannt, z. B. Anzahl, Struktur, Wirkmechanismen sowie optimale Zufuhrmenge. Die große Mehrzahl der bisherigen Untersuchungen weist aber bereits heute auf ein **breites protektives und gesundheitsförderndes Potenzial** der bioaktiven Substanzen – und hier speziell der sekundären Pflanzenstoffe – hin. Der aktuelle Wissensstand dazu ist in Tab. 2.5-11 zusammengefasst.

Tab. 2.5-11 Wirkung bioaktiver Substanzen nach dem heutigen Kenntnisstand [36]

Bioaktive Substanzen	Hinweise für folgende Wirkungen									
	A	B	C	D	E	F	G	H	I	J
Sekundäre Pflanzenstoffe										
◆ Glukosinolate	X	X						X		
◆ Carotinoide	X		X		X			X		
◆ Monoterpene	X	X								
◆ Phytinsäure	X		X		X				X	
◆ Phytoöstrogene	X		X							
◆ Phytosterine	X							X		
◆ Polyphenole	X	X	X	X	X	X	X		X	
◆ Protease-Inhibitoren	X		X							
◆ Saponine	X	X			X			X		
◆ Sulfide	X	X	X	X	X	X	X	X		X
Ballaststoffe	X				X			X	X	X
Substanzen in fermentierten Lebensmitteln	X	X			X			X		

A = antikanzerogen, B = antimikrobiell, C = antioxidativ, D = antithrombotisch, E = immunmodulierend, F = entzündungshemmend, G = Blutdruck beeinflussend, H = Cholesterin senkend, I = Blutglukose beeinflussend, J = verdauungsfördernd

Als bedeutendste Eigenschaft bioaktiver Substanzen wurde (und wird) die **Reduktion des Risikos für Krebserkrankungen** untersucht. Diesbezüglich sind folgende Effekte bioaktiver Substanzen auf die Kanzerogenese bereits heute bekannt und teils gut dokumentiert.

◆ **Initiation:**
- Direkte Bindung von Präkanzerogenen im Darm, z. B. durch Ballaststoffe und Milchsäure
- Hemmung der Phase-I-Enzyme (bewirken die Umwandlung von Präkanzerogenen in Kanzerogene)

- Aktivierung von Phase-II-Enzymen (bewirken die Inaktivierung und Ausscheidung von Kanzerogenen)
- Verhinderung der Kanzerogenkopplung an die DANN, z. B. Flavonoide

◆ **Promotion:**
- Wirkung an der modifizierten DNA: Hemmung fehlerhafter DNA-Reparatur (z. B. durch Protease-Inhibitoren) sowie Hemmung der DNA-Synthese und der Tumorzellproliferation (z. B. durch Saponine)
- Induktion der Zelldifferenzierung, z. B. durch Carotinoide
- Induktion der Apoptose, z. B. durch Sulfide
- Antioxidanzien und hormonaktive Substanzen verhindern das Wachstum DNA-geschädigter Zellen (als „suppressing agents", z. B. Flavonoide, Phytoöstrogene)

◆ **Progression:** Direkte antitumorale Wirkung, z. B. von Protease-Inhibitoren, Immunaktivierung, z. B. durch Polyphenole

Eine verstärkte Aufnahme bioaktiver Substanzen stellt selbstverständlich keinen absoluten Schutz vor Krebserkrankungen dar (wie teilweise populistisch propagiert), trägt aber nach heutigen Kenntnissen zu einer **nachhaltigen Risikominderung** bei. Dies begründet den zunehmenden Stellenwert der bioaktiven Substanzen in der **Krebsprävention**.

Synergismus

Wissenschaftliche Untersuchungen zu den Wirkungen bioaktiver Substanzen sind aus methodischen Gründen überwiegend mit **isolierten Substanzen** durchgeführt worden. Angesichts der vorliegenden detaillierten Erkenntnisse könnte der Eindruck entstehen, für die biologischen Effekte beim Menschen seien auch jeweils nur isolierte bioaktive Substanzen verantwortlich. Hier ist jedoch unbedingt zu berücksichtigen, dass es sich um einzelne Resultate der bisherigen Grundlagenforschung handelt. Die pharmakologischen Effekte beim Menschen beruhen nach derzeitigem Wissensstand keinesfalls auf der Wirkung isolierter Inhaltsstoffe. Einigen Studien zufolge hat bei bestimmten Stoffen die Zufuhr großer Mengen in isolierter Form sogar negative, toxische Effekte.

Es besteht breite Übereinstimmung darüber, dass für die positiven Gesundheitseffekte die Vielfalt an Inhaltsstoffen im natürlichen Verbund verantwortlich ist. Man muss also von einem Synergismus zwischen Vitaminen, Mineralstoffen, Spurenelementen, Ballaststoffen und sekundären Pflanzenstoffen ausgehen, auch wenn dieser gegenwärtig meist noch nicht exakt quantifiziert werden kann.

! Synergismus der Mikronährstoffe: Nicht die einzelne Substanz, sondern die Vielfalt der Inhaltsstoffe im natürlichen Verbund ist für die positiven Gesundheitseffekte verantwortlich.

Aus den wissenschaftlichen Daten geht auch eindeutig hervor, dass sekundäre Pflanzenstoffe im Rahmen einer **gemischten Kost** keine gesundheitlichen Risiken darstellen.

2

Praktische Umsetzung

Eine generelle Prävention mit bioaktiven Substanzen erscheint zunächst relativ einfach umsetzbar: durch Erhöhung des Anteils an Obst, Gemüse, Vollkorn- und fermentierten Milchprodukten im tägl. Ernährungsplan.
Dies wird auch übereinstimmend von verschiedenen internationalen Institutionen gefordert. Die Deutsche Gesellschaft für Ernährung (DGE) hat z.B. bundesweit die Kampagne **„5 am Tag“** initiiert, um die Versorgung breiter Schichten der Bevölkerung mit bioaktiven Substanzen (speziell sekundären Pflanzenstoffen) zu verbessern. Zwischen den Empfehlungen der DGE und den tatsächlich in Deutschland verzehrten Mengen besteht allerdings noch eine große Diskrepanz. Jeder Bundesbürger verzehrt im Durchschnitt nur **140 g Gemüse/d.** Auch beim Obstverzehr werden mit **112 g (Frauen)** bzw. **96 g (Männer)** die empfohlenen Tagesmengen nicht erreicht. Der Weg zur Gesunderhaltung scheint also relativ einfach und sicher, nur die praktische Umsetzung ist selten gewährleistet!
Eine stete Ermahnung zu **„gesunder Ernährung“** ist für den orthomolekular interessierten Arzt daher primär der wichtigste Weg. Um die Effekte der bioaktiven Substanzen besser zu nutzen, ist aber im Einzelfall zusätzlich eine Supplementierung zu erwägen (individuell abgestimmt mit qualitativ hochwertigen, naturnahen Mikronährstoffen).

CAVE
Unphysiologische Dosierungen von Mikronährstoffen grundsätzlich vermeiden!

! In Einzelfällen kann eine pharmakologische Dosierung gewünscht und sinnvoll sein. Von einer ungezielten Gabe von Megadosen wird aber allgemein abgeraten, da sie keine zusätzlichen Effekte haben. Pharmakologische Dosierungen bergen außerdem das Risiko unerwünschter Effekte.

2.6 Ballaststoffe

Heide Koula-Jenik

Ballaststoffe sind komplexe KH sowie einige andere organische Verbindungen, die durch die Enzyme des menschlichen Intestinaltrakts nicht verdaut werden können; sie sind vorwiegend Bestandteile pflanzlicher Nahrungsmittel.

Funktionen

Die Wirkung der Ballaststoffe (☞ Tab 2.6-1) beruht im Wesentlichen auf ihren physikalischen Eigenschaften, Wasser binden zu können bzw. in Wasser zu quellen. Je nach Löslichkeit unterscheiden sich die Ballaststoffe in ihrer Wirkung.

- **Lösliche Ballaststoffe:** Bilden mit Wasser Gele, können ein Vielfaches an Wasser binden (1 g Pektin bindet bis zu 60 g Wasser); werden im Dickdarm von der mikrobiellen Flora abgebaut, dabei entstehen kurzkettige FS (C2–C5), die resorbiert und energetisch verwertet werden können; Beispiel: Guar, Pektin, Inulin und Agar-Agar. Vorkommen: sind besonders in Obst und Gemüse sowie in Hafer enthalten.

- **Wasserunlösliche Ballaststoffe:** Werden kaum fermentiert, Wasserbindungskapazität bleibt erhalten. Nehmen im Dickdarm relativ mehr Platz in Anspruch als die von Mikroorganismen abgebauten löslichen Ballaststoffe (werden deshalb auch als Füllstoffe bezeichnet); Beispiel: Lignin, Zellulose und Hemizellulose. Vorkommen: stecken v.a. in den Randschichten von Getreidekörnern, also in Vollkorngetreide und Vollkornprodukten.
- **Resistente Stärke:** Besondere Stellung unter den Ballaststoffen; dichte kristalline Struktur, die nicht von den Enzymen des Intestinums angegriffen werden kann; wird durch Erhitzen zunächst verdaulich; durch Abkühlung bildet sich wieder dichte kristalline Struktur, die resistent gegen Amylase ist; wird im Dickdarm zu kurzkettigen FS abgebaut; Beispiel: Stärke in rohen bzw. wieder abgekühlten gekochten Kartoffeln.

Tab: 2.6-1 Erwünschte, unerwünschte und indifferente Wirkungen von Ballaststoffen

Erwünschte Wirkungen	Unerwünschte Wirkungen	Indifferente Wirkungen
◆ Wasserbindung: – Verzögerte Magenentleerung – Erhöhtes Sättigungsgefühl – Verkürzte Transitzeit ◆ Quellvermögen/Gelbildung: – Erhöhung des Stuhlvolumens – Weichere Stuhlkonsistenz – Verbesserung des Blut-Glukose-Profils ◆ Adsorptionsvermögen: – Ausscheidung von Gallensäuren und Cholesterol – Bindung von Schwermetallen – Bindung von Ammoniak ◆ Beeinflussung der Darmflora: – Bildung kurzkettiger FS – Senkung des intestinalen pH-Werts – Energetische Verwertung (Mukosa durch (Butyrat) – Bifidobakterien durch Inulin u. Oligofruktose	◆ Bindung von Mineralstoffen und Spurenelementen, z.B. Kalzium, Zink, Magnesium ◆ Gasbildung ◆ Exogene Belastung möglich (Schwermetalle bei Weizen)	◆ Bindung von Eisen ◆ Verminderte Resorption ◆ Mukosaveränderungen

! Nicht alle Ballaststoffe haben das gleiche Wirkspektrum, v.a. lösliche und unlösliche Ballaststoffe unterscheiden sich.

Einteilung der Ballaststoffe

Ballaststoffe werden in folgende Gruppen unterteilt:

- Zellulose/Hemizellulose: Unlöslich; in Getreide (Kleie), Gemüse und Obst
- Pektine: Löslich, Bestandteil der meisten Früchte
- β-Glukane: Löslich, in Hafer und Gerste

- Pflanzengummis: Löslich, in Guarkernmehl, Johannisbrotkernmehl, Gummi arabicum (Quellstoffe, Dickungsmittel, Emulgationsstabilisatoren) = Hydrokolloid
- Schleimstoffe: Löslich, aus Samenhüllen bestimmter Pflanzen z. B. Psyllium (leicht laxierend, cholesterinsenkend)
- Gelstoffe aus Seetang: Löslich, z. B. Karragheen und Agar-Agar = Hydrokolloide
- Resistente Stärke: Beispiel: Kartoffelstärke: erst durch Kochen aufschließbar; entsteht aber auch bei thermischer Bearbeitung, so dass nahezu alle verarbeiteten Lebensmittel resistente Stärke enthalten
- Inulin: Löslich, wird meist aus Zichorienwurzeln gewonnen, Ausgangssubstanz für die Herstellung von Oligofruktose (wird häufig als Probiotikum zugesetzt)
- Lignin: Unlöslich; Bestandteil aller verholzter und ausgereifter Gewebe wie z. B. Getreidekleie; kein Kohlenhydrat (komplex aufgebaute polymere phenolische Verbindung)

Einsatz in der Ernährungstherapie

- Vermeidung von Obstipation (v. a. Weizenkleie → Reduktion der Transitzeit) und Diarrhöen (lösliche Ballaststoffe → verbessern Stuhlkonsistenz)
- Verzögerung der Kohlenhydratresorption: Senkt den glykämischen Index (☞ Kap. 2.1.1)
- Regulation der Darmflora: Ballaststoffe und resistente Stärke → Energielieferant für Bakterien
- Regeneration der Darmmukosa: v. a. durch Butyrat
- Senkung der Blutfettwerte: Z. B. durch β-Glukane, Pektin, Guar, nicht aber durch Weizenkleie
- Tumorprotektive Wirkung: Hinsichtlich des kolorektalen Karzinoms (neue Ergebnisse der EPIC-Studie (European Prospective Investigation into Cancer and Nutrition) haben gezeigt, dass ein hoher Ballaststoffgehalt der Ernährung mit einem erniedrigten Dickdarmkrebsrisko assoziiert ist [1].

Kontraindikationen

- Stenosen
- Entzündlicher Schub bei Morbus Crohn
- Post-OP-Kostaufbau bei schweren abdominellen Eingriffen

Bedarf

- Durchschnittliche Ballaststoffzufuhr bei Erwachsenen in Deutschland etwa 20 g (Nationale Verzehrsstudie NVS)
- Wichtigste Ballaststoffquellen in der westlichen Ernährung: Getreide, Gemüse, Obst (☞ Tab. 2.6-3 – 2.6-4)
- 30 g Ballaststoffe sind z. B. enthalten in 350 g Vollkornbrot, 1–2 Stück Obst (möglichst mit Schale), einer Portion Salat von ungefähr 75 g und etwa 200 g Gemüse (☞ Tab. 2.6-2)

2

Tab. 2.6-2 Tagesbeispiel

Ballaststoffquellen	Ballaststoffe in g
2 Scheiben Weizenvollkornbrot	7,0
Mittelgroßer Apfel	3,0
200 g Kartoffeln	2,5
300 g Möhren-Porree-Gemüse	7,5
1 mittelgroße Birne	4,0
1 Scheibe Weizenvollkornbrot	3,5
1 Roggenbrötchen	2,5
Gesamt	30,0

CAVE

Bei der Umstellung auf ballaststoffreiche Kost können, abhängig von der Dickdarmflora, vermehrte Gasbildung und damit Blähungen auftreten. Um Unverträglichkeiten zu vermeiden, sollte die Ernährung schrittweise umgestellt werden.

Empfehlungen für die Zufuhr

- Richtwert: mind. 30 g/d (DACH-Referenzwert)
- Ideales Verhältnis: unlöslich: löslich = 3: 1
- Umsetzung in die Praxis: 50 % aus Zerealien, 50 % aus Gemüse und Obst

Vorkommen

Tab. 2.6-3 Vorkommen von Ballaststoffen

Wenig Ballaststoffe	Viel Ballaststoffe
Brötchen, Toastbrot, Weißbrot, Croissant	Vollkornbrot, Leinsamenbrot, Grahambrot, Pumpernickel
Torten, Kuchen, Waffeln, Kekse, Zwieback	Vollkornzwieback, Vollkornkekse, Kuchen mit Vollkornmehl gebacken, Früchtebrot
Teigwaren	Vollkornteigwaren, Hirse, Grünkern
Polierter Reis	Vollkornreis
Cornflakes	Getreideflocken, Vollkornhaferflocken
Pudding, Cremespeisen, Eis	Beerenfrüchte, Rote Grütze, Obstsalat, Müsli, Backobst

Tab. 2.6-4 Ballaststoffgehalt einiger Lebensmittel

Nahrungsmittel	Ballaststoffgehalt in 100 g
Speisekleie	45
Leinsamen	39
Kichererbsen, getrocknet	21
Weizenkeime	17
Weizenvollkornmehl	13
Getr. Feigen	13
Haferflocken	10

2

Nahrungsmittel	Ballaststoffgehalt in 100 g
Zum Vergleich	
Weizenflocken	10
Pumpernickel	9
Roggen-/Weizenvollkornbrot	8
Kidneybohnen, weiße Bohnen	8
Vollkornnudeln	8
Erdnüsse	7
Rosinen	6
Müsli-Mischung, im Durchschnitt	10
Vollkornzwieback	10
Getr. Pflaumen	5
Erbsen, gekocht	4
Brokkoli, gekocht	3
Tomaten	1
Gurken, roh	0,5
Fleisch, Wurst, Fisch	0
Käse	0
Eier	0
Milch, Milchprodukte	0

3 Lebensmittelkunde

Inhalt

3

3.1 Einteilung der Lebensmittelgruppen

Susanne Hengstermann

3.1.1 Charakteristika und ernährungsphysiologische Bedeutung

Lebensmittel sind alle Stoffe, die dazu bestimmt sind, in rohem, zubereitetem oder verarbeitetem Zustand aufgenommen zu werden, also Nahrungs- und Genussmittel sowie Zusatzstoffe und Nahrungsergänzungsmittel. Der Verzehr von Lebensmitteln ermöglicht die Zufuhr von Energie sowie essentiellen und nicht essentiellen Nährstoffen, die u.a. für die Aufrechterhaltung der inneren Organfunktion sowie für die Leistungsfähigkeit notwendig sind.
Einteilung nach Lebensmittelgruppen: Getreide und Getreideerzeugnisse, Gemüse, Kartoffeln, Hülsenfrüchte, Obst und Obstprodukte, Milch und Milchprodukte, Eier und Eiprodukte, Fleisch und Fleischerzeugnisse, Fisch, Schalen- und Krustentiere, Speisefette und -öle, Zucker und zuckerreiche Erzeugnisse (Süßwaren), Getränke, Gewürze und Würzmittel.

Getreide und Getreideerzeugnisse

Einteilung

- Wichtigstes Grundnahrungsmittel weltweit
- Getreidesorten: Weizen, Roggen, Gerste, Mais, Buchweizen, Grünkern, Hirse, Reis
- Getreideerzeugnisse: Mehle, Grieße, Flocken, Müsli, Teigwaren
- Aus Getreide hergestellte Backwaren

Ernährungsphysiologische Bewertung

- **Nährstoffzusammensetzung:**

Brot und Backwaren als Getreideerzeugnis decken einen großen Anteil des Tagesbedarfs wichtiger Nährstoffe:

- 25% des Tagesbedarfs an Energie
- 20% des Tagesbedarfs an Eiweiß
- 10% des Tagesbedarfs an Fett
- 50% des Tagesbedarfs an Kohlenhydraten und Ballaststoffen
- 20–30% des Tagesbedarfs an B-Vitaminen und 20–30% an Mineralstoffen
- **Vorteile:**

- Vollkornprodukte: Versorgung mit komplexen KH (☞ Kap. 2.1.1) und Ballaststoffen (☞ Kap. 2.6), Mineralstoffen (K, Mg), Spurenelementen (Fe), Vitaminen (B-Komplex, E), sekundären Pflanzenstoffen (☞ Kap. 2.2 und 2.5)
- Lösliche Ballaststoffe: Reich an Arabinoxylanen oder Uronsäure
- Unlösliche Ballaststoffe: Zellulose, Hemizellulose, Lignin
- Phytate in ungeschroteten Getreideerzeugnissen wirken sich positiv auf postprandialen Blutglukosespiegel aus und reduzieren evtl. das Kolonkarzinomrisiko ↓ Hypercholesterinämie.

- ◆ **Nachteile:**
- – Phytate in ungeschrotetem Getreide bilden Komplexe mit z.B. Eiern und Zink → Absorption der Mineralstoffresorption.
- – Geringere Nährstoffdichte bei Weißmehlprodukten (Typ 405)
- – Die meisten Getreide und Getreideerzeugnisse sind glutenhaltig (Cave: Zöliakie/ Sprue)
- – Fertig-Getreideprodukte häufig nur vermeintlich gesund (z.B. hoher Zuckergehalt bei Müslis)
- – Ballaststoffe binden essentielle Nährstoffe, können bei zu hoher Zufuhr Meteorismus verursachen.

Gemüse, Kartoffeln, Hülsenfrüchte

Einteilung

Die o.g. Gruppe umfasst Frischgemüse, verschiedene Gemüseprodukte wie tief gefrorenes Gemüse, Gemüsekonserven, Trockengemüse und Kräuter, aber auch Kartoffeln und Kartoffelprodukte sowie Hülsenfrüchte (Leguminosen) und Sojaprodukte.

Ernährungsphysiologische Bewertung

- ◆ Gemüse, Kartoffeln und Hülsenfrüchte sind mit Ausnahme von Avocado fettarm; kalorienarm und sehr wasserreich
- ◆ Hohe Anteile an Ballaststoffen, wenig Eiweiß, Ausnahme: Hülsenfrüchte und Soja, aber viele Vitamine und sekundäre Pflanzenstoffe (Karotinoide, Polyphenole). Kampagne „5 am Tag“ und mind. 3 Portionen Gemüse
- ◆ **Vorteile:**
- – Gewährleisten Versorgung mit notwendigen Vitaminen, Mineralstoffen, Spurenelementen und Ballaststoffen. Gemüse, Kartoffeln und Hülsenfrüchte haben eine hohe Nährstoffdichte und einen geringen Energiegehalt.
- – Hohe Nährstoffdichte:
  Mineralstoffe: Kalium und Magnesium (in Grünbestandteilen), Kalzium, Eisen und Kupfer
  Vitamine: Vitamin C (Kohl, Paprika, Brokkoli), Folsäure (grüne Blattgemüse)
  Sekundäre Pflanzenstoffe: Carotinoide (grünes, gelbes und rotes Gemüse), Polyphenole (in den Randschichten von Gemüse), Sulfide (Zwiebeln und Knoblauch), Glukosinolate (Kohl)
- – Geringer Energiegehalt: Gemüse kann in großen Mengen täglich verzehrt werden (Ausnahme: Kartoffeln und Hülsenfrüchte aufgrund des hohen Stärkegehalts)
- – Gute Ergänzung zu den Nahrungsgrundlagen Getreide und Fleisch
- – Hülsenfrüchte: Verfügen zusätzlich über einen Proteingehalt von bis zu 15 %
- ◆ **Nachteile:**
- – Nährstoffverluste durch lange Transport- und Lagerzeiten und bestimmte Art der Verarbeitung (Kochen, Konservierung)

- Geringe Bioverfügbarkeit von Mineralstoffen, z. B. in oxalsäurereichen Lebensmitteln. Spinat trägt nicht zur Eisen- und Kalziumversorgung bei, sondern kann nach neueren Erkenntnissen diese Stoffe sogar entziehen.
- Je nach Hersteller kann Tiefkühlgemüse einen hohen Salz- und Fettanteil haben.

3

CAVE
Alkaloide beim Verzehr von unreifen oder belichteten Kartoffeln (Solanin und Chaconin) und unreifen Tomaten (Tomatin) → gastrointestinale Störungen

Obst und Obstprodukte

Einteilung

Unterteilung in Beeren- (Himbeeren, Brombeeren, Erdbeeren etc.), Kern- (Apfel, Birne), Stein- (Kirsche, Pflaumen), Schalenobst (Nüsse), Südfrüchte (Orangen, Zitronen, Grapefruit), exotische Früchte (Banane, Ananas, Mango, Kiwi) und Wildfrüchte.

Ernährungsphysiologische Bewertung

- Obst und Obstprodukte enthalten hohe Anteile an Vitaminen, z. B. Vitamin K in grünem Obst, Vitamin C in Zitrusfrüchten
- **Vorteile:**
  - Versorgung mit notwendigen Vitaminen (Vitamin-C-reich: schwarze Johannisbeeren, Erdbeeren, Kiwi und Zitrusfrüchte), Mineralstoffen, Spurenelementen und sekundäre Pflanzenstoffen (Karotinoide, Flavonoide und Terpene)
  - Hohe Nährstoffdichte
  - Geringer Energiegehalt, aber aufgrund des höheren Kohlenhydratgehalts energiereicher als Gemüse
  - Ballaststoffe (Pektine)
- **Nachteile:** Verlust von Nährstoffen durch lange Transport- und Lagerzeiten, Verarbeitung, Schälen (Verlust von Ballaststoffen, sekundäre Pflanzenstoffe)

Milch und Milchprodukte

Einteilung

- **Unterteilung nach Fettstufen:**
  - Vollmilch mit mind. 3,5 % Fett
  - Fettarme (teilentrahmte) Milch mit 1,5–1,8 % Fett
  - Entrahmte Milch mit < 0,3 % Fett
  - Kondensmilch / Kaffeesahne, Sahne, Saure Sahne mit ca. 10 % Fett
- **Unterteilung nach Bearbeitungsstufen** zur Haltbarmachung:
  - Pasteurisierte Milch: Wird bei 72 °C für 15–30 Sek. erhitzt
  - H-Milch: Ultrahocherhitzte (UHT) Milch bei 135–150 °C für mind. 1 Sek.
  - Homogenisierte Milch: Wird bei 150–300 bar durch feine Düsen gedrückt, um das Abtrennen von Milchfett (Aufrahmen) zu vermeiden, Vitaminverlust 5–20 % gegenüber pasteurisierter Milch

- Vorzugsmilch: Unbehandelte Rohmilch, die bestimmten hygienischen Anforderungen entsprechen muss; darf nur mit dem Hinweis „Vor dem Verzehr abkochen" angeboten werden
- **Fermentierte Milchprodukte:** Joghurt natur, Kefir

Fermentierte Milchprodukte

Für die Verdauung der Laktose in Milch ist das in der Dünndarmmukosa lokalisierte Enzym **β-Galaktosidase (Laktase)** erforderlich, das beim überwiegenden Teil der Weltbevölkerung fehlt oder in nicht ausreichender Aktivität vorliegt → Verwertungsstörungen (→ Kap. 9.9.2 Laktoseintolereanz). Joghurt und andere fermentierte Milchprodukte werden meist besser vertragen als Milch, da die darin enthaltene β-Galaktosidase aus lebenden Keimen die Wirkung des menschlichen Enzyms unterstützt, Laktosegehalt i. d. R. deutlich reduziert.

- **Sauermilchprodukte:** Werden durch Zusatz von Starterkulturen hergestellt, die Laktose zu Milchsäure und Ethanol abbauen.
- **Käse:** Wird gewonnen durch Gerinnung mittels Säurefällung. Diese erfolgt durch Zugabe von Milchsäure bildenden Bakterienkulturen (Sauermilchkäse) oder Zugabe von Labzusatz. Labkäse (v. a. Hart- und Schnittkäse) weist einen hohen Kalziumgehalt auf.
- **Quark:** Quark ist ein Frischkäse aus entrahmter und pasteurisierter Milch, der gleichzeitig durch Sauermilchbakterien und durch Lab dick gelegt wird. Die Molke wird von der frischen Käsemasse durch Zentrifugieren getrennt. Der so entstandene Magerquark wird mit Sahne auf seine gewünschte Fettgehaltstufe eingestellt. Quark hat einen niedrigen absoluten Fettgehalt, aber viel Milcheiweiß.

Die weitere Einteilung der Milchprodukte erfolgt nach Wassergehalt, Fettstufen oder nach der Konsistenz. Das Fett in Trockenmasse (F.i.Tr.) bezieht sich auf das Fett in der Masse des Lebensmittels ohne Wasseranteil. Der angegebene Fettanteil in Prozent bezieht sich hingegen auf das gesamte Lebensmittel.

Ernährungsphysiologische Bewertung

- Zusammensetzung handelsüblicher Kuhmilch:
  - Eiweiß ca. 3,1 % (hohe biologische Wertigkeit)
  - Milchzucker: 4,7 %
  - Mineralstoffe: 0,8 %, v. a. Kalzium und Kalium
  - Fettgehalt: 3,7–3,8 % (Vollmilch bei der Herstellung auf 3,5 eingestellt), „Light-Milchsorten" mit 1,5 % bzw. 0,3 %
- **Vorteile:**
  - (Kuh-)Milch als Lieferant von Kalzium, Vitamin B_2 (Riboflavin) und B_{12} (Cobalamin), in Abhängigkeit vom Fettgehalt Vitamin A, Biotin, Proteinen
  - Fermentierte Milchprodukte: Zum Aufbau oder zur Erhaltung der Darmflora

- **Nachteile:**
- Teilweise hoher Fettgehalt in Milchprodukten
- Geringe Menge an Trans-FS mit Auswirkung auf LDL-Cholesterol (steigt) und HDL-Cholesterol (sinkt), entstehen durch bakterielle Hydrierungsreaktion im Pansenmagen
- Gesättigte FS (Butter)

Eier und Eiprodukte

Kennzeichnend für Eier und Eiprodukte sind ein hoher Eiweißgehalt (12%) mit hoher biologischer Wertigkeit, ein Fettgehalt von 10%, ein hoher Cholesteringehalt (350 mg) sowie ein hoher Vitamin- und Mineralstoffgehalt. Zu beachten ist der Cholesteringehalt: Ein Hühnerei enthält knapp 400 mg Cholesterin.

- **Vorteile:** Hochwertiges Nahrungseiweiß, hoher Gehalt an den Vitaminen A, D und B_{12}
- **Nachteile:** Hoher Cholesterolgehalt im Eidotter. Eiklar nicht roh verzehren, enthält den Biotininhibitor Avidin, der die Versorgung mit diesem Vitamin beeinträchtigt.

Fleisch und Fleischerzeugnisse

Einteilung

Fleisch im engeren Sinn umfasst die Skelettmuskulatur von Schlachttieren: Rind, Kalb, Schwein, Schaf, Ziege, Kaninchen, Geflügel und Wild. Sonstige Fleisch- und Wurstwaren aus Schlachttierteilen sind neben Muskelfleisch Innereien, Binde-, Fett- und Nervengewebe, Schlachtfette.

Ernährungsphysiologische Bewertung

- Je nach Tierart und Teilstück bzw. nach Art der Fleischware variiert die Nährstoffzusammensetzung. Durchschnittlich enthalten Fleisch und Fleischerzeugnisse etwa 20 % biologisch hochwertiges Eiweiß, 10–40 % Fett, verschiedene Mineralstoffe (1–2 %), v.a. Eisen, Zink und Vitamine der B-Gruppe und Vitamin A. Als kritisch ist der teilweise hohe Fettgehalt zu betrachten (v.a. Wurstwaren: „versteckte“ Fette) sowie insbesondere bei Wurstwaren der hohe Gehalt an Cholesterin und Purinen.
- **Vorteile:**
- Beitrag zur Versorgung mit hochwertigen Proteinen, mit Vitamin B_1 (Thiamin), B_2 (Riboflavin), B_6 (Pyridoxin), B_{12} (Cobalamin), Niacin, Mineralstoffen (Magnesium) und Spurenelementen (Eisen, Zink)
- Hohe Bioverfügbarkeit des Proteins, der Vitamine und Spurenelemente
- **Nachteile:**
- Fleischprodukte: Hoher Gehalt an gesättigten FS und Cholesterol
- Hoher Puringehalt
- Umsetzung von Nitrit aus gepökelten Fleischwaren mit Aminen und Amiden → Bildung von kanzerogenen Nitrosaminen
- Räuchern und Grillen: kanzerogenes Benzpyren
- Versteckte Fette (v.a. Wurstwaren) mit teilweise hohen NaCl-Werten

Fisch, Schalen- und Krustentiere

Einteilung

Die Einteilung erfolgt in Salz- und Süßwasserfische, in Fettfische (Fettgehalt 15–20 %) wie Hering, Makrele, Lachs, Aal und Magerfische (Fettgehalt 1–5 %) wie Kabeljau, Schellfisch, Seelachs, Hecht, Schalentiere und Krustentiere.

Ernährungsphysiologische Bewertung

Fisch, Schalen- und Krustentiere sind reich an ungesättigten FS, v. a. an ω-3-FS (nur Kaltwasserfische) und biologisch hochwertigem Eiweiß (15–20 %), hoher Vitamingehalt, v. a. B-Vitamine, Vitamin A, D und Mineralstoff- und Spurenelementgehalt, v. a. Jodgehalt in Meeresfisch

- **Vorteile:**
  - Gehalt an hochwertigem Protein
  - Salzwasserfisch als Lieferant von **Jod** (v. a. Seelachs, Schellfisch, Kabeljau, Rotbarsch), **Selen** und den **Vitaminen A und D** (v. a. Fettfische Heilbutt, Lachs, Makrele, Thunfisch).
  - Fisch als Lieferant von **ω-3-FS** (v. a. in Makrele, Hering, Thunfisch, Lachs)
- **Nachteile:** Hoher Cholesterinanteil bei Krustentieren, bei Fischkonserven hohe Mengen an Salz

Speisefette und -öle

Einteilung

Speisefette können nach ihrem ernährungsphysiologischen Beitrag eingeteilt werden in pflanzliche Öle und Fette, Seefischfette und tierische Fette wie Butter, Schmalz, Hühner-, Schweinefett.

Ernährungsphysiologische Bewertung

Speisefette unterscheiden sich entsprechend des jeweiligen Gehalts der verschiedenen FS, Fett begleitende Vitamine (A,D,E,K) und Cholesterin

- Gesättigte FS (feste Konsistenz): Z. B. Kokos-, Palmkernfett, Kakaobutter
- Einfach ungesättigte FS: In Oliven-, Raps-, Erdnussöl
- Zweifach ungesättigte Linolsäure: In Sonnenblumen-, Mais-, Weizenkeim- und Sojaöl. Weizenkeimöl ist sehr reich an Vitamin E; Margarine (verschiedene Fettstufen)
- Dreifach ungesättigte ω-3-FS α-Linolensäure: In Leinöl, geringere Mengen in Walnuss-, Raps- und Sojaöl
- **Vorteile:**
  - Versorgung mit einfach und mehrfach ungesättigten FS
  - Seefischfette: Hohe Mengen an ω-3-FS (Eicosapentaen- und Docosahexaensäure)
  - Resorption fettlöslicher Vitamine
  - Kaltgepresste Öle, schonend verarbeitet: Höherer Anteil an erwünschten Inhaltsstoffen wie Vitamin E, Karotinoide und Phytosterine

- **Nachteile:**
  - Tierische Fette: Hoher Gehalt an gesättigten FS, Arachidonsäure, Cholesterol
  - Hoher Energiegehalt
  - Kaltgepresste Öle aus konventionellem Anbau: Höherer Gehalt an Umweltschadstoffen wie Schwefel, Eisen, Peroxide, Pestizide etc.

Die Erhitzungstemperatur von Fetten und Ölen wird besonders von der FS-Zusammensetzung bestimmt. Fette und Öle sollten grundsätzlich nicht so weit erhitzt werden, dass sie zu rauchen beginnen. Der Rauchpunkt eines Fettes ist hauptsächlich vom Anteil freier FS abhängig. Je höher dieser Anteil, desto niedriger ist der Rauchpunkt. Native Öle haben i.d.R. einen höheren Gehalt an freien FS als Raffinate. Fette mit einem hohen Anteil an mehrfach ungesättigten FS wie z.B. Pflanzenöle sind zwar ernährungsphysiologisch besonders wertvoll, aber auch hitzeempfindlicher (oxidationsanfälliger) als Fette mit einem geringen Anteil. Aufgrund ihrer Doppelbindungen oxidieren ungesättigte FS schneller als die gesättigten FS. Sind hohe Temperaturen über längere Zeit erforderlich, sind hitzestabile Fette und Öle mit einem hohen Gehalt an Antioxidanzien und einfach ungesättigten FS empfehlenswert.

Zucker und zuckerreiche Erzeugnisse (Süßwaren)

Ernährungsphysiologische Bewertung

Kennzeichnend für Zucker sind höhere Mengen an **Monosacchariden** (Glukose, Fruktose) und/oder **Disacchariden** (Saccharose: raffinierter Weißzucker, brauner Zucker oder Rohzucker aus Zuckerrüben oder Zuckerrohr). Honig: Besteht zu 75 % aus Kohlenhydraten, wobei er neben geringen Mengen an Saccharose v.a. Fruktose und Glukose enthält. Sekundäre Pflanzeninhaltstoffe mit antioxidativer Wirkung (Polyphenole) in Kakaoerzeugnissen enthalten.

- **Vorteile:** Kakao: Sekundäre Pflanzeninhaltstoffe in Schokoladen mit hohem Anteil an Kakao (Bitterschokolade) mit antioxidativer Wirkung
- **Nachteile:**
  - Zucker und Zuckerwaren bestehen aus 100 % Kohlenhydraten (Saccharose), reine Nahrungsenergie, keine weiteren Nährstoffe, liefern leere Kalorien (geringe Nährstoffdichte, hohe Energiedichte)
  - Kariesförderung
  - Hoher Fett- und Kaloriengehalt in Süßwaren kann Adipositas begünstigen

Getränke

Einteilung

Einteilung in alkoholfreie Getränke wie Obst- und Gemüsesäfte, Mineralwässer, Tafelwasser, koffeinhaltige Erfrischungsgetränke (Limonaden), Aufgussgetränke (Tee), sonstige Erfrischungsgetränke und alkoholische Getränke wie Bier, Wein/Sekt und Spirituosen.

Ernährungsphysiologische Bewertung

- **Vorteile:**
  - Alkohol- und koffeinfreie Getränke: Versorgung des Organismus mit notwendiger Flüssigkeit
  - Sekundäre Pflanzeninhaltsstoffe in Wein (Pholyphenole Quercetin u. Myricetin), in bestimmten Tees und Fruchtsäften (roter Traubensaft)
  - Mineralstoffe (Na, Mg, Ca, Fe, Fluorid in Tee); Vitamine (Fruchtsäfte)
- **Nachteile:**
  - Zuckergehalt (Limonaden): Hohe Energiedichte
  - Alkoholische Getränke: Suchtgefahr! Hohe Energiedichte (7 kcal / 100 g Alkohol)

Gewürze

- **Vorteile:** Appetitanregend, konservierend, desinfizierend
- **Nachteile:** Hoher Kochsalzgehalt

3.1.2 Neuartige Lebensmittel

Einteilung

- **Novel Food:** Lebensmittel- bzw. Lebensmittelbestandteile, die bisher in nicht nennenswertem Umfang konsumiert wurden, Gentechnisch veränderte Mikroorganismen bzw. mit Bestandteilen, die eine veränderte Molekülstruktur aufzeigen, Lebensmittel, die mit bislang unüblichen Produktionsverfahren hergestellt wurden
- **Functional Food:** Neben Nähr- und Geschmackswert besitzen diese Lebensmittel einen möglicherweise mittel- oder langfristigen gesundheitsfördernden Effekt bzw. wirken sich positiv auf Gesundheit, physische Leistungsfähigkeit oder des Wohlbefindens aus (☞ Kap. 3.5 „Functional Food“)
- **Designer Food:** Lebensmittel, die auf einen bestimmten individuellen Bedarf abgestimmt sind (Elektrolytgetränke für Sportler)

Ernährungsphysiologische Bewertung

- **Vorteile:** Anpassung an einen spezifischen ernährungsphysiologischen Bedarf; ein gesundheitsfördernder Effekt wird in Aussicht gestellt
- **Nachteile:** Widersprüchliche Studienergebnisse und noch ausstehende wissenschaftliche Beweise; teuer, z. B. „becel pro aktiv“: 250 g ca. 3 Euro!

3.2 Zusatzstoffe (Food additives)

Michael Miko

Laut lebensmittelrechtlicher Definition (§ 2 LMBG) Stoffe, die Lebensmitteln zur Beeinflussung ihrer Beschaffenheit oder zur Erzielung bestimmter Eigenschaften oder Wirkungen zugesetzt werden. Diese Eigenschaften oder Wirkungen sind: Haltbarkeit, Stabi-

lität von Emulsionen, bestimmte Auswirkungen auf Konsistenz, Aussehen oder Geschmack sowie ernährungsphysiologische Eigenschaften.

3.2.1 Einteilung

In Deutschland sind aktuell 265 Lebensmittelzusatzstoffe zugelassen (in der EU ca. 300 Einzelsubstanzen erlaubt). Lebensmittelzusatzstoffe haben wachsende Bedeutung und breite Verwendung aufgrund der zunehmenden industriellen Herstellung und Verarbeitung von Lebensmitteln. Nach § 2 LMBG sind diejenigen Stoffe ausgenommen, „die natürlicher Herkunft oder den natürlichen chemisch gleich sind und nach allgemeiner Verkehrsauffassung überwiegend wegen ihres Nähr-, Geruchs-, oder Geschmackswertes oder als Genussmittel verwendet werden sowie Trink- u. Tafelwasser".

Bedingung für Zulassung: Als Zusatzstoffe sind nur solche Stoffe erlaubt, die in sog. Positivlisten aufgeführt und nach Zusatzstoff-Zulassungsverordnung zugelassen sind (Verbotsprinzip mit Erlaubnisvorbehalt); die Stoffe müssen gesundheitlich unbedenklich sein (ADI-Wert ☞ unten) und technologisch notwendig sein. Eine europaweite Angleichung erfolgt.

Nach Wirkung und Anwendung

- Substanzen mit chemischer Wirkung: Konservierungsmittel, antioxidativ wirkende Stoffe, Bleichungsmittel, Enzyme
- Substanzen mit physikalischer Wirkung: Farbstoffe, Dickungs- und Geliermittel, schaumbildende/schaumverhindernde Stoffe, Backtriebsmittel, Trennmittel
- Substanzen zur Verbesserung von Geruch und/oder Geschmack: Süßstoffe, Aromastoffe, geschmacksverstärkende Mittel, Rauchbestandteile

Nach Zusatzstoff-Verkehrsverordnung

- Farbstoffe
- Konservierungsstoffe
- Antioxidationsmittel
- Emulgatoren, Stabilisatoren
- Verdickungsmittel, Geliermittel, modifizierte Stärken
- Säuerungsmittel, Säureregulatoren
- Trennmittel, Überzugsmittel, Kaumassen
- Geschmacksverstärker, einige Aromastoffe
- Zuckeraustauschstoffe, künstliche Süßstoffe
- Stoffe für sonstige technologische Zwecke, Stoffe für besondere Ernährungszwecke, Vitamine

3.2.2 Bezeichnung und Kennzeichnung der Zusatzstoffe

Bezeichnung

Bezeichnung erfolgt europaeinheitlich mit sog. **E-Nummern** (EWG-Nummern www.zusatzstoffe.de), zusätzlich wird der Verwendungszweck angegeben, z. B. Konservierungsstoff E 210.

- Ab E 100: Farbstoffe
- Ab E 200: Konservierungsstoffe
- Ab E 300: Antioxidanzien/Säuerungsmittel
- Ab E 400: Gelier-/Verdickungsmittel
- Ab E 450: Emulgatoren
- Ab E 500: Anorganische Verbindungen (Salze der Mineralstoffe)
- Ab E 570: Keine Systematik

Duldbare Höhe der Zufuhr wird durch **ADI-Wert** („acceptable daily intake"-Wert) beschrieben. Entspricht der Menge, die ein Mensch tägl. über die gesamte Lebenszeit ohne Schaden aufnehmen kann. Festlegung durch Expertenkommissionen (FAO/WHO) auf der Basis verfügbarer tierexperimenteller Untersuchungen unter Berücksichtigung einer hohen Sicherheitsspanne (meist 1/100 des im Tierversuch festgestellten „no effect level").

Kennzeichnung

- Zusatzstoffe müssen in allen zusammengesetzten, verpackten Lebensmitteln auf dem Etikett als Zutaten in der Zutatenliste aufgeführt werden (mit Klassenname und Verkehrsbezeichnung oder E-Nummer).
- Zusatzstoffe in zusammengesetzten Zutaten müssen nur dann in der Zutatenliste erscheinen, wenn:
  - sie im Gesamtlebensmittel noch eine technologische Wirkung haben (z. B. Farbstoff aus der Fruchtzubereitung färbt den Fruchtjoghurt)
  - der Anteil der zusammengesetzten Zutat an der gesamten Produktmenge mehr als 25 % beträgt (Natriumnitrit in Salami ist auf einer Pizza nicht zu deklarieren, wenn Salami-Anteil < 25 % beträgt).

3.2.3 Ernährungsmedizinische Bewertung

- Generell ist nur ein **geringes gesundheitliches Risiko** bei den zugelassenen Zusatzstoffen anzunehmen. Prädisponierte Personen (Asthma bronchiale, Aspirin-Allergie, atopische Dermatitis) können auf bestimmte LM-Zusatzstoffe mit pseudo-allergischen Symptomen (Urtikaria, Hautödeme, Rhinitis, Konjunktivitis) reagieren).
- **„Kritische" Zusatzstoffe:**
  - Azofarbstoffe (Tartrazin E 102, Gelborange E 110, Azorubin E 112, Amaranth E 123, Conchenillerot E 124, Brilliantschwarz BN E 151)

- Benzoesäure E 210
- Erythrosin E 127 → erhöhte Jodzufuhr
- Glutaminsäuren E 620–E 625 → „China-Restaurant-Syndrom“, Brennen, Hautjucken, Taubheitsgefühl bei Ingestion größerer Mengen, insgesamt toxikologisch unbedenklich
- PHB-Ester E 214–E 219 (Konservierungsstoffe) → Hautreizungen, Parästhesien
- Cyclamat E 952 ☞ unten und Kap. 3.4
- Schwefeldioxid, z. B. in Wein, Trockenfrüchten

CAVE

Unbedenklichkeit gilt nur für den Einzelstoff. Eine Summation der Zusatzstoffe (v. a. bei Kindern) ist möglicherweise problematisch.

3.2.4 Süßungsmittel

Zuckeraustauschstoffe und Süßstoffe werden unter dem Begriff Süßungsmittel zusammengefasst, gehören lebensmittelrechtlich zu den Zusatzstoffen.

Zuckeraustauschstoffe

Charakteristika

- Zuckeraustauschstoffe haben keinen bis geringen Einfluss auf den Blutzuckerspiegel und werden weitgehend insulinunabhängig verstoffwechselt.
- Natürlich vorkommende (Sorbitol, Xylitol, D-Mannitol) oder technisch hergestellte (Lactitol, Isomaltol), mehrwertige Zuckeralkohole. Finden v. a. Verwendung in diätetischen (z. B. Diabetikersüßwaren) und kalorienreduzierten Lebensmitteln.
- Süßkraft: Im Vergleich mit Saccharose nur ca. 60 %, wird (als Füllstoff) in vergleichbaren oder größeren Mengen wie Zucker eingesetzt, der Energiegehalt beträgt 2–4 kcal/g. Da wenig bzw. nicht kariogen auch Einsatz in „zahnfreundlichen“ Produkten (z. B. Kaugummi; ☞ auch Kap. 9.13).
- Fruktose: Zählt nicht zu den Zuckeraustauschstoffen, Zulassung daher nicht erforderlich. Süßkraft etwas höher als bei Saccharose
- Zugelassene Zuckeraustauschstoffe: Sorbit (E 420), Mannit (E 421), Isomalt (E 953), Xylit (E 967), Maltit (E 965), Lactit (E 966)

Nebenwirkungen

- Wegen langsamer bzw. schlechter Resorption können in größeren Mengen (Tagesdosis Sorbit/Mannit: ab 20 g) aufgenommene Zuckeralkohole in die distalen Darmabschnitte gelangen und gastrointestinale Beschwerden in Form von Meteorismus, Flatulenz oder osmotisch bedingten Diarrhöen auslösen. Warnhinweis bei Lebensmitteln mit mehr als 10 % Zuckeraustauschstoffen erforderlich („Kann bei übermäßigem Verzehr abführend wirken“).
- Zusätzlicher Warnhinweis auf „hereditäre Fruktoseintoleranz“ bei Verwendung von Sorbit wegen Verstoffwechselung über Fruktose erforderlich. Zuckeraustauschstoffe können dosisabhängig die Serumtriglyzeride erhöhen.

Süßstoffe (Zuckerersatzstoffe)

Charakteristika

- Die überwiegend synthetisch hergestellten Süßstoffe (☞ Tab. 3.2-1) sind kalorienfrei bzw. extrem kalorienarm. Saccharin bereits 1878 synthetisiert, Cyclamat 1937, haben im Vergleich mit Saccharose oder Zuckeraustauschstoffen sehr viel höhere Süßkraft, daher Verwendung in kalorienreduzierten bzw. kalorienfreien Lebensmitteln oder Getränken. Beispiel: Cola mit Süßstoff (Cola light, 1 l = 0 kcal, konventionelle Cola = 600 kcal. Kein Einfluss auf die Insulinsekretion. Nicht kariogen!
- Mischung von Süßstoffen (z. B. Natreen® = Saccharin und Cyclamat), erhöht die Süßkraft, kann die geschmacklichen Nachteile der Einzelkomponenten, wie z. B. metallischen Geschmack, mindern.

Tab. 3.2-1 Zugelassene Süßstoffe

Stoff	Süßkraft (Saccharose = 1)	Zusammensetzung/ Eigenschaften	ADI-Wert (mg/kg Körpergewicht)	Toxikologische Bewertung
Saccharin (E 954)	300	Synthetisch, hitzestabil	5	Wahrscheinlich Schädigung der Geschlechtsorgane und Erbinformationen (Tierversuch), kann in Muttermilch gelangen
Cyclamat (E 952)	30	Synthetisch, hitzestabil	7	Wahrscheinlich Bildung von Blasenkrebs (Tierversuch), Blasenerkrankungen
Aspartam (E 951)	200	Asparaginsäure und Phenylalanin; hitzelabil	40	Keine Verstoffwechselung bei PKU
Glycyrrhicin, INS (E 958)	50	Natürlicher Süßstoff, Geschmacksverstärker für Lakritz, Pastis	1,5	Für Diabetiker geeignet, nichtkariogen, in hohen Dosen Störungen des Elektrolythaushaltes und Hypertonie
Acesulfam K (E 950)	200	Synthetisch, hitzestabil	15	Fehlende Ergebnisse
Neohesperidin (E 959)	400	Natürlicher Süßstoff, Derivat von Flavonoiden aus Bitterorangen; hitzestabil	5	Unbedenklich
Thaumatin (E 957)	3000	Natürlicher Süßstoff, pflanzliche Basis (Frucht des Katemfe-Strauchs; hitzestabil	Unbegrenzt	Unbedenklich
Aspartam-Acesulfamsalz (E 962)	350	Aspartam und Acesulfam	0–40	Vorsicht bei Phenylketonurie, „acceptable“
Sucralose (E 955)	500–600	Synthetisch, hitzestabil (Halogendesoxyderivat der Saccharose)	15	Keine Metabolisierung

Nebenwirkungen
- Cyclamat ist seit 1969 in den USA verboten, da im Tierversuch durch Gabe von sehr hohen Dosen (!) Blasentumoren induziert werden konnten.
- Warnhinweis bei Aspartam erforderlich: „Enthält Phenylalanin“, darf nicht bei Patienten mit Phenylketonurie verwendet werden (☞ Kap. 3.4 und 9.21.2).

Kennzeichnungsvorschriften
Lebensmittel, die mit Süßstoffen gesüßt sind, müssen neben den üblichen Angaben auf der Zutatenliste besonders gekennzeichnet sein. Der Produktname ist mit dem Hinweis „ mit Süßungsmitteln“ zu ergänzen.

Ernährungsphysiologische Bewertung
- Süßstoffe können bei regelrechter Anwendung als gesundheitlich unbedenklich angesehen werden.
- Trotz Einsatz von Süßstoffen als Masthilfsmittel in der Landwirtschaft, scheint die Sättigungsregulation beim Menschen nicht beeinflusst zu werden.
- Ebenso wie Zucker (Saccharose) fördern Süßstoffe bei Kindern die Gewöhnung an den süßen Geschmack, möglicherweise aber nicht ein natürliches Geschmacksempfinden.

CAVE

Bei Verwendung von süßstoffhaltigen Getränken kann es bei Kindern zu einer Überschreitung des ADI-Wertes kommen.

3.3 Nahrungsergänzungsmittel (Dietary supplements)

Michael Miko

Nahrungsergänzungsmittel (NEM) sind Lebensmittel, die einen oder mehrere Nährstoffe in konzentrierter Form enthalten (z. B. Vitamine, Mineralstoffe und Spurenelemente), aber kaum Energie liefern. Sie werden in lebensmitteluntypischer Form, z. B. als Tabletten, Kapseln oder Dragees angeboten und sollen der Ergänzung der Ernährung dienen (§ 1 NemV 2004).

NEM werden therapeutisch im Rahmen der Orthomolekularen Therapie eingesetzt, zudem im Rahmen der Selbstmedikation von größeren Teilen der Bevölkerung regelmäßig verwendet, um i. d. R. einen zusätzlichen gesundheitlichen Nutzen zu erzielen. NEM werden oft mit Heilsversprechen beworben.

! Grundsätzlich gilt: Deutschland ist kein „Vitaminmangel-Land“!

Juristische Aspekte

Definition

Entsprechend der EG-Richtlinie 2002/46/EG (vom 10.6.2002) sind Nahrungsergänzungsmittel „...Lebensmittel, die dazu bestimmt sind, die Ernährung zu ergänzen und die aus Einfach- oder Mehrfachkonzentraten von Nährstoffen oder sonstigen Stoffen mit ernährungsspezifischer oder physiologischer Wirkung bestehen und in dosierter Form in Verkehr gebracht werden, d.h. in Form von z.B. Kapseln, Pastillen, Tabletten, Pillen, Pulverbeuteln und [...] ähnlichen Darreichungsformen zur Aufnahme in abgemessenen kleinen Mengen." Die Umsetzung der EG-Richtlinie in nationales Recht erfolgt durch „Verordnung über Nahrungsergänzungsmittel" (NemV) vom 24.05.2004. Diese regelt bisher nur den Zusatz von Vitaminen und Mineralstoffen zu NEM (gilt auch für EG-Richtlinie!), die Festlegung einheitlicher Höchstmengen steht noch aus.

Sonderregelungen

§ 47a LMBG erlaubt das In-Verkehr-Bringen von Erzeugnissen, die in Mitgliedsstaaten der Europäischen Union zugelassen sind – auch wenn sie den geltenden lebensmittelrechtlichen Vorschriften in Deutschland nicht entsprechen. Voraussetzung: Beantragung des Vertriebs und Zulassung durch eine Allgemeinverfügung. Das Bundesministerium für Gesundheit kann in begrenztem Rahmen die zulässigen Höchstmengen sowie die Kennzeichnung auf dem Produkt anpassen.
Folgende Substanzgruppen können als NEM eingestuft werden:

- **Nährstoffe:** Vitamine (z.B. Vitamin C, Folsäure), Provitamine (β-Carotin), Mineralstoffe, Spurenelemente, essentielle AS, essentielle FS (ω-3-FS)
- **Sonstige Stoffe:** AS (z.B. Arginin), sekundäre Pflanzenstoffe (Isolate, z.B. Lycopin), Gemüse- und Obstextrakte, Ballaststoffe, Probiotika, Präbiotika, Coenzym Q10, Kreatin, L-Carnitin, Alkaloide (z.B. Koffein), Kräuter und Kräuterextrakte

Weltweit existieren unterschiedliche rechtliche Regelungen für Vitamine, Mineralstoffe oder Kräuterextrakte.

Lebensmittelrechtliche Grundlagen

Nahrungsergänzungsmittel (NEM) sind keine Arzneimittel. Für NEM gelten die Bestimmungen des Lebensmittel- und Bedarfsgegenständegesetz (LMBG)und die Verordnung über Nahrungsergänzungsmittel (NemV) vom 24.05.2004. Grundsätzlich sind NEM nach § 1 Abs. 1 des LMBG (überwiegender Ernährungs- bzw. Genusszweck) als Lebensmittel einzustufen im Gegensatz zu Arzneimitteln, welche nach dem Arzneimittelgesetz (AMG) definiert sind.
Lebensmittel können daher nicht gleichzeitig Arzneimittel sein. Abgrenzungsprobleme hinsichtlich krankheitsbezogener und gesundheitsbezogener Aussagen bestehen aktuell bei „Nutraceuticals" (= Nährstoffe mit pharmakologischer Wirkung) und „Ergänzenden bilanzierten Diäten". Undifferenzierte Werbeaussagen rufen häufig überzogene Erwartungen bezüglich Krankheitsvorbeugung oder Heilung durch Einnahme von NEM hervor.

3

Charakteristika: Arzneimittel und Lebensmittel

Arzneimittel

- Definition: Dienen der Behandlung, Vorbeugung und Heilung von Krankheiten (§ 2 AMG)
- Zulassungsverfahren erforderlich: Nachweis der Wirksamkeit Dosis-Wirkungs-Beziehung und Unbedenklichkeit erforderlich (entsprechend AMG); Sicherheit muss gewährleistet sein; Nachweis Nutzen > Risiko (ggf. Risiko-Risiko-Abschätzung)

Nahrungsergänzungsmittel (NEM)

- Definition: Geeignet zur Ergänzung der allgemeinen Ernährung
- Zulassungsverfahren: Nicht erforderlich, d.h. behauptete gesundheitsförderliche Wirkung muss nicht belegt werden, Gewährleistung der gesundheitlichen Unbedenklichkeit
- Anzeigeverfahren, d.h. In-Verkehr-Bringen vorgeschrieben (NemV § 5)
- Kennzeichnungspflicht: Zusätzlich zu den Angaben zur Lebensmittel-Kennzeichnungsverordnung müssen nach § 4 NemV folgende Angaben gemacht werden:
  - Namen der Kategorien von Nährstoffen oder sonstigen Stoffen, die für das Erzeugnis kennzeichnend sind, oder eine Angabe zur Charakterisierung dieser Nährstoffe oder sonstigen Stoffe, die empfohlene tägliche Verzehrsmenge in Portionen des Erzeugnisses
  - Warnhinweis: „Die angegebene empfohlene tägliche Verzehrsmenge darf nicht überschritten werden."
  - Hinweis, dass NEM nicht als Ersatz für eine ausgewogene und abwechslungsreiche Ernährung verwendet werden sollten sowie der Hinweis, dass die Produkte außerhalb der Reichweite von kleinen Kindern zu lagern sind
- Werbung:
  - Kennzeichnung und Aufmachung eines Nahrungsergänzungsmittels sowie die Werbung dafür dürfen keinen Hinweis enthalten, mit dem behauptet oder unterstellt wird, dass bei einer ausgewogenen, abwechslungsreichen Ernährung im Allgemeinen die Zufuhr angemessener Nährstoffmengen nicht möglich sei (NemV § 4)
  - Beachtung des Verbots zum Schutz vor Täuschung (§ 17 LMBG)
  - Verbot der krankheitsbezogenen Werbeaussagen (§ 18 LMBG), **unzulässige Werbeaussagen:** z.B. „beugt vor…", „senkt den Cholesterinspiegel", „geeignet bei Bluthochdruck"
  - **Zulässige Werbeaussagen:** „zur Ernährung geeignet bei...", „für eine gesunde Ernährung",„zur Deckung des täglichen Vitaminbedarfs"

Klassifikation Arzneimittel oder Lebensmittel

- Bei Vitaminpräparaten entscheidet die überwiegende Zweckbestimmung (Ernährung vs. Heilung/Prävention) über die Einstufung als Lebensmittel oder Arzneimittel.
- Ein Überschreiten der empfohlenen Vitaminzufuhr > **300** % der Empfehlungen der DGE ist als arzneiliche Wirkung zu bewerten.

Ernährungsmedizinische Aspekte

Anwendungsgebiete

Bei bestimmten Risikogruppen in der Bevölkerung kann die Einnahme von Vitamin- und Mineralstoffpräparaten sinnvoll sein zum Ausgleich von Nährstoffdefiziten und zur Risikoreduktion für einen Nährstoffmangel.

Beispiele:

- Folsäure-Supplementierung zur Verringerung des Risikos von Neuralrohrdefekten bei Neugeborenen (nur 4–10 % der schwangeren Frauen nehmen Folsäurepräparate!)
- Folsäure- und Vitamin B_{12}-Supplementierung zur Senkung des Homocysteinspiegels und KHK-Prävention (Nutzen bislang nicht sicher belegt)
- Jod-Einnahme zur Strumaprophylaxe

Risikogruppen für eine unzureichende Versorgung mit Nährstoffen

- Personen mit unausgewogener, einseitiger Ernährung, z. B. Senioren, Jugendliche
- Schwangere und Stillende
- Menschen mit niedrigem Energiebedarf oder unter Reduktionskost
- Alkoholiker, Raucher
- Patienten mit konsumierenden Erkrankungen (z. B. Karzinome, AIDS)
- Patienten mit Maldigestions- und Malabsorptionssyndrom
- Patienten nach Operationen, Verbrennungen
- Diabetiker
- Personen mit erhöhtem oxidativen Stress (Leistungssportler, Schwerstarbeiter)
- Menschen mit regelmäßiger Arzneimitteleinnahme, z. B. orale Kontrazeptiva, Antikonvulsiva

Mögliche Risiken

Hohe Nährstoffaufnahmen können gesundheitlich problematisch sein. Berücksichtigt werden sollten toxikologische Kenndaten von Nährstoffen (☞ Tab. 3.3-1), z. B. **NOAEL-Wert** (no observed adverse level = Dosis, bei der keine unerwünschten Nebenwirkungen beobachtet werden) und **LOAEL-Wert** (lowest observed adverse effect = niedrigste Dosis, bei der unerwünschte Nebenwirkungen beobachtet werden). Diese liegen für Vitamine und Mineralstoffe vor, normalerweise gibt es bei diesen Nährstoffen eine große Spannbreite zwischen den DGE-Empfehlungen zur Nährstoffzufuhr und dem LOAEL-Wert.

Gemäß § 4 NemV müssen NEM einen Hinweis enthalten, die empfohlene Tageszufuhr nicht zu überschreiten. Der Tolerable upper intake level (= UL-Wert) definiert in diesem Zusammenhang die gesundheitlich unbedenkliche und (wissenschaftlich) sichere Obergrenze bei dauerhafter Zufuhr unter Berücksichtigung der Aufnahme aus allen Quellen wie angereicherte Lebensmittel, Supplemente. Das toxische Risiko liegt bei nahe Null.

3

Tab. 3.3-1 Toxikologische Kenndaten sowie Zufuhrempfehlungen und Schätzwerte der DGE von Vitaminen und Mineralstoffen, nach DGE. N.f. = nicht festgelegt

Nährstoff	Zufuhrempfehlungen (DGE, erw. Männer)	NOAEL	LOAEL
Vitamin A (mg/d)	0,8	3	6,5
β-Carotin (mg/d)	4,0	25	n.f.
Vitamin D (μg/d)	5,0	20	50
Vitamin E (md/d)	12,0–15,0	800	n.f.
Vitamin C (md/d)	100,0	> 1000	n.f.
Niacin (mg/d)	13,0–17,0	500	1000
Vitamin B_1 (mg/d)	1,0–1,3	50	n.f.
Vitamin B_2 (mg/d)	1,2–1,5	200	n.f.
Vitamin B_6 (mg/d)	1,4–1,5	200	500
Folsäure (μg/d)	400,0	1000	n.f.
Vitamin B_{12} (μg/d)	3,0	3000	n.f.
Pantothensäure (mg/d)	6,0	1000	n.f.
Kalzium (mg/d)	1000,0	1500	> 2500
Phosphor (mg/d)	700	1500	> 2500
Magnesium (mg/d)	350,0–400,0	700	n.f.
Chrom III (μgd)	30,0–100,0	1000	n.f.
Kupfer (μg/d)	1,0–1,5	9	n.f.
Jod (μg/d)	180,0–200,0	1000	n.f.
Eisen (mg/d)	10,0	65	100
Mangan (mg/d)	2,0–5,0	10	n.f.
Selen (μg/d)	30,0–70,0	200	910
Zink (mg/d)	15,0	30	60

Beispiele für die Problematik hoher Nährstoffaufnahmen:

- Vitamin A und D — Klassische Hypervitaminose
- Vitamin K — Bei Therapie mit Cumarinen
- Vitamin C — Oxalatsteine
- Thiamin — Übelkeit, Anaphylaxie nach i.v.-Gabe
- Vitamin B_6 — Sensible Neuropathien
- Vitamin B_{12} — Kann eine Perniziosa maskieren
- Eisen — Bei Hämachromatose Eisenüberladung möglich

Ernährungsphysiologische Bewertung

- Die Supplementierung kann für Risikogruppen und in besonderen Lebenssituationen sinnvoll sein.
- I.d.R. fehlen wissenschaftliche Nachweise für die von den Herstellern behaupteten physiologischen Wirkungen, z. B. in Form von Interventionsstudien.
- Problematisch erscheint die Hochdosis-Therapie (Antioxidanzien können Krebsrisiko erhöhen).

! Grundsätzlich gilt: Supplemente sind kein Ersatz für eine bedarfsgerechte, ausgewogene Ernährung!

3.4 Diätprodukte

Susanne Hengstermann

Diätprodukte bzw. diätetische Lebensmittel sind nach § 1 Abs. 1 und 2 DiätVO Lebensmittel, die den besonderen Ernährungserfordernissen bestimmter Personengruppen entsprechen, sich für den angegebenen Ernährungszweck eignen und sich deutlich aufgrund der Zusammensetzung oder des Herstellungsverfahrens von Lebensmitteln des allgemeinen Verzehrs (z. B. Diabetiker-Schokolade) aber auch von Arzneimitteln unterscheiden müssen.

Diätprodukte können therapieunterstützend bei bestimmten Erkrankungen eingesetzt werden und ermöglichen bei einer Vielzahl ernährungsabhängiger oder durch die Ernährung beeinflussbarer Krankheiten eine der jeweiligen Krankheit angepasste Kostform / Diät.

3.4.1 Definition und Kennzeichnungspflicht

Diätetische Lebensmittel sind rechtlich eindeutig definiert: Im nationalen Bereich durch die Verordnung über diätetische Lebensmittel (Diätverordnung) und auf EG-Ebene durch die Richtlinie über Lebensmittel für eine besondere Ernährung (Diätrahmenrichtlinie).

Definition

Nach § 1 der **Diätverordnung** (DiätVO vom 25.8.1988 (BGBl. I, S. 1713), zuletzt geändert durch die 10. ÄndV vom 21.12.2001 (BGBl. I, S. 4189) sind Diätprodukte Lebensmittel, die für eine besondere Ernährung bestimmt sind (...):

- Wenn sie den besonderen Ernährungserfordernissen folgender Verbrauchergruppen entsprechen:
  - Personen, deren Verdauungs- oder Resorptionsprozess oder Stoffwechsel gestört ist.
  - Personen, die sich in besonderen physiologischen Umständen befinden und deshalb einen besonderen Nutzen aus der kontrollierten Aufnahme bestimmter in der Nutzung enthaltener Stoffe ziehen können.
  - Gesunde Säuglinge oder Kleinkinder
- Wenn sie sich für den angegebenen Ernährungszweck eignen und mit dem Hinweis darauf in den Verkehr gebracht werden, dass sie für diesen Zweck geeignet sind.
- Wenn sie sich aufgrund ihrer besonderen Zusammensetzung oder des besonderen Verfahrens ihrer Herstellung deutlich von den Lebensmitteln des allgemeinen Verzehrs unterscheiden.

Kennzeichnungspflicht

- Um als diätetisches Lebensmittel anerkannt zu werden, müssen sich solche für den angegebenen Ernährungszweck eignen mit dem Hinweis, dass sie für diesen Zweck geeignet sind und in den Verkehr gebracht werden.
- Sie müssen sich ferner aufgrund ihrer besonderen Zusammensetzung oder des besonderen Verfahrens ihrer Herstellung deutlich von den Lebensmitteln des allgemeinen Verzehrs unterscheiden.
- Diätetische Lebensmittel sind in erster Linie Fertigprodukte und dürfen zur gewerbsmäßigen Abgabe an den Verbraucher nur in Fertigpackungen in den Verkehr gebracht werden. Werden diätetische Lebensmittel zum Verzehr an Ort und Stelle abgegeben, so dürfen diese auch lose an den Verbraucher abgegeben werden.
- Die Diät-VO regelt auch die Kennzeichnung von diätetischen Lebensmitteln. Die Begriffe „Diät", „diätetisch" oder ähnliche Angaben sind diesen Lebensmitteln für besondere Erfordernisse vorbehalten.

3.4.2 Übersicht: Diätetische Lebensmittel

Die Diät-VO enthält auch spezielle Regelungen für Diätetische Lebensmittel für Säuglinge und Kleinkinder, Diät-Salze (Kochsalzersatzmittel), glutenfreie Lebensmittel, Diabetiker-Lebensmittel, Mahlzeiten und Tagesrationen für die kalorienarme Ernährung im Rahmen der Gewichtsreduktion sowie für Diätetische Lebensmittel für besondere medizinische Zwecke (Bilanzierte Diäten).

Allgemeine Kennzeichnung

Ein Diätprodukt (☞ Tab. 3.4-1) muss mit folgenden Angaben gekennzeichnet sein:

- Besondere ernährungsbezogene Eigenschaften bzw. Angaben zum Ernährungszweck
- Besonderheiten der qualitativen und quantitativen Zusammensetzung oder besondere Herstellungsverfahren
- Durchschnittlicher Gehalt an verwertbaren Kohlenhydraten, Fetten und Eiweißstoffen auf 100 ml des Lebensmittels oder in 100 Teilen des Gewichts
- Durchschnittlicher physiologischer Brennwert in kJ und kcal mit den Worten „Kilojoule" und „Kilokalorien" auf 100 g bzw. 100 ml bezogen (Erzeugnisse mit Brennwert < 50 kJ und < 12 kcal können die Angaben „Brennwert unter 50 kcal (12 kcal) in 100 ml" enthalten)
- Portionspackungen oder Nennung von Portionsmengen müssen zusätzlich die oben genannten Angaben auf die Portion beziehen

! Die Kennzeichnungspflicht der verschiedenen diätetischen Lebensmittel ist im Abschnitt vier §§ 20 bis 25 DiätVO beschrieben.

3

Tab. 3.4-1 Einsatz von diätetischen Lebensmitteln

Indikation	Merkmale von DM	Beispiele
Hyperurikämie, Gicht, Harnsäuresteine	Purinarm	Becel Diät-Margarine, Biosorb energy, Salvimulsin MCT
Niereninsuffizienz	Eiweißreduktion	Survimed renal
Diabetes mellitus	Langsam resorbierbare Kohlenhydrate, Fettmodifikation	Nutricomb Diabetes, Diasib
Chronisch entzündliche Darmerkrankungen	Elementardiät, Einschränkung der Zuckerzufuhr	Biosorb energy, Fortifresh, Nutricomb F
Leberinsuffizienz	Verzicht auf nicht-tolerierbare Nahrungsmittel	Fresubin hepa, Nutricomb Hepa
Chronische Pankreatitis	„Schonkost"	Biosorbin, Survimed instant, Salvimusin MCT
Hyperlipoproteinämie	Verminderte Fettzufuhr, Fettmodifikation	Becel Diät-Margarine, Nutricomb Standard, salvimulsin MCT
Maldigestion, Malabsorption	Verzicht auf nicht-tolerierbare Nahrungsmittel	Biosorbin MCT, Peptisorb, Survimed OPD
Adipositas	Energiereduziert	Halbfettmargarine, natreen-Fruchtzucker-Streusüße
Unterernährung (☞ Kap. 9.17, 10.2 und 10.3)	Ausgewogene Ernährung, energiereiche Kost	Biosorb 1500, Fortifresh, Frebini, Nutricomb F

Zuckeraustauschstoffe

☞ Kap. 3.2.4. Zuckeraustauschstoffe (☞ Tab. 3.4-2) werden für die Herstellung diätetischer Lebensmittel („für Diabetiker geeignet") verwendet → Nachteil: kein reduzierter Fett- und Energiegehalt

Tab. 3.4-2 Zuckeraustauschstoffe

Name, E-Nummer	Technologische Bedeutung	Toxikologische Bewertung
Sorbit, E 420	Für Diabetikerprodukte geeignet	Abführmittel
Mannit, E 421	Für Diabetikerprodukte geeignet	Abführmittel
Maltit, E 965	Fast zuckersüß	Geringe Abführwirkung
Isomalt, E 953	Maskiert den Beigeschmack von Süßstoffen	–
Xylit, E 967	Fast zuckersüß	Keine Kariesbildung, wirkt abführend, bildet evtl. Nierensteine
Lactit, E 966	Geringe Süße	–

Süßstoffe

☞ Kap. 3.2.4

Kochsalzersatzmittel

- Diätsalze, bei denen Natrium durch Kalium, Kalzium, Magnesium in Verbindung mit Adipin-, Wein-, Zitronen-, Glutaminsäure oder anderen Säuren ersetzt werden

- Salzgeschmack wird nur annähernd erreicht
- Bitterer, metallischer Bei- und Nachgeschmack
- Einsatz bei natriumarmer (1,2 g Na ≅ 3 g NaCl/d), streng natriumarmer (< 400 mg Na ≅ 1 g NaCl/d) Kost

Formuladiäten

☞ auch Kap. 5.3.6

- Flüssige (Trinknahrungen) oder pulverige (zum Anrühren) Nährstoffgemische mit genau festgelegter Zusammensetzung.
- Einsatz in der Krankenernährung, wenn Patienten unter genau festgelegten Bedingungen ernährt werden sollen (definierte Menge an Energie, Protein, Flüssigkeit etc.)

Bilanzierte Diäten

- Produkte mit definierter Zusammensetzung, die bei bestehenden Krankheiten, Beschwerden oder Störungen bei Patienten durch Zufuhr bestimmter Nährstoffkombinationen oder Nährstoffen die vorhandenen, medizinisch begründeten spezifischen Ernährungserfordernisse erfüllen sollen. Bilanzierte Diäten müssen sich also sicher und nutzbringend verwenden lassen, wirksam sein und den besonderen Ernährungserfordernissen entsprechen.
- Einteilung in „Vollständig bilanzierte Diäten" und „Ergänzende bilanzierte Diäten"; je nachdem ob das Produkt zur ausschließlichen Ernährung oder als Ergänzungs- bzw. Zusatznahrung eingesetzt wird.
- I.d. R. handelt es sich um gebrauchsfertige, industriell gefertigte flüssige Produkte, die aufgrund ihrer Beschaffenheit im Rahmen der enteralen Ernährung eingesetzt werden können (z. B. Trink- und Sondernahrung).

Gewichtsreduktion

- Herstellung und Verbreitung nur dann, wenn bei Zusatz von Zusatzstoffen und anderen Stoffen zu ernährungsphysiologischen oder diätetischen Zwecken zum Lebensmittel die §§ 7, 7a und 7b DiätVO beachtet worden sind
- Lebensmittel müssen in ihrer Zusammensetzung den in Anlage 17 DiätVO festgelegten Anforderungen entsprechen
- Lebensmittel zur Gewichtsreduktion, die zum Ersatz einer Tagesration bestimmt sind, dürfen nur dann in den Verkehr gebracht werden, wenn sie alle Bestandteile in einer Fertigpackung enthalten

Indikationsspezifische Diätprodukte

Diätprodukte sind insbesondere bei **angeborenen Stoffwechselerkrankungen** angezeigt. Sie beruhen v. a. in der Eliminierung bzw. Reduktion der Zufuhr schädigender Substanzen. Primäre und sekundäre Mangelsituationen müssen vermieden werden.

Phenylketonurie (PKU)

☞ auch Kap. 9.22.2. **Diätprodukte:**
- Phenylalanin freie AS-Mischungen mit Vitaminen, Mineralstoffen und Spurenelementen
- Dosierung nach Alter, Körpergewicht und individueller Phenylalanintoleranz
- Beispiele: P-AM (SHS), Milupa PKU (Milupa, ferner eiweißarme Spezialprodukte (Brot, Brötchen, Plätzchen, Pasta) von Loprofin, Hammermühle

Ahornsirupkrankheit (Maple Syrup Urine Disease, MSUD)

Autosomal-rezessiv erbliche Stoffwechselstörung im Abbau der verzweigtkettigen AS Valin, Leucin, Isoleucin aufgrund eines Enzymdefektes, strikte Eiweißreduktion mit Zusatz eines AS-Gemisches aus reinen L-AS (frei von Isoleucin, Leucin, Valin) erforderlich. **Diätprodukte:**
- Reduktion der verzweigtkettigen AS (Valin, Leuzin, Isoleuzin), sowie Isoleuzin-Leuzin-Valin-freie AS-Mischungen
- Dosierung nach Alter, Körpergewicht und individueller Leuzintoleranz
- Beispiele: ILV-AM 3, ilv-am Anamix SHS, ferner eiweißarme Spezialprodukte (Brot, Brötchen, Plätzchen, Pasta) von Loprofin, Hammermühle

Adrenoleukodystrophie

X-chromosomal rezessiv vererbte, peroxisomale Störung in der β-Oxidation der sehr langkettigen FS (VLCFA) aufgrund eines Enzymmangels; erfordert eine drastische Senkung der Fettaufnahme und Gabe von Ölsäure und Erucasäure, die die endogene Synthese der VLCFA blockiert.

Diätprodukte: Reduzierter Anteil an Öl- und Erucasäure. Beispiele: Lorenzo's Öl, GTO-Öl und GTE-Öl (SHS)

Gluteninduzierte Enteropathie

Erkrankung der Dünndarmschleimhaut, die durch das Getreideeiweiß (Gluten-Weizenkleber) aus Weizen, Gerste, Triticale, Roggen und Dinkel ausgelöst wird. Eine Eliminierung dieser Proteine ist erforderlich ☞ Kap. 9.6.4 Sprue. **Diätprodukte**:
- 100 % glutenfrei, erhältlich in jedem Reformhaus und mittlerweile auch in einigen Supermärkten, kostenintensiv (Delfs Mehrkornbrot 1000 g 7,11 €, Hammermühle Spaghetti 500 g 3,60 €)
- Beispiele: 3 Pauly, Delfs, Glutano GmbH, Gutena Nahrungsmittel GmbH, SHS

Säuglings- und Kleinkindnahrung

Unter dem Begriff Säuglingsanfangsnahrung werden die adaptierten/teiladaptierten Säuglingsmilchnahrungen sowie die Folgemilchnahrungen zusammengefasst. Die Unterscheidung erfolgt mit dem Zusatz „PPE“ oder „START“ für adaptierte und „1“ für teiladaptierte Säuglingsmilchnahrungen. Die Folgemilchnahrungen erhalten den Zusatz „2“. Zur Differenzierung der Säuglingsnahrung ☞ Kap. 7.2.3.

3.5 Functional Foods (Funktionelle Lebensmittel)

Michael Miko

„Ein Lebensmittel kann als ‚funktionell' bezeichnet werden, wenn es über adäquate ernährungsphysiologische Effekte hinaus einen nachweisbaren (!) positiven Effekt auf eine oder mehrere Zielfunktionen im Körper ausübt, so dass ein verbesserter Gesundheitsstatus oder ein gesteigertes Wohlbefinden und/oder eine Reduktion von Krankheitsrisiken erzielt werden. Funktionelle Lebensmittel werden ausschließlich in Form von Lebensmitteln angeboten und nicht als Tabletten oder Kapseln. Sie sollten integraler Bestandteil des normalen Ernährungsverhaltens sein und ihre Wirkungen bereits bei üblichen Verzehrsmengen entfalten."

Synonyme: Nutriceuticals, Designer Food, Healthy Food, Pharmafood

Klassifikation

Funktionelle Lebensmittelbestandteile

- Vitamine (A, C, E, Folsäure)
- Mineralstoffe und Spurenelemente
- Sekundäre Pflanzenstoffe (z. B. Karotinoide, Flavonoide, Polyphenole, Phytoöstrogene, Phytosterole)
- Essentielle FS (ω-3-FS)
- AS, Peptide und Proteine
- Ballaststoffe (Präbiotika)
- Milchsäurebakterien (Probiotika)
- Fettersatzstoffe
- Zuckeraustauschstoffe
- Koffein

Lebensmitteltechnologische Aspekte

- Natürliches (unverändertes) Lebensmittel („Intrinsic FF")
- Verarbeitetes Lebensmittel:
- – Hinzufügen oder Abtrennen eines Bestandteiles („Extrinsic FF")
- – Modifizierung der natürlichen Struktur einer oder mehrerer Komponenten
- – Veränderung der Bioverfügbarkeit

Meistens werden dem Lebensmittel „gesundheitsfördernde" Stoffe zugefügt, weniger häufig auch unerwünschte Bestandteile wie Fett oder Milchzucker entfernt.

Wirkungen

Tab. 3.5.1 Wirkspektrum funktioneller Lebensmittel (nach Institut für Lebensmittelwissenschaft und -information GmbH: „Funktionelle Lebensmittel" 2000)

Zielfunktion	Potentielle Wirkstoffe	Produktbeispiele
Optimales Wachstum während Schwangerschaft u. Kleinkindalter	Folsäure, Kalzium, Vitamin D, Eisen, Jod, Zink, ω-3-FS	Säuglingsmilchnahrung
Erhaltung und Optimierung der Funktion des Gastrointestinaltrakts	Pro- und Präbiotika, Ballaststoffe	Milchprodukte, Zerealien
Optimierung des antioxidativen Schutzsystems	Vitamin E, Vitamin C, Karotinoide, Flavonoide, Selen	(ACE-) Erfrischungsgetränke, Müsliriegel
Schutz vor Herz-Kreislauf Erkrankungen	ω-3-FS, Phytosterine, lösliche Ballaststoffe, Folsäure, Antioxidanzien, Vitamin B_{12}	Brot- und Backwaren, Eier, Brotaufstriche, Erfrischungsgetränke
Schutz vor Osteoporose	Kalzium, Vitamin D	Milchprodukte, Brot- und Backwaren, Erfrischungsgetränke
Erhaltung des wünschenswerten Gewichtes	Ballaststoffe, Lebensmittel mit niedrigem glykämischen Index, Fettersatzstoffe, Zuckeraustauschstoffe	Zerealien, Süßspeisen
Leistungssteigerung	Koffein, Taurin, Glukuronolakton, myo-inosit	Energy-Drinks

Bewertung

Ernährungsphysiologische Bewertung

- Bisher nur für wenige funktionelle Lebensmittel wissenschaftliche Belege zum Nachweis der ausgelobten Wirkung bzw. gesundheitlichen Zusatznutzens (Health Claims) verfügbar
- Einige der zugesetzten Nährstoffe unbestritten ernährungsphysiologisch bedeutsame Eigenschaften, z. B. Antioxidanzien, ω-3-FS
- Gesunde und ausgewogene Ernährung auch mit natürlichen Lebensmitteln möglich; eine ungesunde Lebens- und Ernährungsweise kann in keinem Fall mit funktionellen Lebensmitteln ausgeglichen werden.
- Beim Kauf vergleichen, ob das funktionelle Lebensmittel von der Nährstoffzusammensetzung tatsächlich besser ist (z. B. ein Naturjoghurt mit lebenden Milchsäurebakterien ist eventuell günstiger zu bewerten als ein mit Zucker gesüßter Joghurt mit probiotischen Kulturen).

Lebensmittelrechtliche Bewertung

Spezielle gesetzliche Regelungen stehen trotz steigendem Produktangebot in der EU noch aus. Im Ursprungsland Japan: eigene Produktgruppe „Foods for Specified Health Use (FOSHU) in Abgrenzung zu diätetischen Lebensmitteln. In den USA und einigen europäischen Länder: „Health Claims": bestimmte Lebensmittel dürfen mit ihnen zugewiesenen gesundheitsbezogenen Angaben beworben werden → Vergabe soll in einem Kriterienkatalog europaweit festgelegt werden (in USA durch FDA kontrolliert)

- Momentane rechtliche Einordnung in Deutschland:
  - Functional Food ist weder Arznei- noch Nahrungsergänzungsmittel (☞ auch Kap. 3.2), sondern ein Lebensmittel des allgemeinen Verzehrs mit gesundheitsfördernden Eigenschaften, ein neuartiges Lebensmittel bzw. eine Lebensmittelzutat oder ein diätetisches Lebensmittel. Allgemeine Kennzeichnungsbestimmungen sind zu berücksichtigen:
  - § 17 LMBG: Werbeaussagen müssen wissenschaftlich hinreichend gesichert sein (Schutz vor Irreführung)
  - § 18 LMBG: Verbot der krankheitsbezogenen Werbung (gesundheitsbezogene Äußerungen sind erlaubt; Abgrenzung schwierig)

3.5.1 Probiotika

Probiotika sind definierte lebende Mikroorganismen, die in ausreichender Menge in aktiver Form in den Darm gelangen und dadurch positive gesundheitliche Wirkungen erzielen.

Generell und schon lange gelten fermentierte Lebensmittel (☞ auch Kap. 2), insbesondere durch Milchsäurebakterien fermentierte Milchprodukte, als „gesundheitsfördernd" (Ilja Metschnikow).

Als Probiotika einsetzbare Gruppen von Milchsäurebakterien:

- Bifidobakterien, z. B. B. bifidum, B. longum
- Lactobacillus-acidophilus-Gruppe, z. B. L. acidophilus, L. crispatus
- Lactobacillus-casei-Gruppe, z. B. L. rhamnosus, L. paracasei

Lebensmittelkundliche Aspekte

Probiotika werden normalerweise als Bestandteil eines Lebensmittels aufgenommen, möglich ist auch die Anwendung als Nicht-Lebensmittel-Präparation (Funktion als NEM bzw. Pharmakon). Probiotisch bezeichnete Lebensmittel sind i. d. R. Molkereiprodukte, speziell Joghurts („LC1®", „ProCult®", „Actimel®") und joghurtähnliche Erzeugnisse, Einsatz von Probiotika auch möglich in Frühstückszerealien, Müsli, Käse oder Wurstwaren.

Probiotische Joghurts waren neben ACE-Getränken in Deutschland Wegbereiter für funktionelle Lebensmittel. Die Produktgruppe verzeichnet steigende Marktanteile, mittlerweile ist jeder 5. verkaufte Joghurt probiotisch, Umsatzvolumen ca. 1 Mrd. Euro (Stand 2003).

Wirkungen probiotischer Mikroorganismen

Durch Pro- und Präbiotika – Kombinationen werden als **Synbiotika** bezeichnet – soll die vorhandene Intestinalflora so beeinflusst werden, dass positive Effekte auf die Gesundheit und das Wohlbefinden resultieren.

Selektionskriterien

- Gesundheitliche Unbedenklichkeit
- Ausreichende Resistenz gegenüber Magen- und Gallensäuren sowie verschiedene Verdauungsenzyme (10–40 % erreichen den Dickdarm lebend)
- Ausreichendes Adhäsionsvermögen an die Enterozyten (Voraussetzung für eine temporäre Besiedlung des Darms; dauerhafte Keimansiedlung findet nicht statt
- Technologische Eignung: ausreichende Keimkonzentrationen bis Ende des Mindesthaltbarkeitsdatums (Keimgehalt mind. 10^6 Keime/g Lebensmittel)

Wirkungen

- **Gesicherte Effekte probiotischer Kulturen:**
  - Förderung der Laktoseverdauung bei Laktoseintoleranz: Abbau von Laktose durch laktasepositive Laktobazillen im Kolon (nicht spezifisch für Probiotika, z.T. bessere Wirkung durch herkömmliche Milchsäurebakterien)
  - Geringere Häufigkeit, Schwere und Dauer von Durchfallerkrankungen: Bei bakteriellen und viralen Enteritiden (enteropathogene E. coli, Rotaviren), Pilzinfekten, antibiotikaassozierter Diarrhö (Clostridium difficile), durch Strahlentherapie bedingter Diarrhö
  - Modulation des Immunsystems: Steigerung der Makrophagenaktivität, Anstieg der IgA-Sekretion
  - Senkung der Konzentration ungünstiger Stoffwechselprodukte und Krebs promovierender Enzyme im Dickdarm
  - Beeinflussung der intestinalen Keimflora (Reduktion der Keimdichte von potentiell gesundheitsschädigenden Keimen)
  - Prävention von Allergien
- **Unbewiesene probiotische Wirkungen:** Vorbeugung oder Behandlung von Tumorerkrankungen (Kolonkarzinom), Senkung des Cholesterin- und Triglyzeridspiegels

Bewertung

Ernährungsphysiologische Bewertung

- Probiotische Eigenschaften sind stammspezifisch, d.h. nachgewiesene probiotische Wirkungen einzelner Mikroorganismen können grundsätzlich nicht auf andere Gruppenvertreter oder Stämme übertragen werden.
- Nachweis der Wirkung generell schwierig, da Biomarker zur Prüfung der gesundheitsbezogenen Aussagen (= Health Claims) häufig (noch) nicht zur Verfügung stehen.
- In den meisten Fällen erreichen die den Joghurts zugesetzten Mengen an Probiotika keinen therapeutischen Nutzen, den man von Studien mit singulären Bakterienstämmen kennt. Offen bleibt die Frage, inwieweit der Verzehr von konventionellem Joghurt vergleichbare gesundheitliche Wirkungen ausübt.

Lebensmittelrechtliche Beurteilung

Eine EG-Verordnung zur Angabe von gesundheitsbezogenen Aussagen (Health Claims) ist vorgesehen.

3

3.5.2 Präbiotika

Präbiotika sind spezifische unverdauliche Stoffe, die selektiv Bifidobakterien bzw. möglicherweise auch andere Mikroorganismen in ihrem Wachstum im Darm fördern und dadurch positive gesundheitliche Wirkungen erzielen.

Hauptsächlich verwendete Stoffe: Frukto-Oligosaccharide (Inulin, Oligofruktose). Oligofruktose besteht aus 2–10 Fruktoseeinheiten pro Molekül in β-(1–2)-glykosidischer Bindung, kann durch Verdauungsenzyme nicht hydrolysiert werden; gehören zu den löslichen Ballaststoffen

Wirkungen

- Präbiotische Substrate dürfen nicht bereits im oberen Teil des Gastrointestinaltraktes hydrolysiert oder absorbiert werden, müssen überwiegend im Kolon als fermentierbares Substrat zur Verfügung stehen.
- Oligosaccharide sind gute Kohlenhydratsubstrate für das Wachstum von Bifidobakterien (Bifidofaktoren), erreichen bis zu 95 % das Kolon. Dort mikrobieller Abbau zu kurzkettigen FS und CO_2. Höhere Zufuhrmengen (>10–15 g Oligofruktose) können gastrointestinale Beschwerden in Form von Meteorismus, Flatulenz oder Völlegefühl auslösen, hohe Mengen auch Diarrhöen.

Ernährungsphysiologische Bewertung

Nachweis der Wirkung bisher durch wissenschaftliche Studien nicht hinreichend belegt Diskutiert werden: Wachstumshemmung pathogener Keime der Intestinalflora, immunmodulierende Effekte, Reduktion karzinogener Reaktionsprodukte.

Lebensmittelhygiene und -toxikologie

4

Inhalt

! Meldepflicht bei bakteriellen, viralen oder parasitären Erkrankungen

- Soweit gemäß § 6 IfSG **generell** bei Krankheitsverdacht, Erkrankung oder Tod bzw. nach § 7 IfSG bei Erregernachweis Meldepflicht besteht, ist dies beim jeweiligen Unterpunkt spezifiziert.
- Darüber hinaus besteht **stets** Meldepflicht bei Personen mit Tätigkeiten nach § 42 IfSG („Lebensmittelbetriebe", Gaststätten, Einrichtungen zur Gemeinschaftsverpflegung), bei bedrohlichen Krankheiten und bei zwei oder mehr Erkrankungen, bei denen ein epidemischer Zusammenhang wahrscheinlich ist oder vermutet wird.
- Details regelt das IfSG in der jeweils gültigen Fassung.

4.1 Bakterielle Lebensmittelinfektionen und -intoxikationen

Holger Zorn, Manuela Fischer-Zorn

Lebensmittelinfektion: *Zur Krankheitsauslösung sind i. A. 10^0–10^3 Keime/g Lebensmittel ausreichend. Eine Vermehrung der Erreger im Lebensmittel ist nicht möglich bzw. nötig; das Lebensmittel dient nur zur Übertragung.*
Lebensmittelintoxikation *und* ***-toxiinfektion:*** *Vermehrung der Erreger sowie Toxinbildung im Lebensmittel; Keimzahl und Erkrankung korrelieren. Die emetische Dosis der Toxine wird meist ab 10^6 Keimen/g Lebensmittel erreicht. Besonders betroffen von bakteriellen Lebensmittelinfektionen und -intoxikationen sind die Risikogruppen YOPI (Young, Old, Pregnant, Immunocompromised).*

4.1.1 Salmonellose (Salmonellen-Enteritis)

Erreger: *Salmonella enterica–Serovare Enteritidis* und *Typhimurium, S. choleraesius,* zunehmend auch seltenere Typen, z. B. S. Oranienburg
Infektionsweg: Rohe Lebensmittel tierischen Ursprungs, v. a. Hackfleisch, Geflügel, Eier, seltener durch Obst, Gemüse, Schokolade, Gewürze, Trockenpilze
Toxine: Hitzestabiles Endotoxin (O-Antigen), thermolabile Enterotoxine
Inkubationszeit: 6–8 h, seltener 2–72 h, max. 7 d in Abhängigkeit von der Infektionsdosis
Symptome und Krankheitsverlauf:

- Infektiöse Gastroenteritis, in schweren Fällen (v. a. nach Infektion durch S. choleraesius) systemische Krankheitsbilder mit typhoidem Verlauf (Ektotoxin)
- Bei ausreichendem Flüssigkeitsersatz erfolgt Abheilung innerhalb einer Wo.
- Keimausscheidung über Urin und Stuhl ca. 3–6 Wo.; selten Dauerausscheidertum (v. a. bei Kindern). Erreger sind in der Umwelt mehrere Monate überlebensfähig.

! Dauerausscheider: Menschen, die nach einer überstandenen Erkrankung noch Erreger im Darm, der Leber oder der Gallenblase beherbergen und dauernd oder schubweise ausscheiden, ohne dass sie selbst Anzeichen einer Erkrankung zeigen oder sich krank fühlen.

Komplikationen und Letalität: In ca. 10 % extraintestinale Infektionen; Letalität < 0,1 % (Kreislaufkollaps, v. a. ältere und immungeschwächte Menschen)
Diagnose: Biochemischer und serologischer Nachweis in Stuhl, Rektalabstrichen, Erbrochenem und verdächtigen Speisen; bei typhoidem Verlauf Blutkulturen
Meldepflicht: Bei Nachweis des Erregers gemäß § 7 IfSG
Therapie: Symptomatisch (z. B. Elektrolyte „Elotrans", „Oralpädon")

! Antibakterielle Chemotherapie (Cotrimoxazol, Ampicillin, Fluorchinolone) nur bei abwehrgeschwächten Personen, typhoidem Verlauf und Erkrankung im ersten Lebensjahr anwenden, da sie zu verlängerter Keimausscheidung führen kann. Bei *S.* typhimurium Mehrfachresistenzen beachten.

Prophylaxe und Immunität: Keine Schutzimpfung, keine Immunität. Hygienischer Umgang mit Lebensmitteln (v. a. Eier, Geflügel) in Verbindung mit persönlicher Hygiene.

4.1.2 Typhus (Typhus abdominalis) und Parathyphus

Erreger: *Salmonella typhi (S. enterica ssp. enterica, Serovar Typhi)*, endemisch v. a. in Afrika, Südamerika und Südostasien bzw. *Salmonella paratyphi (S. enterica ssp. enterica, Serovare Paratyphi A, B und C)*, nur *Serovar Paratyphi B* weltweit verbreitet und in Deutschland endemisch
Infektionsweg: Fäkal-oral v. a. über Trinkwasser, Fisch, Schalentiere, Obst
Inkubationszeit: 7–14 d, seltener bis 28 d
Symptome und Krankheitsverlauf: Betroffen sind v. a. 15–50-Jährige, bei Kleinkindern und Kindern häufig inapparent; bei Senioren mit erhöhter Letalität.

- Zyklische, systemische Infektionskrankheiten
- Prodromalstadium mit uncharakteristischen Beschwerden
- Schwere Allgemeininfektion: Temperaturanstieg innerhalb von 3–7 d auf 40–41 °C, bis zu drei Wo. anhaltend, relative Bradykardie, Übelkeit, Erbrechen, Kopf- und Gliederschmerzen, Anorexie; häufig auch Husten, belegter Hals, Frösteln, Benommenheit
- Ausscheidung der Erreger zunächst mit dem Speichel, später mit Urin und Stuhl; evtl. Dauerausscheidertum (v. a. bei Frauen)

CAVE
Auf Grund fehlender Erfahrungen Verwechslung mit Grippe oder Pneumonie möglich.

Komplikationen und Letalität: Darmblutungen und -perforationen mit Peritonitis, nekrotisierende Cholezystitis, thromboembolische Ereignisse, Osteomyelitis, Endokarditis oder Meningitis, Letalität unbehandelt 6 %
Diagnose: Nachweis der Erreger in Blut und Stuhl, Antikörpernachweis, Leukopenie
Meldepflicht: Bei Nachweis des Erregers gemäß § 7 IfSG bzw. bei Krankheitsverdacht, Erkrankung und Tod gemäß § 6 IfSG
Therapie: Intensivpflege; Antibiotikatherapie generell empfohlen (Ciprofloxacin, Cefalosporine); Resistenzen beachten!
Prophylaxe und Immunität: Prophylaktische Immunisierung (oral oder parenteral) bei Reisen in Endemiegebiete empfohlen. Nach durchgemachter Infektion besteht etwa 1-jährige Immunität. Kein Schutz gegen hohe Infektionsdosen! Es gilt die alte Regel erfahrener Tropenreisender: „Peel it, boil it, cook it, or forget it!"

4.1.3 Kampylobakteriose

Erreger: *Campylobacter jejuni*, *C. coli*, seltener andere *Campylobacter-*, *Arcobacter-* oder *Helicobacter*-Arten, in Deutschland endemisch
Infektionsweg: Fäkal-oral v. a. über Geflügel, Rohmilch, Fleisch, Trinkwasser
Toxine: Endotoxin und hitzelabiles Enterotoxin bei *C. jejuni*
Inkubationszeit: 1–11 d, meist 2–5 d
Symptome und Krankheitsverlauf: Betroffen sind v. a. Kinder < 6 Jahren und junge Erwachsene zwischen 18–35 Jahren; Häufung in den Sommermonaten, „Reisediarrhö"

- Infektiöse Gastroenteritis: Wässrig-breiige Kotentleerungen, gelegentlich mit Blutbeimengungen
- Infektion heilt innerhalb von 1–2 Wo. von selbst aus
- Ausscheidung der Erreger über 2–4 Wo.; Dauerausscheider bei immungeschwächten Personen

Komplikationen und Letalität: In < 10 % der Fälle chronisch rekurrierendes Krankheitsbild. Bei *C. fetus* ssp. *fetus* in 2–10 % d. F. Folgeerkrankungen wie thrombozytopenische Purpura, Meningitis, Cholezystitis, Pankreatitis, Peritonitis und Zervitis. *C. jejuni* kann auf Grund einer molekularen mimicry postinfektiös ein Guillain-Barré-Syndrom auslösen; Letalität ca. 0,1 %
Diagnose: Kultureller Erregernachweis aus Stuhl, Antigennachweis (ELISA), PCR
Meldepflicht: Bei Nachweis des Erregers gemäß § 7 IfSG
Therapie: I.d.R. symptomatische Therapie ausreichend; bei schweren Verläufen und immungeschwächten Personen Antibiotikatherapie (Makrolide, Doxycyclin, Erythromycin, Gyrasehemmer)
Prophylaxe und Immunität: Gezielte prophylaktische Maßnahmen existieren nicht. Empfehlung: konsequente Küchenhygiene, ausreichendes Erhitzen von Nahrungsmitteln, Verzicht auf rohe tierische Lebensmittel bei Säuglingen und Kleinkindern.

4.1.4 Yersiniose (Pseudotuberkulose)

Erreger: *Yersinia enterocolitica*, seltener *Y. pseudotuberculosis*, *Y. pestis*
Infektionsweg: Rohmilch und Milchprodukte, Schweinefleisch, ungenügend erhitzte kontaminierte Lebensmittel, Brunnenwasser
Toxine: Hitzestabiles Endotoxin (O-Antigen), kann bei Freisetzung in die Blutbahn einen Endotoxinschock auslösen, *Y. pestis* bildet zusätzlich Ektotoxin
Inkubationszeit: 1–14 d (1–3 d)
Symptome und Krankheitsverlauf: Betroffen sind v. a. männliche Jugendliche in der kalten Jahreszeit.

- 1–3 Wo. andauernde Enterokolitis mit Übelkeit, Durchfall, Erbrechen, Fieber und Bauchkrämpfen
- Bei Jugendlichen häufig pseudoappendizitische Symptomatik
- Bei Kleinkindern z. T. lebensbedrohliche Enterokolitis mit rektalen Blutungen und Darmperforation
- Durchfallssymptomatik kann u. U. ausbleiben; bei Erwachsenen über Jahre bestehendes chronisch-rezidivierendes Fieber (2–7 d) als einziges Symptom möglich.
- *Y. pseudotuberculosis* verursacht bei Kleinkindern Scharlach-ähnliche Erkrankung mit Fieber, Exanthem und Schuppung, Bauchschmerzen, selten Diarrhö.
- Ausscheidung der Keime über die Erkrankung hinaus (2–6 Wo.).
- Erreger durchdringen die Darmwand und vermehren sich in den Mesenteriallymphknoten; evtl. Persistenz der Keime im Gewebe.

Komplikationen und Letalität: V. a. bei immungeschwächten Personen Septikämien → metastatische Ansiedlungen mit Abszessbildung in Haut, Lunge, Endokard u. a., Folgeerkrankungen wie hämolytisch-urämisches Syndrom (HUS), reaktive Arthritis, Myokarditis, Glomerulonephritis oder Erythema nodosum sind möglich, Letalität < 0,1 %.
Diagnose: Kultureller Erregernachweis, Serolgie, Immunologie
Meldepflicht: Bei Nachweis des Erregers gemäß § 7 IfSG
Therapie: Antibakterielle Chemotherapie (Aminoglykoside, Chloramphenicol, Cotrimoxazol, Tetracyclin, Ciprofloxacin)
Prophylaxe und Immunität: Nach durchgemachter Infektion nur mäßige Immunität. Auf ausreichende Erhitzung der Nahrungsmittel achten, da sich Keime auch bei Kühllagerung vermehren.

CAVE

Der Erreger *Yersinia entercolitica* wurde auch als Ursache transfusionsassoziierter Septikämien mit meist tödlichem Ausgang identifiziert (Spender mit unerkannter Yersiniose und Vermehrung der Keime in den kühl gelagerten Blutkonserven).

4.1.5 Shigellose (Bakterienruhr, Dysenterie)

Erreger: *Shigella dysenteriae, Sh. sonnei,* seltener *Sh. flexneri* und *Sh. boydii,* in Deutschland nicht mehr endemisch. Benannt nach Entdecker Shiga, Japan.
Infektionsweg: Fäkal-oral über Milch und Milchprodukte, Fisch, Kartoffel- und Geflügelsalate; meist von Mensch zu Mensch. Da Infektionsdosis sehr klein (< 100), Übertragung durch Fliegen möglich.
Toxine: Endotoxin (O-Antigen), *Sh. dysenteriae* bildet außerdem ein hitzelabiles Ektotoxin (Shiga-Toxin I) mit starker neurotoxischer Wirkung → hämolytisch-urämisches Syndrom (HUS)
Inkubationszeit: 12–96 h, seltener bis 7 d
Symptome und Krankheitsverlauf: V.a. Kinder sind betroffen (hier häufig mit ZNS-Beteiligung); Häufung in den Sommermonaten.

- 4 d bis 2 Wo. andauernde Kolitis mit Durchfällen und Krämpfen (Tenesmen), häufige **(8–30 mal/d)**, schleimige Entleerungen oft mit Blutbeimengungen, Fieber uncharakteristisch. Gefahr: starke Flüssigkeits- und Elektrolytverluste bis hin zum Kreislaufkollaps
- Ausscheidung der Erreger noch 3–4 Wo. nach Abklingen der Symptome; Dauerausscheider werden selten erfasst.

Komplikationen und Letalität: In 2–3 % der Fälle Folgeerkrankungen wie Reiter-Syndrom mit entzündlichen Prozessen an Augen, Gelenken und Harnröhre. Letalität 0,1 %. Lebensbedrohlich ist v. a. die von *Sh. dysenteriae* verursachte Ruhr.
Diagnose: Biochemischer Erregernachweis aus Stuhlkulturen und Rektalabstrichen, PCR
Meldepflicht: Bei Nachweis des Erregers gemäß § 7 IfSG
Therapie: Antibiotikatherapie i. d. R. empfohlen (Ampicillin, Tetrazykline, Trimethoprim-Sulfamethoxazol, Chinolone); keine Motilitätshemmer
Prophylaxe und Immunität: Kein Impfstoff in Deutschland verfügbar. Händehygiene zur Vermeidung von Schmierinfektionen. Nur mäßige Immunität nach durchgemachter Infektion.

CAVE
Bei *Shigella dysenteriae* können Antibiotika die Toxinbildung induzieren oder massiv verstärken und sind daher kontraindiziert.

4.1.6 Pathogene *Escherichia coli*

Enterohämorrhagische *Escherichia coli* (EHEC)

Erreger: Enterohämorrhagische *E. coli,* in Deutschland v. a. Serovar O157:H7
Infektionsweg: Fäkal-oral v. a. durch Rindfleisch und Milch, kontaminierte pflanzliche Lebensmittel, Trinkwasser; von Mensch zu Mensch, von Tier zu Mensch
Toxine: Zytotoxische Verotoxine (Shiga-like toxin: neurotoxisch und nekrotisierend)
Inkubationszeit: 1–10 d, meist 3–5 d

Symptome und Krankheitsverlauf:
- Häufig inapparent oder als uncharakteristische Enteritis
- In 10–20 % der Fälle hämorrhagische Kolitis: Diarrhö, abdominelle Krämpfe, blutiger Stuhl, evtl. Fieber
- Ausscheidung der Erreger 5–10 (20) d, bei Kindern meist länger

Komplikationen und Letalität: Verotoxin und Hämolysine → hämolytisch-urämisches Syndrom (HUS) mit hämolytischer Anämie und Nierenversagen, thrombotisch-thrombozytopenische Purpura (TTP) mit Thrombozytopenie und neurologischen Veränderungen, Letalität bei Kleinkindern ca. 50 %.

Enteropathogene *Escherichia coli* (EPEC)

Erreger: Enteroadhärente *E. coli* (EAEC) und enteroaggregierende *E. coli* (EaggEC), „Dyspepsie-Coli"
Infektionsweg: Fäkal-oral über Milch und Trinkwasser, in entwickelten Ländern sehr selten
Toxine: Hitzeresistentes Enterotoxin
Inkubationszeit: 1–6 d
Symptome und Krankheitsverlauf:
- Betroffen sind v. a. Säuglinge in der dritten Welt
- Erreger **adhärieren** an die Epithelzellen des Dünndarms und schädigen diese, ohne in sie einzudringen → Tage bis Wo. dauernde akute Enteritis: heftiger Durchfall mit Schleim- und evtl. Blutbeimengungen im Stuhl, anhaltende Darmkrämpfe (2–4 Wo.), Mattigkeit, evtl. Fieber. Für Säuglinge ist eine Erkrankung lebensbedrohlich.

Komplikationen und Letalität: Chronischer Verlauf mit mehrere Monate andauernder Enteritis. Letalität ≤ 0,1 %. „Kleinkinder-Diarrhö" führt zu hoher Säuglingssterblichkeit in Entwicklungsländern (50 %).

Enteroinvasive *Escherichia coli* (EIEC)

Erreger: Enteroinvasive *E. coli*
Infektionsweg: In entwickelten Ländern kaum an Lebensmittelinfektionen beteiligt, in Entwicklungsländern, v. a. Südostasien, vielfältige Lebensmittel und Wasser
Inkubationszeit: 1–5 d
Symptome und Krankheitsverlauf:
- Erreger invadieren die Darmzelle und zerstören diese
- Ruhrartige Durchfälle, Bauchkrämpfe, Erbrechen, Fieber, Blut- und Schleimabgang, ulzeröse Kolitis

Komplikationen und Letalität: Letalität ≤ 0,1 %.

Enterotoxigene *Escherichia coli* (ETEC)

Erreger: Toxigene *E. coli*
Infektionsweg: Fäkal kontaminierte Lebensmittel einschließlich Trinkwasser, in entwickelten Ländern sehr selten. → Reise-Diarrhö, „Montezumas Rache"
Toxine: Hitzestabiles und/oder hitzelabiles, dem Choleratoxin ähnliches Enterotoxin

Inkubationszeit: 1–3 d

Symptome und Krankheitsverlauf:

- Wenige Tage andauernde choleraähnliche wässrige Durchfälle, Bauchkrämpfe, Schwindel, Mattigkeit, evtl. Fieber
- Erreger heften sich mittels Fimbrien an Epithelzellen des Dünndarms an und widerstehen so der schnellen Ausscheidung.

Komplikationen und Letalität: Letalität ≤ 0,1 %.

Diagnose: Serologischer Antikörpernachweis, PCR, Toxinnachweis

Meldepflicht: Bei Nachweis pathogener E. coli gemäß § 7 IfSG bzw. bei Krankheitsverdacht, Erkrankung und Tod gemäß § 6 IfSG

Therapie: Symptomatisch und antidiarrhoisch; bei ETEC auch antimikrobielle Chemotherapie mit Gyrasehemmern (Ciprofloxacin); häufig Vielfachresistenz der Stämme

Prophylaxe und Immunität: Strikte Vermeidung ungekochter Nahrung, welche mit Menschen in Kontakt war. Die Magensäureproduktion anregende Substanzen vor dem Essen (Aperitif, heiße Suppe) können helfen, die Bakterienlast zu vermindern. Nicht zuviel trinken vor dem Essen → Magensäureverdünnung, physiologische Barriere gestört. Keine Immunität.

CAVE

Antibiotika können die Toxinbildung von EHEC u. U. erst induzieren oder massiv verstärken und sind daher bei jeder blutigen Diarrhö bis zur exakten Erregerdiagnostik kontraindiziert, bei EHEC generell!

4.1.7 Listeriose

Erreger: *Listeria monocytogenes*, seltener *L. ivanovii*

Infektionsweg: V. a. durch Rohmilch und -käse, rohe Fleisch- und Fischwaren (auch geräucherte)

Toxine: Listeriolysin O

Inkubationszeit: 4 d bis mehrere Wo.

Symptome und Krankheitsverlauf:

- Mehrere Tage bis Wo. andauernde, einfache, an Grippe erinnernde Erkrankungen bis hin zu schwersten Krankheitsbildern wie Sepsis oder Meningitis mit Todesfällen.
- Besonders betroffen sind Schwangere, Neugeborene und immungeschwächte Personen.
- Bei Schwangeren: Ansiedlung des Erregers in der Plazenta → Fehlgeburt

Komplikationen und Letalität: Letalität bei Kleinkindern, Föten sowie Erwachsenen mit Grunderkrankung bis zu 30 %.

Diagnose: Kultureller und mikroskopischer Erregernachweis in Stuhl, Urin, Blut, Nasen- oder Rachenabstrich, Liquor des Kindes, evtl. Fruchtwasser; serologischer Antigennachweis

Meldepflicht: Bei Nachweis des Erregers gemäß § 7 IfSG
Therapie: Antibiotikatherapie (Ampicillin, Erythromycin)
Prohylaxe und Immunität: Verzicht auf gefährdete rohe Lebensmittel während der Schwangerschaft sowie bei Säuglingen und Kleinkindern. Nicht-krankheitserregende Listerien, z. B. *L. innocua* führen durch ihre weite Verbreitung zu Immunität gegen *L. monocytogenes.*

4.1.8 Cholera, „Gallenbrechruhr"

Cholera, griechisch: Fluss der gelben Galle
Erreger: *Vibrio cholerae* Serovare O1 (Typ Eltor) und O139 (Typ Bengalen) in Deutschland sehr selten (!), in Indien endemisch. Serovare O2 bis O138 ☞ Kap. 4.1.9
Infektionsweg: Fäkal-oral durch kontaminiertes Trinkwasser und damit bewässerte, pflanzliche und roh verzehrte Lebensmittel; importierte Lebensmittel wie Fisch und Schalentiere; Kontakt mit Kranken. An- oder Subazidität des Magensaftes ist wichtige Voraussetzung für das Wachstum des Erregers.
Toxine: Exotoxin lagert sich an Darmzellen an und aktiviert Adenylatzyklase → Hypersekretion von Elektrolyten und Wasser
Inkubationszeit: Wenige h bis 5 d, meist 2–3 d
Symptome und Krankheitsverlauf:

- Sehr häufig asymptomatische Ausscheidung des Erregers; Manifestationsrate 2 %
- Akutes Krankheitsbild nur wenige Tage, Ausscheidung der Keime post-infektionem über Monate möglich, Hospitalisierungspflicht
- Lokale Infektion bzw. Toxiinfektion des Dünndarms: Keine Prodromalsymptome, reiswasserartige Durchfälle, Flüssigkeitsverlust von 10–30 L / Tag
- Klassisches klinisches Bild (Prima-vista Diagnose): eingefallenes Gesicht, eingesunkene Augäpfel, ausgetrocknete Haut und Schleimhäute (Waschfrauenhände), eingesunkener Leib (Kahnbauch), schwach tastbarer peripherer Puls, Hypotonie und Tachykardie, hohe Stimme (Vox cholerica)

Komplikationen und Letalität: Im Kollaps-Stadium Zyanose infolge massiven Elektrolyt- und Flüssigkeitsverlustes, Tachykardie und Blutdruckabfall bis hin zu Koma und Tod, Exsikkose, Elektrolytentgleisung, Azidose, Schock, Tod durch Nierenversagen und Kreislaufkollaps. Keine Evidenz für Folgeerkrankungen. Letalität der unbehandelten Erkrankung bis zu 60 %, sonst ≤ 1 %.
Diagnose: Mikroskopischer Erregernachweis in Stuhl oder Erbrochenem; schnelle Diagnose entscheidend, die Serologie kommt zu spät!
Meldepflicht: Bei Erregernachweis gemäß § 7 IfSG bzw. bei Krankheitsverdacht, Erkrankung und Tod gemäß § 6 IfSG
Therapie: Ausgleich der Elektrolyt- und Flüssigkeitsverluste durch intravenöse Gabe von Elektrolyten und Flüssigkeit; antibakterielle Chemotherapie empfohlen (Ciprofloxacin). Oral initial Cola, Salzstangen und gesüßter Tee.
WHO-Empfehlung zur Rehydratation: 3,5 g NaCl, 1,5 g KCl, 20 g $NaHCO_3$ und 20 g Glukose / l Trinkwasser.

Prophylaxe und Immunität: Impfung mit inaktivierten Erregern bietet nur ca. 60%igen Schutz für max. 6 Monate. Relativ häufig Impfkomplikationen. *Vibrio cholerae* ist empfindlich gegenüber Austrocknung und Kühlung.

4.1.9 *Vibrio parahaemolyticus* – Lebensmittelinfektion

Erreger: *Vibrio parahaemolyticus*, seltener andere halophile Vibrio-Arten wie *V. cholerae*-Serovare O2 bis O138, in Deutschland sehr selten
Infektionsweg: V.a. über rohe importierte Lebensmittel wie Seefisch (Sushi!), Muscheln und Krabben
Toxine: Enterotoxin, Kangawa-Hämolysin
Inkubationszeit: 12–15 h, seltener 2–72 h
Symptome und Krankheitsverlauf:

- Brechdurchfall mit Leibschmerzen, Fieber und Kopfschmerzen
- Infektion heilt meist innerhalb weniger Tage von selbst aus

Komplikationen und Letalität: Letalität < 1 %
Diagnose: Kultureller Erregernachweis
Therapie: Symptomatisch; antibakterielle Chemotherapie nach Ausschluss einer EHEC- oder Shigellen-Infektion (Tetracyclin, Chloramphenicol, Gentamicin, Gyrasehemmer)
Prophylaxe und Immunität: Auf ausreichende Erhitzung der Nahrungsmittel achten, da sich Keime auch bei Kühllagerung vermehren. Eine Schutzimpfung existiert nicht.

4.1.10 Botulismus

Erreger: *Clostridium botulinum* Typen A–F, seltener *Cl. argentinense*, *Cl. barati* und *Cl. butyricum*. Erstbeschreibung durch den Dichter Justinus Kerner 1820 als Wurstvergiftung (*botulus* = Wurst).
Infektionsweg: Ubiquitäres Vorkommen der Sporen im Erdreich. Ingestion oder Inhalation des Botulinum-Toxins v.a. aus Gemüse-, Fleisch- oder Fischkonserven, geräucherten, rohen Wurstwaren und Schinken; Toxinresorption möglich aus infizierten Wunden. Beim „infantilen" Botulismus erfolgt eine Besiedlung des Magen-Darm-Traktes mit Sporen aus Honig und *in vivo*-Toxinbildung.
Toxine: Bildung hitzelabiler neurotoxischer Ektotoxine (Typ A–F) unter anaeroben Bedingungen im Lebensmittel. Bereits 10 µg Toxin A können beim Menschen tödlich wirken.
Inkubationszeit: 2 h bis zu acht Tagen (gewöhnlich 12–36 h)
Symptome und Krankheitsverlauf:

- Nur in 30 % Übelkeit und Erbrechen

- Lähmungserscheinungen (Augen, Schlund- und Zungenmuskulatur, Speichelsekretion), später Atemlähmung (nach 3–8 Tagen), Ileus und Lähmungen der Extremitäten
- Beim „infantilen" Botulismus anhaltende Obstipation, Verweigerung der Nahrungsaufnahme, Ruhelosigkeit, Schluckstörungen, Ptosis, Atmungsstörungen, muskuläre Hypotonie beginnend mit dem Verlust der Kopfkontrolle; möglicherweise Ursache des „plötzlichen Kindstods"

Komplikationen und Letalität: Tod durch Atemlähmung tritt zwischen dem 3. und 6. Tag ein; Letalität 10 %
Diagnose: Toxinnachweis in Serum, Stuhl- und Speiseresten (ELISA, Maus-Bioassay), kultureller und mikroskopischer Erregernachweis (anaerob, Blutagar)
Meldepflicht: Bei Nachweis des Erregers gemäß § 7 IfSG bzw. bei Krankheitsverdacht, Erkrankung und Tod gemäß § 6 IfSG
Therapie: Polyvalentes Antitoxin (Typ A, B und E); symptomatische Therapie, Kreislaufunterstützung; beim „infantilen" Botulismus nur symptomatisch
Prophylaxe und Immunität: Inaktivierung der Botulismustoxine durch 10-minütiges Kochen oder 30-minütiges Erhitzen > 80 °C. Konserven mit vorgewölbtem Deckel/Boden nicht verzehren.

! Der „viszerale Botulismus" als chronische Ausprägung bei Rindern und damit verbundene Ansteckungsmöglichkeit für den Menschen wird derzeit als neues Krankheitsbild diskutiert.

4

4.1.11 *Clostridium perfringens* – Lebensmittelintoxikation, Gasbrand

Erreger: *Clostridium perfringens* Typen A–E. Lebensmittelintoxikationen werden durch *Cl. perfringens* Typ A verursacht, zu denen auch die Erreger des Gasbrandes gehören.
Infektionsweg: Fäkal-oral über Fleisch- und Fleischprodukte, insbesondere Geflügel, Fisch, Milchprodukte und Gemüse; Erde, Staub oder Wasser
Toxine: Es sind mehr als 10 Toxinarten beschrieben. *Cl. perfringens* Typ A bildet während der Sporulation im Dünndarm ein hitzelabiles Enterotoxin (α-Toxin, Lecithinase).
Inkubationszeit: 6–24 h
Symptome und Krankheitsverlauf:

- Meist leichte Gastroenteritis mit Übelkeit, Leibschmerzen, wässrige Diarrhö, selten Erbrechen, Fieber, Schüttelfrost und Kopfschmerzen
- Krankheitssymptome klingen meist innerhalb von 1–2 Tagen ab
- Gasbrand: Muskelnekrose, Hautödeme

Komplikationen und Letalität: *Cl. perfringens* Typ C verursacht extrem seltene, aber häufig letale nekrotisierende Enteritis (Darmbrand). Nach dem 2. Weltkrieg in Norddeutschland epidemisch. Letalität bei Gasbrand ohne Behandlung 100 %.

Diagnose: Mikroskopischer und kultureller Erregernachweis (Blutagar)
Therapie: Symptomatisch, Antibiotikatherapie; bei Gasbrand Wundreinigung, evtl. chirurgische Entfernung des infizierten Gewebes
Prophylaxe und Immunität: Hygienischer Umgang mit Lebensmitteln in Verbindung mit persönlicher Hygiene.

4.1.12 *Clostridium difficile*-Infektion

Erreger: *Clostridium difficile*, natürlich vorkommend im Darmtrakt von Tier und Mensch (30–50 % aller Kinder im 1. Lj, 1–4 % der gesunden Erwachsenen)
Infektionsweg: Fäkal kontaminierte Lebensmittel
Toxine: Enterotoxin A, Zytotoxin B
Inkubationszeit: 8–12 h
Symptome und Krankheitsverlauf:

- Unter Antibiotikatherapie überwächst der Erreger die normale Darmflora, dies führt zu Enteritis oder pseudomembranöser Kolitis, in schweren Fällen entwickelt sich eine Darmperforation.
- Bei 30–75 % der hospitalisierten Patienten → nosokomiale Infektionen

Komplikationen und Letalität: Selten Bakteriämie, septische Arthritis oder Osteomyelitis, Letalität bei älteren Menschen 40–60 %
Diagnose: Kultureller Erregernachweis aus dem Stuhl; immunchemischer Nachweis des Zytotoxins (ELISA)
Therapie: Auslösendes Antibiotikum absetzen; Chemotherapie mit Metronidazol oder Vancomycin; Applikation von *Lactobacillus*-Präparaten oder *Saccharomyces boulardii*
Prophylaxe und Immunität: Meiden von langdauernder Breitbandantibiose

4.1.13 Staphylokokken-Enterotoxikose

Erreger: *Staphylococcus aureus* u.a. Staphylokokken wie *Staph. epidermidis* und *Staph. saprophyticus*
Infektionsweg: Normaler Bewohner von Haut und Schleimhäuten bei Tier und Mensch → primäre Kontamination von Fleisch und Milch; sekundäre Kontamination vorgekochter oder hitzebehandelter manuell weiterverarbeiteter Lebensmittel
Toxine: Im Lebensmittel Bildung hitzestabiler Enterotoxine A–K (F)
Inkubationszeit: 1–7 h, meist 3–6 h
Symptome und Krankheitsverlauf:

- Bei Lebensmittelintoxikation: Übelkeit, Erbrechen, Bauchkrämpfe, Diarrhö ohne Blut, kein Fieber, evtl. sogar Untertemperatur (Staphylokokken-Enteritis)
- Bei Aufnahme von mehr als 10^5 Keimen/g Lebensmittel Toxinbildung im Darm mit Staphylokokken-Enterokolitis: Fieber, blutig-schleimiger Diarrhö, u. U. Pseudomembranbildung

- **Komplikationen und Letalität:** Tiefergehende Infektionen: Parotitis, Mastitis puerperalis, primäre und sekundäre Osteomyelitis; Keimausschwemmung in die Blutbahn kann zu Sepsis und Endokarditis führen, Todesfälle sind sehr selten

Diagnose: Kultureller Erregernachweis
Therapie: Lebensmittelintoxikation heilt von selbst aus; evtl. unter Ausgleich des Flüssigkeits- und Elektrolytverlustes. Bei Enterokolitis gezielte Antibiotikatherapie. Mehrfachresistenzen bei Methicillin-resistenten *S. aureus*-Stämmen (MRSA) → Glykopeptid-Antibiotika, z. B. Vancomycin
Prophylaxe und Immunität: Keine Schutzimpfung, keine Immunität. Hygienischer Umgang mit Lebensmitteln in Verbindung mit persönlicher Hygiene.

4.1.14 *Bacillus cereus*-Lebensmittelintoxikation

Erreger: *Bacillus cereus* u. a. *Bacillus*-Arten
Infektionsweg: Kontaminierte Lebensmittel wie Nudeln, Reis, Süßspeisen aus Getreideprodukten, Suppen, Klöße, Gemüse; Luftstaub
Toxine: Hitzelabiles Diarrhö-Toxin; Bildung eines hitzestabilen lebertoxischen Emeto-Toxins nach Aufnahme der Keime
Inkubationszeit: 0,5–6 h, seltener 6–24 h
Symptome und Krankheitsverlauf:

- Emetisches Toxin greift nach 0,5–6 h im Magen an und führt zu akuter Gastritis oder Gastroenteritis mit Übelkeit und heftigem Erbrechen
- Diarrhö-Toxin führt nach 6–16 h zu akuter Kolitis oder Enterokolitis mit Diarrhö, Bauchschmerzen und Rektaltenesmen
- Meist leichte Krankheitsverläufe ohne Fieber, die innerhalb von 24–36 h abklingen

Komplikationen und Letalität: Lebertoxisches Emeto-Toxin führt in höheren Konzentrationen zum Tod durch akutes Leberversagen.
Diagnose: Kultureller Erregernachweis
Therapie: Symptomatisch
Prophylaxe und Immunität: Keine Schutzimpfung, keine Immunität. Hygienischer Umgang mit Lebensmitteln in Verbindung mit persönlicher Hygiene.

4.1.15 Opportunistische Lebensmittelvergifter

Fakultativ pathogene Bakterien, die als Erreger von Darmkrankheiten v. a. dann eine Rolle spielen, wenn sie in größerer Zahl in Lebensmitteln enthalten sind und diese von Personen mit geschädigtem Immunsystem aufgenommen werden. Sie lösen i. d. R. nur Einzelerkrankungen und selten Epidemien aus.
Erreger:

- *Klebsiella-*, *Proteus-* (Fäulniserreger auf Fleisch, Fisch und Eiern), *Enterobacter-*, *Citrobacter-*, *Edwardsiella-* und *Providencia*-Arten
- *Pseudomonas*-Arten, z. B. *Pseudomonas aeruginosa* (Erreger des grünblauen Eiters)

- *Aeromonas*-Arten, z. B. *Aeromonas hydrophila*
- *Plesiomonas shigelloides*

Infektionsweg: Fäkal verunreinigte tafelfertig zubereitete Speisen (Milchspeisen, Gemüse, Fleisch), *Aeromonas*- und *Plesiomonas*-Arten v. a. über kontaminierten Fisch und Schalentiere
Toxine: Z.T. hitzelabile Enterotoxine
Symptome und Krankheitsverlauf: Ähnlich der Salmonellose und Infektionen mit Enteropathogenen *E. coli*; evtl. tödlich verlaufende Infektionen durch *Pseudomonas*-Arten (Hospital-Problemkeim)
Diagnose: Erregerisolierung aus Stuhl und Lebensmittelresten
Therapie: Symptomatisch, evtl. Antibiotikatherapie
Prophylaxe und Immunität: Keine Schutzimpfung, keine Immunität. Hygienischer Umgang mit Lebensmitteln in Verbindung mit persönlicher Hygiene.
Auf Erkrankungen wie Brucellose, (Rinder)tuberkulose und Milzbrand wird hier nicht weiter eingegangen, da die Infektionsherde mit *Brucella melitensis, B. abortus, B. suis, Mycobacterium bovis (tuberculosis)* und *Bacillus anthracis* in Deutschland erloschen sind und eine Übertragung über Lebensmittel daher unwahrscheinlich ist.

4.2 Parasitäre Erkrankungen

Holger Zorn, Manuela Fischer-Zorn

Die Übertragung von Parasiten wie Protozoen (Einzeller) und Helminthen erfolgt v. a. durch rohes Fleisch, rohen Fisch und ungekochtes Gemüse, häufig jedoch auch von Mensch zu Mensch oder von Tier zu Mensch. Besonders starke Verbreitung findet man in Ländern mit niedrigem Hygienestatus.

4.2.1 Amöbiasis (Amöbenruhr)

Erreger: *Entamoeba histolytica*, in Deutschland nicht endemisch
Infektionsweg: Fäkal-oral über Obst und Gemüse, Schmierinfektion
Inkubationszeit: 4 d bis 2 Jahre, meist 1–4 Mon.
Symptome und Krankheitsverlauf: Intestinal nicht invasiv: Meist asymptomatisch; schleichender Beginn mit Appetitlosigkeit und Übelkeit, leichtem Fieber und ohne Durchfall; bei 25 % der Patienten sogar Obstipation. Innerhalb von 3–5 Tagen treten schwere Darmkrämpfe und Tenesmen auf sowie ruhrähnlicher Durchfall mit Blut- und Schleimbeimengungen.
Komplikationen und Letalität: In 30 % extraintestinale Form: Darmperforation mit Peritonitis, Leberabszesse, perianale Hautamöbiasis, selten Befall von Lunge, Pleura, Herz, Milz, Gehirn. 1–2 Jahre dauerndes Krankheitsbild. Letalität 2–5 %.
Diagnose: PCR, Serologie, bei extraintestinaler Amöbiasis Sonographie

Therapie: Nitroimidazole; in schweren Fällen sowie extraintestinalen Abszedierungen evtl. zusätzlich Chloroquin; Zink-Supplementierung empfohlen.
Prophylaxe und Immunität: Erregerreservoir ist der befallene Mensch. Zysten sind sehr überlebensfähig (Überleben bei RT ca. 1 Wo. im Kühlschrank ca. 1 Mon.). → Es gilt die alte Weisheit für Tropenreisende: „Peel it, boil it, cook it, or forget it!"

4.2.2 Toxoplasmose

Erreger: *Toxoplasma gondii*
Infektionsweg: Durch Katzenkot mit Oozysten verunreinigtes Trinkwasser, rohes Fleisch und Fleischwaren vieler Nutztiere (Rind, Schwein, Schaf); in Garten- oder Ackerboden. Bei Katzen besteht nach Erstinfektion dauerhafte Immunität (→ junge Tiere)
Inkubationszeit: 4–21 d
Symptome und Krankheitsverlauf:
- Infektion verläuft im allgemeinen symptomlos
- Bei Erkrankung: Uncharakteristische grippale Symptome wie Abgeschlagenheit, leichtes Fieber, Muskelschmerzen, Lymphknotenschwellungen, evtl. Durchfall
- In schweren Fällen Kopfschmerzen, Meningismus und Meningoenzephalitis

Komplikationen und Letalität: Intrauterine Übertragung bei Infektion während der Schwangerschaft kann zur Fehl- bzw. Totgeburt führen oder zu pränataler Infektion des Neugeborenen:
- In 90 % der Fälle symptomloser Verlauf: Retinochorioiditis, Erblindung und mentale Retardierung entwickeln sich erst nach Monaten oder Jahren
- Bis zu 10 % der Fälle: Floride Entzündung mit Fieber, Splenomegalie, Hepatomegalie, Lymphadenitis, Retinochorioiditis, Anämie, Ikterus
- In ca. 1 % der Fälle: Schäden im ZNS mit Enzephalitis, Aquäduktstenose und Hydrozephalus, intrazerebraler Verkalkung, Retinochorioiditis

Diagnose: Serologie, Mikroskopie
Meldepflicht: Bei konnatalen Infektionen besteht Meldepflicht gemäß § 7 IfSG
Therapie: Chemotherapie der Schwangeren mit Spiramycin bzw. Sulfadiazin + Pyrimethamin (erst nach der 20. SSW, da Gefahr der Teratogenität und Blutbildungsstörungen) und Folsäure; bei pränatal infizierten Säuglingen zusätzlich Kortikosteroide

CAVE
Möglichst vor einer Schwangerschaft Untersuchung auf Toxoplasma-Antikörper. Eine der Gravidität vorangegangene Infektion bedingt Immunschutz des Kindes!

Prophylaxe und Immunität: Schwangere und Immunsupprimierte sollten auf den Verzehr von rohem Fleisch verzichten (v.a. Rind und Schaffleisch). Normales Braten oder Garen, sowie Tieffrieren (–20 °C, 3 d) tötet Erreger sicher ab. Katzennahrung abkochen oder mit 0,02 % Monensin versetzen. Reinigung des Katzenklosetts durch gefährdete Personen (z. B. Tumorpatienten, Schwangere, HIV-Patienten) wenn überhaupt nur mit Handschuhen. Nach einmaliger Infektion besteht dauerhafte Immunität.

4.2.3 Ascariasis

Erreger: *Ascaris lumbricoides* (menschlicher Spulwurm)
Infektionsweg: Fäkal-oral über Beeren, Gemüse, Salat u. a.
Inkubationszeit: 4–8 Wo.
Symptome und Krankheitsverlauf:

- Larven durchdringen die Darmwand und wandern zur Lunge → eosinophiles Lungeninfiltrat (Löffler-Syndrom), parallel u. U. schmerzhafte Bronchitis, allergische Urtikaria
- Bei Eindringen in die Pankreas- oder Gallengänge: Gallenkoliken, akute Cholangitis, Pankreatitis und Leberabszesse

Komplikationen und Letalität: Darmverschluss mit sehr starken Leibschmerzen
Diagnose: Nachweis von Würmern bzw. Wurmeiern im Stuhl, Nachweis von Antikörpern, Eosinophilie
Therapie: Chemotherapie (Pyrantelpamoat, Mebendazol, Nitazoxanid, Cyclobendazol, Diethylcarbamazin, Ivermectin, Piperazin, Thiabendazol)
Prophylaxe und Immunität: Einhaltung der üblichen Hygienemaßnahmen. Eine Impfung ist nicht möglich.

4.2.4 Trichinellose (Trichinose)

Erreger: *Trichinella spiralis, T. nativa, T. britovi, T. nelsoni, T. pseudospiralis*
Infektionsweg: Rohes oder nicht ausreichend gegartes larvenhaltiges Fleisch und Fleischwaren von Schweinen, Wildschweinen und Pferden
Inkubationszeit: 5–14 d, seltener bis 45 d
Symptome und Krankheitsverlauf:

- Larven besiedeln Dünndarmepithel und vermehren sich → akute Diarrhö
- Junge Larven gelangen über Lymphgefäßsystem und Portalvenenblut in den arteriellen Kreislauf und dringen in die Muskulatur ein, Krankheitsverlauf meist leicht oder asymptomatisch
- Bei stärkerem Befall nach 3–5 d schweres Krankheitsgefühl, Mattigkeit, Schlaflosigkeit, intermittierendes Fieber, evtl. Durchfall, Bauchschmerzen, Übelkeit und Erbrechen
- Nach ca. 1 Wo. hohes Fieber, Schüttelfrost, ausgeprägte Muskelschmerzen, Ödeme der Augenlider, des Unterkiefers und in der Knöchelgegend, Konjunktivitis, Kopfschmerzen und Sehstörungen, Tachykardie, zentralnervöse Störungen

Komplikationen und Letalität: Myokarditis, Enzephalitis und Sekundärinfektionen wie Bronchopneumonie und Sepsis
Diagnose: Anamnese, Eosinophilie, Serologie (ELISA, IFT), PCR, mikroskopische Untersuchung von Blut, Stuhl und Muskelbiopsien
Meldepflicht: Bei Nachweis des Erregers gemäß § 7 IfSG

Therapie: Möglichst frühzeitige Chemotherapie mit Anthelmintika auf Benzimidazolbasis, z. B. Mebendazol oder Albendazol. Kontraindikationen bei Schwangeren, in der Stillzeit, bei Kindern und Diabetikern beachten!
Prophylaxe und Immunität: Amtliche Trichinenuntersuchung. Temperaturen von mind. 65 °C töten Trichinen sicher ab.

4.2.5 Anisakiasis

Erreger: *Anisakis marina* (Heringswurm), *A. simplex* sowie *Phocanema*- und *Terranova*-Arten
Infektionsweg: Rohe, ungenügend erhitzte bzw. nicht tiefgefrorene, geräucherte oder gesalzene Seefische; Sushi und Sashimi
Inkubationszeit: Wenige h
Symptome und Krankheitsverlauf:
- Brechreiz, Appetitlosigkeit, Diarrhö, mäßige Eosinophilie
- Larven bohren sich in Magen- und Darmwand, es bilden sich eosinophile Granulome, seltener präkanzeröse Polyadenome
- Würmer können die Magen- oder Darmwand durchdringen und in Omentum, Pankreas, Leber oder Lunge gelangen
- Induktion hyperergischer Reaktionen wie Urtikaria, Bronchialasthma und allergische Rhinitis

Diagnose: Makroskopische Identifizierung der in Oropharynx oder Magen eindringenden Parasiten
Therapie: Chirurgische Intervention (Endoskopie); Chemotherapie mit Thiabendazol
Prophylaxe und Immunität: Verzicht auf den Verzehr von rohem Fisch. 24-std. Tiefgefrieren bei –20 °C und Einlegen in Salzlake töten die Würmer ab.

4.2.6 Täniose (Taeniasis)

Erreger: *Taenia saginata* (Rinderbandwurm), *T. solium* (Schweinebandwurm) und *Diphyllobothrium latum* (Fischbandwurm)
Der Rinderbandwurm ist in Deutschland mit einer Inzidenz von 0,2 % der häufigste Wurm; Schweine- und Fischbandwurm sind nicht mehr endemisch.
Infektionsweg: Rohes oder ungenügend erhitztes, finnenhaltiges Fleisch bzw. Süß- und Brackwasserfische
Inkubationszeit: 8–14 Wo.
Symptome und Krankheitsverlauf:
- Rinderbandwurm
  - Entwicklung eines oder mehrerer Bandwürmer im Dünndarm, die nach 8–12 Wo. geschlechtsreif werden → starkes Hungergefühl, Gewichtsabnahme, Diarrhö
  - Danach Gewöhnung des Organismus; u. U. noch folgende Symptome: „Wühlen" im Leib, v. a. in der Nabelgegend, Afterjucken, Übelkeit und Erbrechen, Obstipation,

spastische Leibschmerzen, Appetitlosigkeit, Müdigkeit, Schwäche, Kopfschmerzen, Schwindel, Zeichen vegetativer Dystonie

Komplikationen und Letalität: Sehr selten Appendizitis oder Zystizerkose
Diagnose: Nachweis von Proglottiden im Stuhl, ELISA, PCR
Therapie: Niclosamid, Nitazoxanid oder Praziquantel; Zystizerkose: Palliativ, chirurgisch oder mit Antibiotika, z. B. Albendazol oder Praziquantel und Kortikoid
Prophylaxe und Immunität: Verzicht auf den Verzehr von rohem Rindfleisch. 10-tägiges Tiefgefrieren tötet die Finnen ab.

4.2.7 Echinokokkose

Erreger: *Echinococcus granulosus* (Hundebandwurm), *E. multilocularis* (Fuchsbandwurm), in Europa weit verbreitet; in Deutschland > 50 % der Füchse mit *E. multilocularis* infiziert
Infektionsweg: Mit Wurmeiern kontaminiertes Gemüse, Obst wie Heidel- und Preiselbeeren oder Trinkwasser; Kontakt mit infizierten Tieren (Hund, Katze, Fuchs)
Symptome und Krankheitsverlauf:

- Zystische Echinokokkose (*E. granulosus*) bzw. Alveoläre Echinokokkose (*E. multilocularis*)
- Freiwerdende Larven durchdringen die Darmwand und gelangen lymphogen und hämatogen in andere Organe
- Entwicklung von Larvengeweben v. a. in Leber und Lunge, seltener Gehirn, Röhrenknochen und Wirbelsäule mit der Entwicklung von Organfunktionsstörungen erst Monate bzw. Jahre nach der Infektion
- **Leberechinokokkose:** Appetitlosigkeit, Müdigkeit, Bauchschmerzen, Lebervergrößerung, Ikterus, Cholelithiasis-ähnliche Anfälle ohne Gallensteinnachweis, eingeschränkte Zwerchfellbeweglichkeit, Magenausgangsstenose, portale Hypertension
- **Lungenechinokokkose:** Meist ohne Symptome, Hämoptö, Hydrothorax bzw. Spontanpneumonthorax, Lungenrundherde

Komplikationen und Letalität: Platzen von Zysten mit *E. granulosus* kann zu allergischen Reaktionen, Schock und miliarer Aussaat der Larven führen; Letalität 2–4 % (Zystische Echinokokkose) bzw. 52–94 % (Alveoläre Echinokokkose)
Diagnose: Serologischer Antikörpernachweis
Meldepflicht: Bei Nachweis des Erregers gemäß § 7 IfSG
Therapie: Operative Entfernung des parasitären Gewebes; Chemotherapie bei inoperablen Fällen bzw. miliarer Aussaat (Mebendazol, Albendazol)
Prophylaxe und Immunität: Waldfrüchte, Gemüse und Obst aus Freilandkulturen vor dem Verzehr gründlich waschen und – wenn möglich – kochen. Tiefgefrieren bei –20 °C tötet die Eier des Fuchsbandwurmes nicht ab!
Keine Verfütterung von rohen Schlachtabfällen an Hunde. Behandlung infizierter Hunde mit Praziquantel.

4.3 Durch Lebensmittel übertragbare Viren

Holger Zorn, Manuela Fischer-Zorn

Viren sind im Lebensmittel nicht vermehrungsfähig, können jedoch durch diese übertragen werden. Aufgrund ihrer hohen Umweltresistenz bleiben sie auch bei Kühl- oder Gefrierlagerung bis zu Wo. bzw. Mon. infektionsfähig.

4.3.1 Rotaviren

Erreger: Humane Rotaviren Serogruppen A–G
Infektionsweg: Fäkal-oral über Gemüse u. a. Lebensmittel
Inkubationszeit: 1–3 d
Symptome und Krankheitsverlauf: Betroffen sind v. a. Säuglinge und Kleinkinder zwischen 4 Monaten und 2 Jahren auf Grund fehlender Immunität.

- Gastroenteritis mit leichtem Fieber, Erbrechen, Durchfall mit Schleimbeimengungen
- Ausscheidung der Erreger 3–8 d, seltener bis 30 d nach Krankheitsbeginn, hoch kontagiös

Komplikationen und Letalität: Sehr selten Todesfälle durch Elektrolytstörungen und Exsikkose. Gefahr von nosokomialer Infektion. Kindersterblichkeit in Entwicklungsländern.

Diagnose: Antigennachweis, Elektronenmikroskopie
Meldepflicht: Bei Nachweis des Erregers gemäß § 7 IfSG
Therapie: Symptomatische Behandlung
Prophylaxe und Immunität: (Noch) keine spezifische Impfprophylaxe. Säuglinge möglichst lange stillen. Nach durchgemachter Infektion besteht nur partielle subtypenspezifische Immunität.

4.3.2 Adenoviren

Erreger: v. a. Serotypen 40 und 41
Infektionsweg: Fäkal-oral über Lebensmittel und Trinkwasser; von Mensch zu Mensch
Inkubationszeit: 5–10 d
Symptome und Krankheitsverlauf: V. a. Kinder und Kleinkinder sind betroffen

- Diarrhö, evtl. Invagination mit krampfartigen Schmerzen, Erbrechen, Blut- und Schleimabgang
- Infektion verläuft häufig inapparent trotz Ausscheidung der Erreger

Komplikationen und Letalität: Meningitis, Enzephalitis, Keratokonjunktivitis
Diagnose: Antikörpernachweis
Meldepflicht: Bei Nachweis des Erregers gemäß § 7 IfSG

Therapie: Symptomatisch
Prophylaxe und Immunität: Eine durchgemachte Infektion hinterlässt nur typenspezifische Immunität. Eine Reinfektion mit heterologen Serotypen ist möglich.

4.3.3 Noroviren (früher Norwalk-like Viren/ humane Caliciviren)

Erreger: Genetisch und antigen sehr unterschiedliche Gruppe von mind. 7 Spezies. Neben Rotaviren häufigster Erreger von akuten viralen Gastroenteritiden.
Infektionsweg: Fäkal-oral. Ansteckungsquelle ist Stuhl oder Erbrochenes. Ausbrüche gehen oftmals von kontaminierten Speisen oder Getränken aus. Aufgrund der hohen Umweltresistenz spielen auch kontaminierte Gegenstände, wie Spielzeuge in Kindergärten, eine wichtige Rolle. In einigen Fällen scheint die Infektion auch auf aerogenem Weg zu erfolgen. Typischerweise verursachen Noroviren Ausbrüche in Gemeinschaftseinrichtungen wie Kindergärten, Schulen und Altersheimen.
Inkubationszeit: 24–72 h
Symptome und Krankheitsverlauf: Betroffen sind alle Altersgruppen; Häufung in den Wintermonaten

- Bis zu 4 d andauernde Gastroenteritis mit Übelkeit, Erbrechen, starken Durchfällen, Fieber, Myalgien, Mattigkeit, Schüttelfrost, Bauchkrämpfen, Kopf- und Muskelschmerzen, rauem Hals
- Ausscheidung der Erreger bis etwa 2 d nach Abklingen der gastrointestinalen Beschwerden, bereits in geringer Menge hoch infektiös

Komplikationen und Letalität: In sehr seltenen Fällen Kreislaufkollaps und Tod durch hohen Wasserverlust.

Diagnose: Antigennachweis im Stuhl, RT-PCR, Elektronenmikroskopischer Nachweis
Meldepflicht: Bei Nachweis des Erregers gemäß § 7 IfSG
Therapie: Die Therapie erfolgt symptomatisch, wobei hier die Korrektur des Elektrolyt- und Wasserverlustes vorrangig ist. Spezifische Virusstatika sind bislang nicht bekannt.
Prophylaxe und Immunität: Nach durchgemachter Infektion kurz dauernde Immunität. Eine spezifische Prophylaxe steht nicht zur Verfügung. Bei Ausbruch gilt es durch strengste Einhaltung der Hygieneregeln Kontaktinfektionen zu vermeiden (Verzicht auf Händeschütteln).

4.3.4 Astroviren

Erreger: Serotypen 1–5
Infektionsweg: Fäkal-oral über Lebensmittel und Trinkwasser; von Mensch zu Mensch
Inkubationszeit: Bei Kindern 1–2 d, bei Erwachsenen 3–4 d

Symptome und Krankheitsverlauf:

- 2–3 Tage andauernde leichte, wässrige Diarrhö mit mäßigem Fieber, Erbrechen, Bauchschmerzen, Übelkeit, Appetitlosigkeit
- Bei immungeschwächten Personen Krankheitsverläufe bis zu 6 Wo. und verlängerte Ausscheidung im Stuhl

Komplikationen und Letalität: Als Folge z.T. Laktose-Intoleranz, seltener Kuhmilch-Unverträglichkeit. Todesfälle sind extrem selten.
Diagnose: Elektronenmikroskopischer Nachweis
Therapie: Symptomatisch
Prophylaxe und Immunität: (Noch) keine Schutzimpfung möglich. Nach Erkrankung – meist im Kleinkindesalter – besteht Immunität, die nur durch sehr hohe Infektionsdosen durchbrochen werden kann.

4.3.5 Hepatitis A

Erreger: *Hepatitis-A*-Viren (*Hepatovirus*, HAV), v.a. im Mittelmeerraum, Nahen Osten, Afrika, Asien, Mittel- und Südamerika, Osteuropa, in Deutschland nicht mehr endemisch
Infektionsweg: Fäkal-oral über Trinkwasser (Eiswürfel!), rohe und halbgare Lebensmittel wie Obst und Gemüse, Muscheln, Schalentiere
Inkubationszeit: 15–50 d
Symptome und Krankheitsverlauf: Höchste Inzidenz bei 5–14-Jährigen, bei Kindern asymptomatischer Verlauf

- Fiebriges Prodromalstadium, Gelbsucht mit druckschmerzhaft geschwollener Leber, selbstbegrenzter akuter Verlauf
- Ausscheidung der Viren beginnt 10–14 Tage vor Ausbruch der Krankheit und hält 1–2 Wo. nach Beginn der Erkrankung an
- Evtl. chronisch aktive Hepatitis als Autoimmunkrankheit bei Personen mit genetischem Defekt der T-Suppressor-induzierenden Lymphozyten

Komplikationen und Letalität: Fulminante Hepatitis möglich bei Säuglingen und alten Menschen → letal endende gelbe Leberdystrophie; Letalität der akuten Hepatitis 0,3–0,4 %
Diagnose: Antikörper- und Antigennachweis, PCR
Meldepflicht: Bei Nachweis des Erregers gemäß § 7 IfSG bzw. bei Krankheitsverdacht, Erkrankung und Tod gemäß § 6 IfSG
Therapie: Alkoholkarenz, Interferon-Therapie bei fulminanter Hepatitis
Prophylaxe und Immunität: Hepatitis A gehört zu den wichtigsten importierten Viruserkrankungen. Die Schutzimpfung wird deshalb empfohlen. Nach durchgemachter Infektion besteht Immunität.

4.4 Mykotoxine

Holger Zorn, Manuela Fischer-Zorn

Sekundäre Stoffwechselprodukte von Schimmelpilzen, die in sehr geringen Dosen für Mensch, Tier oder Pflanze giftig sind und teilweise antibiotische Wirkung besitzen (☞ Tab. 12.2-1). Meist thermostabile, niedermolekulare, nicht als Antigen wirkende Verbindungen verschiedener chemischer Stoffgruppen. Teilweise Ausscheidung als Ektotoxine ins umgebende Medium, z.T. als Endotoxine mit begrenztem Diffusionsvermögen im Myzel gelagert.

4.4.1 Aflatoxine

Difuran-Cumarin-Derivate; Aflatoxine B_1, B_2, G_1, G_2, M_1, M_2, Aspertoxin, Parasiticol. Die Bezeichnungen B und G deuten auf Fluoreszenz im UV-Licht hin (B = blau, G = grüngelb), M ist abgeleitet von Milch.

Toxinbildner: Z.B. *Aspergillus flavus, Asp. parasiticus, Asp. nomius*

Vorkommen: V.a. in Lebensmitteln pflanzlicher Herkunft wie Nüssen, Trockenfrüchten, Getreide; in Milch und Käse v.a. durch *Carry over:* Mykotoxine aus toxinhaltigen Futtermitteln gelangen zunächst in Nutztiere, werden dort teilweise in Leber, Niere etc. abgelagert (z.B. Ochratoxin A) oder mit der Milch (Aflatoxin B_1), Fleisch und Eiern übertragen.

Wirkungen und Symptome:

- Aflatoxin B_1 weist mit einer LD_{50} von 0,36 mg/kg KG (eintägige Entenküken) die größte akute Toxizität auf: Leberschäden (Zerstörung der Parenchymzellen, Proliferation der Gallengänge), Blutungen durch Anti-Vitamin-K-Effekt, Störungen der Nervenfunktion (Krämpfe, Lähmungen, Gleichgewichtsstörungen)
- Chronische Toxizität: karzinogen (→ Leberkrebs), teratogen, mutagen nach metabolischer Aktivierung
- „Turkey X Disease"/exsudative Hepatitis
- Ausscheidung erfolgt innerhalb von 24 h zu 75 % über die Faeces und 15–20 % über den Urin, davon nur 5 % unverändert
- Hemmung der Karzinogenese durch Radikalfänger wie BHA, BHT, Ethoxyquin oder Oltipraz

! Eine Mitbeteiligung an den in Afrika, Südamerika und Asien verbreiteten Kinderkrankheiten Kwashiorkor und Reye's Syndrom wird vermutet.

4.4.2 Patulin

(Syn. Clavacin, Clavatin, Claviformin, Expansin und Penicidin)

Toxinbildner: Z.B. *Penicillium expansum* (Erreger der Braunfäule auf Äpfeln, Birnen, Quitten, Pfirsichen, Aprikosen und Tomaten), *Pen. griseofulvum, Pen. patulum*

(Syn. *Pen. urticae*), *Pen. roquefortii*, *Aspergillus clavatus*, *Asp. giganteus*, *Byssochlamys nivea* und *Bys. fulva* (Syn. *Paecilomyces variotii*)

Vorkommen: Obst und Obstprodukte, besonders Apfelsäfte, Gemüse, Getreide, Malzkeime

Wirkungen und Symptome:

- Leichte bis hohe akute Neuro- und Cytotoxizität: Negativer Einfluss auf Immunsystem, Chromosome, Membrane, Hemmung der Synthese von Makromolekülen und der Muskelkontraktion
- Hämorrhagische Wirkung: Ödeme und Blutungen im Gehirn, entzündliche Erscheinungen mit Blutungen im Magen-Darm-Trakt, Blutungen in die Lunge und Lungenödem
- LD_{50} = 35 mg/kg KG (Maus, oral)
- Karzinogene Wirkung für den Menschen bisher nicht gesichert

4.4.3 Ochratoxine A, B und C

Toxinbildner: Z.B. *Aspergillus ochraceus*, *Asp. alutaceus*, *Asp. fresenii*, *Penicillium verrucosum* (Syn. *Pen. viridicatum*), *Pen. aurantiogriseum* (Syn. *Pen. cyclopium*), *Pen. commune* (Syn. *Pen. palitans*), *Eurotium herbariorum*

Vorkommen: V. a. in Getreide, Hülsenfrüchten, Kaffee, Kakao, Trauben(!), asiatischen fermentierten Fischprodukten; durch *carry over* auch in Eiern, Fleisch und Milch

! OTA findet sich häufig zusammen mit Citrinin und/oder Penicillinsäure sowie weiteren Mykotoxinen in Lebensmitteln.

Wirkungen und Symptome:

- Hohe akute Toxizität des Ochratoxin A mit einer $LD_{50} < 6$ mg/kg KG (Schwein, oral): fokale Nekrosen in der Leber, Schädigung der proximalen Nierentubuli, Blutungen ähnlich wie bei Vitamin-K-Mangel, Nephropathie, immunotoxisch und embryotoxisch
- Resorption in Magen und Dünndarm, Verteilung auf alle Gewebe, v. a. Leber, Niere und Muskelgewebe
- Chronische Toxizität: Teratogen, mutagen, karzinogen (→ Tumorbildung zumeist im Harntrakt)
- Ausscheidung über Harn, Faeces und Muttermilch
- Toxizität beruht auf kompetitiver Hemmung der Proteinbiosynthese; Hemmung der Toxizität durch Phenylalanin oder Aspartam

4.4.4 Mutterkornalkaloide (Ergotalkaloide)

Gruppe giftiger Alkaloide, die aus Lysergsäure und einem Tripeptid bestehen, z. B. Ergotamin, Ergosin, Ergocristin, α- und β-Ergokryptin, Ergocornin und Ergometrin

Toxinbildner: *Claviceps purpurea* u. a. *Claviceps* spp.

Vorkommen: In Form eines Dauermyzels (*Secale cornutum*), v.a. auf Roggen
Wirkungen und Symptome:
- Akute Vergiftungen führen zu Übelkeit, Kopfschmerzen, Krämpfen, Parästhesien und evtl. Gangrän von Teilen der Extremitäten, evtl. letal endend (St. Antonius-Feuer)
- Chronische Vergiftungen führen zu *Ergotismus gangraenosus* mit Parästhesien und Gangrän ganzer Extremitäten oder *Ergotismus convulsivus* mit tonisch-klonischen Krämpfen, schmerzhaften Dauerkontrakturen besonders der Beugemuskeln, choreaähnlichen Zuständen und Psychosen bis hin zur „Verblödung", v.a. bei gleichzeitigem Vitamin-A-Mangel
- Früher aufgrund wehenerregender Wirkung eingesetzt

Therapie: Primäre Giftelimination, in schweren Fällen Natriumnitroprussid

4

4.5 Natürlich vorkommende Gifte

Holger Zorn, Manuela Fischer-Zorn

4.5.1 Alkaloide

Sekundäre Pflanzenstoffe mit heterozyklisch eingebautem, basischem Stickstoff, die eine starke und meist spezifische Wirkung auf verschiedene Bereiche des Nervensystems besitzen.

Glykosidalkaloide

Glykosidisch gebundene, v.a. in Nachtschattengewächsen (Solanaceen) vorkommende hitzestabile Alkaloide

Vorkommen: α-Solanin und α-Chaconin in unreifen und grün gewordenen, keimenden Kartoffeln, Tomatin in Tomaten, Spartein und Lupanin in Lupinensamen
Wirkung und Symptome:
- Akute Toxizität für α-Solanin ab 2–5 mg/kg KG: Magenbeschwerden, brennendes, kratzendes Gefühl im Hals, Kopfschmerzen, Mattigkeit, Erbrechen, Leibschmerzen, Durchfall, Spasmen, Apathie
- Letale Dosis 400 mg α-Solanin
- In schweren Fällen Gehirnödem: Benommenheit, Koma, Krämpfe bis hin zum Tod
- Spartein regt in geringen Dosen die glatte Muskulatur an, bewirkt in hohen Dosen Lähmungen

Therapie: Dekontamination, symptomatisch

Pyrrolizidinalkaloide

Vorkommen: Mit Unkräutern verunreinigtes Getreide (*Crotalaria, Leguminosae*), in Honig mittels Übertragung durch Bienen (z.B. aus *Senecio jacobaea*), in Milch durch *Carry over*, **„Buschtees"** (Senecio-, *Crotalaria*-, *Heliotrop*-Gewächse), Heilpflanzen → Phytopharmaka (z.B. Huflattichblätter in Hustentees)

Wirkung und Symptome:
- Toxisch nur bei regelmäßiger Aufnahme
- Aszites und Lebernekrosen, fibrotische Venenverschlüsse in der Leber führen zu Leberzirrhose, Bildung von Megalozyten in der Leber
- Wirkungen auf die Lunge, pulmonaler Hochdruck, Stauungsherzinsuffizienz
- Im Tierversuch karzinogen (Leber)

Prophylaxe: Vorsichtshalber auf den Gebrauch pyrrolizidinalkaloidhaltiger Phytopharmaka verzichten. Gute Alternativen zu Huflattichblättern sind beispielsweise Malven- und Spitzwegerichblätter.

4.5.2 Cyanogene Glykoside / Blausäure

Glukoside von Benzaldehyd-, p-Hydroxybenzaldehyd- und Acetoncyanhydrin, die nach enzymatischer Spaltung Blausäure freisetzen

Vorkommen:
- Amygdalin in Bittermandeln und Fruchtkernen und -steinen (Pfirsich, Aprikose, Kirsche, Apfel, Birne, Pflaume, Citrusfrüchte → Steinobstsäfte und -brände)
- Phaseolunatin in Cassava-/Maniokwurzel, Yamswurzel, Süßkartoffel, Mond-/Limabohne, Gartenbohne, Leinsamen
- Dhurrin in Zuckerhirse, Zuckerrohr, Bambus u. a. Gräsern
- Sambunigrin in Holunderbeeren

Wirkung und Symptome:
- Intakte Glykoside sind ungiftig, da in menschlichen Verdauungssäften keine β-Glukosidase vorhanden ist. Bestimmte Darmbakterien können sie jedoch unter Freisetzung von Blausäure spalten.
- Akute Vergiftungen bereits ab 1 mg Blausäure/kg KG: Hemmung der Ferricytochromoxidase und Blockierung der inneren Atmung v. a. im Gehirn und im Herzmuskel; Anoxie der Zellen führt zum Tod
- Chronische Toxizität noch nicht vollständig geklärt: In tropischen Ländern wurden schwere Erkrankungen wie Ataxie und spastische Muskelschwäche beobachtet
- Der Körper verfügt über Entgiftungsmöglichkeiten: Sulfurtransferase-katalysierte Reaktion der Blausäure mit Thiosulfat bzw. 3-Mercaptobrenztraubensäure aus der Leber und Ausscheidung als Thiocyanat
- Vitamin B_{12} wird ebenfalls als Blausäure-Akzeptor diskutiert.

Therapie: Natriumthiosulfat und Kobalthistidin; Injektion von p-Dimethylaminophenol als Methämoglobinbildner; Inhalation von Amylnitrit

CAVE
5–10 Bittermandeln können bei Kleinkindern zu tödlichen Vergiftungen führen.

4.5.3 Phytohämagglutinine (Lectine)

V. a. in Bohnenarten vorkommende, meist zuckerhaltige, seltener auch lipidhaltige Proteine mit geringer Molekülmasse; z. T. durch Hitze inaktivierbar.

Vorkommen: Ricin im Samen der Rizinusstaude (*Ricinus communis*), Phasin in der gemeinen Gartenbohne (*Phaseolus vulgaris*), Concanavalin A in der Schwertbohne (*Canavalia ensiformis*), weitere Lectine in Sojabohnen, Limabohnen (*P. lunatus*), aber in geringen Konzentrationen auch in Weizen, Karotten, Äpfeln, Mais, Avocado, Bananen, Tomaten

Wirkung und Symptome:

- Häufig blutgruppenspezifische Agglutination von Erythrozyten, Leukozyten und Fibrinoblasten
- Teilweise Hemmung der ribosomalen Proteinsynthese, Schädigung der intestinalen Mukosa
- Entzündung der Darmschleimhaut, Zerstörung des Epithels, Ödeme, Blutungen im lymphatischen Gewebe
- Bindung an die Mikrozotten der Enterozyten des Jejunums, im Zäkum und im Kolon und Behinderung ihrer Funktion
- Bindung an die Magenschleimhaut führt zur Abnahme der Enzymaktivität, verminderter Resorption von Lipiden und Vitamin B_{12}, Zerstörung der Mukosazellen
- Degenerative Veränderungen in Leber und Myokard, Nierenschäden
- Thromben in den erweiterten Kapillaren aller Organe
- Schwere, hämorrhagische Gastroenteritiden; Tod im hypovolämischen Schock

CAVE

Ricin gehört zu den stärksten Pflanzengiften. Die letale Dosis für den Menschen liegt bei ca. 5 µg/kg KG. Latenzzeit nach oraler Aufnahme 2–3 d.

Therapie: Spezifische Antidote stehen nicht zur Verfügung. Entfernung des Giftes durch Auslösen von Erbrechen und Magenspülung.

4.5.4 Proteinase-Inhibitoren

Disulfidbrückenhaltige Polypeptide mit z. T. großer Resistenz gegen Hitze, Säuren, Alkalien, Pepsin und Papain.

Vorkommen: Phaseolus-Arten, Sojabohne, Erbse, Süßkartoffel, Kartoffel, rote Rübe, Erdnuss, Reis, Weizen, Hafer, Mais

Wirkung und Symptome:

- Kompetitive Hemmung von Trypsin, Chymotrypsin, Carboxypeptidase B, Plasmin und Thromboplastin
- Verspätete Resorption von Aminosäuren aus dem Dickdarm aufgrund unzureichender Proteolyse der Proteine führt zu Mangel an essentiellen Aminosäuren

- Verminderte Utilisation von Zink, Mangan, Eisen, Kupfer
- Wachstumshemmung
- Pankreashypertrophie

Prophylaxe: Nahrungsmittel vor dem Verzehr möglichst erhitzen

4.5.5 Saponine

N-freie Glykoside aus einem lipophilen Aglykon (Sapogenin) und einem hydrophilen Zuckerrest mit grenzflächenaktiven Eigenschaften.

Vorkommen: Githagin in der Kornrade (*Agrostemma githago*), Sojabohne, Alfalfa (*Medicago sativa*), Fagin in Bucheckern (*Fagus silvatica*), Spinat, rote Bete, Spargel, Gartenbohne, Zuckerrübe, Glycyrrhizin im Süßholz

! Hierzu gehören auch das Digitonin des roten Fingerhutes (*Digitalis purpurea*) und das Aescin der Rosskastanie (*Aesculus hippocastanum*).

Wirkung und Symptome:

- Meist geringe Resorption; v. a. bei Darmentzündungen und -reizungen erhöht
- Schäumende und hämolysierende Eigenschaften, Komplexbildung mit Lipoiden und Proteinen führten zur Hemmung von Verdauungsenzymen, Anreicherung in den Membranen der Schleimhautepithelzellen des Gastrointestinaltraktes, erhöhte Permeabilität der Mukosa
- Kratzen und Brennen im Mund und Rachenraum, Husten, Niesreiz, Speichel- und Tränenfluss, Übelkeit oder Erbrechen, blutige Diarrhö und schwere Elektrolytverluste, Beeinflussung des Herz-Kreislauf-Systems, in schweren Fällen Tod durch Schock
- Bei Resorption größerer Mengen: massive intravasale Hämolyse: mangelnde Sauerstoffversorgung und Nierenversagen infolge Verstopfung der Nierentubuli mit Hämoglobin

Therapie: Dekontamination, symptomatisch

4.5.6 Photosensibilisatoren

Furanocumarine („Psoralene") wie Psoralen, Bergapten und Isopimpinellin, die die Empfindlichkeit der Haut gegen Sonnenlicht steigern

Vorkommen: Sellerie, Petersilie, Pastinake

Wirkung und Symptome:

- Phototoxisch, fungitoxisch, insektizid, bakterizid, mutagen
- Bildung lichtinduzierter Dermatiten, „Sellerie-Krätze"
- Gegen Schuppenflechte und als Depigmentierungsmittel eingesetzt

4.6 Risiken durch Rückstände und Kontaminanten

Holger Zorn, Manuela Fischer-Zorn

4.6.1 Nitrat/Nitrit (alimentäre Nitritintoxikation)

Vorkommen: Nitrat/Nitrit in gepökelten Fleisch- und Fischwaren, Nitrat als Konservierungsstoff in Käse, in pflanzlichen Lebensmitteln wie Spinat, Salat, Möhren u.a. bei starker Nitratdüngung; Trinkwasser

Wirkung und Symptome:

- Mikrobielle Reduktion von Nitrat zu Nitrit (z.B. *Bacillus subtilis, Pseudomonas fluorescens, E. coli, Enterobacter aerogenes, Penicillium* sp.) während der unsachgemäßen Lagerung, im Speichel (entero-oraler Nitrat-Kreislauf) und im Magen-Darm-Trakt dyspeptisch veranlagter Säuglinge und Erwachsener mit zu wenig Magensäure. Anschließend „endogene Nitrosierung".
- Mikrobielle Reduktion in der Harnblase (bakterielle Zystitis)
- In geringeren Mengen: Gefäßerweiterung, peripherer Kreislaufkollaps, Störungen der Darmperistaltik
- Schwere Vergiftungen bei Säuglingen bereits ab 6,5 mg Nitrat/kg KG: Methämoglobinbildung hemmt die Atmungskette der Erythrozyten, Ausbildung von Zyanose, Tachykardie, Kurzatmigkeit oder Cephalgien mit möglicher Todesfolge
- Akute Nitritvergiftung führt durch drastischen Blutdruckabfall und Methämoglobinämie zum Tod (beim Erwachsenen ab 500 mg Nitrit)
- Bei chronischer Aufnahme von Nitrat bzw. Nitrit kommt es mit sekundären Aminen zur Bildung karzinogener Nitrosamine.

Therapie: Methylenblau und andere Redoxsysteme

4.6.2 N-Nitrosoverbindungen (Nitrosamine und Nitrosamide)

Dimethylnitrosamin (N-Nitrosodimethylamin), Diethylnitrosamin, Nitrososarkosin, Nitrosopyrrolidin, Nitrosoprolin, Nitrosopiperidin u. a.

Vorkommen: Fleisch und Fleischwaren, v.a. Pökelwaren, Fisch und Fischwaren, Bier, endogene Bildung (☞ Kap. 4.6.1)

Wirkung und Symptome:

- Karzinogen, teilweise mutagen (nach Metabolisierung) und teratogen
- Ausgeprägte Organotropie: Leber, Magen, Ösophagus, Harnblase, Lunge, Gehirn. Nitrosamine führen hauptsächlich zu Schädigungen der Leber, Nitrosamide schädigen v.a. das Knochenmark und die lymphatischen Gewebe.

- Hohe akute Toxizität von Dimethylnitrosamin: LD_{50} 20–25 mg/kg KG (Mensch, oral)
- Resorption v.a. im Dünndarmbereich, rasche Metabolisierung wird durch Ethanol gehemmt
- Transplazentare Karzinogenese: Bei Aufnahme während der Schwangerschaft entwickeln die Nachkommen im Erwachsenenalter bösartige Tumoren.

4.6.3 Biogene Amine

Bakteriell gebildete Abbauprodukte von Aminosäuren, z.B. Histamin, Tyramin, Phenylethylamin, Putrescin, Cadaverin, Spermidin, Serotonin
Vorkommen: Verdorbener Fisch, Fischprodukte, Fleisch und Fleischprodukte, fermentierte Lebensmittel wie Käse, Wein, Bier und Sauerkraut, Rohwürste, Schinken
Wirkung und Symptome:

- Ca. 70–100 mg Histamin führen zu mittleren Vergiftungserscheinungen mit Kopfschmerzen, Erbrechen, Blutdrucksenkung, Erhöhung der Kapillardurchlässigkeit mit Urtikaria, nesselartigen Ausschlägen und Quaddeln
- Ab ca. 1 g Histamin schwere Vergiftungen; sehr selten Todesfälle
- Auslöser der „Scrombroid“-Vergiftungen nach Verzehr von verdorbenem Thunfisch und Makrele, die Histamingehalte von 2–5 g/kg aufweisen können
- Andere biogene Amine verursachen v.a. Migräne
- Desaminierung und Inaktivierung der biogenen Amine erfolgt im menschlichen Organismus durch Monoaminooxidasen (MAO)
- Alkoholmissbrauch, Medikamente mit Aminooxidase-Hemmwirkung wie bestimmte Antihypertonika, Analgetika oder Koronarmittel und Vitamin C sowie Magen- und Darmerkrankungen blockieren die MAO und verstärken die Krankheitssymptome
- **Therapie:** Antihistaminika zur Abschwächung der allergischen Reaktion

4.6.4 Toxische Metalle

Aluminium

Vorkommen: Trinkwasser nach Klärung mit Aluminiumhydroxid; salzige, saure oder alkalische Lebensmittel nach Zubereitung in Aluminiumgefäßen oder -folie, z.B. Laugenbrezeln; pflanzliche Lebensmittel; Antazida, essigsaure Tonerde
Wirkung und Symptome:

- Lokale toxische Wirkungen auf das Knochengewebe: Verzögerung des Knochenwachstums, Osteopathie
- Chronische Aufnahme hoher Dosen kann zu Hirnschäden führen, die sich in Demenz und Sprachschwierigkeiten äußern können; Gefahren drohen jedoch nur bei Niereninsuffizienz
- Ein Zusammenhang mit der Alzheimer-Krankheit wird vermutet

- Bei Dialysepatienten kann eine Antacida-Einnahme zur Verschlechterung einer bestehenden Anämie und der sog. Dialyseenzephalopathie führen

Therapie: Chelat-Therapie mit Deferoxamin zur beschleunigten Ausscheidung

! Chelat-Therapie mit Komplexbildnern: Die Bindung der Metalle ist vom pH-Wert des Urins abhängig. Es kann zu ausgeprägten Umverteilungen kommen und die Freisetzung der Metallionen im Urin kann Nierenschäden verursachen. Zudem können essentielle Spurenelemente ausgeschleust werden. Eine Therapie mit Komplexbildnern kann daher nicht chronisch sondern nur intermittierend erfolgen.

Arsen

Vorkommen: Organisches Arsen in Form von Arsenobetain und Arsenocholin v. a. in Fischen und Meeresfrüchten; anorganisches Arsen in Pflanzenschutzmitteln und im Zigarettenrauch

Wirkung und Symptome:

- Organische Arsenverbindungen weisen meist nur geringe Toxizität auf; über ihre Resorption und Verteilung ist wenig bekannt.
- Wasserlösliche anorganische Arsenverbindungen werden bei oraler Aufnahme zu 55–95 % im Magen-Darm-Trakt resorbiert; bei inhalativer Aufnahme beträgt die Retention ca. 20 %
- Anorganische Arsenverbindungen treten ins Blut über und verteilen sich rasch im ganzen Körper, v. a. in Leber, Nieren, Milz und Lunge. Es folgt Elimination aus den Organen und Anreicherung in Haut, Haaren, Nebenhoden, Schilddrüse, Linsenkörper und Skelett
- Arsen(III)Verbindungen sind 2–4-fach stärker toxisch als Arsen(V)Verbindungen
- Teratogene Wirkung nur bei sehr hohen Dosen; Mutagenität und Karzinogenität anorganischen Arsens
- Respiratorische und gastrointestinale, seltener hämatologische, dermale oder die Augen betreffende Wirkungen

Therapie: Chelat-Therapie mit 2,3-Dimercapto-1-propanol (British Anti-Lewisit, BAL), Meso-2,3-Dimercaptosuccinat (DMSA) oder Natrium-2,3-Dimercaptopropan-1-Sulfonat (DMPS) neben rascher Magenspülung und Kohleinstillation

Blei

Vorkommen: Durch bleihaltige Abluft verunreinigtes Getreide, Obst und Gemüse; in sauren Lebensmittel nach Aufbewahrung in Konservendosen (bleihaltige Zinnnähte), Keramik mit bleihaltigen Glasuren und Farben; tierische Lebensmittel wie Leber und Nieren durch *Carry over*; Trinkwasser aus Bleirohrleitungen.

Wirkung und Symptome:

- Unter normalen Verhältnissen sind weder akute noch chronische Bleivergiftung zu erwarten.
- Gerade noch verträgliche tägl. Aufnahme: 1 mg
- Bleiresorption beim Erwachsenen 5–10 %, bei Kindern ca. 50 %
- Akkumulation in inneren Organen und Knochen

- Hohe Toxizität durch Beeinträchtigung der Hämoglobin-Synthese und Hemmung mehrerer Enzyme
- Chronische Vergiftung: Bleikoliken, Spasmen der Blutgefäße (Bleigangrän), erhöhter Blutdruck, Schrumpfniere, Nervenlähmungen, psychische Symptome
- Bei Kindern wird die Entwicklung des Gehirns beeinträchtigt

Therapie: Chelat-Therapie mit DMSA oder D-Penicillamin

Cadmium

Vorkommen: Speisepilze, Leinsamenschrot, Muscheln, Milch, Innereien älterer Tiere; Bedarfsgegenstände mit cadmiumhaltigen Farben

Wirkung und Symptome:

- Resorption bei oraler Aufnahme 5 %, über die Lunge 100 %
- Verminderte Kalzium-Resorption u.a. Störungen des Mineralhaushaltes (z.B. schmerzhafte Osteomalazien, „Itai-Itai-Krankheit") bis hin zum Tod
- Ausscheidung nur zu ~10 %, Kumulation in Leber und Nieren führt zu Tubulusschäden

Therapie: Anwendung von Komplexbildnern wie BAL oder Natrium-Diethyldithiocarbamat (DDTC) noch nicht endgültig geklärt

Kupfer

Vorkommen: Essentielles Spurenelement; Trinkwasserleitungen

Wirkung und Symptome:

- Irritationen des Gastrointestinaltraktes
- Bei Kindern < 4 Jahren führt chronische Exposition zu Leberzirrhose (Indian/German Childhood Cirrhosis) und Beeinträchtigung des Immunsystems

Therapie: Chelat-Therapie mit D-Penicillamin oder Triethylentetraminhydrochlorid (TRIEN)

Quecksilber

Vorkommen: In Fisch, Krusten-, Schalen- und Weichtieren durch verunreinigte Abwässer und mikrobielle Umwandlung in lipidlösliches Methylquecksilber; in pflanzlichen Lebensmitteln durch Emissionen aus Steinkohleverbrennung, Fungizide, Saatgutbeizmittel

Wirkung und Symptome:

- Metallisches Qecksilber ist atmungstoxisch, anorganische und organische Quecksilberverbindungen auch bei oraler Aufnahme sehr giftig
- Organische Quecksilber-Verbindungen leicht resorbierbar
- Akute Toxizität äußert sich in Schädigung der Darm- und Nierenfunktion
- Bei chronischer Aufnahme Speicherung in Erythrozyten, im ZNS (führt zu Enzephalopathien) und in Haaren
- „Minamata-disease" (Japan, 1953–1960)

Therapie: Chelat-Therapie mit DMSA oder DMPS, BAL, D-Penicillamin

4

Zinn

Vorkommen: Anorganische Zinnverbindungen in sauren Lebensmittel aus zinnhaltigen Konservendosen; organische Zinnverbindungen (Mono-, Di-, Tri-, Tetraalkylzinn) in kontaminierten Lebensmitteln und durch dermale Resorption (Hilfsstoffe bei der Verarbeitung von PVC, Polyurethanen und Silikonen; Pflanzenschutzmittel mit fungizider, insektizider und molluskizider Wirkung)

Wirkung und Symptome:

◆ **Anorganisches Zinn:**

- Relativ geringe Resorption
- Zinngehalte ab 1400 mg/kg führen zu akuten Vergiftungserscheinungen: Koliken, Blutungen, Druck auf der Brust, Metallgeschmack, lokale Reizung des Magen-Darm-Traktes
- Kumulation in Knochen
- Ausscheidung v.a. mit dem Urin

◆ **Organische Zinnverbindungen:**

- Resorption bis zu 100 %
- Verteilung in Blut, Leber, Niere und Gehirn: Schädigung von Neuronen, Ödeme im ZNS, Leber- und Pankreasschäden, Degeneration des Ductus choledochus
- Ausscheidung über Faeces und Urin
- Initialsymptome: Kopfschmerzen, Verwirrung, Hyperaktivität, Schlaflosigkeit, Appetitlosigkeit, Hepatomegalien
- Genotoxizität

Therapie: Symptomatisch

4.6.5 Polyhalogenierte aromatische Verbindungen

Beispiele sind Polychlorierte Biphenyle (PCB), eingesetzt als Kälte- und Wärmeübertragungsöle, Transformatorenöle, Weichmacher und hydraulische Flüssigkeiten, Polybromierte Biphenyle (PBB) aus Flammschutzmitteln, Perchlorethylen (PER) aus Chemischen Reinigungen, Polychlordibenzo-p-dioxine (PCDD) und Polychlordibenzofurane (PCDF) aus Müllverbrennungsanlagen, Pentachlorphenol (PCP) aus Holzschutzmitteln

Vorkommen: Aufgrund geringer Abbaubarkeit und guter Fettlöslichkeit ubiquitär nachweisbar, v.a. in fetthaltigen tierischen Lebensmitteln wie Fleisch, Fisch, Eiern, Milch sowie in Muttermilch (Bioakkumulation)

Wirkung und Symptome:

◆ PCP weist geringere akute Toxizität (LD_{50} 20–200 mg/KG) auf und wirkt karzinogen

◆ PCBs:

- Teilweise akute Toxizität ähnlich der Dioxine („Dioxin-ähnliche PCBs“)
- Chronische Toxizität: Chlorakne, Leberschäden, Haarausfall, Hyperpigmentierungen, fetale Missbildungen, Feminisierung männlicher Tiere
- Verdacht auf Karzinogenität

- PCDDs und PCDFs:
  - Hohe akute Toxizität: 2,3,7,8-Tetrachlordibenzo-p-dioxin (TCDD) ist das stärkste nicht natürliche Gift („Seveso“) mit einer LD_{50} von 0,6 µg/kg KG (Schwein, oral), darüber hinaus karzinogen und stark teratogen
  - Chronische Toxizität: Gewichtsverlust (wasting syndrome), Hautschädigungen (Chlorakne), Störungen des Immunsystems, der Nervenleitung, des Hormonsystems und der Enzymsysteme

4.6.6 Bei der Zubereitung von Lebensmitteln entstehende gesundheitsschädliche Stoffe

Polyzyklische aromatische Kohlenwasserstoffe (PAK)

Bei der unvollständigen Verbrennung organischen Materials wie Holz, Kohle oder Mineralöl freigesetzte Verbindungen, z.B. Benzo(a)pyren (Leitsubstanz), Benzo(a)anthracen, Benzo(b)fluoranthen, Dibenzo(a,h)anthracen oder Chrysen

Vorkommen: Geräucherte und gegrillte Fleisch- und Fischprodukte, Kaffee, Oliventresteröle, in pflanzlichen Lebensmitteln durch Aufnahme aus der Luft infolge von Emissionen; Zigarettenrauch

Wirkung und Symptome:

- Karzinogene Wirkung bei lokaler und inhalativer Exposition: Magenkarzinome, Brustkrebs, Lebergeschwülste, Tumore der Eierstöcke und der Lymphdrüsen, Lungen-Adenome und Leukämien
- Genotoxisch, fötotoxisch, nach metabolischer Aktivierung (Epoxidierung) stark mutagen
- Transplazentare Karzinogenese
- Hohe akute Toxizität des Benzo(a)pyrens: LD_{50} 50 mg/kg KG (Ratte, oral)
- Enterale Resorption ca. 10 %, Metabolisierung in praktisch allen Geweben möglich
- Störung der physiologischen Funktion von Steroidhormonen durch Interaktion mit Steroid-Membranrezeptoren
- Beeinträchtigung von Organen mit hoher Mitoserate, z. B. intestinale Epithelien

Heterozyklische aromatische Amine (Imidazochinoxaline)

Pyridin-, Chinolin- und Chinoxalin-Derivate, Amino-Carboline

Vorkommen: In stark erhitztem Fleisch und Fisch durch Bildung aus Kreatinin, Proteinen/Aminosäuren und reduzierenden Zuckern (Fruktose, Glukose)

Wirkung und Symptome:

- Karzinogen: Brustkrebs, Lebertumore, Gehörgangstumore, Magengeschwülste, Hautkrebs, Lungenkrebs
- Nach metabolischer Aktivierung mutagen
- Enterale Resorption im Dünndarm, Verteilung im ganzen Körper, keine Kumulation
- Metabolisierung v. a. in der Leber, zu ca. 5 % unveränderte Ausscheidung mit dem Urin

- Durch die Muttermilch erfolgt eine Übertragung auf die Nachkommen
- Angaben über akute Toxizität sowie mögliche teratogene Wirkungen sind nicht bekannt

Prophylaxe: Allgemeine Verzehrsempfehlung: Um die Belastung mit PAK und HAA zu minimieren sollte auf zu häufigen Verzehr gegrillter und insbesondere stark gebräunter Fleisch- und Fischwaren verzichtet werden.

Acrylamid

Vorkommen: In Backwaren und Kartoffelprodukten (Pommes frites) durch Bildung aus Asparagin und reduzierenden Zuckern im Rahmen der Maillard-Reaktion bei Temperaturen > 150 °C

Wirkung und Symptome:

- Geringe akute Toxizität: Neurotoxisch, spermienschädigend, haut- und augenreizend
- Chronische Toxizität: Schädigung des ZNS bei > 0,5–2 mg/kg KG, Beeinflussung der Fortpflanzung, Gliedmaßenschwäche, verminderte motorische Aktivität, Verlust des Gleichgewichts, Sehstörung
- Einstufung in DFG Gruppe 2 (Stoffe mit Verdacht auf Karzinogenität beim Menschen)
- Geschätzte über Lebensmittel tägl. aufgenommene Menge an Acrylamid: 1,5 µg/kg KG

Die höchsten Acrylamidwerte finden sich bisher in hoch erhitzten Kartoffelprodukten (z. B. Chips). Mittlere bis hohe Gehalte wurden in Pommes frites, Keksen und Knäckebrot gefunden. Brot, Zwieback, Frühstücks-Getreideprodukte (z. B. Cornflakes) und Kaffee wiesen eher niedrige Acrylamidgehalte auf. Inzwischen haben viele Lebensmittelhersteller reagiert und über eine Veränderung der Herstellungsart die Acrylamidgehalte ihrer Produkte gesenkt. Bei der häuslichen Zubereitung sollten Lebensmittel generell nicht zu stark gebräunt werden („vergolden statt verkohlen“).

4.6.7 Pflanzenschutzmittel

Verbindungen, die in der landwirtschaftlichen Lebensmittelproduktion zum Schutz von Kulturpflanzen eingesetzt werden. Hauptgruppen: Herbizide (Unkräuter), Fungizide (Schimmelpilze), Insektizide, Akarizide (Spinnmilben), Molluskizide (Schnecken), Rodentizide (Nager), Nematizide (Würmer)

Vorkommen: Kontamination pflanzlicher Lebensmittel bei Nichteinhaltung von Wartezeiten und direkter Behandlung von Früchten vor Lagerung und Vertrieb; in tierischen Lebensmitteln durch *Carry over*

Wirkung und Symptome: Je nach chemischer Gruppenzugehörigkeit (z. B. Phosphorsäureester, Dithiocarbamate, Pyrethroide, chlorierte Kohlenwasserstoffe) sind die Wirkungen und Symptome sehr unterschiedlich. Eine Vergiftung durch kontaminierte Lebensmittel ist unwahrscheinlich. Es wird daher auf die entsprechende Spezialliteratur verwiesen.

4.6.8 Pharmakologisch wirksame Stoffe

Antibiotika, Sulfonamide, Kokzidiostatika, Antiparasitika

Vorkommen: In der Tiermast vorbeugender Einsatz gegen Infektionen, als Masthilfsmittel und zur Behandlung kranker Tiere; Kontamination tierischer Lebensmittel bei Verwendung höherer Dosen oder Nichteinhaltung vorgeschriebener Wartezeiten

Wirkung und Symptome:

- V.a. Chloramphenicol, Aminoglykosid-Antibiotika, Ampicillin und Cephalosporine fördern die Entwicklung von Resistenzen bei humanpathogenen Krankheitserregern, Therapieerfolge mit Antibiotika beim Menschen gefährdet
- Entwicklung allergischer Reaktionen
- Nitrofurane und Furazolidon besitzen karzinogene und mutagene Wirkung

4

Thyreostatika und Beruhigungsmittel

Zur Verminderung der Stressbelastung und Vermeidung von Qualitätseinbußen beim Fleisch in der Tiermast, z. B. Methyl- und Propylthiouracil, Mercaptobenzimidazole, β-Rezeptorenblocker, Tranquilizer, Glukokortikoide

Vorkommen: Kontamination tierischer Lebensmittel bei Nichteinhaltung vorgeschriebener Wartezeiten

Wirkung und Symptome:

- Teilweise karzinogene Metabolite, wie Thioharnstoffderivate
- Vielfältige Wirkungen, wie Cortison

Anabolika

Als Masthilfsmittel v. a. in der Kälbermast eingesetzte natürliche (17-β-Östradiol, Progesteron, Testosteron) und synthetische Sexualhormone (Ethinylöstradiol, Diethylstilböstrol, Zeranol u. a.) sowie β-Sympathomimetika (Clenbuterol, Salbutamol).

Vorkommen: Kontamination tierischer Lebensmittel bei Nichteinhaltung vorgeschriebener Wartezeiten

Vorkommen: Kontamination tierischer Lebensmittel bei Nichteinhaltung vorgeschriebener Wartezeiten

Wirkung und Symptome:

- Östrogene Wirkung
- Diethylstilböstrol besitzt karzinogene und teratogene Wirkung
- β-Sympathomimetika erweitern Herzkranz- und Herzmuskelgefäße

5 Ernährungsformen

Inhalt

Verschiedenste Ernährungsformen haben sich in den weltweit verbreiteten Kulturkreisen über Jahrtausende entwickelt. Sie reichen von der ausschließlich rohen Kost aus Meerestieren der Inuits über die unterschiedlichsten Mischkostformen bis zu der ausschließlich erhitzten Pflanzenkost der Tamilen. Für den Stoffwechsel des Menschen und die Ernährungsmedizin sind weniger die Lebensmittel, als die damit zugeführten und resorbierten Nähr- und Wirkstoffe von Bedeutung, die letztlich über Nährstoffbedarfsdeckung, Gesundheit und Wohlbefinden entscheiden. Im europäischen Kulturkreis finden sich auch große Unterschiede in den Kostformen, die weiter in regionale Essensgewohnheiten eingeteilt werden können.
Im Folgenden werden die Empfehlungen der Deutschen Gesellschaft für Ernährung (DGE) für eine vollwertige und ausgewogene Ernährung erläutert, die die Grundlage bilden für die Ernährungsempfehlungen in besonderen Lebenssituationen und auch bei bestimmten Erkrankungen. Außerdem wird die Vollwert-Ernährung dargestellt, die inzwischen von einem wachsenden Anteil der Bevölkerung (schätzungsweise 10 %) praktiziert wird. Medizinisch wichtig sind außerdem verschiedene alternative Ernährungsformen, von denen die bekanntesten beschrieben werden.

5.1 Vollwertige Ernährung

Claus Leitzmann, Heide Koula-Jenik

5.1.1 Definitionen: Vollwertig, Vollwert-Ernährung

Claus Leitzmann

Da mehrere Ernährungsformen den Begriff vollwertige Ernährung verwenden, ist eine kurze Begriffsbeschreibung vorangestellt.

Vollwertige Ernährung

Der Begriff vollwertig wurde erstmals Ende des 19. Jh. u.a. von der vegetarischen Bewegung und den Konsumgenossenschaften verwandt, um die besondere Qualität ihrer Waren hervorzuheben. Mit der Entdeckung der Vitamine Anfang des 20. Jh. konnte der genannte Verlust materialisiert werden und der Begriff vollwertig wurde für frische, vitaminreiche und damit gesunde Lebensmittel und Ernährungsweisen verwendet. In den 1920er Jahren bezeichnet Maximilian Bircher-Benner (Arzt, 1867–1939, Schweiz) frische pflanzliche Nahrung als **vollwertige Ernährung.** Dieser Begriff wurde in den 1930er Jahren von der damaligen Deutschen Gesellschaft für Ernährungsforschung übernommen. Werner Kollath (Arzt, 1892–1970, Deutschland) unterscheidet in den 1940er Jahren zwischen Lebensmitteln und Nahrungsmitteln; seine vollwertige Nahrung besteht aus einer möglichst naturbelassenen Kost.
Mit der Gründung der **Deutschen Gesellschaft für Ernährung (DGE)** 1953 wird der Begriff vollwertige Ernährung übernommen, aber erstmals 1955 im Sinne der

DGE definiert: „Im wissenschaftlichen Sinne eine Ernährung, in der alle notwendigen Bestandteile in ausreichender Menge enthalten sind und durch die der menschliche Energiebedarf hinreichend gedeckt wird" [2]. Heute wird von der DGE (2000) unter „vollwertig" die **bedarfsgerechte** Zusammensetzung einer ganzen Kostform (oder zumindest einer Mahlzeit) im Sinne der DGE-Empfehlungen für die Nährstoffzufuhr verstanden. Nach dieser Definition ist kein einzelnes Lebensmittel vollwertig, da in keinem einzelnen Lebensmittel alle essentiellen Nährstoffe in ausreichender Menge und im gewünschten Verhältnis vorhanden sind (außer in der Muttermilch für den Säugling im ersten halben Lj.).

Vollwert-Ernährung

Der Begriff **Vollwerternährung** wird 1942 erstmals von KOLLATH verwendet, der vom Vollwert und Teilwert der Nahrung sowie von der Vollwertlehre spricht. Die Schreibweise Vollwerternährung wird auch von MAX OTTO BRUKER (Arzt, 1909–2000, Deutschland) bevorzugt, der den Begriff **vitalstoffreiche Vollwertkost** einführt.
Die Schreibweise **Vollwert-Ernährung** wird erstmals 1954 in der Satzung der Internationalen Gesellschaft für Nahrungs- und Vitalstoffforschung verwendet. Der Bindestrich gilt seit der 1. Auflage des Buches Vollwert-Ernährung [1] als „Markenzeichen" der Giessener Konzeption dieser zeitgemäßen und nachhaltigen Ernährung. Über die gesundheitlichen Anliegen hinaus werden auch die ökologischen, ökonomischen und sozialen Aspekte des Ernährungssystems beachtet. Heute steht der Begriff Vollwert-Ernährung für eine verantwortungsvolle, weil zukunftsfähige Ernährungsweise. Diese ganzheitliche Betrachtungsweise des gesamten Ernährungssystems vom Acker bis zum Teller ist der wesentliche Unterschied zur vollwertigen Ernährung der DGE.

5.1.2 Vollwertige Ernährung nach den Regeln der DGE

Heide Koula-Jenik

Grundlagen

Empfehlungen zur Nährstoffzufuhr bilden die Basis für eine gesunde und bedarfsgerechte Ernährung. Ziel ist, die Gesundheit und Leistungsfähigkeit zu erhalten und Krankheiten vorzubeugen. Bei den Empfehlungen zu einer vollwertigen Ernährung der Deutschen Gesellschaft für Ernährung (DGE) werden folgende Prinzipien beachtet:

- Deckung des Nährstoffbedarfs gemäß den DACH-Referenzwerten für die Nährstoffzufuhr
- Berücksichtigung des Energiegehalts und der Nährstoffdichte der Lebensmittel
- Umsetzung präventivmedizinischer Erkenntnisse
- Berücksichtigung von Erkenntnissen der Ernährungspsychologie und -soziologie
- Berücksichtigung etablierter Ernährungsgewohnheiten

5

DACH-Referenzwerte für die Nährstoffzufuhr

! Die früheren Empfehlungen der DGE wurden fortgeschrieben und im Jahr 2000 erstmals von den Gesellschaften für Ernährung in Deutschland (DGE), Österreich (ÖGE) und der Schweiz (SGE / SVE) gemeinsam herausgegeben (DACH).

Die Referenzwerte dienen als Basis zur Beurteilung der Ernährungssituation einer Bevölkerungsgruppe bzw. zur Definition von Risikogruppen. Deren Nährstoff- und Energieangaben werden in der Ernährungsberatung, für die Erstellung von Speiseplänen und für die Analyse von Verzehrserhebungen herangezogen. Darüber hinaus fungieren sie als Richtwerte für die Entwicklung und Bewertung von Lebensmitteln in der Ernährungsindustrie sowie für die Erarbeitung lebensmittelrechtlicher Bestimmungen (z. B. Diätverordnung).

Ziele

- **Erhaltung** und **Förderung** der **Gesundheit** und damit **Lebensqualität:**
  - Lebenswichtige metabolische, physische und psychische Funktionen sollen sichergestellt und die Voraussetzung für volle Leistungsfähigkeit erreicht werden.
  - Die Zufuhr in Höhe der Referenzwerte soll nährstoffspezifische Mangelkrankheiten und -symptome, aber auch eine Überversorgung mit Energie oder bestimmten Nährstoffen wie Fett oder Alkohol verhüten.
- Prävention mit Hilfe spezifischer Nährstoffe, z. B.:
  - Substanzen mit antioxidativer Kapazität (Vitamin E, Vitamin C, β-Carotin, Selen), die vor degenerativen Erkrankungen schützen.
  - Folsäure in Bezug auf Neuralrohrdefekte und Hyperhomocysteinämie

Einteilung der Referenzwerte

Die Referenzwerte informieren über die Menge von Nährstoffen, die zum Zeitpunkt des Verzehrs noch im Lebensmittel vorhanden sind. Sie werden eingeteilt in:

- **Empfehlungen:** Grundbedarf + Mehrbedarf der definierten Bevölkerungsgruppe + Sicherheitszuschlag = Empfehlung), z. B. Proteine, ω-6-FS, Mehrzahl der Vitamine, Mineralstoffe und Spurenelemente
- **Schätzwerte:** Bedarf noch nicht mit wünschenswerter Genauigkeit bekannt; Ableitung aus dem Verzehr gesunder, adäquat ernährter Personengruppen, z. B. ω-3-FS, Vitamin E, Vitamin K, β-Carotin, Biotin, Pantothensäure und einige Spurenelemente
- **Richtwerte:** Orientierungshilfe, wenn aus gesundheitlichen Gründen eine Regelung der Zufuhr in bestimmten Bereichen notwendig ist im Sinne von Unter-, Überversorgung, z. B. Wasser, Ballaststoffe, Fett, Cholesterin, Alkohol, Speisesalz, Fluorid

Relevante Parameter

- **Energiebedarf:**
  - Energielieferanten: KH, Fett, Eiweiß, Alkohol
  - Einheit: Kilokalorien (kcal) bzw. Kilojoule (kJ) → 1 kcal entspricht etwa 4,2 kJ

– Energieverbrauch setzt sich zusammen aus dem Grundumsatz (für die Aufrechterhaltung der Körperfunktionen unter Ruhebedingungen), dem Leistungsumsatz bei körperlicher Aktivität und der nahrungsinduzierten Thermogenese.

! Der Energiebedarf wird als Mehrfaches des Grundumsatzes angegeben; multipliziert wird mit dem sog. PAL-Wert (physical activity level).

- **Nährstoffdichte**:
  - Wichtige Größe zur Beurteilung der Nährstoffversorgung und der Qualität eines Lebensmittels als Lieferant eines bestimmten Nährstoffs
  - Nährstoffdichte = Nährstoffgehalt (mg / 100 g) / Brennwert (MJ / 100 g)
  - Je höher die Nährstoffdichte, desto günstiger ist das Verhältnis zwischen dem Gehalt eines Lebensmittels an einem Nährstoff und seinem Energiegehalt.
  - Lebensmittel, deren Nährstoffdichte der in den Empfehlungen festgelegten Nährstoffdichte entspricht oder übersteigt, sind ernährungsphysiologisch günstig zu bewerten.
  - Die Nährstoffdichte gibt Hinweise, welche Lebensmittel besonders geeignet sind, eine niedrige Nährstoffdichte anderer Lebensmittel auszugleichen.
- **Makronährstoffe / Mikronährstoffe** ☞ Kap. 2.1 – 2.3

Ernährungsempfehlungen nach präventiv-medizinischen Erkenntnissen

Übergewicht / Adipositas

- In den Industrieländern Volkskrankheit Nr. 1
- Morbiditäts- und Mortalitätsrisiken nehmen mit steigender Fettmasse zu
- Begünstigt die Entstehung von Hypertonie, Hypercholesterinämie, Hypertriglyceridämie, Hyperurikämie, Diabetes mellitus (Metabolisches Syndrom), bestimmte Krebserkrankungen

Übergewicht reduzieren

Fett

- Bisher galt ein hoher Fettkonsum als wichtigster **Risikofaktor** für die **Entstehung von Übergewicht**; nach neueren Studienergebnissen scheinen Art und Menge der aufgenommenen KH ebenso eine Rolle zu spielen. Seit 2003 weisen einige wissenschaftliche Arbeiten darauf hin, dass mit stark kohlenhydrateingeschränkten Diäten eine bessere initiale Gewichtsreduktion erzielt werden kann. Dies hat v.a. in den USA dazu geführt, dass viele Menschen auf eine kohlenhydratarme Kostform umgeschwenkt sind. Es gibt allerdings noch keine kontrollierten Studien die zeigen, dass kohlenhydratarme Diäten auch eine erfolgreiche Stabilisierung des Gewichts über Jahre ermöglichen. Bei mittel- und langfristiger Anwendung von Low-Carb-Diäten können auch Gesundheitsrisiken mangels fehlender Studien

nicht ausgeschlossen werden. Die aktuellen Empfehlungen der DGE bleiben daher für die Fettaufnahme zunächst bei max. 30 % der aufgenommenen Energie.
- Fettreiche Lebensmittel haben meist eine **hohe Energie**- und eine **niedrige Nährstoffdichte** (verdrängen nährstoffreiche Lebensmittel; damit kann eine fettreiche Ernährung zu einer unzureichenden Versorgung mit Mikronährstoffen führen).
- Hoher Fettkonsum steigert das **Risiko** für bestimmte **Krebserkrankungen** (Pankreas-, Mamma-, Kolon-, Ovarial- und Prostatakrebs).
- Fettart und Fettmenge beeinflussen den **Cholesterinspiegel** und das damit verbundene Risiko für Herz-Kreislauf-Erkrankungen (ungünstig: gesättigte FS; günstig: einfach und mehrfach ungesättigte FS).

Fettverzehr auf 25–30 % der tägl. Gesamtenergie reduzieren! In den amerikanischen Guidelines wurde diese Empfehlung aufgrund neuer Studienergebnisse auf bis zu 35 % erweitert.

- **Gesättigte FS** beeinflussen den Cholesterinspiegel ungünstig (erhöhen Gesamtcholesterin und LDL), **mehrfach ungesättigte FS** haben positive Auswirkungen (ω-6-FS: senken Gesamtcholesterin, LDL und in geringem Maße auch HDL; ω-3-FS: senken Gesamtcholesterin, LDL, TG und steigern HDL); **einfach ungesättigte FS** haben günstige Wirkung (senken Gesamtcholesterin und LDL), aber nur, wenn sie die gesättigten FS ersetzen.
- Hoher Fettkonsum und überhöhte Zufuhr **gesättigter FS** wird im Zusammenhang mit Krebsentstehung diskutiert; einfach ungesättigten FS und ω-3-FS wird eine tumorprotektive Wirkung zugeschrieben.
- Erhöhte Oxidationsneigung der besteht bei **mehrfach ungesättigten FS** aufgrund der Doppelbindungen.

! Empfehlungen für Zufuhr an Fetten und FS
- FS: maximal 10 % gesättigte FS, mind. 10 % einfach ungesättigte FS, etwa 7 % mehrfach ungesättigte FS (Verhältnis ω-3-FS zu ω-6-FS = 1 : 5)
- Das richtige Fett wählen: bevorzugt einfach und mehrfach ungesättigte FS!

Kohlenhydrate
- Bisher galt eine kohlenhydratreiche Ernährung als die beste Maßnahme zur dauerhaften **Gewichtsregulierung**. In einigen Studien konnte dieser Zusammenhang allerdings nicht mehr gezeigt werden; möglicherweise wird dies zu einem neuen Ansatz führen.
- Stärkereiche pflanzliche Lebensmittel sind günstig, da sie i.d.R. eine hohe Nährstoffdichte und einen hohen Ballaststoffgehalt aufweisen.

Empfohlen wird eine hohe Zufuhr an komplexen KH mit niedrigem glykämischen Index.

Eiweiß

- Eiweißreiche Lebensmittel können durch ihren z.T. **hohen Harnsäuregehalt** zur Entstehung von Hyperurikämie und Gicht beitragen.
- Tierische Eiweißquellen sind häufig fettreich.
- Ein Zusammenhang zwischen hohem Fleischverzehr und der Entstehung von Dickdarm- und Bauchspeicheldrüsenkrebs wird diskutiert.

Wenig tierisches Eiweiß zuführen – und wenn, dann in Form fettarmer Produkte.

Sekundäre Pflanzenstoffe

- Obst und Gemüse haben eine hohe Nährstoffdichte und sind reich an sekundären Pflanzenstoffen.
- Ein hoher Verzehr in Form von Gemüse und Obst senkt das Risiko für (zahlreiche) Krebserkrankungen und wirkt präventiv hinsichtlich Herz-Kreislauf-Erkrankungen.

! Zur Förderung des Gemüse- und Obstverzehrs wurde die Kampagne „5 am Tag" ins Leben gerufen: 5 Portionen Gemüse und Obst tägl. essen (3 Portionen Gemüse, 2 Portionen Obst; www.5amtag.de)

Mikronährstoffe

Einige Nährstoffe werden zur Prophylaxe und Therapie von Erkrankungen und Funktionsstörungen eingesetzt:

- **Antioxidative Vitamine** (Vitamin C, E und β-Carotin): möglicherweise Prävention zahlreicher Erkrankungen, v.a. von Herz-Kreislauf-Erkrankungen und Krebs durch Schutz vor freien Radikalen
- **Folsäure, Vitamin B_6 und B_{12}**: Senkung des Homozysteinspiegels (erhöhte Homozysteinkonzentration ist ein Risikofaktor für die Entstehung von Arteriosklerose), nach neueren Studien ist ein niedriger Folsäurespiegel an sich auch ein unabhängiger Risikofaktor.
- **Kalzium:** Adäquate Zufuhr zur Entwicklung einer maximalen Knochendichte und zur Prävention von Osteoporose; evtl. auch präventive Wirkung hinsichtlich Dickdarmkrebs
- **Jod:** Empfehlung von jodiertem Speisesalz (zur flächenhaften Anwendung auch in Großküchen und in der Industrie) zur Beseitigung des Jodmangels und zur Prävention von Schilddrüsenerkrankungen (Deutschland = Strumaendemiegebiet/ Jodmangelgebiet)

! Eine ausreichende Zufuhr aller Mikronährstoffe ist unerlässlich.

Alkohol, Zucker und Salz

- Alkoholische Getränke mäßig, aber nicht regelmäßig (maximal 20 g/d für Männer und 10 g/d für Frauen; möglichst nicht tägl. trinken)

- Verzehr von **Mono-** und **Disacchariden** auf max. 10 % der tägl. Energiezufuhr beschränken (geringe Nährstoffdichte, kariogene Wirkung, tragen zur Überernährung bei)
- Hoher **Kochsalzkonsum** kann bei entsprechender Veranlagung zur Entstehung von Bluthochdruck beitragen und die Entwicklung von Magenkrebs begünstigen (Konsum sollte 10 g/d nicht überschreiten; bei bestehender Hypertonie wird eine Beschränkung auf 6 g/d empfohlen).

Die Zufuhr von Alkohol, Zucker und Salz reduzieren bis meiden.

5

Schadstoffe

- Je abwechslungsreicher die Lebensmittelauswahl, desto geringer ist die Belastung mit Einzelnoxen.
- Gemüse und Obst vor dem Verzehr gründlich waschen bzw. abreiben, wenn nötig schälen.
- Auf Lebensmittel verzichten, die an stark befahrenen Straßen wachsen oder verkauft werden.
- Wildpilze wegen der Anreicherung von Cadmium nur 1–2 ×/Wo.
- Innereien von älteren Tieren (v. a. Nieren) nur alle 2–3 Wochen, auf Hasenleber und -nieren verzichten.

Auf möglichst abwechslungsreiche und schadstofffreie Kost achten.

Psychologische und soziologische Faktoren

- **Psychologische Faktoren:** Die Aufnahme von Lebensmitteln dient nicht nur der Bedarfsdeckung, sondern v. a. auch der Befriedigung individueller Bedürfnisse. Folgende Grundsätze sind zu berücksichtigen:
  - Gebote und Verbote für eine richtige Lebensmittelauswahl sind eher kontraproduktiv (rigide Kontrolle ☞ Kap. 6.4.3)
  - Besser ist es, Trends für den Konsum empfehlenswerter Lebensmittel zu initiieren und verstärken, z. B. „5 am Tag"-Kampagne
  - Formulierung der Empfehlungen sollten zielgruppengerecht sein
- **Soziologische Faktoren:** Z. B. Verfügbarkeit, Preis, Tradition, Mode, Tabus (v. a. etablierte Ernährungsgewohnheiten) bei Empfehlungen berücksichtigen, denn diese
  - prägen das Essverhalten großer Bevölkerungsgruppen
  - lassen abrupte Verhaltensänderungen schwer durchsetzen, auch wenn die etablierten Auswahlmuster zu ungünstigem Ernährungsverhalten führen.

! Ziel ist, auf Basis deutscher Ernährungsgewohnheiten eine leichtere, fettärmere und kohlenhydratreiche, aber dennoch vertraute Kost zu etablieren.

Verzehrsempfehlungen für die Praxis

! 10 Regeln der DGE für eine vollwertige Ernährung

Vielseitig essen
Genießen Sie die Lebensmittelvielfalt: Merkmale einer ausgewogenen Ernährung sind abwechslungsreiche Auswahl, geeignete Kombinationen und angemessene Menge nährstoffreicher und energiearmer Lebensmittel.

Reichlich Getreideprodukte und Kartoffeln
Brot, Nudeln, Reis, Getreideflocken, am besten aus Vollkorn, sowie Kartoffeln enthalten kaum Fett, aber reichlich Vitamine, Mineralstoffe und sekundäre Pflanzenstoffe: Verzehren Sie diese Lebensmittel mit möglichst fettarmen Zutaten.

Gemüse und Obst – Nimm „5" am Tag
Genießen Sie 5 Portionen Gemüse und Obst am Tag, möglichst frisch, nur kurz gegart, oder auch eine Portion als Saft – idealerweise zu jeder Hauptmahlzeit und auch als Zwischenmahlzeit: Damit werden Sie reichlich mit Vitaminen, Mineralstoffen sowie Ballaststoffen und sekundären Pflanzenstoffen (z.B. Carotinoiden, Flavonoiden) versorgt. Das Beste, was Sie für Ihre Gesundheit tun können.

Tägl. Milch und Milchprodukte; ein- bis zweimal in der Woche Fisch; Fleisch, Wurstwaren sowie Eier in Maßen
Diese Lebensmittel enthalten wertvolle Nährstoffe, wie z.B. Kalzium in Milch, Jod, Selen und ω-3-FS in Seefisch. Fleisch ist wegen des hohen Beitrags an verfügbarem Eisen sowie an den Vitaminen B_1, B_6 und B_{12} vorteilhaft. Mengen von 300–600 g Fleisch und Wurst pro Woche reichen hierfür aus. Bevorzugen Sie fettarme Produkte, v.a. bei Fleischerzeugnissen und Milchprodukten.

Wenig Fett und fettreiche Lebensmittel
Fett liefert lebensnotwendige (essentielle) FS und fetthaltige Lebensmittel enthalten auch fettlösliche Vitamine. Fett ist besonders energiereich, daher kann zu viel Nahrungsfett Übergewicht fördern, möglicherweise auch Krebs. Zu viele gesättigte FS fördern langfristig die Entstehung von Herz-Kreislauf-Erkrankungen. Bevorzugen Sie pflanzliche Öle und Fette (z.B. Raps- und Sojaöl und daraus hergestellte Streichfette). Achten Sie auf unsichtbares Fett, das in Fleischerzeugnissen, Milchprodukten, Gebäck und Süßwaren sowie Fast-Food- und Fertigprodukten meist enthalten ist. Insgesamt 70–90 g/d reichen aus.

Zucker und Salz in Maßen
Verzehren Sie Zucker und Lebensmittel bzw. Getränke, die verschiedenen Zuckerarten (z.B. Glukosesirup) hergestellt wurden, nur gelegentlich. Würzen Sie kreativ mit Kräutern und Gewürzen und wenig Salz. Bevorzugen Sie jodiertes Speisesalz.

Reichlich Flüssigkeit
Wasser ist absolut lebensnotwendig. Trinken Sie rund 1,5 l Flüssigkeit jeden Tag. Bevorzugen Sie Wasser – ohne oder mit Kohlensäure – und andere kalorienarme

Getränke. Alkoholische Getränke sollten nur gelegentlich und in kleinen Mengen konsumiert werden.

Schmackhaft und schonend zubereiten
Garen Sie die jeweiligen Speisen bei möglichst niedrigen Temperaturen, soweit es geht kurz, mit wenig Wasser und wenig Fett – das erhält den natürlichen Geschmack, schont die Nährstoffe und verhindert die Bildung schädlicher Verbindungen.

Nehmen Sie sich Zeit, genießen Sie ihr Essen
Bewusstes Essen hilft, richtig zu essen. Auch das Auge isst mit. Lassen Sie sich Zeit beim Essen. Das macht Spaß, regt an vielseitig zuzugreifen und fördert das Sättigungsempfinden.

Achten Sie auf Ihr Gewicht und bleiben Sie in Bewegung
Ausgewogene Ernährung, viel körperliche Bewegung und Sport (30–60 Min./d) gehören zusammen. Mit dem richtigen KG fühlen Sie sich wohl und fördern Ihre Gesundheit.

Der Ernährungskreis

! Der Ernährungskreis der DGE (☞ Abb. 5.1-1) dient als Hilfestellung für die richtige Lebensmittelauswahl in der Praxis. Bevorzugt sollten Lebensmittel aus den Gruppen 1–5 ausgewählt werden, wobei auf Frische und Abwechslung zu achten ist.

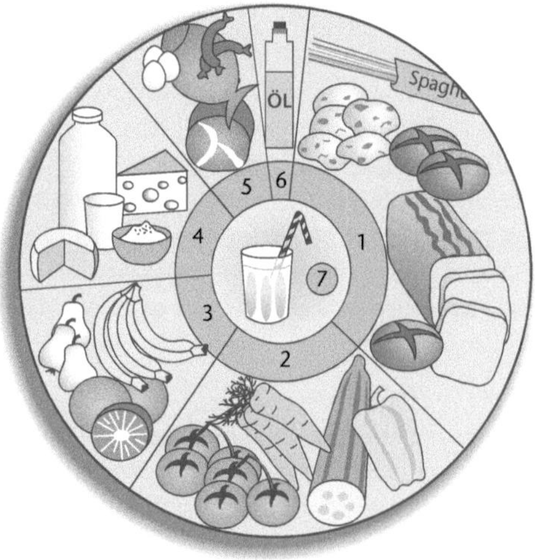

Abb. 5.1-1 Ernährungskreis der DGE. Die Segmentgröße symbolisiert die Bedeutung der Gruppen für eine ausgewogene Ernährung.

Empfehlungen zur Lebensmittelauswahl bei Erwachsenen

Die dargestellten Verzehrsmengen liefern etwa 1800–2000 kcal.

Gruppe 1: Getreide, Getreideerzeugnisse und Kartoffeln

- Liefert komplexe KH, Ballaststoffe, Vitamine (v.a. B-Vitamine) und Mineralstoffe (v.a. Magnesium und Kalium), Vollkornprodukte bevorzugen.
- Verzehrsempfehlung:
  - Tägl. 5–7 Scheiben Brot (ca. 200–350 g) und
  - 1 Portion Reis oder Nudeln (Rohgewicht ca. 75–90 g) oder
  - 1 Portion Kartoffeln (ca. 250–300 g, 4–5 mittelgroße Kartoffeln)

Gruppe 2: Gemüse und Hülsenfrüchte

- Gemüse und Salat: Hohe Nährstoffdichte, i. d. R. kalorienarm (liefern bis auf einige Ausnahmen wenig Kalorien), reich an Vitaminen, Mineral- (v. a. Kalium) und Ballaststoffen
- Hülsenfrüchte sind reich an Eiweiß, komplexen KH und Ballaststoffen.
- Verzehrsempfehlung: Tägl. mind. 3 Portionen Gemüse (ca. 250–300 g); häufiger versuchen, Hülsenfrüchte in den Speiseplan einzubauen.

Gruppe 3: Obst

- Frischobst: Liefert ähnlich wie Gemüse viele Mikronährstoffe und lösliche Ballaststoffe, ist wegen des Zuckergehalts energiereicher als Gemüse, gut geeignet als Nachspeise oder Zwischenmahlzeit
- Trockenobst: Reich an Ballaststoffen und Kalium
- Verzehrsempfehlung: Tägl. mind. 2 Portionen Obst (ca. 250–300 g), 1 Portion kann durch ein Glas Saft ersetzt werden.

Gruppe 4: Milch und Milchprodukte

- Wichtigste Kalziumlieferanten in der Ernährung; liefern auch Magnesium, Zink, Vitamin B_1, B_2 und B_{12}
- Fettarme Produkte bevorzugen
- Verzehrsempfehlung: Tägl. ¼ l Milch und 3 Scheiben fettarmen Käse (90 g), bei Milchunverträglichkeit sind Sauermilchprodukte häufig ein gute Alternative

Gruppe 5: Fisch, Fleisch und Eier

- Seefisch liefert hochwertiges Eiweiß, Jod und ω-3-FS.
- Fleisch ist reich an hochwertigem Eiweiß, Eisen und anderen Mikronährstoffen, enthält aber auch viel Purine, Cholesterin und Fett (v. a. Wurst).
- Eier enthalten neben hochwertigem Eiweiß auch viel Fett und Cholesterin.
- Verzehrsempfehlung:
  - Wöchentl. 1–2 Portionen Seefisch (je 150 g)
  - Höchstens 2–3 Portionen Fleisch (max. je 150 g) pro Woche
  - Höchstens 2–3 mal Wurst (max. je 50 g) pro Woche
  - Wöchentl. bis zu 3 Eiern

Gruppe 6: Fette und Öle

- Liefern essentielle FS und fettlösliche Vitamine, aber auch viel Energie; Zurückhaltung ist v. a. bei tierischen Fetten (Butter, Schmalz) geboten
- 1 g Fett / kg KG / d sind ausreichend
- Neben Einschränkung von Streich- und Kochfett bzw. Ölen ist auch auf den Konsum von fettarmen Lebensmitteln zu achten
- Pflanzenfette und -öle aufgrund ihrer FS-Zusammensetzung und / oder ihres Vitamin-E-Gehaltes bevorzugen
- Verzehrsempfehlungen: Tägl. höchstens 40 g Streich- oder Kochfett (entspricht 2 EL Margarine oder Butter und 2 EL hochwertigem Pflanzenfett)

Gruppe 7: Getränke

- Ausreichende Flüssigkeitszufuhr ist lebensnotwendig. Ideale Getränke: Mineralwasser, ungesüßte Kräuter- und Früchtetees, Gemüsesäfte und verdünnte Obstsäfte
- Kaffee und schwarzer Tee sind in Maßen akzeptabel
- Verzehrsempfehlung: Tägl. 1,5 l Flüssigkeit, bei starkem Schwitzen (Sport, hohe Außentemperatur) Flüssigkeitsmenge entsprechend anpassen

5.1.3 Vollwert-Ernährung nach Leitzmann et al.

Claus Leitzmann

Konzept und Grundsätze

Die Vollwert-Ernährung nach der **Gießener Konzeption** basiert auf wissenschaftlichen Grundlagen und führt neue Forschungsergebnisse mit altbewährten Erkenntnissen und Erfahrungen zusammen. Vordenker waren hierbei insbesondere MAXIMILIAN BIRCHER-BENNER (Arzt, Schweiz 1867–1938) sowie WERNER KOLLATH (Arzt, Deutschland 1892–1970).

So natürlich wie möglich

KOLLATHS Denkansatz war, dass die herkömmliche naturwissenschaftliche Ernährungslehre ihre Erkenntnisse gewinnt, indem sie die Lebensmittel physikalisch, chemisch und physiologisch in ihre Einzelbestandteile zerlegt und deren Wirkung untersucht. Das natürliche Lebensmittel als Ganzes verschwindet dabei. Werden jedoch alle irgend feststellbaren Bestandteile z. B. eines Apfels gemischt, so hat das Endprodukt weder die Gestalt noch die Qualität eines Apfels. Das Ganze ist also mehr als die Summe der Teile. KOLLATHS Grundregel lautete: „Die Nahrung soll so natürlich wie möglich sein." Seiner Ansicht nach ist bei Lebensmitteln, die wenig verarbeitet sind, die Wahrscheinlichkeit am größten, dass alle für Leben, Gesundheit und Wohlbefinden notwendigen Inhaltsstoffe noch in vollem Umfang enthalten sind.

Ökologische und soziale Aspekte

Die Forderung von KOLLATH, Lebensmittel so natürlich wie möglich zu belassen („Vollwert" der Nahrung) ist auch Grundlage des Begriffs **„Vollwert-Ernährung"**. Lebensmittel, die möglichst wenig verarbeitet sind, besitzen noch den vollen Wert der natürlicherweise vorhandenen Inhaltsstoffe und werden deshalb als „vollwertig" bezeichnet.
Die Vollwert-Ernährung in ihrer heutigen Form hat den Anspruch einer zeitgemäßen und nachhaltigen Kostform. Sie geht davon aus, dass eine ausschließlich gesundheitsbezogene Bewertung nicht mehr ausreicht, um die vielfältigen Beziehungen des Ernährungssystems zu beschreiben, und bezieht deshalb auch ökologische und soziale Aspekte mit ein.

Das Ernährungssystem

Der Begriff Ernährungssystem bezeichnet alle Bereiche, die an der Lebensmittelversorgung der Bevölkerung beteiligt sind: Erzeugung, Verarbeitung, Vermarktung (einschl. Transport), Zubereitung und Verzehr der Lebensmittel sowie die Entsorgung des Verpackungsmülls und der organischen Reste. Durch die Vernetzung dieser Bereiche kommt es bei jeder Handlung zu Rück- und Nebenwirkungen auf das Gesamtsystem, die es zu erkennen und bei nachteiligen Auswirkungen zu vermeiden gilt, so dass die Bedürfnisse aller Mitmenschen und die Anforderungen an eine intakte Umwelt erfüllt werden können.

Merkmale einer zeitgemäßen Ernährungsweise

Diese ganzheitliche Konzeption einer zeitgemäßen Ernährungsweise weist folgende Merkmale auf: Sie ist:

- Geschmacklich überzeugend
- Gesundheitlich wertvoll
- Ökologisch notwendig
- Sozial verträglich
- Kulturell erwünscht
- Ökonomisch machbar
- Praktisch durchführbar.

Die der Vollwert-Ernährung zugrunde liegenden **drei Bezugssysteme** sind der einzelne Mensch, die Umwelt und die Gesellschaft. Die Ansprüche einer zeitgemäßen Ernährungsweise sind dementsprechend Gesundheitsverträglichkeit, Umweltverträglichkeit und Sozialverträglichkeit. Inzwischen wurde dieses System um den Faktor Ökonomie erweitert, der verdeutlichen soll, dass alle anderen Bezugssysteme im gesellschaftlichen Kontext auch in ökonomischen Abhängigkeiten stehen.
Ziele der Vollwert-Ernährung sind: Hohe Lebensqualität, insbesondere Gesundheit, Schonung der Umwelt und Förderung der sozialen Gerechtigkeit weltweit.

! Definition der Vollwert-Ernährung (Leitzmann u.a.)

Vollwert-Ernährung ist eine überwiegend pflanzliche (lakto-vegetabile) Ernährungsweise, bei der gering verarbeitete Lebensmittel bevorzugt werden. Gesundheitlich wertvolle, frische Lebensmittel werden zu genussvollen und bekömmlichen Speisen zubereitet. Die hauptsächlich verwendeten Lebensmittel sind Gemüse und Obst, Vollkornprodukte, Kartoffeln, Hülsenfrüchte sowie Milch und Milchprodukte, daneben können auch geringe Mengen an Fleisch, Fisch und Eiern enthalten sein. Ein reichlicher Verzehr von unerhitzter Frischkost wird empfohlen, etwa die Hälfte der Nahrungsmenge.

Zusätzlich zur Gesundheitsverträglichkeit der Ernährung werden im Sinne der Nachhaltigkeit auch die Umwelt-, Wirtschafts- und Sozialverträglichkeit des Ernährungssystems berücksichtigt. Das bedeutet unter anderem, dass Erzeugnisse aus ökologischer Landwirtschaft sowie regionale und saisonale Produkte verwendet werden. Weiterhin wird auf umweltverträglich verpackte Erzeugnisse geachtet. Außerdem werden Lebensmittel aus Fairem Handel mit sog. Entwicklungsländern verwendet.

Mit Vollwert-Ernährung sollen hohe Lebensqualität – besonders Gesundheit –, Schonung der Umwelt, faire Wirtschaftsbeziehungen und soziale Gerechtigkeit weltweit gefördert werden.

Grundsätze der Vollwert-Ernährung

Aufgrund der dargestellten Ansprüche an eine gesundheits-, umwelt- und sozialverträgliche Ernährungsweise wurden die 7 Grundsätze der Vollwert-Ernährung konzipiert (☞ unten). Diesen Grundsätzen ist das Ziel übergeordnet, dass Essen schmecken und Freude machen soll. In der Vollwert-Ernährung gibt es keine starren Regeln und Verbote. Vielmehr sind die Grundsätze als Empfehlungen zu verstehen (Angebote statt Gebote).

! Grundsätze der Vollwert-Ernährung

- Genussvolle und bekömmliche Speisen
- Bevorzugung pflanzlicher Lebensmittel (überwiegend lakto-vegetabile Kost
- Bevorzugung gering verarbeiteter Lebensmittel – reichlich Frischkost
- Ökologisch erzeugte Lebensmittel
- Regionale und saisonale Erzeugnisse
- Umweltverträglich verpackte Produkte
- Fair gehandelte Lebensmittel

Lebensmittelauswahl

Die Empfehlungen gelten für gesunde Erwachsene. Für die Ernährung von Säuglingen, Kindern, Schwangeren, Stillenden und Kranken müssen sie mehr oder weniger abgewandelt werden, im Prinzip sind sie jedoch auch für diese Bevölkerungsgruppen anwendbar.

- **Pflanzliche Nahrungsmittel** stehen im Mittelpunkt; gering verarbeitete Lebensmittel bevorzugen (v.a. Vollkornprodukte, Gemüse und Obst, Kartoffeln, Hülsenfrüchte sowie Milch und Milchprodukte; in geringen Mengen auch Fleisch, Fisch und Eier).
- Etwa die Hälfte der Nahrungsmenge sollte aus **unerhitzter Frischkost** bestehen. Ernährungsempfehlungen: nicht in Form einer Mindest- oder Höchstzufuhr für

einzelne Nährstoffe, sondern als Empfehlung für die Auswahl bestimmter Lebensmittel bzw. Lebensmittelgruppen.
- Berücksichtigung individueller Präferenzen und Verträglichkeiten; generell **ausschließlich Lebensmittel aus ökologischer Landwirtschaft** verwenden.

Empfehlenswerte Lebensmittel

Zur besseren Übersicht und als Hilfe für die Verbraucher bei der Lebensmittelauswahl dient eine Orientierungstabelle, in der die Lebensmittel in vier Wertstufen eingeteilt sind. Vorrangiges Einteilungskriterium ist die ernährungsphysiologische Qualität bzw. der Verarbeitungsgrad. Aber auch die erwähnten ökologischen und sozialen Aspekte werden beachtet.

- **Vollkornprodukte** sollten bei **Getreide** in den Vordergrund gestellt werden.
- **Gemüse** (reichlicher unerhitzter Frischkostanteil) und **Obst** sollte vielseitig verzehrt werden – eher mehr Gemüse als Obst – und sich nach dem jahreszeitlichen Angebot richten. Tiefkühlgemüse und -obst sollten – wenn überhaupt – nicht tägl. sondern nur gelegentlich verwendet werden. Beim Rohverzehr entfällt der Verlust an Inhaltsstoffen durch Erhitzung, d.h. diese Lebensmittel ermöglichen die praktisch vollständige Zufuhr ihrer natürlicherweise enthaltenen Inhaltsstoffe.
- **Pellkartoffeln** sollten gegenüber geschälten Kartoffeln (Salzkartoffeln) bevorzugt werden.
- **Hülsenfrüchte**, v.a. Bohnen, Erbsen, Linsen und Kichererbsen, als gekochte Samen oder blanchierte Keimlinge sollten als eine oft zu wenig verwendete Lebensmittelgruppe auch aufgrund des hohen Protein- und niedrigen Fettgehalts reichlich in der Kost enthalten sein.
- **Fett** sollte auf tägl. 70–80 g/d begrenzt werden. Dies lässt sich v.a. durch eine eingeschränkte Aufnahme von Fetten aus tierischen Lebensmitteln erreichen. Als günstig wird der Verzehr von Nüssen, Nussmusen, Ölsamen und Ölfrüchten, Butter sowie kalt gepressten, nicht raffinierten Pflanzenölen, allerdings in mäßigen Mengen, erachtet.
- **Milch und Milchprodukte** sollte in mäßigen Mengen konsumiert werden. Im Idealfall sollte Vorzugsmilch oder pasteurisierte Vollmilch verwendet werden. Für Schwangere, Säuglinge und Kranke mit eingeschränkter Immunabwehr sollte wegen des nicht auszuschließenden Infektionsrisikos generell pasteurisierte Milch statt Vorzugsmilch verwendet werden. Milchprodukte wie Dickmilch, Joghurt und Buttermilch sollten gegenüber fettreichen Milchprodukten wie süße und saure Sahne bevorzugt werden. Hervorgehoben wird der hohe Nährstoffgehalt der Milch an hochwertigem Protein und Kalzium sowie den Vitaminen B_2 und B_{12}.
- **Fleisch, Fisch** und **Eier** sind nicht nötig, ein mäßiger Verzehr wird aber in der Vollwert-Ernährung nicht abgelehnt. Unter mäßigem Verzehr werden bis zu zwei Fleischmahlzeiten, bis zu einer Fischmahlzeit und bis zu zwei Eier pro Woche verstanden. Insbesondere Fleisch und Eier sollten aus anerkannt ökologischer Landwirtschaft stammen.
- **Getränke** werden als ungechlortes Trinkwasser oder Quellwasser (sofern hygienisch und toxikologisch unbedenklich) oder natürliches Mineralwasser empfoh-

len. Zum Durstlöschen eignen sich auch ungesüßte Früchte- und Kräutertees, außerdem verdünnte Frucht- und Gemüsesäfte sowie Getreidekaffee. Die empfohlene Trinkmenge beträgt 1–2 l/d, wobei sie je nach körperlicher Aktivität, Umgebungstemperatur und Wassergehalt der Nahrung relativ stark schwanken kann.
- **Gewürze** und **Kräuter** sind vielseitig zu verwenden, dadurch kann die Salzaufnahme gesenkt werden.
- **Süßungsmittel** sollte generell eingeschränkt eingesetzt werden, auch um eine überhöhte individuelle Geschmacksschwelle für süß zu senken. Wo eine Süßung erwünscht ist, kommen in erster Linie frisches, süßes Obst und in zweiter Linie nicht wärmegeschädigter Honig oder ungeschwefeltes, eingeweichtes Trockenobst in Frage, letztere allerdings nur in geringen Mengen und nicht in konzentrierter Form.

Neben der verminderten Nährstoffdichte der Kost durch isolierte Zucker wird ein Zusammenhang zwischen dem Verzehr isolierter Zucker und der Entstehung von Zahnkaries diskutiert. Wer Süßigkeiten als Zwischenmahlzeit isst, verzichtet damit auf ernährungsphysiologisch wertvolle Lebensmittel.

Weniger empfohlene und zu meidende Lebensmittel

- **Fleisch und Fisch:**
  - Sojaprodukte (z. B. „Sojamilch" und Tofu) sowie Fertigmischungen (z. B. Bratlingsmischungen) und Produkte aus stark verarbeitetem, insbesondere texturiertem, Sojaprotein (z. B. „Sojafleisch" TVP) sind nicht zu empfehlen.
  - Fleisch-, Wurst- und Fischwaren sowie Fleisch-, Wurst- und Fischkonserven. Zu meiden sind Innereien.
- **Getränke:** Tafelwasser, Fruchtnektare sowie Getränke mit anregender Wirkung wie Bohnenkaffee, schwarzer Tee, Kakao, Bier und Wein. Zu meiden sind Fruchtsaftgetränke, Limonaden, Cola-Getränke, Instant-Kakao, Instant- und Sportlergetränke sowie Spirituosen.
- **Zucker- und zuckerhaltige Produkte:** Wärmegeschädigter Honig, geschwefeltes Trockenobst, Fruchtdicksäfte, Vollrohrzucker, Ahornsirup und Zuckerrübensirup. Zu meiden sind isolierte Zucker (z. B. Haushalts-, Trauben-, Fruchtzucker, brauner Zucker) und Süßstoffe sowie damit hergestellte Produkte (z. B. Süßwaren, Süßigkeiten).

Ernährungsphysiologische Bewertung

Bedarfsdeckung

- Vollwert-Ernährung nach der Giessener Konzeption führt zu einer befriedigenden Bedarfsdeckung mit essentiellen Nährstoffen.
- Konsequente Befolgung der ernährungsphysiologischen Empfehlungen führt zu ähnlich günstigen Ergebnissen wie andere gesundheitsbewusste Ernährungsformen.
- Nach Daten der Giessener Vollwert-Ernährungs-Studie sind die Empfehlungen sehr gut in die tägl. Praxis umsetzbar.

Minimierung von Risikofaktoren

Wenn die durchschnittliche Ernährung der Bundesbürger in Vergleich gesetzt wird, gibt es erhebliche Reduzierungen der Risiken auf verschiedenen Ebenen:

- **Ernährungsphysiologisch:** Mehr Ballaststoffe und Sekundäre Pflanzenstoffe, günstigere Fettqualität, weniger Protein (besonders tierisches), weniger Zucker (besonders zuckerhaltige Getränke), mehr Frischkost etc.
- **Ökologisch:** Regionale und saisonale Produkte brauchen weniger Transport(energie), die ökologische Landwirtschaft setzt keine vorbeugenden Arzneimittel und Antibiotika als Masthilfen ein. Chemisch-synthetische Hilfsmittel werden kaum verwendet, zudem artgerechte Tierhaltung, wenig Importfuttermittel etc.
- **Ökonomisch:** Gesamtkosten (Energieverbrauch, Umweltbelastung, Bodenqualität) langfristig nachhaltig.
- **Sozial:** Mehr Arbeitsplätze in der Landwirtschaft. Mehr Gerechtigkeit gegenüber Entwicklungsländern (Fair Trade).

VWE ist eine ganzheitliche Betrachtungsweise.

5

Fazit – Vollwert-Ernährung

- Die Vollwert-Ernährung ist ernährungsphysiologisch uneingeschränkt zu empfehlen. Sie gewährleistet eine schmackhafte, gut verträgliche Kost sowie eine ausreichende und angemessene Nährstoffversorgung. Als Dauerkost geeignet. Es gelten die Vorteile anderer vegetarisch orientierter Kostformen.
- Mit der Konzeption der Vollwert-Ernährung verbindet sich das Ziel, den komplexen Zusammenhängen des Ernährungssystems gerecht zu werden.
- Im Rahmen eines vernünftigen Lebensstilkonzepts wird versucht, einen Beitrag zur besseren Gesundheit aller Menschen, zur Erhaltung der Umwelt und zur weltweiten sozialen Gerechtigkeit zu leisten.
- Die Anforderungen an eine sinnvolle Ernährung werden weitaus besser erfüllt als die mit der im Bundesdurchschnitt anzutreffende Ernährung.

5.2 Kurzporträts Alternativer Ernährungsformen

Claus Leitzmann

Langfristig praktizierbare Kostformen, die von der heute bei uns üblichen Ernährungsweise teilweise grundsätzlich abweichen. Syn.: Alternative Kostformen, alternative Ernährungsweisen. Begriffe wie „Außenseiter-Diäten“ und „Ernährungsregimes“ sind irreführend und sollten nicht verwendet werden.

Einige alternative Ernährungsformen gründen auf ganzheitlichen Philosophien, andere werden teilweise wissenschaftlich begründet. Manche Theorien sind naturwissenschaftlich nicht nachvollziehbar, stellen jedoch in der Praxis ernährungsphysiologisch sinnvolle Kostformen dar. **Nicht** zu den alternativen Ernährungsformen zählen **Reduktionsdiäten** (z.B. Brigitte-Diät ☞ Kap. 5.3.2), **Ernährungskuren** (z.B. Schroth-Kur ☞ Kap. 5.3.10) und **populäre Ernährungsempfehlungen** (z.B. Atkins-Diät ☞ Kap. 5.3.1). Im Folgenden werden nur die alternativen Ernährungsformen dargestellt, die eine relativ weite Verbreitung erreicht haben. Zu den nicht dargestellten Alternativen Ernährungsformen gibt es entsprechende Literatur. Da der Vegetarismus in allen Alternativen Kostformen eine entscheidende Rolle spielt, erfolgt eine etwas ausführlichere Darstellung.

Charakteristika

- **Einteilung** (nach ihrer Entstehungsgeschichte in drei Gruppen):
  - Antike und altasiatische Kulturen: Vegetarismus, Ernährung im Ayurveda, Chinesische Ernährungslehre (TCM), Mazdaznan-Ernährung, Makrobiotik
  - 1. Hälfte des 20. Jh.: Anthroposophisch orientierte Ernährungslehre, Waerland-Kost, Hay Trennkost
  - 2. Hälfte des 20. Jh.: Evers-Diät, Schnitzer-Kost, Vollwertkost nach Bruker, Vollwert-Ernährung nach Leitzmann et al. (☞ Kap. 5.1.2), Rohkost-Ernährung (☞ Kap. 5.2.7)
- **Gemeinsamkeiten:**
  - In unterschiedlicher Ausprägung vegetarisch orientiert
  - Qualität der Lebensmittel von großer Bedeutung: Anbau (ökologische Landwirtschaft), Verarbeitung (möglichst Wert erhaltend), Auswahl (regionale und saisonale Erzeugnisse), Zubereitung (möglichst schonend)
  - Wissenschaftliche Untersuchungen liegen zu den meisten alternativen Ernährungsformen bisher nicht vor (Ausnahme: vegetarische Ernährung, Vollwert-Ernährung, Rohkost-Ernährung, Makrobiotik).

Ernährungsphysiologische Kriterien

- **Nährstoffversorgung:**
  - Eine ausreichende Nährstoffversorgung lässt sich mit den meisten Alternativen Ernährungsformen sicherstellen.
  - Mögliche kritische Nährstoffe, insbesondere bei einseitiger Lebensmittelauswahl und für Personengruppen mit erhöhtem bzw. speziellem Nährstoffbedarf (z.B. Schwangere, Stillende, Säuglinge, Kleinkinder, ältere Menschen): Vitamine D, B_2 und B_{12}; Zink, Eisen, Kalzium und Jod (Versorgung auch in der Gesamtbevölkerung unzureichend).
- **Prävention:** Präventive Wirkungen auf ernährungsabhängige Erkrankungen wie metabolisches Syndrom, Krankheiten des Herz-Kreislauf-Systems, Diabetes mellitus (Typ 2), verschiedene Krebserkrankungen, Karies sowie Übergewicht sind wahrscheinlich.
- **Voraussetzung:** breite Lebensmittelauswahl, möglichst auf lakto-(ovo-)-vegetarischer Basis (☞ 5.2.1).

5.2.1 Vegetarismus

Ernährungs- und Lebensweise, bei der neben pflanzlichen Lebensmitteln nur Produkte von lebenden Tieren verzehrt werden (lat. vegetare = beleben).

Konzept und Grundsätze

Antiker Vegetarismus begründet durch PYTHAGORAS (Philosoph und Mathematiker, Griechenland 570–500 v. Chr.). In Deutschland leben nach Schätzungen derzeit etwa 3–6 Millionen Vegetarier (= 3,5–7,5 % der Bevölkerung). Hauptmotive: ethische Anliegen, gesundheitliche Aspekte. Außerdem: religiöse, spirituelle, hygienisch-toxikologische, ästhetische, politisch-ökologische und ökonomische Gründe.

Eine Untergruppe der Veganer bilden die **Rohköstler** (☞ Kap. 5.2.8) → zusätzlich zu den genannten Einschränkungen wird gekochte Nahrung gemieden. Bestimmte Rohkostformen beinhalten auch rohe tierische Nahrung (Fleisch, Eier, Insekten) → keine Vegetarier.

Lebensmittelauswahl

Traditionell existieren 4 Formen der vegetarischen Ernährung (☞ Tab. 5.2-1).

Tab. 5.2-1 Formen vegetarischer Ernährung

Bezeichnung	Meiden von[1]
Lakto-Ovo-Vegetarier	Fleisch und Fisch
Lakto-Vegetarier	Fleisch, Fisch und Eier
Ovo-Vegetarier[2]	Fleisch, Fisch und Milch
Veganer	Alle vom Tier stammenden Lebensmittel (Fleisch, Fisch, Milch, Eier und Honig)

[1] bei allen Lebensmitteln sind auch die jeweils daraus hergestellten Produkte eingeschlossen
[2] sehr selten

Ernährungsphysiologische Bewertung

Nahrungsenergieaufnahme

- Meist geringer als in der Durchschnittsbevölkerung (→ gesundheitlich positiv)
- Entspricht bei Lakto- und Lakto-Ovo-Vegetariern oft den Empfehlungen der nationalen Gremien (z. B. DGE)
- Kann bei Veganern zu niedrig sein, bei breiter Lebensmittelauswahl ist jedoch Bedarfsdeckung gegeben

Energieliefernde Nährstoffe (Hauptnährstoffe)

- **Protein:** Zufuhr liegt bei Vegetariern meist unter der von Mischköstlern, ist jedoch mehr als ausreichend. Die DGE empfiehlt eine Proteinzufuhr von etwa 10 % der Nahrungsenergie bzw. 0,8 g/kg KG für Erwachsene. Bei einer 65 kg schweren Person entspricht das 52 g Protein/d. Die Durchschnittsbevölkerung nimmt etwa 90 g Protein/d auf.

5

Veganer sind bei vielfältiger Lebensmittelauswahl ebenfalls ausreichend mit Protein versorgt. Wichtig: eine ausreichende Nahrungsenergiezufuhr verhindert den Abbau von Nahrungsprotein zur Energiegewinnung.

- **KH:** KH-Anteil in der Nahrung oft günstiger als bei Mischköstlern, aber etwas unterhalb der Empfehlungen (DGE: 50–60 % der Nahrungsenergie). Ursache: Es wird deutlich mehr pflanzliche Kost verzehrt (KH↑).
  Die KH-Zusammensetzung bei vegetarischer Ernährung unterscheidet sich von der bei Mischkost: Vegetarier nehmen mehr Stärke und Monosaccharide (v.a. Fruktose aus Obst) auf. Die Saccharoseaufnahme (Zucker, Süßwaren) entspricht in etwa der von Nicht-Vegetariern.
- **Fett:** Lakto-(Ovo-)Vegetarier erreichen die Empfehlungen der DGE zur Fettzufuhr (25–30 % der Nahrungsenergie) oder liegen leicht darüber (Durchschnittsbevölkerung ≥ 35 %). Bei einer insgesamt niedrigeren Nahrungsenergieaufnahme liegt der Gesamtfettverzehr bei Vegetariern jedoch meist deutlich niedriger als bei Mischköstlern.
  Vegetarier führen im Vergleich zu Fleischessern größere Mengen an ω-3-FS (in Form von Leinöl, andere pflanzliche Öle und Gemüse) zu und erfüllen somit die Vorgaben der DACH- Referenzwerte hinsichtlich der FS. Bei einer vermehrten Zufuhr von mehrfach ungesättigten FS erhöht sich der Bedarf an Vitamin E, wird i.d.R. aber durch die vegetarische Kost gedeckt. Die **Cholesterinaufnahme** von Vegetariern (10–350 mg/d) liegt niedriger als in der Durchschnittsbevölkerung (400–500 mg/d).
  Bei **Veganern** entspricht die Fettzufuhr den Empfehlungen, in einigen Fällen liegt sie niedriger als erwünscht. Die Cholesterinaufnahme von Veganern ist vernachlässigbar.

Vitamine

- Vegetarier sind i.d.R. gut versorgt mit den **Vitaminen A** bzw. **β-Carotin, E, B_1** und **C**.
- Die Versorgung mit **Vitamin B_2** ist bei Lakto-(Ovo-)Vegetariern ausreichend bis gut, bei Veganern schwieriger, jedoch möglich.
- Die empfohlenen Zufuhrmengen an **Vitamin B_6** erreichen viele Vegetarier nicht, liegen jedoch oft über den nicht-vegetarischen Vergleichsgruppen. Biochemisch diagnostizierbare Mangelerscheinungen sind seltener anzutreffen als erwartet → Zufuhrempfehlungen liegen möglicherweise über dem tatsächlichen Bedarf.
- Die Versorgung mit **Folsäure** gilt in der Gesamtbevölkerung als kritisch. Mangelnde Folsäureversorgung in der Schwangerschaft → Neuralrohrdefekt des Kindes möglich. Durch den hohen Verzehr von Obst und Gemüse liegt bei Vegetariern, insbesondere Veganern, eine höhere Folsäurezufuhr als in der Durchschnittsbevölkerung vor.
- Die **Niacin**aufnahme liegt bei Veganern deutlich über den Empfehlungen, bei Lakto-(Ovo-)Vegetariern teilweise darunter. Da keine Berichte über biochemisch-klinische Mangelerscheinungen bei Vegetariern vorliegen, ist von einer erheblichen intermediären Niacinsynthese (aus der AS Tryptophan) auszugehen.
- Die rechnerische **Vitamin-D-**Zufuhr von Vegetariern, v.a. Veganern, liegt wie in der Gesamtbevölkerung unterhalb der Empfehlungen. Insgesamt sind aber auch bei Veganern Vitamin-D-Mangelerscheinungen selten → erfolgt eine bedeutende endogene Vitamin-D-Synthese (UV-Licht).

Da auch in der Gesamtbevölkerung der Vitamin-D-Gehalt der Muttermilch sehr gering ist, sollte bei veganer Ernährung und einer Stilldauer von ≥ 6 Mon. eine Vitamin-D-Supplementierung erwogen werden, um einer Rachitis der Kinder vorzubeugen.

- **Vitamin B_{12} (Cobalamin)** wird ausschließlich von Mikroorganismen (Bakterien, Pilze, einige Algen) synthetisiert. Hohe Vitamin-B_{12}-Gehalte finden sich in Innereien, Fleisch, Milch, Milchprodukten und Eiern.
  - Cobalaminmangel führt zur makrozytären, hyperchromen Anämie (→ zahlreiche Symptome an Haut und Schleimhäuten) und/oder zur funikulären Myelose (→ Schädigung des ZNS).
  - Bei Lakto-(Ovo-)Vegetariern ergeben sich keine Versorgungsprobleme mit Vitamin B_{12} → ausreichende Aufnahme aus Milch und Milchprodukten. Auch **Veganer** nehmen geringe Mengen an Vitamin B_{12} auf, der Ursprung der Aufnahme ist nicht immer bekannt. In Frage kommen Bakterien auf Lebensmitteln, in fermentierten Produkten und im Dünndarm sowie geringe Mengen an Milch(produkten). Trotz allem ist eine ausreichende Versorgung bei den heutigen hygienischen Verhältnissen nicht immer gegeben. Durch die lange Speicherkapazität von Vitamin B_{12} treten Mangelerscheinungen meist erst nach vielen Jahren konsequenter veganischer Ernährung auf.
- Für Schwangere und Stillende ist eine vegane Ernährung abzulehnen!
- **Pantothensäure** ist in den meisten Nahrungsmitteln enthalten → dadurch ausreichende Versorgung der Gesamtbevölkerung wahrscheinlich.
- Alimentäre **Vitamin-K**- sowie Biotin-Mangelerscheinungen sind praktisch unbekannt.

Tab. 5.2-2 Vitaminversorgung von Vegetariern und der Durchschnittsbevölkerung

Vitamin	Vegetarier	Durchschnittsbevölkerung
Fettlösliche Vitamine		
Vitamin A bzw. β-Carotin	+	+
Vitamin D	± Ausreichend bei regelmäßiger Sonnenexposition) – Evtl. Säuglinge veganer Mütter	± Ausreichend bei regelmäßiger Sonnenexposition
Vitamin E	+	+
Vitamin K	+	+
Wasserlösliche Vitamine		
Vitamin B_1	+	+
Vitamin B_2	+ Lakto-Ovo-Vegetarier ± Veganer, v. a. Kleinkinder	+
Vitamin B_6	+	+
Vitamin B_{12}	+ – Evtl. langjährige Veganer, Säuglinge veganer Mütter	+
Folsäure	±	±
Niacin	+	+
Pantothensäure	+	+
Biotin	+	+
Vitamin C	+	+

+ Versorgung ausreichend, ± Versorgung teilweise unzureichend, – Versorgung unzureichend

Mineralstoffe (☛ Tab. 5.2-3)

- Eine ausreichende Versorgung mit **Kalium, Magnesium, Chlorid, Phosphor, Kupfer, Mangan** und **Selen** ist gewährleistet.
- Die **Natrium**zufuhr kann auch bei Vegetariern über dem Bedarf liegen, befindet sich aber meist unter der überhöhten Aufnahme der Durchschnittsbevölkerung.
- Die **Zink**aufnahme entspricht der von Mischköstlern, beide liegen jedoch unter den Empfehlungen. Zudem ist die Verfügbarkeit von Zink aus pflanzlichen Lebensmitteln geringer als aus tierischen. Der in Studien ermittelte Zinkstatus bei erwachsenen Vegetariern liegt im Normbereich.
- Lakto-(Ovo-)Vegetarier nehmen meist **Kalzium**mengen auf, die über den Empfehlungen liegen (→ Milch und Milchprodukte). Eine überhöhte Kalziumaufnahme senkt jedoch die Resorptionsrate von Eisen und Zink.
  Veganer nehmen geringere Mengen an Kalzium auf, kompensieren dies aber durch eine gesteigerte Resorption und ihre niedrige Proteinaufnahme (→ Kalziumausscheidung im Urin ↓). Die Kalziumversorgung vegan ernährter Kleinkinder kann teilweise kritisch sein.
- Vom **Eisenmangel** sind Vegetarier westlicher Industrienationen nicht häufiger betroffen als Nicht-Vegetarier. Die **geringere Verfügbarkeit** von ionischem Eisen aus pflanzlicher Nahrung gegenüber Häm-Eisen aus tierischen Lebensmitteln kompensieren Vegetarier teilweise durch eine **relativ hohe Eisenaufnahme**. Gleichzeitiger Verzehr von Reduktionsmitteln wie Vitamin C (z.B. Obst und Obstsäfte) und schwefelhaltige AS erhöht die Verfügbarkeit von Eisen ($Fe^{3+} \rightarrow Fe^{2+}$).
  Vegetarisch ernährte Frauen weisen in manchen Studien eine unbefriedigende **Eisenzufuhr** auf. Biochemische oder klinische Anzeichen eines Eisenmangels sind jedoch auch hier nicht häufiger zu finden als in der Durchschnittsbevölkerung.
  Sowohl weibliche als auch männliche Vegetarier haben geringere *Eisenspeicher* als Mischköstler. Dies wird inzwischen hinsichtlich der Entstehung radikalassoziierter Erkrankungen (z.B. Herzinfarkt, Krebserkrankungen, Atherosklerose) sowie Infektionskrankheiten eher als günstig angesehen.
- Die **Jod**zufuhr liegt bei Vegetariern wie auch in der Gesamtbevölkerung unter den Empfehlungen. Bei den meisten Studien wurde jedoch der Verzehr von jodiertem Speisesalz nicht erfasst. Durch den Einsatz von jodiertem Speisesalz konnte die Jodversorgung der Bevölkerung in den letzten Jahren deutlich verbessert werden.
- Klinische Symptome eines **Molybdän**-, **Chrom**- sowie Fluoridmangels sind weder bei Vegetariern noch bei Nicht-Vegetariern bekannt.

Tab. 5.2-3 Versorgung mit Mineralstoffen und Spurenelementen bei Vegetariern und der Durchschnittsbevölkerung

Mineralstoff/Spurenelement	Vegetarier	Durchschnittsbevölkerung
Natrium	+	+
Kalium	+	+
Kalzium	± (v.a. Veganer)	±
Magnesium	+	+
Chlorid	+	+
Phosphor	+	+

Mineralstoff/Spurenelement	Vegetarier	Durchschnittsbevölkerung
Eisen	± (v. a. Frauen)	± (v. a. Frauen)
Zink	+	+
Kupfer	+	+
Mangan	+	+
Molybdän	+	+
Chrom	+	+
Selen	+	+
Jod	-	-
Fluorid	+	+

+ Versorgung ausreichend, ± Versorgung teilweise unzureichend, – Versorgung unzureichend

Bioaktive Substanzen in Lebensmitteln (BAS)

BAS (☞ auch Kap. 2.5) gelten bisher nicht als essentiell, haben aber positive Einflüsse auf die Gesundheit. Zu den BAS zählen: Ballaststoffe, sekundäre Pflanzenstoffe, Substanzen in fermentierten Lebensmitteln. Genaue Zufuhrmengen bei Vegetariern sind nicht bekannt.

- **Ballaststoffe:** Richtwert von 30 g wird meist deutlich überschritten
- **Sekundäre Pflanzenstoffe** (SPS ☞ auch Kap. 2.2.4): Mit gemischter Kost werden etwa 1,5 g SPS/d aufgenommen, die aus etwa 10.000 verschiedenen Substanzen bestehen. Die optimale Zufuhrmenge ist ungeklärt. Vegetarier nehmen aufgrund ihrer pflanzenbetonten Kost erhebliche Mengen an SPS auf.
- **Substanzen in fermentierten Lebensmitteln** (☞ auch Kap. 2.5): Wichtigste Substanz ist die Milchsäure (Laktat). Gesundheitsfördernde Wirkungen wurden v. a. bei fermentierten Milchprodukten untersucht. Bedeutsam sind die Verbesserung der Laktose-Toleranz sowie Cholesterin senkende, antimikrobielle und antikanzerogene Wirkungen.

Gruppen mit besonderem Nährstoffbedarf

- **Schwangere:** Eine lakto-(ovo-)vegetarische Ernährung kann den teilweise erhöhten Nährstoffbedarf decken bzw. die Schwangere sogar besser versorgen (Vitamine B_1, B_6, E, C, wahrscheinlich Folsäure sowie Magnesium). Bei Eisen, Jod und Zink kann eine marginale Versorgung auftreten, ebenso wie bei nicht-vegetarischen Schwangeren. Eine vegane Kost während der Schwangerschaft ist als kritisch zu bewerten. Besonders die Zufuhr von Protein, Kalzium, Eisen, Jod, Zink, kann unzureichend sein (→ Nährstoffergänzung sollte erwogen werden).
- **Stillende:** Auch während der Stillzeit kann eine lakto-(ovo-)vegetarische Kost den erhöhten Nährstoffbedarf decken, auf eine ausreichende Zufuhr an Eisen, Jod, Zink und Folsäure sollte besonders geachtet werden. Veganerinnen können zusätzlich unzureichend mit Protein, Kalzium, Vitamin B_2 und B_{12} versorgt sein (→ Nährstoffergänzung sollte erwogen werden).
- **Säuglinge (bis 6 Mon.):** Muttermilch ist die beste Nahrungsquelle. Bei bereits mangelernährten Müttern, möglicherweise bei langjähriger veganer Ernährung, ist eine optimale Versorgung des Säuglings nicht möglich (v.a Vitamin B_{12}). Wird

länger als 6 Mon. gestillt, sollte ggf. eine Supplementierung mit Eisen und Vitamin D erwogen werden.

- **Fortgeschrittenes Säuglingsalter (6–12 Mon.):** Lakto-(ovo-)vegetarische Abstill- bzw. Ergänzungsnahrung ist geeignet, den Nährstoffbedarf zu decken. Eine vegane Ernährung ohne Supplemente kann hinsichtlich der Versorgung mit Zink, Eisen, Kalzium und Vitamin D kritisch sein.
- **Klein- und Vorschulkinder (1–5 Jahre):** Bei lakto-(ovo-)vegetarischer Kost im Allgemeinen ausreichende Nährstoffversorgung. Auf die Zufuhr kritischer Nährstoffe wie Zink und Eisen sollte geachtet werden. Eine vegane Ernährung ohne Supplemente kann zu einem Nährstoffmangel führen.
- **Schulkinder (6–11 Jahre):** Optimale Nährstoffversorgung bei gut zusammengestellter lakto-(ovo-)vegetarischer Ernährung. Vegan ernährte Kinder scheinen in dieser Lebensphase weniger ernährungsbedingte Probleme zu haben als in früher Kindheit.
- **Jugendliche (12–18 Jahre):** Pubertärer Wachstumsschub → erhöhter Energie- und Nährstoffbedarf. Ausreichende Nährstoffversorgung bei abwechslungsreicher lakto-(ovo-)vegetarischer Ernährung. Bei Mädchen muss nach Einsetzen der Menstruationsblutung auf eine ausreichende Eisenzufuhr geachtet werden. Eine vegane Ernährung ohne Supplemente kann zu marginaler Versorgung mit Kalzium, Eisen, Zink, Vitamin D und B_{12} führen.

Gesundheitliche Vorteile

! **Überdurchschnittliche Zufuhr an gesundheitlich vorteilhaften Nahrungsbestandteilen:**

- Komplexe KH
- Ballaststoffe
- Sekundäre Pflanzenstoffe
- Vitamine (B_1, C, E, β-Carotin, wahrscheinlich Folsäure)
- Mineralstoffe (Magnesium, Kalium, Mangan)

Die vegetarische Ernährung ist keine „Mangelernährung". Zahlreiche wissenschaftliche Studien belegen heute, dass eine vielseitige lakto-(ovo)-vegetarische Ernährung erhebliche gesundheitliche Vorteile mit sich bringt.

Vegetarier erkranken seltener als die Durchschnittsbevölkerung an:

- **Übergewicht:** Eine vegetarische Kost mit weniger Gesamtfett, einem hohen Anteil komplexer KH, BS und niedriger Energiedichte senkt das Risiko für mit Übergewicht assoziierten Folgeerkrankungen wie Diabetes mellitus, Hypercholesterinämie, Hypertriglyceridämie, Atherosklerose, Hypertonie, Gicht sowie Erkrankungen des Skelett- und Bewegungsapparats.
- **Atherosklerose und Herz-Kreislauf-Erkrankungen:** Die Blutlipidwerte von Vegetariern sind günstiger als bei Mischköstlern. Geringeres Gesamtcholesterin, ein günstigeres Verhältnis von HDL- zu LDL-Cholesterin sowie geringere Triglyzeridwerte reduzieren das Risiko für atherosklerotische Prozesse.

- **Hypertonie:** Vegetarier haben im Vergleich zu Mischköstlern meist geringere systolische und diastolische Blutdruckwerte.
- **Diabetes mellitus:** Der Diabetes mellitus Typ II ist unter Vegetariern weniger verbreitet als in der Durchschnittsbevölkerung. Die geringere Inzidenz an Übergewicht bei Vegetariern scheint wesentliche Ursache zu sein.
- **Gicht:** Vegetarier sind seltener als Mischköstler von Hyperurikämie und Gicht betroffen. Zu niedrigen Harnsäurewerten bei Vegetariern tragen v.a. das Meiden purinreicher tierischer Lebensmittel sowie von Alkohol bei.
- **Osteoporose:** Studien haben gezeigt, dass Vegetarierinnen hinsichtlich des Verlustes an Knochenmasse günstigere Werte als Mischköstlerinnen aufweisen. Dies ist bei lakto-(ovo-)vegetarischer Kost auf teilweise hohe Kalzium- und niedrige Phosphatgehalte zurückzuführen. Zusätzlich bewirkt die geringere Proteinzufuhr von Vegetariern einen Kalzium sparenden Effekt. Veganerinnen zeigen in epidemiologischen Studien keine höhere Osteoporosehäufigkeit als Mischköstlerinnen.
- **Krebs:** Zahlreiche epidemiologische Untersuchungen zeigen, dass Vegetarier seltener an bösartigen Tumoren (v.a. Darm- und Brustkarzinome) erkranken bzw. daran sterben als die Durchschnittsbevölkerung. Eine vegetarische Ernährung liefert reichlich antikanzerogene Substanzen (BS, SPS, antioxidative Vitamine, Laktat), eine geringere Gesamtfettzufuhr sowie ein günstigeres FS-Muster durch einen hohen Anteil mehrfach ungesättigter FS.

Mögliche Risiken

! Bei Vegetariern, insbesondere Veganern und Personen mit erhöhtem bzw. speziellem Nährstoffbedarf (z.B. Schwangere, Stillende, Säuglinge, Kleinkinder, ältere Menschen), kann die Zufuhr folgender Vitamine und Mineralstoffe kritisch sein: Vitamine D, B_2 und B_{12}, Zink, Eisen, Kalzium und Jod.

Bei stark eingeschränkter Lebensmittelauswahl, z.B. bei veganer Ernährung, muss besonders auf eine sorgfältige Zusammenstellung der Kost geachtet werden. Die speziellen Nährstoffbedürfnisse von Kindern, Schwangeren und Stillenden müssen, ebenso wie bei Mischköstlern, ausreichend berücksichtigt werden. Um gesundheitliche Risiken auszuschließen, sollte ggf. eine Nährstoffsupplementierung bzw. die Verwendung angereicherter Lebensmittel erwogen werden.

Fazit – vegetarische Ernährung

Nationale und internationale Gremien empfehlen heute nach dem aktuellen Erkenntnisstand der wissenschaftlichen Forschung zur **Prävention ernährungsabhängiger Erkrankungen** sowie zur **optimalen Nährstoffversorgung**:

- Erhöhter Verzehr pflanzlicher Lebensmittel
- Verminderter Verzehr tierischer Lebensmittel
- Erhöhter Verzehr von Vollkornprodukten
- Verminderter Verzehr von Auszugsmehlprodukten und raffinierten Produkten (z.B. weißer Zucker)

- Geringerer Verzehr von Fett; das verzehrte Fett sollte reich an einfach ungesättigten FS sein
- Verminderter Konsum von Genussmitteln wie Kaffee, Alkohol usw.

Geringerer Verzehr von geräucherten, gepökelten und scharf gebratenen Lebensmitteln. Diese Empfehlungen sind mit einer abwechslungsreichen und vollwertigen **lakto-(ovo-)vegetarischen Ernährung** gut umsetzbar. Dies gilt auch für Personen mit besonderem bzw. erhöhtem Nährstoffbedarf wie Schwangere, Stillende, Kinder und ältere Menschen.
Eine **vegane Ernährung** erfordert mehr Fachkenntnis, kann aber den Nährstoffbedarf bei Erwachsenen ebenfalls decken. Auf kritische Nährstoffe muss besonders geachtet werden. Aus Sicherheitsgründen sollten Schwangere, Stillende und Kinder bei veganer Kost Nährstoffergänzungen erwägen.

5.2.2 Ernährung im Ayurveda

Der Ayurveda („Ayus" = Leben, „veda" = Wissenschaft) ist eine vorbeugende Gesundheits- und Heilkunde, die der mehr als 5000 Jahre alten vedischen Hochkultur Indiens entstammt. Das eigenständige ganzheitliche Heilsystem beruht auf der Lehre der fünf Elemente und einer konstitutionsspezifischen Betrachtung des Menschen.

Konzept und Grundsätze

Viele Jahrtausende lang war der Ayurveda die einzige medizinische Tradition des indischen Subkontinents, auch heute noch wird ein Großteil der indischen Bevölkerung mit ayurvedischen Heilmethoden behandelt. Der ganzheitliche Ansatz dieser alten Heilkunde beeinflusste nicht nur die Medizin in Asien (z. B. die traditionelle chinesische Medizin und altägyptische Heilkundige), sondern auch HIPPOKRATES, den bedeutendsten Arzt im antiken Griechenland (460–370 v. Chr.). Aus diesem Grunde wird Ayurveda auch als die „Mutter der Medizin" bezeichnet [Chopra, 1998; Copra, 2001].

Die Lehre der Doshas

Im Ayurveda wird jeder Mensch individuell nach seinem **Konstitutionstyp** (*Prakriti*) eingeschätzt. Dieser angeborene Konstitutionstyp entspricht einem Bauplan, der Wesen und Eigenart aber auch z. B. die Anfälligkeit für bestimmte Krankheiten charakterisiert. Grundlage der Konstitutionslehre bildet die **Lehre von den fünf Elementen**, aus denen alles Existierende aufgebaut ist: Raum, Luft, Feuer, Wasser und Erde. Jeweils zwei Elemente sind den **drei Konstitutionsgrundtypen** (*Doshas*) zugeordnet: Vata (Luft und Raum), Pitta (Feuer und Wasser), Kapha (Erde und Wasser).

- **Funktionen:**
  - Die Doshas werden als „Bioregulatoren" betrachtet, die alle Funktionen von Körper und Geist steuern und die Natur des Menschen, seine konstitutionellen Anlagen sowie seine derzeitige körperliche und geistige Verfassung bestimmen.

- Jeder Mensch trägt alle drei Doshas von Geburt an in unterschiedlicher Ausprägung in sich, wobei das Verhältnis ständiger Veränderung unterworfen ist.
- Durch charakteristische körperliche, geistige und emotionale Merkmale sowie typische Ess- und Trinkgewohnheiten der unterschiedlichen *Dosha*-Typen kann bestimmt werden, welches *Dosha* gerade vorherrschend ist. Dominiert bei einem Menschen ein *Dosha*, sollte dieses durch geeignete Maßnahmen, z.B. die Ernährung, ausgeglichen werden.

◆ **Ungleichgewicht der Doshas:** Ein Ungleichgewicht kann zu Befindlichkeitsstörungen, einer Ansammlung von Giftstoffen und „Schlacken" sowie letztendlich zu Krankheiten führen. (Von Fastenärzten wird heute die Entschlackung des Körpers als Entwässerung, Entgiftung, Entsäuerung, Enteiweißung und somit als Entlastung definiert).

5

Lebensmittelauswahl

Es gibt keine **einheitlichen Ernährungsregeln** hinsichtlich der Nahrungsmittelauswahl. Die ayurvedische Ernährungslehre vertraut auf das dem Menschen innewohnende ganzheitliche „Wahrnehmungs- und Meldesystem". Der Mensch soll wieder lernen, diese Signale zu deuten, um die Bedürfnisse des Körpers zu erkennen und zu befriedigen. Für den Organismus „schädliche" Esswünsche würden nur dann entstehen, wenn die Doshas ins Ungleichgewicht geraten und dadurch das Gespür für die persönlichen Bedürfnisse verloren geht.

Grundempfehlung: Ausgleich der Doshas, Ranas und Gunas

In einer Mahlzeit sollten möglichst Nahrungsmittel aller *Doshas*, *Rasas* und *Gunas* ausgewogen enthalten sein.

◆ **Transformation der Doshas in Ojas:** Die vom Menschen verzehrte Nahrung stellt Information für die Doshas dar, welche sich wiederum auf den Körper und dessen Bedürfnisbefriedigung auswirkt.

- Diese Information wird im Idealfall durch das „Verdauungsfeuer" *Agni* in *Ojas* umgewandelt, eine feinstoffliche Substanz, die den Zellen „Wohlbefinden" vermitteln soll. Nur die vollständige Umwandlung der Nahrung führt zu körperlicher, geistiger und seelischer Gesundheit.
- Ist *Agni* geschwächt, kommt es zur Bildung von *Ama*, dem Sammelbegriff für „Schlacken", Giftstoffe und unverdaute Nahrung, die bei fast jeder Krankheit vermehrt im Körper zu finden sein sollen. Aber auch durch „unverdaute" psychische und seelische Probleme kann *Ama* entstehen.

◆ **Stärkung und Ausgleich der Doshas:** auf den Konstitutionstyp abgestimmte, individuelle Ratschläge

- Für Vata-Typen werden gekochte und leichtverdauliche Speisen mit den Geschmacksrichtungen salzig, sauer und süß empfohlen.
- Pitta-Typen sollten kalte oder warme, jedoch nicht heiße Speisen bevorzugen. Die geeigneten Geschmacksrichtungen sind bitter, süß und herb.
- Kapha-Typen sollten v.a. mäßig gegarte Speisen mit den Geschmacksrichtungen scharf, bitter und herb sowie frisches Obst und Gemüse verzehren.

- **Rasas und Gunas:** Im Ayurveda gibt es **sechs Geschmacksrichtungen** (*Rasas*): süß, sauer, salzig, scharf, bitter und herb sowie **sechs thermische Qualitäten** (*Gunas*): leicht, schwer, trocken, ölig, kalt und heiß. Wenn der Körper verstärkt nach einem bestimmten *Rasa* oder *Guna* verlangt, gilt das als Zeichen für körperlich-seelische Disharmonie.

Grundempfehlung: Stärkung des Sattva

Nach ayurvedischem Denken durchdringen den Menschen neben den drei *Doshas* auch drei verschiedene Impulse:

- **Tamas:** Symbolisiert Trägheit
- **Rajas:** Treibt zum Handeln an
- **Sattva:** Entspricht dem Wunsch nach Fortentwicklung und schöpferischem Handeln und ist der Impuls, der ein schönes, harmonisches, gesundes, liebevolles und glückliches Leben anstrebt. Die Stärkung von Sattva ist ein wichtiges Ziel des Ayurveda und kann durch Bevorzugung einer sattvischen Nahrungsmittelauswahl erreicht werden:

– Nahrungsmittel mit sattvischer Qualität: Beruhigende, leicht verdauliche Speisen, frische Lebensmittel, Quellwasser, maßvolle Portionen, Ausgewogenheit der sechs Geschmacksrichtungen, regionale und saisonale Lebensmittel

– Als besonders sattvisch gelten gekochte Milch, Reis und anderes Getreide aus vollem Korn, Ghee (Butterschmalz), frisches Gemüse, Mungobohnen und Linsen, Sesam, Mandeln, reifes Obst, Honig und süße Speisen.

Zu meidende Lebensmittel

- Weniger empfohlen werden Nahrungsmittel, die nur sehr schwer in *Ojas* umgewandelt werden können: Fleisch, Geflügel und Fisch, Eier, Käse, Konserven, Tiefkühlkost, übermäßig saure oder salzige Speisen sowie schwere, fettige Kost. Speisereste sollen nicht wieder verwendet werden, da sie keine Ojas mehr erzeugen.
- Generell vermieden werden sollten Alkohol, Kaffee, kohlensäurehaltige Getränke und Schokolade.

Ernährungsphysiologische Bewertung

Die Betonung einer vegetabilen, fettarmen und möglichst frischen Kost ist aus ernährungsphysiologischer Sicht positiv zu bewerten. Die Empfehlungen für die einzelnen Konstitutionstypen beinhalten eine abwechslungsreiche Nahrungsmittelauswahl, was im Sinne einer ausgewogenen Ernährung ebenfalls von Vorteil ist.

- **Vollkorngetreide** als Hauptbestandteil jeder Mahlzeit ist eine gute Quelle für komplexe KH (v.a. Stärke), Ballaststoffe, Protein, ungesättigte FS, B-Vitamine, Folsäure, Eisen, Magnesium und Zink. **Hülsenfrüchte** (v.a. als Püree) gehören in der ayurvedischen Küche zu jeder Mahlzeit und liefern in Kombination mit Getreide hochwertiges Protein sowie Stärke, Ballaststoffe und zahlreiche Vitamine und Mineralstoffe. Auch **frisches Gemüse** wird reichlich verwendet.
- Generell werden **gekochte Speisen** bevorzugt, die im Gegensatz zur Rohkost leichter verdaulich sind. Eine vollwertige Ernährung sollte jedoch tägl. rohes Obst,

Gemüse und Salat enthalten. Rohes Obst und Gemüse liefern u.a die antioxidativen Vitamine C und β-Carotin, verschiedene Mineralstoffe und sekundäre Pflanzenstoffe sowie Ballaststoffe, die zur Vorbeugung ernährungsabhängiger Krankheiten beitragen. Beim Garen wird der Gehalt an hitzeempfindlichen Vitaminen und die Wirkung sekundärer Pflanzenstoffe teilweise stark gemindert.

- Die ayurvedische Ernährungslehre enthält viele sinnvolle Empfehlungen in Form von Anregungen und Orientierungshilfen und stellt keine Dogmen auf. Bei Anwendung der Empfehlungen ist eine **ausreichende Nährstoffzufuhr** problemlos möglich. Aus ernährungsphysiologischen Gründen ist die Ernährung im Ayurveda deshalb **als Dauerkost geeignet**.

Fazit – ayurvedische Ernährungslehre

- Die ayurvedische Ernährungslehre ist eine vorbeugende Gesundheits- und Heilkunde.
- Die Lebensmittel sind vorwiegend lakto-vegetabil, regional und saisonal; denaturierte Nahrung wird gemieden.
- Es erfolgt eine individuelle Ernährung nach Konstitutionstyp mit möglichst frisch zubereiteter Nahrung.
- Die Nährstoffzufuhr ist ausreichend.
- Es gelten die Vorteile anderer vegetarisch orientierter Kostformen, die als Dauerkost geeignet sind.

5.2.3 Chinesische Ernährungslehre

Die chinesische Ernährungslehre ist neben anderen Disziplinen (wie Akupunktur, Meditation, Astrologie, Heilgymnastik und Kräuterheilkunde) Teil der Traditionellen Chinesischen Medizin (TCM), die sich vor rund 3000 Jahren aus dem Taoismus entwickelt hat. Ein zentraler Bestandteil dieser Lehre ist die Langlebensphilosophie: Ziel allen menschlichen Strebens sollte die Unsterblichkeit oder zumindest das Erreichen eines möglichst hohen Lebensalters sein, um schließlich Erleuchtung zu erlangen.

Konzept und Grundsätze

Nach der chinesischen Philosophie basiert Leben auf den beiden Komponenten Energie (*Qi* oder *Chi*) und Substanz. In der chinesischen Philosophie kann das gesamte Universum mit dem *Yin*- und *Yang*-Modell veranschaulicht werden. Während die Energie *Yang*-Charakter hat, ist die Substanz *Yin* zugeordnet. Alles Materielle und Nicht-Materielle wird diesen beiden Kategorien zugeordnet, wobei alles Seiende sowohl *Yin*- als auch *Yang*-Qualitäten beinhaltet. Diese Qualitäten sind nicht statisch, sondern unterliegen permanenten Schwankungen und Veränderungen.

Ausgleich von *Yin* und *Yang*

Wie im gesamten Kosmos müssen auch im Menschen *Yin* und *Yang* bzw. Substanz und Energie immer in einem ausgewogenen Verhältnis zu einander stehen und immer wieder ausgeglichen werden, um das Entstehen von Krankheit zu vermeiden. Dies kann u.a. durch eine **„energetisch ausgewogene" Ernährung** gefördert werden, die alle Organe angemessen mit Energie versorgt. Die permanente, dynamische Umwandlung von *Yin* und *Yang* (und somit der gesamten Natur) wird im Taoismus mit der **Lehre von den Wandlungen** erklärt: Alles im Kosmos ist in Bewegung und geht in einander über. So wächst beispielsweise die Saat (*Yin*) zur Pflanze (*Yang*) heran, stirbt und zerfällt wieder zu Erde (*Yin*). Diese Wandlungsprozesse werden durch die **Fünf Elemente** symbolisiert: Holz, Feuer, Erde, Metall, Wasser.

Fünf-Elemente

Alle Elemente enthalten sowohl *Yin*- als auch *Yang*-Aspekte und stehen in einem zyklischen Zusammenhang, sie „ernähren" sich gegenseitig. Holz wird vom Wasser genährt (ein Baum braucht Wasser zum Wachsen), das Feuer „ernährt" sich vom Holz. Feuer wiederum erzeugt Asche, die zu Erde wird und Metalle enthält. Wasser wird vom Metall genährt (flüssiges Metall fließt wie Wasser) und der Kreislauf beginnt von vorne. So durchläuft jeder Prozess und jedes Menschenleben nacheinander alle fünf Stadien. Alles Existierende wird den Fünf Elementen zugeordnet (Tab. 5.2-4). Jedes Körperorgan, jeder Mensch, jede Krankheit, jedes Nahrungsmittel, sogar jeder Charakterzug eines Menschen weisen auf ein dominierendes bzw. ein schwaches Element hin. Aus dieser Beobachtung lassen sich in der chinesischen Medizin gezielte Maßnahmen zum Ausgleichen des Energieflusses ableiten.

Tab. 5.2-4 Zuordnungen zu den Fünf Elementen

	Holz	Feuer	Erde	Metall	Wasser
Jahreszeit	Frühling	Sommer	Spätsommer	Herbst	Winter
Klima	Wind	Hitze	Feuchtigkeit	Trockenheit	Kälte
Farbe	Grün	Rot	Gelb	Weiß	Blau/Schwarz
***Yin*-Organ**	Leber	Herz	Milz	Lunge	Nieren
***Yang*-Organ**	Gallenblase	Dünndarm	Magen	Dickdarm	Blase
Sinn	Sehen	Sprechen	Schmecken	Riechen	Hören
Geschmack	Sauer	Bitter	Süß	Scharf	Salzig
Emotion/ Geisteshaltung	Zorn, Großzügigkeit, Toleranz	Freude, Intelligenz, Intuition	Vernunft, Stabilität, Grübeln	Traurigkeit, Vertrauen, Gerechtigkeit	Angst, Mut, Bescheidenheit

Lebensmittelauswahl

Alle Nahrungsmittel werden den Fünf Elementen zugeordnet. Für die Ernährung ist v.a. die Einteilung in die **fünf Geschmacksrichtungen** von Bedeutung: sauer, bitter, süß, scharf und salzig. Zusätzlich erfolgt bei Nahrungsmitteln eine Einteilung nach ihrer **thermischen Wirkung**: heiß, warm, neutral, erfrischend, kalt.

- **Heiße Nahrungsmittel**: U.a. scharfe Gewürze, Fleisch und hochprozentige Alkoholika, schützen vor Kälte (*Yang*-Mangel) und sollten somit v.a. in der kalten Jahreszeit verzehrt werden.

- **Warme Nahrungsmittel:** Z.B. Geflügel, Lauch, Zwiebeln, Ingwer, entfalten eine ähnliche Wirkung wie die heißen Nahrungsmittel, allerdings in abgeschwächter Form. Den Hauptteil einer Mahlzeit sollten immer **neutrale Nahrungsmittel** wie z.B. Getreide ausmachen.
- **Erfrischende Nahrungsmittel:** Wie etwa die meisten Obst- und Gemüsesorten, sie „kräftigen" das Blut. Aus ihnen baut der Körper „Säfte" und „Substanz".
- **Abkühlende Lebensmittel:** Z.B. Südfrüchte, eignen sich für den Hochsommer bzw. heiße Länder und gelten deshalb für gemäßigte Zonen als ungeeignet. Die chinesische Ernährungslehre geht davon aus, dass in der jeweiligen Region, in der der Mensch lebt, auch die für ihn geeigneten Nahrungsmittel wachsen.

Empfehlenswerte Lebensmittel

Die Zubereitung und Zusammensetzung der Speisen sollte nach den Regeln der **„Goldenen Mitte"** erfolgen. Das bedeutet ausgewogen und der Jahreszeit entsprechend (Kombination der verschiedenen Lebensmittel nach thermischer Wirkung), die Verwendung sanfter Garmethoden sowie ein ausgewogener Einsatz der fünf Geschmacksrichtungen und auch der fünf Farben (grün, rot, gelb, weiß und blau/schwarz). Durch verschiedene Zubereitungsmethoden können Lebensmittel „yinisiert" oder „yangisiert" werden.

- In der chinesischen Ernährungslehre bilden **Vollgetreide** und **gekochtes Gemüse** den Nahrungsmittelschwerpunkt.
- **Fleisch** wird nicht als problematisch, sondern auch als Heilmittel betrachtet (Ausnahme: Schweinefleisch). Lediglich ein Zuviel kann schädlich sein.
- Da gekochte Nahrung leichter verdaulich ist, wird **Rohkost** nur in geringen Mengen empfohlen. Außerdem sind die Chinesen der Überzeugung, dass „durch das Feuer beim Kochen das geistige Feuer des Menschen entfacht" wird.

Zu meidende Lebensmittel

Nahrungsmittel, die keine Lebendigkeit mehr haben, werden **abgelehnt**: Bestrahlte, industriell verarbeitete, tiefgekühlte oder in der Mikrowelle zubereitete Produkte. Ein hoher Wert wird auf den Aufbau einer gesunden und intakten Darmflora gelegt (frische, möglichst wenig verarbeitete Lebensmittel, heute international als „whole foods" bezeichnet).

Ernährungsphysiologische Bewertung

Aus **ernährungsphysiologischer Sicht** gelten die Vorteile einer abwechslungsreichen, überwiegend vegetarischen Kostform, die frische, möglichst wenig verarbeitete Nahrungsmittel bevorzugt. Die Ablehnung von Südfrüchten im Winter sowie der geringe Stellenwert der Rohkost ist weniger vorteilhaft, denn diese Lebensmittel sind gute Quellen für Vitamin C, β-Carotin, Folsäure sowie zahlreiche Mineralstoffe und sekundäre Pflanzenstoffe. Dennoch bietet die chinesische Ernährungslehre eine Kostform, die **dauerhaft geeignet** ist, den **Nährstoffbedarf zu decken**.

Fazit – chinesische Ernährungslehre

- Die chinesische Ernährungslehre ist eine vorbeugende Gesundheits- und Heilkunde, bei der die Ausgewogenheit von Energie (*Qi*, *Yang*) und Substanz (*Yin*) im Vordergrund steht.
- Die Lebensmittel sind vorwiegend lakto-vegetabil, regional und saisonal; Nahrungsmittel ohne „Lebendigkeit" werden gemieden.
- Lebensmittel werden nach thermischer Wirkung und den Fünf Elementen eingeteilt.
- Die Nährstoffzufuhr ist ausreichend.
- Es gelten die Vorteile einer abwechslungsreichen Mischkost, die als Dauerkost geeignet ist.

5.2.4 Makrobiotik

Dauerkostform als Teil einer traditionellen, ganzheitlichen Lebensphilosophie unter Berücksichtigung der „energetischen" Ausgewogenheit der Ernährung (Yin-Yang-Prinzip) und der individuellen Konstitution jedes Menschen. Makrobiotik = das große Leben (griech.= makros = groß, lang; bios = Leben).

Konzept und Grundsätze

Ursprung: Einflüsse des Taoismus und anderer Traditionen des Fernen Ostens. Weiterentwicklung der Makrobiotik durch Christoph Wilhelm Hufeland (Arzt, Deutschland 1762–1836), Georges Ohsawa (Naturphilosoph, Japan 1892–1966), Mishio Kushi (Politikwissenschaftler, Japan *1926) und Steve Acuff (Germanist, USA *1945).

- Grundlage ist die Lehre von den dynamischen Gegensätzen *Yin* und *Yang*, die sich einander ergänzen: Alles Existierende einschließlich der Nahrung kann den beiden Kategorien zugeordnet werden (z.B. weiblich-männlich, passiv-aktiv, ausdehnend-zusammenziehend).
- Ziel der Makrobiotik ist die Harmonie von *Yin* und *Yang*: Durch geeignete Auswahl und Zubereitung der Nahrung soll ein harmonisches Gleichgewicht hergestellt werden bei einem Ungleichgewicht entsteht Krankheit.

Lebensmittelauswahl

Berücksichtigt werden individuell für jeden Menschen der Gesundheitszustand, die Heimatregion, die Jahreszeit, das soziale Umfeld, die körperliche Aktivität usw.

Allgemeine Empfehlungen

- 50–60 % naturbelassenes, gekochtes Getreide
- 20–30 % Gemüse (davon ein Drittel als Rohkost)
- 10 % Algen, Hülsenfrüchte und daraus hergestellte Produkte
- 5 % Suppe (v.a. Misosuppe)

- 5 % Sonstiges (Obst, Nüsse und Samen, Öle, Gewürze, Getränke, Fisch)
- Nahrung möglichst aus der gleichen Klimazone
- Saisonale Lebensmittel
- Ökologische Erzeugung

Zu meidende Lebensmittel
- Fleisch
- Milch und Milchprodukte
- Eier
- Nachtschattengewächse
- Tropisches Obst und Gemüse
- Kaffee, schwarzer Tee und Alkohol
- Stark verarbeitete Produkte (Zucker, Weißmehl, polierter Reis, usw.)
- Scharfe Gewürze
- Zusatzstoffe

Ernährungsphysiologische Bewertung
- **Makrobiotik nach Ohsawa:** Sehr eingeschränkte Lebensmittelauswahl und wissenschaftlich unhaltbare Behauptungen. Die ursprüngliche Form der Makrobiotik spielt jedoch heute keine Rolle mehr.
- **Makrobiotik nach Kushi:** Stark eingeschränkte, überwiegend vegane Lebensmittelauswahl. In **wissenschaftlichen Untersuchungen** wurden teilweise kritische Nährstoffmängel (Vitamine D, B_2 und B_{12}, Kalzium, Eisen) und Gedeihstörungen (starke Abmagerung, Störungen der Grobmotorik, verzögerte Sprachentwicklung, Rachitis) bei makrobiotisch ernährten niederländischen Kindern festgestellt. Durch eine abwechslungsreiche und vielseitige Lebensmittelauswahl konnten diese Probleme behoben werden.
- **Makrobiotik nach Acuff:** Liberalere Empfehlungen zur Lebensmittelauswahl, dennoch marginale Versorgung mit den Vitaminen B_2 und B_{12} sowie Kalzium möglich.

Fazit – Makrobiotik
- Geringer Verzehr von Rohkost und Obst nicht vorteilhaft.
- Vegane Form der Makrobiotik ohne Supplementierung für Kinder und Menschen in besonderen Lebenssituationen abzulehnen.
- Für Erwachsene bei ausreichendem Ernährungswissen und gut zusammengestellter Kost Deckung des Nährstoffbedarfs möglich.

5.2.5 Anthroposophisch orientierte Ernährungslehre

Dauerkostform als Teil einer ganzheitlichen Philosophie, die neben naturwissenschaftlichen Erkenntnissen auch seelische und geistige Einwirkungen der Lebensmittel bzw. der Ernährung auf den Menschen berücksichtigt.

Konzept und Grundsätze

Die anthroposophisch orientierte Ernährungslehre basiert auf den Lehren RUDOLF STEINERS (Philosoph, Deutschland 1861–1925). Maßgebliche Weiterentwicklung durch UDO RENZENBRINK (Arzt, Deutschland 1913–1994) und PETRA KÜHNE (Ökotrophologin, Deutschland *1953). Die Anthroposophie begreift den Menschen als körperlich-geistig-seelisches Wesen im Zusammenhang mit der Welt und dem Kosmos. Oberstes Grundprinzip: Freie Entscheidung des Menschen.

Theorie der anthroposophisch orientierten Ernährungslehre

- Ernährung spiegelt, wie andere Verhaltensweisen, die **seelisch-geistige Einstellung** des Menschen wider. Rückkehr zu einer vollwertigen, gesunderhaltenen Ernährung ist nur sinnvoll, wenn gleichzeitig falsche Lebensgewohnheiten geändert werden.
- Prinzip der analogen **Dreigliederung** von **Pflanze** und **Mensch** (Wurzelgemüse, Gemüse, Früchte). Die zugeordneten Pflanzenteile wirken heilend oder anregend auf die entsprechenden Bereiche des Menschen:
  - Wurzel entspricht dem Kopfbereich (Nerven und Sinne)
  - Blattwerk und Stängel entsprechen dem Brustbereich (Atmung und Kreislauf)
  - Blüte entspricht dem Bauchraum (Stoffwechsel und Fortpflanzung).
- Berücksichtigung von **„ätherischen Bildekräften"**
- Berücksichtigung von **Rhythmen** (Jahreszeiten, Monats- und Wochenrhythmus, Tag- und Nachtrhythmus) und Temperamenten (Vier-Temperamente-Lehre).

Lebensmittelauswahl

Die ganzheitliche Qualität der Lebensmittel steht im Vordergrund: biologische Qualität (Zugehörigkeit zu einer Pflanzenfamilie bzw. Tierart), ökologischer Anbau (Demeter) sowie schonende Verarbeitung und Zubereitung. Außerdem werden berücksichtigt: Anwesenheit erwünschter bzw. unerwünschter Inhaltsstoffe, Vitalität, Genusswert sowie wirtschaftliche und soziale Aspekte der Lebensmittelerzeugung und -verarbeitung.

! Individuelle Ernährung für jeden Menschen nach körperlich-geistig-seelischer Verfassung und Temperament.

Empfehlenswerte Lebensmittel

Die anthroposophisch orientierte Ernährungslehre unterscheidet 7 Lebensmittelgruppen:

- Getreide und Brot
- Gemüse, Kartoffeln, Hülsenfrüchte und Obst

- Milchprodukte
- Ölsaaten und Nüsse
- Alternative Süßungsmittel (Honig u.a.)
- Getränke
- Gewürze und Kochsalz

Die Kost sollte aus diesen Lebensmittelgruppen zusammengestellt werden (Ausnahme: Kartoffeln). Nahrungsgrundlage ist Vollkorngetreide. Ein Viertel bis ein Drittel der tägl. Nahrung sollte roh verzehrt werden (Getreide, Salate, Gemüse, Obst, Nüsse, Samen).

Zu meidende Lebensmittel

In der anthroposophisch orientierten Ernährungslehre gibt es keine Verbote. Weniger empfohlen werden jedoch:

- Fleisch („bindet an die Erde, fördert Begierden und Aggressivität")
- Kartoffeln und andere Nachtschattengewächse, Alkohol („stören Denkprozesse")
- Bestrahlte und begaste Lebensmittel
- Stark verarbeitete Lebensmittel
- in der Mikrowelle zubereitete Gerichte

Ernährungsphysiologische Bewertung

- Überwiegend lakto-vegetarische Kost aus ökologischer Erzeugung
- Tägl. Frischkost
- Hoher Anteil an Vollgetreide
- Geringer Verzehr von Fleisch, Fett, isolierten KH und Alkohol:
  - Ausreichende Zufuhr von Nährstoffen und gesundheitsfördernden Substanzen
  - Geringe Zufuhr unerwünschter Inhaltsstoffe wie tierische Fette, Purine und Cholesterin

Fazit – anthroposophisch orientierte Ernährung

- Die anthroposophisch orientierte Ernährungslehre bietet eine abwechslungsreiche Kost und ist als Dauerernährung geeignet. Es gelten die Vorteile und Risiken anderer vegetarisch orientierter Kostformen (☞ Kap. 5.2.1).
- Die Verwendung von Rohmilch für Säuglinge kann aufgrund der möglichen bakteriellen Kontamination kritisch sein.
- Die Ablehnung des Kartoffelverzehrs ist aus ernährungsphysiologischer Sicht eher von Nachteil.

5.2.6 Vitalstoffreiche Vollwertkost nach Bruker

Dauerkostform, bei der naturbelassene, vitalstoffreiche Lebensmittel empfohlen und industriell verarbeitete Nahrungsmittel abgelehnt werden. Unterscheidung zwischen „lebendigen" Lebensmitteln und „toten" Nahrungsmitteln (Auszugsmehle, „Fabrikzucker", „Fabrikfette").

5

Konzept und Grundsätze

Begründer: MAX OTTO BRUKER (Arzt, Deutschland 1909–2001). Beeinflusst durch Vordenker wie MAXIMILIAN BIRCHER-BENNER (Arzt, Schweiz 1867–1939), WERNER KOLLATH (Arzt, Deutschland 1892–1970) und andere naturheilkundlich orientierte Ärzte.
Im Vordergrund steht die „Lebendigkeit und Natürlichkeit" der Nahrung.

- Nur unbehandelte, naturbelassene Lebensmittel enthalten lebensnotwendige Vitalstoffe (Vitamine, Mineralstoffe, Ballaststoffe, Enzyme, ungesättigte FS, u. a.).
- Lebensmittel werden durch äußere Einwirkungen wie Erhitzen, Konservieren, Bestrahlen usw. zu „toten" Nahrungsmitteln.
- Der „Vitalstoffmangel" und der Verzehr industriell verarbeiteter Nahrungsmittel sind nach Bruker die maßgeblichen Ursachen für ernährungsbedingte Erkrankungen.

Lebensmittelauswahl

Empfehlenswerte Lebensmittel

- Überwiegend lakto-(ovo-)vegetabil
- Möglichst geringe Verarbeitung der Lebensmittel
- Bevorzugung von Vollkornprodukten, ökologische Erzeugung
- Etwa ein Drittel der Nahrungsmenge als Rohkost (davon ein Drittel Obst, zwei Drittel Gemüse)

Zu meidende Lebensmittel

- Alle industriell verarbeiteten Lebensmittel (Auszugsmehl, raffinierter Zucker, raffinierte Fette, Konserven)
- Fleisch, Wurst, Fisch
- Milch (Vorzugsmilch), Milchprodukte und Eier nur in mäßigen Mengen

Ernährungsphysiologische Bewertung

- Reichlich Frischkost und Vollkornprodukte sowie andere möglichst gering verarbeitete Lebensmitteln liefern Vitamine, Mineralstoffe, Ballaststoffe und sekundäre Pflanzenstoffe.
- Der stark eingeschränkte Fleischverzehr bringt eine reduzierte Aufnahme gesundheitlich nachteiliger Inhaltsstoffe wie tierisches Fett, Cholesterin und Purine mit sich.

Fazit – Vollwertkost nach Bruker

- Die vitalstoffreiche Vollwertkost nach Bruker ist bei ausgewogener Lebensmittelauswahl als Dauerkost geeignet. Es gelten die Vorteile und Risiken anderer vegetarisch orientierter Kostformen (☞ Kap. 5.2.1).
- Erhitzte und schonend konservierte Nahrungsmittel leisten ebenfalls einen Beitrag zur Nährstoffversorgung des Menschen und sind nicht „tot" im Sinne von wertlos.

- Die Verwendung von Rohmilch für Säuglinge kann aufgrund der möglichen bakteriellen Kontamination kritisch sein.
- Einige Formulierungen Brukers sind für den Verbraucher verwirrend, weil sie der gängigen Wissenschaftsmeinung widersprechen („Fett macht nicht fett") bzw. nicht haltbar sind („erhitzte Milch ist gesundheitsgefährdend").
- In der Praxis stellt die vitalstoffreiche Vollwertkost jedoch eine sinnvolle Alternative zur Ernährungsweise der Durchschnittsbevölkerung dar.

5.2.7 Rohkost-Ernährung

Sammelbegriff für eine Vielzahl von Kostformen, bei denen weitgehend oder ausschließlich unerhitzte pflanzliche (teilweise auch tierische) Lebensmittel verzehrt werden.

Konzept und Grundsätze

Wichtige Vordenker der Rohkost (RK)-Ernährung: MAXIMILIAN BIRCHER-BENNER (Arzt, Schweiz 1867–1939), ARE WAERLAND (Naturphilosoph, Schweden 1876–1955) sowie Ärzte der *Natural Hygiene* (USA, seit den 1820er-Jahren). Ärzte der **traditionellen RK-Bewegung** der 1920er- und 1930er-Jahre, wie z.B. BIRCHER-BENNER, erzielten beeindruckende Heilerfolge bei verschiedenen Erkrankungen: eine 100 %ige RK wurde bevorzugt als **Therapie** empfohlen, als Dauerernährung jedoch lediglich eine RK-reiche Ernährung.

Die **moderne RK-Bewegung** der 1980er- und 1990er- Jahre griff alte Ideen auf, propagierte jedoch eine reine RK-Ernährung als ideale **Dauerkostform** für alle Menschen. Wichtigste RK-Varianten sind heute:

- Rohkost („Leben ohne Kochtopf") nach HELMUT WANDMAKER (Unternehmer, Deutschland *1916)
- „Urkost" nach FRANZ KONZ (Steuerberater, Deutschland *1926)
- „Instinktotherapie" nach GUY-CLAUDE-BURGER (Physiker, Frankreich *1934).

Lebensmittelauswahl

Die Nahrungszusammenstellung der modernen RK-Formen (☞ auch Kap. 5.3.1) weist unterschiedliche Prioritäten in der Lebensmittelauswahl auf (Tab. 5.2-6).

5

Tab. 5.2-6 Lebensmittelauswahl bei den wichtigsten modernen Rohkost-Varianten (nach [6])

Rohkost-Variante	Rohkostanteil	empfohlene Lebensmittel	Begründungen
Rohkost nach Wandmaker	100 % (vegan)	Rohes Obst, rohes Gemüse, wenig Samen und Nüsse; bei Proteinunterversorgung: Quark-Leinöl-Emulsion	RK = natürliche Urnahrung des Menschen
„Instinktotherapie“	100 % (omnivor)	Rohes Obst, rohes Gemüse, Nüsse, Samen, rohes Fleisch, roher Fisch, rohe Meeresfrüchte, rohe Eier	RK = Urkost, die weder thermisch noch mechanisch denaturiert ist; Auswahl nach dem Ernährungsinstinkt
„Urkost“	100 % (vegan; toleriert: omnivor)	Wild wachsende Kräuter, rohes Obst, rohes Gemüse, Nüsse, Samen; toleriert: Fleisch „mit Haut und Haaren“	RK = Urkost aus rohen natürlichen, saisonalen Lebensmitteln

Ernährungsphysiologische Bewertung

Wissenschaftliche Untersuchungen zum Ernährungs- und Gesundheitsstatus von Rohköstlern zeigen gewisse Probleme bei der Nährstoffversorgung:

- Häufiger Untergewicht als Durchschnittsbevölkerung
- Zufuhr von Nahrungsenergie, Protein, Vitamin D und B_{12}, Zink und Jod unterhalb der DGE-Empfehlungen
- Bei lakto-(ovo-)vegetarischen und veganen RK-Formen auch Zufuhr von Vitamin B_2 und Kalzium unzureichend

Eine überdurchschnittliche Versorgung ergab sich für Vitamin A, E, B_1, B_6, C, Folsäure und β-Carotin.

Fazit – Rohkost-Ernährung

- Eine **100%ige RK** ist für Erwachsene bei ausreichendem Ernährungswissen durchführbar, kann als Dauerernährung jedoch nicht empfohlen werden, da die Zufuhr wichtiger Nährstoffe kritisch sein kann.
- Bei **veganen RK-Formen,** insbesondere beim Verzicht auf stärkereiche Produkte wie Getreide, gelten die Risiken des Veganismus: Die Zufuhr von Nahrungsenergie, Protein, Kalzium, Eisen, Jod, Vitamin D, B_2 und B_{12} kann unzureichend sein (☞ Kap. 5.2.1).
- Die Kostformen nach **Wandmaker** und **Konz** weisen aufgrund der sehr eingeschränkten Lebensmittelauswahl ernährungsphysiologische Risiken auf.
- Der in der **„Instinktotherapie“** praktizierte Verzehr von rohem Fleisch und Fisch birgt das Risiko mikrobieller Infektionen. Auch bei dieser Form besteht eine sehr stark eingeschränkte Auswahl an Lebensmitteln.
- Reine Rohkosternährung für kranke Menschen (z.B. Tumorpatienten) ist strikt abzulehnen (auch für Kinder, Schwangere und Stillende), sie kann schwerwiegende Mangelernährung hervorrufen bzw. beschleunigen.

5.3 Diätformen

Christiane Kling

5.3.1 Atkins-Diät

Diät zur Gewichtsreduktion und Gewichterhalt durch Begrenzung der KH-Zufuhr.

Charakteristika

Die neue Atkins-Diät basiert auf der Grundlage, dass 95 % Übergewichtige kein Essproblem haben, sondern ein Stoffwechselproblem in Folge der erhöhten Zufuhr kohlenhydrathaltiger Lebensmittel wie z. B. Zucker, Mehl und Schokoriegel.

5

- Die **erhöhte KH-Zufuhr** soll einhergehen mit einer vermehrten Produktion von Insulin, welches zunehmend wirkungsloser wird und letztendlich zur Insulinresistenz führt. Nicht verwertbare Glukoseüberschüsse werden dann mit Hilfe des reichlich vorhandenen Insulins in Körperfett umgewandelt.
- Der Schlüssel der erfolgreichen Gewichtsreduktion liegt nach Atkins in der drastischen **KH-Reduktion.**
- Er geht zudem davon aus, dass Fett nur mit Fett bekämpft werden kann. Die **erhöhte Fettaufnahme** soll zur Bildung von Ketonkörpern führen. Die daraus entstehende Ketose sieht der Autor als vorteilhaft, weil sie zu einer regelrechten Fettschmelze führen würde, außerdem würde dadurch auch gleichzeitig das Hungergefühl gedämpft, was die Gewichtsreduktion erleichtern soll.

Diätmaßnahmen

Vorgesehen sind 4 Diätphasen, die sich v. a. hinsichtlich Menge und Art der zugeführten KH unterscheiden.

- **Diätphase 1:** Die 14-tägige Diätphase soll einen schnellen Gewichtsverlust von 8–15 Pfund hervorrufen, da nur max. 20 g KH erlaubt sind. Liegt die Gewichtsabnahme unter dem Zielbereich, dann sei das ein Ausdruck eines besonders hohen Stoffwechselwiderstands, was eine KH-Reduktion um weitere 10 g erforderlich macht.
- In der **2. Diätphase** wird die Auswahl der kohlenhydrathaltigen Lebensmittel wieder reichhaltiger. Die tägl. KH-Aufnahme kann um 5 g gesteigert werden, wenn die wöchentl. Gewichtsabnahme mind. 900 g beträgt.
  - Läuft die Gewichtsreduktion gut, so sei das ein Zeichen einer geringen Stoffwechselwiderstandes, die KH dürfen in dieser Phase dann auf bis zu 60 g gesteigert werden. Bei einem hohen Stoffwechselwiderstand hingegen darf die Erhöhung maximal 5 g/ Wo. oder sogar noch weniger betragen.
  - Tritt eine Gewichtsstabilisierung in dieser Phase ein, müssen die KH wieder um 5 g/ Wo. reduziert werden, damit die Ketose wieder einsetzen kann.
- In **Diätphase 3,** der Vorphase der lebenslangen Umstellung der Essgewohnheiten, wird im wöchentlichen Abstand die KH-Zufuhr um jeweils 10 g gesteigert, bis die kritische KH-Schwelle erreicht ist, in der das Gewicht stagniert.

- Schließlich folgt die **Phase 4,** in der die Ernährungsweise, die man ein Leben lang praktizieren soll, erlernt wird. Nach dem Erreichen des Zielgewichtes muss die kritische KH-Menge, die bei Personen mit einem niedrigen Stoffwechselwiderstand bei 60–90 g KH / d liegt ein Leben lang eingehalten werden.

Lebensmittelauswahl

Die Lebensmittelauswahl konzentriert sich auf eiweiß- und fetthaltige Lebensmittel. Kohlenhydrathaltige Lebensmittel sind entsprechend der einzelnen Diätphasen anhand der KH-Tabelle auszuwählen und strikt zu beschränken.
In der Diätphase 1 sind maximal 20 g KH / d erlaubt. Ein typischer Diätplan sieht folgendermaßen aus:

- **Frühstück:** Eier (als Rühr- oder Spiegelei) mit Frühstücksspeck, zuckerfreien Würstchen oder Pökelschinken, koffeinfreier Kaffee
- **Mittagessen:** Cheeseburger mit Speck ohne Brötchen aus hellem Mehl, kleiner gemischter Salat und Mineralwasser
- **Abendessen:** Krabbencocktail aus Krabben, Senf und Mayonnaise, klare Fleischbrühe, wahlweise: Steak, Braten, Kotelett, Fisch und Geflügel

Brot, Müsli, Nudeln und Kartoffeln sind aufs strengste verboten. Das gleiche gilt für Obst und alle anderen süßen Lebensmittel.

Besonderheiten

- Die Lebensmittelauswahl beschränkt sich hauptsächlich auf eiweiß- und fetthaltige Lebensmittel.
- Die KH-Berechnung muss ein Leben lang durchgeführt werden.

Ernährungsphysiologische Bewertung

- Die Atkins-Diät zählt zu den Diäten mit einer extremen Abweichung der Nährstoffrelation im Vergleich zu den aktuellen Empfehlungen der Deutschen Gesellschaft für Ernährung.
- Die KH- und Ballaststoffzufuhr ist deutlich geringer. Stattdessen ist die Zufuhr an Fett, Purinen und Cholesterin laut den Empfehlungen von Atkins deutlich erhöht.
- Fette: Da bei der Auswahl der fetthaltigen Lebensmittel keine differenzierten Empfehlungen erfolgen, besteht weiterhin die Gefahr der überreichen Zufuhr an gesättigten FS, was die Entstehung der Arteriosklerose begünstigen kann.
- Vitamine und Mineralstoffe: Mit der Empfehlung von Nahrungsergänzungsmitteln weist der Autor selbst auf den mangelnden Gehalt an Vitaminen und Mineralstoffen hin.
- Studien zur Gewichtsreduktion über 6 (12) Mon. sind positiv verlaufen.

5.3.2 Brigitte, die neue Diät

Diät zu Gewichtsreduktion durch Reduzierung der Fettzufuhr. Die Brigitte-Diät wurde 1969 gemeinsam von der Redaktion und Ärzten des Hamburger Universitätskrankenhaus Eppendorf entwickelt. Die Diät soll 2 oder 4 Wo. durchgeführt werden.

Charakteristika

Bei der Brigitte-Diät ist nicht die Kalorienmenge, sondern der Fettgehalt (30 g Fett/d) im Essen entscheidend. Bei dieser Low-Fat-Diät darf auch etwas mehr gegessen werden: Hauptsache, die Richtung stimmt. Eine Angabe zum Gesamtkaloriengehalt gibt es nicht. Gegessen wird nach Plan. Die Tagespläne sind auf 5 Mahlzeiten ausgerichtet, Mahlzeitenhäufigkeit und der Zeitpunkt der Mahlzeit kann jedoch frei variiert werden kann.

Diätmaßnahmen

Für alle Tagespläne sind Vorratslisten vorhanden. Obst und Gemüse kann bei knurrendem Magen zusätzlich gegessen werden Die Rezepte sind für eine Person berechnet, für Familienmitglieder die nicht abnehmen wollen, gibt es Vorschläge zur Modifizierung der Gerichte. Nach Beendigung der Diät gibt es langfristig praktizierbare Empfehlungen für das Essverhalten, die Lebensmittelauswahl und für sportliche Aktivitäten.

Lebensmittelauswahl

- Die Lebensmittelauswahl gestaltet sich abwechslungsreich. Da die Autoren davon ausgegangen sind, dass Menschen gerne zu Jahresbeginn abnehmen wollen, entspricht die Auswahl der Gemüsesorten der Saison. Gleichzeitig wird aber darauf hingewiesen, dass zu einer anderen Jahreszeit sich auch Tiefkühlgemüse eignet oder das Gemüse entsprechend der Saison ausgetauscht werden kann. Gleiches gilt für Gerichte, die man nicht mag. Hierfür gibt es zusätzlich einen Auflistung von Rezepturen die sich zum austauschen eignen.
- Auf eine ausreichende Flüssigkeitszufuhr wird hingewiesen.
- Zum Nachsüßen wird Honig oder Zucker empfohlen.

Besonderheiten

- Besonders leicht verständlich
- Essen nach einem Tagesplan
- Einkauflisten
- Raffinierte Vorschläge zum Vorkochen

Ernährungsphysiologische Bewertung

- Die Brigitte-Diät ist eine abwechslungsreiche, fettarme Mischkost mit viel Obst und Gemüse. Daher wird sie auch von Ernährungsexperten im Allgemeinen empfohlen.
- Einige Kritiker werten den geringen Kaloriengehalt als kritisch, da er möglicherweise einen sog. Jojo-Effekt auslösen kann.

5.3.3 Die Pfundskur

Kost zur Gewichtsreduzierung und zum Gewichtserhalt durch Fettreduktion. Die Pfundskur ist Deutschlands größte Gesundheitsaktion. Laut dem Autor soll sie Schluss machen mit Hungern, Kalorienzählen und dem Jojo-Effekt. Entwickelt wurde diese Diätform von dem Göttinger Ernährungspsychologen Prof. Dr. Volker Pudel. In Baden-Württemberg und Sachsen wird alle 2–3 Jahre in einer großen Gesundheitsaktion die Pfundskur gemeinsam mit der AOK, dem Südwestfunk oder dem Mitteldeutschen Rundfunk durchgeführt. Die Kampagne wird weiterhin unterstützt von Kooperationspartnern aus dem Bereich Gastronomie, Lebensmittelhandel, Gemeinschaftsverpflegung in Form von typischen Pfundskurlebensmitteln und -gerichten. Für alle, die nicht in den beiden genannten Bundesländern wohnen, gibt es entsprechende Bücher.

Charakteristika

Konzept

Das Konzept der Pfundskur basiert auf der Theorie, dass Übergewicht durch ein Zuviel an Fett entsteht. Die reichliche Zufuhr von KH stelle hingegen kein Problem dar, weil KH erst ab einer Menge von 500 g in Körperfett umgewandelt würden.

- Die Pfundskur ist nichts anderes als eine langfristig angelegte fettarme Kost, kombiniert mit viel Bewegung. Die Umstellung soll langsam erfolgen. Das Schulungs-Konzept, welches eine langfristige Ernährungsumstellung bewirken soll, ist auf 10 Wo. ausgerichtet.
- Es werden keine Kalorien, sondern so genannte Fettaugen gezählt. Ein Fettauge entspricht ungefähr 3 g Fett. Nach Möglichkeit sollte man nicht mehr als 20 Fettaugen aufnehmen. Anfänglich wird hierfür ein Ernährungsprotokoll geführt. Parallel dazu wird ein Bewegungsprogramm angeboten. Auch hier wird gezählt, nämlich die Gegenspieler der Fettaugen, die sog. Fittis. Fittis sind die Maßeinheit für Aktivität. Pro Wo. sollten 25–31 Fittis erreicht werden. Fettaugen können mit Fittis verrechnet werden. Eine größere Menge an Fett kann mit der entsprechenden körperlichen Aktivität wieder ausgeglichen werden.

Lebensmittelauswahl

- Diätvorschriften und Ernährungspläne gibt es bei der Pfundskur nicht. Angestrebt wird lediglich eine Fettreduktion. Stattdessen sollen kohlenhydrathaltige, ballaststoffreiche Lebensmittel reichlich verzehrt werden.
- Die Ernährungsempfehlungen entsprechen in etwa der vollwertigen Ernährung nach den 10 Regeln der DGE (☞ Kap. 5.1.1).

Fazit – Pfundskur

- Kernpunkt der Pfundskur ist die Fettreduktion.
- Es gibt keine Diätpläne und es werden auch keine Kalorien gezählt, stattdessen wird das Fett mit der Maßeinheit „Fettauge" durch ein tägl. geführtes Ernährungsprotokoll kontrolliert und begrenzt.

- Weiterhin werden tägl. so genannte Fittis gezählt, da die Erhöhung körperlicher Aktivität ebenso wichtig ist.

Ernährungsphysiologische Bewertung

- Da die Ernährungsempfehlungen in etwa den aktuellen Empfehlungen der DGE entsprechen, kann die Pfundskur als durchaus positiv bewertet werden.
- Lediglich der Empfehlung von niedermolekularen KH steht man derzeit aufgrund vieler Diskussionen um den schnellen Blutzuckeranstieg etwas skeptisch gegenüber.

5.3.4 Ich nehme ab

Evidenzbasiertes und evaluiertes DGE-Programm zur Gewichtsreduktion und langfristigem Gewichtserhalt. Konzipiert für Menschen mit einem BMI zwischen 25 und 35 kg/m² ohne gravierende Begleiterkrankungen.

Charakteristika

Das DGE-Programm ist als Selbsthilfemanual konzipiert und kann auch innerhalb einer Gruppe angewendet werden. Es werden keine spektakulären Gewichtsverluste versprochen. Das eigentliche Ziel ist die langfristige Umstellung des Essverhaltens. Das Programm soll vermitteln, wie man schrittweise das Gewicht eigenverantwortlich in den Griff bekommen kann.

Diätmaßnahmen

- Für die Durchführung werden mind. 3 Mon. empfohlen. Das übersichtliche 12-Schritte-Programm soll helfen, das Gewicht zu beurteilen und Ziele zu bestimmen. Durch das Führen von Ernährungs- und Bewegungstagebüchern sollen eigene Probleme, aber auch Erfolge sichtbar gemacht werden.
- Kernpunkt der Ernährungsempfehlungen ist die Fettreduktion und die Erhöhung der Getreide-, Obst-, Gemüseportionen. Eine umfangreiche Rezeptsammlung macht Lust, die neu erlernten Fähigkeiten auch praktisch auszuprobieren. Eine Vielzahl von psychologischen Tipps runden das Programm ab.

Lebensmittelauswahl

„Vollwertig essen und trinken nach den Empfehlungen der deutschen Gesellschaft für Ernährung (☞ Kap. 5.1.1)".

Besonderheiten

Das Programm „Ich nehme ab" kann sowohl innerhalb einer Gruppe als auch von Einzelpersonen durchgeführt werden.

Ernährungsphysiologische Bewertung

- In der Zeitschrift ÖKO-TEST 2005 stand das Abnehmprogramm auf dem Prüfstand und wurde von Prof. Dr. Ursel Wahrburg, Dozentin an der Fachhochschule Münster, Fachbereich Oecotrophologie, begutachtet. Dabei hat es zusammen mit 5 weiteren Diätkonzepten die Bestnote „sehr gut" erhalten.
- Damit ein Diätkonzept als „sehr gut" bewertet wurde, musste es eine ganze Reihe von Kriterien erfüllen: Ausreichende Kalorienzufuhr, tägl. Obst, Gemüse und genügend Ballaststoffe sowie eine ausgewogene Nährstoffzusammensetzung.

5.3.5 MCT-Fette zur Gewichtsreduktion

Diät zur Gewichtsreduktion. MCT (Medium Chain Triglyceride): Fett aus mittelkettigen FS mit überwiegend 8 bis 12 Kohlenstoffatomen. Kurz- und mittelkettige FS sind wasserlösliche, leicht verdauliche FS, die direkt, d. h. ohne Chylomikronenbildung über die Pfortader zur Leber transportiert und ins Blut aufgenommen werden können und zur Energiegewinnung zur Verfügung stehen.

Charakteristika

Aufgrund ihrer leichten Verdaulichkeit werden MCT-Fette bereits seit 40 Jahren als günstige Energiequelle bei Erkrankungen eingesetzt, die mit Malabsoprtions- und Maldigestionsstörungen einhergehen: z. B. Gallenwegs- und/oder Lebererkrankungen mit verminderter Gallensäureproduktion, Insuffizienz des Pankreas mit Lipasemangel, Z. n. Magen- oder Dünndarmoperationen, M. Crohn, Lymphabflussstörungen, Zöliakie. MCT-Fette werden auch seit vielen Jahren als Energiequelle für die parenterale Ernährung genutzt.
Seit einiger Zeit werden von einigen Autoren MCT-Fette zur Adipositastherapie empfohlen. Folgende (postulierten) Eigenschaften wurden ausgenutzt: Der Energiegehalt der Fette liegt ca. 10 % niedriger als bei herkömmlichen Fetten. Weiterhin scheint durch die nahrungsbedingte Thermogenese eine höhere Energieabgabe zu erfolgen. Außerdem soll in einigen Studien nachgewiesen sein, dass die Zufuhr von MCT-Fetten das Sättigungsgefühl erhöht. Dies soll dann die Compliance positiv beeinflussen.

Diätmaßnahmen

MCT-Fette kommen in natürlichen Nahrungsmitteln oder Fetten nicht vor – lediglich in Milch finden sich geringe Mengen. Sie werden durch Kokosfett-Hydrolyse und Fraktionierung der FS gewonnen und anschließend mit Glyzerin zu einem MCT-Fett reverestert. MCT-Produkte werden als Diätfette in Form von Margarinen, Speiseölen und Brotaufstrichen angeboten.

- Schrittweise Umstellung von normalen Speise- und Nahrungsfetten auf MCT-Produkte, beginnend mit etwa tägl. 10–20 g MCT-Fette, schrittweise Erhöhung um 5–10 g/d. Laut Hersteller werden 50–70 g MCT-Fett/d empfohlen. Dies gilt jedoch nicht für die Gewichtsabnahme, hier sollte auch der Kaloriengehalt berücksichtigt werden. Laut Hersteller wird die Maximaldosis von 100–120 g angegeben.

- Sparsame Verwendung von Lebensmitteln mit versteckten Fetten (z. B. Fleisch, Wurst, Sahne, Süßwaren)

Besonderheiten
Bei langfristigem Einsatz von MCT-Produkten muss der Bedarf an essentiellen FS durch zusätzliche Gabe von linolsäurereichen Fetten (z. B. Rapsöl) gedeckt werden.

Ernährungsphysiologische Bewertung

- Unter Versuchsbedingungen nahmen übergewichtige Frauen während einer vierwöchigen Diät in den ersten beiden Wo. mehr ab als die Kontrollgruppe. In der 3. und 4. Wo. war der Unterschied zwischen den beiden Gruppen nicht mehr zu verzeichnen. Die Kalorieneinsparung durch den Austausch von herkömmlichem Fett liegt zwischen 80–120 kcal/d. Weiterhin sind die Einsatzmöglichkeiten der MCT-Fette im Haushalt nur begrenzt möglich, da sie nicht so wie die herkömmlichen Fette erhitzt werden dürfen.
  Bei unsachgemäßer Anwendung können Nebenwirkungen wie Durchfälle, Blähungen, Kopf- und Bauchschmerzen auftreten.
- Der Einsatz von MCT-Fetten zur Gewichtsreduktion kann laut der DGE nicht empfohlen werden, da hiermit nur eine relativ geringe Menge an Kalorien eingespart werden kann. Stattdessen sollte der reichliche Verzehr von Gemüse, Obst und Vollkornprodukten sowie fettarmen Varianten von Fleisch, Milch- und Milchprodukten die Basis einer Gewichtsreduktion bilden.
- Da der Verdauungstrakt nicht an die Verwertung größerer Mengen MCT-Fette gewöhnt ist, kann es schnell zu Unverträglichkeitsreaktionen wie Sodbrennen, Erbrechen, Bauchschmerzen und Durchfall kommen.
- Wegen des niedrigen Schmelz- und Rauchpunktes eignen sich MCT-Fette nicht zum Braten, Backen, Schmoren oder Frittieren. Daher sind Speisen mit MCT-Fetten nur zum sofortigen Verzehr geeignet. Bei langfristigem Einsatz muss auf die Deckung des Bedarfs an essentiellen FS sowie an fettlöslichen Vitaminen geachtet werden.

5.3.6 Formuladiäten

Diäten zur Gewichtsreduktion. Formuladiäten sind Diäten, die in Form von Pulver oder Granulat angeboten werden. Die Zubereitung kann i. d. R. mit Wasser oder Milch erfolgen. Sie sind frei verkäuflich, wenn sie den Anforderungen der § 14 der Diätverordnung entsprechen. Laut Gesetz muss eine Tagesration zwischen 800 und 1200 kcal beinhalten.
Das proteinmodifizierte Fasten wird beispielsweise in speziellen Zentren mit medizinischer Betreuung (z. B. Optifast), in Apotheken (z. B. Slimfast) über Arztpraxen (z. B. BodyMed, FormMed), über das Internet oder durch Vertreter (z. B. Herbalife) sowie in Drogerien (z. B. Modifast) angeboten.

Charakteristika

Die herkömmlichen Mahlzeiten werden ganz oder teilweise gegen die Formuladiät ausgetauscht. Die Formulaprodukte sollen dafür sorgen, dass es nicht zu einer Unterversorgung mit Mikronährstoffen kommen kann. I.d.R. werden nach und nach normale Mahlzeiten in das Diätkonzept aufgenommen. Der Zeitpunkt der Wiedereinführung variiert stark. In der Aufbauphase wird versucht, neues Ernährungsverhalten zu trainieren. Einige Hersteller bieten weiterhin professionelle Betreuung von Verhaltens- und Bewegungstherapeuten an.

Diätmaßnahmen

Soll die Formuladiät eine einzelne Mahlzeit ersetzen, so muss diese zwischen 200 und 400 Kalorien beinhalten. Weiterhin sind der Mindest- und Höchstgehalt von Eiweiß, Fett, KH und der Gehalt an Vitaminen und Mineralstoffen gesetzlich vorgeschrieben.

Lebensmittelauswahl

Bei der normalen Mahlzeit werden mehr oder weniger ausführliche Empfehlungen für die Lebensmittelauswahl gegeben. So verwendet die Firma Precon zur Veranschaulichung eine eigene gestaltete Ernährungspyramide. Andere Hersteller wiederum legen den Schwerpunkt ihrer langfristigen Ernährungsempfehlungen auf die Auswahl von fettarmen Lebensmitteln.

Besonderheiten

Angeboten werden z.B. zusätzliche BIA-Messungen und wöchentliche Betreuung (Precon) bzw. Vitamin- und Mineralstoffsupplemente.

Ernährungsphysiologische Bewertung

- Ein richtiges Ernährungsverhalten wird in der Phase, in der Formulaprodukte eingesetzt werden, i.d.R. nicht eingeübt. Stattdessen erlernt der Kunde, dass die Gewichtsabnahme mit Formuladiäten gelingt, was ihn an das Produkt bindet. Nicht selten werden in regelmäßigen Abständen Formuladiäten durchgeführt.
- Die Aussage, dass Formulaprodukte als Einstieg zu einer kompletten Ernährungsumstellung und Gewichtsreduktion sowie als Möglichkeit des gesunden Mahlzeitenersatzes für ein bis vier Wo. geeignet sind, ist in Fachkreisen umstritten.
- Die DGE empfiehlt zur Gewichtsreduktion nicht den Einsatz von Formuladiäten, da man mit der Vorgehensweise keine ausgewogene fettreduzierte und kohlenhydratreiche Ernährungsweise erlerne.
- Bei frei käuflichen Formuladiäten wird der Stellenwert der Bewegung häufig nicht angemessen berücksichtigt.
- Zudem werden die Diätprodukte häufig von unqualifizierten, selbst ernannten Ernährungsberatern vertrieben.

5.3.7 Die F. X. Mayr-Kur

Diät zur Darmreinigung. Die F. X. Mayr-Kur, auch als Milch-Semmel-Diät bekannt, geht auf den österreichischen Arzt Franz Xaver Mayr (1875–1965) zurück. Populär wurde die Diät in den 60er Jahren durch Konrad Adenauer und später Helmut Kohl.

Charakteristika

Das häufigste Anwendungsgebiet der Mayr-Therapie sind Zivilisationskrankheiten, die Ernährungs-, Verdauungs-, und Stoffwechselschäden aufweisen. Nach MAYRS Vorstellungen ist die chronische Verdauungsschwäche (Enteropathie) das Grundübel der Zivilisationsmenschen. Dies führe zu einer Vergiftung des Organismus durch die Endprodukte der Gärung und Fäulnis, der so genannten Autointoxikation. Die Folge sei eine Verschlackung des Körpers, das heißt, ausscheidungspflichtige Stoffwechselprodukte bleiben im Magen-Darm-Trakt zurück. Das wiederum führe dann zu Verschlackung und Übersäuerung im Grundgewebe, in den Muskeln, den Gelenken und den Nerven.

Mayr-Kur

Die Mayr-Kur kann sowohl ambulant als auch stationär durchgeführt werden.
Begonnen wird mit einer Vorkur, die Dauer wird durch den behandelten Arzt festgelegt und beläuft sich auf 1–2 Wo. Die Vorkur besteht aus einer Mischung von reichlichem Trinken, Bittersalz und Basenpulver, Bewegung, Trockenbürsten, kalt und warm duschen, regelmäßigen Erholungspausen, Training der Esskultur. Verboten sind während dieser Zeit folgende Lebensmittel: Bohnenkaffee, Zucker, Rohkost, Alkohol, fettes und schwer verdauliches Essen wie Paniertes, Schweineprodukte, grobe Brote. Nach der Vorkur wird zu der eigentlichen Kur übergegangen. Gestartet wird mit dem Teefasten, dann wird in die Milchdiät übergeleitet, diese wiederum in die erweiterte Milchdiät und schließlich in die milde Ableitungsdiät. Anschließend erhält der Patient vom Mayr-Arzt aufgrund der Diagnostik und der Erfahrung die jeweils für die Dauerkost besonders geeigneten Richtlinien.

Lebensmittelauswahl

- **Heil- und Teefasten nach Mayr:** Dieses soll nur stationär durchgeführt werden. Das Teefasten besteht aus Kräutertees mit etwas Honig und Zitronensaft, Gemüse- oder Basenbrühe sowie Trink- beziehungsweise Mineralwasser. Nach einigen Tagen bis Wo. wird sie in die Milchdiät übergeleitet.
- **Milchdiät nach Mayr:** Die Diät besteht je nach Verträglichkeit aus Milch- oder aber auch Sauermilcharten (Kuh-, Mandel-, Soja-, Schafs- oder Ziegenmilch). Dazu werden Kursemmeln gereicht. Die Kursemmeln müssen 3–4 Tage alt sein und dürfen nicht aus Vollkornmehl bestehen. Neben der richtigen Lebensmittelauswahl ist auch die Einnahmeform wichtig. Zunächst muss ein kleines Stück Semmel so lange gekaut werden, bis ein total flüssiger Semmel-Milchbrei mit leicht säuerlichem Geschmack entstanden ist. Sodann wird mit einem ganz kleinen Löf-

felchen etwas Milch dazu genippt. Die Nahrungsmenge ist nicht vorgeschrieben. Milch darf nicht in alleiniger Form getrunken werden.

- **Erweiterte Milchdiät:** Je nach Verordnung sind zusätzlich weitere Lebensmittel wie Quark, Gervais (eine Art Streichkäse), Butter, ein weichgekochtes Ei, Hafer-, Reis-, Weizen-, Gersten-, Schleimbrei oder Suppen, auch Kartoffel-Gemüsesuppen oder besondere Aufstriche nach Mayr erlaubt.
- **Milde Ableitungsdiät:** Die Milde Ableitungsdiät kann als Übergang zur gesunden Ernährung angesehen werden.
  Im Mittelpunkt stehen Basensuppen, gedämpftes Gemüse, Kartoffelgerichte, Getreidespeisen mit Gemüse kombiniert, Frischkräuter, eventuell magere Fleisch- oder Fischarten. Weiterhin sind der Säure-Basen-Haushalt des Körpers und eine bestimmte Küchentechnik zu berücksichtigen.
- **Dauerkost:** Zusammengefasst soll die Kost leicht verdaulich, gut verträglich, nicht einseitig, aber etwas laktovegetabil sein. Reichhaltiges, üppiges und schweres Essen ist zu meiden, weiterhin ist auf eine disziplinierte Esskultur zu achten. Auch ist spätes und zu häufiges Essen zu meiden.

Ernährungsphysiologische Bewertung

- Die F. X. Mayr-Kur beruht fast ausschließlich auf den Erfahrungsberichten.
- Die Empfehlung, bei Milchallergikern alternativ Schafs- oder Ziegenmilch einzusetzen, ist fachlich nicht korrekt. Für die Begriffe „Schlacken" oder „Autointoxikation" gibt es keine wissenschaftliche Begründung.
- Eine solche Kur sollte nur unter ärztlicher Aufsicht und in einem begrenzten Zeitraum durchgeführt werden.

5.3.8 Die Hay Trennkost

*Die von Howard Hay (Arzt, USA, 1866–1940) entwickelte und in Deutschland durch die Ärzte Ludwig Walb (1907–1992) und Thomas Heintze (*1955) verbreitete Kostform beruht auf der Trennung konzentrierter eiweiß- und kohlenhydratreicher Lebensmittel, um einer durch falsche Ernährung bedingten Übersäuerung entgegenzuwirken und einen Ausgleich des Säure-Basen-Haushalts zu erzielen.*

Charakteristika

Hay sah die Hauptursache für kranke Zellen und Gewebe in einer Übersäuerung des Körpers, verursacht durch ein Zuviel an Protein, an raffinierten und denaturierten KH, eine verzögerte Verdauung (zu geringe Ballaststoffzufuhr) sowie eine falsche Nahrungszufuhr. Denn nach Hay kann eine gleichzeitig eingenommene protein- und kohlenhydratreiche Kost nicht optimal verdaut werden, da die optimale Wirkung der Enzyme Pepsin (Proteine) und Ptyalin (KH) ein saures (Proteine) oder alkalisches Milieu (KH) voraussetzt, der Magen jedoch nur entweder Säuren oder Basen produzieren könne. Wird diese Voraussetzung nicht erfüllt, soll es aufgrund einer mangelnden Verdauung zur Ansammlung von Säuren und einer Gärung durch unverdaute Nahrungsbestandteile im Körper kommen.

Nach HAY besteht der menschliche Körper aus 80 % basenbildenden und 20 % säurebildenden Elementen. Dementsprechend soll die Nahrung bestehen aus:
- **Basenbildenden Nahrungsmittel (80 %):**
  - Stark basenbildend: Gemüse, frisches Obst, Kartoffeln und Blattsalate
  - Schwach basenbildend: Trockenobst, Rohmilch und Pilze
- **Säurebildenden Nahrungsmittel (20 %):**
  - Stark säurebildend: Fleisch, Fisch, Käse, Eier, Süßwaren, Weißmehlprodukte
  - Schwächer säurebildend: Fette und unraffinierte Öle
  - Schwach säurebildend = Vollkornprodukte

Die von HAY bezeichneten **neutralen Lebensmittel** (Nüsse, einige Gemüse, Gewürze) dürfen zu beiden kombiniert werden. Durch den geringen Verzehr von Säurebildnern soll eine Übersäuerung des Organismus verhindert werden, die Ursache für Erkrankungen sei.

Richtlinien zur Anwendung der Trennkost

Die acht Richtlinien zur Anwendung der Trennkost nach WALB sehen folgende Maßnahmen vor:

Diätempfehlungen

- Innerhalb einer Mahlzeit Eiweißnahrung von KH trennen.
- Nur natürliche und naturbelassene Lebensmittel verwenden und nur so viel davon essen, wie zur Erhaltung des Körpers notwendig ist.
- Konzentriertes Eiweiß und konzentrierte Stärke verringern, um eine Übersäuerung des Körpers zu verhindern.
- Langsam und in Ruhe essen.
- Zwischen den einzelnen Mahlzeiten Pausen von 4 Std. einhalten.

Lebensmittelauswahl

- Für einen optimalen Säure-Basen-Haushalt etwa ¾ überwiegend rohe Basenbildner wie Gemüse, Salat und Obst und nur etwa ¼ Säurebildner wie Fleisch, Käse, Fisch oder Getreide verwenden.
- Morgens Basen-, mittags Eiweiß- und abends KH-Mahlzeiten (keine Eiweißmahlzeiten nach 15.00 Uhr mehr) zuführen.
- Alle neutralen Lebensmittel können sowohl mit eiweißhaltigen als auch kohlenhydrathaltigen Lebensmitteln kombiniert werden.

Ernährungsphysiologische Bewertung

Nach wissenschaftlichen Erkenntnissen ist das Enzymsystem des menschlichen Magen-Darm-Traktes durchaus in der Lage, Eiweiß und KH gleichzeitig zu verdauen. Bestes Beispiel zur Widerlegung der HAY Trennkost ist die Muttermilch, die Eiweiß und KH in fast gleicher Menge enthält. Nicht belegt ist auch die Aussage über die Prophylaxe und Heilung von Krankheiten (z. B. Krebs) durch die Trennkost.
- Die Theorien der Trennkost sind wissenschaftlich nicht haltbar. Eine Kost, bestehend aus 75–80 % Obst, Gemüse und Salat und 20–25 % Getreideprodukten,

Fleisch, Fisch, Fetten und Milchprodukten gewährleistet keine vollwertige, ausgewogene Ernährung. (DGE)

- Positiv zu bewerten: Hohe Nährstoffdichte, ballaststoffreich, geringe Cholesterin- und Purinaufnahme, moderater Fettgehalt
- Die Trennkost kann nur empfohlen werden, wenn der Getreideanteil deutlich erhöht, sowie eine ausreichende Zufuhr von Milch und Milchprodukten sichergestellt ist. (DGE)
  (Nicht empfehlenswert bei Personen mit erhöhtem Nährstoffbedarf: Kinder, Schwangere und Stillende)

5.3.9 Das 3-Stufen-Diätprogramm nach Strunz

„Die Diät" von Dr. Ulrich Strunz besteht aus verschiedenen Bausteinen wie Bewegung, Stressmanagement und der 3-Stufen-Diät – einer fettreduzierten Kost mit einem hohen Obst- und Gemüseanteil und mageren Eiweißquellen. Zusätzlich wird die Zufuhr von Vitaminen und Mineralstoffen empfohlen, um den bei Übergewichtigen bestehenden Mangel auszugleichen.

Charakteristika

Im Mittelpunkt des neu entwickelten 3-Stufen-Programms steht die Reduktion des Übergewichts, das nach STRUNZ durch Nährstoffmangel (ein Zuwenig an Vitaminen und reinem fettfreiem Eiweiß) und Kalorienüberfluss verursacht wird. Der Körper interpretiert den Nährstoffmangel als Hungersnot. Daraufhin horten laut STRUNZ die verrückt spielenden Hormone wie Insulin und Kortison das Fett in den Fettzellen. Gleichzeitig wird durch die genetische Veranlagung dadurch auch die Lust auf Bewegung heruntergeschraubt. Testosteron und das Wachstumshormon STH kurbeln dagegen laut STRUNZ die Fettverbrennung an und lassen den Körper jung und schlank werden – wenn man sie richtig stimuliert:

- Die Testosteron-Produktion wird (auch bei Frauen) durch Zink, Mangan, Eiweiß, Muskeltraining, Laufen, Walken und positives Denken aktiviert.
- Das Wachstumshormon STH wird in erster Linie im Tiefschlaf produziert. Meditation und Muskeltraining fördern ebenfalls die Produktion, sofern genügend Eiweißbausteine zur Verfügung stehen.

Ein weiteres Problem sieht STRUNZ in der zu hohen Zufuhr an Lebensmitteln mit einem hohen **glykämischen Index**, die ebenfalls den Insulinspiegel erhöhen und damit die Fetteinlagerung fördern.

- Der effektivste Weg den gesamten Hormonhaushalt in Richtung schlank zu trimmen, ist zunächst Bewegung, da es die Schlankhormone stimuliert, ferner die ausreichende Versorgung mit „Reineiweiß" sowie mit Vitaminen.
- Das Reineiweiß kann aus Lebensmitteln wie Hüttenkäse, magerem Fisch und Geflügel stammen, einfacher funktioniert es mit Eiweißdrinks, die STRUNZ übrigens auch kommerziell vertreibt. Das gleiche Prinzip gilt für die Zufuhr an Vitaminen.

Diätempfehlungen

Das Programm besteht aus drei Elementen: Bewegung, Stressmanagement und 3-Stufen-Diät.

Einstieg in die Gewichtsreduktion

- **Körperliche Untersuchung:** Zu Beginn der Gewichtsreduktion wird ein Vitalcheck beim Arzt empfohlen.
- **Apparative Untersuchung und Labor:** Neben der Körperfettbestimmung sollen durchgeführt werden: Lactatmessung, Spiroergometrie sowie Blutabnahme (relevante Laborwerte für die Gewichtsreduktion: Insulin, Gesamteiweiß, Wachstumshormon, einzelne AS, Eicosanoide, Testosteron, DHEA, Schilddrüsenhormone, Ferritin, Magnesium, Phosphor, Vitamin C, Selen, Chrom, Zink, Cortisol, Adrenalin, Serotonin, Dopamin, Noradrenalin).

Ausdauersport und Stressmanagement

- Tägl. 30 Min. oder länger dauerndes Walken oder Laufen auf nüchternen Magen. Wer schneller oder mehr abnehmen will, soll ein- oder zweimal mehr walken oder laufen. Vor und nach dem Lauf erfolgt ein spezielles Dehnprogramm.
- Für die körperliche Fitness sind außerdem vorgesehen: sog. 10-Min.-Workout, Testosteronübung und Schreibtischdehnübung
- Zur Entspannung werden Atemübungen, 10-Min.-Reflex-Tiefschlaf und Visualisierungsübungen empfohlen.

3-Stufen-Diät

- **Stufe 1 (Wo. 1) – Vital Fatburning:** In der ersten Wo. wird ein Gewichtsverlust bis zu sieben Kilo versprochen. Die Phase 1 besteht aus einer Kombination von Laufen, der Zufuhr von Eiweißdrinks in regelmäßigen Abständen, reichlich Mineralwasser, Obst und Gemüse.
- **Stufe 2 (ab Wo. 2) – Intervall-Diät:** Eine Mischung (tägl. Wechsel) aus Stufe 1, dem Vital Fatburning, und Stufe 3, der Forever-Young-Diät
- **Stufe 3 – Forever-Young-Diät:**

– Die Forever-Young-Diät ist nach dem Prinzip der Low-Carb-Diäten aufgebaut, d.h., man nimmt wenig KH zu sich. Eiweiß und Fette sind erlaubt.

– Die Stufe 3 unterscheidet sich von der Stufe 1 durch ein anderes Frühstück, welches aus der „Dr.-Strunz-Rezeptkiste“ ausgewählt werden kann. Vormittags gibt es dann einen Fatburner-Cocktail (☞ Kasten), mittags, nachmittags und abends kann ein entsprechendes Rezept aus der Rezeptkiste zubereitet werden. Die Mahlzeiten können auch durch Eiweißdrinks mit Obst und Gemüse ergänzt werden. Zusätzlich soll tägl. eine Schüssel Forever-Young-Salat (ebenfalls ein Rezept aus der Rezeptkiste) gegessen werden. Ein Glas Wein ist erlaubt.

Lebensmittelauswahl

DR. STRUNZ verwendet zur Veranschaulichung auch die Ernährungspyramide

- **Tägl. Verzehr (Stufe 1):** Die Basis besteht aus Obst, Gemüse und pflanzlichen Fetten. Tierische Fette minimieren, pflanzliche Fette hingegen steigern. Ebenso wichtig ist die ausreichende Zufuhr an ω-3-FS (Linolensäure), sei es aus Fisch oder aus der Apotheke. Ziel ist die Senkung des glykämischen Indexes.
- **Moderater Verzehr (Stufe 2):** Hülsenfrüchte, Samen, Eier, Fleisch, Wild, Geflügel und Milchprodukte
- **Sparsamer Verzehr (Stufe 3):** Kohlenhydratreiche Lebensmittel (z. B. Vollkornbrot, Nudeln, Reis)
- **Zu meidende Lebensmittel:** Lebensmittel, die industriell verarbeitete KH enthalten (Weißmehlprodukte, Süßwaren und süße Getränke), Kartoffeln, Kartoffelprodukte

Allen Rezepten aus der Dr.-Strunz-Rezeptkiste liegen diese Prinzipien zugrunde.

Fatburner-Cocktail

Wer schlank werden will, braucht unbedingt:
- Fatburner-Eiweiß: alle vier Std. 3 EL Eiweißpulver (v. a. dann, wenn keine warmen Mahlzeiten zubereitet werden)
- „Taxi zur Fettverbrennung“: Carnitin (steckt in einem guten Eiweißkonzentrat)
- B-Vitamine für Eiweißstoffwechsel und Schlankhormone: 40 mg Vitamin B_6, 100 mg Vitamin B_3, 100 µg Folsäure, 20 mg Pantothensäure, 10 µg Vitamin B_{12}
- Insulin-Check: 400 mg Chrom
- Für die Aktivhormone der Schilddrüse: 200 µg Jod plus 200 µg Selen
- Für Testosteron: 50 mg Zink
- Gegen Müdigkeit und Lustlosigkeit: 5 mg Mangan
- Für mehr Feuer in den Fettzellen: 40 mg Eisen
- „Zündholz der Verbrennung“: 800 mg Phosphor
- Als Schlankheitsförderer: 1500 mg Kalzium
- Hilft, den Körper zu entwässern: 4 g Kalium
- Für stärkere Fettverbrennung: 600 mg Magnesium
- Doping für den Fettstoffwechsel: 2–3 g Vitamin C
- Für gute Laune, gute Nerven: ω-3-FS. Wer kaum Fisch isst, holt sich Kapseln aus der Apotheke
- Außerdem: 40 mg Vitamin B_1, 40 mg Vitamin B_2, 5 mg β-Carotin, 10 µg Vitamin D, 400 mg Vitamin E, 30 µg Vitamin K, 100 µg Biotin, 30 mg Silicium

Ernährungsphysiologische Bewertung

- Grundsätzlich positiv zu bewerten ist bei dieser Diät der Grundgedanke, dass neben einer kalorienreduzierten Kost auch sportliche Aktivitäten und Stressmanagement zu Gewichtsreduktion und -erhalt Anwendung finden.
- Umstritten ist jedoch die praktische Ausführung der Diät. Der Einsatz von Eiweißkonzentraten wurde bereits bei den Formuladiäten als negativ bewertet. Die Empfehlungen für den Einsatz von Vitaminen- und Mineralstoffpräparaten ist teilweise derart missverständlich beschrieben und weicht deutlich von den Empfehlungen

der DGE ab, dass eine gesundheitliche Schädigung nicht ausgeschlossen werden kann. Daher kann aus ernährungswissenschaftlicher Sicht diese Diät nicht empfohlen werden.

5.3.10 Die Schrothkur

*Der schlesische Bauer und Fuhrunternehmer Johann Schroth (*1798) erlitt eine schwere Knieverletzung, die er mit nassen oder feuchten kalten Umschlägen behandelte. Durch die Hydrotherapie und ständige Bewegung erhielt er die volle Gehfähigkeit zurück. Zudem beobachtete er das Verhalten von kranken Tieren und Kindern und entwickelte daraus vier Grundprinzipien, die den Körper entlasten und Selbstheilungskräfte freisetzen sollen.*

Charakteristika

Aus seinen Verhaltensbeobachtungen bei kranken Tieren und Kindern schloss SCHROTH, dass ein kranker Körper zur Mobilisierung seiner körpereigenen Abwehr alle Kräfte benötigt. Essen und Trinken binden aber einen Teil dieser Kräfte. Für SCHROTH bedeutet Fasten also eine Art Entlastung und Freisetzen von Selbstheilungskräften. Daraus entwickelte er die vier Grundprinzipien der Schrothkur: die Packungen, den rhythmischen Wechsel von Trink- und Trockentagen, die Diät, Ruhe und Bewegung. Die Schrothkur wird i.d.R. mind. 3 Wo. stationär durchgeführt. Ziel der Kur sind Reinigung und Entschlackung des Körpers, wodurch sich einige Erkrankungen bessern sollen und das Gewicht reduziert werden kann.

Diätempfehlungen

- **Tagesablauf:**
  - Morgens: Ein Glas Kräutertee und ein Stück Kurgebäck
  - Packungen (mind. 2 Std. lang): Durch die künstliche Erzeugung eines Fiebers sollen die Abwehrkräfte mobilisiert werden, weiterhin soll der Körper dadurch entschlacken und entspannen.
  - Nachts: Feuchte Wickel, die die Entschlackung fördern sollen.
- **Trink- und Trockentage** im rhythmischen Wechsel:
  - Trinktage: Nach 15 Uhr wird durchgegorener Wein mit möglichst niedrigem Zuckergehalt gegeben. Frauen dürfen an den kleinen Trinktagen bis zu ¼ l und an den großen Trinktagen bis zu ½ l Wein trinken, Männer an beiden Tagen bis zu ½ l Wein. Der Wein kann jederzeit gegen Saft, Wasser oder Tee ausgetauscht werden. Die Trinktage werden durch reichlich Bewegung wie z.B. Wanderungen, Skilanglauf ergänzt.
    Tagesbeispiel: Frühstück: 1 Glas Tee, 1 Stück Kurgebäck, Mittag: Gemüsesuppe mit Graupen, ab 15 Uhr: Männer ½ l Wein, Frauen: ¼ l Wein, Abend: Folienkartoffeln mit Karottenmus.
  - Trockentage: Am Trockentag ein Glas Orangensaft, fakultativ Schnaps. Trockentage sind Ruhetage, d.h. keine großen Wanderungen durchführen und Sport ausüben.

Tagesbeispiel: Morgen: 1 Glas Tee, 1 Stück Kurgebäck, Mittag: 7 getrocknete Pflaumen, 25 ml Zitronensaft, 1 Stück Kurgebäck, Abend: Karottenmus mit Kräuterbrot, ¼ l Orangensaft

- **Prinzipien für Ruhe und Bewegung:** Die Ruhephasen können während der Kur durch autogenes Training, Entspannungsübungen und Meditation sinnvoll unterstützt werden. Bewegung wie Wandern, Skilanglauf, Schwimmen oder Tanzen tragen zum Erhalt der Muskelmasse bei, außerdem verbraucht der Körper zusätzlich Energie.

Prinzip der Schroth Diät

- Die Schroth-Diät ist kohlenhydratreich, fett-, eiweiß- und salzarm. Während der Schrothkur werden Gemüsesuppen, eingeweichtes Trockenobst, Kompotte, Vollkornbrot, altbackene Semmeln, Kartoffeln, Leinsamenbrot, Reis, Gries, Graupen, Frischpresssäfte aus Zitrusfrüchten, außerdem geringe Mengen an Rohkost und jede Menge Kräuter gereicht. Tierische Lebensmittel finden keinen Einsatz.
- Die Aufbautage sind für die Schrothkur von größter Bedeutung. Nach einer dreiwöchigen Schrothkur werden i. d. R. 2 bis 3 Aufbautage empfohlen.

Ernährungsphysiologische Bewertung

- Die Schrothkur ist eine energiereduzierte, kohlenhydratreiche, fett-, eiweiß- und salzarme Kost.
- Die Kost enthält tägl. durchschnittlich 12 g Eiweiß, 2,3 g Fett, 92 g KH und ca. 600 kcal. Positiv hervorzuheben sind die vorhandenen Tagespläne incl. Nährwertberechnung. Das gleiche gilt für die Möglichkeit, den Wein beispielsweise gegen Saft oder Wasser auszutauschen. In Frage gestellt werden muss die Empfehlung der geringen Flüssigkeitszufuhr (und im besonderen Maße bei der Empfehlung von Wein) bei gleichzeitiger extrem niedriger Kalorienzufuhr. Für den Wirkungseffekt der Schrothkur gibt es nach wie vor keine wissenschaftlich gesicherten Beweise, somit kann aus ernährungswissenschaftlicher Sicht keine Empfehlung hierfür ausgesprochen werden.

5.3.11 Die Blutgruppendiät

*Dr. Peter J. D'Adamo (Naturheilmediziner, *1956 in New York) beschäftigte die Frage, warum bestimmte Menschen durch eine bestimmte Diät oder Ernährungsweise ihr Gewicht reduzieren können und andere wiederum nicht. Die Ursache sieht der Autor in den unterschiedlichen Blutgruppen. So soll die Reaktion des Körpers auf Eiweiße von der Blutgruppe abhängen.*

Charakteristika

Laut D'Adamo sollen ganz bestimmte, in Lebensmitteln befindliche Lektine d.h. Eiweiße oder auch Glykoproteine, agglutinierende Eigenschaften haben. Die unterschiedlichen Reaktionen des Körpers auf Eiweiße sind laut D'Adamo darauf zurückzuführen, dass die Blutgruppen zu unterschiedlichen Zeiten in der Evolution entstanden, in denen sich die Menschen an wechselnde Nahrungsangebote anpassen mussten. Als erste Blutgruppe ist die Blutgruppe 0 gebildet worden, die Blutgruppe der Jäger und Sammler. Die Blutgruppe A ist die der Landwirte, die Blutgruppe B die der Nomaden. Durch die Vermischung der Kulturen ist schließlich vor ca. 1000 Jahren die moderne Blutgruppe AB entstanden.

Diätempfehlungen und Lebensmittelauswahl

Für jede Blutgruppe wird eine eigene Ernährungsweise empfohlen.

- Menschen mit der **Blutgruppe 0**, ursprüngliche Jäger und Sammler:
  - Eigenschaften: robuster Verdauungstrakt, starkes Immunsystem und wirksamer Stoffwechsel; gut verträglich: Fleisch, einige Gemüsesorten; schlecht verträglich: Milch, Getreideprodukte und speziell Weizen, einige Gemüsesorten.
  - Empfehlungen: Die geringe, einseitige Verträglichkeit erfordert eine Supplementierung von Nährstoffen zur Sicherung einer ausreichenden Nährstoffversorgung
- Menschen mit der **Blutgruppe A**, ursprüngliche Landwirte:
  - Eigenschaften: Diese Gruppe ist besonders empfindlich, was Verdauung und Immunsystem angeht. Ebenso besteht ein erhöhtes Risiko an Krebs, Diabetes und Herzkrankheiten zu erkranken.
  - Empfehlungen: kohlenhydratreiche und fettarme Ernährung, viel Gemüse, den Verzehr von Milch stark einschränken.
- Menschen mit der **Blutgruppe B**, ursprüngliche Nomaden:
  - Eigenschaften: Die meisten Lebensmittel werden problemlos vertragen. Diese Menschen sind aufgrund Ihres guten Immunsystems auch selten krank.
  - Empfehlungen: Gut verträglich: Fleisch, Milchprodukte, Gemüse und Getreide. Lediglich Roggen ist etwas problematisch.
- Menschen mit der **Blutgruppe AB**, Mischgruppe:
  - Eigenschaften: Diese Menschen sind benachteiligt, da sie die Unverträglichkeiten aus beiden Grundblutgruppen vererbt bekommen haben können.
  - Empfehlungen: Meiden von unverträglichen Lebensmitteln, um vor Krankheiten zu schützen

Ernährungsphysiologische Bewertung

Die Behauptungen von D'ADAMO sind unhaltbar. Es gibt keinerlei wissenschaftliche Beweise dafür, dass mit dieser Kostform Krankheiten günstig beeinflusst werden können.

5.3.12 Rohkostdiäten im Überblick

Die Rohkosternährung ist eine Kostform, die weitgehend oder ausschließlich unerhitzte pflanzliche Lebensmittel (teilweise auch tierische Lebensmittel) enthält. Zudem werden Lebensmittel einbezogen, die verfahrensbedingt erhöhten Temperaturen ausgesetzt sind (z. B. kalt gepresste Öle, kalt geschleuderter Honig), ebenso Lebensmittel, bei deren Her-

stellung eine gewisse Hitzezufuhr erforderlich ist (z.B. Trockenfrüchte, Trockenfleisch und -fisch sowie bestimmte Nussarten). Außerdem können kalt geräucherte Erzeugnisse (z.B. Fleisch und Fisch) sowie essig- und milchsaure Gemüse Bestandteil der Rohkosternährung sein.

Der Grundstein für diese Ernährungsform wurde im letzten Jahrhundert gelegt. Prägend war auch die um 1822 in den USA stattfindende Ärztebewegung „Natural Hygiene". Als Pioniere der Rohkosternährung gelten Otto Bircher-Benner (1867–1939) sowie Are Waerland (1876–1955). Die derzeit bekanntesten Vertreter der Rohkostbewegung sind Harvey und Marylin Diamond.

Charakteristika der Rohkostdiäten

Der folgende Überblick dient dazu, die verschiedenartigen Konzepte einordnen zu können. Daher wurde bewusst eine knappe und kursorische Art der Darstellung gewählt (☞ auch Kap. 5.2.7).

Ernährung nach Wandmaker

Begründer: Helmut Wandmaker (Unternehmer, *1916), Deutschland
Konzept: Der Mensch ist nicht an gekochte Lebensmittel angepasst.
Zu meidende Lebensmittel: Getreide, Nüsse, Samen, totes Muskelfleisch, Milch und Milchprodukte
Empfohlene Lebensmittel: Vorwiegend rohes Obst und Gemüse, destilliertes Wasser

Schleimfreie Heilkost

Begründer: Arnold Ehert (Arzt, 1866–1922), Deutschland
Konzept:

- Ursache der Erkrankung liegt in der Verstopfung der Leitungssysteme
- Reinigung des Körpers erfolgt durch Fastenkuren und schleimfreie Kost

Zu meidende Lebensmittel: Fleisch und Fleischprodukte, stärkehaltige Lebensmittel, Milch und Milchprodukte
Empfohlene Lebensmittel: Vorwiegend schonend gekochtes Obst und stärkefreies Gemüse

Der natürliche Weg zur strahlenden Gesundheit

Begründer: Norman Walker (vermutlich 1866–1985), Großbritannien
Konzept: Verstopfende Wirkung der stärkehaltigen Lebensmittel auf die Leber
Zu meidende Lebensmittel: Getreide und Getreideprodukte, tierisches Protein, Milch und Milchprodukte
Empfohlene Lebensmittel: Vorwiegend Gemüse und Salat, auch bis auf 45 °C erhitzt, und regelmäßige Einläufe

Urmedizin nach Chrysostomos

Begründer: Franz Konz (Steuerberater, *1926), Deutschland
Konzept: Die menschliche Nahrung soll der Nahrung der Affen gleichen.
Zu meidende Lebensmittel: Fleisch (wenn, dann nur mit Haut und Haaren)

Empfohlene Lebensmittel: Wild wachsende Pflanzen und deren Früchte, Kräuter, Weidenröschen, Farne und Blätter von Birke oder Buche, Quell- oder Gebirgswasser

Lichtkost

Begründer: Fritz Albert Popp (Physiker, *1938), Deutschland

Konzept: Als ganzheitliches Maß für die Qualität eines Lebensmittels gilt die darin gespeicherte Lichtintensität (Photonen), d.h. die Qualität der Nahrung hängt mit der Fähigkeit zusammen, in welchem Maß sie Licht speichern kann.

Zu meidende Lebensmittel: Mit Hormonen und Antibiotika verseuchtes Fleisch, mit Pestiziden behandeltes Obst und Gemüse, raffinierte Produkte (z.B. Weißmehlprodukte), raffinierte Öle

Empfohlene Lebensmittel: Frische und möglichst naturbelassene, lebendige Lebensmittel wie Sprossen, milchsaure vergorene oder rohe Gemüse, Getreide, Nüsse, Rohmilch und Rohkäse

Instinktotherapie

Begründer: Guy-Claude Burger (Physiker, *1938), Frankreich

Konzept: Dem Körper werden seine Nährstoffbedürfnisse über die Geruchs- und Geschmacksempfindungen vermittelt.

Zu meidende Lebensmittel: Alle gekochten Lebensmittel, Milch und Milchprodukte.

Empfohlene Lebensmittel: Rohes Fleisch, Gemüse, Obst, Nüsse, Samen, Fisch, Meeresfrüchte, Eier

Fit for Life

Begründer: Harvey Diamond (Schriftsteller), Marylin Diamond (Ernährungswissenschaftlerin)

Konzept: Denaturierte Nahrung und eine Kombination von Eiweiß und KH sollen zu Übergewicht führen und vergiftend wirken.

Zu meidende Lebensmittel:

- Brot, Getreide, Fleisch, Fisch, Milchprodukte und Hülsenfrüchte werden als tote Nahrung bezeichnet
- Der Verzehr von Fleisch ist gesundheitsschädlich, strikte Ablehnung von Milch und Milchprodukten

Empfohlene Lebensmittel:

- 70 % der Nahrung sollen aus lebendiger Sonnenkost bestehen (= Obst, Rohkost, Salate). 30 % konzentrierte Nahrung sind erlaubt
- Unpasteurisierte Milchprodukte wie Butter, Joghurt, Sahne sowie weiße Käsesorten werden empfohlen. Honig sollte nicht erhitzt und Öle kalt gepresst sein.
- Richtige Lebensmittelkombination nach dem Prinzip der Hay Trennkost
- Berücksichtigung der Körperzyklen:
  - Von 12.00–20.00 Uhr ist der Körper zur Nahrungsaufnahme bereit. In der Zeit zwischen 20.00–04.00 Uhr erfolgt die Ausnutzung der Nahrungsbestandteile.

- Zwischen 4.00–12.00 Uhr, der sog. Ausscheidungsphase, darf keine Nahrung aufgenommen werden, da es sonst zu einer Überbelastung kommen kann.
- Vor 12.00 Uhr darf ausschließlich Obst bzw. Obstsaft aufgenommen werden.

Bewertung:

- Laut der DGE ist diese Kostform nicht als Dauerkost geeignet, da Lebensmittel wie Getreide, Kartoffeln und Milchprodukte dem Körper in zu geringer Menge zugeführt werden.
- Viele Aussagen der Diamonds sind wissenschaftlich nicht zu begründen.

5.3.13 Krebsdiäten

Charakteristika der Krebsdiäten

Krebskur – total

Begründer: RUDOLF BREUß (Elektroinstallateur und Heilpraktiker, *1899), Bludenz im Voralberg

Konzept: Der Krebs lebt nach BREUß nur von festen Speisen. Wenn man 42 Tage nur Gemüsesäfte und Tee trinkt, stirbt die Krebsgeschwulst ab. Der Mensch hingegen kann noch gut leben.

Zu meidende Lebensmittel: 42 Tage lang soll nichts gegessen werden.

Empfohlene Lebensmittel:

- **Saftmischung:**
  - Bestehend aus rote Rüben, gelbe Rüben, Sellerieknollen, Rettich, Kartoffeln (ersatzweise eine Schale Kartoffelschalentee)
  - Der Gemüsesaft darf nur in Verbindung mit den angegebenen Teesorten und gut eingespeichelt getrunken werden. Wichtig ist zudem die tägl. Zufuhr von Storchenschnabelkrauttee, den man schluckweise kalt trinken soll.
- **Tagesplan:**
  - Morgens eine halbe Tasse Nierentee langsam kalt trinken. 30–60 Min. später 1–2 Tassen warmen Salbeitee mit Johanniskraut, Pfefferminze und Melisse. Nach 30–60 Min. wieder ein Schlückchen Saft nehmen und nicht gleich schlucken, also gut einspeicheln. Nach etwa 15–30 Min. wieder ein kleines Schlückchen Saft nehmen, je nach Hungergefühl.
  - Am Vormittag 10–15-mal Saft. Salbeitee kann so oft getrunken werden, wie man möchte.
  - Mittags die ersten drei Wo. nur 1⁄16 l Nierentee trinken, ebenso abends vor dem Schlafengehen.
  - Nachmittags öfter ein kleines Schlückchen Saft. Am Tag darf bis zu 1 l Saft getrunken werden.

Während der Kur sollte man arbeiten, um vom Hunger und der Krankheit abgelenkt zu werden.

Bewertung: Die „Krebskur – total" kann zu einer gefährlich schnellen Gewichtsabnahme führen. Der Autor behauptet, 20.000 Menschen in 30 Jahren geheilt zu haben.

Weiterhin soll die Krebskur auch andere Erkrankungen heilen können. Hierfür gibt es keine wissenschaftlichen Beweise. Die Krebskur ist aus ernährungswissenschaftlicher Sicht strikt abzulehnen, da sie eine lebensbedrohliche Mangelernährung provozieren kann.

Öl-Eiweiß-Kost

Begründerin: JOHANNA BUDWIG (approbierte Apothekerin, Diplom-Chemikerin, Obergutachterin für Arzneimittel und Fette in hoher staatlicher Funktion)

Konzept: Die Hauptursache der Geschwulstbildung liegt im Fettstoffwechsel begründet. Eine Ausschaltung der schädlichen Fette ist laut der Autorin nur durch gute Fette wie wasserlösliche Fette, die Eiweiß anziehen (z. B. Fett aus der Leinsaat) möglich. Diese, verhindern die krankhafte Aussonderung von Fetten. Sie laden Herzaktionsströme mit immer neuen Impulsen auf, ziehen Sauerstoff an **und schaffen Sauerstoffreserven.**

Zu meidende Lebensmittel: Laut der Autorin ist es nicht so wichtig auf die zu meidenden Lebensmittel wie schädliche Fette und chemische Konservierungsmittel hinzuweisen, vielmehr sollten die Patienten darüber informiert werden, welche Lebensmittel empfehlenswert sind.

Empfohlene Lebensmittel:

- **Getränke:** Morgens ein Glas Sauerkrautsaft, während des Tages frisch gepresste Gemüse- und Obstsäfte, Immer erlaubt: ein Glas Wein
- **Tagesplan:**

- Zum Frühstück regelmäßig Linomel-Müsli. Dazu schichtet man zwei EL Linomel (Leinsaat-Honig-Granulat) mit saisongerechtem frischem Obst. Anschließend eine aus Quark und Leinöl bestehende Creme zusammenrühren und diese in einer weiteren Schicht mit Nüssen, Bananen und Zitrone verfeinert über den Fruchtsalat geben. Weiterhin kann Brot mit Oleolux (Leinöl, Kokosfett, angeröstete Zwiebeln und Knoblauch) eingeplant werden. Als Brotbelag eignet sich Käse in jeder Form und saisongerechtes Gemüse. Als Getränk werden Kräutertees empfohlen.
- Das Mittagessen sollte fleischlos sein. Geeignete Ölsorten sind unraffiniertes Lein- und Kürbiskernöl. Besonders wichtig ist die Rohkostplatte. Als Nachtisch kann eine Leinöl-Quarkspeise gegeben werden. Weiterhin werden alle frischen Gemüse empfohlen, die erst nach dem Kochen mit Oleolux gefettet werden sollen. Für Kranke eignen sich weiterhin Kartoffeln, am besten Pellkartoffeln. Anstelle von Kartoffeln ist auch Buchweizen zu empfehlen.
- Die Abendmahlzeit soll klein ausfallen und möglichst früh eingenommen werden. Eine warme Speise (Suppe oder Brei aus Reis, Buchweizen, Haferflocken, Sojaflocken, Hefeflocken und anderen Flocken aus dem Reformhaus) ist ideal. Dazu wird möglichst rohes Obst empfohlen. Als herzhafte Zugabe ist auch Sojalin aus dem Reformhaus geeignet.

Bewertung: Die Theorie über die Krebsentstehung ist fraglich, ebenso der Anspruch auf Heilung durch diese Kostform.

5

Moermann-Diät

Begründer: DR. MED. MOERMANN (Landarzt, Holland)
Konzept: Der holländische Arzt C. MOERMANN geht davon aus, dass Krebszellen nur im Falle einer Stoffwechselentgleisung mit vermindertem Oxidationsvermögen des Körpers entstehen können. Die Folge sind Gärungsvorgänge und eine gesteigerte Milchsäurebildung. Durch Normalisierung des Stoffwechsels und durch Stimulierung des Abwehrsystems soll die Rückbildung der Krebszellen erfolgen. Anhand von Fütterungsversuchen an Brieftauben, deren Stoffwechsel nach seiner Meinung dem des Menschen gleicht, kommt er zu dem Schluss, dass eine spezielle Kombination aus 8 Vitaminen und Mineralstoffen positive Auswirkungen auf den Stoffwechsel hat. Neben einer lacto-vegetabilen Kost (vegetarische Kost, bei der zusätzlich Milch und Milchprodukte erlaubt sind) empfiehlt er diese 8 lebensnotwendigen Nährstoffe, mit dem Ziel das Abwehrsystem zu aktivieren.
Zu meidende Lebensmittel: Fleisch, Fisch und Geflügel, kein Wasser, Zucker und zuckerhaltige Lebensmittel, mäßig Salz, keine Kartoffeln, Reis mit Butter, grünes Gemüse, v. a. Gurken, auch andere Gemüse wie Mohrrüben, Rote Rüben, Spargel, ungeschälter Reis, Pflaumen, Aprikosen, Mus von sauren Äpfeln, Birnen und Pfirsiche
Empfohlene Lebensmittel: Zum Durstlöschen Saft von Roten Rüben, Mohrrüben, saueren Äpfeln und Birnen, tägl. ¼ l Buttermilch, Zitronensaft, eventuell gemischt mit Apfelsinensaft, Beerensaft, tägl. 1–2 Eidotter (kein Eiweiß), Vollkornbrot mit Butter und Käse.
Bewertung: Aus ernährungstherapeutischer Sicht ist eine betont pflanzliche Kost positiv zu beurteilen, wenn gleichzeitig auf eine ausreichende Energie- und Eiweißversorgung geachtet wird. Für die Dosierung der Nährstoffsupplemente gibt es allerdings bis heute keine schlüssige Erklärung.

5.4 Konzepte ganzheitlicher Ernährungstherapie

5.4.1 Heilfasten

Françoise Wilhelmi de Toledo

Der Begriff „Heilfasten" wurde 1935 von Otto Buchinger (1878–1966) eingeführt und bezeichnet nicht nur den freiwilligen Nahrungsverzicht über einen begrenzten Zeitraum (Fasten), sondern multidisziplinäres Fasten, das sowohl medizinische, ernährungsphysiologische und physiotherapeutische (z. B. Bewegungstherapie, Massage) Betreuung voraussetzt, als auch psychosoziale und spirituelle Dimensionen einbezieht.
Heilfasten wird zur Therapie sowie zur Prävention durchgeführt.

Konzept

Die Fähigkeit zu fasten beruht auf der Fähigkeit des Stoffwechsels für eine begrenzte Zeit aus den gespeicherten Vorräten an Makro- und Mikronährstoffen leben zu können. Aus dieser biologischen Fähigkeit – ohne die der Mensch als Spezies nicht überlebt hätte – entwickelten sich Fastenkulturen mit religiös-spiritueller oder medizinisch-therapeutischer Zielsetzung.

Physiologie des Fastens

Das Prinzip des Fastenstoffwechsels ist die schrittweise Umstellung von der Nutzung äußerer Nahrungsquellen auf die Nutzung innerer Reserven. Nährstoffe werden nicht mehr – oder nur minimal – als Nahrungsmittel über den Verdauungstrakt aufgenommen. Eigene Energiereserven (zu 75–95 % aus dem Fettgewebe), Eiweiß, Vitamine und Mineralien werden sparsamer verbraucht (z. B. durch Umstellung des Zentralnervensystems auf Fettverbrennung und Rückgang der Verdauungs- und Assimilationsvorgänge) und aus Depots bzw. mobilisierbaren Geweben herangezogen.

- **Glykogenabbau:** Mobilisierung des schnell zur Verfügung stehenden Glykogendepots aus der Leber. Diese Energiereserven (Glykogen ca. 0,5 kg; ca. 1600 kcal können innerhalb eines Tages verbraucht werden. Zwar stellt sich der Körper nach Abbau des Glykogens sehr rasch auf Fettstoffwechsel um, doch müssen ca. 25 % des Energiebedarfs (für einige Gewebe ☞ unten) weiterhin durch Glukose gesichert werden (durch Glukoneogenese aus mobilisierbaren Aminosäuren).
- **Fettabbau:** Nach Glykogenverbrauch werden hauptsächlich Fettsäuren aus dem Fettgewebe und deren Metaboliten, die Ketonkörper, zur Energiegewinnung herangezogen. Die meisten Körperzellen stellen sich rasch auf Fettsäureoxidation um (z. B. Skelett und Herzmuskulatur, Leber, Nieren). Am Anfang des Fastens erfolgen ca. 75 % der Energiegewinnung aus der Fettsäureoxidation, nach 2–3 Wochen sind es ca. 95 %. Die Ketonsäuren werden zum wichtigsten, sich selbst steuernden Brennstoff. Einerseits bremsen sie die Proteolyse aus der Muskulatur und unterbrechen andererseits die Betaoxidation der Fettsäuren auf der Ketostufe. Damit wird die Nachlieferung des Hauptbrennstoffs gesichert und der Eiweißverbrauch stark eingeschränkt. Ebenso bremsen in der Buchinger Methode die verabreichten Obstsäfte und Honig die Proteolyse.
- **Proteinabbau:** Wenige, aber lebensnotwendige Gewebe und Organe (Gehirn, Nervengewebe, Erythrozyten) brauchen mehr Zeit, um sich auf den Fettstoffwechsel umzustellen. Sie benötigen noch Glukose, das aus dem Proteinabbau gewonnen wird: Der tägliche Abbau am Anfang des Fastens beträgt ca. 75 g Protein (ca. 400 kcal) und reduziert sich nach 2–3 Wochen während der sog. Eiweißsparphase auf ca. 20 g (ca. 100 kcal). Aminosäuren aus dem Eiweißpool (Alanin, Glutamin) werden als Substrat für die Glukoseneubildung genutzt, zunächst in der Leber (aus Alanin) und im Verlauf zunehmend in der Niere (aus Glutamin).

Die fast vollkommene Umstellung auf den Fettstoffwechsel ist erst in der zweiten Fastenwoche abgeschlossen. Der oft kritisierte Eiweißverbrauch während des Fastens stellt aber ein therapeutisches Potential dar: Die selektive Proteolyse durch Autophagie und Lysosom-Proteosomstimulation erklärt zum Teil den Rückgang von entzündlichen Prozessen und Symptomen bei fastenden Asthmatikern, Allergikern oder Rheumatikern.

5

Fastenwirkungen

Die Fastentherapie ist eine fachübergreifende Behandlungsform, die in eine Vielzahl von Stoffwechselvorgängen eingreift und somit verschiedenste Organsysteme sowie die Psyche beeinflusst. Als mögliche Wirkmechanismen werden diskutiert:

- **Insulin-Senkung und Fettabbau durch Ausbleiben der Glukosezufuhr:**
  - Indikationen und therapeutische Effekte: Adipositas (das Fasten muss multidisziplinär betreut werden), Hyperlipidämie, Hypercholesterinämie, Fettleber, Diabetes mellitus Typ II; Rückbildung der arteriosklerotischen Gefäßablagerungen
  - Mögliche Nebenwirkungen: Azidoketose, Gichtanfall, Hypoglykämie
  - Kontraindikationen: Anorexia nervosa, Kachexie
- **Ruhigstellung des Magen-Darm-Trakts, Veränderung der Darmflora, Antigen-Pause** – mit nachfolgender Verminderung entzündlicher Prozesse durch einerseits Unterbrechung der Zufuhr entzündungsfördernder Substanzen wie z. B. Arachidonsäuren und Allergene, andererseits Normalisierung der Darmflora.
  - Indikationen und therapeutische Effekte: chronische Erkrankungen des Verdauungs-trakts (Magen, Darm, Leber, Zahnfleisch), Immunmodulation; Entzündungshemmung (z. B. Rheumatoide Arthritis, Allergien)
  - Mögliche Nebenwirkungen: Mangelerscheinungen bei marginaler Versorgung, Verstärkung einer Umwelt-/Sauberkeitsneurose
- **Entwässerung/Entsalzung:**
  - Indikationen: Hypertonie, arterielle und venöse Durchblutungsstörungen, Ödeme
  - Kontraindikationen: niedriger Blutdruck, Störungen des Mineralhaushalts
- **Eiweiß-Abbau (intrazellulär und extrazellulär)** – Stimulation der selektiven Autophagie pathologischer Eiweiß auch durch Lysosom- und Proteosombildung:
  - Indikationen und therapeutische Effekte: „Verjüngung" des Eiweißpools, Immunmodulation, Verbesserung des Gas- und Nährstoffaustausches zwischen Zellen und Gefäßen
  - Mögliche Nebenwirkungen: Bei mehrwöchigem Fasten zu starker Verlust an fettfreier Masse
- **Neurovegetative Umstellung:** Die sympathikotone Anfangsreaktion wechselt zwischen den 2. und 7. Tag in eine parasympathikotone Phase (je nach dem, ob der/die Fastende das Fasten bejaht und sich einlässt oder nicht). In Folge dessen kurze Stressphase am Anfang des Fastens und anschließend Normalisierung von Bluthochdruck und Puls, Stressabbau tiefe Beruhigung
- **Verstärkung der Serotoninwirkung:**
  - Indikationen und therapeutische Effekte: antidepressive, angstlösende und harmonisierende Wirkung auf die Stimmung
  - Mögliche Nebenwirkungen: Missbrauch des Fastens als Bewältigungsstrategie
- **Verbesserung der Fließeigenschaften des Bluts:** Mögliche antithrombogene Wirkung; Cave: Blutungsgefahr bei gleichzeitiger Einnahme von gerinnungshemmenden Medikamenten.

Vorsichtsmaßnahmen

Im ausführlichen Anamnesegespräch sollten auch Essstörungen, die psychosoziale Belastung und oft verschwiegene Medikamenteneinnahmen angesprochen werden. Das Hauptrisiko einer Fastentherapie heute stellt die Einnahme von Medikamenten dar. Folgende Präparate müssen unbedingt in der Dosis adaptiert bzw. abgesetzt werden, um ernsthafte Folgen zu vermeiden:

- Nicht-steroidale Antirheumatika
- Systemische Kortikoide
- Antihypertonika (insbes. Betablocker und Diuretika)
- Antidiabetika
- Kontrazeptiva (eingeschränkte Wirkung)
- Anti-Koagulantien
- Psychopharmaka (insbes. Neuroleptika und Lithium)
- Antiepileptika

Durchführung des Fastens

Fastenmethode und Fastendauer müssen individuell nach Indikation abgestimmt werden. Der Patient muss einfühlsam dazu motiviert werden und ausreichend Gelegenheit für Fragen nach Ziel und Methodik der Fastentherapie erhalten. Zur Bedeutung der eigenen Motivation wird der Patient besonders aufgeklärt.

Fastendauer

Unter Berücksichtigung der individuellen Ausgangslage und des Verlaufs liegt das Optimum des therapeutischen Buchinger-Fastens zwischen 2 und 4 Wochen. Oft können kürzere Fastenperioden von Vorteil sein, besonders bei untergewichtigen Menschen.

Neuerdings weist die Anti-Aging Medizin sogar auf die Vorteile des Auslassens einzelner Mahlzeiten hin. Zur Umstimmung können einzelne Fastentage oder gestrichene Mahlzeiten („dinner cancelling") verordnet werden! Bei entsprechender Indikation können auch längere Fastenzeiten vorgeschlagen werden (bis zu 6 Wochen).

Durchführung des Fastens

Vorbereitung und Umschaltung auf das Fasten:

Am Tag vor Fastenbeginn vegetarische Kost (ca. 1000 kcal) einhalten. Kaffee, Alkohol und Nikotin absetzen. Leichte körperliche Aktivität und geistige sowie seelische Einstimmung stehen auf der Tagesordnung (Gewohnheiten umstellen, weniger Alltagsaktivitäten, mehr Ruhe).

- Kalorienentlastung (vegetarisch, < 4.200 kJ bzw. < ca. 1.000 kcal)
- Weglassen von Genussmitteln
- Körperliche Bewegung, z.B. Wandern und Mobilisationsgymnastik (im aeroben Bereich)

5

Fasten und Fastengetränke

Tägliche Fastengetränke sollte ca. 2,5 l betragen. Damit werden Mikronährstoffe sowie Kohlenhydrate zugeführt, die die Fettverbrennung aktivieren, die Eiweißkatabolie bremsen und das Allgemeinbefinden verbessern.

- Wasser
- ¼ Liter Frucht- oder Gemüsesaft (möglichst frisch gepresst)
- ¼ Liter Gemüsebrühe
- Kräutertees nach Indikation mit 30 g Honig

Anregung der Ausscheidungsvorgänge

- **Darmtätigkeit:**
  - Abführmaßnahmen sind notwendig, weil die Eigenperistaltik des Darms beim Fasten sehr reduziert wird. Hinzu kommt, dass eine Basalsekretion im Verdauungstrakt, z. B. Galle, sich fortsetzt. Magen- und Darmschleimhautzellen schilfern ab und bilden zu ca. 50–70 % mit abgestorbener Darmflora eine Stuhlmasse die täglich anfällt und ausgeschieden werden sollte.
  - Fastende erhalten am Morgen des 1. Fastentags 30–40g (je nach Körpergewicht) Glaubersalz (Natriumsulfat) in einem ½ bis ¾ Liter Wasser aufgelöst, das innerhalb von 20 Minuten getrunken werden sollte. Danach wird jeden zweiten Tag ein Einlauf durchgeführt wenn keine individuelle Kontraindikation vorhanden ist.
- **Nierentätigkeit:** Durch die tägliche Gesamttrinkmenge von mind. 2,5 l Flüssigkeit wird die Nierentätigkeit angeregt.
- **Lungentätigkeit:** Z. B. durch körperliche Aktivität, Atemtherapie, Yoga, damit gasförmige Stoffwechselprodukte und Säuren (CO_2) vermehrt abgeatmet werden und sich die Sauerstoffextraktion durch die Muskelzellen erhöht.
- **Lebertätigkeit:** Durch Phytotherapie und tägliche Leberwickel (z. B. heiße Wärmflasche im feuchten Leinentuch), üblicherweise während der Mittagsruhe über ca. 30 Min.
- **Hautdurchblutung** und Schwitzen: Aktiv über körperliche Bewegung und passiv über heiße Dusche/Bad, Hydrotherapie und andere Kneipp'sche Anwendungen (Wickel, Packungen), Sauna, Bürsten, heiße Getränke u. a. Vernünftig dosiert haben diese Maßnahmen den Vorteil, dass sie den leicht frierenden Fastenden Wärme zuführen.

Körperliche Bewegung

Individuell angepasste ausdauerorientierte Bewegung sollte täglich und ausreichend zur generellen Anregung der Makro- und Mikrozirkulation in allen Organen erfolgen, besonders in den Ausscheidungsorganen, und somit eine Förderung der Eliminations- und Regenerationsprozesse. Besonders für Fastende wichtig:

- Erhöhung der Leistungsfähigkeit von Muskulatur inklusiv Herzmuskel und zur Vermeidung der immobilitätsbedingten Eiweißkatabolie
- Erzeugung von Körperwärme, da die Wärmeproduktion aus den ausbleibenden Verdauungsvorgängen stark abnimmt
- Verbesserung des Lymphabflusses

- Verbesserung des Wohlbefindens, des Selbstwertgefühls und der psychosozialen Integration

Sportliche Höchstleistungen sollten im Fasten vermieden werden.

Entspannung und Ruhe

Der Fastende braucht genügend Zeit für Ruhe und Entspannung, Selbsterfahrung und Selbstreflexion, ggf. spirituelle Praxis, Schweigezeiten, Stille, Meditation.

Weitere Fasten unterstützende Maßnahmen

- Massagen
- Nach Beschwerden adaptierte individuelle Krankengymnastik
- Entspannungstherapie, Yoga
- Supplementierung von Mikronährstoffen: Für eine Fastendauer von 2 bis 4 Wochen ist bei Menschen mit ausgewogenem Ernährungsstatus eine Makro- und Mikronährstoffsupplementierung zu den Säften und Brühen in der Regel entbehrlich.
  - Mikronährstoffe (Vitamine und Mineralien) und essentielle Fettsäuren: Bei Verdacht auf marginale Versorgung mit gewissen Mikronährstoffen oder bei erhöhtem Bedarf (z. B. Raucher, Alkoholiker, nach mehreren Schwangerschaften etc.) kann eine Supplementierung durchgeführt werden. Entweder in medikamentöser Form oder über Säfte und Gemüsebrühen sowie kaltgepresste Öle (z. B. kaltgepresstes Sonnenblumen-/Leinöl in Quarkemulsion).
  - Makronährstoffe: In Einzelfällen kann eine Eiweißzufuhr mit naturbelassenen Produkten (Buttermilch, Joghurt, sonstigen Milchprodukten bzw. Mandel- oder Sojamilch) sinnvoll sein.

Fastenende (Fastenbrechen) und „Aufbau-Zeit"

Das sog. Fastenbrechen geschieht am letzten Fastentag. In der Regel wird mittags ein gut reifer Apfel gegessen. Am Abend gibt es eine Kartoffelsuppe. Die „Aufbau"-Kost ist eine leichte, ovo-lacto-vegetarische Kost, reich an ω-3- und ω-6-Fettsäuren im richtigen Verhältnis als kaltgepresste Lein- und Sonnenblumenöle, faserstoffreich nach individueller Verträglichkeit. Langsames bewusstes Kauen.
In der Regel werden 4 progrediente Aufbautage (von ca. 800 kcal – 1600 kcal) durchgeführt bis zur Wiederherstellung des normalen Transit und spontaner Darmentleerung.

Befindlichkeitsstörungen und Fastenkrisen

Gelegentlich kann es zu Kreislaufdysregulation, leichter Hypoglykämie, Störungen im Elektolythaushalt, Kopfschmerzen, Lumbago, Muskelkrämpfen und Schlafveränderungen kommen. Allgemeine Maßnahmen wie empathische Zuwendung und Naturheilverfahren genügen meist.

Gesundheitspädagogische Aspekte

Das Fasten gewährleistet eine Unterbrechung aller Verhaltensmuster. Motivation, Schulung und Training, langfristig zu reduzierende Risikofaktoren gehören zur Fasten begleitenden Gesundheitspädagogik.

- **Ernährungstherapie:** Nach Fastentherapie und Kostaufbau sollte die Ernährung einer fettmodifizierten und frischkostbetonten Vollwert-Ernährung entsprechen (☞ auch Kap. 5.1.2: diese unterscheidet sich nicht wesentlich von der vollwertigen Ernährung der DGE, außer, dass sie die ökologische und ethische Dimensionen berücksichtigt) unter Berücksichtigung der individuellen Darmverträglichkeit.
- **Bewegung:** Die Bewegungstherapie ist grundsätzlich bei jedem Fastenden durchzuführen. Ziel dabei ist es, den Patienten zu langfristiger körperlicher Aktivität anzuleiten und zu motivieren sowie Freude an der Bewegung und der Natur zu vermitteln.
- **Verhaltensmodifikation:** Fasten kann dazu beitragen, Hunger und Sättigung wieder bewusster wahrzunehmen und das eigene Essverhalten wieder nach nutritiven Bedürfnissen zu normalisieren.
- **„Diätetik der Seele":** „Während des Fastens geht es dem Körper gut, aber die Seele hungert" (Buchinger 1947). Die Pflege bzw. Wiederentdeckung von Quellen der positiven Emotionen wie an Kunst, Literatur, Musik, Meditation, Natur sowie auch mitmenschlichen Beziehungen und Spiritualität stabilisiert die emotionale Balance eines Menschen. So wird der Verzicht auf krankmachende, aber Genuss bringende Gewohnheiten im Alltag erleichtert, da Quellen der Freude außerhalb der nutritiven Sphäre erschlossen werden können.

Indikationen

Das Buchinger Heilfasten kann entweder zum therapeutischen oder präventiven Zweck indiziert sein.

Präventiv wird es eingesetzt zur Senkung von Risikofaktoren und Übergewicht, bei erhöhten Blutfett-/Cholesterin- und Harnsäurewerten, Stress, Glukose-Intoleranz, Bluthochdruck, Rauchen

Zur Therapie:

- **Herz- und Kreislauferkrankungen:** KHK, Herzinsuffizienz, Arterielle Durchblutungsstörungen, Venöse Insuffizienz, Ödeme
- **Erkrankungen des Bewegungsapparats:** Degenerative Erkrankungen (Arthrose, Arthritis), entzündliche Erkrankungen (rheumatoide Arthritis, Morbus Bechterew)
- **Erkrankungen des Gatsrointestinaltrakts:** Funktionelle Magen-Darm-Erkrankungen, chronisch-entzündliche Darmerkrankungen, chronische Obstipation, chronische Lebererkrankungen
- **Psychosomatische und neurologische Erkrankungen:** psychische und körperliche Erschöpfung, depressive Verstimmtheit, chronische Müdigkeit, Migräne und Kopfschmerzen, Fibromyalgie
- **Atemwegs- und Hauterkrankungen:** Infektanfälligkeit (obere Atemwege, Nebenhöhlen, Blase), Allergien (Asthma, Heuschnupfen), Neurodermitis, Akne
- **Weitere Erkrankungen:** Gynäkologische und urologische Erkrankungen: Infertilität und Sterilität, Störungen in der Menopause, prämenstruelles Syndrom, Glaukom

Kontraindikationen

Risikoindikationen

Das Fasten kann im Einzelfall indiziert werden, allerdings nur in einem spezialisierten Zentrum mit medizinischer Versorgung bei:

- Suchterkrankungen
- Diabetes mellitus Typ I (zur Vorbeugung der Spätfolgen)
- Psychosen
- Fortgeschrittenen koronaren Herzerkrankungen
- Netzhautablösung
- Ulcus ventriculi et/ut duodeni

Kontraindikationen

- Kachexie
- Anorexia nervosa
- Dekompensierte Hyperthyreose
- Fortgeschrittene zerebro-vaskuläre Insuffizienz bzw. Demenz
- Fortgeschrittene Leber- oder Niereninsuffizienz
- Schwangerschaft und Stillzeit

Abbruchkriterien für eine Fastentherapie

- Non-Compliance
- Höhergradige Herzrhythmusstörungen
- Therapierefraktäre Magenbeschwerden
- Störungen im Elektrolythaushalt ($K^+ < 3{,}0$ mmol/l oder $Na^+ < 125$ mmol/l oder $Cl^- < 90$ mmol/l)
- Symptomatische Kreislaufdepression über mind. zwei Tage (HF < 45/min, RRsys < 70 mmHg und/oder RRdia < 40)

5.4.2 Mikrobiologische Therapie

Jürgen Schulze

Orale und/oder parenterale Anwendung von lebenden und/oder abgetöteten Mikroorganismen bzw. deren Bestandteilen und/oder deren Stoffwechselprodukten zur Behandlung von intestinalen und extraintestinalen Erkrankungen sowie Funktionsstörungen des Darms.

Konzept

Der Gastrointestinaltrakt ist mit etwa 10^{14} lebenden Mikroorganismen, die mind. 400 verschiedenen, in traditioneller Weise kultivierbaren Spezies angehören, besiedelt. Die Gesamtheit wird als Darmflora bezeichnet. Standortspezifisch (d.h. in Abhängigkeit vom Darmabschnitt, von der Lumen- oder Wandnähe) existieren stabile mikrobielle Lebensgemeinschaften, sog. Mikrobiozönosen, die bezüglich Artenvielfalt und

Keimgehalten physiologischerweise innerhalb biologisch vorgegebener Grenzen starken Schwankungen unterworfen sein können.

Mikroökologie des Darms

- Die Regulation zur qualitativen und quantitativen Zusammensetzung der Darmflora erfolgt über folgende Mechanismen und Faktoren:
- – Wechselwirkungen zwischen Makroorganismus und Mikroorganismen (Milieufaktoren, makrobielle Abwehr, Siedlungsfaktoren, „Crosstalk")
- – Intermikrobielle Wechselwirkungen (Antagonismus, Synergismus, „Quorum sensing")
- – Exogene Faktoren (Lebens- und Ernährungsweisen, therapeutische Maßnahmen)
- Nur eine für jeden Standort spezifisch ausbalancierte Darmflora trägt zur Homöostase des gesamten Makroorganismus bei.

! Trotz einer mehr als 100-jährigen und während der letzten 40 Jahre intensiven Forschung ist die Komplexität des Ökosystems Darm noch nicht entschlüsselt.

Bedeutung der physiologischen Darmflora

- **Infektionsbarriere:** Zusätzlich zur physiologischen organischen Barriere (Darmepithel, darmassoziiertes Immunsystem, Mukus) bildet die Darmflora eine mikrobielle Infektionsbarriere (Kolonisationsresistenz gegenüber pathogenen und potentiell pathogenen Mikroorganismen) und schützt vor Zerstörung der epithelialen Integrität.
- **Aktivierung des GALT:** Schleimständige und darmwandnahe Mikroorganismen tragen zur Aktivierung und Differenzierung sowohl der unspezifischen (Makrophagen, dendritische Zellen, natürliche Killerzellen) als auch der spezifischen Komponenten (T-Lymphozyten, antikörperproduzierende B-Lymphozyten) des darmassoziierten Immunsystems (GALT = gut associated lymphoid tissue) bei und „trainieren" es ständig.
- **Beeinflussung von Darmmilieu und Darmfunktionen:**
- – Die Darmflora beeinflusst durch ihren Stoffwechsel die intraluminalen Prozesse und beteiligt sich am Abbau unverdauter Nahrungsbestandteile. Auf den Makroorganismus hat das positive Auswirkungen (Bildung kurzkettiger Karbonsäuren aus KH-Ballaststoffen) oder negative Effekte (Bildung von Fäulnismetaboliten durch Abbau von stickstoffhaltigen Nahrungsbestandteilen, z. B. Ammoniak, biogene Amine).
- – Die bakterielle Stoffwechselaktivität löst peristaltikfördernde Impulse aus (Dehnungsreize durch Volumenzunahme über Proliferation der Bakterienmasse und Gasbildung; Sekretionssteigerung durch Säurebildung; Kontraktibilitätsbeeinflussung der Darmmuskulatur durch weitere bakterielle Metabolite) und stimuliert die Darmmotilität.

! Eine der wesentlichsten Funktionen der physiologischen Darmflora ist die Beteiligung an der Aufrechterhaltung der organischen Schleimhautbarriere. Grundvoraussetzung dafür sind die nichttoxischen immunmodulierenden Eigenschaften und die Stoffwechselaktivität intestinaler Mikroorganismen.

Störungen der Darmflora

Störungen der Darmflora (Dysbiosen) sind durch Veränderungen der Lebendkeimzahlen, des Keimspektrums und der Stoffwechselaktivität sowie durch Fehlbesiedlungen einzelner Standorte im Gastrointestinaltrakt (z.B. „overgrowth-syndrom" = Besiedlung des Dünndarms mit Dickdarmkeimen) charakterisierbar.

Ursachen

- Exogene Noxen (Infektionskeime, Toxine, Allergene, Chemikalien, Schwermetalle, energiereiche Strahlen, Arzneimittel: v.a. Antibiotika, Chemotherapeutika)
- Veränderungen der Darmarchitektur (Divertikel, Stenosen, Operationen am Darm)
- Motilitätsstörungen
- Neurologische, hormonelle und immunologische Erkrankungen
- Dauerhafte Fehlernährung
- Dauerstress

5

Auswirkungen

Verschiedene gastrointestinale und extraintestinale Erkrankungen sind mit einer gestörten Darmflora assoziiert oder kausal verknüpft.

- **Gastrointestinale Erkrankungen:**
  - Infektiöse Diarrhöen
  - Entzündliche Darmerkrankungen (Colitis ulcerosa, M. Crohn, Pseudomembranöse Kolitis, M. Whipple, Divertikulitis)
  - Funktionelle Darmerkrankungen
  - Iatrogen verursachte Erkrankungen (nach Antibiotika-, Chemo-, Strahlentherapie, nach chirurgischen Eingriffen am Darm)
- **Extraintestinale Erkrankungen:**
  - Hauterkrankungen: Neurodermitis, Psoriasis, Seborrhoisches Ekzem, Urtikaria
  - Reaktive Arthritiden
  - Allergisch-toxische Reaktionen
  - Infektionen des Urogenitaltraktes
  - Chronische Infektanfälligkeit

! Lassen sich Beschwerden auf Störungen der Darmflora zurückführen, sollte der Therapieansatz darauf abzielen, den ursprünglichen Zustand der qualitativen und quantitativen Zusammensetzung der Darmflora wieder herzustellen. Im seltensten Falle gelingt das durch die alleinige Zufuhr von Bakterien.

Diagnostik

Die Mikrobiologische Therapie ist nicht notwendigerweise an einen **mikrobiologischen Stuhlbefund** gekoppelt. Üblicherweise werden nur Analysen der aeroben Stuhlfora (maximaler Anteil aerober Keime: 1–2 % der Gesamtflora) durchgeführt. Diese meist nur einmalig erhobenen Momentaufnahmen im Stuhl sind geeignet zur Erfassung pathogener bzw. potentiell pathogener anaerober Keime. Sie lassen kaum eine verlässliche Aussage zur gesamten Darmflora, schon gar nicht zu ihrer Stoffwechselaktivität zu.

Um für Diagnose und Therapie verwertbare Angaben zur **Charakterisierung der individuellen Darmflora** zu erhalten, ist der alleinige oder kombinierte Einsatz klassischer mikrobiologischer, biochemischer und molekularbiologischer Methoden erforderlich:

- Identifizierung und quantitative Erfassung von Mikroorganismengruppen bzw. -arten durch Kultivierung auf Spezialnährböden (aerob und anaerob)
- Mikroskopische Identifikation und Bestimmung fermentativer und anderer biochemischer Eigenschaften von Isolaten (im Falle pathogener Mikroorganismen auch Virulenzbestimmungen)
- Charakterisierung des Genotyps mittels kompletter oder fragmentaler 16S rRNA-Gensequenzanalyse
- Für den klinischen Alltag und einen ersten Überblick, ob eine abnorme Darmflora mit dem Krankheitsgeschehen im Zusammenhang stehen kann, ist folgende Minimalanalytik ausreichend:
- Ausschluss bzw. Identifizierung (potentiell) pathogener Mikroorganismen (incl. Pilzanalytik)
- Keimgruppenanalyse (keine Einzelkeime), um Trends zu erkennen

Weitere hilfreiche Stuhldiagnostik (als Sicherheits- und Ausschlussdiagnostik): Ausschluss/Nachweis von Protozoen und weiteren Parasiten, Suche nach okkultem Blut, Bestimmung von Entzündungsmarkern (z.B. PMN-Elastase, Lysozym, α-1-Antitrypsin), sowie von sIgA, Pankreaselastase1, Gewebetransglutaminase und Tumor-N2-PK.

! Rückschlüsse auf den Zustand der Darmflora aus Stuhlanalysen zu ziehen, erfordert viel Erfahrung. Mehrere Analysen von zu unterschiedlichen Zeitpunkten entnommenen Proben sind notwendig. Zur Befundinterpretation ist die Einbeziehung anamnestisch erhobener Daten dringend erforderlich.

Therapiemaßnahmen

Prinzipien der Mikrobiologischen Therapie

Unter dem Begriff „Mikrobiologische Therapie" werden verschiedene Behandlungsstrategien subsumiert. Der Einsatz von Antibiotika, der prinzipiell einer verantwortungsvollen Abwägung bedarf, ist nicht Bestandteil der Mikrobiologischen Therapie.

Mikrobiologika

Die zum Einsatz kommenden Mikrobiologika (☞ Tab. 5.4-1 bis 5.4-4) können sein:

- **Probiotika:** Lebende Mikroorganismen mit sowohl mikroökologischer als auch immunmodulierender Wirkung
- **Mikrobielle Zellwandbestandteile:** Tote Mikroorganismen mit immunmodulierender Wirkung
- **Vakzinepräparate:** Immunmodulierende Wirkung
- **Mikrobielle Stoffwechselprodukte:** Substitution bzw. Supplementierung milieubeeinflussender Substanzen und Immunmodulation

Weitere Therapieoptionen
Zudem stehen weitere adjuvant oder in Kombination einzusetzende Therapieoptionen zur Verfügung:
- **Ernährungstherapeutische und diätetische Maßnahmen** incl. mikrobizid wirksamer Kräuter und Gewürze
- Ein hoher Gehalt an Ballaststoffen mit KH-Struktur (Di-, Oligo-, Polysaccharide) in der Nahrung steigert die Proliferation und moduliert die Stoffwechselaktivität der Bakterien [9b].
- Sog. Präbiotika, v.a. Fruktooligosaccharide (z.B. Inulin) fördern selektiv das Wachstum von Bifidobakterien, wodurch Bacteroides-Stämme, Clostridien und Fusobakterien gehemmt werden. Weitere Oligosaccharide, von denen ein positiver Einfluss auf die Darmflora bekannt ist, sind Raffinose, Galacto-, Sojabohnen-Oligosaccharide, Lactosucrose und Lactulose.
- Sekundäre Pflanzenstoffe wie Sulfide (z.B. Allicin aus Lauchgewächsen), Senföle (Isothiozyanate aus Kreuzblütlern z.B. Senf, Meerrettich, Kresse), Polyphenole (Gerbstoffe) und ätherische Öle wirken antibakteriell.
- **Medikamentöse naturheilkundliche Therapie:**
- Antimykotische (Nystatin) und antiparasitäre Therapie (beide Therapien sind bei jeweils positivem Befund dem mikrobiologischen Therapieansatz voranzustellen)
- Phytotherapie (Karminativa, Amara, Choleretika)
- Unterstützende Maßnahmen zur Enzymsubstitution, zur Ausleitung (Leberstabilisierung, Galleflussförderung, Colonhydrotherapie), zur Toxinbindung und zum Schleimhautschutz (Heilerden, Adstringentien, gelbildende Ballaststoffe wie Pektine, Schleimstoffe von Landpflanzen, Meeresalgen und Mikroorganismen, Pflanzengummi, modifizierte Polysaccharide)
- **Therpieablauf:**
- Üblicherweise wird die Mikrobiologische Therapie durch die sukzessive Kombination verschiedener oben erwähnter therapeutischer Einzelschritte über einen längeren Zeitraum (mind. 4–6 Wochen bis mehrere Mon.) durchgeführt.
- Für die Auswahl des therapeutischen Verfahrens ist entscheidend, auf welchem Wege welches Ziel erreicht werden soll und welche individuellen Besonderheiten im Krankheitsverlauf und in der Konstitution des Patienten zu berücksichtigen sind.

! Die Mikrobiologische Therapie ist eine kausale Therapie. Sie wirkt direkt regulatorisch auf immunologische und metabolische Prozesse oder über die Beeinflussung der körpereigenen Mikroflora.

Charakteristika von Mikrobiologika als Arzneimittel
Im Folgenden wird nur die Wirkung von Arzneimittel-Probiotika (☞ 5.4-1) beschrieben. Nicht-Arzneimittel wie z.B. Nahrungsergänzungsmittel und mit Probiotika angereicherte Nahrungsmittel finden hier keine Erwähnung (☞ Kap. 3.5.2).

Probiotika (lebende Mikroorganismen)
Als Therapeutika besonders geeignet sind lebende Mikroorganismen, weil sie sowohl immunogen wirksam als auch stoffwechselaktiv sind. Über mikrobielle Metabolite und

spezielle Rezeptoren (Toll-like Rezeptoren) nehmen sie Einfluss auf die Steuerung und Exprimierung genetisch determinierter Eigenschaften der mukosalen Wirtszelle.
Die von Mikroorganismen ausgelöste Wirkung ist spezifisch: Denn jeder Mikroorganismen-Stamm hat sein eigenes Wirkspektrum. Zudem sind die von einem Stamm gewonnenen Erkenntnisse zur Wirkung, Wirksamkeit und Sicherheit sind nicht ohne Nachweis auf einen anderen Stamm übertragbar.

- ◆ **Wirkmechanismen:**
  - Regulatorische Beeinflussung des adaptiven T- und B-Zellsystems
  - Zusätzliche Modulation angeborener immunologischer Reaktionen (z.B. vermehrte Bildung antimikrobieller Peptide wie Defensine durch die Mukosazelle [10])
  - Steigerung der mukosalen Zellintegrität und Barriere [7]
  - Mikrobieller Antagonismus durch antimikrobiell wirksame Substanzen, die von Mikroorganismen im Darm gebildet werden
- ◆ **Verabfolgung:** Die Präparate (mit und ohne Schutz gegen Magensäure) werden oral, bei Behandlung externer Schleimhäute auch topisch verabfolgt.
- ◆ **Wirksamkeit:**
  - Die umfangreichsten präklinischen und klinischen Untersuchungen zur Wirkung und Wirksamkeit liegen für den apathogenen *E. coli*-Stamm Nissle 1917 vor. Der Nachweis der Wirksamkeit zur Remissionserhaltung bei Colitis ulcerosa wurde mit dem Evidenzgrad Ia bewertet [5].
  - Bifidobakterien und Laktobazillen werden häufig angewendet, weil sie wegen ihrer vergleichsweise geringen immunogenen Wirkung als harmlose Therapeutika für empfindliche Patienten besonders geeignet sind und positiv zu bewertende Stoffwechselaktivitäten entfalten. Enterokokken nehmen dabei eine Zwischenstellung ein.
  - Für die Bäckerhefe (*Saccharomyces cerevisiae* Stamm Boulard, synonym *S. boulardii*) sind sowohl stoffwechselphysiologische als auch immunmodulatorische Effekte in vitro und in vivo nachgewiesen worden [1]. Haupteinsatz: Symptomatische Behandlung akute Diarrhö.

Tab. 5.4-1 Probiotika und ihre Hauptanwendungsgebiete

Mikroorganismen		Hauptanwendung	Präparatebeispiel (Darreichung)
Gattung/Gruppe	**Art/Stamm**		
Bacillus	Bac. subtilis (Sporen)	Unterstützung Darmfunktion	Bactisubtil® (Kapseln)
	Bac. cereus	Umstimmungsmittel	Latensin® (Kapseln)
Bifidobakterien, Laktobazillen	Bif. bifidum	Chronische Verstopfung	Eugalan-Töpfer LC (Pulver)
	L. gasseri + Bif. longum	Unterstützung Darmfunktion	Omniflora®-N (Kapseln)
	L. acidophilus	Unterstützung, Darmträgheit, Diarrhö Darmfunktion,	Paidoflor® (Kautabletten)
			InfectoDiarrstop LGG (Pulver)
	L. rhamnosus GG	Diarrhö bei Säugl. und Kleinkinder	InfectoDiarrstop LGG (Pulver)

Mikroorganismen		Hauptanwendung	Präparatebeispiel (Darreichung)
Gattung/Gruppe	Art/Stamm		
	L. acidophulus	Regeneration Scheidenflora	Vagiflor® (Vaginalzäpfchen) Gynoflor® (Vaginaltabletten)
	L. gasseri	Regeneration Scheidenflora	DöderleinMed (Vaginalkapseln)
Enterobakterien	E. coli Stamm Nissle 1917	Colitis ulcerosa, Obstipation; Colitis, Diarrhö, Obstipation, Meteorismus	Mutaflor® (Kapseln)*, Mutaflor® (Suspension)
	E. coli (nicht definiert)	Immunmodulation	Symbioflor®2 (Tropfen)
Enterokokken	E. faecalis	Immunmodulation	Symbioflor®1 (Tropfen)
Bäckerhefe	Saccharomyces boulardii	Akute Diarrhö	AgioStop® Madaus, Hamadin® N, Imoflora, Omniflora® Akut, Perenterol®, Perocur®, Santax® S, Yomogi® (meist Kapseln, auch Pulver)

* Präparate mit Nachzulassung gemäß § 105 des Arzneimittelgesetzes (AMG) i.d.F. des 10. AMG-AndG.

Mikrobielle Zellwandbestandteile (tote Zellen)

Der Wirkmechanismus ist für alle Zubereitungen dieser Präparategruppe (Tab. 5.4-2) ähnlich, der Effekt unterschiedlich. In Abhängigkeit von der Herkunft der Antigene werden nach oraler Aufnahme allerdings rezeptorbedingt unterschiedliche transmembranöse Signale ausgelöst, die am Ende der Erkennungskaskade zu einer Hoch- oder Herunterregulierung der spezifischen Immunantwort führen können.

Tab. 5.4-2 Präparate mit mikrobiellen Zellwandbestandteilen und ihre Hauptanwendungsgebiete

Herkunft der Zellwandbestandteile		Hauptanwendung	Präparatebeispiel (Darreichung)
Gattung/Gruppe	Art/Stamm		
Laktobazillen	*L. acidophilus* (Zellen)	Diarrhö	Lacteol® (Kapseln, Pulver)
Enterobakterien	Lysat aus *E. coli* (6 nicht definierte Stämme)	Infektionen Harnwege, Immunmodulation	Uro-Vaxom® (Kapseln)
Enterokokken	Lysat aus *E. coli* und Enteroc. faecalis	Immunmodulation	Pro-Symbioflor® (Tropfen)
Mischungen	Lysat aus 8 verschiedenen Bakterien	Infektionen obere Atemwege, Immunmodulation	Broncho-Vaxom® (Granulat, Kapseln)
	Lysat aus 7 verschiedenen Bakterien	Infektionen Atemwege	Luivac® (Tabl.)
	Lysat aus 19 verschiedenen Bakterien	Infektionen Atemwege	IRS19® (Spray)

Herkunft der Zellwandbestandteile		Hauptanwendung	Präparatebeispiel (Darreichung)
Gattung/Gruppe	Art/Stamm		
	Ribosomenpräparation aus 5 verschiedenen Bakterien	Infektionen Atemwege	Biomunyl® uno (Granulat, Tabl.), Ribomunyl® uno (Granulat, Tabl.)

5

Vakzinepräparate

Mit Vakzinepräparaten (☞ Tab. 5.4-3) wird durch parenterale Verabfolgung (i.m.; s.c.; i.c.; perkutan, intravesikal) eine aktive Immunisierung erreicht. Neben handelsüblichen Präparaten, die unterschiedliche Keimarten (meist Mischungen) als Hintergrund haben, werden von verschiedenen kommerziellen Einrichtungen Autovakzine empfohlen, die aus dem Stuhl- oder Abstrichmaterial oder Urin von dem Patienten hergestellt worden sind, dem sie wieder appliziert werden sollen. Diese Methode ist fragwürdig und abzulehnen: Die Auswahl der für die Herstellung der Vakzine verwendeten Bakterien ist letztendlich willkürlich, ein Kausalitätsnachweis zwischen Bakterien und Erkrankung wird nicht geführt.

Tab. 5.4-3 Vakzinepräparate und ihre Hauptanwendungsgebiete

Herkunft der Präparation	Hauptanwendungsgebiet	Präparatebeispiel
Bacillus-Calmette-Guérin (BCG) Bakterien (unterschiedliche Stämme)	Immunmodulation	BCG-medac (intravesikal), BCG Connaught Immucyst® (intravesikal), OncoTice® (intravesikal)

Mikrobielle Stoffwechselprodukte

Präparate mit Stoffwechselprodukten von Bakterien (☞ Tab. 5.4-4) lösen nach oraler Gabe schwache immunologische und physiologisch anabole Effekte aus, weshalb derartige Präparationen oft zu Beginn einer Mikrobiologischen Therapie eingesetzt werden.

Tab. 5.4-4 Präparate mit Stoffwechselprodukten und ihre Hauptanwendungsgebiete

Mikroorganismen		Hauptanwendung	Präparatebeispiel (Darreichung)
Gattung/Gruppe	Art/Stamm		
Laktobazillen	L. helveticus + L. acidophilus	Unterstützung Darmfunktion	Hylak® N bzw. Hylak® plus acidophilus (Lösung)
Enterobakterien	E. coli Stamm Laves	Colitis, Enteritis	Colibiogen® (Lösung)
	E. coli (nicht definiert)	Unterstützung Darmfunktion	Rephalysin® (Tabl.)
Mischung	Filtrat aus Staphylokokken, Streptokokken, Enterokokken, E. coli, Pseudomonas	Wundbehandlung	Pyolysin® (Salbe)

! Die Mikrobiologische Therapie lässt sich individuell an den Gesamtzustand des Patienten und den Krankheitsverlauf sehr gut anpassen, weil aus einem Arsenal unterschiedlicher Behandlungsstrategien ausgewählt werden kann.

Indikationen für die Mikrobiologische Therapie

Das Indikationsspektrum ist weit gefächert. Darmflorastörungen, aber auch andere Primärerkrankungen können eine Mikrobiologische Therapie zu einer *conditio sine qua non* machen:

- **Akute, chronische und chronisch rezidivierende Erkrankungen des Gastrointestinaltrakts:**
  - Akute infektiöse Diarrhöen und Enterokolititen, Reisediarrhö [1]
  - Diarrhöen und Enterokolititen nach Antibiotika-, Strahlen-, Chemotherapie, nach chirurgischen Eingriffen, Pseudomembranöse Kolitis [1]
  - Funktionelle Darmerkrankungen: Reizdarmsyndrom, Obstipation [4]
  - Entzündliche Darmerkrankungen: Colitis ulcerosa, M. Crohn, symptomatische Divertikulose [7, 2]
- **Extraintestinale Erkrankungen** (nur teilweise mit Studien belegt):
  - Atopische Erkrankungen: Dermatitis, Rhinitis, Asthma bronchiale
  - Allergische Hauterkrankungen: Urtikaria, Kontaktekzeme [3]
  - Akute, chronische, chronisch rezidivierende Infekte des Respirationstrakts
  - Akute, chronische, chronisch rezidivierende Infekte des Urogenitaltrakts
  - Reaktive Arthritiden

5

Sicherheitsaspekte

Die therapeutische Sicherheit (Therapieerfolg) von Mikrobiologika ist traditionell durch Erfahrungsberichte und in jüngerer Zeit durch klinische Prüfungen belegt. GCP-gerechte kontrollierte klinische Studien zur Wirksamkeit liegen bislang nur für *E. coli* Nissle 1917 und L. rhamnosus GG vor.

Obwohl die Präparate häufig seit vielen Jahren für vielfältige Indikationsgebiete in Gebrauch sind und daher i.A. als sicher gelten, muss heute der Nachweis einer **Biosicherheit** erbracht werden. Das beinhaltet u. a. einen „Stammpass" zur Wiedererkennung der applizierten Mikroorganismen. Bei lebenden Mikrobiologika ist zusätzlich die Abwesenheit von Pathogenitäts- und Virulenzfaktoren nachzuweisen (wird bisher nur von *E. coli* Nissle 1917 erfüllt).

Beim Einsatz von Präparaten mit stark immunogenen Zellwandbestandteilen und Vakzinen sind eine strenge Indikationsstellung und eine engmaschige Kontrolle der Patienten erforderlich, da heftige Allgemeinreaktionen bis zum anaphylaktischen Schock mit Todesfolge besonders bei immundefizitären und kachektischen Patienten sowie Klein- und Vorschulkindern nicht auszuschließen sind.

! Unter Beachtung der für die verschiedenen Präparate und Behandlungsstrategien aufgestellten Sicherheitsanforderungen ist die Mikrobiologische Therapie in der Anwendung sicher und nebenwirkungsarm.

5

Nahrung/Ernährung und Darmflora

Diätetische Maßnahmen werden adjuvant innerhalb der Mikrobiologischen Therapie angewendet.

- Eine direkte Beeinflussung der Darmflora kann nur erfolgen, wenn Nahrungsbestandteile in das Kolon gelangen, wo der Hauptanteil der Darmflora lokalisiert ist (Gesamtkeimzahlen: Duodenum ~10^3 KBE/g, terminales Ileum ~10^8 KBE/g, Kolon ~10^{12} KBE/g).
- Nahrungsbestandteile, die der Dünndarmverdauung entgehen und im Dickdarm der dort ansässigen Mikroflora als Substrat zur Verfügung stehen, werden als Ballaststoffe (obligate oder potentielle) bezeichnet [9a].
- Mikrobiell verwertbare Ballaststoffe besitzen überwiegend eine KH-Grundstruktur und zeichnen sich durch eine gute (z.B. 1 g Zellulose bindet 1 g Wasser) bis exzellente (z.B. 1 g Pektin bindet bis zu 60 g Wasser) Wasserbindung aus. Je höher die Wasserbindung umso schneller erfolgt der mikrobielle Abbau [8].
- Positive Effekte der Fermentation von KH-Ballaststoffen im Dickdarm sind: Steigerung der Bakterienproliferation (Bakterienmasse), vermehrte Bildung kurzkettiger Karbonsäuren, Bereitstellung von Energiesubstrat (Butyrat) für die Mukosazelle, Senkung des neoplastischen Potentials, Senkung des pH-Wertes im Chymus, Verminderung von Fäulnisprozessen im Chymus, Steigerung der Stickstofffixierung im Chymus, Erhöhung der Darmmotilität, Verkürzung der Passagezeit [9c].
- Einige Ballaststoffe, sog. Präbiotika (vorwiegend Fruktooligosaccharide) fördern das Wachstum von Bifidobakterien und Laktobazillen selektiv.
- Die alimentäre (nichtmedikamentöse) Zufuhr probiotischer Mikroorganismen, z.B. mit Milchprodukten, kann zu Verschiebungen in der Zusammensetzung der Mikroflora führen. Die Ergebnisse sind widersprüchlich. Ein Nachweis gelang bisher nur unter Einhaltung standardisierter Studienkonzepte mit definierten Bakterienstämmen und nicht unter Alltagsbedingungen [8].
- Pflanzliche Nahrungsmittel, die reich an sekundären Pflanzenstoffen (Sulfide, Isothiozyanate, Thiozyanate, Flavonoide, Phenolsäuren, Saponine, Monoterpene, ätherische Öle) sind, können im Darm antimikrobiell wirksam werden, was in Regionen mit problematischen hygienischen Bedingungen möglicherweise als präventive Maßnahme genutzt werden kann.

! Die Darmflora eines gesunden Erwachsenen ist trotz intraindividueller Schwankungen stabil und an die vorherrschende Ernährungsgewohnheit adaptiert. Durch verschiedene Ursachen hervorgerufene Störungen der Darmflora lassen sich mit Arzneimittel-Probiotika therapieren. Eine adäquate ballaststoffhaltige Diät ist eine sinnvolle adjuvante Maßnahme innerhalb der Mikrobiologischen Therapie.

Anamnese und Diagnostik in der Ernährungsmedizin

6

Inhalt

6.1 Ernährungsmedizinische Anamnese

Ralf-Joachim Schulz

Eine gute Anamnese bildet die Grundlage für Diagnostik und zukünftige Therapie. Sie bestimmt ganz erheblich den Umfang der weiteren Maßnahmen und damit Patientenzufriedenheit, Führbarkeit und Kostenumfang. Die Fragen sollten von neutraler Art sein und Pausen als Hilfestellung bei Formulierungen bewusst eingefügt werden.

! Erst eine gute Anamnese mit einem geführten, aber neutralen Fragestil und ohne Zeitdruck legt den Grundstein für eine gute Therapie.

Das Ziel der Anamnese ist, Mechanismen aufzudecken, die für die Mangelernährung verantwortlich sind: Unzureichender Nährstoffbedarf, unzureichende Verfügbarkeit von Nährstoffen, unzureichende Nahrungsaufnahme, gesteigerter Nahrungsverlust, beeinträchtigte Mobilisierung der Nährstoffe. Häufig stehen diese Mechanismen in Zusammenhang mit der zugrunde liegenden Erkrankung. So führen z.B. ein gesteigerter Nährstoffbedarf bei Fieber, Infektion, großen Verletzungen, Beeinträchtigung des Geschmacks durch Medikamente zur Gewichtsabnahme.
Die Erfassung des Ernährungsstatus umfasst die typische tägl. Nahrungsaufnahme, die Ernährungsgewohnheiten, die Aufnahme von Energie-, Vitamin- oder Mineralstoffsupplementen sowie ungewöhnliche Ernährungspraktiken. Wachstumskurven müssen geprüft werden, genauso wie die orale Motorik und die des Gastrointestinaltrakts (Erbrechen, Reflux, Diarrhö, Verstopfung).
Die körperliche Untersuchung schließt das aktuelle Gewicht, Größe/Länge und den Kopfumfang ein. Zusätzlich erfolgt eine sorgfältige Untersuchung des Patienten in Bezug auf Zeichen allgemeiner Mangelernährung, Vitaminmangel, Anämie, Rachitis.

6.1.1 Allgemeine Anamnese

- **Allgemeine Anamnese:** Kinderkrankheiten, Organerkrankungen (Herz, Niere, Lebererkrankungen), Operationen, Infektionen, Unfälle
- **Familienanamnese:** Krankheiten sowie Todesfälle bei Familienangehörigen 1. Grades
- **Eigenanamnese:** Aktuelle Beschwerden, Entwicklung der bisherigen Erkrankungen

6.1.2 Spezielle Ernährungsanamnese

- **Körpergewicht/Ernährungszustand:**
  - Zyklische Veränderungen des Gewichts in verschiedenen Lebenslagen
  - Gewichtsverhalten im Kindesalter
  - Größe und Gewicht des Ehepartners, der eigenen Kinder, der biologischen Eltern und Geschwister

- In der Familie vorherrschender Konstitutionstyp
- Wunschgewicht des Patienten
- Irrationale und dysfunktionale Vorstellungen bezüglich Figur und Gewicht
- **Beschwerden:**
- Appetitlosigkeit
- Postprandiale Symptome wie Völlegefühl, Sodbrennen, Schmerzen
- Parästhesien, Zungenbrennen
- Blutungsneigung
- Kau-, Schluck-, Geschmacksstörungen; passt die Prothese
- Stuhlgangprobleme und Störungen der Defäkation
- Veränderungen der Haut und Schleimhäute, Haarausfall
- Körperliche Abgeschlagenheit, Kraftlosigkeit, Motivationsverlust
- **Erkrankungen:** Vorkommen ernährungsabhängiger Erkrankungen in der Familie, Stoffwechselerkrankungen in der Familie, Anzeichen von Fehlernährung wie Gewichtsverlust
- **Medikamente und Lebensweise:** Werden zahlreiche Medikamente eingenommen (mehr als drei?), Nikotin-, Alkohol- und Drogenabusus?
- **Ernährungsverhalten:** Ernährungsgewohnheiten, bevorzugen/meiden bestimmter Lebensmittel, Anzahl, Verteilung und Größe der tägl. Mahlzeiten/ Zwischenmahlzeiten, Appetit und Essverhalten

Die Anamnese bezüglich des Essverhaltens und der Gewohnheiten sollte möglichst durch ein Essprotokoll über mind. 7 Tage verifiziert werden. Wichtig ist hierbei, dass die Ruhetage, Wochenenden und Routinetage mit erfasst werden. Es gibt zur Auswertung dieser Anamnesen bereits sehr suffiziente Analyseprogramme (z. B. Prodi®, DGE-PC professional), die es ermöglichen, alimentäre Defizite rasch zu beschreiben.

6.2 Bestimmung des Ernährungszustands

6.2.1 Erfassung des Ernährungszustands Erwachsener

Ralf-Joachim Schulz, Susanne Hengstermann

Der Ernährungszustand kann nicht anhand einer einzelnen körperlichen Untersuchung bzw. eines einzelnen Messparameters bestimmt werden, sondern ergibt sich aus einer Vielzahl von Untersuchungsparametern (Anthropometrie, Ernährungsgewohnheiten, Krankheitsgeschichte, biochemische Parameter). Dieser ist die Grundlage der Gesundheit und sollte Bestandteil jeder ärztlichen Untersuchung sein. Bisher gibt es weder einen Goldstandard, noch einen einfachen, allgemein akzeptierten Parameter zur sicheren Erfassung des Ernährungszustandes.

Ernährungsanamnese

Die Ernährungsanamnese in Verbindung mit der körperlichen Analyse liefert Informationen über Gewichtsverlust, aktuelle Veränderungen in der Nahrungsaufnahme, Diäten und Nahrungsmittelaversionen.

Ernährungserhebungsmethoden

Erstellt werden sog. Ernährungsprotokolle:
- **Food Frequency Questionnaire (FFQ):** Erfragt die Häufigkeit der verzehrten Lebensmittel, Angaben sind abhängig vom Erinnerungsvermögen.
- **24-Stunden-Recall:** Wird am häufigsten verwendet, Untersucher erfragt die Nahrungsaufnahme des Vortages; häufige Fehleinschätzungen sind möglich, wenn protokollierter Tag nicht den Ernährungsgewohnheiten entspricht, Angaben sind abhängig vom Erinnerungsvermögen.
- **3-Tage-Ernährungsprotokolle:** Sind aussagekräftiger als 24-Stunden-Recall, Menge der Nahrungsmittel wird mit erfasst, besondere Ernährungsgewohnheiten werden nicht erfasst.
- **7-Tage-Ernährungsprotokolle:** Sind am besten geeignet, Abschätzen der kompletten Flüssigkeits- und Nahrungsaufnahme anhand von Haushaltsmaßen.

Erkrankungen

Neben der Nahrungsaufnahme müssen zusätzlich bestimmte Parameter erfasst werden:
- Hohe Gewichtsverluste, hohes Gewichtsdefizit
- Geringe Nahrungsaufnahme bei Anorexia nervosa bzw. Verweigerung der Nahrungsaufnahme durch psychische Probleme
- Länger andauernde Nährstoffverluste aufgrund von Malabsorption, Darmfisteln, Abszesse, Wunden
- Hypermetabolische Zustände bei Sepsis, Fieber, Wunden, Verbrennungen

Lebensweise / Medikamente

- Chronischer Alkoholabusus oder Dauermedikation
- Isolation, fortgeschrittenes Alter, Verwahrlosung

Körperliche Untersuchung

- Hinweis auf Energie- und/oder Proteinmangelerscheinungen, Mangelzustände von Vitaminen und Spurenelementen
- Viele klinische Merkmale und Symptome sind nicht spezifisch für einzelnen Nährstoff und müssen in Zusammenhang mit Krankengeschichte, Anthropometrie und biochemischen Parametern interpretiert werden.
- Zur körperlichen Untersuchung gehören: Inspektion, Palpation, Perkussion, anthropometrische Verfahren und einfache Funktionsanalysen (☞ Kap. 6.3)

Inspektion

Veränderungen des Ernährungszustandes beeinflussen Aussehen und Funktion des Organismus. Zu achten ist z. B. auf Untergewicht, Adipositas, Hautveränderungen.

Palpation und Perkussion

Palpation ist die Untersuchung durch Betasten; Perkussion ist das Beklopfen der Körperoberfläche, um aus den Verschiedenheiten des Schalls auf Ausdehnung und Beschaffenheit der darunter liegenden Körperteile zu schließen. Dazu zählen:

- Ödeme (Eiweißmangel)
- Verminderter Turgor der Haut (Flüssigkeitsmangel)
- Vergrößerung der Parotis (Eiweißmangel)
- Verlust von subkutanem Fett (Makronährstoffe)
- Struma (Jod, Selen)
- Aszites (genereller Mangel, insbesondere Eiweiß, Zink)

Apparative Diagnostik

Die Sonographie und Bioelektrische Impedanzanalyse (BIA) stehen für die apparative Routinediagnostik zur Verfügung. Für die Beantwortung spezieller Fragestellungen werden noch weitere Methoden eingesetzt (☞ Kap. 6.3.1).

Labor

Vergleich der Parameter mit Referenzwerten und Berücksichtigung der individuellen Veränderungen im Laufe der Erkrankung/Behandlung:

- Serumproteine, die zur Erfassung des Ernährungsstatus dienen: Albumin (Halbwertszeit, HWZ, 18–20 Tage), Präalbumin (HWZ 2–3 Tage), Transferrin (HWZ 4–7 Tage), Retinol-Bindungs-Protein (HWZ 10–12 Std.). Kurzfristige Ernährungsdefizite sind erkennbar an Parametern mit geringer HWZ und kleinem Pool (Präalbumin, Retinol-Bindungs-Protein).
- Prä-Albumin und Retinol-Bindungs-Protein reagieren schnell auf Proteinrestriktionen und steigen bei Zufuhr schnell wieder an → geeignet zur frühzeitigen Identifikation von Mangelzuständen und zur Kontrolle der Ernährungsmaßnahmen
- Niedrige Serumalbuminkonzentrationen gehen statistisch mit schlechtem Ernährungsstatus und einer hohen Krankheitsaktivität einher.

! Interpretation der Laborwerte

- Kein Marker reflektiert spezifisch Ernährungsstörungen; Einfluss von nicht ernährungsbedingten Faktoren (Infektionen, Verbrennungen) berücksichtigen.
- Referenzwerte schwanken von Labor zu Labor.

Methoden zur Erfassung des Ernährungszustands

Subjective Global Assessment (SGA)

Das SGA nach Detsky [3] ist eine einfach durchzuführende klinische Methode, um den Ernährungszustand von stationären und ambulanten Patienten anhand von Anamnese und Untersuchung festzustellen.

- **Anamnese:** Die Parameter Gewichtsveränderung, Veränderung in der Nahrungszufuhr, gastrointestinale Symptome, Leistungsfähigkeit und Nährstoffbedarf werden beurteilt.

- **Körperliche Untersuchung:** Anamnestische Daten werden durch die körperliche Untersuchung in Bezug auf Ödeme, Aszites, Verlust von Muskelmasse und Fettgewebe ergänzt.
- **Subjektive Einschätzung:** Aus dem Gesamteindruck des Untersuchers erfolgt die subjektive Einordnung des Patienten in die Gruppe „gut ernährt" (A), „mäßig mangelernährt oder mit Verdacht auf Mangelernährung" (B) oder „schwer mangelernährt" (C)

Der SGA hat eine gute Aussagekraft für eine ungünstige Prognose verschiedener Erkrankungen und findet v. a. Einsatz bei ambulanten und stationären Patienten.

Mini Nutritional Assessment (MNA)

6

Das MNA (☞ auch Kap. 10.) ist geeignet zur Erfassung des Ernährungszustands unabhängig lebender älterer Menschen sowie zur Diagnostik von Ernährungsfehlern. Der Fragebogen, eingeteilt in Voranamnese und Anamnese, umfasst 18 Items zu den Themen:
- Anthropometrie (Wadenumfang, Oberarmumfang)
- Body Mass Index (BMI)
- Anzahl eingenommener Medikamente, akute Krankheiten in den vergangenen drei Monaten, Dekubitus, Mobilität, Appetit
- Essgewohnheiten: Anzahl an Mahlzeiten, tägl. Konsum von proteinhaltigen Lebensmitteln, Gemüse, Früchten, Getränken
- Subjektives Befinden

Erreicht der Patient in der Voranamnese die gesamte Punktzahl von 12, weist dies auf einen guten Ernährungszustand hin. Bei geringerer Punktzahl erfolgt die weitere Anamnese. Die Punktzahlen von Voranamnese und Anamnese werden addiert und das Ergebnis wird in drei Klassifikationen unterteilt: Mangelernährung, Risiko einer Mangelernährung, guter Ernährungszustand.

Das MNA kann der Einleitung einer individuellen Ernährungstherapie dienen.

Malnutrition Universal Screening Tool (MUST)

MUST [5] wurde von der British Association of Parenteral and Enteral Nutrition (BAPEN) zur Erkennung einer Unterernährung für ambulante Patienten entwickelt. Seit 2003 wird es auch von der European Society of Parenteral and Enteral Nutrition (ESPEN) als Goldstandard für ambulante Patienten empfohlen:
- Praktikabilität und hohe Zuverlässigkeit
- Parameter: BMI, Gewichtsverlust, Nahrungskarenz

Nutritional Risk Index (NRI)

NRI wurde von der Veterans Affairs Total Parenteral Nutrition Cooperative Study Group entwickelt als sensitiver und spezifischer Parameter zur Risikoerkennung von Komplikationen nach operativen Eingriffen; zur Berechnung sind Serum-Albumin, das aktuelle sowie das Standard-KG notwendig [11].
- NRI in % = (15,9 Albumin in g/dl) + (0,417 × KG in kg)
- Beurteilung: > 97,5 % normal; 83,5–97,5 % grenzwertig; < 83,5 % hohes Risiko

- Gute Korrelation zwischen NRI und SGA
- Eignet sich für alle Hospitalisierten

Prognostic Nutritional Index (PNI)

Zur Erkennung des Ernährungs- sowie Komplikationsrisikos [1]; zur Berechnung sind Albumin, Transferrin, Trizeps-Hautfaltendicke sowie ein Haut-Reaktionstest notwendig

- PNI in % = 158 – (16,6 × Albumin in g/dl) – (0,78 × Trizeps-Hautfaltendicke in mm) – (0,2 × Transferrin in mg/dl) – (5,8 × Haut-Reaktionstest in mm)
- Normwert des PNI = 0 %, große Zahlenwerte bedeuten erhöhtes Risiko
- Eignet sich für alle Hospitalisierten

Nutritional Risk Screening (NRS 2002)

Von European Society of Parenteral and Enteral Nutrition (ESPEN) empfohlen:

- Zur raschen Erfassung einer drohenden oder manifesten Mangelernährung
- Ernährungstherapieempfehlungen sind ableitbar (☞ Tab. 10.1-2)

6

Innsbrucker Ernährungsscore (INS)

Prognostischer Test, der der Indikation zur Ernährungstherapie dient.

- Parameter:
  - BMI, ungewollter Gewichtsverlust (% der letzten 3 Monate), Serum-Albumin, Quotient Serum-Harnstoff/Serumkreatinin → 0–4 Punkte
  - Voraussichtliche Nahrungskarenz (oral < 500 kcal/d) → 0–2 Punkte
- ≤ 2 Punkte: Keine Indikation zur Ernährungstherapie, 3–4 Punkte: Ernährungstherapie empfehlenswert, ≥ 5 Punkte: Ernährungstherapie ist unabdingbar

6.2.2 Erfassung des Ernährungszustands im Säuglings- und Kindesalter

Das Wachstum von Kindern ist ein komplexer Prozess, der nicht nur genetisch, sondern auch von Umweltfaktoren, Krankheit und Ernährungsstatus bestimmt wird. Nahrungsaufnahme und Ernährungsstatus haben große Auswirkungen auf die individuelle Fähigkeit, Krankheiten zu behandeln. Das Ernährungsassessment in der Pädiatrie schließt die Krankheitsgeschichte (akute/chron. medizinische Probleme und Medikationen), ärztliche Untersuchung, Bestimmung der Körpergröße, das Assessment des Pubertätsstatus und des Ernährungsstatus ein.
Die Erfassung des Ernährungsstatus umfasst die typische tägl. Nahrungsaufnahme, die Ernährungsgewohnheiten, die Aufnahme von Energie-, Vitamin- oder Mineralstoffsupplementen sowie ungewöhnliche Ernährungspraktiken. Wachstumskurven müssen geprüft werden, ebenso die orale Motorik und die des Gastrointestinaltrakts (Erbrechen, Reflux, Diarrhö, Verstopfung).
Die körperliche Untersuchung schließt das aktuelle Gewicht, Größe/Länge und den Kopfumfang ein. Sorgfältige Untersuchung des Patienten in Bezug auf Zeichen allgemeiner Mangelernährung, Vitaminmangel, Anämie, Rachitis etc.

! Relevante Messwerte

- Die American Academy of Pediatrics hat Referenzwerte für die Frequenz der Messungen entwickelt.
- Die Messung der Größe ist wichtigste Komponente des Ernährungsassessments (Goldstandard).

Ernährungsanamnese

Erfasst wird die tägliche Nahrungsaufnahme:

- Der 24-Stunden-Recall dient der schnellen Schätzung der Kalorienaufnahme.
- Das 3-Tage-Ernährungsprotokoll zur Erfassung der durchschnittlichen Nahrungsaufnahme ist repräsentativer als der 24-Stunden-Recall.

Anthropometrie

Länge oder Gestalt

- Lineares Wachstum reflektiert vergangene Ernährung, hilft, kurz- und langfristige Ernährungsprobleme festzustellen
- Messungen im Liegen bei Kindern unter 2–3 Jahren, Stehendmessungen bei Kindern älter als 3 Jahre
- Exakte Positionierung am Stadiometer bei übergewichtigen Kindern nicht möglich → Patient muss so aufrecht wie möglich stehen.

! Bei Körpergröße einer bestimmten Wachstumsphase unterhalb der Norm, kann eine Wachtumsretardierung infolge defizitärer Ernährung vorliegen.

Körpergewicht

Wichtigster Parameter zur Erfassung des Ernährungsstatus.

- Bestimmung bei jedem Arztbesuch
- Wichtig zum Feststellen von Gewichtsveränderungen
- Skalierung bei Säuglingen im Bereich 0,01 kg, bei älteren Kindern 0,1 kg

> Wiegen erfolgt ohne Windeln, ohne Schuhe, ohne bzw. mit leichter Bekleidung, morgens, nüchtern.

Oberarmlänge und Unterschenkellänge

Größenmessungen für Kinder mit Wirbelsäulenkrümmung, Kontraktur oder andere muskuloskeletale Deformationen sind ungeeignet. Messung von Oberarmlänge und Unterschenkellänge als Alternativmessung.

- Kinder von 0–24 Mon.: Messung der Oberarmlänge von Schulter bis Ellbogen, vom Acromion bis zur unteren Spitze des Ellbogens im 90°-Winkel
- Kinder von 2–18 Jahren: Messung der Oberarmlänge vom Acromion bis zur unteren Spitze des Ellbogens bei entspanntem Arm
- Kinder von 0–24 Mon.: Messung der Unterschenkellänge von Ferse bis zum Knie, liegend messen, bei angewinkeltem Knie im 90°-Winkel zur Hüfte

- Kinder von 2–18 Jahren: Messung der Unterschenkellänge von unteren Grenze des medialen Sphyrion zur medialen Spitze der Tibia in sitzender entspannter Position

Folgemessungen immer an der gleichen Seite durchführen, Werte in Growth Chart (National Center for Health Satistics, NCHS) überprüfen.

Größe zu Gewicht (weight-for-height)

Ernährungsassessment des Gewichts im Vergleich zur aktuellen Größe:

- Nur Einzelmessung verfügbar → weight-for-height ist aussagekräftiger als Gewicht im Vergleich zum Alter
- Benötigt, um Wasting, Stunting oder beide zu differenzieren
- NCHS-Charts geeignet bei Kindern < 5 Jahren; Werte < 5. Perzentile Untergewicht, Werte zwischen 5. und 95. Perzentile normale Ernährung, Werte > 95. Perzentile Überernährung

Body Mass Index (BMI)

BMI-Werte in der Nähe der 85. Perzentile und Werte in der Nähe der 95. Perzentile weisen auf Übergewicht und Adipositas hin (Abb. 6.2-3–6.2-4). Unterernährung liegt bei der 10. Perzentile vor (Tab. 6.2-1).

! Bei Kindern in früh-, bzw. spät- oder peripubertärer Reife muss der BMI mit Vorsicht interpretiert werden.

Tab. 6.2-1 Geschlechts- und altersspezifische BMI-Grenzwerte (kg/m^2) entsprechend der 10. Perzentile, die ein Risiko für Unterernährung anzeigen

Altersgruppe	Jungen		Mädchen	
	10. Perzentile	Median	10. Perzentile	Median
Neugeborene	11,0	12,7	11,0	12,6
1. Lj.	15,2	16,8	14,8	16,4
2. Lj.	14,6	16,1	14,3	15,9
3. Lj.	14,1	15,6	13,9	15,5
4. Lj.	13,9	15,5	13,7	15,3
5. Lj.	13,8	15,4	13,6	15,3
6. Lj.	13,8	15,5	13,6	15,4
7. Lj.	13,9	15,7	13,7	15,6
8. Lj.	14,1	16,0	13,9	16,0
9. Lj.	14,3	16,4	14,2	16,5
10. Lj.	14,6	16,9	14,5	16,9
11. Lj.	15,0	17,4	14,9	17,5
12. Lj.	15,4	18,0	15,4	18,2
13. Lj.	15,9	18,6	16,1	18,9
14. Lj.	16,5	19,3	16,7	19,6
15. Lj.	17,1	19,9	17,3	20,2
16. Lj.	17,6	20,5	17,7	20,6
17. Lj.	18,1	21,0	18,0	21,0
18. Lj.	18,6	21,6	18,4	21,3

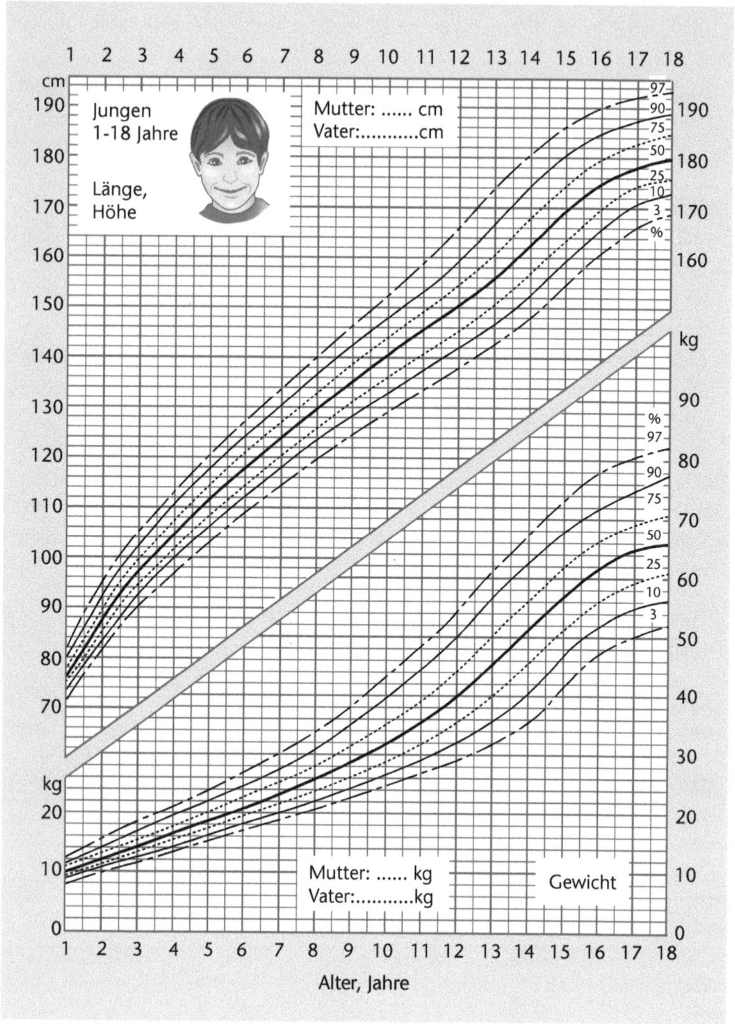

Abb. 6.2-1 Wachstumskurven für Körpergröße und KG für Jungen

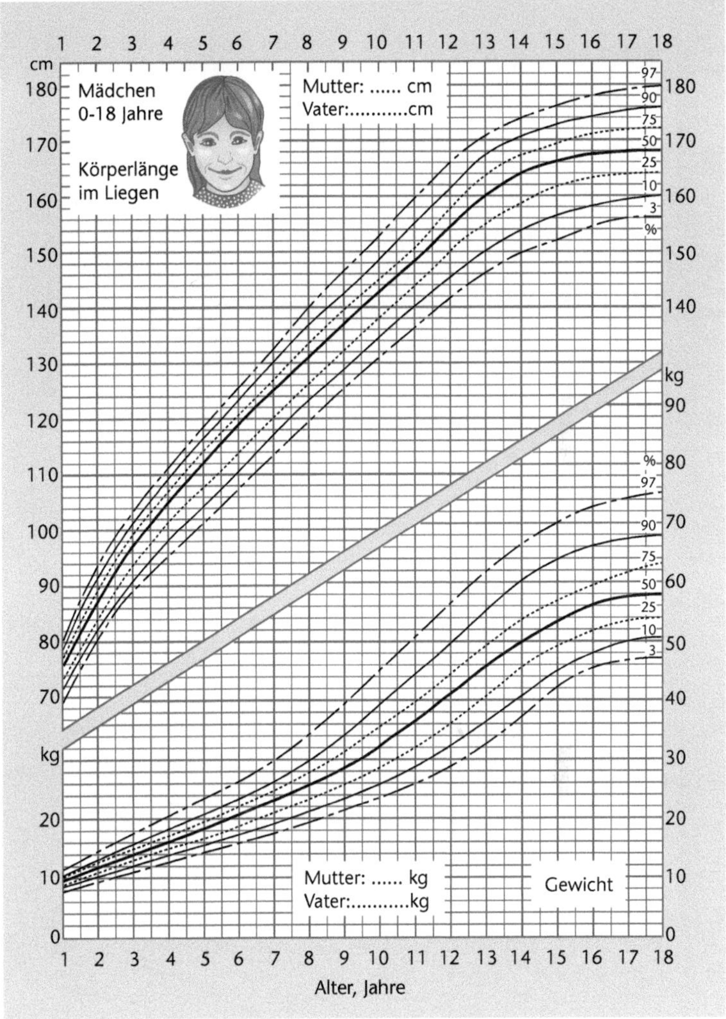

Abb. 6.2-2 Wachstumskurven für Körpergröße und KG für Mädchen

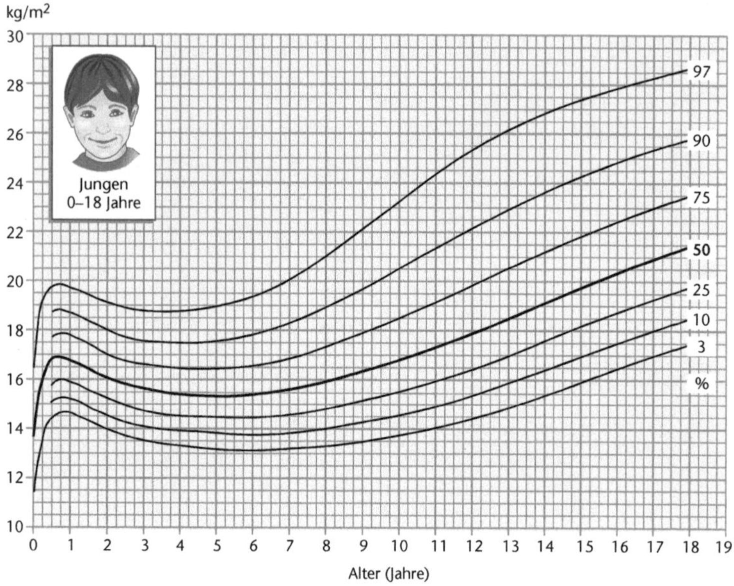

Abb. 6.2-3 Body Mass Index (BMI) für Jungen

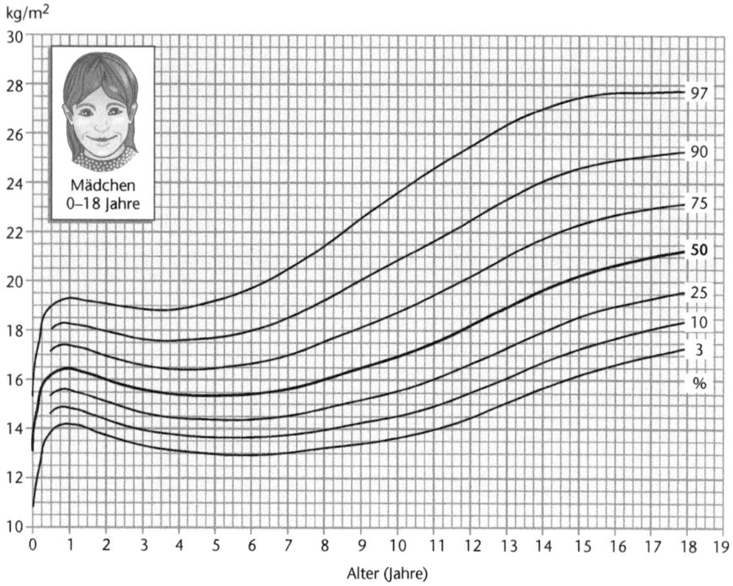

Abb. 6.2-4 Body Mass Index (BMI) für Mädchen

Kopfumfang

Die Messung ist notwendig, da sehr schnelles Wachstums des Gehirns innerhalb der ersten drei Lj. (Abb. 6.2-5 – 6.2-6) erfolgt.

- Messung mit flexiblem Messband mit Skalierung von 0,1 cm, platziert über Glabella und Protuberantia occipitalis, Messband flach am Kopf
- Aus drei aufeinander folgenden Messungen wird der Mittelwert gebildet.

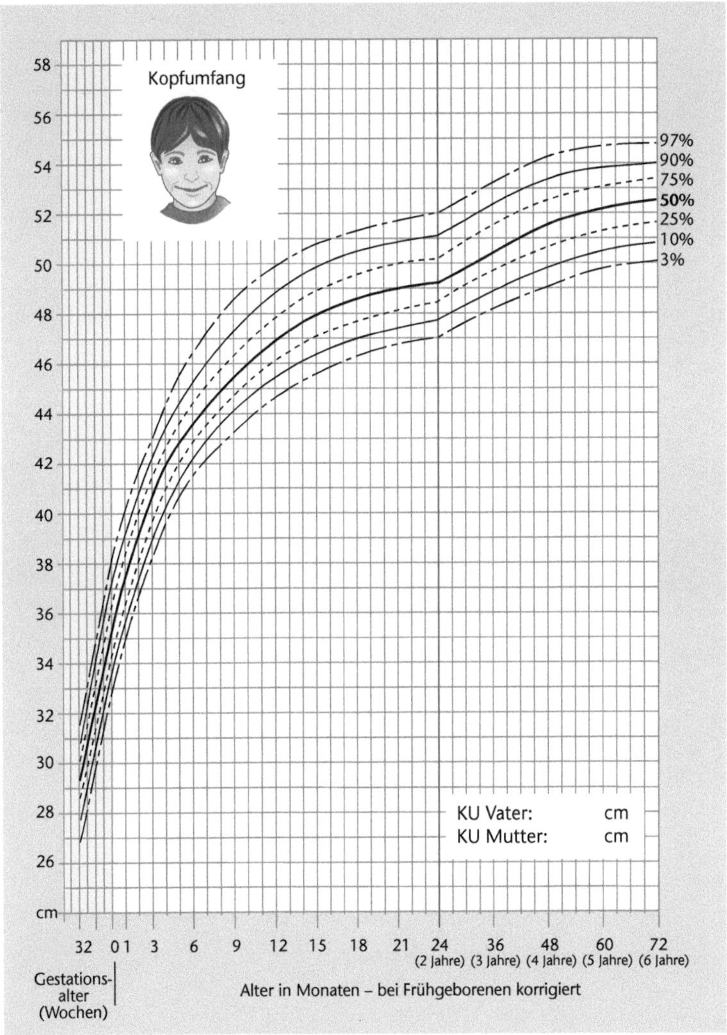

Abb. 6.2-5 Kopfumfang Jungen

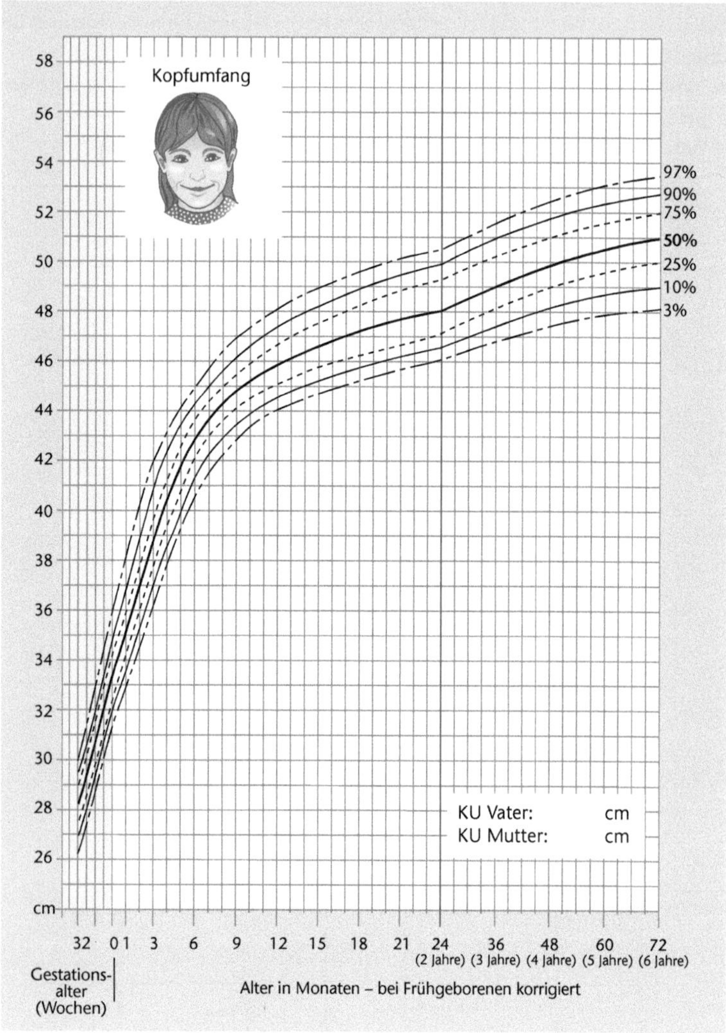

Abb. 6.2-6 Kopfumfang Mädchen

Nicht über Haarspangen und Zöpfe messen.

Mittlerer Oberarmumfang

Messung der Muskel- und Fettspeicher als sensitiver Parameter des aktuellen Ernährungsstatus mittels flexiblem Messband mit 0,1 cm Skalierung:

- Messung in der Mitte zwischen Acromion und Olecranon am entspannten Arm mittels flexiblem Messband
- Aus drei aufeinander folgenden Messungen am selben Arm wird der Mittelwert gebildet.

Hautfaltendicke

Die Trizeps-Hautfaltendicke korreliert gut mit Gesamtkörperfett und gilt als sensitiver Parameter für Veränderungen im Ernährungsstatus. Verlust von Fettgewebe an Trizepshautfalte weist auf chron. Unterernährung hin.

- Durchführung: Mittels Kaliper wird an vier Körperstellen (Bizeps, Trizeps, subsapuläre und suprailiakale Hautfalte) ein Druck von 10 g/mm^2 auf 20–40 mm^2 ausgeübt und Hautfaltendicke sowie subkutanes Fettgewebe gemessen.
- Aus drei aufeinander folgenden Messungen am selben Arm wird der Mittelwert gebildet.
- Schlechte Ergebnisse bei (massiver) Adipositas; erfahrenes Personal nötig; fehlende Einigkeit darüber, welche und wie viel Stellen am besten Körperfettgehalt reflektieren

! Die Messung ist sinnvoll im Langzeitmanagement bei über- und untergewichtigen Kindern.

Körperzusammensetzung – Dual-Energy X-ray Absorptiometry (DEXA)

- Indirekte, mit geringer Strahlung, nicht invasive Messung von Knochendichte und Knochenmineralgehalt verschiedener Regionen des Skeletts und des gesamten Körpers
- Messung von fettfreier Masse und Fettmasse
- Hohe Präzision

Sexuelle und skeletale Reife

- Ernährung beeinflusst Pubertät, die wiederum einen Einfluss auf Wachstum, Körperzusammensetzung und Knochenwachstum hat.
- Verspäteter Eintritt der Pubertät ist nicht nur bedingt durch Mangelernährung, sondern kann auch an fehlender medizinischer Kondition liegen.

Das Stadium der sexuellen Reife beider Geschlechter kann mit dem Tanner-System (5 Stadien) bestimmt werden:

- B1: Keine palpable Drüse
- B2: Brustknospe, Drüse vorgewölbt
- B3: Drüse größer als Warzenhof
- B4: Warzenvorhofbereich wölbt sich gesondert vor
- B5: Reife Brust, Warzenhof im Niveau

- P1: Keine Behaarung
- P2: Wenig Schamhaare um die Labia majora
- P3: Kräftige Behaarung in umschriebenem Bereich
- P4: Kräftige Behaarung, noch nicht ganze Ausdehnung
- P5: Ganze Ausdehnung

Labor

Bestimmung verschiedener biochemischer Parameter erlaubt Rückschlüsse auf Krankheitsgeschichte, körperliche Untersuchung und anthropometrische Daten bezüglich des Ernährungszustands:

- Serumalbumin und Präalbumin reflektieren Energie- und Proteinaufnahme, Albumin reflektiert Nahrungsaufnahme während der letzten drei Wo. (HWZ 18–20 Tage), Präalbumin während der letzten drei Tage (HWZ 2–3 Tage)
- Ursachen des Eisenmangels bei Frühgeborenen schließen Mangel an Folsäure, Vitamin E und Kupfer mit ein; Evaluierung des Eisenstatus mittels Hämoglobin, Hämatokrit und Erythrozyten; bei mikrozytärer Anämie Bestimmung von Serumeisen, Total-Eisenbindungs-Protein, Transferrin und Ferritin
- Bei Rachitis Bestimmung von Vitamin D, Kalzium, Phosphor, alkalische Phosphatase

6.3 Ermittlung der Körperzusammensetzung

Ralf-Joachim Schulz, Susanne Hengstermann

6.3.1 Die Bedeutung der Körperzusammensetzung

Die Erfassung der Körperzusammensetzung hat einen hohen Stellenwert im klinischen Alltag zur Beurteilung des Krankheitsverlaufs und der Behandlungseffektivität. Die Körperzusammensetzung ist eine essentielle Komponente des Ernährungsassessments. Sie liefert Informationen über Magermasse, Fettgewebe, Fettspeicher, Proteinspeicher sowie über die Differenzierung zwischen Wasser und Fett.

Zielgrößen

In der Literatur werden viele verschiedene Begriffe zur Beschreibung der menschlichen Körperzusammensetzung verwendet, die in ihrer Definition ähnlich sind und teilweise auch synonym benutzt werden. Um Daten miteinander vergleichen zu können, sollte man auf eine genaue Definition der untersuchten Größen achten (☞ Tab. 6.3-1).

Zahlreiche Erkrankungen haben Auswirkungen auf die Körperzusammensetzung: Auf molekularer Ebene sind Fettmasse (FM), fettfreie Masse (FFM), Körperwasser (TBW), Protein- und Glykogengehalt, Knochenmineralgehalt die relevanten Parameter und auf Zell- bzw. Gewebeebene Zellmasse, Fettgewebe, Körperwasserverteilung. V.a. folgende Erkrankungen profitieren von einem Ernährungsassessment:

- Mangelernährung (Anorexie) bzw. Fettleibigkeit (Adipositas)
- Renale Erkrankungen (Nierenfunktionsstörung, chron. Glomerulonephritis), Funktionsstörungen der Leber (Zirrhose, Hepatitis, Aszites)
- Chron. obstruktive Lungenerkrankung
- Krebs- und HIV-assoziiertes Wasting
- Verbrennungen, Traumata, gastrointestinale Erkrankungen
- Kardiovaskuläre Störungen (kongestive Herzinsuffizienz, Herzoperation)
- Rückenmarksverletzungen

Tab. 6.3-1 Terminologie Körperzusammensetzung (nach [3])

Begriff	Bedeutung	Besonderheiten
Körpergewicht (KG)	Masse des gesamten intakten Organismus	◆ In Schwangerschaft oder in Wachstumsphasen sind Aussagen über die Beschaffenheit der zugenommenen Körpersubstanz möglich. ◆ Zusammensetzung von Gewebeverlusten nach Hyperkatabolismus und Hypermetabolismus bei kritisch Kranken kann erfasst werden.
Körperfettmasse (FM)	Menge der Triglyzeride im Körper	Die genaue Diagnose und Lokalisation des Fettgehalts ist bei der Erfassung des Ernährungsstatus bei Übergewicht, Adipositas, Lipodystrophie, Essstörungen sowie Risikofaktoren für kardiovaskuläre und metabolische Erkrankungen besonders wichtig.
Fettgewebe	Fett + zelluläres + extrazelluläres Gewebe (83 % Fett, 2 % Protein, 15 % Wasser)	–
Lean Body Mass (LBM)	Magermasse (Nicht-Fettgewebs-Masse)	–
Fettfreie Masse (FFM)	LBM + Nicht-Fettanteile des Fettgewebes	Veränderungen der FFM sind abhängig von anabolen und katabolen Hormonen. Die FFM ist die primäre Zielgröße zur Erfassung der Unterernährung.
Muskelmasse	Summe der Muskeln	–
Körperzellmasse (BCM)	Virtuelles, durch biochemische Funktion definiertes Kompartiment; Zellen incl. des intrazellulären Wassers (ICF + ICS) oder auch [LBM – (EZW + ECS)]	–
Extrazelluläre Masse (ECM)	Extrazelluläres Wasser (EZW) + feste extrazelluläre Bestandteile (ECS)	–
Feste extrazelluläre Bestandteile (ECS)	Knochenmasse + Faszien + Knorpel	–

Begriff	Bedeutung	Besonderheiten
Ganzkörperwasser (TBW)	Intrazelluläres (IZW) + extrazelluläres Wasser (EZW)	• Dient der Feststellung von Änderungen im Verhältnis extrazelluläres/intrazelluläres Wasser (EZW/IZW), d.h. von pathologischen Veränderungen (Ödeme, Aszites). • Die Einschätzung des TBW ist entscheidend in der Behandlung von Nierenerkrankungen.
Extrazelluläres Wasser (EZW)	Plasmavolumen + interstitielle Flüssigkeit	–

Modelle zur Darstellung der Körperzusammensetzung

Der menschliche Körper ist aus Wasser, Fett, Protein, Stickstoff und Mineralien zusammengesetzt und kann in unterschiedliche Komponenten-Modelle unterteilt werden:

- **1-Komponenten-Modell:** Umfasst die Messung des KG und ist Standard in der klinischen Routine.
- **2-Komponenten-Modell:** Fettmasse und fettfreie Masse werden anhand von KG und Körpervolumen bzw. Gesamtkörperwasser und Extrazellulärwasser bestimmt.
- **3-Komponenten-Modell:** Fettmasse sowie fettfreie Masse werden unterteilt in Wasser und Proteine/Mineralstoffe.
- **4-Komponenten-Modell:** Neben Fett und Körperwasser werden Proteine und Mineralstoffe ermittelt. Ein alternatives 4-Komponenten-Modell unterteilt die fettfreie Masse in Muskelmasse, EZW und IZW.
- **5-Komponenten-Modell:** Standard der Untersuchung der Körperzusammensetzung, unterteilt in atomare, molekulare und zelluläre Ebene, Gewebesysteme und ganzer Körper.

6.3.2 Methoden zur Ermittlung der Körperzusammensetzung

Methoden zur Ermittlung der Körperzusammensetzung sind entscheidend in der Erforschung der Physiologie und Pathophysiologie von Erkrankungen. Je nach Bedarf des Klinikers werden einfache bis komplexe Methoden eingesetzt. Die Methoden zur Ermittlung der Körperzusammensetzung können in drei Kategorien unterteilt werden: Direkte Methoden, indirekte Methoden und doppelt indirekte Methoden.

Direkte Methoden

Direkte Methoden messen spezifische Kompartimente des Körpers.

Neutronenaktivierung

(In-vivo-Neutronenaktivierungsanalyse, IVNAA)

- Charakteristika: 3-Komponenten-Modell, Direkte Messung der Elemente (Na^+, K^+, Mg^{2+}, Cl^-, $H_2PO_4^-$, HCO_3^-) im lebenden Organismus

- Durchführung: Der gesamte Körper wird bekanntem Neutronenfluss ausgesetzt, der mit Körperelementen, v. a. mit dem Zellkern in Wechselwirkung tritt. Radioaktive Isotope entstehen, die bei charakteristischen Banden Strahlung emittieren und gemessen werden können.

Bewertung
- Vorteil: Bestimmung verschiedener Elemente im Körper
- Nachteile: Sehr teuer, kompliziert, schwer zu kalibrieren, ungeeignet für Routinemessungen

Indirekte Methoden

Indirekte Methoden schätzen die Größe der Körperkompartimente auf der Basis direkter Methoden.

Densitometrie

- Charakteristika: 2-Komponenten-Modell, Messung der Körperdichte mittels Unterwasserwiegen (UWW-Goldstandard)
- Durchführung: Proband taucht komplett unter Wasser – KG bestimmt. Körperdichte errechnet aus KG geteilt durch Körpervolumen (Körpervolumen = KG an der Luft – KG unter Wasser)

Bewertung
- Vorteile: Geringe Kosten, ungefährlich, wiederholbar
- Nachteile: Lungenvolumen und Schätzwert der intestinalen Gase müssen berücksichtigt werden; hohe Kooperationsbereitschaft des Probanden erforderlich; nicht anwendbar bei jungen Kindern, älteren, kranken Menschen und stark Übergewichtigen; keine Referenzmethode für heterogene Population, wenn Korrekturfaktor für Schwankungen der Wasser- und Mineralfraktion fehlt

Plethysmographie

- Charakteristika: 2-Komponenten-Modell; neue, praktische Alternative zur UWW, 2-Kammer-System (Kammer 1 für Proband, Kammer 2 für Referenzvolumen). Bestimmung des Körperfetts durch direkte Messung von KG und Körpervolumen
- Durchführung: Messung des KG mittels elektronischer Waage, Messung des Körpervolumens mittels Luftverdrängung, Körperdichte bestimmt durch KG und Köpervolumen, eingesetzt in eine Standardformel zur Schätzung des Körperfetts; Patient in geschlossener Kammer, langsame Druckerhöhung, Diaphragma im separaten Raum schwingt → leichte Volumenänderung, Zusammenhang zwischen Druckveränderung und Volumen

Bewertung
- Vorteile: Akkurate Ergebnisse bei Erwachsenen, Proband nicht unter Wasser, übereinstimmende Ergebnisse mit UWW
- Nachteil: Einziges Messsystem ist BOD POD

Verdünnungstechniken

- Charakteristika: 2-Komponenten-Modell; Körpervolumen definiert als Verhältnis Tracer-Dosis zur vom Körper aufgenommenen Menge
- Durchführung: Markiertes Wasser (D_2O) oder Sauerstoff (^{18}O) werden i.v. oder oral verabreicht; in Atemluft (^{18}O), Speichel, Urin und Serum werden Konzentrationen der Isotope gemessen, vor Tracer-Gabe und nach vorgegebener Zeit
- Möglich, dass signifikante Tracer-Menge vor Erreichen des Gleichgewicht ausgeschieden wird → kumulativer Sammelurin zur Schätzung der Ausscheidung des Tracers
- Bei einigen Verdünnungstechniken gibt es vier Hypothesen:
  - Tracer nur im austauschbaren Pool angesammelt
  - Tracer gleichmäßig im Pool angesammelt
  - Keine Metabolisierung bis zur Gleichgewichtseinstellung
  - Tracergleichgewicht sehr schnell erreicht
- Gesamtkörperwasser errechnet sich über eingetretene Verdünnung (TBW ~ 73 % der FFM bzw. 60 % des KG)
- Volumen des EZW gemessen wie TBW, aber mit ^{24}Na oder ^{22}Na als Tracer

Bewertung
- Vorteil: Gesamtes Flüssigkeitsvolumen kann bestimmt werden
- Nachteile: Strahlenbelastung bei Tritium; Korrekturfaktor bei Deuterium und Tritium für veränderte Molekülmasse nötig; Wassergehalt der FFM bei Übergewichtigen, Schwangeren und Ausgezehrten steigt → Unterschätzung der FM

^{40}K-Zählungen

- Charakteristika: 2-Komponenten-Modell; Körperzellmasse (Body Cell Mass, BCM) kann durch Bestimmung des gesamten austauschbaren Zellkaliums durch Gabe von ^{40}K bestimmt werden
- Durchführung: FFM wird errechnet unter Annahme einer konstanten Kaliumkonzentration in der FFM; Kaliumpool ist charakteristisch für Muskelgewebe

Bewertung
- Vorteile: Ungefährlich, wiederholbar, kurze Messzeit, keine radioaktive Strahlenbelastung, hohe Sensitivität
- Nachteil: Teuer, Kaliumkonzentration in Geweben unterliegt Schwankungen

Computertomographie

Charakteristika: Multikomponenten-Modell; gemessen wird die Abschwächung der Röntgenstrahlen beim Durchgang durch Gewebe. Dargestellt werden Gewebe, die sich durch geringe Dichten unterscheiden sowie Organgrößen, regionale Fettdepots und Skelettmasse

Bewertung
- Vorteil: Genaue Messungen des gesamten und regionalen Fett- und Skelettmuskelgewebes und dessen Lage
- Nachteile: Hohe Strahlenbelastung, teuer, keine Information über Zusammensetzung von Strukturen

Kernspintomographie

- Charakteristika: Multikomponenten-Modell; gemessen wird Volumen von Skelettmuskelgewebe und Fettgewebe; akkurate Messung der Körperzellmasse
- Prinzip der Kernspinresonanz: Wasserstoffkerne werden in Magnetfeldern zum Schwingen gebracht; Atomkerne ordnen sich entlang des magnetischen Feldes an; beim Zurückspringen in Ausgangszustand emittieren Atomkerne Energie, die vorher absorbiert wurde; Emission wird gemessen; aus Frequenz und Intensität werden Gewebebilder rekonstruiert

Bewertung
- Vorteile: Genaue Messungen des gesamten und regionalen Fett- und Skelettmuskelgewebes und dessen Lage, keine Strahlenbelastung, Untersuchung der Körperfettverteilung
- Nachteile: Teuer, lange Messzeiten

Dual energy X-ray absorptiometry (DEXA)

- Charakteristika: 4-Komponenten-Modell, Gold-Standard; präzise Informationen über BCM, Knochendichte, TBW; Schätzung der Fettmasse, regionale Fettverteilung, FFM; eine häufig angewendeten Methode zur Bestimmung der Körperzusammensetzung
- Durchführung: Zwei-Röntgen-Absorptionsspektrometrie, bei der die Abschwächung der durch den Körper gehenden Röntgenstrahlen unterschiedlicher Energie gemessen wird; Abschwächung abhängig vom Gewebe

Bewertung
- Vorteile: Hohe Genauigkeit und Präzision der Bestimmung von BCM, geringe Strahlenbelastung, Messung bestimmter Körperteile möglich, schnell durchführbar, gut geeignet bei Kindern
- Nachteile: Unterschätzt die Fettmasse bei Übergewichtigen und Älteren, teuer

Doppelt indirekte Methoden

Anthropometrie

Anthropometrie bedeutet Vermessung des Menschen mit einfachen Hilfsmitteln (Waage, Messlatte, Zentimeterband) und geringem Aufwand. Die bestimmbaren anthropometrischen Parameter sind: Körpergröße, KG, Hautfaltendicke, Umfang der Taille, Hüfte und Oberarm. Diese anthropometrischen Messungen charakterisieren den Körper als Ganzes, aber auch Aspekte der Körperzusammensetzung, d.h. verschiedene Untereinheiten (Kompartimente).
Empfohlen wird die Erfassung mehrerer anthropometrischer Parameter, wie Körpergröße, KG, Oberarmmuskelumfang, Messung der Hautfaltendicke an mehreren Körperstellen; 2-Komponentenmodell

Bewertung
- Vorteile: Nicht invasiv, mit einfachen Instrumenten durchführbar, sensitiv für Veränderungen in Gesundheit und Nahrungsaufnahme
- Nachteile: Regelmäßiges Training der Personen notwendig, Einzelmessung nicht relevant zur Charakterisierung des Ernährungszustandes

Körpergröße

- Abhängig von der Art der Ernährung
- Ernährungsunabhängige Faktoren: Genetische Ausstattung, verschiedene Erkrankungen, Ausmaß körperlicher Arbeit

! Bestimmung erfolgt im Stehen, barfuß, mit geradem Rücken und erhobenem Kopf am vertikal aufgestellten, geeichten Längenmaß.

Körpergewicht

- Wichtigster Parameter zur Erfassung des Ernährungsstatus
- Die als „Idealgewicht“ 1959 veröffentlichten Werte wurden größenbezogen um bis zu 10 % korrigiert → „Normalgewicht“

! Statistisch niedrigstes gesundheitliches Risiko korreliert nicht mit einem einzelnen Gewicht, sondern mit einem Gewichtsbereich.

Body Mass Index (BMI)

- Messung von KG/Körpergröße (Tab. 6.3-2 – 6.3-3) als einfachste, leicht zu messende Methode höchster Präzision, Standard in Kliniken.
- Der Körper wird als Ganzes erfasst.
- BMI = KG (kg)/Quadrat der Körpergröße (m). Beispiel: KG 70 kg, Körpergröße 1,70 m. $BMI = 70/(1{,}70)^2 = 70/2{,}89 = 24{,}2\ kg/m^2$
- Gut geeignet zur Klassifikation und Beurteilung der Adipositas; lineare Beziehung zum Fettanteil
- Bei Kindern BMI nicht etabliert → anthropometrische Daten
- Ungeeignet zur Charakterisierung des Untergewichts

! Die Definition der unteren Grenze des BMI ist auch abhängig von der physischen Aktivität.

Bewertung
- Vorteile: Schnell, einfach durchzuführen, kostengünstig
- Nachteil: Hohe Fehlerquote bei genetisch heterogener Population mit unterschiedlicher Ernährungsweise; keine genauen Aussagen über Körperzusammensetzung; Schwierigkeiten bei Kindern, deren Alter nicht bekannt ist, bei Früh- bzw. Spätpubertierenden; ungenau hinsichtlich der Erfassung des Ernährungszustands.

Tab. 6.3-2 BMI-Werte für verschiedene Altersgruppen

Alter	BMI
19–24 Jahre	19–24
25–34 Jahre	20–25
35–44 Jahre	21–26
45–54 Jahre	22–27
55–64 Jahre	23–28
> 64 Jahre	24–29

Tab. 6.3-3 BMI-Klassifikation

Klassifikation	m	w
Untergewicht	< 20	< 19
Normalgewicht	20–25	19–24
Übergewicht	25–30	24–30
Adipositas	30–40	30–40
Massive Adipositas	> 40	> 40

Hautfaltendicke-Messung

- Charakteristika: Einfachste Methode zur Abschätzung des Gesamtfettgehalts im Organismus mittels empirischer Gleichungen. Zur Hautfalte tragen bei: Kutis, Hydrierungsgrad der Haut, subkutanes Fett. Die Trizeps-Hautfaltendicke korreliert gut mit Gesamtkörperfett und ist ein sensitiver Parameter für Veränderungen im Ernährungsstatus. Der Verlust von Fettgewebe an Trizepshautfalte weist auf chron. Unterernährung hin.
- Durchführung: Mittels Kaliper wird an vier Körperstellen (Bizeps, Trizeps, subscapuläre und suprailiakale Hautfalte) ein Druck von 10 g/mm^2 auf 20–40 mm^2 ausgeübt und Hautfaltendicke sowie subkutanes Fettgewebe gemessen.
  - Aus drei aufeinander folgenden Messungen am selben Arm wird der Mittelwert gebildet
  - Obere Grenze des Normalbereichs für Fettanteil beträgt für Männer 20–25 % und für Frauen 30 %
- Hilfreich bei Langzeiterhebungen von übergewichtigen bzw. untergewichtigen Kindern, korreliert mit Körperfettmasse

- Schlechte Ergebnisse bei (massiver) Adipositas; erfahrenes Personal nötig; fehlende Einigkeit darüber, welche und wie viel Stellen am besten Körperfettgehalt reflektieren

Bewertung
- Vorteil: Schnell und leicht durchführbar, kostengünstig, an jedem Ort durchführbar, erfasst Fettleibigkeit, charakterisiert Aufteilung des subkutanen Fetts, hilfreich bei Langzeiterhebungen von übergewichtigen bzw. untergewichtigen Kindern, korreliert mit Körperfettmasse, nicht invasiv
- Nachteile: Schlechte Ergebnisse bei Adipositas; erfahrenes Personal nötig; fehlende Einigkeit darüber, welche und wie viel Stellen am besten Körperfettgehalt reflektieren

Armmuskelumfang (AMU), Armmuskelfläche (AMF)
- Armumfang (AU) erlaubt Rückschlüsse auf Skelettmuskelmasse

! Die Bestimmung erfolgt am ausgestreckten Oberarm in der Mitte des Acromion und Olecranon mittels flexiblem Maßband in cm.

Armmuskelumfang (AMU):
- Berechnet aus AU und Trizepshautfaltendicke (THF)
- AMU (cm^2) = AU (cm) – (0,314 × THF (mm)
- Durch Umformung lässt sich aus AMU die Muskel-Querschnittsfläche (Armmuskelfläche, AMF) am Oberarm berechnen
- AMF (cm^2) = $AMU^2/4 \times \pi$ - 10 cm^2 (Männer)
- AMF (cm^2) = $AMU^2/4 \times \pi$ - 6,5 cm^2 (Frauen)

! Korrelation mit Kreatininausscheidung im Urin

Bewertung
Vorteile: Schnell und leicht durchführbar, kostengünstig an jedem Ort durchführbar

Taille-Hüft-Umfang (Waist-Hip-Ratio, WHR)
- Zur Abschätzung der Fettmenge im Abdominal- und Hüftbereich
- WHR sollte bei Frauen < 0,85 und bei Männern < 1,0 liegen

! **Durchführung WHR**
- Bestimmung im Stehen mit leicht abgespreizten Armen mittels flexiblem Maßband in cm
- Messung des Taillenumfangs: In der Mitte zwischen kaudalem Rippenbogen und Beckenkamm
- Messung des Hüftumfangs: Messung in Höhe der beiden Trochanter majores

Bewertung
- Vorteile: Schnell und leicht durchführbar, kostengünstig an jedem Ort durchführbar
- Nachteile: Muss im Stehen durchgeführt werden, evt. Messfehler bei ungenauer Platzierung des Maßbandes

Bestimmung der Muskelmasse

Muskelmasse wird bei ernährungsbedingtem Protein- und Energiemangel stark beeinträchtigt:
- Kreatininausscheidung im Urin proportional zur Skelettmuskelmasse (Frauen 18 mg/kg KG/d, Männer 23 mg/kg KG/d)
- Kreatininspiegel im Serum liefert nur beschränkte Aussagen über Muskelanteil
- Kreatininspiegel im Urin (24-Std.-Sammelurin) guter biochemischer Marker

6

! Kreatininspiegel
- Interpretation des Kreatininspiegels unter Berücksichtigung der individuellen Körperstatur
- Kreatininausscheidung wird beeinflusst von Niereninsuffizienz, fleischfreier Kost (niedrigere Kreatininausscheidung), fleischreicher Kost, stärkere körperliche Aktivität, Fieber, Trauma, Infektionen (erhöhte Kreatininausscheidung)
- Kreatinin-Größen-Index (nach Bristian) vergleicht Kreatininausscheidung des Patienten mit der eines Gesunden unter Berücksichtigung der Körpergröße
- Vergleich der Daten immer bei gleicher Körpergröße

Bewertung
- Vorteile: Keine apparative Methode
- Nachteil: Kreatinin-Größen-Index: Vorsichtige Interpretation der Werte durch hohe Varianz der Methode

Bioelektrische Impedanzanalyse (BIA)

- Charakteristika: 3-Komponenten-Modell; aus Messung resultieren: Fettmasse, FFM, BCM, TBW, EZW, IZW
- Durchführung:
- Über je zwei Elektroden, an Handgelenk und Fußknöchel wird schwacher Wechselstrom (800 µA, 5, 50, 100 kHz) durch den Körper geleitet und der Spannungsabfall gemessen
- Frequenzabhängiger Gesamtwiderstand (Impedanz) ist inverse Funktion des TBW und direkt proportional zum Quadrat der Körpergröße
- Gesamtwiderstand (Impedanz) setzt sich zusammen aus Resistenz R (Ohm-Widerstand des Gesamtkörperwassers) und Reaktanz Xc (kapazitiver Widerstand, entsteht durch die Kondensatoreigenschaften der Zellen)

  - Phasenwinkel: Maß für Membranpotenzial, direkt proportional zur Körperzellmasse (BCM), Aussage über Gesundheitszustand der Zelle und Gesundheitszustand des Organismus
- ECM/BCM-Index: Zweitwichtigster Parameter zur Beurteilung des Ernährungszustandes, bei Gesunden kleiner 1

Bewertung
- Vorteile: Einfach, zuverlässig, geringe Fehlerquote durch unterschiedliche Untersucher, schnell, kostengünstig, nicht invasiv
- Nachteile: Körperfett von der Impedanzmessung nicht sicher erfasst; empirische Standardgleichungen zur Ermittlung der Körperzusammensetzung nur für eine Population spezifisch; fehlende, gut validierte Gleichungen für Adipöse; Fehler des TBW bis zu zwei Litern bzw. 2,5–3,0 kg FFM

Gesamtkörper-Konduktivität
- Charakteristika: Gemessen wird die Leitfähigkeit des Stromes durch den gesamten Körper
- Durchführung: Patient liegt bei Messung der Gesamtkörper-Konduktivität (Total Body Electrical Conductivity, TOBEC) in magnetischer Spule, die oszillierenden Strom (2,5–5 MHz) erzeugt und elektrische Leitfähigkeit bestimmt; Patient verändert Stärke des Magnetfeldes, das zum Wassergehalt und Gewicht der FFM proportional ist

Bewertung
- Vorteile: Schnell, kostengünstig, nicht invasiv, Bestimmung des TBW
- Nachteile: Ödeme, Aszites, Dehydratation, Störung des Elektrolytgleichgewichts verändern Leitfähigkeit, Körpergröße/Körpergeometrie beeinflussen Ergebnis, hohe Kosten

Biochemische Parameter
Vergleich der Parameter mit Referenzwerten und Berücksichtigung der individuellen Veränderungen im Laufe der Erkrankung/Behandlung
- Serumproteine, die zur Erfassung des Ernährungsstatus dienen: Albumin (HWZ 18–20 Tage), Präalbumin (HWZ 2–3 Tage), Transferrin (HWZ 18–20 Tage), Retinol-Bindungs-Protein (HWZ 10–12 Std.)
- Kurzfristige Ernährungsdefizite erkennbar an Parametern mit geringer HWZ und kleinem Pool (Präalbumin, Retinol-Bindungs-Protein)

Bewertung
- Vorteile: Kein Marker reflektiert spezifisch Ernährungsstörungen, Einfluss von nicht ernährungsbedingten Faktoren (Infektionen, Verbrennungen) berücksichtigen
- Nachteil: Referenzwerte schwanken von Labor zu Labor

6.3.3 Die Auswahl der geeigneten Referenzmethode

Kriterien zur Auswahl einer Methode
- Keine Strahlenbelastung für Patienten
- Bestehende Möglichkeit der Mehrfachmessung
- Methode bei begrenzter Kooperationsbereitschaft durchführbar
- Niedrige Kosten
- Gut reproduzierbare Untersuchungsergebnisse
- Kurze Messzeiten, Messdaten von hoher technischer Zuverlässigkeit
- Methode mit mobilen Geräten durchführbar
- Methode geeignet für breites Spektrum an Probanden

Neugeborene
- In schnellen Wachstumsphasen können erhebliche Veränderungen in der Körperzusammensetzung auftreten, die widersprüchlich zur Körperzusammensetzung von Erwachsenen erscheinen
- Während des **1. Lj.** erfolgt signifikante Verteilung des extra- und intrazellulären Wassers
- Für Kinder von **1–4 Jahren** existieren kaum Daten bezüglich der Körperzusammensetzung. Vermutet wird, dass die relative Knochen- und Magermasse sowie die Fettproportionen nach dem 2. Lj. unverändert bleiben
- Während der Wachstumsphase kommt es zur Erhöhung der Kompartimentzusammensetzung, aber zu keiner Veränderung der gesamten Zusammensetzung.
- DEXA-Messungen sind schon bei Frühgeborenen und Säuglingen zur Bestimmung der Körperzusammensetzung möglich.

Kinder
- Zahlreiche Studien zeigen DEXA- und BIA-Messungen zur Ermittlung der Körperzusammensetzung von Kindern.
- Einige Autoren empfehlen anthropometrische Parameter – Geschlecht, Alter, Größe, Gewicht.

Erwachsene
- Zahlreiche Referenzwerte basieren auf Unterwassergewichtsbestimmungen
- Einige DEXA-Geräte haben eigene Referenzwerte für den Knochenmineralgehalt (Bone Mineral Content, BMC) und Knochenmineraldichte (Bone Mineral Density, BMD), gemessen an Femur, Lendenwirbelsäule, Unterarm.
- Es existieren keine Referenzwerte für Magermasse und Fettmasse von Erwachsenen.

6.3.4 Die klinische Praxis

Im klinischen Alltag steht die Dokumentation von KG und Körpergröße im Vordergrund und wird in Form des BMI in der Diätberatung berücksichtigt. In vielen Praxen (onkologische Schwerpunktpraxis, Ernährungszentrum) wird zur Körperzusammensetzung (BIA ☞ Kap. 6.3.2) und Verlaufskontrolle von Ernährungstherapien auch die Bioelektrische Impedanzanalyse eingesetzt. Diese Messmethode ist für die Verlaufskontrolle allgemein anerkannt. Einzelbestimmungen haben nur eine geringe Aussagefähigkeit. Aufgrund des hohen Arbeitsaufwands und der hohen Investitionskosten bleiben Spezialuntersuchungen wie z.B. DEXA, indirekte Kalorimetrie, Fettmassenbestimmung mittels CT nur großen Kliniken mit Ernährungsteams vorbehalten.

6.4 Grundlagen des Ess- und Ernährungsverhaltens

Friederike Potreck-Rose

6.4.1 Aspekte der Ernährungspsychologie

Wäre das menschliche Essen lediglich die Regulation von Nahrungsaufnahme mit dem Ziel, den Organismus mit ausreichend Energie und Nährstoffen zu versorgen, so gälte es „nur", das Zusammenwirken der Signale zu verstehen, die in der physiologischen Regulation von Hunger und Sättigung eine zentrale Rolle spielen: Dehnung des Magens, Anflutung von Glukose u.a. Nährstoffen in der Leber, Glukosekonzentration im Gehirn und Füllungsgrad der Fettzellen. In Zeiten und Gesellschaften, in denen das Nahrungsangebot nicht oder kaum ausreicht, den Energie- und Nährstoffbedarf zu decken, ist das Essen einzig von der Verfügbarkeit bestimmt und gehorcht den biologischen Gesetzen des Überlebens. Sobald jedoch das Nahrungsangebot eine Auswahl und damit Entscheidungen ermöglicht, sind diese Signale nicht mehr allein dafür verantwortlich, warum, was, wann und wie viel ein Mensch isst: Menschen essen, ohne Hunger zu haben; Menschen essen, obwohl sie satt sind; Menschen essen nicht, obwohl sie Hunger haben oder hören auf zu essen, bevor sie satt sind; sie essen mehr als ihr Körper braucht und werden übergewichtig oder essen weniger als ihr Körper braucht und werden untergewichtig.

Essen und Ernährung

„Essen" umschreibt in unserem Sprachgebrauch den gesamten Horizont der Erfahrungen und Erlebnisse, die mit der Nahrungsaufnahme verbunden sind, „Ernährung" hingegen beschränkt sich auf die biologische Funktion der Nahrungsaufnahme. Während „Essen" von subjektiven, emotionalen und motivationalen Faktoren geprägt ist, wird „Ernährung" vorrangig von biologischen, physiologischen und kognitiven Faktoren beeinflusst. So wird der viel zitierte Satz von Pudel & Westenhöfer [1] verständlich: „Der Mensch isst anders, als er sich ernähren sollte." Wären die physiologischen Hunger- und Sättigungssignale des Körpers und das Wissen über gesunde und ausgewogene Ernährung ausschlaggebend für das Essen, gäbe es diese Diskrepanz nicht, keine Essstörungen, kein Übergewicht und keine Adipositas. Menschen mit Essstörungen versuchen dauernd, ihr aus der Kontrolle geratenes Essverhalten kognitiv zu kontrollieren, versuchen Tag für Tag aufs Neue. „sich gesund und vernünftig zu ernähren" und landen beim emotional gesteuerten „essen".

Essen als komplexe Interaktion

Essen ist ein komplexes Geschehen, in dem biologische Notwendigkeit und subjektives Erleben auf vielen verschiedenen Ebenen interagieren. Die Aufgabe der Ernährungspsychologie ist es:

- Erklärungen für solches Verhalten zu geben
- Ess- und Ernährungsverhalten zu verstehen und bei Bedarf zu verändern.

Wie groß die Menge von Aspekten ist, die bei der Entscheidung zu essen oder bei der Auswahl der verzehrten Nahrungsmittel eine Rolle spielen, veranschaulicht die mit Sicherheit nicht annäherungsweise vollständige Aufzählung von Motiven für die Nahrungsmittelwahl (☞ Tab. 6.4-1).

Tab. 6.4-1 Gewählte Nahrungsmittel und Essmotive

Gewähltes Nahrungsmittel	Motiv
Frischkornmüsli ist vollwertig	Gesundheit
Müsliregel geben Power für den Sport	Fitness
Brennnesseltee macht zarte Haut	Schönheit
Diätleberwurst spart Kalorien	Schlankheit
Ein Stück Kuchen nach harter Arbeit	Belohnung
Wie schmeckt wohl Kartoffelbrot?	Neugier
Wenn du ein Wienerle isst, esse ich auch eins	Geselligkeit
Ich mach mir erst mal ein Brot	Langeweile
Nach dem Ärger erst mal was Süßes	Ärger
Weihnachtsgans am 1. Feiertag	Tradition
Kürbis gab es auf dem Markt in Hülle und Fülle	Angebot
Bohnen waren im Sonderangebot	Sparsamkeit
Schwarzwälder Kirschtorte – himmlisch!	Genuss
Ein Teller Nudeln gegen den Kohldampf	Hunger

6

6.4.2 Einflussfaktoren des Ess- und Ernährungsverhaltens

Primär- und Sekundärbedürfnisse

Primärbedürfnisse

Als Primärbedürfnis wird die ursprüngliche Motivation bezeichnet, sich bedarfsgerecht zu ernähren. Die Kompetenz, die Nahrungsaufnahme über Hunger- und Sättigungssignale zu steuern und die Nahrungsauswahl so zu gestalten, dass Menge und Zusammensetzung den Körperbedürfnissen optimal entsprechen, gilt als angeboren und konnte experimentell nachgewiesen werden. Schon bei der Befriedigung dieser Primärbedürfnisse konnte beobachtet werden, dass von Zeit zu Zeit ein Wechsel in den Nahrungspräferenzen eintrat, der mit der spezifisch-sensorischen Sättigung (☞ unten) in Verbindung gebracht werden kann.

6

! Das Primärbedürfnis, Nahrungsmenge und Nahrungsauswahl für den Organismus bedarfsgerecht zu gestalten, ist angeboren.

Sekundärbedürfnisse

Spätestens mit dem Abstillen setzt die Ausdifferenzierung von Sekundärbedürfnissen ein, denn zum einen wird die Nahrungsaufnahme mit emotionalen Erfahrungen in der Mutter-Kind-Interaktion verknüpft: Wenn Unlustgefühle des Säuglings von der Mutter vorzugsweise als Hunger interpretiert werden, lernt das Kind sehr früh zweierlei: Zum einen Unlust lässt sich mit Essen beseitigen sowie Unlust ist gleich Hunger. Die Wahrnehmung anderer Formen von Unlust wird damit weniger differenziert erlernt. Zum anderen wird das Nahrungsangebot von soziokulturellen Besonderheiten geprägt, die zur spezifischen Entwicklung von individuellen Geschmackspräferenzen beitragen.

Der Erwerb dieser Präferenzen ist durchaus mit dem Spracherwerb vergleichbar. Was wann, wie zusammen verzehrt wird, was erlaubt ist, was verboten, was leicht verfügbar, was besonders begehrenswert, variiert nicht nur von Kultur zu Kultur, sondern ist auch vom Lebensalter und von der sozioökonomischen Schicht abhängig.

! Sekundärbedürfnisse, die zu individuellen Präferenzen in der Nahrungsmittelauswahl führen, werden im Laufe eines Lernprozesses erworben.

Geschmackspräferenzen

Süß, sauer, salzig, bitter

Die Vorliebe für Süßes, von Rozin [4] als „Sicherheitsgeschmack der Evolution" bezeichnet, ist schon bei Neugeborenen zu beobachten und gilt als genetische Disposition. Süßes ist in der Regel essbar, nicht giftig und nahrhaft, wohingegen Nahrungsmittel mit den anderen Geschmacksqualitäten sauer, salzig und bitter sehr viel häufiger das Risiko der Unverträglichkeit bergen. Die entscheidende Entwicklungsphase für die Ausdifferenzierung der Präferenzen von sauer, salzig und bitter liegt etwa zwischen dem 6. und 12. Lebensjahr.

Während die Süßpräferenz angeboren ist, ist wiederum die Akzeptanzschwelle für die Süßkonzentration im Laufe der kindlichen Entwicklung variabel und kann sich im Rahmen sekundärer Lernprozesse bis zum Erwachsenenalter entscheidend verändern.

! Die Präferenz für Süßgeschmack ist angeboren, alle anderen Präferenzen werden im Laufe eines Lernprozesses erworben.

Angeboren ist auch die Disposition zur „Neophobie", der Angst vor Unbekanntem, die sich bei Kindern u. a. in der Ablehnung von Speisen mit unbekanntem Geschmack niederschlägt. Auch diese genetische Disposition ist wie die Süßpräferenz unter evolutionären Gesichtspunkten durchaus sinnvoll.

Mere exposure effect (erfahrungsbedingte Gewohnheitsbildung)

Dieser nur hilfsweise mit „bloßer Kontakt" ins Deutsche übersetzte Begriff beschreibt das Phänomen, dass Nahrungsmittel nicht deshalb bevorzugt werden, weil sie **gemocht** werden, sondern weil sie **gegessen** werden. Also allein durch die wiederholte Erfahrung und langsam entstehende Gewohnheit, bestimmte Lebensmittel zu verzehren, entsteht die höhere Präferenz. Dieses Phänomen machen sich Eltern zunutze, wenn sie ihren Kindern immer wieder zunächst nicht bevorzugte, weil unbekannte Speisen anbieten und darauf bestehen, dass die Kinder sie wenigstens probieren. Oft, nicht immer, kommt es so zu einer neuen Präferenz. Dieses Phänomen wird auch mit dem Begriff „liking by tasting" umschrieben.

! Geschmackspräferenzen bilden sich schon allein durch die Erfahrung des Geschmacks, nicht durch die Vorliebe für einen bestimmten Geschmack.

Spezifisch-sensorische Sättigung

Fast wie eine Gegenregulation wirkt die spezifisch-sensorische Sättigung dem „mere exposure effect" entgegen. Denn wird eine Speise zu oft oder zu viel verzehrt (weil sie bekannt oder verfügbar ist oder bevorzugt wird), tritt Sättigung oder sogar Aversion ein. Intuitiv berücksichtigen Menschen diesen Sättigungseffekt, wenn sie Lieblingsspeisen nur selten essen, um sie begehrenswert zu erhalten. Die spezifisch-sensorische Sättigung ist auch dafür verantwortlich, dass es möglich ist, von abwechslungsreicher Kost, beispielsweise einem Mehrgänge-Menü mehr zu essen als von einer großen Hauptspeise. Auch lässt sich damit erklären, dass nach einer üppigen Hauptspeise, die eigentlich schon ausreichend satt gemacht hat, noch Appetit auf ein Dessert bestehen kann.

! Zu viel oder zu häufig von einem Nahrungsmittel oder einer Speise verringert die Präferenz und kann zu Aversion führen.

Anders herum führt Verknappung der Verfügbarkeit von Nahrungsmitteln zu einer Präferenzerhöhung. Dies äußert sich darin, dass rare und in der Regel teure Lebensmittel als besonders attraktiv wahrgenommen werden. Reagiert der Markt dann mit einer Vergrößerung des Angebots, kommt es nach einer bestimmten Zeit zur Sättigung, so beispielsweise bei Lachs oder Spargel, die lange als Luxuslebensmittel galten und inzwischen infolge des größeren Angebots und des geringeren Preises bei den Konsumenten erheblich an Attraktivität verloren haben.

Nahrungsmittel und ihr Einfluss auf das Wohlbefinden

Neben der bekannten Wirkung von Genussmitteln ist der beruhigende Effekt von Kohlenhydraten, insbesondere von Schokolade, zu erwähnen. Diese erhöhen die Insulinausschüttung, was zu vermehrtem Zustrom von Tryptophan und damit zu einer Steigerung der Serotoninsynthese führt [4, 6]. Neben dem biochemischen oder pharmakologischen Effekt von Nahrungsmitteln auf psychische Parameter ist aus ernährungspsychologischer Perspektive die Rolle des Lernens zentral. Durch Konditionierung ist es möglich, praktisch jedes Nahrungsmittel, jede Speise mit einem Gefühl zu verknüpfen und durch Wiederholung der engen zeitlichen Kombination von Nahrungsmittel und Gefühl zu erreichen, dass nach einer Weile das Nahrungsmittel allein in der Lage ist, ein bestimmtes Gefühl auszulösen. So kann die süße „Trostspeise" aus Kindertagen auch im Erwachsenenalter noch tröstend wirken, auch wenn es keine zerschlagenen Knie mehr gibt, für die das Trostpflaster bestimmt ist. Jetzt kann die heiße Schokolade dank der im Hirn fest verankerten Erinnerung an die wohltuende Wirkung in der Kindheit an einem regenreichen Nachmittag die Stimmung heben oder trübe Gedanken vertreiben. Der „Kummerspeck" ist diesem Phänomen genauso zuzuschreiben wie bestimmte Essensrituale im Alltag (der Karokaffee, das Glas Milch, der Riegel Schokolade vor dem Schlafen gehen).

Dieses Phänomen macht die Werbung sich zunutze, wenn sie ein Produkt mit einem bestimmten (Lebens-)Gefühl in Zusammenhang bringt und dann der Konsument, hat er diese Assoziation nur oft genug erfahren, ein bestimmtes Produkt kauft und damit das Bedürfnis oder die Sehnsucht nach dem entsprechenden (Lebens-)Gefühl stillt.

! Nahrungsmittel können durch Lernprozesse mit bestimmten Gefühlszuständen assoziiert werden und dadurch Effekte auf Stimmung und Wohlbefinden haben.

6.4.3 Regulation der Nahrungsaufnahme

Außen- und Innensteuerung der Nahrungsaufnahme

Bei dem Versuch die Regulation der Nahrungsaufnahme zu verstehen, spielt die Frage eine Rolle, ob es mehr die Interozeption von Hunger und Sättigung ist, also die schon eingangs genannten Stellgrößen der physiologischen Regulation der Nahrungszufuhr oder ob es mehr die Außenreize sind, die das Essen steuern. Auf der Suche nach einer psychologischen Erklärung für das Essverhalten übergewichtiger Menschen haben eine Reihe von beeindruckenden Experimenten belegen können, dass übergewichtige Personen sich in ihren Ess- und Ernährungsgewohnheiten stärker an Außenreizen orientieren als normalgewichtige Personen.

Außenreiz-abhängig Essen

Außenreiz-abhängig Essen kann bedeuten: Essen, „weil es Zeit ist", „damit der Teller leer ist" oder „weil es so appetitlich aussieht", „weil es da steht", „weil es sonst übrig bleibt" oder „weil die anderen essen". In jedem Fall spielt bei der Entscheidung, zu essen oder nicht zu essen, die Wahrnehmung von Hunger oder Sättigung allenfalls eine nachgeordnete Rolle. Da Außenreiz-abhängiges Essen die Gefahr mit sich bringt, eher zu viel oder zu oft zu essen, ist es naheliegend, dass dieses Essverhalten häufiger mit Übergewicht verknüpft ist, was nicht bedeutet, dass von äußeren Einflüssen gesteuertes Essen nicht auch bei normalgewichtigen Personen vorkommt. Beispielsweise ist das Essen bei sozialen Anlässen sehr verbreitet und keineswegs immer mit Hunger, allenfalls mit Appetit verknüpft. Ob eine Person mit der Neigung zu Außenreiz-gesteuertem Essen allerdings Übergewicht entwickelt, hängt entscheidend ab von der insgesamt über das Essverhalten ausgeübten Kontrolle (☞ unten).

6

! Überwiegend Außenreiz gesteuertes Essen birgt das Risiko, zu viel und zu häufig zu essen, und damit eine hohe Wahrscheinlichkeit von Übergewicht.

Innenreiz-abhängig Essen

Innenreiz-gesteuertes Essen richtet sich überwiegend nach dem Energie- und Nährstoffbedarf des Körpers und ist häufiger mit gut reguliertem Körpergewicht verbunden.

Verhaltensregeln

Verhaltenstraining mit übergewichtigen und essgestörten Personen versucht, mit einer Reihe von Verhaltensregeln zum einen der Außenreiz-Abhängigkeit des Essens entgegenzuwirken und zum anderen die Sensibilität für die Innenreize zu erhöhen.

Zur Reduktion der Außenreiz-Abhängigkeit

- Vor dem Einkaufen einen Einkaufszettel schreiben und nur die Lebensmittel kaufen, die auf dem Zettel stehen.
  ⇨ Verhindert das Einkaufen aufgrund optischer Anreize.
- Nur in gesättigtem Zustand einkaufen gehen.
  ⇨ Verhindert die Appetitentwicklung aufgrund optischer Reize.
- Kleineres Besteck und Teller benutzen als üblicherweise.
  ⇨ Portionen werden auf kleineren Tellern anders wahrgenommen, dadurch wird für die Subjektivität der Wahrnehmung sensibilisiert.
- Portionen abwiegen, nicht „nach Augenmass" auf den Teller geben.
  ⇨ Reduziert den Einfluss optischer Qualitäten der Speisen.
- Nach Beendigung der Mahlzeit in der Küche keine Reste vom Teller essen.
  ⇨ Reduziert die Wirksamkeit des Außenreizes „leerer Teller.
- Keine Lebensmittel in der Wohnung offen herumstehen lassen (Gebäckschalen, Konfekt etc.).
  ⇨ Verhindert das Zugreifen und Essen, nur „weil es da steht" (optischer Anreiz).

Zur Erhöhung der Sensibilität für Innenreize

- Während des Essens keinen anderen Beschäftigungen wie Lesen oder Fernsehen nachgehen.
  ⇨ Erhöht die Aufmerksamkeit für das Essen.
- Während einer Mahlzeit kleine Pausen einlegen, das Besteck neben den Teller legen und auf Hunger- und Sättigungssignale achten.
  ⇨ Erhöht die Aufmerksamkeit für den Füllungsgrad des Magens und Sättigungsgefühl.
- Nicht weiter essen, wenn Sättigung bemerkt wird, auch wenn der Teller noch nicht leer ist.
  ⇨ Definiert für den Innenreiz „Sättigung" gegenüber dem Außenreiz „leerer Teller" eine höhere Priorität; für Menschen mit Kriegs- und Hungererfahrungen eine sehr schwierige Regel.

Kontrolle des Essverhaltens

Vielfalt und Überfluss im Nahrungsangebot, soziale und kulturelle Einflüsse, emotionale und kognitive Faktoren machen Essverhalten zu einem komplexen Entscheidungsprozess, in dem der Nährstoffbedarf des Körpers nur noch ein Faktor von vielen ist.

- Ist das **Essverhalten ungestört,** vollzieht sich dieser Entscheidungsprozess nahezu automatisch und unbewusst in einem harmonischen Wechselspiel aus Nährstoff- und Energiebedarf (Primärbedürfnissen), Appetit und emotionalen Bedürfnissen (Sekundärbedürfnissen), Angebot und Gelegenheit zu essen.
- Bei **gestörtem Essverhalten** gerät dieses Zusammenspiel aus dem Gleichgewicht, und es kommt zu einer kognitiven oder emotionalen Übersteuerung des Essverhaltens, meist mit der Folge von Übergewicht oder häufigen Gewichtsschwankungen, oft aber auch zu manifesten Essstörungen.

Gezügeltes Essen

Das Konzept des „gezügelten Essens" ist in der Ernährungspsychologie zentral zum Verständnis gestörten Essverhaltens. Es ist im Kontext der Frage entstanden, inwiefern sich das Essverhalten von normal- und übergewichtigen Personen unterscheidet. Als gezügeltes Essen (synonym und gebräuchlich: restrained eating oder restraint eating) wird ein Essverhaltensmuster bezeichnet, das auf Gewichtsabnahme oder Vermeidung von Gewichtszunahme gerichtet ist und hohe, kognitiv gesteuerte Verhaltenskontrolle einsetzt, um die Kalorienzufuhr zu begrenzen. Gleichzeitig werden zwangsläufig physiologische Hungersignale ignoriert. Die **Absicht** der Kalorienbeschränkung sagt aber über den **Erfolg** des Verhaltens nichts aus. Häufig gelingt es den Menschen nämlich nur für kurze Zeit oder gar nicht, auf diese Weise das Essverhalten zu kontrollieren.

Merkmale

- Wiederholte Diäten
- Fastentage

- Gebrauch von Diätprodukten
- Gebrauch von Süßstoff
- Auslassen von Mahlzeiten
- Weglassen von Beilagen oder Nachtisch
- Vorzeitiges Beenden von Mahlzeiten
- Kalorien zählen

! Gezügeltes Essen ist die willentliche Beschränkung der Kalorienzufuhr mit dem Ziel der Gewichtsabnahme oder Gewichtskonstanz. Dabei werden Innenreize wie Hunger ignoriert.

Typische Verhaltensweisen

„Gezügelte Esser" zeigen zwei typische Verhaltensmuster:

- **Diätgrenze:** Zur Erzielung von Gewichtskonstanz oder -abnahme
  - Pro Tag oder pro Mahlzeit ist nur eine bestimmte Nahrungsmenge oder Kalorienzahl erlaubt; ständiges Bemühen diesseits dieser Grenze zu bleiben.
  - Essverhalten: „Gezügelte Esser" hören auf zu essen, obwohl sie noch nicht satt sind, essen Nahrungsmittel, die ihnen nicht schmecken oder essen nicht, obwohl sie hungrig sind.
- **Gegenregulation:**
  - Setzt ein, wenn die Diätgrenze überschritten wird.
  - Essverhalten:„Gezügelte Esser" essen nicht nur mehr, als sie sich innerhalb der Diätgrenzen erlaubt hätten, sondern sie essen sogar weitaus mehr als normale Esser unter denselben Bedingungen essen („Jetzt ist es eh egal", was in der Regel meint: „Wenn ich meine „Diätgrenze" schon überschritten habe, muss ich sowieso neu anfangen und kann mich erst noch einmal satt essen"). Zudem gewinnen „verbotene" Nahrungsmittel an Attraktivität.

Die Anlässe für die Überschreitung der Diätgrenze können entweder externalisiert werden: „Wenn ich zum Essen eingeladen bin, ist es unhöflich, wenig zu essen oder gar Essen abzulehnen". Oder aber sie können in der eigenen Nachgiebigkeit begründet sein: „Heute abend gönne ich mir mal ausnahmsweise einen Nachtisch" (dem in der Regel weitere Süßigkeiten folgen). Die unvermeidliche Folge ist dann ein schlechtes Gewissen, was wiederum zu einer erneuten Verschärfung der Vorsätze führt, „Beim nächsten Mal" oder „Morgen" standhaft zu sein.

Menschen mit stark ausgeprägtem und häufigem gezügelten Essen sind oft tief verstrickt in einen Kreislauf aus guten Vorsätzen, die immer neue Diätgrenzen definieren und Gegenregulationsmaßnahmen, die zur Überschreitung der Diätgrenzen führen. Meist sind sie dabei zutiefst unzufrieden mit sich, weil sie ihre selbst gesetzten Ziele weder in Bezug auf das Gewicht noch in Bezug auf die Ernährung erreichen.

Flexible und rigide Kontrolle

Die erfolgreiche Kontrolle des Essverhaltens (☞ auch Tab. 6.4-2) hängt im Wesentlichen davon ab, wie flexibel oder rigide die Kontrollmaßnahmen ausgeprägt sind.

- **Rigide Kontrolle:**
  - Charakteristika: Funktioniert nach dem Alles-oder-Nichts-Prinzip; arbeitet mit strengen Verboten und anspruchsvollen Geboten (z.B.:„nie mehr Schokolade“, „keine Süßigkeiten“,„nur noch Diätmargarine“).
  - Nachteil rigider Verhaltensregeln: Sind schwer einzuhalten, provozieren die Gegenregulation und schließen praktisch die Übertretung mit ein, einmaliges Überschreiten der Regel löst „Dammbruch“ aus („jetzt ist es eh egal!)
- **Flexible Kontrolle:**
  - Charakteristika: Ermöglicht Korrekturen, lässt beim Essverhalten Spielräume und ahndet Übertretungen nicht mit radikalen Strafen, nur dann erfolgreich, wenn die Regeln genau definiert sind, weil sonst ihre Einhaltung nicht überprüft werden kann und damit auch ihre Wirksamkeit nicht spürbar ist.
  - Aus rigiden Regeln wie z.B. „nie mehr Schokolade“ Vorsätze formulieren, wie z.B. „weniger Schokolade“.
  - Wichtig: Menge und Zeitraum konkret festzulegen (so wird dann wirklich kontrollierbar, ob und wie weit die Regeln eingehalten wurden).

6

! Der Erfolg gezügelten Essens hängt von der Flexibilität der Kontrollmaßnahmen ab: Sind sie zu rigide und lassen sie zu wenig Spielraum für das Essverhalten, ist die Wahrscheinlichkeit groß, dass sie ignoriert werden und es zur Gegenregulation im Essverhalten kommt.

Tab. 6.4-2 Rigide und flexible Verhaltensregeln zur Kontrolle des Essverhaltens

Ausgangssituation	Ziel	Rigide Regel	Flexible Regel
Isst täglich 1–2 Tafeln Schokolade	Weniger Schokolade essen	„Keine Schokolade mehr“ (ab morgen)	Regel wochenweise fest legen: 1. Wo.: In den kommenden 7 Tagen nicht mehr als 7 Tafeln etc.
Isst täglich 1 Ei und 2 Brötchen mit 40 g Butter	Cholesterinaufnahme senken	„Obst zum Frühstück!“(keine Eier und keine Brötchen mehr)	Regel wochenweise fest legen: Strichliste über Brötchen mit Butter und Ei führen. ◆ In der 1. Wo. versuchen, mit insgesamt 5 Eiern und ⅓ weniger Butter auszukommen. ◆ In der 2. Wo. (je nach Erfolg) Reduktion auf 4 Eier und 50 % der Buttermenge

Ausgangssituation	Ziel	Rigide Regel	Flexible Regel
Trinkt etwa 0,5 l Wasser / d, ansonsten Kaffee	Trinkmenge erhöhen	„2,5 l Wasser täglich“	◆ 1. Schritt: Steigerung um 50 % in der kommenden Woche, Getränk mit höherer Präferenz als Wasser wählen. ◆ 2. Wo.: weitere 50 %, ½ Getränk mit hoher Präferenz, ½ Wasser

Das Essverhalten kann mit dem Fragebogen zum Essverhalten (FEV) von Pudel & Westenhöfer [2] erfasst werden. Er misst auf drei Skalen die beschriebenen Aspekte des Essverhaltens, d. h. die kognitive Kontrolle des Essverhaltens (gezügeltes Essen), Störbarkeit des Essverhaltens (rigide und flexible Kontrolle) sowie erlebte Hungergefühle. Untersuchungen [3] haben folgende Charakteristika gezeigt:

- Menschen mit **rigider Kontrolle** des Essverhaltens haben insgesamt eine höhere Energiezufuhr, sind häufiger übergewichtig und haben ein größeres Risiko, eine manifeste Essstörung zu entwickeln.
- Bei Patienten mit **Anorexia nervosa** und **Bulimia nervosa** geht der Entwicklung der Essstörung eine längere Phase von gezügeltem Essen mit dem Ziel einer substantiellen Gewichtsabnahme voraus.

Erfolg durch Flexibilisierung

Wenn im Rahmen einer notwendigen Gewichtsreduktion Maßnahmen zur Kontrolle des Ess- und Ernährungsverhaltens erforderlich sind, ist im Grunde „gezügeltes Essen“ nicht zu vermeiden, sondern im Gegenteil eine der wesentlichen Methoden. Gerade deshalb ist es besonders wichtig, darauf zu achten, dass die Patienten die Kontrolle flexibel und nicht rigide gestalten. Dasselbe gilt für alle Störungen des Essverhaltens: Normalisierung des Essverhaltens bedeutet auch hier, wieder Kontrolle und Spielraum für das Essverhalten zugleich zu erlernen, was nur gelingen kann, wenn die Ess- und Ernährungsregeln flexibel formuliert sind.

6.5 Ernährung und Medikamente

Gabriele Weyel

Wechselwirkungen zwischen Medikamenten und Nahrungsmitteln können auf allen Stoffwechselebenen auftreten. Mögliche Folgen: Beeinflussung der Arzneimittel-Wirksamkeit und / oder Beeinträchtigung der Nährstoffversorgung.

Die möglichen Ebenen der Wechselwirkung sind pharmakokinetischer Art und betreffen Resorption, Verteilung im Organismus, Biotransformation, Bioverfügbarkeit, Ausscheidung und / oder pharmakodynamisch (direkte Reaktion Arzneimittel-Nahrung). Die Wechselwirkungen werden durch folgende Faktoren beeinflusst:

- Ernährungs- und Gesundheitszustand, altersbedingte Veränderungen des Stoffwechsels: Verminderte Nährstoffabsorption, verminderte Magensalzsäure und Verdauungsenzymproduktion, verminderte Stoffwechselleistungen der Leber und Niere
- Zusammensetzung, Menge und Konsistenz der Nahrung
- Art und Eigenschaften des Wirkstoffs, Arzneiform und galenische Zubereitung unter Berücksichtigung der Hilfsstoffe (Sonderfall: Retard-Präparate), Zeitpunkt der Einnahme (Chronopharmakologie), Häufigkeit und Dauer der Einnahme, Dosierung, Anzahl der Medikamente

6.5.1 Einflussgröße Nahrung

6

Der Einfluss der Nahrung auf die Wirkung von Medikamenten wird bestimmt durch die Faktoren, die die Wirksamkeit des Medikaments beeinflussen sowie durch mögliche stoffwechselbedingte Veränderungen des Wirkstoffs.

- **Voraussetzungen für die Wirksamkeit eines Medikaments:**
  - Zerfall der galenischen Zubereitung (Tabletten, Kapseln, Dragees)
  - Auflösung des Wirkstoffs im Magen oder im proximalen Dünndarm
  - Resorption des Wirkstoffs durch die Mukosa, vorwiegend im oberen Dünndarmdrittel, geringfügig auch im Magen; erste Leberpassage, Verteilung im systemischen Kreislauf, Metabolisierung in der Leber und Ausscheidung
- **Mögliche Veränderungen des Wirkstoffs:** Metabolisierung (enzymatische Reaktionen) in der Mukosa des Dünndarms **(enteraler First Pass)** oder in der Leber **(First Pass-Effekt).** Die Wirkung kann dadurch stark variieren.

Pharmakokinetische Wechselwirkung

Bioverfügbarkeit

Der wichtigste Parameter für die Wirksamkeit eines Medikaments bestimmt Ausmaß und Geschwindigkeit, mit der ein Wirkstoff aus der Arzneiform freigesetzt, resorbiert und am Wirkungsort verfügbar ist. Die Bioverfügbarkeit ist außerdem abhängig vom Ausmaß des First Pass-Effekts.

- **Reduktion der Bioverfügbarkeit:** Durch Erhöhung der Verweildauer im Magen können säurelabile Substanzen zersetzt werden, z.B. α-Liponsäure, Biphosphonate, Captopril, Chlorambucil, Erythromycin, Furosemid, Hydralazin, Isoniazid, Ketoprofen, Lincomycin, Nicardipin, Penicillamin, Penicilline (außer Amoxicillin), Pirenzepin, Roxythromycin, Sotalol, Tacrin, Tacrolimus, Zidovudin, Zinkpräparate
- **Steigerung der Bioverfügbarkeit:** Insbesondere durch Fett, da lipophile Substanzen besser resorbiert werden, z.B. Albendazol, Chloroquin, Cyclandelat, Exemestan, Ribavirin

Resorption

Für Wechselwirkungen von Wirkstoffen mit der Nahrung ist hauptsächlich der Dünndarm, geringfügig auch der Magen, von Bedeutung. Die Resorption von Wirkstoffen kann durch Nahrungsstoffe verringert oder erhöht, verzögert oder beschleunigt werden. Eine Modifizierung der Wirkstofffreisetzung erfolgt v. a. bei festen Arzneiformen; flüssige Arzneizubereitungen können auch den vollen Magen häufig ungehindert passieren.

! Wichtige Unterscheidung: Wird die Resorption nur verzögert (zeitliche Wirkungsverschiebung) oder liegt eine Verminderung der AUC (Area Under the Curve, Maß für die Substanzmenge im Organismus) vor?

Für **Zerfall, Lösungsverhalten** und **Resorption** eines Medikaments sind folgende Kriterien ausschlaggebend:
- Zusammensetzung, Menge und Eigenschaften der Mahlzeit
- Löslichkeit und Lösungsgeschwindigkeit des Medikaments
- Komplexbildung
- Verweilzeit im Magen, Magenentleerungsrate
- pH-Wert im Magen: Säurelabile Wirkstoffe werden zersetzt, eiweißreiche Kost puffert die Magensäure ab → Resorptionsverminderung von säurelöslichen Stoffen, z. B. Ketoconazol. Substanzen mit geringfügiger Absorptionsrate im Duodenum werden verstärkt resorbiert.
- Verzögerung der Abgabe des Speisebreis und des Medikaments ins Duodenum durch fettreiche Mahlzeiten, hohe Temperaturen, hohe Viskosität, unzureichende Zerkleinerung der Speisen
- Sekretion emulgierender Gallensäuren
- Peristaltik von Magen und Dünndarm

First Pass-Effekt

Der verstärkte metabolische Abbau von Arzneistoffen erfolgt bei der ersten Leberpassage oder beim Durchtritt durch die Mukosa im proximalen Dünndarm. Die **Bioverfügbarkeit** kann hierdurch erhöht oder vermindert werden; Ausmaße sind individuell sehr unterschiedlich:
- **Steigerung** des First-Pass-Effekts durch Nahrungsaufnahme, v. a. Fett (gültig für Chlorpromazin): Verweildauer im Magen ↑, First-Pass-Effekt in den Darmzellen ↑, Bioverfügbarkeit ↓
- **Reduktion** des First-Pass-Effekts durch Nahrungsaufnahme, v. a. Proteine (gültig für basische Medikamente (z. B. Metoprolol, Propanolol, Labetalol, Hydralazin): Hepatischer Blutstrom ↑, Verweildauer der Wirkstoffe in der Leber ↓, Metabolisierung ↓, Resorption ↑, Bioverfügbarkeit ↑

Biotransformation

Der Umwandlungsprozess von Fremdsubstanzen (Nahrung, Pharmaka u. a.) im Organismus vollzieht sich v. a. in Leber, auch in Nieren, Blut, Muskulatur und Darm. Er findet statt, um lipophile Stoffe wasserlöslich und damit ausscheidbar zu machen:
- **Phase-I-Reaktionen:** Durch Oxidation, Reduktion, hydrolytische Reaktion oder Decarboxylierung der Fremdsubstanz entstehen Phase-I-Metaboliten.
- **Phase-II-Reaktionen:** Durch Konjugation der Phase-I-Metaboliten mit energiereichen körpereigenen Substanzen (aktivierte Glucuronsäure, aktiviertes Sulfat,

Aminosäuren, aktivierter Essigsäure u.a.) entstehen Phase-II-Metaboliten. Sie sind biologisch inaktiv, leicht renal oder biliär ausscheidbar.

Beide Reaktionsphasen sind durch Nahrungsbestandteile beeinflussbar, indem diese auf Enzymsysteme wirken und den Stoffwechsel von Medikamenten verändern. Wichtigste Enzymfamilie zur oxidativen Biotransformation von Pharmaka sind Cytochrom P-450-haltige mikrosomale Monooxygenasen, CYP, insbesondere CYP3A4. Sie können in ihrer Aktivität verändert werden:

- **Reduktion** im Sinne einer Hemmung CYP-haltiger Enzyme in der Darmmukosa durch Grapefruitsaft (Flavonoid Naringin)
  → Abbau bestimmter Wirkstoffe verlangsamt, z.B. Atorvastatin, Buspiron, Diazepam, Felodipin, Nisoldipin, Lovastatin, Simvastatin, Terfenadin; → Bioverfügbarkeit ↑
- **Steigerung** von CYP durch Indole aus Kohl, Benzpyrene aus Grillprodukten oder Zigarettenrauch
  → Beschleunigter Abbau der Pharmaka, z.B. Koffein, Imipramin, Lidocain, Oxazepam, Propanolol, Theophyllin; → Bioverfügbarkeit ↓

6

Pharmakodynamische Wechselwirkung

Als Parameter der Beeinflussung biologischer Faktoren oder Strukturen durch Pharmaka gelten Art und Ort der Wirkung, Wirkungsmechanismus, Wirkstärke, Wirksamkeit (☞ Tab. 6.5-1).

Tab. 6.5-1 Veränderungen des Arzneimittelmetabolismus und der Pharmakodynamik (Beispiele)

Fasten	Aktivität der mischfunktionellen Oxygenasen wird vermindert, Phase II-Reaktionen vermindert → veränderte Ausscheidung
Proteinarme Nahrung	Aktivität der NADPH-abhängigen Enzyme sinkt, Arzneimittelmetabolisierung vermindert
Postprandiale Einflüsse	Bindung an Plasmaproteine wird gesteigert, der ungebundene Anteil bestimmter Pharmaka (Chinidin) vermindert sich → Wirkungsabschwächung
Fette	Verdrängen Diazepam aus seiner Proteinbindung, Wirkung ↑
Vitamin B_6	Beschleunigt als Cofaktor bei der Decarboxylierung von Aminosäuren die Umwandlung von L-Dpoa zu Dopamin → starke Nebenwirkungen

Beeinflussung der renalen und fäkalen Ausscheidung der Pharmaka

Der **pH-Wert des Urins** ist abhängig von Nahrungsstoffen, er beeinflusst die Ausscheidungsgeschwindigkeit von Medikamenten:

- **Saurer Harn:** Durch fleischreiche Ernährung, Eier, Schalentiere, Milchprodukte, Nüsse, Getreide:
- Alkalische Substanzen: Schnellere Auflösung, beschleunigte Ausscheidung und verminderte Wirkung von Chloroquin, Chinin, Codein, Morphin, Nikotin, Pethidin, Procain
- Saure Substanzen: Längere Verweildauer im Organismus, verlangsamte Elimination → gesteigerte Bioverfügbarkeit, z.B. bei β-Lactam-Antibiotika

- **Basischer Harn:** Durch vegetarische Ernährung, Obst, besonders Zitrusfrüchte, Gemüse, Kartoffeln:
  - Saure Substanzen: Schnellere Auflösung, beschleunigte Ausscheidung und verminderte Wirkung von ASS, Barbituraten, Nitrofurantoin, Phenylbutazon, Probenecid, Salicylaten
  - Basische Substanzen: Längere Verweildauer im Organismus, verlangsamte Elimination, gesteigerte Bioverfügbarkeit
- **Wasser und Elektrolyte:** Einfluss auf die Eliminierung von Pharmaka möglich, insbesondere über die Menge des aufgenommenen Natriums

! Wenig Natrium und wenig Flüssigkeit: Lithium-Retention kann zu Überdosierung führen.

- **Diuretisch wirkende Nahrungsmittel** (Spargel, Brennnesselblätter): Beschleunigung der Ausscheidung harngängiger Wirkstoffe
- **Verdauungsanregende Lebensmittel** (Rhabarber, Leinsamen): Beschleunigung der fäkalen Elimination

Direkte Reaktion Medikament – Nahrung

Nahrungsaufnahme

Ausmaß und Geschwindigkeit der **Resorption** kann **durch Nahrung verändert** werden. Bleibt bei Dauertherapie die AUC unverändert, ist dieser Faktor nicht relevant, er ist wichtig für die Medikation, wenn die AUC verändert wird.

- **Verzögerte Resorption:** Bei Medikamenten von Nachteil, bei denen die Wirkstoffspiegel schnell und zuverlässig ansteigen sollen, z.B. Analgetika (z.B. Aceclofenac und Diclofenac: die Bioverfügbarkeit bleibt bei chronischer Einnahme unverändert) Antibiotika (z.B. Penicillin V, Flucloxacillin, Ampicillin, Rifampicin), Antidiabetika (z.B. Glibenclamid, Tolbutamid) oder Hypnotika (z.B. Oxazepam, Nitrazepam, Clobazam).
- **Verminderte Resorption:** Bei Lincomycin, Rifampin, Rifampicin, Isoniazid, Propanolol und **gleichzeitig verzögert** bei Acetylsalicylsäure, Captopril, Celiprolol, Cortisol, Valproinsäure
- **Gehemmte Resorption:** Bei Azithromycin, Sulfonamiden, Atenolol
- **Schnellere und vollständigere Resorption:** Bei Atovaguon, Spironolacton, Phenytoin und Ketoconazol

Einfluss der Nahrung

- Die Verträglichkeit von Medikamenten kann durch gleichzeitige Nahrungsaufnahme verbessert werden, so dass es sinnvoll sein kann, eine Resorptionsverschiebung oder eine Veränderung der Bioverfügbarkeit in Kauf zu nehmen, z.B. bei einigen nichtsteroidalen Analgetika: ACC, Ibuprofen, Diclofenac, Aceclofenac, Indometacin.
- Die Nahrung erhöht generell den pH-Wert im Magen, wodurch die Freisetzung magensaftresistenter Zubereitungen verfrüht erfolgen kann.

Spezielle Nahrungsbestandteile

- **Ballaststoffe (in großen Mengen):**
  - Verminderte Bioverfügbarkeit von Amoxicillin, Desipramin, Doxepin, Levothyroxin, Lincomycin, Lovastatin, Mineralstoffen, Paracetamol, Penicillin, Trimethoprim, Vitaminen
  - Verzögerte Resorption und verspäteter Wirkungseintritt bei Clamoxyl, L-Thyroxin und Digoxin
  - Gesteigerte Bioverfügbarkeit von Levodopa
- **Kalzium:** Enthalten in Milch (-produkten), Mineralwässern, Gemüse, Gewürzen (☞ dort)
- **Koffein (Kaffee, schwarzer Tee):** Eigene pharmakologische Wirkung, verzögerter Koffeinabbau durch Gyrasehemmer, vermindert den gefäßerweiternden Effekt von Dipyridanol
- **Cola:** ☞ säurehaltige Getränke
- **Eiweißreiche Nahrungsmittel: Cave**: Führen zu einer **Alkalisierung des Magensafts,** daher können magensaftresistente Arzneiformen möglicherweise zur vorzeitigen Auflösung kommen.
  - Verminderte Resorption durch kompetitive Hemmung von Antikoagulantien, Digitoxin, Eisen, Lovastatin, L-Dopa, Methyldopa, Sulfonamiden
  - Beschleunigter Metabolismus von Antipyrin und Theophyllin
- **Fett:**
  - Erhöhte Löslichkeit, Resorption und Bioverfügbarkeit lipophiler Substanzen, z. B. fettlöslicher Vitamine: Tocopherolacetat, Retinol, Isotretinoin, Calciferol
  - Verbesserte Resorption von Acitretin, Albendazol, Atovaquon, Chloroquin, Cyclandelat, Danazol, Dicumarol, Ganciclovir, Griseofulvin, Halofantrin, Itraconazol, Mefloquin, Nelvinavir, Phenytoin, Ribavirin, Ritonavir, Saquinavir, Selegilin, Theophyllin, Anregung der Bildung von Gallensäure
- **Fettreiche Mahlzeit:**
  - Verzögerte Magenentleerung
  - Verminderte Resorption säureempfindlicher Arzneistoffe, da diese im Magen angegriffen werden, z. B. Erythromycin, β-Lactam-Antibiotika
  - Verlangsamte Resorption bei Zidovudin (AZT), Sufonamiden
  - Verbessert Löslichkeit und Resorption von Atenolol, Ciclosporin A, Etretinat, Griseofulvin, Hydrochloro-thiazid, Lovastatin, Metoprolol,Nitrofurantoin, Propanolol, Propoxyphen, Spironolacton, den fettlöslichen Vitaminen A, D, E, K
- **Fleisch:** Verminderte Resorption durch Bildung unlöslicher Komplexe mit 2-wertigen Kationen wie Ca^{2+}, Mg^{2+}, Zn^{2+} und Fe^{2+} bei Tetrazyklinen und Gyrasehemmern (Ciprofloxacin, Floxacin, Enoxacin, Norfloxacin, Lomefloxacin)
- **Gallensäuren:**
  - Erhöhte Resorption durch Emulgierung → Erhöhung der Bioverfügbarkeit von Acitretin, Albendazol. Cyclandelat, Griseofulvin, Isotretinoin
  - Gallensäuren bilden mit einigen Wirkstoffen schwer lösliche Komplexe und senken dadurch die Bioverfügbarkeit

- **Gerbstoffe (schwarzer Tee, Kaffee):** Reduzierte Löslichkeit und Bioverfügbarkeit von Antidepressiva, Neuroleptika, Mineralstoffen (Fe-II-Salzen); **Cave:** mehrstündigen Essabstand einhalten.
- **Grapefruit:**
  - Reduziert Metabolisierung verschiedener Arzneistoffe (durch Flavonoid Naringin, zeigt einen 1 Tag lang anhaltenden hemmenden Einfluss auf das in der Darmmukosa befindliche Enzym CYP 3A4)
  - Erhöht Bioverfügbarkeit von Buspiron, Carbama-zepin, Chinidin, Ciclosporin, Koffein, Diazepam, Dihydropyridine (Amlodipin, Nifedipin, Nisoldipin, Nitrendepin, Felodipin), Diltiazem, Estradiol, Lovastatin, Midazolam, Saquinavir, Simvastatin Sirolimus, Tacrolimus, Terfenadin, Triazolam, Verapamil
- **Histidinreiche Lebensmittel** (Thunfisch, Lachs, Makrele): Unverträglichkeit mit Isoniazid (hemmt die Monoaminoxidase, v. a. Histaminase)
- **Kaffee:** Enthält Coffein und Gerbstoffe (☞ dort)
- **Kochsalz:** Ein niedriger Verbrauch von 4–5 g NaCl/d unterstützt die antihypertensive Therapie mit ACE-Hemmern, β-Blockern, Diuretika (außer Hydrochlorothiazid), Kalziumantagonisten bei salzsensitiven Personen
- **Kohlenhydrate, resorbierbare:** Glukose, Fruktose, Maltose, Laktose, Stärke. Gesteigerte Resorption von L-Dopa, Wechselwirkung mit Arzneimitteln, die in den Kohlenhydrat-Stoffwechsel eingreifen: Acarbose, Miglitol
- **Kohlenhydratreiche Mahlzeiten:** Resorption von Isoniazid ↓↓
- **Lakritz:**
  - Bei größeren Mengen kann es durch den Gehalt an Glycyrrhetinsäure zu Natriumretention und Kaliumverlust kommen → Hypertonie, Ödeme, Herzrhythmusstörungen, Myopathie
  - **Vorsicht** bei Schwangeren, Hypertonikern, Diabetikern, Herz-Kreislauf-Kranken
  - **Vorsicht** bei Thiaziddiuretika, Schleifendiuretika, Spironolacton und Laxantien
  - Verstärkt Wirkung und Nebenwirkung von Herzglykosiden!
- **Magnesium:** ☞ Milchprodukte und Mineralwasser
- **Milch und Milchprodukte, inbes. Käse:**
  - Verminderte Resorption durch Bildung unlöslicher Chelat-Komplexe mit Kalzium, Magnesium oder Eisen bei Tetrazyklinen, Gyrasehemmern, Biphosphonaten, DMPS, Estramustin
  - Schwerlösliche Verbindungen mit Natriumfluorid
  - Durch den Fettanteil erhöht sich die Magenverweilzeit, so dass die Bioverfügbarkeit von Medikamenten beeinflusst werden kann (☞ unter Fett)
- **Mineralwasser:** Ist bei hohem Ca- und/oder Mg-Gehalt (300 mg Ca^{2+}, 50 mg Mg^{2+} pro Liter) wie Milch einzustufen
- **Monoaminhaltige Lebensmittel** (Käse, Thunfisch): Hemmt Histaminase → Unverträglichkeit mit Isoniazid
- **Omega-3-Fettsäuren:** Erhöht Resorption und Bioverfügbarkeit von Ciclosporin
- **Oxalate** (Rhabarber, Spinat): Reduziert Resorption von Eisen
- **Phosphat:** Reduziert Resorption von Eisen
- **Phytin** (Vollkornprodukte): Reduziert Resorption von Eisen

- **Protein** ☞ eiweißreiche Nahrungsmittel
- **Säurehaltige Getränke,** Fruchtsäuren, Cola: Erhöht Bioverfügbarkeit von Itraconazol und Ketoconazol; basische Stoffe werden besser gelöst, Säuren werden ausgefällt. Nicht mit sauren Arzneimitteln zusammen nehmen!
- **Tabak:** Beschleunigt Metabolismus (Anstieg des Cytochrom P450-Enzyms CYP 1A2) von Clomipramin, Clozapin (stark), Doxepin, Flecainid, Fluvoxamin, Imipramin, Olanzapin, Pentazocin, Tacrin, Theophyllin → Raucher: niedrige Plasma-Ascorbinsäurespiegel
- **Tee** (schwarzer und grüner): Vermindert Resorption durch Bildung unlöslicher Komplexe mit Eisensalzen und anderen Mineralstoffen; betrifft basische Neuroleptika und Antidepressiva, z.B Clomipramin, Fluphenazin, Haloperidol, Imipramin, Lofepramin, Maprotilin
- **Tyraminhaltige Lebensmittel** (Käse u.a. Milchprodukte, Sojasauce, Sauerkraut, Hefeextrakt, Salami, Schinken, Schokolade, Wein, Bier, Kaffee): Erhöht Angebot an Catecholamin-Vorstufen, reduziert Abbau der Monoaminoxidase; mit Tranylcypromin kann es zu Blutdruckkrisen kommen
- **Vitamin B_6** (hohe Dosen, > 50 mg/d): Beschleunigt Decarboxylierung von Levodopa zu Dopamin → wirkungslos
- **Vitamin K** (in grünen Gemüsen wie Spinat, Brokkoli und Kohl sowie Soja, Raps- und Olivenöl: Reduziert Wirkung von Antikoagulantien vom Dicoumarol-Typ (Phenprocoumon, Warfarin)
- **Wasser:** Erhöht Auflösung und Verteilung der wasserlöslichen Arzneistoffe; Vorsicht mit Mineralwasser! (☞ dort)

6

Bioverfügbarkeit und Resorption

- Grapefruitsaft erhöht die Bioverfügbarkeit vieler Medikamente. Da der Effekt aber unkalkulierbar ist, wird von der Einnahme von Medikamenten mit Grapefruitsaft abgeraten. Zwischen Medikamenteneinnahme und Fruchtsaftgenuss sollen mind. 4 Std. liegen!
- Bei Verzehr von Milch und Milchprodukten kann es zum vorzeitigen Zerfall von magensaftresistenten Arzneiformen kommen. Ein zweistündiger Essabstand ist einzuhalten.
- Sondennahrung kann die Resorption von Medikamenten stark einschränken (L-Dopa!); deshalb nur orale Einnahme.

CAVE

Tyramin ist ein indirektes Sympathomimetikum, setzt Noradrenalin frei und steigert den Blutdruck. Es wird durch Monoaminoxidase rasch metabolisiert (oxidative Desaminierung). Monoaminoxidase-Hemmer blockieren diesen Abbau und bewirken damit eine Konzentrationserhöhung von Adrenalin, Noradrenalin, Dopamin und Serotonin.

Bei hohem Tyramingehalt in der Nahrung reicht die Monoaminoxidase nicht aus, die Substanz abzubauen, so dass hypertensive Krisen provoziert werden können.

Alkohol

Alkohol steigert die Membranpermeabilität und Resorption im Gastrointestinaltrakt, bildet Sauerstoffradikale und toxische Metaboliten, schädigt die Magenschleimhaut (ulzerogene Wirkung), beeinflusst die Magensaftsekretion und Motilität, was sich auf die Arzneimittelwirkung (☞ Tab. 6.5-2) auswirkt:

- **Bei einmaligem Alkoholgenuss:** Hemmt den Metabolismus von Barbituraten, Benzodiazepinen und Meprobamat in der Leber, verstärkt die zentral sedierende Wirkung vieler Pharmaka.
- **Bei chronischem Alkoholabusus:**
  - Reduziert den Arzneimittelmetabolismus durch Schädigung des Leberparenchyms
  - Beschleunigt die Resorption schwach hydrophiler Arzneimittel und den Metabolismus (Verkürzung der Halbwertszeit durch Enzyminduktion) von Tolbutamid, Phenytoin
  - Erschwert die Therapie mit Antikoagulantien durch Einfluss auf deren Metabolisierung
  - Beschleunigt Glykolyse und vermindert Gluconeogenese → Hypoglykämie
  - Verstärkt die Gefahr einer Hypertonie
  - Erhöht Bedarf an Vitaminen (v. a. Thiamin, Niacin) und Magnesium

Tab. 6.5-2 Modifikation der Arzneimittelwirkung durch Alkohol

Effekt	Betroffene Wirkstoffe
Verstärkung der Arzneimittelwirkung bei gelegentlichem Alkoholgenuss	Barbiturate, Benzodiazepine, Chloralhydrat, Clonidin Glyceroltrinitrat, ISDN, Methyldopa, Molsidomin, Nifedipin, Reserpin, Sulfonylharnstoffe
Abschwächung der Wirkung bei chronischem Alkoholgenuss	Chinidin, Doxycyclin, Isoniazid, Primidon, Phenytoin
Vasodilatation und RR ↓	Hydrochlorothiazid
Verstärkung der Nebenwirkungen	Saure Analgetika, Antitussiva, Bromocriptin, H_1-Antihistaminika, Ibuprofen, MAO-Hemmer, Methotrexat, Morphin, Neuroleptika, Salicylsäurederivate, Trizyklische Antidepressiva, Valproinsäure
Steigerung des Alkoholspiegels durch Hemmung der Alkoholdehydrogenase bzw. Acetaldehyddehydrogenase	ASS, Chloralhydrat, Cimetidin, Famotidin, Nizatidin, Ranitidin
Interaktionen	Acemetacin, ASS, Flupirtin, Ibuprofen, Indometacin, Isoniazid, Metformin, Opioide, Paracetamol, Tolbutamid, Tramadol u. a.
Bildung des hepatotoxischen N-Acetyl-p-Benzochinonimins	Paracetamol
Verstärkung der Hepatotoxizität	Isoniazid
Verstärkung der Alkoholunverträglichkeit	Tolbutamid

Grundsätzlich ist eine Einnahme von Medikamenten mit Alkohol abzulehnen. Bei einigen Medikamentengruppen ist während der gesamten Therapie auf Alkohol zu verzichten.

6.5.2 Arzneimittel und ihre Wirkung auf den Stoffwechsel der Nährstoffe

Auswirkungen von Arzneimitteln auf den Stoffwechsel der Nährstoffe sind oft unspezifisch, werden daher selten als Nährstoffmangelerscheinungen erkannt. Effekte sind individuell sehr unterschiedlich, stark abhängig von der Ernährung des Patienten sowie von der genetischen Disposition; sie treten nicht in jedem Fall auf.

Gefahr eines Nährstoffmangels durch Medikamente steigt mit der Höhe der Dosis und der Anwendungsdauer. Ständige unzureichende Versorgung mit essenziellen Nährstoffen führt über sub- und frühklinische Symptome zu charakteristischen funktionellen Störungen und schließlich im Endstadium zu irreversiblen Mängeln.

Appetit und Nahrungsaufnahme

Die Regulation der Nahrungsaufnahme durch die Hunger- und Sättigungsempfindung ist vielschichtig und geschieht auf mehreren Ebenen.

Erhöhte Nahrungsaufnahme

Psychopharmaka beeinflussen die Konzentration von Transmitterstoffen (Dopamin, Noradrenalin, Serotonin), die an diesen Regel-Prozessen beteiligt sind; Hunger-Sättigungs-Regelmechanismus wird dadurch gestört.

Eine Appetitsteigerung ist häufig mit Entstehung von Übergewicht verbunden. Außer der Nahrungsmenge kann auch die Relation der Nährstoffe verändert werden (Kohlenhydrat-Heißhunger bei Amitryptilin). Dies ist möglich bei Neuroleptika vom Phenothiazin-Typ (Chlorpromazin, Fluphenazin, Perphenazin), trizyklischen Antidepressiva (Lithiumsalze, MAO-Hemmer), Tranquillanzien (Benzodiazepine)

Verminderte Nahrungsaufnahme

Durch **Nebenwirkungen** von Pharmaka, bei längerer Einnahme kann die Nährstoffversorgung gefährdet sein:

- Appetitminderung durch Amphetamine, Fenfluramin, Digitalis
- Übelkeit, Erbrechen (Zytostatika, Antibiotika)
- Schleimhautschädigungen
- Beeinträchtigung der Geruchs- und Geschmacksempfindung (Allopurinol)
- Verminderte Speichelsekretion (Anticholinergika)
- Widerwillen bei bestimmten Speisen (Zytostatika, Antibiotika)
- Schädigungen des Gastrointestinaltrakts durch ACC, Indometacin, Colchicin oder Zytostatika

- Veränderungen im Magen-Darm-Trakt, durch die die Versorgung mit Nährstoffen, Wasser und Elektrolyten beeinträchtigt wird, z. B. Veränderung der Passagezeit mit nachfolgender Beeinträchtigung der Ausnutzung der Nahrung, verminderter Hydrolyse, verminderter Kontaktzeit mit den resorbierenden Zellen

Magen-Darm-Trakt

Tab. 6.5-3 Einwirkungen von Pharmaka auf den Magen-Darm-Trakt (ausgewählte Beispiele)

Medikamente	Einfluss auf	Effekt
Laxanzien, Metoclopramid, Methyldopa, Anticholinergika	Alle Nährstoffe, besonders Mineralstoffe	Diarrhö, veränderte gastrointestinale Motilität
Sulfonamide, Diuretika, Antikonvulsiva, orale Kontrazeptiva	Fette, Proteine, Kohlenhydrate, Folsäure	Hemmung / Inaktivierung von Verdauungsenzymen
Cholestyramin, Colestipol, Neomycin	Fette, fettlösliche Vitamine	Bindung von Gallensäuren
Tetrazykline, Al- oder Mg-haltige Antazida	Mineralstoffe, besonders Eisen, Kupfer, Zink, einige Vitamine	Bildung schwer löslicher Pharmaka-Nährstoff-Komplexe
Mineralölhaltige Laxanzien	Fettlösliche Vitamine	Lösung der Nährstoffe
Antazida, H_2-Blocker	Folsäure, Vitamin B_{12}	Verschiebung des pH-Werts
Methotrexat, Phenytoin, Sulfasalazin	Folsäure	Störung des enteralen Metabolismus
Tetrazykline, Neomycin	Intestinale Synthese von Vitamin B_{12}, Biotin	Zerstörung der intestinalen Flora
Metformin, Oligomycin, Carbamazepin, Primidon	Vitamin B_{12}, Biotin	Selektive Interaktionen mit dem Nährstoff-Transport
ASS, Indometacin, Diclofenac, Colchicin, Methotrexat, Neomycin	Alle Nährstoffe	Schädigung der Darmschleimhaut

Metabolismus von Nährstoffen

Vitamin- und Mineralstoffmängel können durch Eiweißbindung, Enzymhemmung/-induktion oder direkte Reaktion zwischen Medikament und Nährstoff zustande kommen, v. a. **Eiweißbindung** verursacht eine reversible Bindung körperfremder Stoffe an Plasma-, Gewebe- oder Erythrozyten-Proteine zur Verteilung in verschiedene Körperteile.

Der gebundene Anteil ist unwirksam, er stellt eine Speicherform dar; nur der freie Teil gelangt an den Wirkort und kann dort wirksam sein; Pharmaka und Nährstoffe können um die Proteinbindungsstellen konkurrieren → Beeinflussung von Wirkungsstärke und Wirkdauer (☞ Tab. 6.5-4).

! Medikamenteneinnahme von kurzer Dauer beeinträchtigt den Nährstoffstatus in der Regel kaum. Die Gefahr der Nährstoffdefizite erhöht sich jedoch bei chronischer Einnahme. Besonders gefährdet sind alte Menschen mit marginaler Ernährung. Hier ist unbedingt für Ausgleich zu sorgen!

Tab. 6.5-4 Nährstoff-Mangelerscheinungen durch Medikamente

Medikamente	Mechanismus	Mangel an
Acetylsalicylsäure (ASS)	Verdrängung der Vitamine aus der Plasmaproteinbindung → vorzeitige Ausscheidung	Folsäure, Ascorbinsäure
Antazida	Verschiebung des pH-Werts im Darmlumen; Resorption der Folsäure ↓↓	Folsäure
Biguanide, Phenothiazine, Antidepressiva, Alkoholabusus	Resorption ↓ Inhibition der Flavinkinase, Bildung von FAD ↓	Vitamin B_{12}, Folsäure, Riboflavin
Isoniazid, Cycloserin	Inaktivierung von Pyridoxal durch Reaktion mit Pharmakon → Neuropathie durch Pyridoxal-mangel, verminderte Synthese von Niacin aus Tryptophan (pyridoxal-abhängige Reaktion)	Pyridoxin
Mercaptopurin, Diazepam, Phenytoin, Phenobarbital, Salicylamid, Ethenzamid, Paracetamol, Morazon, Dextropropoxyphen, Isoniazid	k. A.	Niacin
Phenytoin, Vitamin D, Vitamin A, Östrogene, Thiaziddiuretika, Theophyllin, Antiöstrogene, Milch-Alkali-Syndrom	Verstärkter Abbau von Vitamin D → Hypokalziämie	Kalzium

CAVE

Bei chronischer Hypokalzämie kann jede Symptomatik fehlen!
Folgen bei Nicht-Behandlung: Katarakt, Demineralisierung des Skeletts

Beeinträchtigung der **Nährstoffwirkung** durch:

- **Antimetaboliten** (Folsäureantagonist Methotrexat, Vitamin K-Antagonist Dicoumarol) verdrängen natürliche Stoffwechselprodukte, die beim Nahrungsabbau entstehen und für den Stoffwechsel benötigt werden → Störung des Stoffwechsels
- Die **antibakteriell** wirksamen Stoffe Pyrimethamin und Trimethoprim beeinflussen Enzyme von Mikroorganismen, indem sie die Dihydrofolatreduktase von Protozoen bzw. Bakterien hemmen. Für diese Mikroorganismen steht dadurch keine Folsäure zur Verfügung → Zellteilung und Vermehrung unmöglich. Affinität zum menschlichen Enzym ist nur sehr gering, so dass ein Folsäuremangel nur sehr selten auftritt.
- **Breitspektrum-Antibiotika** schädigen die Darmflora → Vitaminsynthese im stark besiedelten Dickdarm (B-Vitamine, Vitamin K) wird beeinträchtigt. Ob dadurch eine verminderte Vitaminversorgung auftritt, ist nicht geklärt.

Ausscheidung von Nährstoffen

Verstärkte renale oder fäkale Ausscheidung kann zu Mangelzuständen, insbesondere bei Mineralstoffen, führen (☞ Tab. 6.5-5).

Tab. 6.5-5 Verstärkte Nährstoffausscheidung durch Medikamente

Medikamentengruppe	Wirkstoffe	Verstärkte Ausscheidung von
Diuretika	Furosemid, Ethacrynsäure	Kalzium, Magnesium, Zink
	Triamteren	Kalzium
	Thiazide	Magnesium
	Acetazolamid	Kalium
Laxanzien	Bisacodyl	Protein, Kalium, Eisen
	Natriumpicosulfat	Protein, Kalium, Eisen
	Paraffin	Lipophile Vitamine
Antibiotika	Gentamycin	Magnesium, Kalzium, Kalium
	Aminoglykoside	Magnesium
	Amphotericin B	Magnesium
Glukokortikoide	Cortisol	Kalium, Kalzium, Zink
Hormone	ACTH	Magnesium
Chemotherapeutika	Cisplatin, Carboplatin	Magnesium
Immunsuppressiva	Ciclosporin	Magnesium

6

Bedarf an Mikronährstoffen

Tab. 6.5-6 Erhöhung des Bedarfs an Mikronährstoffen durch Medikamente (nach [1])

Medikamentengruppe	Wirkstoffe	Erhöhung des Bedarfs an
Antazida	Aluminiumhydroxid, Natriumbicarbonat	Phosphat, Kalzium, Folat
Antibiotika	Tetrazykline	Kalzium, Vitamin K, Vitamin C
Analgetika	Aspirin, Indometacin	Eisen, Vitamin C
Gichttherapeutika	Colchicin	Vitamin B_{12}
Antihypertonika	Sulfasalazin	Folat
Antikonvulsiva	Hydralazin	Pyridoxin
	Phenytoin	Folat, Vitamin D, Niacin
	Phenobarbital	Vitamin C
Cholesterinsenker	Cholestyramin	Vitamin A, Vitamin K
Antikoagulanzien	Warfarin	Vitamin K
Antiulkusmittel	Cimetidin, Ranitidin	Vitamin B_{12}
Tuberkulostatika	Isoniazid	Pyridoxin, Vitamin D, Niacin
Diuretika	Furosemid	Kalium, Kalzium, Zink
	Etacrynsäure	Magnesium
	Thiazide	Kalium, Magnesium, Zink
Laxanzien	Senna, Bisacodyl	Kalium, Kalzium
	Phenolphthalein	Kalium, Kalzium
Neuroleptika	Chlorpromazin	Riboflavin
Chemotherapeutika	Methotrexat	Folat
	Cycloserin	Folat

6.5.3 Risikogruppen für Arzneimittel-Nährstoff-Interaktionen

Bei folgenden Patientengruppen wurde ein Nährstoffmangel durch Medikamente (☞ Abb. 6.5-1) mit spezifischer Symptomatik festgestellt:

- **Senioren,** da reduzierter Stoffwechsel und damit verminderter Arzneimittelmetabolismus, reduzierter Energiebedarf bei gleich bleibendem Bedarf an Proteinen und Mineralstoffen, unausgewogene Ernährung durch ungünstige Auswahl und Zubereitung der Speisen, ggf. schwierige soziale Situation, verminderter Geschmackssinn, verminderte Speichelsekretion:
  - Multimorbidität
  - Kau- und Schluckschwierigkeiten
- **Schwangere,** da gesteigerter Nährstoffbedarf, verminderte Nährstoffspeicher, häufige Arzneimitteleinnahme im ersten Trimenon
- **Stillende**
- **Anwenderinnen hormonaler Kontrazeptiva**
- **Chronisch Kranke** (Epileptiker, Krebspatienten, HIV-Infizierte, AIDS-Kranke, Rheumatiker, Alkoholiker, psychisch Kranke, Patienten mit Maldigestions- und Malabsorptionserscheinungen),da lange Einnahmedauer, oft erhöhter Nährstoffbedarf
- **Patienten mit unkontrollierter Selbstmedikation** von Laxanzien, Analgetika und Antazida

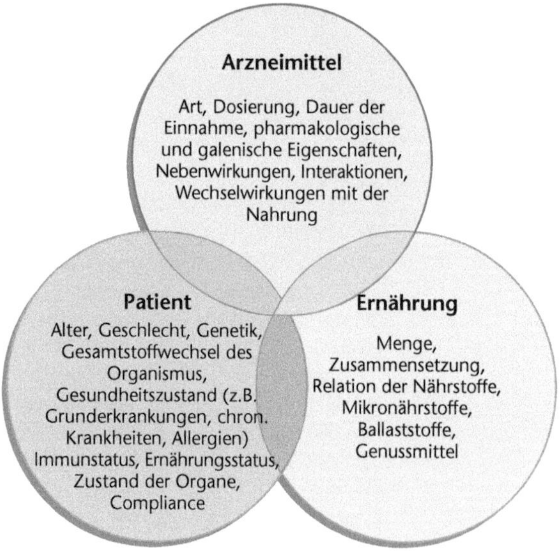

Abb. 6.5-1 Einflussfaktoren für Interaktionen Mensch – Arzneimittel – Nahrung

6.5.4 Empfehlungen zur Einnahme von Medikamenten

Allgemeine Empfehlungen

- Grundsätzlich sollen Medikamente immer mit mind. 100 ml Flüssigkeit eingenommen werden, vorzugsweise mit Wasser (Vermeidung von Unverträglichkeiten, Steigerung der Auflösungsgeschwindigkeit und Beschleunigung des Transports).
- Die Einnahme mit Kaffee, Tee, Obstsaft, besonders Grapefruitsaft, Cola, Limonade, Mineralwässern oder Milch (Veränderung der Bioverfügbarkeit) möglichst meiden.
- Der Oberkörper soll bei der Einnahme aufrecht sein, um ein Hängenbleiben in der Speiseröhre zu vermeiden (Gefahr der Ulkusbildung).
- Verursacht die Nüchterneinnahme Beschwerden, so ist das Medikament zur besseren Verträglichkeit nach einer Mahlzeit einzunehmen.

6

Analgetika

☞ Tab. 6.5-7

- Bei Einnahme auf **nüchternen Magen:** Maximale Konzentration ↑↑, Zeit bis zur maximalen Plasmakonzentration ↓↓, Verträglichkeit lässt deutlich nach
- Bei Einnahme **zusammen mit Nahrung:** Wirkung wird abgeschwächt aufgrund verzögerter Resorption, Zeit bis zur maximalen Plasmakonzentration ↑, maximale Konzentration ↓

Bei Schmerzpatienten

- Kein Effekt durch Nahrung bei chronischer Medikamenteneinnahme, da die AUC gleich bleibt.
- Empfehlung: Schmerzmittel 1 Std. vor oder 2–3 Std. nach dem Essen mit 1 Glas Wasser einnehmen. Magenempfindliche sollten die Wirkungsverzögerung in Kauf nehmen und die Medikamente zusammen mit Nahrung einnehmen. Brausetabletten sind am magenverträglichsten

Tab. 6.5-7 Analgetika: Effekt durch Nahrung und Einnahmeempfehlung

Wirkstoff	Effekt durch Nahrung	Einnahmeempfehlung
Acetylsalicylsäure (ASS)	Resorption verlangsamt durch verzögerte Magenentleerung und/oder Adsorption an Nahrungsbestandteile, Wirkstärke ↓, AUC gleich bleibend	1 Std. vor oder 2 Std. nach einer Mahlzeit mit 1 Glas Wasser, keinen Alkohol
COX-2-Hemmer	Resorption verzögert (ca. 1 h bei fettreichem Essen), Bioverfügbarkeit um 10–20 % erhöht	Einnahme unabhängig von den Mahlzeiten mit ausreichend Flüssigkeit

Wirkstoff	Effekt durch Nahrung	Einnahmeempfehlung
Diclofenac	Resorption verzögert	Nicht auf nüchternen Magen, zu den Mahlzeiten mit ausreichend Flüssigkeit (bessere Verträglichkeit)
Diclofenac (magensaftresistent)	Resorption verzögert	1–2 Std. vor oder 2–3 Std. nach dem Essen
Flupirtin	Keine Effekte	Unzerkaut mit viel Flüssigkeit, kein Alkohol
Indometacin	Resorption ↓ durch Kohlenhydrate	Nicht nüchtern nehmen, während der Mahlzeit mit ausreichend Flüssigkeit, kein Alkohol
Leflunomid	Keine Effekte	Nahrungsunabhängig
Opioide	Keine Effekte	Nahrungsunabhängig, mit ausreichend Flüssigkeit, kein Alkohol
Oxicame	Resorption verzögert, Verträglichkeit verbessert	Während oder nach der Mahlzeit mit ausreichend Flüssigkeit
Paracetamol	Resorptions- u. Wirkungsverzögerung, besonders durch Ballaststoffe	Eine Std. vor oder 2–3 Std. nach der Mahlzeit, keinen Alkohol, Tagesdosis auf 3–4 Einzeldosen verteilen
Ibuprofen, Naproxen	Resorption verzögert, maximale Wirkstoffkonzentration um 35 % reduziert	Mit ausreichend Flüssigkeit, nicht auf nüchternen Magen
Pyrazolone:	Resorption ↓	Mit viel Flüssigkeit
◆ Propyphenazon		Zum Essen
◆ Phenazon		Zum Essen
◆ Metamizol		Unabhängig von den Mahlzeiten
Tramadol	Keine Effekte	Nahrungsunabhängig

Antazida

- **Aluminiumhaltige Antazida** führen bei Missbrauch zu erhöhtem Aluminiumspiegel (Verwirrung, Muskelzucken, Krampfanfällen), Störungen des Knochenstoffwechsels (verminderte Phosphatversorgung), stark verminderter Folsäureresorption
- **Aluminiumfreie Antazida** (Kalziumcarbonat, Magnesiumverbindungen) zeigen keine Interaktionen mit der Nahrung
- **Einfluss von Nahrung:** Phosphatresorption↓ (durch Fällung von Aluminiumphosphat im GIT), zitratreiche Nahrung (Fruchtsäfte, Limonade, Brausetabletten) steigert die Aluminiumresorption

Empfehlung bei Antazida-Einnahme

- Einnahme 1–2 Std. nach dem Essen, evtl. nach weiteren 3 Std. und vor dem Schlafengehen erneut einnehmen. Bei aluminiumhaltigen Antazida keine säurehaltigen Getränke (Fruchtsaft, Cola, Limonade, Brausetabletten) zu sich nehmen.
- Vorsicht bei Kindern, Patienten mit Niereninsuffizienz oder Eisenmangel.

Antiallergika

H_1-Antihistaminika können mit der Nahrung interagieren (☞ Tab. 6.5-8).

Tab. 6.5-8 Antiallergika: Effekt durch Nahrung und Einnahmeempfehlung

Wirkstoff	Effekt durch Nahrung	Einnahmeempfehlung
Loratadin, Terfenadin	Resorptionsverzögerung → Wirkungsverlängerung	Nahrungsunabhängig
Fexofenadin	Durch magnesiumhaltige Nahrungsmittel → Bioverfügbarkeit ↓	Nahrungsunabhängig
Clemastin		Vor dem Essen
Astemizol		Vor dem Essen
Terfenadin	Mit Grapefruitsaft → Arrhythmien	Zum Essen
Mizolastin		Vor dem Essen

Empfehlung: Auf Alkohol und Grapefruitsaft verzichten

Antibiotika

Resorption und **Bioverfügbarkeit** können durch Nahrung erhöht oder vermindert (☞ Tab. 6.5-9) werden. Erwünschte Wirkungen:

- Kurze Verweildauer im Magen (verminderte Zersetzung)
- Schnelle Resorption (Schädigung der Darmflora↓)
- Hohe Blutspiegelspitzen (auch weniger sensible Erreger werden erfasst)

! Die Empfehlungen der Hersteller genau einhalten. Interaktionen mit der Nahrung sind sehr unterschiedlich.

Tab. 6.5-9 Antibiotika: Effekt durch Nahrung und Einnahmeempfehlung

Wirkstoff	Effekt durch Nahrung	Einnahmeempfehlung
Atoquavon	Bioverfügbarkeit wird um das 2–4-fache erhöht, je nach Fettgehalt der Nahrung	Unbedingt zum möglichst fetten Essen
Cephalosporine	Leichte bis mittlere Veränderungen bei der Bioverfügbarkeit (10–30 %)	Zum Essen oder kurz danach
Chloramphenicol	Absorption steigt durch vitaminreiche Nahrung	Nahrungsunabhängig
Trimethoprim, Tetroxoprim, Pyrimethamin	Keine Interaktionen, jedoch bessere Verträglichkeit	Zum oder nach dem Essen
Doxycyclin, Minocyclin	Mit Milch (-produkten) Resorptions-minderung; beim Hängenbleiben in der Speiseröhre Gefahr der Ulkusbildung	Zum Essen mit viel Flüssigkeit in aufrechter Körperposition; keine Milch (-produkte)
Gyrasehemmer: • Ciprofloxacin • Ofloxacin	Mit Milch und Milchprodukten Resorption ↓↓ durch Bildung schwer löslicher Komplexe; Zink-, Magnesium- und Eisensalze (Mineralwässer!) vermindern die Bioverfügbarkeit um 10–40 %; mit Kaffee Hemmung des Koffeinabbaus	• Möglichst nüchtern • Keine Milch (-produkte) • Keine Mineralwässer mit hohem Kalzium- oder Magnesiumgehalt

Wirkstoff	Effekt durch Nahrung	Einnahmeempfehlung
Isoniazid	Kohlenhydratreiche Kost: Resorption und AUC ↓↓ Mit monoaminhaltigen Nahrungsmitteln (Thunfisch, Käse) → Unverträglichkeiten, gesteigerte Toxizität	Möglichst auf nüchternen Magen, keine kohlenhydrat-reiche Nahrung, keinen Fisch, keinen Käse, keinen Alkohol
Lincomycin	Resorption ↓↓, v. a. durch Kleie	Nüchtern, vor dem Essen mit viel Flüssigkeit, keine Ballaststoffe
Clindamycin		Unabhängig vom Essen mit viel Flüssigkeit
Makrolide	Abhängig vom Derivat:	Vor dem Essen
Erythromycin	Base und Stearat →: Bioverfügbarkeit ↓ Erythromycinester (Prodrugs) als Säfte → Bioverfügbarkeit ↑	Zu den Mahlzeiten
Malariatherapeutika	Bioverfügbarkeit ↑, Verträglichkeit ↑	Zu oder nach dem Essen
Nitrofurantoin	Verträglichkeit ↑	Während oder unmittelbar vor einer Mahlzeit oder mit Milch, keinen Alkohol
Nitroimidazole, Metronidazol	Starke Unverträglichkeit mit Alkohol (Schwindel, Erbrechen) durch Hemmung der Alkoholdehydrogenase	Zu oder nach einer Mahlzeit, auf keinen Fall Alkohol!
Penicilline	Bioverfügbarkeit ↓↓	Nüchtern, mind. 1 Std. vor dem Essen
	Außer Amoxiciilin und Propicillin	Zum Essen
Rifampicin	Resorption ↓↓	Nüchtern, ca. 30 Min. vor dem Essen
Sulfonamide	Verträglichkeit ↑, bei zu wenig Flüssigkeit ist Kristallurie möglich	Einnahme nach dem Essen (bessere Verträglichkeit), sehr viel trinken!
Tetrazyklin, Minozyklin, Ocytetrazyklin	Mit einwertigen Metall-Ionen (Ca, Mg, Fe) Resorption ↓↓	2–4 Std. Essabstand mit Milch (-produkten) notwendig!

Einnahmeempfehlungen für Antibiotika

Tabletten, Kapseln mit einem Glas Leitungswasser, nicht mit Alkohol einnehmen! In aufrechter Position einnehmen.

- **Nüchtern oder 1 h vor dem Essen:** Ampicillin, Azithromycin, Ceftibuten, Cefaclor, Cefadroxil, Cefalexin, Ciprofloxacin, Clindamycin, Erythromycinstinoprat, Flucloxacillin, Isoniazid, Lincomycin (optimal: 4 Std. vor dem Frühstück), Loracarbef, Norfloxacin, Penicillin V, Propicillin, Rifampicin
- **Zum Essen:** Amoxicillin, Cephalosporin-Prodrugs, Chinolone (Gyrasehemmer, außer Ciprofloxacin und Norfloxacin), Doxycyclin (ulzerogen), Erythromycinsäfte, Minocyclin, Tetracyclin (ulzerogen)
- **Nach dem (möglichst fetten) Essen:** Atovaquon
- **Nicht mit Milch oder Milchprodukten:** Ciprofloxacin, Minozyklin, Norfloxacin, Oxytetrazyklin, Tetrazyklin
- **Nahrungsunabhängig:** Clindamycin

Antidiabetika

☞ Tab. 6.5-10

- Wirkung von Tolbutamid, z.B. Orabet® ↓ (Enzyminduktion: Aktivitätssteigerung und Vermehrung von Enzymen) → bei chronischem Alkoholgenuss
- Wirkung von Tolbutamid ↑ → bei einmaligem Alkoholgenuss
- Bei Sulfonylharnstoffen entsteht eine Alkoholintoleranz durch Hemmung des Alkohol-Abbaus (Disulfiram-Symptom): Kopfschmerzen, Übelkeit, Schwitzen, Tachykardie

Tab. 6.5-10 Einnahmeempfehlungen für Antidiabetika

Wirkstoff	Einnahmeempfehlung
Acarbose, Miglitol	Mit den ersten Bissen der Nahrung
Metformin	Nach den Hauptmahlzeiten, niemals Alkohol
Nateglinid, Repaglinid	15 Min. vor der Hauptmahlzeit
Rosiglitazon, Pioglitazon	Unabhängig von den Mahlzeiten
Sulfonylharnstoffe:	
◆ Glibenclamid, Glimepirid	Unmittelbar (bis zu 30 Min.) vor dem Essen
◆ Tolbutamid	Nach dem Frühstück

Einnahme der oralen Antidiabetika schwerpunktmäßig morgens vor dem Frühstück. Diabetiker sollten möglichst keinen Alkohol trinken.

Orale Antikoagulantien

Vitamin-K-Antagonisten (Phenprocoumon, Warfarin ☞ Tab. 6.5-11) hemmen das Enzym K-Epoxid-Reduktase und verhindern die Synthese von Gerinnungsfaktoren.

Tab. 6.5-11 Einnahmeempfehlungen für orale Antikoagulantien

Wirkstoff	Effekt durch Nahrung	Einnahmeempfehlung
Phenprocoumon, Warfarin	Nahrungsmittel mit hohem Vitamin K-Gehalt stören die Wirkung	◆ Empfohlene Menge an Vitamin K in der Nahrung: 80 µg Vitamin K pro Tag ◆ Keine Nahrungsumstellung, die den Vitamin K-Gehalt verändert, da gefährliche Veränderung der Blutgerinnung möglich ◆ Viel Flüssigkeit!

Orale Antikoagulantien

- Tagesdosis morgens oder abends mit viel Flüssigkeit unter immer gleichen Bedingungen. Nahrung soll gleich bleibend sein. Vorsicht mit grünem Gemüse, v.a. Spinat, Brokkoli, Grünkohl und Rosenkohl, Oliven-, Raps- und Sojaöl, Tomaten, Leber.
- Keine extremen Diäten, keinen Alkohol, keine hoch dosierten Vitaminpräparate!

Antiparkinsonmittel

Biperiden, Budipin, Benserazid und Carbidopa zeigen keine Interaktionen mit der Nahrung. Einfluss der Nahrung bei Levodopa: Bioverfügbarkeit ↓, Interaktion mit Vitamin B_6: Wirkung L-Dopa ↓↓.

Einnahme 30 Min. vor oder 90 Min. nach dem Essen, nicht auf nüchternen Magen. Keine großen, proteinreichen Nahrungsmengen vor der Einnahme.

Bronchospasmolytika

Tab. 6.5-12 Bronchospasmolytika: Effekt durch Nahrung und Einnahmeempfehlungen

Wirkstoff	Effekt durch Nahrung	Einnahmeempfehlung
β_2-Sympathomimetika:		
◆ Clenbuterol	Interaktion mit Alkohol	Zum Essen
◆ Terbutalin		Nüchtern oder zum Essen
◆ Orciprenalin		Unabhängig von der Mahlzeit
◆ Salbutamol		Unabhängig von der Mahlzeit
Montelukast	Bioverfügbarkeit ↓ (gering)	Unabhängig von der Mahlzeit
Theophyllin	Interaktion mit Grapefruitsaft: Theophyllinspiegel ↓	Nach den Mahlzeiten mit ausreichend Flüssigkeit, Keinen Grapefruitsaft! Immer gleicher Abstand zur Nahrung

Diuretika

Diuretika (☞ Tab. 6.5-13) können Störungen des Elektrolyt- und Wasserhaushalts verursachen (Verluste an Kalium, Kalzium, Magnesium, Zink, Gefahr der Exsikkose). Die Glukosetoleranz kann vermindert werden.

Tab. 6.5-13 Einnahmeempfehlungen für Diuretika

Wirkstoff	Einnahmeempfehlung
Spironolacton	Zum Essen oder kurz davor
Acetacolamid	Nahrungsunabhängig
Kaliumsparer: Amilorid, Triamteren	Nach dem Essen
Schleifendiuretika:	
◆ Bumetanid	Nahrungsunabhängig
◆ Etacrynsäure	Nach dem Frühstück mit reichlich Flüssigkeit
◆ Furosemid	Nüchtern vor dem Frühstück
◆ Piretanid	Nach dem Frühstück mit reichlich Flüssigkeit
◆ Torasemid	Nüchtern vor dem Frühstück
Thiazide: Chlorothiazid, Hydrochlorothiazid	Zum Frühstück

Für kaliumreiche Kost (Gemüse, Bananen, Aprikosen) ist zu sorgen.

Gichttherapeutika

Keine Interaktionen mit der Nahrung bekannt, Empfehlung zur besseren Verträglichkeit: Immer mit ausreichend Flüssigkeit einnehmen:

- Allopurinol: Nach einer Mahlzeit
- Colchicin: Außerhalb der Mahlzeiten
- Benzbromaron / Probenecid: Zu oder nach der Hauptmahlzeit

Purinarm essen (Vorsicht mit Fleisch, Innereien, Hülsenfrüchten, Schalentieren). Viel trinken, Alkohol meiden.

Glukokortikoide

Glukokortikoide können Stoffwechsellage und Nährstoffbedarf stark beeinflussen:

- Bauen Muskeln und Knochen ab
- Blutzucker steigernd durch Steigerung der Glukoneogenese
- Natrium-Retention ↑, Kalium-Sekretion ↑, Kalzium-Sekretion ↑
- Resorption wird durch Nahrung verzögert (nicht vermindert)

Glukokortikoide morgens zwischen 6 und 8 Uhr, während oder nach dem Essen einnehmen (Zeit des physiologischen Maximums).

Herzglykoside

Digoxin, Digitoxin, Metildigoxin

- Interaktion mit sehr hohen Kalziumdosen
- Kaliummangel verstärkt die Wirkung
- Chininhaltige Limonade verstärkt die Wirkung
- Kleie vermindert die Resorption geringfügig

Einnahme der Herzglykoside nach einer Mahlzeit mit Flüssigkeit.

Östrogene

Bei Einnahme von Estradiolvalerat, Ethinylvalerat, Mestranol werden Metabolisierung und Ausscheidung von hohen Dosen Ascorbinsäure gehemmt → Wirkungsverstärkung.

Einnahme nahrungsunabhängig, immer zur gleichen Zeit.

Laxanzien

Laxanzien können einen Mangel an Mineralstoffen (Kalium, Kalzium) hervorrufen (☞ Tab. 6.5-14).

Tab. 6.5-14 Einnahmeempfehlungen für Laxanzien

Wirkstoff	Einnahmeempfehlung
Diphenolische Laxanzien	
◆ Bisacodyl	Nicht gemeinsam mit Milch (Wirksamkeit ↓)
◆ Natriumpicosulfat	Nicht gemeinsam mit Milch (Wirksamkeit ↓)
◆ Phenolphthalein	Möglichst abends mit viel Flüssigkeit
Anthrachinone: Sennosid B	Vor endoskopischen Untersuchungen ohne Nahrung
Füll- und Quellstoffe	
◆ Flohsamen	Mit sehr viel Flüssigkeit
◆ Leinsamen	Mit sehr viel Flüssigkeit
Lactitol	Morgens oder abends mit viel Flüssigkeit zum Essen
Lactulose	Nach dem Frühstück, bei nüchterner Einnahme frühere Wirkung (nach 1–2 h)

6

Laxanzien nur kurzzeitig anwenden, immer mit sehr viel Flüssigkeit (keine Milch), bei längerer Anwendung für Ausgleich der Elektrolytverluste sorgen.

Monoaminoxidase-Hemmer

- MAO-Hemmer (Tranylcypromin, Selegilin, Moclobemid) verhindern den Abbau von Noradrenalin und Serotonin.
- Reaktion mit Nahrungsmitteln, die reich an biogenen Aminen (Histamin, Tyramin) sind (Käse, Wein): Abbau der biogenen Amine wird gehemmt: → RR↑↑
- Wartezeit bis zum Verzehr tyramin- und histaminreicher Lebensmittel: 3 Wo.

Empfehlung: Tranylcypromin nahrungsunabhängig 3 ×/Tag, Selegilin als Einmaldosis nach dem Frühstück einnehmen. Auf tyraminarme Ernährung achten und auf Käse, Sahne, Hering, Weintrauben, Kohl, Sauerkraut, Schokolade, Salami, Rotwein, Bier, Kaffee verzichten.

Schilddrüsenhormone

Levothyroxin: Resorption wird durch Nahrung um 40–60 % gesenkt.

Einnahme nüchtern 30 Min. vor dem Frühstück, unzerkaut mit viel Flüssigkeit.

6.5.5 Medikamente und perkutane endoskopische Gastrostomie (PEG)

Grundsätze für die Applikation bei Sondenernährung

Allgemein

- Anzahl der Medikamente auf die absolut notwendige beschränken.
- Applikation durch die Sonde ist nur dann angezeigt, wenn der Patient nicht schlucken kann; andernfalls orale Applikation bevorzugen.
- Richtigkeit des Medikaments, der Dosis und des Zeitpunkts der Applikation stets genau prüfen.

Auswahl der Medikamente

Die PEG-Eignung eines zur oralen Applikation vorgesehenen Medikaments hängt v. a. von seiner galenischen Zubereitung ab. Wichtige Kriterien bei der Auswahl von Arzneimitteln sind Arzneistoff, Arzneiform, Hilfsstoffe, physikalisch-chemische Eigenschaften, mögliche Interaktionen.

- Arzneistoffe auf Verträglichkeit untereinander und mit der Nahrung prüfen; ggf. einen zeitlichen Abstand einhalten.
- Zu berücksichtigen sind auch die Lage der Sonde, Resorptions- und Wirkort des Arzneimittels sowie mögliche Überzüge der Arzneiform.
- Flüssige Arzneizubereitungen (Tropfen, Säfte, Zubereitungen zur i.v.-Applikation) sind zu bevorzugen. Feste Stoffe werden pulverisiert und anschließend gelöst. Mittel mit schützenden (z. B. magensaftresistenten) Überzügen oder Retard-Präparate dürfen nicht zerkleinert werden.
- Bei Medikamenten mit CMR-Potential (**c**arcinogen, **m**utagen, **r**eproduktionstoxisch) besteht die Gefahr, dass beim Zerbrechen und Mörsern toxische Stäube entstehen. Ausreichender Schutz (Handschuhe, Mundschutz, keine Zubereitung durch Schwangere) ist zu gewährleisten!
- Ungeeignet zur Zerkleinerung sind retardierte Formen, Buccal-, Sublingual- und Schmelztabletten, Medikamente mit magensaftresistenten Überzügen, Filmtabletten mit quellendem Filmbildner.
- Kalziumkanalblocker vom Dihydropyridin-Typ (Nifedipin, Amlodipin) sind lichtempfindlich. Der Wirkstoff sollte in wenigen Minuten bei gedämpftem Licht verarbeitet und appliziert werden.

Vorbereitung

- Dickflüssige, stark konzentrierte oder alkoholhaltige Lösungen (über 50 vol %) sind mit Wasser zu verdünnen. Dabei dürfen keine Ausfällungen auftreten.
- Der Inhalt von Weichgelatinekapseln kann mit einer Spritze entnommen werden.
- Feste Arzneiformen sehr fein zermörsern bzw. Kapseln öffnen. Zuvor ist zu prüfen, ob eine Zerkleinerung erlaubt ist. Wenn möglich, wird der pulverisierte Wirkstoff in Wasser (ca. 40 ml pro Tablette oder Dragee) aufgelöst.

6

Applikation

- Medikamente nicht vermischen, sondern nacheinander verabreichen. Dazwischen die Sonde jeweils mit mind. 10 ml Wasser spülen.
- Medikamente nicht gleichzeitig mit der Sondennahrung applizieren, da Gefahr der Ausflockung der Sondennahrung oder anderer Interaktionen besteht (z. B. Malabsorption des Medikaments bei faserreicher Nährstofflösung).
- Arzneimittel mittels Spritze applizieren, wobei kein hoher Druck angewendet werden darf.
- Vor und nach der Medikamentengabe ist die Sonde durchzuspülen (30 ml oder mehr).
- Zum Spülen nur hygienisch einwandfreies Wasser, keinen Tee verwenden, da Gefahr der Kontamination der Ausgangsstoffe besteht.

CAVE

- Beim Wechsel auf eine andere Arzneiform ist auf evtl. Dosierungsänderung zu achten.
- Antazida sollten nur in der Nachtpause und nicht gefolgt von einer Nahrungszufuhr gegeben werden.
- Medikamentenbedingte Diarrhö kann auftreten bei Antibiotika, Sorbitol-, Magnesium- oder Lactulose-haltigen Arzneimitteln, hyperosmolaren Arzneimitteln, Chemotherapie.

Ernährung in besonderen Lebenssituationen

7

Inhalt

7.1 Ernährung in der Schwangerschaft

Heide Koula-Jenik

Die Schwangerschaft ist ein physiologischer Prozess, der von Veränderungen auf körperlicher und seelischer Ebene geprägt ist. Sie stellt besondere Anforderungen an den mütterlichen Organismus, der in dieser Zeit ausreichend mit Mikro- und Makronährstoffen versorgt sein muss, um Mangelzustände bei Mutter und Kind zu vermeiden. Wesentliche Vorbedingung für eine komplikationslose Schwangerschaft und Geburt scheint besonders ein normales Ausgangsgewicht, eine quantitativ und qualitativ ausgewogene Ernährung und eine physiologische Gewichtszunahme zu sein. Somit beeinflusst der Ernährungszustand den Schwangerschaftsverlauf, die Häufigkeit und den Schweregrad von Komplikationen während Schwangerschaft, Geburt und Stillzeit sowie die Gesundheit des Kindes.

7.1.1 Schwangerschaftsspezifische Veränderungen

Physiologische Veränderungen

- **Zunahme des Gesamtkörperwassers** um etwa 8 l (größter Anteil Extrazellulärraum)
- **Zunahme des Blutvolumens:** Relative Verminderung von Erythrozytenmenge, Hämoglobinkonzentration und Hämatokrit **(Achtung:** Anstieg bei Schwangerschaftsgestose); Absinken der Konzentration an Serum-Albumin, Serum-Proteinen, bestimmten wasserlöslichen Vitaminen und Spurenelementen
- **Schwangerschaftsödeme:** Schwangerschaftsbedingte hormonale Faktoren (Östrogene) bedingen eine erhöhte Wasserbindung im Interstitium und Verschiebung des Gleichgewichts zwischen hydrostatischem und onkotischem Druck in den Kapillaren der unteren Extremitäten; grundsätzlich kein Krankheitswert → keine Flüssigkeitsrestriktion, keine Diuretika einnehmen.

  Achtung: Akut und innerhalb von wenigen Std. bis Tagen auftretende, generalisierte Ödeme, verbunden mit der Entstehung einer Schwangerschaftshypertonie und evtl. einer Proteinurie sind Symptome einer Gestose!
- **Veränderungen der Nierenfunktion:** Die Zunahme der glomerulären Filtrationsrate bedingt eine Steigerung der Ausscheidung wasserlöslicher Nährstoffe (sinkende Plasmaspiegel von Vitamin C, B_1, B_{12} und Folsäure).
- **Gastrointestinale Veränderungen:**
  - Mundhöhle: Gingivahyperplasie mit häufiger auftretendem Zahnfleischbluten; bei unzureichender Mundhygiene entwickeln sich leicht Gingivitiden und Parodontitis.
- Weitere Veränderungen durch **Wirkung von Progesteron:**
  - Magen: Verlagerung des Magens und Abnahme des Tonus des unteren Ösophagussphinkters führen zu Sodbrennen (v.a. am Ende der Schwangerschaft), Abnahme

von Tonus und Motilität (dadurch vermehrt Übelkeit), Rückgang der Säuresekretion und Steigerung der Mukusbildung
- Dünndarm: Rückgang der Motilität, Steigerung der Eisenaufnahme und der Kalziumresorption
- Dickdarm: Verminderung von Tonus und Motilität und vermehrte Natriumrückresorption (Entzug von Flüssigkeit) können zu Obstipation führen.

Stoffwechselveränderungen

- **Kohlenhydratstoffwechsel:** Erhöhte Neigung zu Hypoglykämie u. U. mit Ketoazidose, im letzten Schwangerschaftsdrittel verminderte Blutglukose-Nüchternwerte, Anstieg der basalen und postprandialen Insulinspiegel bei sinkender Glukosetoleranz; Entwicklung einer peripheren Insulinresistenz; Anstieg der basalen hepatogenen Glukoneogenese; u. U. Entwicklung eines Gestationsdiabetes, vermehrter diaplanzentaler Abstrom von Blutglukose (40 %).
- **Fettstoffwechsel:** Physiologische Schwangerschaftshyperlipidämie durch Anstieg der Serumlipide (TG, Gesamtcholesterin, Phospholipide); die TG können gegen Ende der Schwangerschaft bis auf das 3-fache der Norm ansteigen; Förderung von Lipogenese und Fettspeicherung.
- **Proteinstoffwechsel:** Erhöhter Proteinbedarf, verminderte Serumalbuminwerte (bis um 0,5–1 g/ 100 ml), erhöhte Gesamtglobuline, z. B. ist Transferrin im letzten Schwangerschaftsdrittel doppelt so hoch, um ausreichende Eisenbindungskapazität zu erhalten.

7

Entwicklung des Körpergewichts

- Die Gewichtszunahme während einer normalen Schwangerschaft beträgt etwa 9–18 kg (☞ Tab 7.1-1). Der hauptsächliche Gewichtsanstieg findet in den beiden letzten Trimestern statt.
- Die wöchentliche Zunahme variiert in Abhängigkeit vom Schwangerschaftsfortschritt und individuellen Faktoren. Eine Gewichtszunahme von mehr als 1 kg/ Wo. kann ein Alarmzeichen sein (Schwangerschaftsgestose).

Tab. 7.1-1 Empfohlene Gewichtszunahme in Abhängigkeit vom BMI. Frauen von eher kleiner Körpergröße sollten im unteren Bereich der Gewichtszunahme liegen.

BMI < 20	12,5–18,0 kg
BMI 20–26	11,5–16,0 kg
BMI 26–29	7,0–11,5 kg
BMI > 29	Mindestgewichtszunahme: 6,0 kg
Zwillinge	16,0–20,0 kg

! Das Risiko für Komplikationen in der Schwangerschaft steigt sowohl bei Unter- als auch bei Übergewicht. Eine Gewichtsabnahme ist in jedem Fall zu vermeiden!

Energie- und Nährstoffbedarf

- **Energiebedarf:** Der Mehrbedarf kann durch eine zusätzliche Aufnahme von 250 kcal/d während der gesamten Schwangerschaft gedeckt werden.
- **Eiweiß:** Ab dem 4. Mon. um etwa 20 % auf 1,0 g/kg KG erhöht; gesteigerter Bedarf an essentiellen AS (hohe biologische Wertigkeit wichtig (☞ Kap.)
  Komplikationen bei Proteinmangel: Erhöhte Krankheitsanfälligkeit der Schwangeren, gesteigerte Gestosefrequenz, häufiger Mangelkinder, Früh- und Fehlgeburten, Anstieg der Perinatal-Mortalität.
- **Fett:** Entspricht den Empfehlungen für die Allgemeinbevölkerung; da die Serumlipide durch die hormonelle Umstellung bereits erhöht sind besonders auf maßvollen Umgang und auf versteckte Fette achten; wichtig ist die Aufnahme von essentiellen FS (pflanzliche Öle); eine erhöhte Zufuhr an ω-3-FS (Seefischen) scheint Schwangerschaftskomplikationen und den Schweregrad einer Schwangerschaftshypertonie zu mindern; außerdem ist sie mit einem höheren Geburtsgewicht und einer verlängerten Schwangerschaft assoziiert.
- **Kohlenhydrate:** 50–60 % der Gesamtenergie; wichtigste Energiequelle für den Fetus; Achtung: In der Schwangerschaft können bereits geringe Hungerzustände eine Hypoglykämie und Ketose auslösen.
- **Mikronährstoffe:** Im Vergleich zum Anstieg des Energiebedarfs steigt der Bedarf an einigen Mikronährstoffen wesentlich stärker an. Entsprechend ist das Risiko für eine unzureichende Zufuhr bei angemessener Kalorienzufuhr erhöht.

Kritische Mineralstoffe und Spurenelemente

- **Kalzium:** Referenzwert entspricht dem von gesunden Erwachsenen (1000 mg); Kalziumresorption ist gesteigert, trotzdem wird die geforderte Menge häufig nicht erreicht; der Fetus deckt dann seinen Bedarf an Kalzium aus dem mütterlichen Skelett. Bei mehreren Schwangerschaften und zu geringer Aufnahme erhöht sich die Gefahr einer späteren Osteoporose für die Mutter (Substitution überlegen). Es scheint auch ein Zusammenhang zwischen einer niedrigen Kalziumzufuhr und dem gehäuften Auftreten einer EPH-Gestose zu bestehen.
- **Eisen:** Bedarf ist erheblich gesteigert und durch nutritive Maßnahmen nur schwer zu realisieren, obwohl die Effektivität der Eisenresorption stark ansteigt; prophylaktische Eisengabe ab der 16.–20. Schwangerschaftswoche in Erwägung ziehen; Einnahme nüchtern vor dem Schlafengehen, da die Bioverfügbarkeit durch Komplexbildner in der Nahrung reduziert wird; Hämoglobinwerte > 12 mg/dl sind anzustreben.
- **Zink:** Erhöhter Bedarf ab dem 2. Trimenon; Zinkversorgung hat wichtigen Einfluss auf die Entwicklung des ZNS und auf das fetale Wachstum; allgemeine Zinksupplementierung wird derzeit noch nicht als notwendig erachtet.
- **Magnesium:** Anstieg durch fetales Wachstum und erhöhte mütterliche Stoffwechselrate; häufig unzureichende Aufnahme durch normale Ernährung; Mangel rechtzeitig durch Supplementation ausgleichen; hat sich bewährt bei einer Bereitschaft zu vorzeitigen Wehen, nächtlichen Wadenkrämpfen und Obstipation; Achtung: Dosierungen über 800 mg wirken laxierend!

- **Jod:** Jodbedarf steigt in der Schwangerschaft; suboptimale Versorgung kann die fetale Entwicklung und spätere motorische und manuelle Fähigkeiten des Kindes beeinträchtigen; Jodmangel weltweit häufigste Ursache angeborener Intelligenzdefekte; von verschiedenen Fachgesellschaften wird in Deutschland die generelle Jodprophylaxe in der Schwangerschaft mit 200 µg Jodid tägl. empfohlen.
- **Kochsalz:** Früher empfohlene Kochsalzrestriktionen haben keinen Vorteil; Minimalbedarf an Natrium (2–3 g Kochsalz) sollte auch in der Schwangerschaft abgedeckt werden.

Tab. 7.1-2 Mineralstoffzufuhr während der Schwangerschaft (nach den DACH-Referenzwerten 2000 für Schwangere > 19 Jahre)

Mineralstoff	Empfohlene Mehrzufuhr	Relative Mehrzufuhr	Empfohlene Gesamtzufuhr
Kalzium	1000 mg	–	1000 mg
Magnesium	10 mg	3 %	310 mg
Eisen	15 mg	100 %	30 mg
Zink	3 mg	43 %	10 mg
Jod	30 µg	15 %	230 µg

Kritische Vitamine

- **Vitamin A:** Große Bedeutung für die Lungenentwicklung und -reifung, deshalb v.a. im 2. und 3. Schwangerschaftsdrittel auf ausreichende Zufuhr achten; Substitution i.d.R. nicht erforderlich; Achtung: Eine übersteigerte Vitamin-A-Zufuhr im ersten Trimenon kann zu fetalen Fehlbildungen führen (kein gesteigerter Verzehr von Leber im ersten Trimenon).
- **Vitamin D:** Kein erhöhter Bedarf, aber ausreichender Aufenthalt im Freien wichtig für die Versorgung; Achtung: Keine Vitamin-D-Stoßtherapien wegen möglicher Überempfindlichkeiten; eine übersteigerte Zufuhr wird auch mit der supravalvulären Aortenstenose und anderen Gefäßkrankheiten beim Fetus in Verbindung gebracht.
- **Vitamin B_1:** Bei ungünstiger Ernährung Vitamin-B_1-Unterversorgung möglich (v.a. bei hoher Aufnahme von Weißmehlprodukten und isoliertem Zucker); Frühsymptome: Anorexie, Nausea, Erbrechen, dann Müdigkeit, Schwäche, periphere Nerverstörungen, Koordinationsstörungen und Schwäche der unteren Extremitäten; auch geistige Störungen (Depression, Reizbarkeit, Gedächtnis- und Konzentrationsschwäche); infantile Form (Beriberi) ist eine maßgebende Ursache der hohen Säuglingssterblichkeit in Süd- und Südostasien.
- **Vitamin B_2:** Da Milch die Hauptquelle für Vitamin B_2 ist, kann es bei Schwangeren mit einer Milchaversion zu Mangelzuständen kommen; erste Mangelsymptome sind Hautschäden, z.B. Mundwinkelragaden.
- **Vitamin B_6:** Im letzten Drittel der Schwangerschaft tritt eine nachweisbare Verschlechterung der Vitamin-B_6-Versorgung häufiger auf; möglicherweise Zusammenhang zwischen Vitamin-B_6-Mangel der Mutter und einer verkürzten Tragzeit, niedrigem Kindsgewicht und einer fetalen Zustandsbeeinträchtigung.

- **Folsäure:** Unverzichtbar für eine ungestörte Zellteilung und Zelldifferenzierung sowie für Wachstum und Entwicklung des ungeborenen Kindes; Bedarf durch die normale Durchschnittskost nur unzureichend gedeckt; ein Mangel erhöht das Risiko von Neuralrohrdefekten (Inzidenz von 1,8 auf 1000 Schwangerschaften); zur Senkung des Risikos von Neuralrohrdefekten generelle Supplementierung mit 0,4 mg Folsäure/d bei allen Frauen mit Kinderwunsch bzw. im gebärfähigen Alter (mind. 4 Wo. vor bis 12 Wo. nach der Konzeption); wurde bereits ein Kind mit Neuralrohrdefekt geboren: 4 mg/d.

! Folsäure ist nur auf Kassenrezept verordnungsfähig, wenn bereits ein Kind mit Neuralrohrdefekt geboren worden ist.

Tab. 7.1-3 Veränderungen und empfohlene Vitaminzufuhr in der Schwangerschaft (Alter >19), nach den DACH-Referenzwerten

Vitamine	Empfohlene Mehrzufuhr	Relative Mehrzufuhr	Empfohlene Gesamtzufuhr
Vitamin A (RÄ)	0,3 mg	38 %	1,2 mg
Vitamin E	1,0 mg	8 %	13 mg
Vitamin B_1	0,2 mg	20 %	1,2 mg
Vitamin B_2	0,3 mg	25 %	1,5 mg
Niacin	2,0 mg	15 %	15 mg
Vitamin B_6	0,7 mg	60 %	1,9 mg
Folsäure (Gesamtfolat)	0,4 mg	50 %	0,6 mg
Vitamin B_{12}	0,5 µg	17 %	3,5 µg
Vitamin C	10 mg	10 %	110 mg

! Der Nahrungsenergiebedarf wird in der Schwangerschaft häufig überschätzt (für zwei essen)! Im Durchschnitt wird er durch eine zusätzliche Aufnahme von 255 kcal/d (1,1 MJ/d) während der gesamten Schwangerschaft gedeckt. Um ausreichend Mikronährstoffe aufzunehmen, auf eine hohe Nährstoffdichte achten. (DGE-Empfehlung)

7.1.2 Allgemeine ernährungstherapeutische Maßnahmen

Ziele der Ernährungstherapie

- Wichtig: Ausreichende Nahrungs- und Flüssigkeitsaufnahme! Flüssigkeitsrestriktion ist auch bei Schwangerschaftsödemen kontraindiziert.
- Versuche einer Gewichtsreduktion – auch bei vorbestehender Adipositas – sind verboten.
- Eine erhöhte Gewichtszunahme (> 18 kg) beeinträchtigt, falls sie nicht akut auftritt, die Schwangerschaft nicht negativ.

- Grundsätzlich gilt: Hochwertige und abwechslungsreiche Mischkost (Milch und Milchprodukte, Fleisch, Geflügel, Fisch, pflanzliche Fette und Öle, Getreideerzeugnisse auf Vollkorn- und Schrotbasis, reichlich Obst und Gemüse als Frischkost und Fruchtsäfte (entsprechend den 10 Regeln der DGE).
- Aufgrund der gastrointestinalen Veränderungen häufigere und kleinere Mahlzeiten einnehmen.
- Achtung: Auch bei adipösen Schwangeren auf eine ausreichende Gewichtszunahme und angemessene Nahrungs- und Flüssigkeitszufuhr achten; Gewichtsverlust prognostisch ernst nehmen!
- Untergewicht der Mutter ist geburtshilflich mit größeren Problemen belastet als Übergewicht; deutlich niedrigeres Geburtsgewicht; in Nachuntersuchungen erhöhtes Risiko für Entwicklungsstörungen insbesondere neurologischer Art; unbedingt mütterliche Ernährungsgewohnheiten erheben.

Ernährungstherapie bei speziellen Beschwerden

- **Obstipation:** Wird durch die Einnahme von Eisenpräparaten noch verstärkt. Ballaststoffreiche Ernährung (Obst, Gemüse, Vollkornprodukte) mit reichlich Flüssigkeit; evtl. eingeweichte Leinsamen, Flohsamen oder Dörrobst; bei starken Beschwerden milde Laxanzien über möglichst kurzen Zeitraum. Tipp: erhöhte Magnesiumzufuhr kann hilfreich sein.
- **Morgendliche Übelkeit/Erbrechen:** Morgens eine halbe Std. vor dem Aufstehen eine Kleinigkeit essen, häufige kleine Mahlzeiten, reichliche Flüssigkeitszufuhr (Fruchtsaftschorlen oder schwarzer Tee mit wenig Zucker und etwas Salz zum Ausgleich der Elektrolytverluste) zwischen den Mahlzeiten; Beschwerden verschwinden i.d.R. nach Abschluss des ersten Schwangerschaftsdrittels; in hartnäckigen Fällen: Vitamin-B_6-Gabe (auch in Kombination mit einem Antiemetikum möglich) überdenken.
- **Unstillbarer Heißhunger**: Vor dem Auftreten des stärksten Hungergefühls kleine Mahlzeiten einnehmen.
- **Abnorme Essgelüste** auf Essbares (Schokolade, saure Gurken) und Ungenießbares (Geophagie, Pica); wird von Schwangeren häufig nicht angegeben; gezielt ansprechen!
- **Wadenkrämpfe:** Signifikante Verbesserung durch orale Magnesiumgaben.
- **Sodbrennen:** Gute Wirksamkeit zeigen Mandeln, Nüsse, Haferflocken oder ein TL mittelscharfer Senf; prophylaktisch: Magnesiumpräparate.
- **Ödembildung**: Flüssigkeitsrestriktion ist nicht angebracht, Reis-Obsttage sind nicht mehr üblich, Diurektika sind kontraindiziert.

Grundregeln der Ernährung

Art und Menge der Ernährung

- Grundregel: Weder zu viel noch zu wenig; abwechslungsreiche Mischkost; häufige kleine Mahlzeiten, um Heißhungerattacken vorzubeugen. Keine Mahlzeiten auslassen, da bereits leichte Hungerzustände schlechter vertragen werden → Hypoglykämieneigung.

- Angepasste KG-Zunahme (Abnahme vermeiden)
- Hauptenergiezufuhr durch KH (Vollkornprodukte, Kartoffeln, Obst, Gemüse); Süßigkeiten in Maßen

Nährstoffe

- Ausreichende Aufnahme an mehrfach ungesättigten FS aus pflanzlichen Ölen (Sonnenblumenöl, Distelöl, Weizenkeimöl) und ω-3-FS durch Kaltwasserfische (Hering, Makrele, Thunfisch, Lachs)
- Ausreichende Versorgung mit Vitaminen und Mineralstoffen; evtl. gezielte Supplementierung
- Hohe Ballaststoffaufnahme zur Vorbeugung von Obstipation
- Ausreichende Flüssigkeitszufuhr (1,5–2 l); bei Ödemen keine Restriktion
- Besonderes Augenmerk auf eine hohe Eiweißqualität (erhöhter Bedarf an essentiellen AS)
- Kein regelmäßiger oder überhöhter Alkoholkonsum; Rauchen grundsätzlich vermeiden.
- Verstärkt auf Lebensmittelhygiene achten (Toxoplasmose- bzw. Listerioseinfektionen).

Mikronährstoffe

- Um eine ausreichende **Kalziumzufuhr** zu erreichen, können kalziumreiche Mineralwässer (> 400 mg Ca/l) oder kalziumangereicherte Fruchtsäfte hilfreich sein; evtl. ist die Gabe von Kalziumpräparaten sinnvoll; eine supplementäre Kalziumgabe soll auch einen günstigen Einfluss auf den Blutdruck ausüben und das Gestoserisiko verringern.
- Vermehrter Verzehr von Vollkornerzeugnissen, Milch- und Milchprodukten, Kartoffeln sowie Obst und Gemüse hilft bei der Deckung des gesteigerten **Magnesiumbedarfs,** auch magnesiumreiche Mineralwässer können hilfreich sein.
- Vollkornprodukte, Fleisch- und Wurstwaren tragen zu einer **eisenreichen Ernährung** bei. Da das zweiwertige Eisen (Hämeisen) aus Fleisch sehr viel besser resorbiert wird, sollten schwangere Frauen nicht auf den regelmäßigen Verzehr von Fleisch verzichten; die Resorption von pflanzlichem Eisen wird durch die Anwesenheit von Vitamin C verbessert.
- Um den erhöhten **Vitamin-B1-Bedarf** zu decken sind Hefe, Schweinefleisch, Vollkornprodukte, Hülsenfrüchte und Kartoffeln gute Quellen.
- **Folsäuresupplementierung** (400 µg/d) für alle Frauen mit Kinderwunsch. In der Schwangerschaft bis 4–12 Wo. nach der Empfängnis zur Vorbeugung von Neuralrohrdefeken, bei vorhergehender Neuralrohrfehlbildung: 4 mg/d.
  Neben der Gabe von Folsäure kann die Zufuhr von Vitamin B_{12} vor der Konzeption die Zahl der Neuralrohrdefekte signifikant vermindern; bei einer Kombination von Vitamin B_{12} mit einem Vitamin-Mineralstoffpräparat hat sich die Rate der Neuralrohrdefekte um 90 % vermindert.

Zu meidende Nahrungsmittel

- Alkohol: Erhöhter Genuss kann zu alkoholischer Embryopathie und Fetopathie mit einer Wachstumsretardierung führen; deshalb wird genereller Alkoholverzicht empfohlen.
- Im ersten Trimenon auf Leber oder leberhaltige Produkt verzichten, um eine überhöhte Vitamin-A-Aufnahme zu vermeiden.
- Um eine Listeriose zu vermeiden auf folgende Lebensmittel verzichten: Rohmilch und Rohmilchkäse, Weich- und Sauermilchkäse, rohes und halbgares Fleisch, Gemüserohkost von mist- und jauchegedüngten Böden, rohes Fallobst.
- Um einer Toxoplasmose vorzubeugen, Fleisch gut durchbraten und auf rohe Hühnereier und Rohmilch verzichten.
- Von einer veganen Ernährung in der Schwangerschaft ist abzuraten, da sie mit dem Risiko einer Mangelversorgung z.B. an Protein, Kalzium, Eisen, Jod, Zink, Vitamin B_2 und B_{12} verbunden ist.

7.1.3 Ernährungstherapeutische Maßnahmen bei speziellen Indikationen

Hyperemesis gravidarum

Übermäßiges Erbrechen in der Schwangerschaft: Mehr als 5 × tägl., häufig in Verbindung mit Ptyalismus gravidarum (übermäßiger Speichelfluss bis zu 1000 ml/d).

Cave: Austrocknung; bei Gewichtsverlust > 10 % in den ersten drei Schwangerschaftsmonaten ist ein Klinikaufenthalt empfehlenswert.

- **Diagnostische Hinweise:** Gewichtsverlust, Wasserverlust, Hypoglykämie, Elektrolytentgleisungen mit Hypokaliämie und Aceton im Urin
- **Komplikationen:** Kreislauf-, Nieren- und Leberversagen, erhöhtes Fehlbildungsrisiko
- **Therapie:** Symptomatische Behandlung, da keine eindeutigen Ursachen; reicht von kurzzeitiger intravenöser Rehydratation, Sedierung, Antiemese, begleitender Psychotherapie bis hin zu langzeitparenteraler Ernährung. Stufenschema der Behandlung (☞ Kasten).

Stufenschema der Behandlung

- **Stufe 1:**
  - Nahrungskarenz oder mehrere kleine leichte Mahlzeiten (günstig: 2 h Bettruhe nach der Mahlzeit)
  - Infusionen über periphervenösen Zugang (Elektrolyte, AS, KH)
- **Stufe 2**: Bei anhaltender Übelkeit Meclocin oral; bei Therapieresistenz oder gleichzeitig bestehendem gastroösophagealem Reflux im 2. und 3. Trimenon Metoclopramid i.v. (Metoclopramid im 1. Trimenon kontraindiziert! Alternativen: Iberogast Lsg. (Phytopharm), Akupunktur)
- **Stufe 3:** Bei Symptomatik über 1 Wo. Infusion über zentralvenösen Zugang (Mischbeutel, gewichtsadaptiert)

Gestationsdiabetes

☞ auch Kap. 9.3

Häufigkeit: 1–3 % der Schwangeren. Beinhaltet hohe mütterliche und fetale Risiken, Beschränkung des Screenings auf Risikopatientinnen reicht nicht aus.

- **Diagnostik:** OGT (oraler Glukosetoleranztest): Es müssen zwei oder drei Glukosewerte die Grenzen von 100 mg/dl nüchtern bzw. 190 mg/dl nach 60 Min. und 160 mg/dl nach 120 Min. überschreiten (ist nur ein Wert überhöht: Test nach spätestens 2 Wo. wiederholen).
- **Verlaufskontrolle:** Regelmäßige Blutglukose-Selbstbestimmungen mit Dokumentation, häufige ärztliche Kontrollen, frühzeitige Vorstellung in der Entbindungsklinik, intensives fetales Monitoring veranlassen.
- **Ernährungstherapie:**
  - Ausführliche, individuelle Ernährungsberatung (☞ auch Kap. 9.3)
  - Evtl. Beschränkung der Energiezufuhr (Abnahme vermeiden; zu Beginn der Ernährungsumstellung Gewichtsstagnation unbedenklich); Beschränkung der KH-Menge zur Verminderung der postprandialen Hyperglykämie (soll 40 % der Tageskalorien nicht unterschreiten)
  - Eine Wo. nach der Ernährungsumstellung Klärung durch ein Blutglukose-Tagesprofil, ob Diätbehandlung ausreichend oder Insulintherapie erforderlich ist. Orale Antidiabetika sind wegen der erhöhten Missbildungsrate kontraindiziert.

EPH-Gestose

Spätgestose, schwangerschaftsinduzierte Hypertonie, Ätiologie weitestgehend ungeklärt, schwere Formen der Gestose (Eklampsie, HELLP-Syndrom) erfordern stationäre Überwachung und Therapie

- **Diagnostik zur Früherkennung:** Regelmäßige Gewichts-, Blutdruck- und Urinkontrollen
- **Symptomatik:** Blutdruckanstieg über 140/90 mmHg, Proteinurie über 0,3 g/l im 24-Std.-Urin, generalisierte Ödeme
- **Ernährungstherapie:** Kochsalz- oder Flüssigkeitsrestriktion ist nicht indiziert. Vorbeugend ist auf bedarfsgerechte und hochwertige Proteinzufuhr zu achten, nicht auf tierische Proteine verzichten (zumindest Milch, Milchprodukte und Eier einbeziehen).

7.2 Ernährung in der Stillzeit

Während der Stillzeit ist der Energie- und Nährstoffbedarf der Mutter wesentlich höher als in der Schwangerschaft. Die Anforderungen an die Ernährung sind besonders hoch, da die Zusammensetzung der Muttermilch bei einigen Nährstoffen (z. B. Jod, Selen, Vitamin A, B_2, B_6, B_{12}) und für bestimmte FS durch den Ernährungsstatus der Mutter beeinflusst werden. Eine unzureichende Versorgung geht somit zu Lasten des Kindes. Neben einer gesunden und ausgewogen Ernährung sollten stillende Mütter auch versuchen, den Mehrverlust an Kalorien auszugleichen. Ein Gewichtsverlust in der Stillzeit ist zwar für viele Mütter verlockend, sollte aber aufgrund der im Fettgewebe eingelagerten Schadstoffe möglichst gering bleiben.

Laktation

- Bereits während der Schwangerschaft Stimulation des glandulären Wachstums der Brust zur Vorbereitung auf die Laktation
- Wenige Tage nach der Entbindung Absinken von Östrogenen und Progesteronen, so dass der volle Effekt von Prolaktin möglich wird und das präsekretorische Epithel in aktive milchsezernierende Drüsenzellen umgewandelt wird (Milcheinschuss)
- Anregung zur Freisetzung von Oxytocin durch den Stillreflex (fördert den Milchfluss)
- Entscheidend für das Milchvolumen:
  - Mechanische regelmäßige Brustentleerung durch den Säugling bzw. Abpumpen
  - Hormonale Faktoren
  - Quantitative Änderungen der Flüssigkeits- und Nahrungszufuhr sind eher von geringer Bedeutung.

Energie- und Nährstoffbedarf

- **Energiebedarf:** Zusätzlicher Energiebedarf bis 650 kcal/d; Achtung: Unterkalorische Ernährung beeinträchtigt die Laktation nicht hinsichtlich Quantität und Qualität der Milch und führt zur gewünschten Gewichtsreduktion, hat aber möglicherweise negative Auswirkungen auf die Stilldauer. Keine Schlankheitskuren durchführen. Eine Gewichtsabnahme bis zu 2 kg/Mon. ist tolerierbar auch unter Berücksichtigung der Schadstoffkonzentration in Frauenmilch.
- **Eiweiß:** Pro 100 g sezernierter Milch ca. 2 g zusätzlich verfügbares Eiweiß notwendig, deshalb sind tägl. 1,1 g/kg KG wünschenswert.
- **Fett:** Der Fettgehalt der reifen Muttermilch liegt im Mittel zwischen 35–45 g/l und wird durch die Nahrung scheinbar nicht beeinflusst; FS-Muster ist ernährungsbedingten Schwankungen unterworfen (Hauptanteil: Palmitin-, Stearin-, Öl- und Linolsäure).
- **Kohlenhydrate:** Laktose in der Muttermilch ist Wachstumsfaktor für *Lactobazillus bifidus* der kindlichen Intestinalflora; Beeinflussungsmöglichkeit durch die Ernährung unklar.
- **Flüssigkeit:** Auf ausreichende Zufuhr achten (erhöhtes Durstgefühl); sehr große Mengen führen nicht zu einer vermehrten Volumenproduktion an Muttermilch.
- **Mikronährstoffe** (☞ Tab. 7-2.1–7-2.2): Aufgrund der Verluste über die Muttermilch erhöht sich der Bedarf der meisten Mikronährstoffe; kommt es zu einem Mangel, nimmt für manche Nährstoffe der Gehalt in der Muttermilch ab (Vitamin C, B_{12}, Jod) oder die Versorgung des Kindes geht zu Lasten der Depots der Mutter (z. B. Kalzium). Die bereits während der Schwangerschaft empfohlene Substitution von 200 µg Jodid/d sollte auch in der Stillzeit weitergeführt werden.

Tab. 7.2-1 Empfohlene Mineralstoffzufuhr während der Stillzeit

Mineralstoff	Empfohlene Mehrzufuhr	Relative Mehrzufuhr	Empfohlene Gesamtzufuhr
Kalzium	–	–	1000 mg
Magnesium	90 mg	30 %	390 mg
Eisen	5 mg	33 %	20 mg
Zink	4 mg	57 %	11 mg
Jod	60 µg	30 %	260 µg

Tab. 7.2-2 Empfohlene Vitaminzufuhr während der Stillzeit

Vitamine	Empfohlene Mehrzufuhr	Relative Mehrzufuhr	Empfohlene Gesamtzufuhr
Vitamin A (RÄ)	0,7 mg	87 %	1,5 mg
Vitamin E	5,0 mg	41 %	17 mg
Vitamin B_1	0,4 mg	40 %	1,4 mg
Vitamin B_2	0,4 mg	25 %	1,6 mg
Niacin	4,0 mg	30 %	17 mg
Vitamin B_6	0,7 mg	60 %	1,9 mg
Folsäure (Gesamtfolat)	0,2 mg	50 %	0,6 mg
Vitamin B_{12}	1,0 µg	34 %	4,0 µg
Vitamin C	50 mg	50 %	150 mg

- **Risikogruppen für Nährstoffmangel:**
  - Einschränkungen der Energieaufnahme (< 1800 kcal/d): alle Nährstoffe
  - Ablehnung von Milch und Milchprodukten (Kalzium)
  - Vegetarier (Vitamin B_{12})
  - Veganer / Makrobiotiker (Eiweiß, Kalzium, Jod, Magnesium, Vitamin D, B_{12}, B_2, Eisen)
  - Mangelnde UV-Tageslicht-Exposition (Vitamin D bei der Mutter)

7.2.1 Ernährungstherapeutische Maßnahmen

Grundregeln der Ernährung

Richtlinien entsprechen weitgehend denen in der Schwangerschaft (☞ 7.1.1)

- 5–6 kleine **Mahlzeiten**/d
- 2–2,5 l **Flüssigkeit**/d (stilles Mineralwasser, Kräutertees, milde Säfte, Milch, Buttermilch, Malzkaffee); zur Förderung der Milchbildung: Tee aus Anis, Kümmel und Fenchel (Milchbildungstee)
- **Kalorienangepasste Nahrungszufuhr** (etwa 3000 kcal/d) mit ausreichend hochwertigem Protein
  - Regelmäßiger Verzehr von magerem Fleisch und Fisch
  - Erhöhter Verbrauch von Milch und Milchprodukten

- Reichlich Vollkornerzeugnisse, Kartoffeln und Hülsenfrüchte
- Mind. 5 Portionen Gemüse und Obst/d

- Auf **Alkohol** möglichst verzichten; wenn Alkohol, dann am besten während oder unmittelbar nach dem Stillen; keine hochprozentigen Alkoholika trinken; der Säugling erhält 10 % der gewichtsbezogenen Alkoholmenge der Mutter; regelmäßiger massiver Alkoholgenuss führt zur Laktationshemmung, zu einer Entwicklungsstörung und einem Cushing-Syndrom beim Säugling
- **Koffein** von ein bis zwei Tassen Kaffee/d i. d. R. unproblematisch für den Säugling; bei empfindlichen Kindern möglicherweise anregende Wirkung; Koffein auch enthalten in schwarzem und grünem Tee, Colagetränken, Energydrinks, Mixgetränken und in einigen Medikamenten (z. B. Schmerzmitteln)
- Um die **Schadstoffbelastung** in der Muttermilch möglichst gering zu halten, sollte auf folgende Lebensmittel verzichtet werden:
  - Leber, Niere, Wild (v. a. von älteren Tieren)
  - Langlebige Raubfische wie Thunfisch
  - Übermäßig gegrillte oder geräuchert Lebensmittel
- Ungezielte Substitution von Vitaminen und Mineralstoffen ist ohne Nutzen.

7

Ernährungstipps bei Beschwerden des Säuglings

- **Allergie:** Bei allergiegefährdeten Säuglingen zur Prävention 6 Mon. ausschließlich stillen (auch keine Tees und Säfte); bei stark allergiegefährdeten Säuglingen evtl. allergenarme Diät für die stillende Mutter (Versuch Hühnerei, Fisch, Nüsse, Kuhmilch wegzulassen); da Milch und Milchprodukte in der tägl. Ernährung der Mutter eine wichtige Rolle spielen (z. B. Kalziumversorgung) sollten sie nur in Ausnahmefällen gemieden werden; auch die Empfehlung Fisch wegzulassen sollte hinsichtlich der Versorgung mit Jod und ω-3-FS sorgfältig überdacht werden.
- **Wundsein:** Evtl. durch zu viel säurehaltiges Obst verursacht; saure Obstsorten einschränken; kein genereller Verzicht auf bestimmte Obstsorten.
- **Blähungen:** Zusammenhang zwischen dem Verzehr von blähenden Lebensmitteln und auftretenden Blähungen beim Kind nicht wissenschaftlich bestätigt; dennoch kann das Weglassen von kohlensäurehaltigen Getränken, Gemüsesorten wie Kohl, Hülsenfrüchten, Zwiebeln und Knoblauch und von scharfen Gewürzen sinnvoll sein (im Einzelfall austesten).

Tipps zur Vermeidung von Blähungen

- Nicht zu schnell die Brustseite wechseln, das Kind sollte immer erst eine Brust leertrinken, da sich die Zusammensetzung der Milch während des Stillens ändert (am Anfang zum Durstlöschen wässrig mit höherem Milchzuckeranteil, später sättigend und fettreich)
- Babys die hastig trinken, schlucken häufig viel Luft – besonders gut aufstoßen lassen. Achtung: Dabei ausreichend Geduld haben, bei manchen Babys lässt das „Bäuerchen“ lange auf sich warten.

- Aufrechtere Stillposition ausprobieren, hilft manchmal weniger Luft zu schlucken.
- Darauf achten, dass das Baby die ganze Brustwarze und einen Teil der Warzenhofes in den Mund nimmt.
- Bewusst Ruhetage einlegen; möglicherweise hat Überstimulation des Kindes oder Stress und Hektik der Mutter zu den Blähungen geführt

7.3 Ernährung von Frühgeborenen

Frank Jochum, Christoph Fusch

7.3.1 Physiologische Besonderheiten

Die Unreife der Regulationsmechanismen, die besondere Physiologie und die schnellen Änderungen des Nährstoffbedarfs bei Frühgeborenen führen dazu, dass Imbalanzen des Wasser-, Elektrolyt- und weiteren Nährstoffhaushalts bei dieser besonderen pädiatrischen Patientengruppe häufiger auftreten, als bei Termingeborenen oder älteren Kindern. Hierzu tragen auch die kleinen Nährstoffspeicher von Frühgeborenen bei, die sich schnell erschöpfen und so zu einem Nährstoffmangel führen, der sich z.B. als Hypoglykämie äußern kann. Wegen der im Vergleich zu anderen pädiatrischen Patienten schwächeren Regulationsmechanismen in Verbindung mit den oben beschriebenen physiologischen Besonderheiten muss die Nährstoffzufuhr bei Frühgeborenen genauer an den individuellen Bedarf angepasst sein als bei Termingeborenen. Das Monitoring hat darum bei Frühgeborenen auch einen besonderen Stellenwert um Imbalanzen ausreichend früh zu erkennen.

Nährstoffzufuhr und Nährstoffbedarf

Bei **Frühgeborenen** ist abhängig vom Grad der Unreife eine Gewöhnung des Gastrointestinaltrakts an die enterale Ernährung notwendig. Während der nachgeburtlichen Adaptationsperiode muss die Nährstoffzufuhr bei Frühgeborenen mit niedrigem Geburtsgewicht deshalb durch (teil-)parenterale Ernährung gesichert werden. Zusätzlich verlangen die physiologischen Besonderheiten von Frühgeborenen (☞ Kap. 10.9) und die Anpassungsvorgänge nach der Geburt besondere Kenntnisse, um eine angepasste Nahrungszufuhr bei diesen unreifen Patienten zu gewährleisten.
Bei **Termingeborenen** steht mit der Muttermilch eine Nahrung zur Verfügung, die bereits für die postnatale Adaptation adäquat ist. Das ist bei Frühgeborenen unter Muttermilchernährung nicht der Fall. Frühgeborene haben eine höhere Wachstumsgeschwindigkeit als Reifgeborene und dadurch auch einen höheren Nährstoffbedarf/kg KG und Tag. Um einerseits die Vorteile von Muttermilch zu nutzen, auf der anderen Seite aber auch dem hohen Nährstoffbedarf von sehr unreifen Frühgeborenen gerecht zu werden, ist die Supplementierung der Muttermilch mit verschiedenen Nährstoffen notwendig (praktisches Vorgehen ☞ unten).

In Diskussion ist die optimale Wachstumsgeschwindigkeit für Frühgeborene. Es gibt erste Hinweise dafür, dass eine Gewichtszunahme oberhalb der intrauterinen Perzentilen das Entstehen einer Adipositas im Alter begünstigen könnte [8]. Neben der Quantität der Nährstoffzufuhr ist zurzeit die Qualität der Nährstoffe in Diskussion. Für Lipide z. B. konnte gezeigt werden, dass die Qualität positive Auswirkungen auf die kognitive Entwicklung von Neonaten haben kann [7].

Adaptationsmechanismen

Mit der Geburt des Feten wird eine Reihe von Adaptationsmechanismen eingeleitet, die bei der Nährstoffzufuhr berücksichtigt werden müssen. Dieser Anpassungszeitraum kann in drei Abschnitte gegliedert werden:

Phase I (Veränderung) und Phase II (Zwischenphase)

Physiologische Veränderungen

- **Phase I / Veränderung:** Die Phase direkt nach der Geburt beginnt mit einer relativen Oligurie, gefolgt von einer diuretischen Phase (Dauer: Stunden bis Tage). Auslöser ist der hohe insensible Wasserverlust über die unreife Haut in Verbindung mit der initialen Natriurese (wie während der Fetalperiode). Die erste Phase endet mit Erreichen des maximalen Gewichtsverlusts.
- **Phase II / Zwischenphase:** Diese wird charakterisiert durch abnehmende insensible Wasserverluste (parallel der zunehmenden Verhornung der Epidermis) und eine Verminderung der renalen Ausscheidung auf weniger als 1–2 ml/kg/h und eine niedrige Natriumausscheidung.

Ziele für Phase I und Phase II

Erforderlich ist eine tägliche Anpassung der Nährstoffzufuhr bei kranken Termin- und Frühgeborenen.

- **Flüssigkeitszufuhr:** Es gilt als gesichert, dass die Reduktion des Flüssigkeitsumsatzes durch Verminderung der Perspiratio insensibilis die Komplikationsrate und die Langzeitergebnisse der Neonaten verbessert.
  - Bei Frühgeborenen scheint ein „trockenes" Flüssigkeitsmanagement mit NaCl-Restriktion die Dauer einer Atemhilfe / Respiratortherapie günstig zu beeinflussen [2].
  - Bei Frühgeborenen unter 1500 g Geburtsgewicht sollte in den ersten Lebenstagen lediglich die Flüssigkeitsverluste ersetzt werden (ohne Elektrolytzusatz [5]).
- **Proteine, Fette:**
  - Die langsame Steigerung der Proteinzufuhr auf max. 2–3 g/kg KG/d, Fettzufuhr 3–4 g/kg KG/d hat sich bewährt.
  - Durch den Zusatz von 1 g Aminosäuren ab dem ersten Lebenstag bei dieser Patientengruppe kann die Inzidenz einer Frühgeborenenhyperkaliämie vermindert werden.

Der frühe Beginn des enteralen Nahrungsaufbaus (< 4 Tage nach der Geburt) senkt die Indizes nosokomnialer Infektionen, die Dauer einer (teil-)parenteralen Ernährung und die Anwendung von zentralen Venenkathetern im Vergleich zum späteren Beginn.

7

Phase III (stabiles Wachstum)

Physiologische Veränderungen

Die Phase des stabilen Wachstums zeichnet sich durch eine kontinuierliche Gewichtszunahme in Verbindung mit einer positiven Nettobilanz für Stickstoff und Natrium aus.

Ziele für Phase III

Der Energiebedarf weist in diesem Lebensabschnitt eine große Variabilität auf. Ob die Energiezufuhr dem Bedarf entspricht, kann im klinischen Alltag orientierend an der Gewichtsentwicklung im Bezug auf intrauterine Wachstumskurven eingeschätzt werden (wenn andere Gründe für „nicht Perzentilen paralleles Wachstum" ausgeschlossen sind).

7.3.2 Praktisches Vorgehen beim enteralen Nahrungsaufbau

Die enterale Nahrungszufuhr muss angepasst an die Reife des zu versorgenden Neugeborenen aufgebaut werden. Bei unreifen Frühgeborenen erfolgt der enterale Nahrungsaufbau unter parenteraler Ernährung. Parallel zur Steigerung der enteralen Nahrung wird der parenterale Nahrungsanteil vermindert (der bei Frühgeborenen mit niedrigem Gestationsalter notwendig ist um eine Dehydratation und Hypoglykämie zu vermeiden). Hierbei wird die enterale Zufuhr entsprechend Ihrer Resorption von der parenteralen Ernährung abgezogen und diese um diesen Teil vermindert. Nach etwa 14 Lebenstagen sollte (bei komplikationsfreiem Verlauf) der enterale Nahrungsaufbau abgeschlossen sein.

Ist der enterale Nahrungsaufbau weitgehend etabliert sollte bei sehr unreifen Frühgeborenen mit den verschiedenen Supplementen begonnen werden (☞ unten).

Frühgeborene und Reife Neugeborene

Zum Beginn der enteralen Ernährung 2 Gaben Maltoselösung oder Tee anbieten (Menge ☞ unten). Nicht bei reifen Neugeborenen zur Diagnostik.

Frühgeborene < 1000 g Geburtsgewicht

- Beginn: nach 12–24 Lebensstunden
- Menge der tägl. Steigerung: 5–15 g/kg KG/d Muttermilch oder Frühgeborenen-Formula
- Anzahl Mahlzeiten: 12/d
- Beginn unter parenteraler Ernährung

Frühgeborene 1000–1500 g Geburtsgewicht

- Beginn: nach 8–24 Lebensstunden
- Menge der tägl. Steigerung: 10–20 g/kg KG/d Muttermilch oder Frühgeborenen-Formula
- Anzahl Mahlzeiten: 12/d
- Beginn unter parenteraler Ernährung

Frühgeborene > 1500 g und („kranke") reife Neugeborene

- Beginn nach 0–12 Lebensstunden
- Menge der tägl. Steigerung: 15–30 g/kg KG/d Muttermilch oder Frühgeborenen-Formula
- Anzahl Mahlzeiten: 8/d, bei eutrophen Reifgeborenen: 6/d
- Beginn unter parenteraler Ernährung

Reife Neugeborene

Zur Diagnostik:

- Beginn nach 0–6 Lebensstunden
- Menge der tägl. Steigerung: ad lib. (Voraussetzung Kind trinkt selbst, Mindestmenge angeben), Muttermilch oder Formula
- Anzahl Mahlzeiten: 6/d

Supplementation

Nahrungssupplemente

Gegeben wird Muttermilchfortifier (FM 85/FMS): Steht keine Muttermilch bzw. Frauenmilch zur Verfügung, wird „Frühgeborenenformula" verwendet.

- Wer: Alle FG < 1500 g mit Muttermilch-Ernährung
  - VLBW = Very low birthweight Frühgeborenes= Frühgeborenes mit einem Gewicht von < 1500 g
  - ELBW = Extreme low birthweight Frühgeborenes = Frühgeborenes mit einem Gewicht von < 1000 g
- Beginn: Ab einem enteralen Nahrungsanteil von > 75 % und einem Alter von > 7 Lebenstagen
- Dosierung: Beginn mit 2,5 % FM 85 oder 2,1 % FMS für 2 Tage. Wenn gut vertragen ab dem dritten Tag der Supplementierung Steigerung auf 5 % FM 85 oder 4,2 % FMS
- Dauer: Ende der Supplementation bei Entlassung oder einem Gewicht von 3500 g

! Bei schlechtem Gedeihen (nach Ausschluss von pathologischen Ursachen, wie z. B. Zinkmangel) und gesteigertem Kalorienverbrauch (ggf. Kalorimetrie durchführen) nochmalige Erhöhung der Fortifier erwägen (7,5 % FM 85/6, 3 %FMS).

Enterale Vitaminsupplemente

Bei (teil-)parenteraler oder enteraler Ernährung

- Wer: Alle Frühgeborenen
- Beginn: Ab dem 14. Lebenstag bei einem enteraler Nahrungsanteil > 50 % und Ende der parenteralen Vitaminsupplementation.
- Dosierung: Multibionta® 1 Tr./500 g KG verteilt auf 3 Gaben/d p.o.
- Dauer: Weiterführung der Vitaminsupplementation bis zum korrigierten dritten Lebensmonat

Kalzium/Phosphat-Supplemente

Zur Prophylaxe der Frühgeborenenosteopenie:
- Wer: Frühgeborene mit einem Geburtsgewicht < 1500 g
- Beginn: Frühestens nach komplettem enteralen Nahrungsaufbau
- Dosierung: Beginn mit 1 Einheit/Mahlzeit (1 Einheit = 1 Kapsel; entspricht: ca. 10 mg (0,25 mmol); P: 7,5 mg (0,25 mmol/Einheit). Adjustierung nach Ca/Krea-Quotienten (Zielbereich 20–35 Einheiten)
- Dauer: Korrigierter dritter Lebensmonat

Eisensupplemente

Zur Prophylaxe der Frühgeborenenanämie:
- Wer: Alle Frühgeborenen mit einem Geburtsgewicht < 2500 g
- Beginn: Am 28. Lebenstag
- Dosierung: Dosis zur Prophylaxe ca. 5 mg/kg KG/d. Steigerung zur Therapie einer Eisenmangelanämie bis auf 9 mg/kg KG/d unter Kontrolle von Retikulozyten und Transferrinsättigung
- Dauer: Bis zur Entlassung, längstens bis zum korrigierten dritten Lebensmonat

7.3.3 Praktisches Vorgehen beim parenteralen Nahrungsaufbau

Je nach Dauer der PE/TPE (Parenterale Ernährung/Teilparenterale Ernährung) werden unterschiedliche Nährstoffe verabreicht. Die zeitliche Unterscheidung in kurz, mittelfristige und langfristige PE/TPE ist sinnvoll, da sie zudem die Sicherheit auf einer neonatologischen Station erhöht.
- **Kurzfristige TPE/PE** (< 48 h): Angepasste Zufuhr von Flüssigkeit, Glukose, Natrium und Kalium
- **Mittelfristige TPE/PE** (2–7 d): Zusätzlich angepasste Gabe von Lipiden und Protein
- **Langfristige TPE/PE** (> 7 d): Zusätzlich angepasste Zufuhr von Magnesium/Phosphat/Vitaminen und Spurenelementen (bis zu einem enteralen Nahrungsanteil von 50 %). Kalziumzufuhr nur bei langfristiger TPE/PE > 14 d. Bedarfsgerechte Zufuhr bei Verwendung eines zentralen Venenkatheters

Flüssigkeitszufuhr

Früh- und Reifgeborene in Phase I und II (Lebenstage 1–7)

In der Anpassungs- und Stabilisationsphase

Tab. 7.3-1 Flüssigkeitszufuhr bei Früh- und Reifgeborenen in Phase I und II in ml/kg KG/d. *Geburtsgewicht (Berechnungsgrundlage bis aktuelles Gewicht > Geburtsgewicht), LT = Lebenstag, ° nach [1], ^ nach DAKE/AKE [4], § Expertenmeinung. Tabelle modifiziert nach [13]

	Lebensalter in Tagen					
Flüssigkeitszufuhr in ml/kg KG/d	**1. LT**	**2. LT**	**3. LT**	**4. LT**	**5. LT**	**6./7. LT**
Frühgeborene < 1000 g*°	90	110	130	150	160	160
Frühgeborene 1000–1500 g*°	80	100	120	140	160	160
Frühgeborene > 1500 g < *° Reife Neugeborene^	60	80	100	120	140§	160§

Zusätze/Abzüge:
- +20 % bei Mangelgeburt (SGA)
- +20 % bei Phototherapie, nur wenn Körpergewicht < 2000 g
- +20 % bei Fieber
- - 20 ml/kg KG/d bei Respiratortherapie/N-CPAP mit angefeuchtetem Atemgas

Früh- und Reifgeborene in Phase III (ab ca. 8. Lebenstag)

In der Phase des stabilen Wachstums

Tab. 7.3-2 Empfehlungen für die Flüssigkeitszufuhr Früh- und Reifgeborener nach Abschluss der Anpassungsphase ab ca. 6. Lebenstag in ml/kg KG/d. * Geburtsgewicht, + 7. Lebenstag bis Erreichen der nächst höheren Gewichtskategorie. ° nach [5], ^ nach DAKE/AKE [4], § Expertenmeinung. Tabelle modifiziert nach [13]

Lebensalter	Flüssigkeitsbedarfn*n(ml/kg KG/d)
Frühgeborene < 1000 g *°+	80–180(–200)
Frühgeborene 1000–1500g *°+	80–160(–180)
Frühgeborene > 1500 g*§	100–140–160§
Reife Neugeborene ^+	100–140–160

Energiezufuhr

Früh- und Reifgeborene ab Phase III (ab ca. 8. Lebenstag)

In der Phase des stabilen Wachstums

Tab. 7.3-3 Empfehlungen für die Energiezufuhr für Früh- und Reifgeborene nach Abschluss der Anpassungsphase (ab ca. 8. Lebenstag-) in kcal/kg KG/d. * Geburtsgewicht, ° nach [8], ^ nach DAKE/AKE [4]. Tabelle modifiziert nach [13]

Lebensalter	Energiezufuhr (kcal/kg KG/d)
Frühgeborene < 1000 g°	80–170
Frühgeborene 1000–1500 g°	70–140
Säugling nach Ende d. Neonatalzeit ^	60–120

Der individuelle Energiebedarf kann von den Angaben erheblich nach unten (Sedierung, Beatmung) oder nach oben (Fieber, Unruhe, PDA) abweichen. Angaben für Frühgeborene und Säuglinge nach der Anpassungsphase mit stabilem Wachstum.

Makronährstoffe

Tab. 7.3-4 Empfehlungen für die Zufuhr der Makronährstoffe; Aufbau der Zufuhr an Glukose, Aminosäuren und Lipiden bei Früh- und Reifgeborenen in g/kg KG/d. Nach dem 7. Lebenstag kann die Zufuhr als max. Zufuhr beibehalten werden. Tabelle modifiziert nach [13]

Alter	Glukose (g/kg KG/d)	Aminosäuren (g/kg KG/d)	Lipide (g/kg KG/d)
1. Lebenstag	4–8(–10)	1,0	1,0
2. Lebenstag	4–8(–10)	1,0	1,0
3. Lebenstag	5–9(–10)	1,0	1,0
4. Lebenstag	5–10(–12)	2,0	1,0
5. Lebenstag	6–12(–15)	2,5	2,0
6. Lebenstag	7–14(–16)	2,5	3,0
7. Lebenstag	7–16	2,5	3,5

7

Elektrolyte, Vitamine und Spurenelemente

Elektrolyte

Bedarfszahlen nach [1] bzw. DAKE/AKE [4]:

- **NaCl:** 2–5 [4] mmol /kg KG/d. Zufuhr als NaCl 5,85 %. 1ml = 1 mmol. Bei Frühgeborenen < 1000 g NaCl-Zufuhr erst ab dem 2.–3.Lebenstag. Vorher nur Ersatz der Perspiratio.
- **Kalium:** 1–3 [4] mmol/kg KG/d. Zufuhr als KCl 7,45 %. 1 ml = 1 mmol. Kalium Zusatz immer erst nach erster Miktion. Bei Frühgeborenen < 1500 g Zusatz frühestens ab dem 2.–3. Lebenstag und sinkenden Plasma K-Spiegeln

Langfristige PE oder TPE mit enteralem Anteil < 50 %

- Magnesium 0,3 mmol/kg KG/d. Zufuhr als Magnesium-Sulfat 10 %; 1 ml = 0,315 mmol
- Phosphat 1,0 mmol/kg KG/d. Zufuhr als Na-Glycero-Phosphat; 1 ml = 1 mmol P

CAVE
1 ml Na-Glycero-Phosphat enthält 2 mmol Na.

Liegender ZVK

Ohne ZVK nur bei pathologischen Plasma-Spiegeln supplementieren.

- Kalzium: 1(–2) mmol/kg KG/d. Zufuhr als Ca-Gluconat 10 %. 1 ml = 0,22 mmol Ca. Bei Frühgeborenen in der Phase des stabilen Wachstums.
- Kalziumionen weisen eine sterische Struktur auf, die im Vergleich mit anderen Nährstoffen zu einer starken Reizung von Geweben bzw. Endothelien führt. Hierdurch kann es bei peripherer Zufuhr zu einer Venenreizung kommen, die stärker ausgeprägt ist, als es der Osmolarität der Lösung entspricht.

Mittel- und langfristige (teil-)parenterale Ernährung

Zusätze von Vitaminen und Spurenelementen sind bei langfristiger TPE und beim Nahrungsaufbau von Früh- und Reifgeborenen notwendig: Zufuhr als Multivitamin bzw. Multispurenelementzusatz nach Herstellerangabe. Der Zusatz von Spurenelementen und Vitaminen gilt bei kurzfristiger parenteraler Ernährung (< 7 Tage) als nicht notwendig (endogene Speicher).

Vitamine/Spurenelemente

- Wasserlösliche Vitamine: 1 ml/kg KG/d max. 10 ml/d (z. B. als Soluvit N)
- Fettlösliche Vitamine: 1 ml/kg KG/d max. 10 ml/d (z. B. als Vitalipid). Nur bei parent. Fettzufuhr supplementieren.
- Spurenelemente: 1,0 ml/kg KG/d max. 10 ml/d (z. B. als Inzolen)

Tipps

- Bei Frühgeborenen Supplementation ab dem 5. Lebenstag, wenn der enterale Nahrungsanteil < 50 % ist (Beginn Gewichtszunahme und Wachstum mit gesteigertem Substratbedarf).
- Ab einem Anteil von ca. 50 % enterale Ernährung (und Weiterführung des enteralen Nahrungsaufbaus) Ende der parenteralen Vitamin- und Spurenelementzufuhr.

7

CAVE

Nieren- oder Leberinsuffizienz vermindern den Bedarf, intestinale Flüssigkeitsverluste und Stress steigern den Bedarf!

7.3.4 Maßnahmen zur Reduktion von Nebenwirkungen bei parenteraler Ernährung

- **Minimale enterale Ernährung:** Totale parenterale Ernährung vermindert die funktionelle und strukturelle Integrität, die hormonale Aktivität des Gastrointestinaltrakts, das Wachstum der intestinalen Mukosa und die Laktase-Aktivität [12]. Verschiedene Untersuchungen sprechen für eine signifikante Reduktion der Zeit für den Nahrungsaufbau und der Krankenhausverweildauer unter minimaler enteraler Ernährung.
- **Nicht nutritives Saugen:** Eine Metaanalyse ergab bei Frühgeborenen eine signifikante Verkürzung der Krankenhausverweildauer durch nicht nutritives Saugen [10].
- **Unter Glutamin**-[9] oder **Arginin**supplementation [11] wurde eine Senkung der Inzidenz von Nebenwirkungen einer Intensivtherapie wie z. B. nosokomiale Infektionen [6] festgestellt.

- **Carnitin** ist in Muttermilch und Formula enthalten, fehlt aber bei üblicher parenteraler Ernährung. Bei Frühgeborenen unter parenteraler Ernährung wurden niedrige Carnitinspiegel in Körpergeweben gemessen. Die klinische Bedeutung ist unklar. Eine Metaanalyse zeigte keinen Effekt einer Carnitinsupplementation auf die Metabolisierung von Fett, die Lipogenese oder die Zunahme von Körpergewicht [3].

7.4 Nährstoffbedarf von Säuglingen

Angeliki Pappas

7.4.1 Altersabhängiger Bedarf an Energie und Nährstoffen

Die Muttermilch ist die ideale ausschließliche Nahrung für den Säugling in den ersten 4–6 Mon. Von deren Zusammensetzung ausgehend leiten sich die Empfehlungen für das erste Lebenshalbjahr ab. Im zweiten Lebenshalbjahr wird allmählich die Breikost eingeführt bis zur Teilnahme an der Tischkost um den ersten Geburtstag.

7.4.2 Muttermilchernährung

Muttermilchbildung

Die Muttermilch bildet sich in den Alveolarepithelien, sondert sich ab in die Alveoli der 18–20 Segmente jeder Brust und fließt durch kleine, dann große Milchgänge in die jeweils eigene Öffnung in der Brustwarze.
Fördernd für Milchsekretion sind der postnatale Östrogenabfall, die Wehen begleitende Prolaktinsekretion und die starke Stimulation durch das kindliche Saugen (Oxytocinausschüttung). Frühzeitiges (ca. 30 Min. nach Geburt) und regelmäßiges Anlegen sind von entscheidender Bedeutung, v. a. bis zum Milcheinschuss am 3.–5. Tag.
Bei saugschwachen Kindern, z. B. Frühgeborenen ist ggf. zusätzliches Abpumpen mit Milchpumpe nötig.

Nährstoffgehalt der Muttermilch

- Die Muttermilch hat für das gesunde reife Neugeborene die ideale Zusammensetzung und die vergleichsweise bessere Bioverfügbarkeit, z. B. durch bessere Fettresorption als aus Säuglingsmilchnahrung. Ihre Zusammensetzung ändert sich mit der Stillzeit und passt sich dem entwicklungsabhängigeʃn Nährstoffbedarf des Kindes (☞ Tab. 7.4-1) an:

Tabelle 7.4-1 Empfohlene Zufuhr an Energie und wichtigen Nährstoffen für gesunde Kinder in Abhängigkeit vom Lebensalter (modifiziert nach [4]) mgÄq = mg Äquivalent

Alter	Kcal/kg/d	Protein (g/kg/d)	Fett (% der kcal)	Ess. FS (% der kcal)
0 – < 4 Mon.	110	2,0–2,2	45–50	4,5
4 – < 12 Mon.	95	1,2–1,6	35–40	3,8

Alter	Kalzium (mg/d)	Magnesium (mg/d)	Eisen (mg/d)	Jod (mg/d)	Zink (µg/d)
0 – < 4 Mon.	500	40	6	50	5
4 – < 12 Mon.	500	60	8	80	5

Alter	Vit. A (mgÄq./d)	Vit. D (µg/d)	Vit. K (µg/d)	Thiamin (mg/d)	Riboflavin (mg/d)
0 – < 4 Mon.	0,5	10	5	0,3	0,3
4 – < 12 Mon.	0,6	10	10	0,4	0,5

Alter	Niacin (mgÄq./d)	Vit. B6 (mg/d)	Folat (µg/d)	Vit. B12 (µg/d)	Vit. C (mg/d)
0 – < 4 Mon.	5	0,3	80	0,5	40
4 – < 12 Mon.	6	0,6	80	0,8	50

! Jedes Kind hat einen individuellen Bedarf. Beachte auch Abweichungen von diesen Richtwerten unter Krankheitsbedingungen!

- **Kolostrum** oder Vormilch, während der ersten 5 Lebenstage: Enthält sehr viel Proteine, Immunglobuline und Leukozyten, auch bei geringer Menge stark antiinfektiös wirksam!
- **Transitorische Milch**: Ab dem 6. Lebenstag, Milchvolumen ↑
- **Reife Milch:** Ab der 3. Lebenswoche
- **Im Laufe einer Stillmahlzeit:** Erst „dünne" protein-, mineralien-, wasserlösliche und vitaminreiche Milch, dann zunehmend fett- und energiereichere Milch, deswegen immer erst eine Brust leertrinken lassen (bei zu häufigem Wechseln erhält das Kind zu viel „dünne" Milch; durch den höheren Laktosegehalt können evtl. Verdauungsbeschwerden) auftreten.
- **Bifidogene Wirkung:** Im Stuhl gestillter Kinder höherer Anteil an Bifidusbakterien

! Im Gegensatz zur Muttermilch muss Kuhmilch angepasst werden („adaptierte Milchnahrung"), sonst drohen Mangelerscheinungen oder die Überlastung der kindlichen Organsysteme, z. B. der Nieren.

Tab. 7.4-2 Vergleich mittlerer Nährstoffgehalt Muttermilch / Kuhmilch

Nährstoff	Reife Muttermilch	Kuhmilch
	g / 100 g	g / 100 g
Kalorien	66	65
Proteine (Kaseinanteil)	1,0 (40 %)	3,4 (80 %)
Fett	3,8	3,7
Linolsäure	0,285	0,052
Laktose	7,0	4,6
Mineralstoffe	0,2	0,8
Natrium	15 mg	50 mg
Eisen	76 mg	50 mg
Renale Molenlast	79 mOsm / kg H_2O	221 mOsm / kg H_2O

7

Aspekte des Stillens

Vorteile

- Optimale Zusammensetzung der **Nährstoffe** (☞ Tab. 7.4-2)
- **Antiinfektiöse** und **antiinflammatorische Bestandteile** in der Muttermilch:
  - Sekretorisches Immunglobulin A (sIgA): Ist bereits im Kolostrum in hohem Maße enthalten, ist aufgrund der Stabilität im gesamten kindlichen Gastrointestinaltrakt wirksam, bindet Mikroorganismen und andere makromolekulare Fremdantigene
  - Weitere Immunglobuline: Hauptsächlich IgG, IgM, IgD
  - Weitere Bestandteile: Lysozym (zerstört Bakterienzellmembranen), Laktoferrin (hemmt eisenabhängige Bakterien), neutrophile Granulozyten und Makrophagen, Lymphozyten, Laktoperoxidase, Oligo- und Polysaccharide, Glykokonjugate
  - Monoglyzeride, nicht veresterte FS: Lysieren von Bakterienzellmembranen → **spezifische und unspezifische antiinfektiöse Wirkung** → Risiko gestillter Kinder z. B. für infektiöse Enteritis geringer, Krankheitsverläufe kürzer und milder, **infektionsprotektiver Effekt** ist auch noch nach Stillzeit nachweisbar
- Beste **Allergieprophylaxe** (☞ Kap. 7.4.4)
- Förderung der **physiologischen Kieferentwicklung:** Durch Saugen an der Brust kann Zahnfehlstellungen vorgebeugt werden.
- **Weitere Vorteile:** Preiswert, hygienisch einwandfrei, immer gut temperiert, sofort verfügbar; für die mütterliche Gesundheit – raschere Gebärmutterrückbildung, Vorbeugung von Brust- und Eierstockkrebs; zudem Förderung der Mutter-Kind-Beziehung

Mögliche Nachteile

- **Stärkere postpartale Gewichtsabnahme:** Milcheinschuss erst 3–5 Tage postpartal, Milchmengen relativ niedriger als bei Flaschennahrung

! Bei Frühgeborenen, dystrophen Neugeborenen und Neugeborenen diabetischer Mütter wegen Trinkschwäche und Hypoglykämieneigung (mangelnde Glykogenreserven bzw. höhere Insulinspiegel) oft Zufütterung notwendig!

- Verstärkter und verlängerter **Neugeborenen-Ikterus:** Direktes Bilirubin normal, wichtig zur DD von cholestatischen Lebererkrankungen, klinischer Zustand meist unbeeinträchtigt, eine Stillpause ist extrem selten notwendig.
- **Übertragung mütterlicher Infektionen** z. B. HIV, Virushepatitis, Tbc, Zytomegalie
- **Risiko mangelnder Nährstoffversorgung:**
  - Vitamin K und D: Nur unzureichend in Muttermilch enthalten, werden dem Kind supplementiert
  - Jod: 200 µg Jodid für jede schwangere und stillende Frau in Deutschland empfohlen
  - Vitamin B_{12}: Bei Frauen, die bereits zuvor streng vegan oder makrobiotisch gegessen haben → besonders kritisch für die neurologische Entwicklung im 1. Lj.!
- **Belastung mit Fremdstoffen,** z. B. Nikotin, Drogen, Alkohol, Medikamente oder allergene Eiweiße aus mütterlicher Nahrung
- **Belastung mit Umweltschadstoffen:** Fettlösliche Schadstoffe wie Pestizide (DDT, Hexachlorbenzol, Lindan) oder Schadstoffe aus industriellen Prozessen wie polychlorierte Biphenyle, Dibenzodioxine- und furane sind in Muttermilch nachweisbar; seit den 70er-Jahren ist die mittlere Konzentration um ca. die Hälfte gefallen; toxische Wirkung bei Kindern nicht beobachtet.

! Bei Reduktionsdiäten kann eine Lipolyse auftreten, d. h. akkumulierte fettlösliche Substanzen werden in die Muttermilch freigesetzt. Deshalb keine Reduktionsdiäten in der Stillzeit durchführen!

Kontraindikationen

- Auszehrende oder psychiatrische Erkrankung oder bestimmte medikamentöse Therapien der Mutter
- Unzureichende Milchbildung aus organischer Ursache extrem selten, eher geringe Milchbildung in Kombination mit unzureichender Anleitung
- Anomalien der Brustwarzen (Flach- oder Hohlwarzen) auszugleichen durch Silikon-Stillhütchen oder Abpumpen der Milch
- Milchstau kann durch häufigeres Anlegen des Kindes oder Abpumpen bekämpft werden
- Bakterielle Mastitis erfordert eine Stillpause bis zum Einsetzen der Wirkung der Antibiose
- Auch nach Reduktionsplastik ist stillen möglich (Vorsicht: Milchstau!). Silikonimplantate sind keine Kontraindikation.

Fördernde Maßnahmen

- Förderung der Motivation und Information über das Stillen schon in Schwangerschaft und im Wochenbett
- Praktische Unterstützung beim Anlegen und Stillen
- Frühes Anlegen des Neugeborenen innerhalb der ersten Std. in ruhiger Umgebung
- „Rooming in": Stillen nach Bedarf zu jeder Tageszeit, auch in Klinik
- Unbegründete Restriktionen hinsichtlich der Ernährung meiden!
- Zufütterung in den ersten Lebenstagen nur bei begründeten Indikationen, z. B. bei Gefahr von Dehydratation oder Hypoglykämie: möglich mit 10 % Glukoselösung (1.–3. Lebenstag) oder mit „Pre"-Nahrung, ggf. hypoallergene Anfangsnahrung ☞ Kap. 7.2.3
- Stillfrequenz nach Bedarf des Kindes, günstig ist 4-stündl. Anlegen mit jeweils 5–10 Min. Dauer an beiden Brüsten. Mit dem Milcheinschuss dann ca. 6–8 (–10) × in 24 Std.
- Trinkmenge soll sich an einer wöchentl. Gewichtszunahme von 150–200 g des Säuglings orientieren.

7.4.3 Künstliche Säuglingsmilchnahrungen (Formula)

Es handelt sich bei den künstlichen Säuglingsmilchnahrungen um einen riesigen Markt mit häufig neuen Produkten!

Verschiedene Formen von Formula-Nahrung

Säuglingsanfangsnahrung

Sie ist von Geburt an als ausschließliche Nahrung bis zum ca. 6. (–12.) Lebensmonat geeignet und im Eiweißgehalt an Muttermilch adaptiert. Man unterscheidet PRE- und 1-Nahrung:

- **„PRE"-Nahrung (früher „adaptiert"):** Für Neugeborene oder zur Zufütterung zum Stillen, enthält Laktose als einziges KH, kaum Risiko der Überfütterung
- **„1"-Nahrung (früher „teiladaptiert"):** Bevorzugt bei etwas älteren Säuglingen, z. B. 3.–4. Mon., enthalten weitere KH (bis zu 2 % Stärke), von Nahrungen mit Fruktose oder Saccharose wird im 1. Lebenshalbjahr aufgrund des Risikos einer frühen Manifestation einer schweren hereditären Fruktose-Intoleranz abgeraten.

Folgenahrung („2"- oder „3"-Nahrung)

Wird ab dem 5. Lebensmonat zur optimalen Nährstoffversorgung eingesetzt; sie ist häufig günstiger als Anfangsnahrung und stärker sättigend. Anfangsnahrung und Folgenahrung sind auf Kuhmilch- oder Sojabasis erhältlich:

- **Kuhmilchbasis:** „Säuglingsmilchnahrung" und „Folgemilch", auch als „hypoallergene" („H.A.")-Nahrung in antigenreduzierter (partiell hydrolysierter) Form zur Prävention bei eindeutig positiver Familienanamnese (Allergien) erhältlich; nicht zur Therapie!

- **Sojanahrung:** Laktosefrei, Indikation z. B. bei Laktoseunverträglichkeit oder elterlich streng vegetarischer Überzeugung, keine Alternative bei Kuhmilcheiweißallergie, da weitere Allergisierung möglich. Nach dem 6. Lebensmonat Einsatz möglich.
- **Semielementar- und Elementardiäten** (Produkttabelle: ☞ Anhang) zur Ernährung z. B. bei Kuhmilcheiweißallergie:
  - Semielementardiät: Extensiv hydrolysierte Protein-Nahrung (mit steigendem Hydrolysegrad der Protein-Nahrung → bitterer Geschmack! Süßen jedoch nicht empfohlen wegen Energiedichte ↑, bei Süßstoff Gefahr der Überschreitung des ADI-Wertes (Acceptable Daily Intake), Ausnahme: Aspartam-Einsatz möglich!
  - Elementardiäten: AS-Mischung

Selbst hergestellte Flaschennahrung

CAVE

Selbstherstellung aus pasteurisierter Kuhmilch, Wasser, KH und Pflanzenöl ist zwar möglich, jedoch aus hygienischen und ernährungsphysiologischen Gründen absolut nicht zu empfehlen!

7

Ebenfalls kontraindiziert ist die:

- Fütterung unveränderter Kuh- oder anderer Tiermilche aufgrund ihrer für das 1. Lebenshalbjahr unphysiologischen Zusammensetzung und des Allergierisikos:
  - Ziegenmilch: Zu wenig Folsäure, Vitamin A/C
  - Schafsmilch: Zu viel Fett
  - Esel-/Stutenmilch: Zu wenig Vitamin A
- Zugabe von Getreide in Säuglingsnahrung im ersten Lebenshalbjahr, da Risiko der frühen schweren Manifestation einer Zöliakie
- Rohe Kuhmilch, da Risiko einer bakteriellen Kontamination (z. B. enterohämorrhagische E. coli, EHEC); gleichzeitig hohe Allergenität
- „Alternative Milche" auf Basis von Mandelmus, Obst oder Vollkorngetreide, da unphysiologisch und deshalb ungeeignet → Defizite im Protein-, Vitamin- und Mineralstoffbereich

Praxis der Flaschenfütterung

- **Milchmenge:** I.d.R. erhält das Neugeborene 6, ab dem 2. Mon. 5 Flaschenmahlzeiten/d. Die getrunkene Milchmenge liegt bei großen interindividuellen Unterschieden in den ersten Lebenstagen bei etwa 70–80 g/Mahlzeit. Ab der 2. Wo. tägl. Trinkmenge ⅕–⅙ des KG, bei Energiegehalt von 70 kcal/100 ml.
- **Hygiene:** Flaschen und Sauger nach dem Trinken sofort ausspülen, mit Spülmittel und Wasser reinigen und durch Auskochen (3 Min.) sterilisieren; Glasflaschen sind sicherer zu säubern als Kunststoff, Silikonsauger sind wegen glatter Oberfläche leichter rein zu halten.
- **Zubereitung:** Nahrung stets frisch zubereiten, Packungshinweise beachten, Dosierungsempfehlung auf der Verpackung unbedingt befolgen, den Messlöffel mit

einem Messerrücken abstreifen; Leitungswasser für die Zubereitung abkochen, Mineralwasser oder spezielles Babywasser nach erster Entnahme im Kühlschrank aufbewahren und auch abkochen.

Unterwegs am besten abgekochtes Wasser in Thermoskanne und portioniertes Milchpulver in der ausgekochten Säuglingsflasche getrennt mit sich führen!

- **Gabe:** Die Temperatur der Flaschennahrung soll der Körpertemperatur entsprechen, stets kontrollieren; Reste von Säuglingsnahrung nicht wieder verwenden; Saugerloch nicht zu groß wählen, bei kopfüber gedrehter Flasche sollte die Nahrung mit etwa 1 Tropfen/Sek. herauslaufen.

7.4.4 Alimentäre Allergieprävention im Säuglingsalter

In den ersten Lebensmonaten ist aufgrund der erhöhten Durchlässigkeit der intestinalen Schleimhäute für intakte Eiweißmoleküle eine Sensibilisierung besonders leicht möglich. Das statistische Risiko für die Allergieentwicklung ist erhöht, wenn Eltern oder Geschwister unter Heuschnupfen/allergischem Asthma oder Neurodermitis leiden. Für diese Kinder sind im Säuglingsalter Maßnahmen zur Allergieprävention besonders empfohlen.

Stellenwert spezieller Säuglingsnahrung

Stillen

- Über 4–6 Mon. ausschließlich gestillte Säuglinge weisen eine deutlich geringere Häufigkeit einer Kuhmilcheiweißallergie auf.
- Kein vollständiger Schutz, vor dem Übertritt von kleinen Mengen intaktem Fremdeiweiß möglich
- Wirksamkeit einer hypoallergenen Diät der Mutter nicht belegt, wird z.Zt. nicht ausdrücklich empfohlen. Weder für Schwangerschaft noch Stillzeit wird eine bestimmte Diät empfohlen, Karenz nur bei eigener Nahrungsmittelallergie [2].

Antigenreduzierte Säuglingsnahrung (H.A.)

Hypoallergene (partiell hydrolysierte) Nahrung auf Basis von Proteinhydrolysat ist geeignet zur Risikominderung bei Neugeborenen mit familiärer Allergiebelastung, günstig v.a. bei ekzematösen Hautveränderungen.

- Empfohlen bei belasteten, nicht oder nicht voll gestillten Kindern im 1. Lebenshalbjahr als ausschließliche Flaschennahrung
- Diätetische Produkte: Zur Behandlung von Nahrungsmittelallergien und Malabsorptionssyndromen mit hochgradig hydrolysiertem Eiweiß (z.B. Nutramigen, Pregomin) oder AS-Mischungen (z.B. Neocate, Pregomin AS)

! Keine „alternativen Milche" zuführen, keine anderen Tier- oder Pflanzenmilche bei bestehender oder drohender Kuhmilcheiweißallergie!

Antigenreduzierte Beikost

- Beikost nicht vor dem 5. Lebensmonat geben. Nur begrenzte Auswahl, dabei häufige Allergene meiden: Hühnereier, Nüsse, Fisch, Soja, Kuhmilch.
- Ernährung mit Hydrolysatnahrung nach dem 6. Mon. Eine Eliminationsdiät der Mutter in der Schwangerschaft zeigte keine allergiemindernde Wirkung auf das gefährdete Kind!

Stellenwert der Supplemente

Eine regelmäßige Zufuhr von Probiotika (Lactobacillus rhamnosus GG) 4 Wo. vor der Geburt und auch postnatal über 6 Mon. an die Stillende oder ihr Kind reduziert das Risiko für Neurodermitis um 50 % im Vergleich zur Plazebogruppe [3]. Für die Zukunft bieten sich hier wohl neue Möglichkeiten.

7

7.4.5 Prophylaktische Nahrungssupplemente

Vitamin K

- **Pathogenese:** Begrenzte Vitamin-K-Speicher des Neugeborenen und geringer Gehalt in der Muttermilch v. a. bei voll gestillten Säuglingen erhöht das Risiko des späten Vitamin-K-Mangels mit schweren Blutungen, z. B. zerebral.
- **Dosierung** für alle Säuglinge: 3 × je 2 mg Vitamin K oral bei den Vorsorgeuntersuchungen U1 (1. Lebenstag), U2 (3.–10. Lebenstag), U3 (4.–6. Lebenswoche).

Vitamin D

- **Pathogenese:** Rasches Wachstum und hoher Kalziumeinsatz im wachsenden Skelettsystem bei Säuglingen und Kleinkindern → hoher Bedarf an Vitamin D; in Mitteleuropa relativ niedrige UV-Lichtexposition → nur begrenzte Vitamin-D-Synthese in der Haut, nur mäßiger Gehalt in der Muttermilch, orale Gabe zur Rachitisprophylaxe erforderlich!
- **Dosierung:** 400–500 i. E./d in Tablettenform; Verabreichung bis zum 2. vom Kind erlebten Frühsommer! Dauer der Vitamin-D-Gabe je nach Geburtszeitpunkt (Frühjahr bzw. Herbst) 1–1,5 Jahre.

> Tablette in etwas Tee auflösen und mit dem Löffel verabreichen, nicht in die Milchflasche geben!

Fluorid

- **Zur Kariesprophylaxe:** Durch Verminderung von Anzahl und Ausmaß kariöser Läsionen

- **Dosierung:** Gemeinsam mit Vitamin-D-Präparat 0,25 mg/d; nach Ende der Vitamin-D-Gaben Fortsetzung mit 0,25 mg Fluorid-Tabletten tägl. bis Ende 2. Lj.; ab dem 3. Lj. ausreichende Supplementierung durch jodiertes und fluoridiertes Speisesalz

! Eine Fluoridüberdosierung ist bei gleichzeitiger Anwendung von fluoridierter Zahnpasta möglich. Geeignete Auswahl beachten, fluoridierte Zahnpasta erst ab dem 3. Lj. einsetzen.

7.4.6 Einführung der Beikost

Nach dem **4. bis 6. Lebensmonat** wird schrittweise Beikost eingeführt (☞ Abb. 7.4-1). Sie ist wichtig zur Verabreichung von gut bioverfügbarem Eisen (Fleisch oder angereichertes Getreide), für die Aufnahme anderer Nährstoffe (z.B. Zink), zur Erweiterung der Geschmackserfahrungen und zum Erlernen von motorischen und sozialen Fertigkeiten (Essen mit Besteck am Tisch). Vorgehen: Jeden Mon. wird eine Milchmahlzeit durch Brei ersetzt → löffelweise Gabe von Karotten- oder Reisbrei bis zur Akzeptanz, danach Gemüse-Kartoffel-Brei mit Fleisch oder eisenangereichertem Reisbrei, Vollmilch-Getreide-Brei, Getreide-Obst-Brei, Menge ca. 200 g.
Ab ca. dem 10. Mon. kann der Milch-Getreide-Brei durch eine Brot-Milch-Mahlzeit ersetzt werden (☞ Tab. 7.4-1), ebenso die morgendliche Milchflasche.

! Bei allergiegefährdeten Kindern sorgfältiger Kostaufbau mit wenigen Zutaten, häufige Allergene meiden (☞ Kap. 7.2.4). Säuglinge brauchen keine übermäßige „Abwechslung" und keine zusätzliche Süße zu den natürlichen Lebensmitteln! Grundnahrungsmittel in wenig bearbeiteter Form empfohlen!

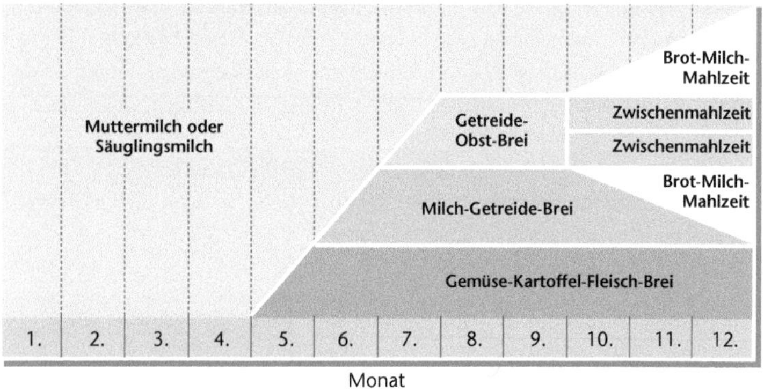

Abb. 7.4-1 Ernährungsplan für das 1. Lj. Ungefähr mit dem 10. Lebensmonat kann der Säugling an das Familienessen gewöhnt werden, denn selbst bei fehlenden Zähnen treten rhythmische Kaubewegungen auf und die Nahrung muss daher nicht mehr fein püriert werden.

Vor- und Nachteile der verschiedenen Beikostformen

Eigene und individuelle Zubereitung

- Die Selbstbestimmung über Anzahl der Zutaten und Gewürze erlaubt eine größere Geschmacksbreite.
- Gemüse-Kartoffel-Brei mit Fleisch kann vorgekocht und tief gefroren werden, bei -18 °C bis zu 2 Mon. haltbar
- Vollmilch-Getreide-Brei nicht mit verdünnter Milch oder Magermilch herstellen, Fettgehalt notwendig!
- Bei Getreideflocken oder -grieß auf Jodzusatz achten, kein Zuckerzusatz! → Forschungsinstitut für Kinderernährung (FKE): Rezepte und Empfehlungen

Industriell hergestellte Beikost

- Einfache, zeitsparende Zubereitung von angemessenen Portionen
- Praktisch schadstofffrei (Überwachung entspricht diätetischen Lebensmitteln)
- Gemüse-Kartoffel-Brei mit Fleisch und Getreide-Obst-Brei etwas fettarm, Zusatz sinnvoll, so dass Fettgehalt 10 g/Portion bzw. 5 g/Portion erreicht wird → raffiniertes Sonnenblumen-, Maiskeim- oder Rapsöl
- Nährstoffzusätze in 70 % der kommerziellen Beikostprodukte enthalten: Jod und evtl. Eisen sinnvoll, Vitamine und Mineralstoffe teilweise höher als die Empfehlungen der FKE.

7

„Alternative Ernährungsformen"

- Bei elterlichem Wunsch nach **vegetarischer Ernährung** (☞ auch Kap. 5.2.1) Hinweise zur Eisenanreicherung geben: Vollkorngetreide und Vitamin-C-reiches Obst oder Gemüse, Gemüse-Kartoffel-Getreide-Brei, evtl. mit Vitamin-C-Fruchtsaft

! Vegane Ernährung ist im Säuglings- und Kleinkindalter nicht geeignet. Es können sich Defizite v. a. von Kalzium und Protein entwickeln.

Übergang zur Familienkost

Bis zum 10. Mon. sollte der Säugling so viele Zähne haben, dass er kauen und allmählich an Familienkost gewöhnt werden kann. Auf eine sinnvolle Auswahl von Speisen und Getränken ist von Anfang an zu achten. Vorsicht ist geboten beim Würzen und Salzen (immer jodiertes Speisesalz), bei stark blähenden Speisen (z. B. Hülsenfrüchte), bei kleinen harten Lebensmitteln, die aspiriert werden könnten (z. B. Johannisbeeren, Nüsse). Glutenhaltiges Getreide (z. B. Weizen, Dinkel, Roggen, Gerste, Hafer) frühestens nach dem 6. Lebensmonat geben, um eine frühe Manifestation von Zöliakie zu vermeiden. Erste Getreidebreie eher mit Reis oder Hirse zubereiten, mit Eisen- und Zink anreichern.

! **Zu meidende Nahrungsmittel**

- Kuhmilch ist im 1. Lj. umstritten wegen des Risikos der Allergenisierung, d. h. bei genetisch Disponierten kann evtl. Anstoß für immunologische Abläufe, z. B. Diabetes mellitus Typ 1-Entwicklung gegeben werden. Zur Herstellung des Vollmilch-Getreide-Breis ist auch Folgemilch oder H.A.-Nahrung möglich.

Joghurt und Quark (sehr hoher Proteingehalt) ist bei allergiegefährdeten Kindern erst nach dem 12. Mon. empfohlen!

- Bienenhonig auf keinen Fall im 1. Lj. verabreichen, denn er kann Sporen von Clostridium botulinum enthalten (bei Fertignahrung Reinheit garantiert), auch Allergenisierung möglich.

Flüssigkeitszufuhr

- Säuglinge haben im Vergleich zum Erwachsenen einen **höheren Wassergehalt** und deutlich **höheren Wasserumsatz** (kg KG/d) durch stärkere Perspiratio bei größerer Körper- und Lungenoberfläche und eingeschränkter Konzentrationsfähigkeit der Nieren. Zum Flüssigkeitsbedarf ☞ Tab. 7.4-3
- In den ersten 4–6 Mon. ist der Bedarf durch Muttermilch oder Säuglingsmilchnahrung abgedeckt, Ausnahme z. B. fieberhafte Erkrankungen oder sehr hohe Außentemperaturen.
- Mit Einführung der Breikost (feste Nahrung) muss regelmäßiges Trinken beigebracht werden, Kinder entwickeln erst spät ein ausgeprägtes Durstgefühl.
- Empfehlenswert sind Trink- und Mineralwasser, ungesüßte Früchte- und Kräutertees oder verdünnte Fruchtsäfte (Saft: Wasser → 1:2).
- „Säuglingstee" in Instantform besteht zu 90 % aus Trägerstoff KH (z. B. Maltodextrin) oder Protein. Er ist nicht zum Dauernuckeln geeignet. Hydrolysiertes Protein als Träger kann bei gefährdeten Kindern Allergie auslösen (z. B. bei bestehender Rind-Allergie).
- Schwarze oder grüne Tees sind wegen des Koffeingehalts für Säuglinge nicht geeignet.

Tab. 7.4-3 Mittlere Trinkmenge für gesunde Kinder

Alter	Getränke
0 – < 4 Mon.	ca. 0,7 l/d (keine Beikost)
4 – < 12 Mon.	bis 0,4 l/d (zusätzlich zur Beikost)

CAVE

Abzuraten ist von regelmäßigen Gaben (z. B. zum Einschlafen) von mit Fruchtsaft, gezuckertem Tee oder Milch/Brei gefüllten Nuckelflaschen → langzeitige Zuckerexposition der Zähne → dramatische Schädigung v. a. der Frontzähne: Nuckelflaschen-Karies (Nursing bottle syndrom).

Qualität von Trinkwasser

- Leitungswasser mit **Nitrat > 50 mg/l** nicht für Säuglingsnahrung geeignet, Risiko der kindlichen Methämoglobinämie. Auskunft über den Nitratgehalt des Wassers erteilt das örtliche Wasserwerk.
- Bei Leitungswasser mit **niedrigem pH und Kupferrohren** Gefahr von hohem Kupfergehalt, Risiko einer durch Kupfer induzierten Leberzirrhose. In diesen Fällen auf abgepacktes Trinkwasser mit dem Vermerk „geeignet für die Zubereitung von Säuglingsnahrung" zurückgreifen!

7.4.7 Therapie von Ernährungsproblemen

Nahrungsmittelallergien

Die Therapie von Allergien gegen Nahrungsmitteleiweiße ist deren Elimination aus der Nahrung. Allergien gegen Kuhmilcheiweiß und andere Nahrungsmitteleiweiße sind häufig erst nach Mon./Jahren rückläufig. Die Reexposition in regelmäßigen Abständen unter kontrollierten Bedingungen (**Cave:** anaphylaktische Reaktion!) wird empfohlen, um das Kind nicht unnötig lange mit Eliminationsdiät zu belasten (☞ auch Kap. 9.9).

Voll gestillte Säugling

- Manifestation möglich als allergische Kolitis mit Blutauflagerung, als Neurodermitis oder als Gedeihstörung
- Auslösende Nahrungsmittelproteine müssen der Ernährung der Mutter entstammen: genaue Anamnese erheben, zunächst kuhmilcheiweißfreie Ernährung der Mutter für mind. 1 Wo.

! Genaue Diätberatung der Mutter ist erforderlich hinsichtlich verstecktem Kuhmilcheiweiß, z. B. beim Kochen mit Sahne, Butter oder in Wurst und Backwaren.

- Wenn kindliche Symptome darunter rückläufig sind, sollte eine längerfristige kuhmilcheiweißfreie Ernährung der Mutter erfolgen (diese benötigt dann Kalziumsupplementation → individuelle Beratung notwendig).
- Bei Nichtansprechen der kindlichen Symptomatik, weitgreifende Eliminationsdiät versuchen, d.h. auch mütterlicher Verzicht auf Nüsse, Fisch, Soja, Weizen oder Stillpause und versuchsweise Gabe einer therapeutischen Nahrung mit hochgradig reduziertem Allergengehalt.

Bei mit Formula ernährten Säuglingen

Therapie/Ernährung nur mit Säuglingsnahrung auf Basis von extensiv hydrolysierten Eiweißen, z. B. Nutramigen, bei Nichtansprechen anallergene Milchnahrung auf Basis kristalliner AS, z. B. Neocate. Bei manifester Kuhmilcheiweißallergie **keine HA-Säuglingsnahrung** (nur zur Prävention geeignet) und **keine anderen Tiermilche** (Ziegen-, Stuten-, Schafsmilche) **oder Sojanahrung**, denn bei diesen sind auch allergische Reaktionen zu erwarten!

Durchfall

☞ Kap. 9.21.1

Aufstoßen und Spucken

- **Unterschiedliche Ausprägungen:** Das Aufstoßen von Luft, leichtes Spucken oder Speien während oder nach dem Trinken ist physiologisch und ohne andere pathologische Befunde nicht behandlungsbedürftig. Schon mäßig starker **gastroösophagealer Reflux** mit sichtbarem Hervorbringen von Nahrung wegen geringem

Fassungsvermögen des Ösophagus führt häufig zu elterlicher Verunsicherung. Eine **Refluxkrankheit** mit überwiegend saurem Reflux, d.h. Säurereizung des Ösophagus äußert sich durch Symptome wie pulmonale Aspirationen und Gedeihstörung.

! Der Verdacht auf Refluxkrankheit sollte durch gezielte Diagnostik, z.B. 24-Std.-pH-Metrie überprüft werden, um eine geeignete Therapie (s.u.) einzuleiten oder Entwarnung zu geben!

- **Medikamentöse Therapie der Refluxkrankheit / Ösophagitis:** H_2-Antagonisten mit z.B. Ranitidin, evtl. in Kombination mit Prokinetika, z.B. Domperidon oder Protonenpumpenhemmer, z.B. Omeprazol
- **Ernährungstherapeutische Maßnahmen:** Häufige kleine Mahlzeiten und sorgfältiges Aufstoßen lassen bringen häufig Besserung; Anreichern der Nahrung mit Reisstärke oder Johannisbrotkernmehl reduziert die Anzahl der sauren Refluxe, die Dauer der einzelnen Refluxepisoden nimmt aber zu → Säureexposition des Ösophagus unverändert; **Andicken** der Nahrung reduziert das Ausmaß des Speiens und so die Verluste an zugeführter Nahrung, aber nicht Schleimhautschädigung; ausführliche Elternberatung, Indikationsstellung zum Andicken nur streng und ärztlich zu stellen.

Blähungen

- Blähungen bei voll gestillten Säuglingen werden auf die mütterliche Ernährung zurückgeführt. Als Ursache werden genannt: Lebensmittel mit hohem Gehalt an nicht resorbierbaren Polysacchariden, z.B in Hülsenfrüchten → Gasbildung im Dickdarm, aber kein Übertritt in Muttermilch. Ein Nutzen der häufig für stillende Frauen ausgesprochenen, z.T. sehr restriktiven Diätempfehlungen mit einem Verzicht auf blähende Speisen ist nicht belegt. [1]
- Stark kohlensäurehaltige Getränke sollten von der Mutter nicht getrunken werden.
- Die richtige Stilltechnik (Anlegen, Brustwarze ganz im Mund, möglichst keine Luft trinken lassen, Leertrinken einer Brust vor der zweiten) anwenden.

Koliken

- **Verschiedene Ursachen** der infantilen Koliken werden diskutiert, man geht von einer heterogenen Gruppe unterschiedlicher Störungen aus; Nahrungsmittelunverträglichkeit oder gastroösophagealer Reflux sollten ausgeschlossen werden.
- **Klinik:** Nachmittags oder abends Phasen mit Unruhe und Schreien, Anziehen der Beine; exzessives Schreien: Variante der normalen Verhaltensreaktion, durch elterliches Verhalten beeinflussbar; Entleerung von Stuhl und Darmgasen verschafft Erleichterung; Besserung durch elterliche Zuwendung (tragen und schaukeln); Häufigkeitsgipfel im 2. Lebensmonat, nach dem 3. Mon. oft abgeklungen.
- **Therapie:** Eingehende elterliche Beratung, Zuwendung (Tragen und Wiegen, Beruhigungsschnuller), Kräutertee z.B. Fenchel oder Kümmel, bei V.a. Kuhmilcheiweißallergie extensives Eiweißhydrolysat zur Ernährung

- **Medikamente/Wirkstoffe** wie Simeticon (z.B. „Sab simplex"®) können helfen, allerdings gibt es hierzu keine Empfehlungen pädiatrischer Fachgesellschaften

Probleme bei Frühgeborenen

☞ Kap. 7.3

7.5 Nährstoffbedarf von Kindern

7.5.1 Altersabhängiger Bedarf an Energie und Nährstoffen

Die Ernährung dient der Gewährleistung einer regelrechten Entwicklung aber auch der Prävention.

Tab. 7.5-1 Empfohlene Zufuhr an Energie, Mineralstoffen und Spurenelementen gesunder Kinder in Abhängigkeit vom Lebensalter (modifiziert nach [3])

Alter	Kcal/kg/d	Protein (g/kg/d).	Fett (% der kcal)	Ess. Fettsäuren (% der kcal)	Kalzium (mg/d)	Magnesium (mg/d)	Eisen (mg/d)	Jod (mg/d)	Zink (µg/d)
1–<4 J.	100	1,2	30–35	3,8	600	80	8	100	7
4–<7 J.	90	1,1	30–35	3,5	700	120	8	120	10
7–<10 J.	75	1,0	30–35	3,5	800	170	10	140	11
10–<13 J.	60/55	1,0	30–35	3,5	900	230/250	12/15	180	12
13–<15 J.	55/45	1,0	30–35	3,5	1.000	310	12/15	200	15/12
15–<19 J.	45/40	0,9/0,8	30–35	3,5	1.200	400/350	12/15	200	15/12

Tab. 7.5-2 Empfohlene Zufuhr an Vitaminen gesunder Kinder in Abhängigkeit vom Lebensalter (modifiziert nach [3]). mgÄq = mg Äquivalent

Alter	Vit. A (mgÄq./d)	Vit. D (µg/d)	Vit. K (µg/d)	Thiamin (mg/d)	Riboflavin (mg/d)	Niacin (mgÄq./d)	Vit. B6 (mg/d)	Folat (µg/d)	Vit. B12 (µg/d)	Vit. C (mg/d)
1–<4 J.	0,6	5	15	0,7	0,8	9	0,9	120	1,0	55
4–<7 J.	0,7	5	20	1,0	1,1	12	1,2	160	1,5	60
7–<10 J.	0,8	5	30	1,1	1,2	13	1,4	200	1,8	65
10–<13 J.	0,9	5	40	1,2	1,4/1,3	15/14	1,6/1,5	240	2,0	70
13–<15 J.	1,1/ 1,0	5	50	1,4/ 1,2	1,5/1,4	17/15	1,8/1,6	300	3,0	75
15–<19 J.	1,1/ 0,9	5	70/ 60	1,6/ 1,3	1,8/1,7	20/16	2,1/1,8	300–400	3,0	75

! Jedes Kind hat einen individuellen Bedarf, Beachte auch Abweichungen von diesen Richtwerten unter Krankheitsbedingungen!

7.5.2 Ernährung von Klein- und Schulkindern

Optimierte Mischkost (OptimiX)

Grundsätze

Die optimierte Mischkost ist nach Empfehlungen des Forschungsinstituts für Kinderernährung (FKE) eine abwechslungsreiche Mischkost nach folgenden wissenschaftlichen Kriterien:

- Deckung des Energie- und Nährstoffbedarfs entsprechen den Empfehlungen der Deutschen Gesellschaft für Ernährung (DGE) in ausgewogener Form zur Prävention ernährungsmitbedingter Krankheiten ☞ Kap. 7.3.2
- Praktischen Kriterien hinsichtlich der Ernährungsgewohnheiten in Deutschland:
  - 1 warme und 2 kalte Hauptmahlzeiten, 2 Zwischenmahlzeiten
  - Lebensmittelauswahl: Herkömmliche Lebensmittel, wenig Fertigprodukte
  - Geschmackspräferenz von Kindern und Jugendlichen; mäßige Fettreduktion, geduldete Süßigkeiten

Altergerechte Verzehrmengen

Altersgemäße Lebensmittelverzehrsmengen werden erreicht bei Orientierung an folgender Faustregel:

- Reichlich: Pflanzliche Lebensmittel und Getränke
- Mäßig: Tierische Lebensmittel
- Sparsam: Fettreiche Lebensmittel

Auswahl an Nahrungsmitteln

Der Bedarf an Energie und Hauptnährstoffen in den unterschiedlichen Stufen des Entwicklungsalters sind Tab. 7.5-1 zu entnehmen.

Folgende Aspekte sollten bei der Auswahl der Lebensmittel mit Blick auf eine gesunde Ernährung im Kindesalter berücksichtigt werden:

- **Proteine:** Das Nahrungsprotein sollte gemischt sein und sowohl tierischen (Fleisch, Fisch, Eier, Milch) als auch pflanzlichen Quellen (Gemüse, Brot, Kartoffeln) entstammen.
- **Fette:** Biologisch hochwertige Fette mit hohem Anteil an mehrfach ungesättigten Fettsäuren (Keimöle, Margarine) sind zu bevorzugen.
- **Komplexe Kohlenhydrate** aus Gemüse, Obst und Getreide sind raffiniertem Zucker, z. B. in Süßigkeiten, Limonaden, Süßspeisen vorzuziehen.

Die Ernährung des gesunden Schulkindes und des Jugendlichen sollte **kohlenhydratbetont, ballaststoffreich und fettarm** sein. Das bedeutet, vorwiegend pflanzliche, in mäßigem Umfang tierische und in jedem Fall nur sparsam fettreiche Lebensmittel zu verzehren. Letzteres dient der Prävention der Adipositas – inzwischen ein gravierendes Problem bereits bei Erstklässlern! Zur Vermeidung von Übergewicht durch Fettreduktion und qualitativ geregelte Fettauswahl sollten die generell sparsam verzehrten Nahrungsfette zu etwa je einem Drittel aus gesättigten, mehrfach ungesättigten (PUFA – polyunsaturated fatty acids) bzw. einfach ungesättigten Fettsäuren zusammengesetzt sein.

Folgende Lebensmittel gehören zu einer ausgewogene Ernährung (☞ Tab. 7.5-3):

- Qualitativ hochwertige Ausgangsprodukte aus naturnahem Anbau möglichst ohne allzu große komplexe Aufbereitung (z. B. möglichst keine Fertigprodukte)
- Getreideprodukte, die reichlich verzehrt werden können, davon die Hälfte als Vollkornprodukte
- Kartoffeln, Nudeln, Reis
- Reichlich Gemüse, Hülsenfrüchte und Obst
- Milch- und Milchprodukte sowie Fleisch und Wurst in mäßigerem Umfang; letztere sind allerdings wichtige Quellen für gut bioverfügbares Eisen, Vitamin B_{12} und hochwertiges Eiweiß

Ausreichend Mineralien und Spurenelementen: Wichtig ist die Zufuhr von Kalzium, Eisen, Vitamin B_2, Vitamin B_{12} und Jod. Jodiertes Speisesalz mit mind. 0,02 mg Jod/g Salz ist zu bevorzugen.

7

Tab. 7.5-3 Altersgemäße Lebensmittelverzehrsmengen

Empfohlene Lebensmittel (> 80 % der Energiezufuhr)	**1**	**2–3**	**4–6**	**7–9**	**10–12**	**13–14**	**15–18 Jahre**
Reichlich							
Getränke (ml/d)	600	700	800	900	1000	1200	1400
Brot (g/d)	80	120	170	200	250	280	300
Getreide, Reis (g/d)	80	100	120	140	180	200	250
Gemüse (g/d)	100	120	180	200	230	250	300
Obst (g/d)	100	120	180	200	230	250	300
Mäßig							
Milch, Milchprodukte (ml/g/d)	300	330	350	400	420	450	500
Fleisch, Wurst (g/d)	30	35	45	55	65	75	75
Eier (Stück/Wo.)	1–2	1–2	2	2–3	2–3	2–3	2–3
Fisch (g/Wo.)	50	70	100	150	180	200	200
Sparsam							
Margarine, Öl, Butter (g/d)	15	20	25	30	35	35	40
Geduldete Lebensmittel (< 20 % der Energiezufuhr)							
	Kleinkinder Schulkinder				**Jugendliche**		
Kuchen, Süßigkeiten (g/d)	< 50				< 80		
Marmelade, Zucker (g/d)	< 10				< 20		

Prävention

Es ist heute unbestritten, dass mittels fundierter Diätetik wirksame Prävention von Sekundärschäden ernährungsassoziierter Erkrankungen möglich und notwendig ist. Die Grundbegriffe gesunder Ernährung frühzeitig zu erlernen und im Alltag umzusetzen kann für die kindliche Entwicklung wertvoll sein und so früh das Bewusstsein schärfen. Je früher man z.B. der Adipositas-Entstehung vorbeugt, desto besser und effektiver ist das Vorgehen.

- **Vermeidung hoher Serumcholesterinwerte und Atheroskleroserisiken:** Reduzierte Aufnahme von gesättigten Fetten (tierischer Herkunft) und Cholesterin durch:
  - Fettreduzierte Milchprodukte
  - Fettarme Fleischwaren
  - Reichlich antioxidative Vitamine (C und E) durch Obst und Gemüse
  - Vitamine Folsäure und B_{12} senken den Homocysteinspiegel (korreliert mit Atheroskleroserisiko)
- **Knochenmineralisation:** Kalziumaufnahme im Kindes- und Jugendalter → beeinflusst direkt die maximale Knochendichte im jungen Erwachsenenalter (peak bone mass) und die spätere Knochendichte durch den regelmäßigen Verzehr von Milchprodukten.
- **Kariesprävention:**
  - Reduktion von Zucker, v.a. Saccharose, und zuckerhaltigen Zwischenmahlzeiten (nach Metabolisierung durch kariogene Bakterien findet eine Entkalkung des Zahnschmelzes statt, lange Exposition im Mundraum bedingt eine stärkere Säureeinwirkung auf den Zahnschmelz)
  - Protektiv: Zuckerzufuhr mit Hauptmahlzeiten z.B. als Dessert weniger zahnschädigend, weil stärkeres Kauen; oder zuckerfreie Kaugummi, speichelflussfördernd
  - Zahnpflege

7.5.3 Ernährung in der Pubertät

In der Pubertät zeigt sich durch Wachstumsschub, veränderte Körperzusammensetzung, veränderte Aktivität ein entsprechend veränderter Nährstoffbedarf:

- Der Bedarf an **Kalzium** ist in dieser Zeit erhöht und wird am besten durch Milchprodukte gedeckt.
- Erhöhter **Eisenbedarf** bei Mädchen v.a. durch Eintritt der Menarche – eine Eisenmangelanämie bei jungen Mädchen kann daher häufig nachgewiesen werden
- **Mangelernährung** möglich durch psychische Faktoren, z.B. Entwicklung einer Essstörung, einseitige Diät, z.B. unüberlegte vegetarische Ernährung (Pudding-Vegetarismus), Drogenabusus
  - In diesem Alter sollten die Jugendlichen über die Bedeutung der Nährstoffzufuhr informiert sein. Gemeinsame Mahlzeiten in der Familie sind wichtig.

7.5.4 Untergewicht

Im Verhältnis zur Körperlänge vermindertes KG (< 3. Gewichtsperzentile für Körperlänge oder unterdurchschnittlicher Body-Mass-Index = BMI). Unterschieden werden: ***Gedeihstörung:*** *Abknicken von der vom Kind etablierten Gewichtsperzentile, evtl. auch der Längenperzentile.* ***Malnutrition:*** *Schwere Unterernährung.* ***Marasmus:*** *Vorwiegend Energiemangel, schwere Magerkeit (wasting) + Längenentwicklungsstörung (stunting).* ***Kwashiorkor:*** *Vorwiegend Eiweißmangel, Gedeihstörung mit Ödemen und Hauterkrankungen.*

Diagnostik

- Schweregrad = Verminderung des KG im Verhältnis zum Längensollgewicht (LSG):
  - LSG (%) = KG × 100 / Gewichtsmedian für Körperlänge
  - LSG 90–110 % normwertig
- BMI abweichend von altersentsprechender Perzentile (☞ Kap. 6.2.3 und 6.2.4)
- Ernährungsprotokoll
- Evtl. Stuhldiagnostik Stuhl-pH / -Konsistenz, Fettverluste, fäkale Pakreaselastase, DD bei chronischer Diarrhö

Differentialdiagnose

- **Maldigestions- und Malabsorptionssyndrome:** Zöliakie, Zystische Fibrose, schwere Kuhmilchallergie, Enteropathie mit Eiweißverlust
- **Chronische Krankheiten:** Z. B. Stoffwechselstörungen, Herzinsuffizienz, chron. Niereninsuffizienz, Leberinsuffizienz, chron. entzündliche Darmerkrankungen, Kurzdarmsyndrom, spastische Zerebralparese, rezidivierende Infektionen
- **Störung des Umfelds oder psychische Störungen:** Außenseiterdiäten (z. B. Makrobiotik, vegane Ernährung Vernachlässigung / Kindesmisshandlung, Anorexia nervosa

Spezielle Therapiemaßnahmen

- Ausführliche Anamnese / Ernährungsprotokoll: Niedrige Nahrungsaufnahme? Stuhldiagnostik: Erhöhte Verluste?
- Therapieversuch mit erhöhter oraler Nahrungszufuhr:
  - Säuglingsnahrung anreichern mit Maltodextrin oder Öl
  - Bei Klein- und Schulkindern energiereiche Nahrung und Zwischenmahlzeiten, evtl. Trink- und Sondennahrung
- Bei Nichtansprechen weitere Diagnostik der Ursachen (Zufuhr / Resorption / Verbrauch) und entsprechende Therapie durch den Facharzt

7.5.5 Übergewicht

Häufigste Ernährungsstörung bei Kindern und Jugendlichen in Industrieländern. Übergewicht bei Kindern zieht ein hohes Risiko für spätere Adipositas, erhebliche gesundheit-

liche und psychosoziale Folgen, hohe Kosten für das Gesundheitswesen nach sich. Prävalenz bei Grundschülern in Deutschland 12–14 %, mit zunehmendem Alter ansteigend.

Diagnostik

- Body-mass-Index (BMI) > 90. Perzentile z.B. nach Kromeyer-Hauschild 2001 (☞ Kap. 6.2.3 und 6.2.4). **Adipositas** = BMI > 97. Perzentile
- Alternativ: Gewicht > 95. Perzentile für Körperlänge, LSG > 120 %, Tricepshautfaltendicke über 97 %
- Ernährungsprotokoll (Getränke nicht vergessen!)
- Gewicht der Eltern

Ursachen / Differentialdiagnose

Nur sehr kleiner Teil monogenetisch oder endokrin verursacht!

- **Kongenitale** Krankheiten: Chromosomale Störungen z. B. Trisomie 21, genetische Störungen z. B. Achondroplasie
- **Erworbene** Krankheiten: Endokrine Störungen z. B. Hypothyreose, hypothalamische Störungen z. B. traumatischer oder maligner Ursache, iatrogen

7

Am häufigsten tritt die **primär alimentäre Adipositas** bei genetischer Veranlagung auf.

Spezielle Therapiemaßnahmen

- Förderung körperlicher Aktivität
- Sportprogramme
- Verhaltens- und psychotherapeutische Interventionen
- Begrenzung von Energiezufuhr
- Konsequente Fettreduktion

7.6 Ernährung im Alter

Angela Jordan

Altern kann als komplexe Interaktion zwischen einem Individuum und dessen Umwelt im Verlauf der Zeit angesehen werden. Mit steigendem Alter kommt es individuell unterschiedlich ausgeprägt sowohl zu Veränderungen an Organen und Organsystemen als auch zu Veränderungen auf molekularer und zellulärer Ebene, die mit einer stetigen Abnahme körperlicher Funktionen und zunehmenden Funktionsstörungen einhergehen.
Viele der im Alter auftretenden physiologischen Veränderungen gehen mit unterschiedlich ausgeprägten Ernährungsproblemen einher. Ernährungsfaktoren haben einen maßgeblichen Einfluss auf die Entstehung vieler sog. Alterskrankheiten und auf die Lebenserwartung. Gleichzeitig können Erkrankungen im Alter zu Defiziten in der Ernährung führen oder bestehende Ernährungsprobleme verstärken.

7.6.1 Altersbedingte Veränderungen

Physiologische Veränderungen

Körperzusammensetzung

- **Fettfreie Körpermasse und Körperzellmasse:** Nehmen ab v.a. infolge einer Atrophie der Skelettmuskulatur (Sarkopenie) → Grundumsatz geringer, höhere Anfälligkeit für Mangelernährung, abnehmende Muskelkraft und Knochendichte, Zunahme des Sturz- und Frakturrisikos
- **Körperfettanteil:** Nimmt zu bei Umverteilung des gespeicherten Körperfetts von peripher nach viszeral → Erhöhung des Risikos chron. Gesundheitsstörungen wie Diabetes mellitus, Hypercholesterinämie, Arteriosklerose, Bluthochdruck
- **Knochenmasse:** Abnahme ab dem 30. bis 40. Lj.; Reduktion der Knochendichte im Alter von 80 Jahren bei Männern um ca. 12 %, bei Frauen um ca. 25 %; verschiedene Hypothesen zur Ursache: hormonelle Faktoren, Inaktivität, Ernährungsfaktoren

! Die altersbedingte Abnahme der Muskelmasse/-kraft und der Knochendichte wird verstärkt bei Inaktivität. Regelmäßiges Training (auch noch im Alter) trägt maßgeblich zur Erhaltung bzw. Steigerung von Muskelmasse/-kraft und der Knochendichte bei.

7

Gastrointestinale Veränderungen

- **Mundhöhle:** Abnahme der Kauleistung als Folge von Zahnverlust und Zahnprothesen (häufig schlecht sitzend); Speichelproduktion i.d.R. unverändert, jedoch verringerte Anzahl an Azinuszellen der Speicheldrüsen und Atrophie der sekretorischen Zellen; Abnahme der Speichelflussrate ist primär zurückzuführen auf Dehydratation, Medikamentennebenwirkungen (☞ Tab. 7.6-1) und Therapienebenwirkungen (z.B. Strahlentherapie)
  Mundtrockenheit (Xerostomie) wird von bis zu 72 % der über 70-Jährigen angegeben; Hauptursache der Xerostomie ist die Einnahme bestimmter Medikamente (☞ Tab. 7.6-1).

CAVE
Kau- und Schluckbeschwerden gehen häufig mit einer eingeschränkten Lebensmittelauswahl einher. Gerade nährstoffreiche Lebensmittel wie Vollkornprodukte, Frischobst, Gemüse und Fleisch werden gemieden, da sie sehr kauintensiv sind.

- **Magen:** Verringerte Blutversorgung der Magenmukosa bedingt Verlangsamung des Energiestoffwechsels in der Mukosazelle; Zellerneuerung der Magenmukosa reduziert durch geringere Zellteilungsraten und erhöhte Zellverluste → Atrophie, Ulzerationen, Funktionseinschränkungen z.B. verringerte Säureproduktion (bakterielle Überwucherung; verminderte Bioverfügbarkeit von Kalzium, Eisen und proteingebundenem Vitamin B_{12}); bei atrophischer Gastritis außerdem eingeschränkte

Resorption von Vitamin B_{12} durch mangelnde Produktion und Freisetzung vom Intrinsic-Faktor; langsamere Magenentleerungszeit → frühzeitige Sättigung
- **Dünndarm:** Durchblutung und Motilität im gesamten intestinalen Bereich leicht verringert; eingeschränkte Resorption jedoch nur gesichert für Kalzium
- **Dickdarm:** Verringerter Defäkationsreflex → abnehmende Stuhlfrequenz (Obstipation), häufig verstärkt durch andere Faktoren wie geringe Ballaststoffzufuhr, zu geringe Flüssigkeitsaufnahme und Mangel an Bewegung

Veränderungen von Geruchs- und Geschmackswahrnehmung
- **Geschmack:** Anzahl der Geschmacksknospen ist im Alter deutlich reduziert, auch Veränderungen der Rezeptoren werden beschrieben → höhere Schwellenwerte für die Wahrnehmung der vier Geschmacksqualitäten süß, sauer, bitter und salzig; Wahrnehmungsschwelle im Alter im Mittel 2,5 mal höher als bei jungen Erwachsenen
- **Geruch:** Reduzierte Geruchserkennung bei ca. 60 % der 65- bis 80-Jährigen und ca. 80 % der über 80-Jährigen → Geruchswahrnehmungsgrenze bis zu 12 mal höher als bei jungen Erwachsenen

Veränderungen des Appetits und Durstempfindens
- **Appetit:** Gesteigerte Aktivität gastrointestinaler Sättigungsfaktoren, insbesondere CCK (Cholecystokinin) → frühzeitige Sättigung; Veränderungen verschiedener Neurotransmitter, Hormone und Zytokine im zentralen Sättigungssystem (u.a. Leptin, Neuropeptid Y, IL-6 und TNF) → verringerter Essantrieb
- **Durst:** Störungen des Durstempfindens durch Veränderungen von Rezeptoren im ZNS, die Schwankungen der Plasmaosmolarität erkennen; verringerte Fähigkeit zur Gegenregulation bei erhöhter Osmolarität → unzureichende Flüssigkeitsaufnahme

Tab. 7.6-1 Medikamentennebenwirkungen

Medikamente (Beispiele)	Nebenwirkung
Analgetika, Antihypertensiva, Antidiabetika, Psychopharmaka, Penizillin, Vasodilatatoren, Zytostatika	Gestörtes Geschmacksempfinden
Anti-Parkinson-Mittel, Antihistaminika, trizyklische Antidepressiva, Anticholinergika, psychotrope Medikamente	Mundtrockenheit (Xerostomie)
Antibiotika, Antihistaminika, Digitalis, NSAID, Neuroleptika, Sedativa, Trizyklika, Tranquilizer	Appetitlosigkeit
Analgetika, Antihypertensiva, antineoplastische Medikamente	Übelkeit
Psychopharmaka	Somnolenz

Stoffwechselveränderungen
- **Gesamtenergieumsatz:** Nimmt ab als Folge des sinkenden Grundumsatzes (bedingt durch die abnehmende Körperzellmasse) und der nachlassenden körperlichen Aktivität. Individueller Energiebedarf kann jedoch stark in Abhängigkeit von Ernährungszustand, Krankheiten und Medikamenteneinnahme variieren.

- **Kohlenhydratstoffwechsel:** Eingeschränkte Glukosetoleranz u.a. durch periphere Insulinresistenz und verminderter endogener Insulinproduktion; Abnahme der hepatischen Glykogenreserven
- **Fettstoffwechsel:** Verringerte Fähigkeit zur Fettoxidation und erhöhte Verfügbarkeit freier FS. Folge: Akkumulation von Gesamtkörperfett und viszeralem Körperfett
- **Proteinstoffwechsel:** Durch die reduzierte Muskelmasse verminderte Proteinreserven zur Bereitstellung von AS für die Synthese neuer Proteine und zur Glukoneogenese; dadurch verzögerte bzw. reduzierte Fähigkeit des Organismus auf Stresssituationen zu reagieren.

Energie- und Nährstoffbedarf

- **Energiebedarf:** Richtwert für die tägl. Energiezufuhr gesunder Personen über 65 Jahre mit mittlerer körperlicher Aktivität sind 2300 kcal/9,5 MJ für Männer und 1800 kcal/7,5 MJ für Frauen.
- **Eiweiß:** Empfehlungen laut DACH wie für jüngere Erwachsene 0,8 g/kg KG; höhere Bedarfszahlen für Ältere werden jedoch diskutiert; danach wird eine Eiweißzufuhr von 0,9–1,1 g/kg KG als günstiger angesehen.
- **Fett:** Entspricht den Empfehlungen für die Allgemeinbevölkerung, max. 30 % der Gesamtenergiezufuhr, davon mind. 3,5 % ungesättigte FS
- **Kohlenhydrate:** Entspricht den Empfehlungen für die Allgemeinbevölkerung, 50–55 % der Gesamtenergiezufuhr; erhöhter Verzehr komplexer KH wünschenswert; Zuckerkonsum maximal 10 % der Gesamtenergie
- **Ballaststoffe:** Mind. 30 g/d durch reichlichen Verzehr von Vollkornprodukten, Obst und Gemüse
- **Mikronährstoffe:** Im Vergleich zur Abnahme des Energiebedarfs bleibt der Bedarf an Mikronährstoffen (☞ Tab. 7.6-2 und 7.6-3) gleich; bei einigen Mikronährstoffen wird sogar von einem höheren Bedarf ausgegangen (z.B. Vitamine C, D und B_6).

! Mit zunehmendem Alter sinkt der Energiebedarf, der Bedarf an essentiellen Nährstoffen bleibt jedoch unverändert, bei einigen Mikronährstoffen wird sogar von einem höheren Bedarf ausgegangen.

Tab. 7.6-2 Bedarf an Vitaminen im Alter

Vitamine	Empfohlene Zufuhr DACH-Referenzwerte (65 Jahre und älter)		Abweichende Empfehlungen/ Anmerkungen
	m	w	
Vitamin A (Retinol-Äquivalent)	1,0 mg	0,8 mg	–
β-Carotin	2 mg	2 mg	Präventiv für gesunde Erwachsene: 2 bis 4 mg
Vitamin E (RRR α-Tocopherol-Äquivalent)	12 mg	11 mg	Präventiv für gesunde Erwachsene: 15 bis 30 mg

Vitamine	Empfohlene Zufuhr DACH-Referenzwerte (65 Jahre und älter)		Abweichende Empfehlungen/ Anmerkungen
	m	w	
Vitamin D	10 µg	10 µg	Für Senioren >70 Jahre erhöhter Bedarf diskutiert: 15–20 µg
Vitamin K	80 µg	65 µg	–
Vitamin B_1	1,0 mg	1,0 mg	–
Vitamin B_2	1,2 mg	1,2 mg	–
Niacin	13 mg	13 mg	–
Vitamin B_6	1,4 mg	1,2 mg	–
Folsäure (Gesamtfolat)	400 µg	400 µg	–
Pantothensäure	6 mg	6 mg	–
Biotin	30 bis 60 µg	30 bis 60 µg	–
Vitamin B_{12}	3,0 µg	3,0 µg	Kritisch bei verminderter Magensalzsäureproduktion
Vitamin C	100 mg	100 mg	Präventiv für gesunde Erwachsene: 150 mg

7

Tab. 7.6-3 Bedarf an Mineralstoffen und Spurenelementen im Alter

Mineralstoffe/ Spurenelemente	Empfohlene Zufuhr DACH-Referenzwerte (65 Jahre und älter)		Abweichende Empfehlungen/ Anmerkungen
	m	w	
Kalium	2000 mg	2000 mg	–
Kalzium	1000 mg	1000 mg	Für Senioren erhöhter Bedarf diskutiert: 1200 mg
Phosphor	700 mg	700 mg	–
Magnesium	350 mg	300 mg	–
Eisen	10 mg	10 mg	–
Zink	10 mg	7 mg	–
Jod	180 µg	180 µg	Jodunterversorgung bei Senioren weit verbreitet
Selen	30 bis 70 µg	30 bis 70 µg	–

Kritische Mineralstoffe und Spurenelemente

- **Kalzium** (☞ auch Kap. 2.3.1): Kalziumresorption nimmt mit dem Alter ab; Referenzwert entspricht dem von gesunden Erwachsenen (1000 mg); höherer Kalziumbedarf von 1200 mg/d zur Erhaltung der Knochengesundheit und Osteoporoseprophylaxe in Diskussion; selbst in hohem Alter noch positive Effekte durch erhöhte Kalziumaufnahme zu erwarten; um eine ausreichende Kalziumzufuhr zu erreichen können neben Milchprodukten (mind. 2 Portionen) kalziumreiche Mineralwässer (>400 mg Ca/l) oder kalziumangereicherte Fruchtsäfte hilfreich sein; evtl. ist die Gabe von Kalziumpräparaten sinnvoll.
- **Zink** (☞ auch Kap. 2.3.7): Mangelhafte Zufuhr durch einseitige Diät (z.B. fleischlose/-arme Kost, geringer Verzehr von Vollkornprodukten), Alkoholismus,

totale parenterale Ernährung; Mangelsymptome: Wundheilungsstörungen, Infektabwehr, Geschmacks- und Geruchsstörungen
- **Eisen** (☞ auch Kap. 2.3.6): Problematisch bei fleischloser Ernährung, nachlassender Magensäureproduktion. Da zweiwertiges Eisen (Hämeisen) aus Fleisch sehr viel besser resorbiert wird, sollten ältere Menschen regelmäßig Fleisch verzehren.
- **Jod** (☞ auch Kap. 2.3.8): Joddefizit beträgt bei Senioren ca. 30–40 % gemessen an der Zufuhrempfehlung von 180 µg/d; Gewebeveränderungen der Schilddrüse aufgrund jahrzehntelanger Jodunterversorgung bei Senioren weit verbreitet; Jodzufuhr kann gesichert werden durch 1–2 Portionen Seefisch/Wo. und Verwendung von jodiertem Speisesalz (Cave: Schilddrüsenerkrankungen).

Kritische Vitamine

- **Vitamin D** (☞ auch Kap. 2.2.3): Für Senioren (>70 Jahre) erhöhte Zufuhrwerte von 15–20 µg in Diskussion zur Verzögerung von Knochenabbauprozessen
- **Antioxidativ wirksame Vitamine** (Carotinoide, Vitamin E, C ☞ auch Kap. 2.2.2, 2.2.4, 2.2.6): Unzureichende Versorgung wird mit Entwicklung chron. degenerativer Erkrankungen in Verbindung gebracht (z.B. arteriosklerotische Gefäßerkrankungen, Krebserkrankungen, Augenerkrankungen wie grauer Star und senile Maculadegeneration, rheumatoide Arthritis, Demenzleiden). Zur Prävention wird derzeit nach den DACH-Empfehlungen eine Aufnahme von 150 mg Vitamin C, 15–30 mg Vitamin E und 2–4 mg β-Carotin empfohlen.
- **Vitamin B_{12}** (☞ auch Kap. 2.2.12): Verminderte Resorption erzeugt durch Mangel am Intrinsic-Faktor bei atropher Gastritis und verminderter Kapazität der Magensäureproduktion (ca. bei einem Drittel der über 70-Jährigen); Folge eines Mangels sind perniziöse Anämie, erhöhte Homocysteinkonzentration.
- **Vitamin B_6** (☞ auch Kap. 2.2.10): Unzureichende Versorgung führt bei älteren Menschen zu stärkeren Veränderungen der Gehirnfunktionen als bei Jüngeren; möglicherweise erhöhte Homocysteinkonzentration bei Mangel an Vitamin B_6; Immunfunktionen werden durch erhöhte Vitamin B_6-Aufnahme gestärkt; erhöhter Bedarf wird deshalb diskutiert.
- **Folsäure** (☞ auch Kap. 2.2.11): Unzureichende Folataufnahme kann zu erhöhten Homocysteinkonzentrationen im Blut führen, was mit gesteigertem Arterioskleroserisiko in Verbindung gebracht wird; Mangel bei vorliegendem Vitamin-B_{12}-Mangel.

! Optimale Zufuhr von Folsäure, Vitamin B_{12} und B_6 im Alter ist entscheidend, um degenerative Veränderungen von Gefäßen und Nervengewebe zu vermindern.

7.6.2 Allgemeine ernährungstherapeutische Maßnahmen

Ziele der Ernährungstherapie

- Erhaltung bzw. Verbesserung der Lebensqualität im Alter durch Minimierung physiologischer Altersveränderungen und Erhaltung physiologischer Funktionen
- Vermeidung bzw. Verzögerung von Krankheiten

7

- Erhaltung der Selbstständigkeit und eigenständigen Versorgung, Verzögerung von Hinfälligkeit und Pflegebedürftigkeit
- Wünschenswerter BMI bei Personen ≥ 65 Jahren: 24–29 kg/ m^2 (NRC 1989)
- Regelmäßige Kontrolle des Gewichtsverlaufs und Ernährungszustands mit geeigneten Methoden (☞ Kap. 6.2); Gewichtsverlust und Änderungen des Ernährungszustands prognostisch ernst nehmen und nach Ursachen forschen!

! Maßnahmen

- Ernährungszustand und KG sollten in regelmäßigen Abständen kontrolliert und protokolliert werden.
- Bei Verschlechterung des Ernährungszustandes sollten frühzeitig Maßnahmen ergriffen werden, um einer weiteren Gewichtsabnahme vorzubeugen.
- Bei Hinweisen auf Ernährungsrisiken sollten frühzeitig Maßnahmen ergriffen werden, solange körperliche Aktivität noch möglich ist und die Ernährungstherapie zum Erhalt der Muskelmasse beitragen kann.

Grundregeln der Ernährung

Ernährungsform

- Grundsätzlich gilt: Hochwertige und abwechslungsreiche Mischkost (vollwertige Ernährung nach den 10 Regeln der DGE ☞ Kap. 5.1.1)
- Produkte mit hoher Nährstoffdichte bevorzugen (magere Milch und Milchprodukte, mageres Fleisch, Fisch, Getreideerzeugnisse auf Vollkorn- und Schrotbasis, reichlich Obst und Gemüse als Frischkost und Fruchtsäfte); es gilt der Grundsatz „energiearm und nährstoffreich“
- Obst und Gemüse: Tägl. eine Portion Gemüse und eine Portion Salat/Rohkost, 1–2 Stück bzw. Portionen Obst; bei Kauproblemen Rohkost fein raspeln, Obst schälen, ggf. als Obstpüree, Kompott oder frisch gepressten Obstsaft anbieten
- Brot, Getreideprodukte: Tägl. 5–6 Scheiben Vollkornbrot (250–300 g), alternativ zum Frühstück auch Müsli oder Vollkornhaferflocken; bei Kauproblemen fein ausgemahlene Vollkornbrote (z. B. Grahambrot) bevorzugen, ggf. Brotrinde entfernen, Müsli/Vollkornhaferflocken über Nacht einweichen

Zu bevorzugende Nahrungsmittel

- Kartoffeln, Reis, Nudeln: 1 Portion Reis oder Teigwaren oder Kartoffeln
- Milch und Milchprodukte: mind. 2 Portionen tägl., z. B. 250 ml fettarme Milch und 2 Scheiben magerer Käse (60 g); bei Unverträglichkeit von Trinkmilch alternativ Buttermilch, Joghurt, Dickmilch, Quark und Käse anbieten
- Seefisch: 1–2 Portionen á 150 g/Wo.
- Fleisch und Wurst: 2–3 Portionen/Wo.; magere Sorten bevorzugen
- Eier: 2–3 Stück/Wo.
- Fette und Öle: max. 40 g Streich- und Kochfett und 10 g hochwertiges Pflanzenöl
- Hohe Ballaststoffaufnahme zur Vorbeugung von Obstipation durch Vollkornprodukte, Müsli, Obst und Gemüse; ggf. zusätzliche Gabe von Kleiepräparaten, Leinsamen, Trockenobst; bei Kauproblemen Einsatz von Ballaststoffpräparaten (z. B.

Resource Benefiber, Stimulance); Cave: Bei Gabe von Ballaststoffpräparaten immer auf ausreichende Flüssigkeitszufuhr achten.

Weitere Maßnahmen
- Nährstoffschonende Zubereitungsarten, wie Dünsten in wenig Flüssigkeit, Garen in Wasserdampf oder Garen in Folie im Backofen wählen.
- Kleinere Portionsgrößen wählen, die im Nährstoffgehalt aber denen normaler Portionen entsprechen.
- Ausreichende Flüssigkeitszufuhr; Trinkmenge 1,5 – 2 l
- Ggf. Anpassung der Lebensmittelkonsistenz bei Kau- und/oder Schluckbehinderungen
- Bei nachlassendem Geschmacksempfinden kräftig würzen und reichlich Kräuter verwenden.
- Angenehme Essatmosphäre schaffen, Speisen appetitlich anrichten.
- Zusätzlich auf tägl. Bewegung achten.

7.6.3 Ernährungstherapeutische Maßnahmen bei speziellen Indikationen

Mangelernährung
Folge einer negativen Energie- bzw. Nährstoffbilanz; es bestehen vielfältige Ursachen von Mangelernährung im Alter; Entstehung ist i.d.R. multifaktoriell und kann individuell sehr unterschiedlich sein. Mangelernährung im Alter bedeutet Mangel: Energie (Kalorien), Eiweiß, Vitamine, Mineralstoffe/Spurenelemente, essentielle FS.
- Ca. 60 % der > 60-Jährigen sind bei Aufnahme in eine geriatrische Einrichtung mangelernährt.
- Bei > 65-Jährigen:
  - BMI < 24 kg/m^2 = Risiko einer Mangelernährung (National Research Council USA 1989)
  - BMI < 18 kg/m^2 = Mangelernährung (WHO 1998)
- Hypokalorische Ernährung (< 1500 kcal/d): Risiko eines Mangels an Vitaminen, Mineralstoffen/Spurenelementen, essentiellen FS, da Zufuhr dieser Nährstoffe stark mit aufgenommener Kalorienzahl korreliert
- Unbeabsichtigter Gewichtsverlust: Bedingt erhöhtes Risiko für eine Mangelernährung (☞ Tab. 7.6-4)

Tab. 7.6-4 Bewertung des Gewichtsverlusts im Alter

Zeitraum	Signifikanter Gewichtsverlust	Schwerer Gewichtsverlust
1 Wo.	1–2 %	> 2 %
1 Mon.	5 %	> 5 %
3 Mon.	7,5 %	> 7,5 %
6 Mon.	10 %	> 10 %
12 Mon.	20 %	> 20 %

Risikofaktoren

- **Physiologische Altersveränderungen:** Kau- und Schluckbeschwerden, nachlassende Sinneswahrnehmungen, veränderte Verdauungsfunktionen, veränderte Körperzusammensetzung
- **Ernährungsverhalten:** eingeschränkte Lebensmittelauswahl, einseitige Ernährung, nicht ausreichende Anpassung an veränderten Nährstoffbedarf
- **Körperliche Behinderungen:** Einschränkungen der Mobilität bis hin zur Immobilität, Behinderung der oberen Extremitäten
- **Krankheits- und Medikamenteneffekte:** Anorexie, Appetitlosigkeit, Maldigestion und Malabsorption, erhöhter Nährstoffbedarf, erhöhte Nährstoffverluste, Behinderung bei der Nährstoffaufnahme
- **Psychosoziale Faktoren:** Demenz, Depression, Vergesslichkeit, Verwirrtheit, Alkoholismus, Vereinsamung
- **Soziale Faktoren:** Armut, Wohnsituation, soziale Isolation, Unselbstständigkeit beim Einkaufen und Zubereiten von Mahlzeiten

Folgen

- **Unspezifische Folgen:** Allgemeinzustand beeinträchtigt, allgemeine Schwäche, Müdigkeit, Antriebslosigkeit
- **Organfunktionen:** Skelettmuskulatur: Muskelkraft nimmt ab, Schwäche, Sturz- und Frakturrisiko erhöht, Atemmuskulatur: respiratorische Funktionen gestört
  - Immunfunktion: Infektanfälligkeit erhöht
  - Haut: Dekubitusrisiko erhöht
  - Gehirn: Störungen der neurologischen und kognitiven Funktionen
  - Krankheitsverlauf: Wundheilung beeinträchtigt, Rekonvaleszenz verlangsamt, Komplikationsrisiko erhöht
- **Mortalitätsrisiko** erhöht

! Eine Mangelernährung ist häufig mit schweren Folgen für den Gesundheits- und Allgemeinzustand, das Wohlbefinden und die Lebensqualität verbunden.

Zu geringe Nahrungsaufnahme

Allgemeine Maßnahmen

Oberstes Ziel ist, so lange wie möglich eine normale Ernährung beizubehalten. Die Planung und Durchführung der Ernährungstherapie sollte im interdisziplinären Team (Pflegepersonal, Mitarbeiter der Küche, Arzt) erfolgen.

- Bestimmung des Ernährungszustands (z.B. Gewicht/BMI) bei Aufnahme und regelmäßig im Verlauf des Aufenthalts
- Bei krankheitsbedingter Mangelernährung sollte zu Beginn einer Ernährungstherapie die optimale Behandlung der Grunderkrankung erfolgen.
- Nach Ursachen für zu geringe Nahrungsaufnahme forschen; genaue Beobachtung des Essverhaltens; optimalerweise Kontrolle und Dokumentation der Verzehrmenge mit Hilfe von Essprotokollen, danach individuelle Ernährungstherapie planen, durchführen und Verlauf dokumentieren; Vorgehen nach Stufenplan (☞ Tab. 7.6-5) für ernährungstherapeutische Maßnahmen.

Tab. 7.6-5 Stufenplan für ernährungstherapeutische Maßnahmen

Stufe 1	Bedarfsgerechte, orale Nahrungszufuhr; Anpassung an individuelle Ernährungsprobleme
Stufe 2	Ergänzung der Kost durch industriell hergestellte orale Aufbau- und Zusatznahrung (z. B. hochkalorische Aufbaudrinks süß / pikant, geschmacksneutrale Pulver zur Nährwertanreicherung von Speisen und Getränken, nährwertangereicherte Breikost)
Stufe 3	Enterale Ernährung via Ernährungssonde (☞ Kap. 10.2); wann immer möglich orale Kostzufuhr ergänzend beibehalten
Stufe 4	Parenterale Ernährung (☞ Kap. 10.3)

- Indikation zur künstlichen Ernährung: Wenn orale Nahrungsaufnahme nicht bedarfsdeckend, unbeabsichtigter Gewichtsverlust > 5 % in 3 Mon. bzw. > 10 % in 6 Mon., BMI-Wert < 20 kg / m^2, Blutalbumin < 35 g / l
- Aufhebung unnötiger Nahrungsmittelrestriktionen / Diäten mit der Prämisse, Qualität und Energiedichte der aufgenommenen Kost zu verbessern, statt die Quantität der aufgenommenen Nahrung zu erhöhen.
  - Zur Energieanreicherung Lebensmittel mit hoher Energiedichte wie Sahne, Butter, Speiseöl verwenden
  - Ist die Erhöhung der Nährstoffdichte über die normale Kost unzureichend, können zur Nährwertanreicherung von selbsthergestellten Speisen und Getränken industriell hergestellte Aufbaunahrungen, z. B. als trinkfertige Flüssigkost in verschiedenen Geschmacksrichtungen, nährstoffangereicherte Breikost und als geschmacksneutrale Pulver, eingesetzt werden.
- Bei mangelernährten geriatrischen Patienten besteht über die Richtwerte zur Nährstoffzufuhr der DACH-Gesellschaften i. d. R. ein Mehrbedarf; die Nährstoffbedarfsberechnung muss für diese Patienten individuell erfolgen (☞ Tab. 7.6-6):

Tab. 7.6-6 Gesamtenergiebedarf älterer Patienten

Gesamtenergiebedarf = Grundumsatz (GU), + Aktivitätsfaktor (AF) + Krankheitsfaktor (KF)	**Täglicher Gesamtenergiebedarf**
Grundumsatz	
• Frau • Mann	• 21 kcal / kg / d • 24 kcal / kg / d
Aktivitätsfaktor	
• Bettlägerig • Mobil	• + 20 % des GU • + 40 % des GU
Krankheitsfaktor	
• Leicht • Mittel • Schwer	• + 10 % des GU • + 25 % des GU • + 50 % des GU

! Bei älteren Menschen bedarf eine ausreichende Versorgung mit Nährstoffen mehr als nur ein bedarfsgerechtes Angebot.

7

Kaustörungen

Anpassen der Konsistenz der Speisen an die Kaufähigkeit:

- Mechanische Zerkleinerung von schlecht zu kauenden Lebensmitteln: Obst/Gemüse raspeln, reiben, pürieren
- Entfernen von harten Lebensmittelbestandteilen: Obst schälen, Brotrinde abschneiden, Wursthaut entfernen
- Ersetzen von harten Lebensmitteln durch gleichwertige weichere: Fisch statt Fleisch, Rührei statt Spiegelei, Frischkäse statt Hartkäse, Kartoffeln statt Reis, Salz-/Pellkartoffeln oder Kartoffelpüree statt Bratkartoffeln
- Auswahl geeigneter Zubereitungsmethoden: Zubereitung von Hackfleischgerichten, Obst/Gemüse dünsten, feingemahlenes Vollkorngetreide für Aufläufe und Breie verwenden
- Bei stark ausgeprägter Kaustörung pürierte/breiige Speisen: Kartoffelpüree, pürierte Eintöpfe, passiertes Fleisch, Suppen, Getreidebreie, Soufflees, Cremes, Puddings, Quarkspeisen; auch bei dieser Kostform an ansprechende appetitliche Zubereitung und Abwechslung im Speiseplan denken
- Regelmäßige Mund- und Zahnpflege incl. Zungenreinigung (Zungenbelag wirkt mindernd auf die Geschmackswahrnehmung!)
- Regelmäßige Kontrolle der Zahnprothese und ggf. Sanierung bzw. Anpassung

! Eine Breikost weist üblicherweise eine geringere Energie- und Nährstoffdichte als eine normale Vollkost auf (Nährwertberechnung!) und ist deshalb für eine Langzeiternährung nicht geeignet. Sie sollte nur bei wirklich bestehender Notwendigkeit verordnet werden. Besteht diese Notwendigkeit, sollte die Breikost mit hochkalorischer, nährstoffreicher Aufbaunahrung ergänzt werden

Schluckstörung

Anpassung der Nahrungskonsistenz an die Art der Schluckstörung, Schaffung optimaler Essbedingungen:

- **Nahrungskonsistenz:** Homogene Beschaffenheit, Anreiz zum Beißen und Kauen sollte jedoch gegeben sein; zu bevorzugen sind dickflüssige Speisen und Getränke, die leicht einen Bolus bilden (Andicken mit Instant-Kartoffelflocken, püriertem Gemüse, Apfelbrei oder speziellen Dickungsmitteln z. B. Clinutren Instant Thickener, Thick & Easy, Dick & Quick, Resource ThickenUp)

! Die Auswahl der Speisen und Lebensmittel richtet sich nach Art und Ausmaß der Schluckstörung. Sie muss jeweils in Absprache mit Logopäden den individuellen Problemen und dem Verlauf der Therapie angepasst werden.

- **Ungeeignete Lebensmittel:**
  - Flüssige Speisen mit festen Bestandteilen (z. B. Suppe mit Einlage)
  - Lebensmittel mit unterschiedlichen Konsistenzen (z. B. Joghurt mit Früchten, Kuchen mit Nüssen oder Rosinen)
  - Klebrige Lebensmittel, die am Gaumen haften (z. B. frisches Weißbrot, Schmelzkäse, Karamell)

- Lebensmittel mit Fasern (z. B. Spargel, Spinat, Fenchel)
- Lebensmittel mit Kernen (z. B. Weintrauben, Oliven, Kirschen)

◆ Dünnflüssige Lebensmittel und Getränke bereiten insbesondere bei oraler und pharyngealer Dysphagie Probleme; Konsistenzveränderung (z.B. durch spezielle Dickungsmittel); **Cave:** Anpassung der Konsistenz nach Rücksprache mit Logopäden!

◆ Bei schweren Schluckstörungen und völlig fehlendem Schluckreflex: Indikation zur Sondenernährung oder parenteralen Ernährung

◆ Essbedingungen: Verschlucken macht Angst, Patient soll sich sicher fühlen

◆ **Haltung:**
- Informationen über individuelle Probleme weitergeben; ggf. Schluckprotokoll führen
- Aufrecht (sitzend 90°-Winkel, im Bett 75°-Winkel)
- Kopf leicht nach vorne gebeugt, beim Sitzen Füße flach auf den Boden
- Aufrechte Sitzhaltung beachten
- Stabilität geben (ggf. Kissen oder Nackenrolle zur Unterstützung der Position)
- Kopf nicht überstrecken: Kinn leicht herunternehmen, langer Nacken
- Nach dem Essen noch 20 Min. aufrecht sitzen lassen

◆ **Essen reichen:**
- Essen möglichst immer von derselben Person reichen lassen
- Abstand zwischen Mund und Teller nicht mehr als 30 cm; Löffel immer von vorne-unten führen; möglichst früh Löffel oder Glas in die Hand des Patienten geben und führen; Informationen an die Lippen, mit dem Löffel leichten Druck auf die Zunge geben
- Anfangsprobleme durch ausgewählte Konsistenz und Menge berücksichtigen, Bolusgröße anpassen; vollständiges Schlucken kontrollieren; Zeit lassen, gut kauen und Nachschlucken abwarten; bei Ermüdung Pause einlegen
- Nahrungsreste entfernen: Mundpflege ist Aspirationsprophylaxe

! Für eine angemessene Behandlung und Kostzusammenstellung bei Schluckstörungen ist vorab eine genaue Abklärung der Ursachen unabdinglich. Nur eine enge Zusammenarbeit von Diätassistenten, Logopäden, Pflegepersonal und Ärzten bei Diagnose und Behandlung der Schluckstörungen gewährleistet eine optimale Versorgung.

Appetitlosigkeit

◆ **Medikamenteneinnahme:** Überprüfen der Medikation und deren Auswirkung auf Appetit und Nahrungsaufnahme; Einnahme zwingend notwendiger Medikamente möglichst so festlegen, dass Nebenwirkungen nicht mit den Mahlzeiten interferieren; ggf. Einsatz appetitanregender Medikamente

◆ **Angenehme Essatmosphäre schaffen:** Schön gedeckter Tisch mit Blumen, appetitlich angerichtete Speisen, Gesellschaft während des Essens kann sich positiv auf den Appetit auswirken

◆ **Angepasstes Speisenangebot:**
- Große Portionen vermeiden, lieber mehrere kleine Mahlzeiten über den Tag verteilt
- Bevorzugte Speisen und Zubereitungen erfragen

- Appetitlich angerichtete, schmackhafte Speisen anbieten
- Kleine Portionen mit möglichst hoher Energie- und Nährstoffdichte servieren
- Einsatz energie- und nährstoffreicher Nahrungssupplemente
- Angebot verschiedener Lebensmittel in unterschiedlichen Geschmacksrichtungen, Farben, Formen und Texturen zur Anregung der Sinne
- Verstärkung von Geschmack und Geruch der Speisen durch großzügige Zugabe von Gewürzen und Kräutern; ggf. Aperitif vor dem Essen reichen (z. B. Sherry, Portwein, Campari)

◆ **Bewegung fördern:** Für ausreichend Bewegung sorgen (z. B. Spaziergang vor dem Essen, Gymnastik am offenen Fenster, altersgerechte Muskelkräftigungsübungen)

Körperliche Beeinträchtigungen

◆ Esstraining: Aktivierung der noch bestehenden Fähigkeiten; Aufforderung und Ermunterung, Tätigkeiten während der Essensaufnahme zu übernehmen und zu trainieren

◆ Hilfestellungen beim Essen: Brille, Prothese und Hörgerät kontrollieren; Essen sehen, riechen, schmecken lassen; Versorgung mit Hilfsmitteln (z. B. Schnabeltasse, Besteck mit verdickten Griffen, Teller mit rutschfestem Boden); Hilfestellung beim Schneiden; ggf. mundgerechte Stücke schneiden

◆ Anpassung der Speisen an die individuellen Fähigkeiten: Lebensmittel, die mit den Fingern gegessen werden können (Fingerfood); Anpassung Textur, Konsistenz, Portionsgröße entsprechend den individuellen Fähigkeiten

Psychische/geistige Beeinträchtigungen

◆ Speisenangebot: Spezielle Vorlieben und Abneigungen erfragen (ggf. bei Angehörigen); bei bevorzugten Mahlzeiten (z. B. Frühstück) Nahrungsaufnahme optimieren; feste Essenszeiten einhalten; Angebot mundgerechter Speisen, die mit den Fingern gegessen werden können (Fingerfood); Einrichten von Essstationen, an denen sich umherwandernde Patienten jederzeit bedienen können

◆ Hilfestellungen beim Essen:
- Gedächtnisstützen zur Erinnerung ans Essen
- Versorgung mit Hilfsmitteln (z. B. Schnabeltasse, Besteck mit verdickten Griffen, Teller mit rutschfestem Boden)
- Hilfestellung beim Schneiden; ggf. mundgerechte Stücke schneiden
- Abwaschbare Tischtücher und unzerbrechliches Geschirr zur Entspannung der Esssituation

Austrocknungszustände im Alter

Folge einer negativen Flüssigkeitsbilanz durch unzureichende Flüssigkeitsaufnahme und/oder erhöhte Flüssigkeitsverluste; häufigste Störung im Wasserhaushalt älterer Menschen

Risikofaktoren

- Unzureichende Flüssigkeitsaufnahme: Eingeschränktes Durstgefühl, Hilfsbedürftigkeit beim Trinken, Furcht vor Toilettengängen (insbesondere nachts), Furcht vor Inkontinenz
- Erhöhte Flüssigkeitsverluste: Eingeschränkte Konzentrationsfähigkeit der Nieren, Erkrankungen mit erhöhten Flüssigkeitsverlusten (Fieber, Durchfälle, Erbrechen), hohe Umgebungstemperatur (Sommer, überheizte Räume), Medikamente (z.B. Laxantien, Diuretika)

Folgen

- Klinische Symptome: Trockene Zunge, Mundtrockenheit, trockene Schleimhäute, verringerter Hautturgor
- Allgemeine Symptome: Leistungsminderung, Verwirrtheit, Schwäche, Schwindel, Bewusstlosigkeit, erhöhte Infektionsanfälligkeit (insbesondere Harnwegsinfektionen), Obstipation
- Veränderte Medikamentenwirkung (Gefahr der Medikamententoxizität!)
- Flüssigkeitsverluste von 10 % des KG: schwere Dehydratation
- Flüssigkeitsverluste von 15–20 % des KG führen zum Tod

Vorgehen bei zu geringer Flüssigkeitsaufnahme

- **Allgemeine Maßnahmen:**
  - Externen Stimulus wegen eingeschränktem Durstempfinden als Erinnerung schaffen (z.B. morgens tägl. Getränkebedarf an häufig frequentierten Stellen in der Wohnung/Pflegeeinrichtung bereitstellen)
  - Ggf. Tagestrinkplan erstellen und/oder Trinkprotokoll führen
  - Angehörige bitten gemeinsam mit dem Bewohner zu trinken
  - Regelmäßig (z.B. stündl.) Getränke anbieten; ein Glas Wasser oder Tee zu jeder Mahlzeit reichen; eingeschenkte Getränke immer in Reichweite stellen; Bewohner/Patient zwischendurch immer wieder motivieren, einen Schluck zu trinken
- **Getränkeauswahl:**
  - Bevorzugte Getränke in Erfahrung bringen; vom Bewohner bevorzugte Trinkgefäße auswählen
  - Zwischen verschiedenen Getränken immer wieder abwechseln
  - Zwischendurch besondere Getränke anbieten (alkoholfreie Cocktails, Milchshakes, etc.), um die Lust am Trinken zu fördern

Dekubitus

Präventiv auf ausreichende Nährstoff- und Flüssigkeitsversorgung achten; regelmäßige Kontrolle des Ernährungszustandes (☞ Kap. 6.2)
Bei **bestehendem Dekubitus:** Korrektur eines Energie- und/oder Eiweißmangels; derzeitige Datenlage belegt, dass eine erhöhte Energie- und Eiweißzufuhr positive Wirkung auf Wundheilung haben. Positive Effekte außerdem belegt für Arginin, antioxidativ wirksame Vitamine und Spurenelemente; Wirkung zusätzlicher Gaben von Ascorbinsäure und Zink noch unklar. Faktoren eliminieren, die ggf. negativen Effekt

auf Nahrungsaufnahme haben: z.B. Wundgeruch, durch den Dekubitus verursachte Schmerzen, psychische Beeinträchtigung durch verändertes Körperbild

Berechnung Nährstoffbedarf

- Energiebedarf in Abhängigkeit vom Ernährungszustand und der Schwere des Dekubitus: 30–35 kcal/kg KG/d (bzw. ☞ Tab. Energiebedarfsberechnung)
- Eiweißbedarf: 1,0 bis 1,5 g/kg KG/d; bis zu 2 g/kg KG/d bei schwerwiegenden Fällen
- Ausreichende Flüssigkeitszufuhr gewährleisten

Förderung der Wundheilung

Versorgung mit Nährstoffen

Ausreichende Versorgung mit Nährstoffen für eine komplikationslose Wundheilung:

- Eiweiß → beteiligt am Aufbau von Immunglobulinen und Kollagen; dient in Form von Hämoglobin als Transportvehikel für Sauerstoff
- Fett → wichtiger Bestandteil der Zellmembranen; wichtige Energiequelle
- Vitamin C → essentiell für den Bindegewebsaufbau
- Vitamin A → bedeutend für Zellmembranbildung
- Vitamin K → beteiligt an Blutgerinnung
- Zink, Selen, Kupfer → essentiell für enzymatische Reaktionen
- Flüssigkeit → Transportmittel, Reaktionspartner, Wärmeregulation

Vorgehensweise zur Sicherung einer ausreichenden Nährstoffzufuhr: ☞ Ernährungstherapie bei zu geringer Nahrungsaufnahme

Proteine, spezielle Nahrung

- Zusätzliche Eiweißzulagen zur Sicherung des erhöhten Eiweißbedarfs: Zusätzliche Portion Milchprodukte (z.B. Joghurt, Quark, Buttermilch), eiweißreiche Zusatztrinknahrung (Resource Protein Drink, Clinutren HP Energy, Fortimel, Fresubin Protein Energy Drink, Enlive)
- Spezialprodukte zur Unterstützung der Wundheilung: Cubitan (Trinknahrung)/ Cubison (Sondennahrung), Impact Oral (Trinknahrung)/ Impact (Sondennahrung), Crucial (Sondennahrung)

7.7 Ernährung und Sport

Heide Koula-Jenik

Der Erfolg eines Sportlers ist in erster Linie vom körperlichen Training abhängig. Aber auch eine gezielte Ernährung trägt ganz wesentlich zur optimalen Ausschöpfung der physiologischen Leistungsfähigkeit bei. Dabei ist eine leistungsgerechte Ernährung auf jeder Stufe des Erfolges wichtig: im Training, zur Vorbereitung und während des Wettkampfes sowie zur Regeneration, d.h. zur Wiederherstellung der Leistungsfähigkeit nach einem sportlichen Einsatz.

Grundsätzlich gilt, dass es bei alltäglichen sportlichen Aktivitäten (Breitensport) keiner besonderen Ernährung bedarf. Wer als Breitensportler nur drei bis vier Std./Wo. trainiert, kann seinen leicht erhöhten Energie- und Nährstoffbedarf problemlos mit einer ausgewogenen und abwechslungsreichen Mischkost nach den 10 Regeln der DGE (☞ Kap. 5.1.1) decken. Auf eine ausreichende Flüssigkeitszufuhr sollte jedoch besonders geachtet werden.
Im Leistungssport dagegen ist in jedem Falle eine bedarfsangepasste Ernährung erforderlich.

! Grundsätze:

- Im Breitensport (3–4h Training/W) besteht kein besonderer Ernährungsbedarf:
  - Leicht erhöhter Energie- und Nährstoffbedarf kann durch ausgewogene und abwechslungsreiche Mischkost gedeckt werden (10 Regeln der DGE!).
  - Ausreichende Flüssigkeitszufuhr sicherstellen.
- Im Leistungssport bedarfsangepasste Ernährung erforderlich.

7.7.1 Voraussetzungen erhöhter Leistungsfähigkeit

Energiebereitstellung

Das Energiesubstrat der Zelle ist ATP (Adenosintriphosphat); die ATP-Speicher in der Zelle sind allerdings sehr begrenzt (reichen nur für wenige Sekunden), so dass ATP kontinuierlich über verschiedene Systeme aus Kreatinphosphat, Glukose und freien Fettsäuren regeneriert werden muss. Der Anteil der Substrate hängt stark von Dauer und Intensität der Belastung ab. Es werden aerobe und anaerobe Wege unterschieden.

- **ATP/Kreatinphosphat (rein anaerob):** Direkte Energiespeicher in der Muskulatur; liefern für maximal 10s Energie (bei sehr hoher und sehr kurzer Intensität)
- **Anaerobe Glykoloyse:** Energiebereitstellung aus Glukose (bzw. Glykogen) ohne Sauerstoffverbrauch unter Bildung von Laktat (limitierender Faktor); liefert Energie für eine maximale Leistung von 1–2 Min. (bei sehr hoher Intensität bzw. zu Beginn einer sportlichen Leistung)
- **Aerobe Energiegewinnung:**
- Glukoseoxidation: liefert bezogen auf die aufgenommene Menge an Sauerstoff ca. 9 % mehr Energie als der Abbau von FS; Energiebereitstellung läuft zudem schneller als bei der Fettverbrennung → bei allen maximalen, hochintensiven Belastungen spielen die Kohlenhydratspeicher (ca. 2 g Glykogen pro 100 g Muskelmasse) die entscheidende Rolle (Erschöpfung der Glykogenspeicher ist zwangsweise mit einem Leistungsabfall verbunden).
- Fettoxidation: Anteil an der Energiebereitstellung durch Glukoseoxidation nimmt mit zunehmender Belastungsdauer bei mittlerer oder niedriger Intensität (max. 70 % VO_2 max) ab; ausgeprägte Beschleunigung der Fettsäureoxidation nach etwa 10–20 Min. nach Belastungsbeginn; allerdings zu keinem Zeitpunkt ausschließlich

Fettsäurenoxidation; deshalb sind Glykogenreserven auch für eine Ausdauerleistung bei niedrigeren Intensitäten von entscheidender Bedeutung.

Bei extremen Ausdauereinheiten werden auch AS zur Energiegewinnung genutzt (bis zu 15 %).

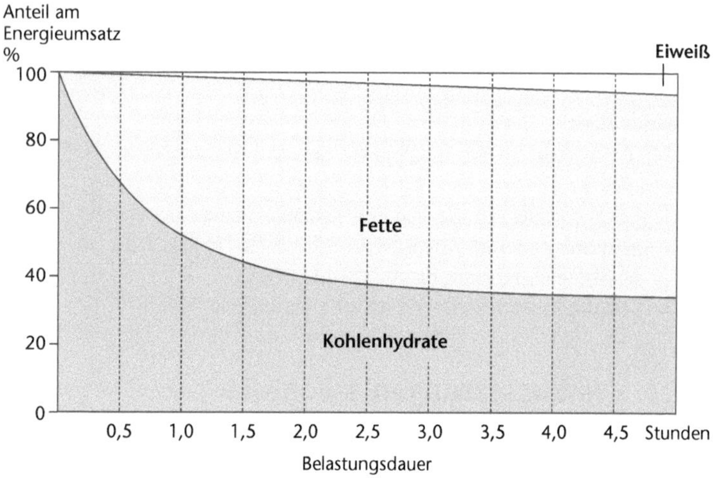

Abb. 7.7-1 Beteiligung von Kohlenhydraten, Fetten und Eiweiß am Energieumsatz

CAVE

- Fett kann nur aerob abgebaut werden (bei langen und wenig intensiven Einheiten).
- Ohne Kohlenhydrate steht Fett als Energiequelle nicht zur Verfügung (notwendig zur Fettsäureoxidation) -> Hungerast.
- Die Oxidationskapazität für Fettsäuren kann durch regelmäßiges Training erhöht werden (Erhöhung der Mitochondrienzahl, Steigerung des aeroben Stoffwechsels, Adaptierung diverser Enzyme, Senkung des respiratiorischen Quotienten und Verminderung der Laktatakkumulation, bessere O_2-Versorgung).

Gesunde Basisernährung

Entsprechend den normalen Empfehlungen für eine gesunde Ernährung nach den 10 Regeln der DGE (☞ Kap. 5.1.1), .d.h. kohlenhydratbetont und fettbewusst, mit hochwertigem Eiweiß sowie einer günstigen Nährstoffdichte an Vitaminen und Mineralstoffen. Dieses Grundmuster einer ausgewogenen Basisernährung gilt für alle Sportarten und für alle Leistungsbereiche.

Ernährung ist keine schnell greifende Maßnahme der letzten Minute; kein vermeintlicher Leistungsförderer am Wettkampftag kann die Fehler einer mangelhaften Basisernährung wettmachen

Energiebedarf

Der Energiebedarf ist abhängig von Sportart sowie Intensität, Dauer und Häufigkeit des Trainings und der Wettkampfphasen.

- Zusätzlich Energie überwiegend in Form von Kohlenhydraten aufnehmen.
- Weniger als 2500 kcal/d bei Männern und 2000 kcal/d bei Frauen gelten im Leistungssport als kritisch für die Entstehung einer Mangelernährung.
- Achtung: Besonders bei Athleten beachten, bei denen ein geringes Körpergewicht von Vorteil ist (Anorexia athletica).

Flüssigkeits- und Nährstoffbedarf

- **Flüssigkeit:** In der gesunden Basisernährung gilt die gleiche Empfehlung wie auch für Nichtsportler: 1,5–2 l täglich; um Flüssigkeitsverluste durch das Training auszugleichen etwa 1 l pro Trainingsstunde zusätzlich trinken.
- **Kohlenhydrate:** Primäres Ziel der trainingsbegleitenden Ernährung liegt in der Maximierung der Glykogenspeicher durch adäquate Kohlenhydrataufnahme möglichst in Form von komplexen Kohlenhydraten; v. a. bei wiederholter Belastung an aufeinanderfolgenden Tagen wichtig; bei ausdauerbetonten Sportarten 55–60 % der Gesamtenergie, bei Kraftsportarten 50–55 %.
- **Fett:** 25–35 % der Gesamtenergiezufuhr entsprechend einer normalen gesunden Basisernährung; zu hohe Aufnahme, aber auch zu starke Einschränkung kann zur Verschlechterung der Leistungsfähigkeit führen.
- **Eiweiß:** Grundsätzlich entspricht der Eiweißbedarf von Sportlern dem von Nichtsportlern (0,8 g/kg KG); Ausnahme: leistungsbetonter Ausdauersport und Kraftsport; durch die erhöhte Nahrungszufuhr wird aber der zusätzliche Bedarf über normale Lebensmittel leicht gedeckt.
  - Ausdauersportler decken bei langen Belastungen bis zu 15 % des Energiebedarfs über Aminosäuren; Proteinbedarf 1,2–1,5 g pro kg Körpergewicht.
  - Kraftsportler haben in der Aufbauphase einen erhöhten Eiweißbedarf (1,5–2,0 g/kg Körpergewicht); Achtung: zusätzlich auf ausreichende Kohlenhydratzufuhr zur Energiebereitstellung achten, sonst wird Eiweiß abgebaut.
  - **Achtung:** Eine höhere Proteinzufuhr (mehr als 2 g/kg KG) sollte u. a. wegen einer möglichen Überbelastung der Nieren nicht erfolgen; zusätzliche Eiweißkonzentrate beschleunigen das Muskelwachstum nicht.
- **Mikronährstoffe:** Bei ausgewogener Ernährung bei Breitensportlern kein Mangel zu erwarten; die Einnahme von Hochdosispräparaten führt nicht automatisch zu einer Leistungssteigerung; allerdings führt eine marginale Unterversorgung zu Leistungseinbußen, so dass eine gezielte Supplementierung sinnvoll sein kann
  - Vitamine: Bei Sportlern wird z. T. die Versorgung mit den Vitaminen B_1, B_2, B_6 und Folsäure als kritisch eingestuft.
  - Mengen- und Spurenelemente: als kritisch gelten Eisen (v. a. bei Ausdauersportlerinnen vor der Menopause), Magnesium, Kalium, Natrium, Calcium und Zink (vermehrte Verluste über Schweiß, Urin und Stuhl).

Risikogruppen für Nährstoffmangel

Bei Sportarten, bei denen die Energiezufuhr bewusst limitiert wird, da ein geringeres Körpergewicht von Vorteil ist (z.B. Langstreckenlauf, Turnen, rhythmische Sportgymnastik, Skispringen) bzw. wo Gewicht kurz vor dem Wettkampf reduziert wird (Gewicht „machen", Boxen, Ringen), ist ein Mangel an Mikronährstoffen unausweichlich. Typische Beschwerdebilder: Anämie, Dys-/Amenorrhöen, unspezifische muskuläre Beschwerden, Magenkrämpfe. In diesen Fällen ist eine gezielte Supplementierung in Erwägung zu ziehen.

Flüssigkeitszufuhr im Sport

Von besonderer Bedeutung im Sport, da eine ausgeglichene Flüssigkeitsbilanz Bedingung für optimale Leistung ist; eine beginnende Dehydratation mindert die Temperaturregulation und beeinträchtigt Gesundheit und Leistungsfähigkeit

- Bereits bei Flüssigkeitsverlusten von 2 % ist die Versorgung der Muskelzellen mit Sauerstoff und Nährstoffen eingeschränkt und die Leistungsfähigkeit eingeschränkt (Symptome bei fortschreitendem Flüssigkeitsverlust: Schwindelgefühl, erhöhter Puls, Apathie, Erbrechen, Muskelkrämpfe).
- Je nach Außentemperatur, Belastungsintensität und Trainingsgrad verliert der Körper etwa 0,5–1,5 l Flüssigkeit/Std.
- Geeignete Getränke (im Vergleich zum Plasma hypoton bzw. isoton (☞ Tab. 7.7-1): Beeinflussen sowohl die Magenentleerungsrate als auch Wasserabsorption; Kohlenhydratkonzentrationen über 10 % verlangsamen die Magenentleerung deutlich und führen leicht zu Übelkeit.

Tab 7.7-1 Empfohlene Zusammensetzung eines Sportlergetränks

Nährstoff	Konzentration
Kohlenhydrate	60–80 g/l
Natrium	400–500 g/l
Kalium	100–120 mg/l
Magnesium	20–30 mg/l
Calcium	70–90 mg/l

CAVE

Um Flüssigkeitsverlusten unter der Belastung vorzubeugen, immer mit dem Trinken beginnen, bevor ein Durstgefühl auftritt.

Trinkempfehlungen für Sportler

- Zur Basisernährung tägl. 1,5–2 l Flüssigkeit trinken (Mineralwasser, Saftschorlen, ungesüßte Früchtetees oder Kräutertee).
- Verluste über den Schweiß zusätzlich ausgleichen (☞ Tab. 7.7-1).
- Bereits vor der Belastung ausreichend trinken: 300–500 ml etwa 2 Std. vor der sportlichen Aktivität, 150–300 ml kurz vor Beginn.
- Bei Ausdaueraktivitäten, die mehr als 30 Min. dauern, stets Getränke mitnehmen. Alle 15–20 Min. kleine Mengen trinken (150–300 ml).
- Grundsätzlich mit dem Trinken beginnen, bevor der Durst kommt.
- Richtige Getränketemperatur, ca. 10 °C wählen; auch im Sommer nicht eiskalt trinken.
- Direkt nach dem Sport 300–500 ml z.B. als Saftsschorle oder Sportgetränk trinken, um die Flüssigkeits- und die Kohlenhydratspeicher wieder aufzufüllen.

7.7.2 Ernährungstherapie bei Sport

Grundregeln der Ernährung

Breitensport

Bei alltäglichen sportlichen Aktivitäten (Freizeitsport, Breitensport) bedarf es keiner besonderen Ernährung. Bezogen auf den erhöhten Energieumsatz besteht kein überproportionaler Mehrbedarf an einzelnen Nährstoffen. Der physiologische Mehrbedarf wird durch erhöhte Zufuhr von Energieträgern mit ausgewogener Mischkost kompensiert.

Leistungssport

Grundlage für die Ernährung ist eine vollwertige Mischkost nach den 10 Regeln der DGE unter Verwendung von Lebensmitteln mit hoher Nährstoffdichte (Vollkornprodukte, Kartoffeln, Gemüse, Obst, fettarme Milchprodukte, fettarmes Fleisch, Fisch).

- Mehrere kleine Mahlzeiten über den Tag verteilt essen, um den Verdauungstrakt nicht zu überlasten.
- Unbedingt auf ausreichende Flüssigkeitszufuhr (1,5–2 l) achten, Schweißverluste ausgleichen.
- Zusätzlich benötigte Kalorien überwiegend in Form von Kohlenhydraten zuführen (Ziel: Maximierung der Glykogenspeicher).
- Nährstoffrelationen:
  - Ausdauersport: 55–60 % Kohlenhydrate, 25–30 % Fett, 10–15 % Protein
  - Kraftsport: 50–55 % Kohlenhydrate, 25–30 % Fett, 15–20 % Protein
  - Leicht erhöhten Eiweißbedarf mit natürlichen Lebensmitteln decken (auf hohe biologische Wertigkeit achten ☞ Kap. 2.1.2); Eiweißkonzentrate sind nicht notwendig
  - Keine überhöhte Fettzufuhr, Einschränkung des Anteils an gesättigten Fettsäuren
  - Eventuell gezielte und individuelle Supplementierung mit Mikronährstoffen

An Wettkampftagen spezielle Ernährungsratschläge beachten.

Trainings- und Wettkampfernährung

Durch geeignete Ernährungsmaßnahmen ist es möglich, die Voraussetzungen für einen Wettkampf zu optimieren bzw. die Leistungsfähigkeit möglichst lange zu erhalten. Kohlenhydratzufuhr und Flüssigkeitsaufnahme spielen dabei die wichtigste Rolle. Die folgenden Ernährungshinweise gelten für Wettkämpfe mit einer Dauer von mehr als 90 Min..

! Am Wettkampftag keine Experimente! Neue Lebensmittel oder Getränke immer vorher im Training austesten!

Vor der Belastung

- Am Abend vor einem Wettkampf eine stark kohlenhydratbetonte Mahlzeit („Nudelparty") und reichlich Flüssigkeit zuführen.
- Letzte größere Mahlzeit etwa 4 Std. vor Wettkampfbeginn; stark kohlenhydratbetont; gut geeignet: Müsli, Obst, Brot mit Marmelade oder Honig; reichlich Flüssigkeit trinken (Zusammensetzung ☞ Tab. 7.7-1).
- Etwa 30 Min. vor der Belastung eine kohlenhydratreiche und ballaststoffarme Zwischenmahlzeit (Banane, Energieriegel, trockenes Brötchen mit Honig) und nochmals 200 ml trinken.

Während der Belastung

- Flüssigkeitsverluste regelmäßig ausgleichen (alle 15–20 Min.): Bei geringer Intensität: 250ml, bei hoher Intensität: 150ml; geeignete Getränke ☞ Tab. 7.7-1.
- Mit der Kohlenhydratzufuhr nach etwa 45 Min. beginnen (Obst, Energieriegel, Gel) um die Glykogenspeicher zu schonen; Achtung: eine Regeneration der Speicher ist unter Belastung nicht mehr möglich! Sind die Kohlenhydratspeicher aufgebraucht, entsteht ein „Hungerast" (plötzlicher totaler Leistungseinbruch, da auch eine Fettverbrennung ohne Kohlenhydrate nicht möglich).

Nach der Belastung

- Sofort 300–500 ml trinken; Gewichtskontrolle: jeweils 500 g Gewichtsverlust durch ca. 400 ml Flüssigkeit ersetzen.
- Möglichst schnell Kohlenhydrate zuführen, da Glykogenresynthese in den ersten zwei Std. nach der Belastung maximal verläuft; kann evtl. durch die zusätzliche Gabe von Aminosäuren bzw. Proteinen noch verbessert werden.

! Unter der Belastung immer trinken bevor der Durst kommt, um Flüssigkeitsverlusten vorzubeugen! Regelmäßig Kohlenhydrate zuführen, um die Glykogenspeicher zu schonen.

Maßnahmen bei speziellen Beschwerden unter Belastung

- **Durchfall/Flatulenz:** Auf blähende Speisen verzichten; keine Magnesiumsupplemente direkt vor oder während eines Wettkampfs einnehmen.

- **Magenkrämpfe/Übelkeit:** Können durch hohen Zuckergehalt der aufgenommenen Lebensmittel/Flüssigkeiten hervorgerufen werden (verzögern Magen-Entleerung, ungünstige osmotische Effekte).
- **Übermäßiger Harndrang:** Natriumgehalt im Sportgetränk überprüfen (400–500 mg/l); Kaffee und Tee wirken diuretisch; auch große Eiweißmengen steigern das Urinvolumen.
- **Muskelkrämpfe unter der Belastung:** Deuten auf Natrium-, Flüssigkeits- oder Kohlenhydratmangel hin (Zusammensetzung des Sportgetränks beachten!); Magnesiumgaben helfen unter der Belastung nicht (führen eher zu Durchfällen) sondern nur bei nächtlichen Krämpfen (dann Substitution über längeren Zeitraum).

Carboloading (Glykogensuperkompensation)

Ernährungstechnik (☞ Tab. 7.7-2), die meist über 3–7 Tage vor größeren Ausdauerwettkämpfen (Dauer mindestens 120 Min.) durchgeführt wird und dazu dient, die Glykogenreserven in Muskulatur und Leber zu vergrößern.

- Zunächst erfolgt intensive Belastung bei stark eingeschränkter Kalorienzufuhr zur Erschöpfung der Glykogenreserven, danach Wechsel von einer ausgewogenen Mischkost zu einer Ernährung mit sehr hohem Kohlenhydratanteil.
- Saltin-Diät: ältere, sehr intensive Form des Carboloading; nach der ersten Phase der Entleerung der Glykogenspeicher soll das Training noch 2–4 Tage unter einer protein- und fettreichen Ernährung fortgeführt werden, um wirklich eine maximale Entleerung der Speicher zu erreichen; dies kann allerdings kurzfristig zu drastischen Leistungseinbrüchen führen und den Sportler psychisch beeinträchtigen; wenn überhaupt, dann nur unter Anleitung durchführen; moderate Form fast ebenso wirksam.

Tab 7.7-2 Moderate Form des Carboloadings.
* Kohlenhydratreiche Ernährung: 500–600g KH/Tag
bzw. 70–80 % der aufgenommenen Gesamtkalorien in Form von Kohlenhydraten

1. Tag	Körperliche Belastung zur Erschöpfung der Glykogenvorräte
2.–4. Tag	Normale Mischkost mit durchschnittlichem Kohlenhydratanteil, Training im Rahmen der Wettkampfvorbereitung
5. Tag	Kohlenhydratreiche Ernährung*, Training im Rahmen der Wettkampfvorbereitung
6.–7. Tag	Kohlenhydratreiche Ernährung*, normale Wettkampfvorbereitung im Training oder Trainingspause
8. Tag	Wettkampf

CAVE

Beim Carboloading kann es mit Beginn der kohlenhydratreichen Ernährung zu einer Gewichtszunahme kommen, da 1 g Glykogen jeweils 3 ml Wasser bindet (bei 300–400 g Glykogen entspricht dies einer Gewichtszunahme von 1200–1600 g).

Rationalisierungsschema 2004

8

Inhalt

Das „Rationalisierungsschema 2004“, von führenden Berufsverbänden und Gesellschaften für Ernährungsmedizin seit 1978 gemeinsam erarbeitet (☞ Anhang), bietet eine Systematik für die Anwendung der Vollkost und wichtiger, häufig gebrauchter Kostformen. Es beinhaltet kurz gefasste Anleitungen zur Anwendung wissenschaftlich gesicherter Diäten in klarer Abgrenzung gegenüber überholten pseudowissenschaftlichen Organschonkostformen (Magen-, Leber-, Gallediät) oder Reduktionskostformen mit extremen Nährstoffverhältnissen. Das Schema dient allen Verantwortlichen zur Auswahl der Ernährungstherapie der verschiedensten Erkrankungen und Orientierung für die Erstellung von spezifischen Diätkatalogen.

Die wichtigsten Ernährungsformen des Rationalisierungsschemas sind:

- Vollkost und leichte Vollkost
- Energiedefinierte Kostformen
- Proteindefinierte Kostformen
- Sonderdiäten

8.1 Vollkost und leichte Vollkost

Marion Burkard

8.1.1 Vollkost

Die Vollkost ist eine Kost, die sowohl den Bedarf an essentiellen Nährstoffen deckt und in ihrem Energiegehalt den Energiebedarf berücksichtigt. Basierend auf den ernährungsmedizinischen Erkenntnissen zur Prävention und auch zur Therapie handelt es sich in ihrer Zusammensetzung um eine Kostform, die den üblichen Ernährungsgewohnheiten angepasst ist, soweit die ersten drei Kriterien nicht tangiert werden.

Bei der Vollkost handelt es sich um eine bedarfsdeckende, vollwertige Ernährung (☞ Kap. 5.1.1), die gemäß DGE folgende Empfehlungen beinhaltet:

- **Energiezufuhr:** Durchschnittlich 2000 kcal bzw. 8,4 MJ, gemäß DGE-Empfehlung für die Vollkost im Krankenhaus:
  - Immobile Patienten z. B. im Akutkrankenhaus (Physical Activity Level PAL 1,2) ca. 1850 kcal/d
  - Mobile Patienten z. B. in Reha-Kliniken (PAL 1,4) ca. 2150 kcal/d
- **Nährstoffrelation in Energie- %:** Proteine 15, Fett 30, KH 55
- **Fette:** Fettmenge und -art haben Einfluss auf koronare Herzerkrankungen und die Entstehung von Übergewicht
  - Etwa 30 Energie- % bei geringer (PAL 1,4) und bis zu 35 Energie- % bei regelmäßiger körperlicher Aktivität (PAL 1,8)
  - Verhältnis: GFS:EUFS:MUFS sollte < 10 %:10–15 %:7–10 % der Energie
  - Verhältnis ω-6-FS: ω-3-FS max. 5:1
  - Einsatz von Ölen reich an ω-3-FS (Raps-, Lein-, Soja-, Walnussöl) wegen protektiver Wirkung gegen plötzlichen Herztod

- Cholesterinzufuhr max. 300 mg/d
- 1–2 ×/Wo. Seefisch

◆ **Ballaststoffe** ≥ 30 g/d:
- Größere Mengen wirken der Entstehung von Obstipation, Divertikulose, Gallensteinen und möglicherweise einem Kolonkarzinom entgegen. Ballaststoffreiche Ernährung geht mit geringerer Häufigkeit von Übergewicht und Herzinfarkt einher.
- Je komplexer die KH, desto geringer die Blutzuckerbelastung (☞ Kap. 2.1.1 Glykämischer Index/Last).

◆ **Mineralstoffzufuhr** zur Prophylaxe und Therapie verschiedener Erkrankungen:
- Kalzium: 1000 mg/d → Osteoporoseprophylaxe und -therapie
- Natrium: ≤ 2,4 g/d (entspricht ≤ 6 g Kochsalz) → Hypertonieprophylaxe und insbesondere -therapie, Osteoporoseprophylaxe
- Jod: 200 μg/d → Strumaprophylaxe
- Magnesium: 350 mg/d → Nervenerregungsübertragung auf den Muskel, Muskelkontraktion

◆ **Ausreichende Vitaminzufuhr** zur Erhaltung der Stoffwechselvorgänge, z. B.:
- Vitamin E 12–15 mg/d → Zellschutz, Antioxidans
- Vitamin D 5 μg/d → Regulation der Kalziumhomöostase
- Folsäure 400 μg/d → Prozesse der Zellteilung und Zellneubildung, KHK-Prophylaxe durch Senkung des Homozysteinspiegels
- Vitamin C 100 mg/d → Antioxidans

◆ **Alkohol:** Regelmäßiger Konsum bedeutet ein Risiko für die Gesundheit, insbesondere der Leber und weiterer Organe. Möglich ist eine geringe und gesundheitlich verträgliche Menge, bei der mögliche positive Effekte die negativen noch überwiegen:
- Max. 20 g/d für einen gesunden Mann
- Max. 10 g/d für ein gesunde Frau

In geringen Mengen wirkt Alkohol kardioprotektiv durch einen Anstieg des HDL-Cholesterins im Blut durch verminderte Blutplättchenaggregation, Senkung des Fibrinogens und eine gesteigerte Fibrinolyse.

> Alkohol gilt in der Krankenhausernährung als kontraindiziert.

8.1.2 Die leichte Vollkost

Die leichte Vollkost entspricht in ihrer Nährstoffrelation und Zusammensetzung den Prinzipien der Vollkost. Sie unterscheidet sich von dieser nur durch Nichtverwenden von Lebensmitteln und Speisen, die erfahrungsgemäß häufig, d. h. bei mehr als 5 % der Patienten, Unverträglichkeitsreaktionen auslösen (☞ Tab. 8.1-1).

Indikation: Unspezifische Intoleranz gegenüber bestimmten Lebensmitteln im Bereich des Verdauungstrakts, die nach Nahrungsaufnahme auch bei den verschiedenen Erkrankungen des Gastrointestinaltrakts auftreten können. Es kann mit der leichten Vollkost kein therapeutischer Effekt erzielt werden.

Folgende Lebensmittel und Zubereitungsarten werden im Allgemeinen schlecht vertragen:

- Stark oder mit Speck angebratene, geröstete und frittierte Lebensmittel (fette, frittierte Kartoffelzubereitungen)
- Fette und geräucherte Fleisch-, Fisch- und Wurstwaren
- Hart gekochte Eier und fette Eierspeisen, Mayonnaisen
- Vollfette Milchprodukte (z. B. Sahneprodukte, vollfetter Käse etc.)
- Fette Brühen, Suppen und Soßen
- Große Mengen Streich- oder Kochfett
- Frisches Brot und frische oder sehr fette Backwaren, sehr grobe Vollkornbrote
- Schwer verdauliche oder blähende Gemüse (Grün-, Rot-, Weiß-, Rosenkohl, Wirsing, Sauerkraut, Lauch, Zwiebeln, Pilze, Paprika, Oliven, Gurken- und Rettichsalat, getrocknete Hülsenfrüchte)
- Unreifes Obst, Steinobst, Nüsse, Mandeln, Pistazien, Avocados
- Fette Süßigkeiten
- Alkohol in jeder Form, kohlensäurehaltige Mineralwässer oder Limonaden, eisgekühlte Getränke
- Große Mengen an scharfen Gewürzen, Zwiebel- oder Knoblauchpulver

! In der Beratung keine Listen und Tabellen aushändigen. Sie tragen nur zur Verunsicherung des Patienten bei.

Tab. 8.1-1 Häufigkeit von Lebensmittelintoleranzen einer beliebigen Auswahl von Krankenhauspatienten (n = 1918) in verschiedenen Regionen Deutschlands (nach einer Erhebung der Deutschen Arbeitsgemeinschaft für klinische Ernährung und Diätetik e.V.)

Lebensmittel	Intoleranz % der Bevölkerung
Hülsenfrüchte	30,1
Gurkensalat	28,6
Frittierte Speisen	22,4
Weißkohl	20,2
CO_2-haltige Getränke	20,1
Grünkohl	18,1
Fette Speisen	17,2
Paprikagemüse	16,8
Sauerkraut	15,8
Rotkraut	15,8
Süße und fette Backwaren	15,8
Zwiebeln	15,8
Wirsing	15,6
Pommes frites	15,3
Hartgekochte Eier	14,7
Frisches Brot	13,6
Bohnenkaffee	12,5
Kohlsalat	12,1
Mayonnaise	11,8

Lebensmittel	Intoleranz % der Bevölkerung
Kartoffelsalat	11,4
Geräuchertes	10,7
Eisbein	9,0
Zu stark gewürzte Speisen	7,7
Zu heiße u. zu kalte Speisen	7,6
Süßigkeiten	7,6
Weißwein	7,6
Rohes Stein- und Kernobst	7,3
Nüsse	7,1
Sahne	6,8
Paniert Gebratenes	6,8
Pilze	6,1
Rotwein	6,1
Lauch	5,9
Spirituosen	5,8
Birnen	5,6
Vollkornbrot	4,8
Buttermilch	4,5
Orangensaft	4,5
Vollmilch	4,4
Kartoffelklöße	4,4
Bier	4,4
Schwarzer Tee	3,5
Apfelsinen	3,4
Honig	3,1
Speiseeis	2,4
Schimmelkäse	2,2
Trockenfrüchte	2,2
Marmelade	2,2
Tomaten	1,9
Schnittkäse	1,6
Camembert	1,3
Butter	1,2

8

Auswahlkost im Krankenhaus

Aus rationellen Gründen wird empfohlen, als Auswahlkost in der Klinik tägl. 3 Vollkostessen anzubieten:

- Normale Vollkost (☞ Kap. 8.1.1)
- Ovo-lakto-vegetabile Vollkost (☞ Kap. 5.2.1)
- Leichte Vollkost (☞ Kap. 8.1.2)

Dadurch wird der Anteil der Diäten und der Speisenrücklauf reduziert, das Wohlbefinden der Patienten aber gesteigert.

8.2 Energiedefinierte Kostformen

Marion Burkard

Zu den energiedefinierten Kostformen gehören gemäß Rationalisierungsschema die Reduktionskost, die Diabeteskost, die Ernährungstherapie bei Dyslipoproteinämien und bei Hyperurikämie. Wichtigste Indikationen für diese Kostformen sind Adipositas sowie Stoffwechselstörungen (Diabetes mellitus Typ 2, Hyperlipoproteinämien, arterielle Hypertonie und Gicht), bei denen Übergewicht die Manifestation fördert, den Verlauf ungünstig beeinflusst, und die in Kombination als metabolisches Syndrom imponieren. Sie sind als Risikofaktoren erster Ordnung für arteriosklerotische Komplikationen wie den Herzinfarkt zu betrachten.

8.2.1 Reduktionskost

Im Energiegehalt nicht bedarfsdeckend, hypokalorische Ernährungsform zur Gewichtsreduktion, wobei der Bedarf an essentiellen Nährstoffen weitestgehend gedeckt und eine ausreichende Sättigung gewährleistet werden sollte. Dies lässt sich am ehesten durch eine energiereduzierte Mischkost, basierend auf den Prinzipien der Vollkost (☞ Kap. 8.1.1) realisieren. Sie ist die ernährungsphysiologisch und verhaltenstherapeutisch günstigste Form der Reduktionskost mit der besten Aussicht auf Langzeiterfolg.

Allgemeine Empfehlungen zur Durchführung

- **Energiereduzierung:**
  - Deutliche Gewichtsreduktion: 1200–1500 kcal ausreichend
  - Schnelle Gewichtsreduktion: > 1000 kcal, Bedarfsdeckung mit bestimmten Nährstoffen (Eiweiß, Vitamine, Elektrolyte, Spurenelemente) ist nicht gegeben, so dass Formuladiäten nach §14a Diät-VO eingesetzt werden sollten.
  - Therapeutisch empfohlen: Energiereduzierte Mischkost ca. 500 kcal unter dem tägl. Energiebedarf
- **Verteilung der Nährstoffzufuhr:** Eiweiß 15–20 Energie-%, Fett: 25–30 Energie-%, davon ≥ 4,5 g Linolsäure, KH: 50–55 Energie-%
- **Empfehlenswerte Lebensmittel:**
  - Lebensmittel mit hoher Nährstoffdichte bevorzugen: Vollkorngetreide(-produkte), Gemüse, Obst, fettarme Milch(-produkte), mageres Fleisch, Fisch
  - Ballaststoff- und wasserreiche Lebensmittel: Vollkornprodukte, Hülsenfrüchte, Gemüse, Obst
  - Kalorienfreie bzw. -arme Getränke: Mineralwasser, Kaffee, schwarzer und grüner Tee, Kräutertee, Obstsaftschorlen;. mind. 2, besser 3 l/d
- **Zu meidende bzw. einzuschränkende Lebensmittel:**
  - Lebensmittel mit hoher Energiedichte: fettreiche Fleisch-, Wurst-, Käsesorten, Schokolade, Torten, fettreiche Knabberartikel
  - Alkoholische Getränke

! Erfolge sind nur zu erwarten, wenn der Patient langfristig seinen Lebensstil umstellt im Sinne einer
- Verhaltensmodifikation
- Veränderung der Ernährungsgewohnheiten
- Steigerung der körperlichen Aktivität.

Eine qualifizierte Ernährungsberatung im Rahmen des interdisziplinären Therapieansatzes trägt entscheidend zum Erfolg bei!

8.2.2 Formen der Reduktionskost bei spezifischen Indikationen

Kostform bei Diabetes mellitus Typ 2

Die Vollkost (☞ Kap. 8.11) erfüllt weitgehend die Bedingungen der Ernährungstherapie bei Diabetes. Zusätzliche indikationsspezifische Maßnahmen werden empfohlen:
- **Saccharose:** Mäßiger Verzehr bis zu 10 % der Gesamtenergiemenge möglich, aber nur in „verpackter Form" in festen Lebensmitteln, nicht in Getränken, energiefreie **Süßstoffe** können in Getränken freizügig verwendet werden. **Fruktose** und andere kalorienhaltige Zuckeraustauschstoffe haben gegenüber Saccharose keine entscheidenden Vorteile.
- **Eiweißzufuhr** bei Patienten mit Nephropathie zwischen 0,6 und 0,8 g/kg KG
- **Alkoholkonsum** bei Patientenwunsch und unter individueller Risikoabschätzung möglich; Männer bis 20 g, Frauen bis 10 g, möglichst im Zusammenhang mit kohlenhydrathaltigen Mahlzeiten → Vermeidung der Hypoglykämiegefahr
- **Gewichtsreduktion** bei Übergewicht; Ziel: den BMI unter 25 kg/m^2 senken
- Bei Gabe von **hypoglykämisierenden Substanzen** müssen die Wirkungen blutzuckersenkender Substanzen und blutzuckererhöhender Mahlzeiten zeitlich und qualitativ aufeinander abgestimmt werden.

Maßnahmen bei insulinpflichtigen Patienten

- Bei Typ-1-Diabetikern mit konventioneller Insulintherapie (CT) beachten: Ein festes Mahlzeitenschema mit abgestimmter Kohlenhydratmenge und Insulindosis ist dringend erforderlich.
- Bei intensivierter Insulintherapie (ICT) unterliegen Mahlzeitengröße und Lebensmittelauswahl keiner strengen Vorschrift; Anpassung an den persönlichen Tagesablauf
- Zwischenmahlzeiten sind nur bei medikamentösen Therapien (Sulfonylharnstoffen, CT) notwendig, ansonsten bedeuten sie eine zusätzliche vermeidbare Energiezufuhr.
- Viele als „geeignet für Diabetiker" deklarierte Lebensmittel haben hohen Fett- bzw. Energiegehalt → besonders für übergewichtige Diabetiker nicht zu empfehlen.

8

! Kohlenhydrat (KH)-Austauscheinheit ist die Berechnungseinheit zur Abschätzung der blutzuckerwirksamen Kohlehydrate in der Ernährung:
- 1 KH-Austausch-Einheit = 10–12 g verwertbarer KH
- Die KH-Austauscheinheiten ersetzen die früheren Broteinheiten (BE ~ 12 g KH) und KH-Einheiten (KE ~ 10 g).

Kostform bei Dyslipoproteinämien

Die Vollkost (☞ Kap. 8.1.1) erfüllt weitgehend die Bedingungen der Ernährungstherapie bei Dyslipoproteinämien. Für Patienten mit Hypertriglyzeridämien, bei denen in 60–80 % eine Glukoseintoleranz vorliegt, gelten folgende zusätzliche ernährungstherapeutische Maßnahmen:

- **Zu empfehlen:**
  - Bei Übergewicht Gewichtsreduktion mit dem Ziel: BMI auf ≤ 25 kg/m²
  - Zufuhr von ω-3-FS: 2–3 ×/Wo. eine kleine Portion mit fettem Fisch (Makrele, Hering, Lachs)
  - Bei Hypercholesterinämie kann der Einsatz von mit Phytosterinen angereicherten Lebensmitteln im Rahmen der lipidsenkenden Kost sinnvoll sein
  - Früchtetees mit Süßstoff
- **Zu meiden:**
  - Rasch resorbierbare Mono- und Disaccharide, insbesondere Fruktose
  - Zucker, Süßigkeiten, Zuckeraustauschstoffe, Obst und Obstsäfte
  - Alkohol
- **Zusätzliche Empfehlungen** für Patienten mit Hypertriglyzeridamien, bei denen in 60–80 % eine Glukoseintoleranz vorliegt:
  - Bei Übergewicht Gewichtsreduktion auf Normalgewicht mit ≤ 25 kg/m²
  - Rasch resorbierbare Mono- und Disaccharide und insbesondere Fruktose meiden
  - Weitestgehende Ausschaltung von Alkohol

Kostform bei Hyperurikämie und Gicht

Die Vollkost (☞ Kap. 8.1.1) erfüllt weitgehend die Bedingungen der Ernährungstherapie bei Hyperurikämie und Gicht und sollte um ernährungstherapeutische Maßnahmen ergänzt werden:

- **Zu empfehlen:**
  - Maßvolle Portionsgrößen von Fleisch, Fleischwaren oder Fisch (ca. 150 g)
  - Purinarme bzw. -freie Eiweißquellen wie Milch, magere Milchprodukte und Ei (max. 3 Eier/Wo.), Getreideprodukte, Backwaren und Wurstwaren mit einem Harnsäuregehalt bis 100 mg/100 g (☞Tab. 8.2-1, Gruppe 1) und Gemüse, Obst, Salate mit einem Harnsäuregehalt bis 50 mg/100 g Lebensmittel
  - Gewichtsnormalisierung auf BMI ≤ 25 kg/m²

CAVE

Keine Fastenkuren – bei Heilfasten o.Ä. werden vermehrt körpereigene Purine zu Harnsäure abgebaut und Ketonkörper hemmen deren Ausscheidung in der Niere.

- ◆ Kochen ist günstiger als Braten, bei „streng purinarmer Diät“ das Fleisch kochen, die Fleischbrühe nicht verwenden.
- – Die Flüssigkeitszufuhr sollte mind. 2 l/d betragen.
- ◆ **Zu meiden bzw. einzuschränken:**
- – Besonders purinreiche Lebensmittel mit einem Harnsäuregehalt über 250 mg/100 g: Innereien, Haut tierischer Lebensmittel, Anchovis, Sprotten (☞ Tab. 8.2-1, Gruppe 3)
- – Relativ purinreiche Lebensmittel mit einem Harnsäuregehalt bis zu 150 mg/100 g: Fleisch, Wurstwaren, Fisch und Fischkonserven, Hülsenfrüchte (☞ Tab. 8.2-1, Gruppe 2)
- – Hülsenfrüchte nur an Stelle von Fleisch einsetzen.

! Nicht der absolute Puringehalt eines Lebensmittels ist entscheidend, sondern die üblicherweise verzehrte Menge des Lebensmittels! In den Nährwerttabellen wird der Puringehalt der Lebensmittel in mg gebildete Harnsäure angegeben.

! Purine aus Kaffee, Tee oder Kakao führen zu keiner Harnsäureerhöhung im Serum!

- – Alkohol: max. eine Portion/d zur Hauptmahlzeit (Alkohol hemmt die renale Harnsäureausscheidung und steigert die hepatische Harnsäurebildung), ausschlaggebend ist der Alkoholgehalt des jeweiligen Getränks, Bier, v.a. Weizenbier enthält zusätzlich Purine, alkoholfreies Bier hat den gleichen Puringehalt.

8

Tab. 8.2-1 Purin-/Harnsäuregehalt in Lebensmitteln pro verzehrte Menge

Menge	Lebensmittel	Harnsäure in mg
Gruppe 1	**Purin-/harnsäurefrei bzw. sehr purin-/harnsäurearm**	**< 150 mg**
1 Glas / 200 ml	Trinkmilch, Buttermilch, Joghurt	0
1 Scheibe / 30 g	Emmentalerkäse	3
1 / 60 g	Ei	3
1 mittelgroße / 75 g	Tomate, grüne Paprika o. Rettich	8
1 / 50 g	Brötchen	20
1 mittelgroßer / 150 g	Apfel	23
1 mittelgroße / 200 g	Grapefruit	30
1 Portion / 250 g	Kartoffeln, gegart	38
1 Portion / 150 g	Reis, poliert und gegart	38
Gruppe 2	**Mittlere Purin-/Harnsäuremengen (relativ purinreich)**	**150–250 mg**
1 Portion / 200 g	Weißkohl	40
1 Portion / 200 g	Spargel	50
1 Portion / 200 g	Lauch	80
1 Portion / 125 g	Hülsenfrüchte, gegart	80
1 Portion / 200 g	Spinat	100
1 Portion / 100 g	Schollenfilet	130
1 Portion / 100 g	Fleisch (Huhn, Rind, Schwein, Kalb; roh)	140–170

Gruppe 3	große Purin-/Harnsäuremengen (besonders purinreich)	> 250 mg
1 Portion / 100 g	Makrele, geräuchert	170
1 Portion / 100 g	Hähnchen, gegrillt	240
1 Portion / 100 g	Innereien (Leber, Nieren)	210–360
1 Portion / 100 g	Ölsardinen	350
1 Portion / 100 g	Sprotten	500
1 Portion / 100 g	Kalbsbries	900

Kostform bei Hypertonie und Ödemen

Die Vollkost (☞ 8.1.1) erfüllt weitgehend die Bedingungen der Ernährungstherapie bei Hypertonie und Ödemen. Die Ernährungsumstellung ist zentraler Bestandteil der anzustrebenden Lebensstiländerung. Dies setzt eine qualifizierte Ernährungsberatung voraus.

CAVE

Bei Hypertonie 2000–4000 mg Natrium / d auf keinen Fall überschreiten.

Zusätzliche indikationsspezifische Maßnahmen

- **Zu empfehlen:**
- Gewichtsreduktion bei Übergewicht auf Normalgewicht mit BMI ≤ 25 kg / m^2
- Viel Obst und Gemüse zur Steigerung der Kaliumzufuhr (als Gegenspieler des Natriums)
- Frische unzubereitete Lebensmittel (sind nativ natriumarm)
- Zur Erhaltung der Geschmacksstoffe Zubereitungsarten anwenden wie Dünsten, Dämpfen, Garen im Römertopf
- Zur Verstärkung des Geschmacks: Braten, Rösten, Grillen, Schmoren, Marinieren von Fleisch, Fisch, Tofu in Kräutern, Gewürzen, Zwiebeln, Knoblauch, Essig, Öl oder Wein
- Ideenreiche Verwendung aller Küchenkräuter und Gewürze, insbesondere Kräuter mit Kochsalz einsparender Würzwirkung: Kerbel, Kresse, Rosmarin, Basilikum, Salbei, Thymian
- Evtl. Einsatz von speziellen Lebensmitteln mit vermindertem Kochsalzgehalt (☞ Tab. 8.2-2)
- **Zu meiden bzw. einzuschränken**
- Lebensmittel mit Kochsalz-Zusatz wie Wurst, Käse, Fischmarinaden
- Salzhaltige (Halb-)Fertiggerichte und Nachsalzen bei Tisch
- Gepökelte Fleisch- und Räucherwaren
- Alkohol

! Kalium und Natrium

- Bei normaler Kaliumzufuhr (2000–4000 mg/d) in der Ernährung und ohne Hinweis auf Kaliummangel (z. B. Thiazidbehandlung) ist eine zusätzliche Kaliumsupplementation nicht notwendig.
- In Ausnahmefällen kann bei Akzeptanz während des Krankenhausaufenthalts natriumarme Ernährung, d. h. 1,2 g Natrium / d, durchgeführt werden.

Tab. 8.2-2 Günstige und weniger günstige Lebensmittel bei mäßig natriumarmer Ernährung

	Günstige Lebensmittel	Weniger günstige/ einzuschränkende Lebensmittel
Fleisch und Wurstwaren	Fleisch, Geflügel, Bratenaufschnitt selbst zubereitet	Alle handelsüblichen Wurst- und Fleischwaren
Fisch und Fischwaren	Salz- und Süßwasserfische, frisch oder TK, selbst zubereitet	Gesalzene u. marinierte Fische (Salz-, Bismarckhering), Räucherfisch, Fischkonserven
Milch und Milchprodukte	Trinkmilch, Joghurt, Quark, Emmentaler, „milde" Käsesorten	Alle handelsüblichen Käsesorten
Fette	Speiseöle, Butter, Margarine, Back- und Bratfette	Gesalzene Butter (-zubereitungen), Schmalz, Erdnusscreme, Mayonnaise, Speck
Eier	Alle Sorten	Soleier, Rührei mit Schinken
Gemüse	Gemüse, frisch oder TK, selbst zubereitet	Gemüsekonserven, Sauerkraut, Salz-Dill-Gurken, Mixed Pickles, fertig gewürzte Gemüsebeilagen (TK)
Kartoffeln	Kartoffel, frisch oder TK, selbst zubereitet	Industriell hergestellte Kartoffelzubereitungen (z. B. Püreepulver, Knödel), Kartoffelchips u. Ä.
Obst	Frisches Obst, Trockenobst, Obstkonserven, Säfte	Eingelegte Oliven
Nüsse	Alle Sorten	Salznüsse, -mandeln
Getreideprodukte	Alle Sorten	Laugengebäck, Salzgebäck, Käsegebäck
Zucker und Süßigkeiten	Süßigkeiten aller Art, Schokolade	Stark salzhaltige Lakritze
Getränke	Leitungswasser, Tee, Kaffee, Säfte, Erfrischungsgetränke, Mineralwasser mit weniger als 200 mg Natrium/l	Fleisch- und Gemüsebrühen, Tomaten- und Gemüsesäfte, Mineralwasser mit mehr als 200 mg Natrium/l
Sonstiges	Hefeflocken, Gelatine, (Kochsalzersatzmittel)	Senf, Tomatenketchup, Gewürzmischungen mit Kochsalz

Tab. 8.2-3 Höchstwerte für Lebensmittel, bei denen auf einen verminderten Kochsalz- oder Natriumgehalt hingewiesen wird (nach Nährwert-Kennzeichnungs-VO § 7 Abs. 2 Nr. 3b)

Lebensmittel	Natriumgehalt des verzehrsfertigen Lebensmittels höchstens mg in 100 g
Brot, Kleingebäck und sonstige Backwaren	250
Fertiggerichte und fertige Teilgerichte	250
Suppen, Brühen, Soßen	250
Erzeugnisse aus Fisch, Krusten-, Schalen- und Weichtieren	250

Lebensmittel	Natriumgehalt des verzehrsfertigen Lebensmittels höchstens mg in 100 g
Kartoffeltrockenerzeugnisse	300
Kochwürste	400
Käse und Käseerzeugnisse	450
Brühwürste und Kochpökelwaren	500

Klasse statt Masse

Die Angebotspalette an kochsalzverminderten Lebensmitteln ist nicht besonders groß, die Akzeptanz häufig nicht so gut. Daher ist als eine weitere wichtige Maßnahme die **Reduzierung der Portionsgröße** von kochsalzhaltigen Lebensmitteln zu nennen.

Natriumarme Kost

Einschränkung der Zufuhr – höchstens 1,2 g Natrium = 3 g Kochsalz – von Nahrungsmitteln mit hohem natürlichen Natriumgehalt, sowie Nahrungsmittel mit Kochsalzzusatz.

Indikationen: Herzinsuffizienz (kardiales Ödem), Lebererkrankungen (Aszites), Niereninsuffizienz, Hypertonie

Empfehlenswerte Lebensmittel:

- Alle Grundnahrungsmittel sowie natriumarme oder natriumreduzierte Diäterzeugnisse (☞ Tab. 8.2-4 und Tab. 9.2-1 und 9.2-2)
- Brot, Zwieback und andere Backwaren
- Fleischerzeugnisse, Brotaufstriche auf Fleischbasis, Bratensaft
- Fischerzeugnisse und -konserven
- Verschiedene Käsesorten
- Verschiedene Würzmittel, wie Senf, Tomatenmark, Paprikamark
- Verschiedene Gemüseerzeugnisse wie Sauerkraut, Gewürzgurken, vegetarische Pasten, Gemüsebrühen
- Kochsalzersatzmittel

Zu meidende bzw. einzuschränkende Lebensmittel:

- Handelsübliches Brot und Gemüsekonserven
- Alle Lebensmittel mit Kochsalzzusatz

Tab. 8.2-4 Höchstwerte für natriumarme bzw. streng natriumarme diätetische Lebensmittel lt. Diät-VO, § 13

Bezeichnung	Natriumgehalt in Lebensmitteln
Streng natriumarm, Streng kochsalzarm	100 g diätetische Lebensmittel dürfen nicht mehr als 40 mg Na^+ enthalten
Natriumarm, Kochsalzarm	100 g diätetische Lebensmittel dürfen nicht mehr als 120 mg Na^+ enthalten; bei Getränken darf der Natriumgehalt 2 mg pro 100 ml nicht überschreiten

8.3 Proteindefinierte Kostformen

Kostformen, bei der die Eiweißzufuhr an die jeweiligen Indikationen angepasst wird. Man unterscheidet zwischen der eiweißarmen und der eiweißreichen Diät. Bei letzterer ist darauf zu achten, dass die tägl. Eiweißzufuhr in Deutschland ohnehin über der von den DACH-Gesellschaften empfohlenen liegt. Bei diesen Kostformen sind mehrere Energiestufen (kcal-Stufen) möglich, auch eine Anpassung an Diabeteskost oder die Kombination mit kaliumarmer Kost. Proteindefinierte Kostformen kommen speziell bei Nieren- und bei Lebererkrankungen zum Einsatz. In beiden Fällen ist eine qualifizierte Ernährungsberatung notwendig, um die komplexe Ernährungsumstellung zu erleichtern.

Indikationen: Prävention oder Therapie urämischer Symptome und Verzögerung des Fortschreitens akuter oder chronischer Niereninsuffizienzen sowie Therapie chronischer Lebererkrankungen.

Kostform bei Nierenerkrankungen

Die Einschränkung der Eiweißzufuhr hängt vom jeweiligen Grad der Nierenfunktionsstörung ab (☞ Tab. 8.3-2). Wichtig ist ein ausreichender Gehalt an essentiellen AS und eine ausreichende Energiebedarfsdeckung. Die Versorgung mit wasserlöslichen Vitaminen, Kalzium, Eisen und anderen Mikronährstoffen muss durch gezielte Substitution sichergestellt werden.

Indikationen: Hyperphosphatämie, z. B. bei chronischer Niereninsuffizienz, intermittierende Langzeitdialyse, Osteoporose, Kalziumphosphatsteine.

Ernährungstherapeutische Maßnahmen

- **Gemischte Kost** im Rahmen eines Ernährungsplans aus mind. 50 % hochwertigem Eiweiß in Form von kleinen Fleisch-, Fisch- oder Geflügelportionen
- **Selektiv zusammengestellte Kost** aus mind. 50 % des Eiweißes in Form eines natürlichen, biologisch hochwertigen Eiweißgemisches (☞ Tab. 8.3-1)
- **Freie Lebensmittelauswahl** mit Zulage essentieller L-AS (nicht-proteinselektive Diäten ☞ Tab. 8.3-1), essentielle AS oral, oder von Ketosäuren (Ketosteril®)
- Evtl. Einsatz spezieller proteinarmer Brot-, Back- und Teigwaren.

Besonderheiten bei Hämodialyse (regelmäßig 2–3×/Wo.)

- Eiweißzufuhr 1–1,2 g/kg KG
- Normale Natriumzufuhr von ≤ 2,4 g/d erscheint ausreichend, nur in Ausnahmefällen ist natriumarme Ernährung notwendig (1,2 g Natrium/d)
- Kalium < 1,6 g/d
- Trinkflüssigkeit in Anpassung an die Restdiurese (Restdiurese + 500 ml/d)
- Substitution von wasserlöslichen Vitaminen
- Der Wassergehalt von Obst und Gemüse ist auf die Trinkmenge anzurechnen.

Besonderheiten bei chronischer Peritonealdialyse

- Eiweißzufuhr auf 1,2–1,5 g/d erhöhen
- Phosphatzufuhr auf < 800 mg beschränken

- Flüssigkeitszufuhr: Restdiurese plus 800 ml/d
- Substitution von wasserlöslichen Vitaminen

! Phosphatzufuhr

Alle proteinarmen Kostformen sind phosphatarm (< 800 mg/d). Durch phosphatarme Kost anstelle von Vollkost lässt sich die Phosphatzufuhr um ⅓ senken. Die Reduktion ist schwierig wegen der Korrelation von Phosphat und Protein, v.a. bei Dialysepatienten.

Phosphatreduzierte Kostgestaltung

Herabsetzung des Phosphatgehalts auf weniger als 800 mg Phosphat pro Tag.

- Überwiegend vegetarische Ernährung wegen geringerer Ausnutzbarkeit pflanzlicher Phosphatquellen
- Beschränkung der Zufuhr phosphatreicher Lebensmittel: Die meisten Schnittkäse, Schmelzkäse (stattdessen Frisch- und Sauermilchkäse), Fleisch (Muskelfleisch statt Innereien), Brühwürste, Fisch, Magermilchpulver, Eigelb, Knäcke- und Grahambrot (Feinmehlerzeugnisse, eiweißarme Spezialbrote statt Vollkornprodukte), Weizenkeime und -kleie, Haferflocken, Nüsse, Hülsenfrüchte trocken, Sojamehl, Kakaopulver, Bäcker- und Bierhefe, Colagetränke, Fleischextrakt
- Vermeiden aller Produkte mit phosphathaltigen Lebensmittelzusatzstoffen: Backpulver, Schmelzsalze, Kuttersalze, E 338–341 (Säuerungsmittel), E 450 a, b, c (Säureregulatoren)
- Keine Lecithinpräparate
- Phosphatarme Spezialnahrungen: Nephrapro®, Sonana Ren-O-prot®, Sonana Ren-O-mil®
- Einsatz von Phosphatbindern

8

CAVE

Phosphatbinder zusammen mit der Mahlzeit, aber andere Medikamente nicht zur gleichen Zeit einnehmen.

Tab. 8.3-1 Eiweißarme Diätformen

Proteinselektive Diäten	Grundlage der eiweißarmen Diäten sind Proteingemische mit guter Ergänzungswirkung: ◆ Kartoffel und Ei: 3:2 ◆ Bohnen und Ei: 1:1 ◆ Milch und Weizen: 3:1 ◆ Ei und Weizen: 3:2
Kartoffel-Ei-Diät	Klassische Form der proteinselektiven Diät; ca. die Hälfte der erlaubten Gesamtproteinmenge wird als Kartoffel-Ei-Protein im Verhältnis 3:2 verabreicht
Nicht-proteinselektive Diäten	Freie Wahl der proteinhaltigen Lebensmittel im Rahmen der erlaubten Gesamtproteinmenge (Milch, Käse, Eier, Fleisch, Geflügel, Wurst) sowie Substitution von essentiellen AS oder Ketoanaloga

Kostform bei Lebererkrankungen

Fortgeschrittene chronische Lebererkrankungen sind gekennzeichnet durch einen unökonomischen Stoffwechsel mit erhöhtem Energieverbrauch, gesteigertem Eiweißstoffwechsel (einschließlich Glukoneogenese aus Eiweiß) und vermehrter Fettverbrennung bei eingeschränkter hepatischer Glukoseproduktion und reduziertem peripheren Glukoseverbrauch (Insulinresistenz).

Ziel der Ernährungstherapie ist die Prophylaxe und Behandlung der prognostisch ungünstigen Protein-Kalorien-Malnutrition.

Ernährungstherapeutische Maßnahmen:

- Ausreichende Zufuhr von Energie und Eiweiß
- Bei proteintoleranten Patienten Eiweißreduktion für max. 2 Tage auf 0,5 g/kg KG/d; Supplementierung mit verzweigtkettigen AS
- Keine Einschränkung der Kohlenhydrat- und Fettzufuhr (außer bei Cholestase); Nährwertrelation entsprechend der Vollkost
- Häufigere Nahrungsaufnahme inklusive einer kohlenhydratreichen Spätmahlzeit
- Stuhlregulation durch wasserlösliche Ballaststoffe und Laktulose (PSE-Phrophylaxe)
- Bei Aszites (☞ auch Kap. 9.7.7) Natriumrestriktion (1200 mg/d) und nur bei Vorliegen einer Verdünnungshyponatriämie (Serum-Natrium < 130 mmol/l) zusätzliche Flüssigkeitsrestriktion (750–1000 ml/d)

8

! Bei eiweißreduzierten Kostformen ist der Bedarf an einigen essentiellen Nährstoffen nicht gedeckt, insbesondere Kalzium, Eisen und wasserlösliche Vitamine müssen substituiert werden.

- Parenterale Ernährung nur dann einsetzen, wenn enterale Ernährung nicht möglich oder praktikabel ist.
- Bei Komplikationen (Mangelernährung, Aszites, Enzephalopathie) wird eine Supplementierung von Vitaminen und Spurenelementen empfohlen.

Tab. 8.3-2 Rationalisierungsschema für eiweißdefinierte Kostformen (VkAS = Verzweigtkettige AS)

Indikation	Nichteiweißenergie kcal/kg KG/d	Eiweiß bzw. AS g/kg KG/d
Niereninsuffizienz	25–35	0,6–0,8
Nephrotisches Syndrom	25–35	0,8–1,0
Hämodialyse	25–35	1,0–1,2
Peritonealdialyse	25–35	1,2–1,5
Fettleber	25	1,2
Alkoholhepatitis	30–40	1,2–1,5
Kompensierte Zirrhose	25–35	1,0–1,2
Komplikationen:		
◆ Malnutrition	35	1,5
◆ Enzephalopathie I–II	25–35	Initial 0,5, dann 1,0–1,2 bei Eiweißtoleranz VkAS-Supplemente
◆ Enzephalopathie III–IV	25–35	1,0 bei Verwendung von VkAS-angereicherten Supplementen

8.4 Sonderdiäten

Marion Burkard

Nachfolgend sind gastroenterologische Diäten, Diäten bei speziellen Systemerkrankungen, seltene Diäten und diagnostische Diäten zusammengefasst.

8.4.1 Gastroenterologische Diäten

Das Prinzip der Schonkost (Magen-, Galle-, Leber-, Darmschonkost) ist heute überholt. Bei der Mehrzahl der gastroenterologischen Erkrankungen wird mit leichter Vollkost (☞ Kap. 8.1.2) ernährt, da gezeigt werden konnte, dass verschiedene Unverträglichkeiten nicht typisch für ein bestimmtes Krankheitsbild sind, sondern ein individuelles Merkmal jedes Patienten.

! Im Vordergrund der gastroenterologischen Diäten stehen die Bedürfnisse und die spezifische Erkrankung des Patienten, allgemeingültige Richtlinien können nicht formuliert werden. Eine qualifizierte Ernährungsberatung ist notwendig, um die teilweise komplexe Ernährungsumstellung zu erleichtern.

Kostform bei Malassimilationssyndrom

Kostform, die geeignet ist, die durch Maldigestion und/oder Malabsorption verursachten Störungen zu vermindern bzw. auszugleichen. Es handelt sich um eine leicht aufschließbare, ballaststoffarme Kostform, bei der die Fettmenge der Ausnutzung angepasst ist.

Indikationen bzw. Erkrankungen, die mit einer Malassimilation einhergehen können:

- Exokrine Pankreasinsuffizienz
- Gastrektomie
- Kurzdarmsyndrom
- Chologene Diarrhö
- Stenosen
- Gluteninduzierte Enteropathie (Initialstadium)
- M. Whipple etc.

Ernährungstherapeutische Maßnahmen:

- Austausch von LCT (langkettigen Triglyzeriden) durch MCT (mittelkettige Triglyzeride)
- Erhöhung der Energiedichte (z. B. durch Zusatz von Oligosacchariden) oder des Gehalts an essentiellen Nährstoffen
- Glutenfreie, laktosefreie bzw. -reduzierte, oxalsäurereduzierte Kost
- Kostaufbau gastroenterologische Erkrankungen (☞ auch Kap. 9.8)

Kostgestaltung

- Bezüglich der Lebensmittelauswahl ist die leichte Vollkost (☞ Kap. 8.1.2) zu bevorzugen.
- Bevorzugung von fettarmen Proteinlieferanten (z.B. Seelachs, Hühnerbrust, Magerquark)
- Mehrere Mahlzeiten (6–8) über den Tag verteilt
- Bezüglich Fettmodifikation MCT-Kost (☞ unten)
- Erhöhung der Energiedichte der Kost über leicht resorbierbare KH, wie Maltodextrin, Stärke
- Glutenfreie Kost (☞ unten)
- Laktosefreie bzw. -reduzierte Kost (☞ unten)
- Oxalsäurereduziert Kost, bei der auf besonders oxalsäurereiche Lebensmittel (☞ unten) verzichtet wird.

Tab. 8.4-1 Oxalsäuregehalt ausgewählter Lebensmittel

Lebensmittel	Oxalsäure in mg/100 g
Mangold	650,0
Kakaopulver	470,0
Spinat	442,0
Bambussprossen	252,0
Rote Bete	181,0
Blockschokolade (Kakaoanteil 40 %)	98,0
Bohnen, grün	43,5
Nuss-Nougat-Creme	36,0
Mango	36,0
Chicorée	27,3
Brot, dunkel	20,9
Stachelbeeren	19,3
Himbeeren	16,4
Paprikaschoten	16,0
Erdbeeren	15,8
Tee	12,5
Brombeeren	12,4
Pflaumen	11,9
Milch-Schokolade (Kakaoanteil 30 %)	11,2
Johannisbeeren, rot	9,9

Kostform bei gastroenterologischen Erkrankungen

Kostform, bei der nach vorausgegangener Nahrungskarenz stufenweise eine quantitative und qualitative Erweiterung der oralen Nährstoffzufuhr und der Lebensmittelauswahl erfolgt.

Indikationen: Akute Pankreatitis, postoperative Zustände, akute Gastroenteritis, nach parenteraler Ernährung

Gestaltung des Kostaufbaus
- **Stufe 0:** Nahrungskarenz: keine orale Nährstoff- und Flüssigkeitszufuhr
- **Stufe 1:** KH wie gesüßter Tee, Zwieback, Schleimsuppen (mit Wasser gekocht)
- **Stufe 2:** Fettarmes Protein wie Magermilchprodukte, Weißbrot, Fleisch (bindegewebsarm), Fisch (fettarm)
- **Stufe 3:** Ballaststoffe in Form von ballaststoffreicheren Lebensmitteln, wie Kartoffeln, Gemüse können zugeführt werden, auch in größeren Portionen.
- **Stufe 4:** Fettzulage in kleinen Portionen wie Käse und Milch (fettarm), Ei, Fleisch und Fisch
- **Stufe 5:** Leichte Vollkost (☞ Kap. 8.1.2) wie Vollkornprodukte, keine Rohkost, keine blähenden Gemüse und Hülsenfrüchte

Weitere Maßnahmen:
- Von 8 kleinen Mahlzeiten pro Tag ausgehend langsame Reduzierung auf 4–5 Mahlzeiten bei zunehmender Portionsgröße
- Schonende Zubereitung, z. B. dünsten, dämpfen, braten in wenig Fett
- Keine scharfen Gewürze
- Kein Alkohol
- Bei Bedarf zusätzliche diätetische Maßnahmen, wie Einsatz von MCT-Fetten, glutenfreie und laktosearme Lebensmittelauswahl

Glutenfreie Diät

Kostform, die den Energie- und Nährstoffbedarf deckt und glutenhaltige Getreidesorten und daraus hergestellter Produkte strikt verbietet.

Indikationen: Gluteninduzierte Enteropathie (Dauerbehandlung) und Dermatitis herpetiformis Duhring

- **Erlaubte Lebensmittel:**
  - Kohlenhydratträger: Mais, Reis, Hirse, Buchweizen, Soja, Kartoffeln, Tapioka, Amaranth, Quinoa und jeweils daraus hergestellte Produkte, z. B. Mehle
  - Nichtzerealien: Gemüse, Obst, Hülsenfrüchte, Nüsse, Samen
  - Lebensmittel tierischer Herkunft: Milch, Eier, Fleisch, Fisch
  - Bindemittel: Johannisbrotkern- und Guarkernmehl u. a.
  - Diätetische Lebensmittel, die als glutenfrei gekennzeichnet sind
  - Alle Lebensmittel aus der Positivliste des Zöliakiehandbuchs, (☞ Anhang)
- **Kritische Lebensmittel:**
  - Konserven, Fertiggerichte, Saucen, Puddings, Eiscreme, Schmelzkäse, Fruchtjoghurts, Quarkzubereitungen, gefüllte Schokolade, Geleefrüchte, Tiefkühl-Rahmgemüse, vegetarische Brotaufstriche, Kartoffelchips u. a.
  - Bestimmte Wurstsorten (Grütz-, Blutwurst) und Fleischgerichte (Frikadellen, Hackbraten)

◆ **Verbotene Lebensmittel:**
- Mehle, Schrote etc. aus den o.g. glutenhaltigen Getreidesorten
- Handelsübliche Brotsorten, Gebäcke, Teigwaren
- Bier, Getreidekaffee

Glutenhaltig und strikt zu meiden sind: Weizen, Roggen, Gerste, Grünkern, Dinkel. Fraglich hinsichtlich der Notwendigkeit ihres Verzichts: Wildreis und neuerdings auch Hafer.

Weitere Maßnahmen:
◆ Evtl. laktosearme Kostform (☞ unten)
◆ Oxalsäurearm Kostform (☞ unten)
◆ Evtl. Ballaststoffanreicherung mit geeigneten Präparaten, z.B. Ballaststoffen aus der Zuckerrübe, Sojabohne, da glutenfreie Kost relativ ballaststoffarm ist.

Ballaststoffreiche Kostform

Umstellung der Kost auf ballaststoffreiche Lebensmittel (bevorzugt aus Getreide) mit einem Ballaststoffgehalt von 20–30 g pro 1000 kcal (4 200 kJ) und evtl. zusätzlichem Einsatz von Ballaststoffpräparaten.

Indikationen: Obstipation; Kolondivertikulose

Ernährungstherapeutische Maßnahmen:
◆ Besonders ballaststoffreiche Lebensmittel einsetzen, wie z.B. Vollkornprodukte, Obst, Gemüse, Kartoffeln, Hülsenfrüchte (☞ Tab. 8.4-2)
◆ Einsatz von speziellen Ballaststoffpräparaten, wie Weizen- oder Haferkleie, Zuckerrüben-Ballaststoffe, Leinsamen, Flohsamen u.a.
◆ Schrittweise Vorgehensweise, langsame Erhöhung der Ballaststoffdosis
◆ Auf ausreichende Flüssigkeitszufuhr achten, insbesondere bei der Verwendung isolierter Ballaststoffe (Packungsbeilage/-aufschrift beachten!),
◆ Erhöhte Zufuhr von Lebensmitteln, die Genusssäuren enthalten, z.B.
- Milchsäure (Sauermilchprodukte)
- Weinsäure (Traubensaft, -most, Wein)
- Apfelsäure (Apfelsaft, Traubensaft, Kern- und Steinobst)
- Zitronensäure (Zitrusfrüchte)
- Kohlensäure (Mineralwasser, Erfrischungsgetränke)
- Chlorogensäure (Bohnenkaffee).

Tab. 8.4-2 Lebensmittel mit hohem und mit niedrigem Ballaststoffgehalt

Lebensmittelgruppen	Ballaststoffreich	Ballaststoffarm
Brot	Roggenschrot- und Roggen-Vollkornbrot, Weizenschrot- und Weizen-Vollkornbrot, Mehrkornbrot, Pumpernickel, Grahambrot, Knäckebrot	Weizenmischbrot, Weizenbrötchen, Weizentoastbrot, Baguette, Laugenbrötchen, Weißbrot

Lebensmittelgruppen	Ballaststoffreich	Ballaststoffarm
Nährmittel	Roggen- und Weizenvollkornmehl, Backschrot, Maismehl, Haferflocken	Weizenmehl, Type 405, Speisestärke, Puddingpulver
Getreide, Korn	Roggen, Weizen, Gerste, Hafer, Dinkel, Grünkern	Reis, Hirse
Gemüse/Kartoffeln	Kohlgemüse, grüne Erbsen, Fenchel, Knollensellerie, Schwarzwurzeln, Zuckermais, Paprika, Kartoffeln	Grüne Bohnen, Blattgemüse, Blattsalate, Gurke, Zucchini, Tomate
Obst	Avocado, Birne, Beerenobst	Melone, Weintrauben, Obstsäfte
Hülsenfrüchte	Alle Sorten	

Ballaststoffreduzierte Kostform

Einschränkung der Zufuhr besonders ballaststoffreicher Lebensmittel mit einem Ballaststoffgehalt unter 10 g/d.

Indikation: Stenosen im Intestinaltrakt

Ernährungstherapeutische Maßnahmen:

- Besonders ballaststoffreiche Lebensmittel, z. B. Vollkornbrot, Hülsenfrüchte, grobe Gemüsesorten etc. meiden, stattdessen die ballaststoffärmeren Varianten bevorzugen (☞ Tab. 8.4-2).
- Anstelle von Obst in erster Linie Obstsäfte einsetzen.

Zuckerreduzierte Kostform

Reduktion des Verzehrs leicht resorbierbarer KH (Glukose, Fruktose, Saccharose, Maltose, Isomaltose, Laktose, Sorbit, Invertzucker, Maltodextrin)

Indikation: postalimentäres Syndrom (Dumping-Syndrom) nach partieller oder totaler Gastrektomie

Empfehlenswerte Maßnahmen:

- Verteilung auf mehrere kleine Mahlzeiten
- Viskositätssteigerung des Speisebreis durch lösliche Ballaststoffe (Pektin, Guar)
- Komplexe KH mit Ballaststoffen
- Einsatz von Süßstoffen

Zu meiden bzw. einzuschränken:

- Verzehr von Haushaltszucker (Saccharose) und Traubenzucker (Glukose)
- Verzehr aus den mit o. g. Süßungsmitteln hergestellten Lebensmitteln, wie Limonaden, Colagetränke, Fruchtsaftgetränke, Süßwaren, Schokolade, Kuchen, Gebäck, Konfitüren, Obstkonserven
- Lebensmitteln mit hohem natürlichen Zuckergehalt, wie Obstsäfte, Trockenobst, Weintrauben, Bananen bzw. Begrenzung auf ca. 2 Portionen/d
- Ggf. Zufuhr von Milch (-produkten)
- Flüssigkeit zu den Mahlzeiten

Laktosefreie/-reduzierte Kostform

Je nach Schweregrad der Störung Einschränkung oder völlige Ausschaltung des Konsums von Milch und laktosehaltigen Lebensmitteln. Mäßig laktosearme Kost 8–10 g/d, streng laktosearme („laktosefreie") Kost: < 1 g Laktose/d.

Indikationen: Laktoseintoleranz bei angeborenem (kongenitalem) Mangel, erworbener (primärer) Laktasemangel, sekundärer (transitorischer) Laktasemangel.

Ernährungstherapeutische Maßnahmen:

- Milch, Trockenmilch und alle daraus oder damit hergestellten Produkte sind einzuschränken oder zu meiden.
- Gesäuerte, nicht pasteurisierte Milchprodukte (z. B. Joghurt) werden häufig vertragen (Laktaseaktivität der Mikroorganismen).
- Hart-, Schnitt-, Weich- und Sauermilchkäse sind praktisch laktosefrei und können eingesetzt werden.
- Aufteilung des Konsums laktosehaltiger Erzeugnisse auf 4–5 kleinere Portionen im Tagesverlauf.
- Trinken von Milch nur in Verbindung mit Einnahme fester Nahrung und max. 250 ml pro Portion.
- Bei unverpackten Lebensmitteln wie Backwaren, Fleischwaren, Feinkosterzeugnissen Laktosegehalt möglich; beim Kauf nachfragen, ob das Produkt Milchzucker enthält.
- Bei verpackten Lebensmitteln die Zutatenliste lesen, im Zweifelsfall beim Hersteller nachfragen; bei Arzneimitteln den Apotheker befragen.

In Problemfällen:

- Einsatz von laktosefreier Milch, z. B. LACtofree (Breisgau Milch) oder minus L (Omira Molkerei)
- Laktasehaltige Enzympräparate, z. B. Kerulac-Tropfen (APH-Allergie, Emmerich) oder Laktase-Plus (Natura) handelsüblicher Milch vor dem Verzehr zusetzen oder medikamentöse Laktasesubstitution, z. B. Kerutabs (APH-Allergie, Emmerich) zu den Mahlzeiten
- Je nach Milcheinschränkung auf anderweitige ausreichende Kalziumzufuhr achten (kalziumreiche Vegetabilien, kalziumreiches Mineralwasser, mit Kalzium angereicherte Fruchtsaftgetränke) ggf. medikamentöse Kalziumsubstitution.
- Wichtig: Austestung der individuellen Toleranz! In vielen leichteren Fällen genügt als alleinige Maßnahme die Einschränkung des Genusses kalter Milch!

Tab. 8.4-3 Laktose in Lebensmitteln

Laktosefrei	Laktosehaltig	Laktosegehalt möglich
Frisches Obst	Milch	Verarbeitete Lebensmittel
Frisches Gemüse	Joghurt	Fertiggerichte
Kartoffeln, Hülsenfrüchte	Buttermilch	Restaurantessen
Getreide	Milchprodukte	Brot, Brötchen
Reis, Nudeln	Käse, Quark	Margarine
Fleisch, Fisch, Geflügel	Sahne, -kuchen	Gebäck
Eier	Butter	Gewürzmischungen

Laktosefrei	Laktosehaltig	Laktosegehalt möglich
Öl	Molke	Fleischwaren
Zucker, Honig, Konfitüre	Kefir	Wurst
Wasser, Säfte	Dickmilch	Würstchen
Tee, Kaffee	Kondensmilch	
Soja, Sojamilch	Kaffeesahne	
Salz, reine Gewürze	Milchpulver	
Nüsse	Schokolade, Pralinen	
Erfrischungsgetränke	Nuss-Nougat-Creme	
Alkoholische Getränke (die meisten)	Liköre auf Sahnebasis (Crème Liköre)	

Kost mit mittelkettigen Triglyzeriden (MTC)

Kostform, bei der ein Teil der langkettigen Triglyzeride (LCT-Fette) durch eine definierte Menge mittelkettiger Triglyzeride (MCT-Fette) ersetzt wird, d.h. partieller Austausch üblicher Koch- und Streichfette durch spezielle MCT-Öle oder MCT-Margarine und Einsatz spezieller MCT-haltiger Fertigprodukte (Schokocreme, Schmelzkäseecken, Putencreme).

Indikationen: Zustand nach Darmresektion, exokrine Pankreasinsuffizienz, Mukoviszidose, verminderte Gallesekretion, Cholestyraminbehandlung, chologene Diarrhö, gluteninduzierte Enteropathie, Strahlenschädigung des Dünndarms, intestinales Eiweißverlustsyndrom, gestörter Lymphabfluss, A-β-Lipoproteinämie, Hyperchylomikronämie

Ernährungstherapeutische Maßnahmen:

- Stufenweise Einführung der MCT-Fette; mit 20 g beginnen, auf mehrere Mahlzeiten verteilen
- Steigerung der Zufuhr um 5–10 g/d, bei gastrointestinalen Beschwerden Dosis senken
- MCT-Enddosis je nach Toleranz und Bedarf: 50–100 g/d und mehr
- Bei restlicher Fettzufuhr (LCT-Fette) auf ausreichende Versorgung mit Linolsäure achten → hochwertige Pflanzenöle, Diätmargarine einsetzen.

MCT-Fette sind nicht hoch erhitzbar. MCT-haltige Gerichte sollten nicht lange stehen gelassen bzw. wiederaufgewärmt werden. MCT-Fette kühl und dunkel aufbewahren und rasch verbrauchen.

Nährstoffdefinierte Formeldiäten

Bilanzierte Diäten zur vollständigen oder ergänzenden Ernährung mit exakt definierter Zusammensetzung (industriell hergestellt); können als Trink- oder Sondennahrung eingesetzt werden; werden in § 14b der DiätVO geregelt.

Indikationen: Chronisch entzündliche Darmerkrankungen, Frühphase nach ausgedehnten Darmresektionen, intestinale Fisteln, Stenosen im oberen Gastrointestinaltrakt, Nahrungsverweigerung oder Inappetenz (Tumorleiden und -therapie), Langzeiternährung bei zerebrovaskulären Erkrankungen mit Schluckunfähigkeit etc.

Einteilung der Formeldiäten:
- Bilanzierte Diäten:
  - Sondennahrungen, u.a. Standard-, hochmolekulare-, niedermolekulare Diäten, gluten-, laktose-, ballaststofffrei, proteinreich, -arm, mit MCT, Immunonutrition, für Diabetiker, Nieren-, Pankreasinsuffiziente, Leberkranke
  - Trinknahrungen je nach Bedarf
- Ergänzende bilanzierte Diäten: Z.B. kohlenhydratfreie, protein-, energiereiche Diäten
- Krankheitsspezifische Supplemente unterschiedlicher Zusammensetzung und Geschmacksrichtungen

Konsistenzdefinierte Kostformen

Vom Energie- und Nährstoffbedarf ausreichende Kostform, die durch bestimmte Maßnahmen in ihrer Konsistenz verändert ist: flüssige, fein pürierte und weiche Kost. Die Konsistenz der Kost richtet sich nach dem Gesundheitszustand des Patienten und der Applikationsform: trinken (Schnabeltasse, Strohhalm, Glas), löffeln.

Indikationen: Chemo- und Strahlentherapie, Kau- und Schluckstörungen

Ernährungstherapeutische Maßnahmen:
- Flüssige Kost setzt sich aus ca. 5–6 Mahlzeiten zu je 100–400 ml zusammen.
- Suppengrundlage sind zumeist Fleischsuppen, Gemüsebrühen oder Milch.
- Energieanreicherung erfolgt mit Fetten (Butter, MCT-Fette, Pflanzenöle, Sahne, Diätmargarine) und KH (Maltodextrin, Stärke, Glukose).
- Als Grundlage sind auch Joghurt, Kefir, Dickmilch oder Quark geeignet, zur Anreicherung können Milchpulver, Eiweißpräparate, Sahne eingesetzt werden.
- Bei Einsatz von Fleisch, Kartoffeln, Gemüse und Obst bieten sich aufgrund der homogenen Konsistenz vorgefertigte Produkte (z.B. Kartoffelpüreepulver, Apfelmus, TK-Rahmspinat) an.
- Bei Selbstherstellung ist der Einsatz eines Thermomix-Gerätes sehr hilfreich.
- Zur Konsistenzverbesserung können Dickungsmittel wie Schmelzflocken oder Mehl (muss aufgekocht werden!) eingesetzt werden.
- Gut geeignet sind auch Instant-Andickungsmittel wie z.B. Thick & Easy® (Fresenius Kabi) oder Resource® ThickenUp von (Novartis Nutrition); dies Präparate sind hitzestabil und dicken nicht nach.
- Zum Würzen wird i.d.R. auf scharfe Gewürze (Pfeffer, Chili) oder Säuren (Zitronensaft, Essig) verzichtet.
- Kühle Speisen verursachen im Allgemeinen weniger Schmerzen und werden daher heißen Suppen vorgezogen.

Breikost, pürierte Kost

Häufige Verordnung im Anschluss an eine flüssige Kost, mit den gleichen Regeln für die Zubereitung, Unterschied liegt im Zerkleinerungsgrad.

Indikationen: Postoperative Phase, bei Kaustörungen, Gebissproblemen

Ernährungstherapeutische Maßnahme: Wegen der besseren Verzehrbarkeit der Speisen angedickte Pürees mit reichlich Soße empfehlen.

8.4.2 Diäten bei speziellen Systemerkrankungen

Bei der aktuellen Überarbeitung des Rationalisierungsschemas war die Einbeziehung neuerer Erkenntnisse für die ernährungstherapeutische Behandlung des Gelenkrheumatismus, der multiplen Sklerose und der Epilepsie erforderlich.

Kostform bei Rheumaerkrankungen

Ernährungsweise, die darauf abzielt, bei Rheumaerkrankungen Entzündungsprozesse zu hemmen, Medikamente (Antirheumatika, Kortison, Basistherapeutika) zu reduzieren und den durch Bewegungseinschränkung und Medikamenteneinnahme bedingten Knochenabbau zu vermindern.

Ernährungstherapeutische Maßnahmen:

- **Fasten:** Das Fasten (günstig hier: proteinsubstituiertes Saftfasten) hat sich als eine therapeutisch wirksame Maßnahme bei Patienten mit rheumatoider Arthritis erwiesen. Ist jedoch nur unbedenklich, solange kein Untergewicht besteht und es nicht länger als 2–3 Tage dauert. Die erfahrene Besserung der Symptome hält nach Beendigung der Fastenzeit nicht an, lässt sich aber am ehesten bei Umstellung auf eine lakto-vegetabile Ernährungsweise erhalten.
- **Arachidonsäurereduktion** durch Einschränkung des Fleischkonsums (max. 2 Fleischmahlzeiten / Wo., besonders Innereien, Wurst, Schweinefleisch) auf weniger als 50 mg/ d, bei gleichzeitiger Steigerung der ω-3-FS (Arachidonsäuregehalt ausgewählter Lebensmittel (☞ Tab. 8.4-4) → überwiegend lakto-vegetabile Kostplangestaltung

! Vergleich Arachidonsäuregehalt

Übliche Mischkost: 200–400 mg/ d. Lakto-vegetabile Kost: 50–80 mg/ d

- Zur Erhöhung der ω-3-FS: 2 Seefischgerichte / Wo. (besonders Wildlachs, Makrele, Hering, Sardine, Heilbutt)
- Zufuhr von 12 g Linolsäure, 4 g α-Linolensäure und 2 g Eicosapentaensäure / d
- Ausreichende Zufuhr von Antioxidanzien (Vitamin C → 200 mg, Vitamin E → 100–200 mg)
- Meiden von Oxidanzien (Zigaretten, Alkohol)
- Zur Osteoporoseprophylaxe 1 g Kalzium / d in erster Linie über fettarme Milch (0,5 l) oder die entsprechenden Menge an Milchprodukten, sowie kalziumreiche Mineralwässer, Gemüse, Nüsse, Samen (☞ Tab. 9.12-2 kalziumreiche Kost) und weniger als 1 g Phosphat pro Tag, evtl. Vitamin-D-Supplementation bei mangelnder Bewegung an der frischen Luft
- Verzicht auf tierische Fette, stattdessen Verwendung von Soja-, Walnuss-, Lein- oder Rapsöl, Einbeziehung von Sojaprodukten, evtl. Fischölkapseln
- Maximal 2 Eigelb / Wo., stattdessen Verwendung von Ei-Ersatzprodukten

- 5 ×/d Obst oder Gemüse (Antioxidanzien!) unter Bevorzugung kalziumreicher Gemüse, Nüsse und Vitamin-C-haltiger Obstsäfte; auf schonende Zubereitung achten

Tab. 8.4-4 Arachidonsäuregehalt ausgewählter Lebensmittel

Lebensmittel (je 100 g verzehrbarer Anteil)	Arachidonsäure (mg)
Milch und Milchprodukte	
Trinkmilch, Joghurt, 3,5 % Fett	4
Trinkmilch, Joghurt, 1,5 % Fett	2
Trinkmilch, entrahmt, Magerquark	0
Speisequark, 20 % F.i.Tr.	5
Camembert, 60 % F.i.Tr.	34
Eier	
Hühnerei, gesamt	70
Eigelb	297
Fette und Öle	
Schweineschmalz	1700
Diätmargarine	0
Weizenkeimöl	0
Erdnussöl	0
Fleisch und Fleischprodukte	
Hühnerbrust	112
Schweinefleisch, mager	120
Kalbfleisch	53
Kalbsleber	352
Schweineleber	870
Leberwurst	230
Fleischwurst	120
Fische	
Heilbutt	57
Seehecht	29
Thunfisch	280
Pflanzliche Lebensmittel	
Gemüse, Hülsenfrüchte, Kartoffeln, Getreide, Nüsse, Sojaprodukte, Obst	0

Tab. 8.4-5 Empfohlene Tageszufuhr der Vitamine C, E und der Spurenelemente Kupfer, Selen und Zink für gesunde Erwachsene und Patienten mit entzündlichen rheumatischen Erkrankungen

Vitamin/Spurenelement	Gesunde	Patienten mit entzündlichen rheumatischen Erkrankungen
Vitamin C	100 mg	200 mg
Vitamin D	5 µg	5 µg
Vitamin E	12–15 mg	400 mg
Kupfer	1,0–1,5 mg	3 mg
Selen	30–70 µg	200 µg
Zink	10 mg	30 mg

Kostform bei Multipler Sklerose

Die vermuteten Einflüsse der Ernährung auf die Entstehung und Entwicklung der multiplen Sklerose sind bisher noch nicht präzisierbar, dennoch sind positive Ergebnisse bei der Verschiebung der Fettsäurerelation zugunsten der mehrfach ungesättigten FS beobachtet worden. Nach Studienergebnissen führt diese Ernährung zu leichteren Verlaufsformen, häufigeren und längeren Remissionen und wesentlich besseren Überlebenszeiten.

Ernährungstherapeutische Maßnahmen:

- Energetisch bedarfsdeckende Vollkost mit Ausrichtung auf eine lakto-vegetabile Kostplangestaltung
- Dauerhafte und relativ strikte Reduktion des Konsums gesättigter FS (< 15 g/d) durch Meiden von tierischen Fetten, auch Milchfett sowie von Kokosfett und Palmöl und allen damit hergestellten Lebensmitteln
- Zufuhr von ω-3-FS: Zufuhr von Dorschlebertran oder Lachsölkapseln von 5 g/d oder ersatzweise einer Portion Makrele, Hering, Lachs, Forelle o. Ä. in entsprechender Menge
- Bevorzugt polyensäurereiche Pflanzenöle bzw. -fette einsetzen (10–40 g/d): Sojaöl, Sonnenblumenöl, Distelöl, Rapsöl, Maiskeimöl, Weizenkeimöl, Diätmargarine
- Proteinzufuhr hauptsächlich über Fisch, Meeresfrüchte, Magermilch, Puten- und Hühnerfleisch

Kostform bei Ketonämie

Extrem kohlenhydratarme, eiweißlimitierte, sehr fettreiche, kalorisch knapp bemessene Kost, die zu einer kontrollierten Ketoazidose führt.

Indikationen: Anfallsleiden (Epilepsie) im Kindesalter, Glukosetransporterdefekt

Ernährungstherapeutische Maßnahmen:

- Extrem fettreiche Diät, bis über 80 % der Nahrungsenergie in Form von Fett
- Kalkulation von ketogenen (= Fetten in g) und antiketogenen (= KH und Proteinen in g) Nährstoffen in einem festgesetzten Verhältnis von meist 4:1 oder 3:1 unter der Voraussetzung einer ausreichenden Eiweißversorgung
- Austausch des Fettes zum Teil durch MCT-Fette (☞ Kap. 8.4.1); letztere haben eine höhere ketogene Wirkung: Ausmaß der Ketoazidose unter 60 Energie-% MCT entspricht der unter 75 Energie-% mit üblichem Nahrungsfett.
- Nährstoffrelation Energie: Protein 10 %, Fett 60(–70) % als MCT-Fett, 10 % als LCT-Fett, KH 18–20 %

Maßnahmen:

- 2–5 Tage Nulldiät mit 700–1200 ml kohlenhydratfreier Flüssigkeit/d durchführen bis zum Einsetzen einer massiven Ketonurie.
- 3–4 Tage stufenweiser Aufbau einer ketogenen Diät mit grenzwertiger Energiezufuhr, bis ein Verhältnis von 4:1 bis 5:1 erreicht ist.
- Minimale Flüssigkeitszufuhr
- Evtl. Supplementierung essentieller Nährstoffe
- Zuckergehalt in Medikamenten beachten.

CAVE
Diese Diätform ist nicht anzuwenden bei erhöhter Thrombosegefahr.

Soll die Diät beendet werden, ist es wichtig, das Ketogen/Antiketogen-Verhältnis stufenweise und langsam über 1 Jahr hin abzubauen. Die Kontrolle zur korrekten Durchführung der Diät kann über Ketonblut- bzw. Ketonurintests erfolgen.

8.4.3 Seltene Diätformen

Kohlenhydratreiche, fettreduzierte Diät

Kostform mit einem KH-Anteil von mind. 60 % der Energie (ca. 400 g KH), einem Fett- und einem Eiweißanteil von je 20 %. Zwischen dem Kohlenhydratanteil (Glukose und Fruktose) der Nahrung und der Ausscheidung der Porphyrinvorläufer bzw. Porphyrine besteht eine reziproke Beziehung; dieser sog. Glukoseeffekt wird zur Therapie und Anfallsprophylaxe genutzt.

Indikationen: Akute intermittierende Porphyrie, hereditäre Koproporphyrie, Porphyria variegata

Ernährungstherapeutische Maßnahmen:

- Kohlenhydrat-Zufuhr über reichlich Obst, Honig, Zucker, Kartoffeln, Zerealien, Gemüse, evtl. auch Kohlenhydratanreicherung mit Maltodextrin (Glukose-Polymer)
- Glukose als Süßungsmittel ist günstiger als Saccharose (Haushaltszucker), da aufgrund der geringeren Süßkraft größere Mengen eingesetzt werden können.
- Zufuhr von essentiellen FS sicherstellen über 2 TL Diätmargarine oder 1 EL Pflanzenöl
- Fettarme Eiweißträger: magere Fleisch- und Fischsorten, Wurst bis 20 % Fettgehalt, Milch und -produkte mit höchstens 1,5 % Fett, Käse bis 30 % Fett i. Tr.
- Keine Hungerkuren und Fastenperioden
- Keine Alkoholzufuhr

Kostformen mit definiertem Gehalt an Aminosäuren (AS)

Kostformen, die bei seltenen angeborenen, auf Enzymdefekten beruhenden Störungen des AS-Stoffwechsels zum Einsatz kommen. Reduktion der Zufuhr bestimmter AS.

Indikationen: Phenylketonurie (phenylalaninarm), Ahornsirupkrankheit (arm an verzweigtkettigen AS Valin, Leucin, Isoleucin), Homocysteinurie (methioninarm, cystinreich), Histidinämie

Ernährungstherapeutische Maßnahme: Genaue Berechnung der entsprechenden Aminosäurezufuhr unter Beachtung einer adäquaten Gesamtproteinzufuhr

Galaktose-, fruktosereduzierte, stärkereiche Diät

Extrem kohlenhydratreiche Kost mit Ausschluss von Fruktose, Saccharose, Galaktose und Laktose; erlaubt sind Glukose, Maltodextrin und Stärke mit einer Nährstoffrelation von Protein 10–20, Fett 10–20 und Kohlenhydrate 70 % Energie.

Indikation: Glykogenosen
Zu empfehlende Lebensmittel:
- Kohlenhydratzufuhr in erster Linie über Oligo- und Polysaccharide: Maltodextrin, vorgekochte Stärke, Getreideerzeugnisse, Brot, Reis
- Rohe Stärke (→ verlangsamte, über 6 Std. anhaltende Freisetzung von Glukose), insbesondere nachts
- Bei der geringen Gesamtfettmenge auf die Zufuhr essentieller FS achten: hochwertige Pflanzenöle, Diätmargarine einsetzen
- Proteinzufuhr über laktose- und purinarme Eiweißträger, beim Säugling laktosefreie Sojanahrungen
- Verteilung der Nahrungszufuhr, insbesondere der Kohlenhydratzufuhr auf viele kleine Mahlzeiten, auch nachts

Zu meidende Lebensmittel:
- Obst, Haushaltszucker, Süßigkeiten, Milch- und Milchprodukte, viele Gemüsesorten
- Glukose ist nicht geeignet, weil rasche Resorption → kurzfristige Blutzuckererhöhung → Auslösung von Gegenregulationen)

Galaktosefreie Kostform

Diätform, die keine Galaktose und keine Laktose enthält. Dies bedeutet v. a. milchfreie Kost, da Milch der einzige Laktoselieferant ist (Laktose – der Milchzucker – besteht aus 1 Molekül Glukose und 1 Molekül Galaktose). Zusätzlich Einschränkung der Zufuhr einiger Vegetabilien, die Galaktose in gebundener Form (z. B. als Stachyose in Sojabohnen) oder in freier Form enthalten.
Indikationen: Galaktosämie, Galaktokinasemangel
Zu empfehlende Lebensmittel: Milchfreie Pflanzenmargarine
Zu meidende Lebensmittel:
- Milch, Trockenmilch, Milchprodukte, Käse, Milchzucker und alle daraus oder damit hergestellten Produkte
- Vegetabilien mit nachweisbarem Gehalt an „löslicher" Galaktose (☞ Tab. 8.4-6)

Tipps für Patienten
- Bei unverpackten Lebensmitteln wie Backwaren, Fleischwaren, Feinkosterzeugnissen beim Kauf nachfragen, ob das Produkt Milchzucker oder andere Milchbestandteile enthält (☞ Tab. 8.4-6)
- Bei verpackten Lebensmitteln die Zutatenliste lesen, im Zweifelsfall beim Hersteller nachfragen; bei Arzneimitteln den Apotheker befragen
- Kalzium- und Riboflavin sind kritische Nährstoffe, Zufuhr genau beachten! Alternative Kalziumquellen nutzen: Kalziumreiche Vegetabilien, kalziumreiches Mineralwasser, mit Kalzium angereicherte Fruchtsaftgetränke), ggf. medikamentöse Kalziumsubstitution.

! Unterscheidung: laktosefrei und galaktosefrei

Nicht alle Lebensmittel, die als „laktosefrei“ deklariert werden, sind auch automatisch galaktosefrei! Beispielsweise enthält im Handel erhältliche laktosefreie Milch (☞ Tab. 8.4-6) aufgespaltenen Milchzucker, also Glukose und Galaktose.

Tab. 8.4-6 Gehalt an „löslicher“ Galaktose in Obst, Gemüse, Salat und Kartoffeln

mg „lösliche“ Galaktose / 100 g Frischgewicht	Obst	Gemüse, Salat, Kartoffeln
Nicht nachweisbar bis 5 mg	Orangen, Aprikosen, Avocado, Grapefruit, Honigmelonen, grüne Oliven, grüne Weintrauben	Artischocken, Aubergine, Blumenkohl, Champignons, grüne Erbsen, Gurken, Kartoffeln, Kohlsorten, Kopfsalat, Maiskörner, Radieschen, Rote Bete, Sellerie, Spargel, Spinat, Zucchini
6–10 mg	Äpfel, Bananen, Birnen, Kiwi	Brokkoli, Karotten (Möhren), Kürbis, Rosenkohl, Süßkartoffeln, Zwiebeln
11–20 mg	Datteln, Wassermelonen	
21 mg	Papaya	Tomaten

Fruktosereduzierte („fruktosefreie“) Diät

Ausschluss aller Nahrungsmittel, die Fruktose in freier Form oder in Saccharidform als Haushaltszucker (Saccharose) oder Sorbit enthalten → Diätform mit weniger als 1 g Fruktose/d.

Indikationen: Hereditäre Fruktoseintoleranz, Fruktosemalabsorption

Ernährungstherapeutische Maßnahmen:

- Striktes Meiden aller fruktosehaltigen Lebensmittel, wie Haushaltszucker, Fruchtzucker (Fruktose), Süßigkeiten, Obst, Obstsäfte, viele Gemüsesorten u.m (☞ Tab. 8.4-7).
- Lebensmittel, die Fruktose als Oligosaccharide (Raffinose, Stachyose, Verbascose) enthalten, z.B. Linsen Erbsen, Bohnen, müssen ebenso gemieden werden wie solche, die Fruktose als Polysaccharid (z.B. Inulin) enthalten, z.B. Topinambur, Artischocke.
- Meiden aller sorbithaltigen Lebensmittel (Sorbit wird im Körper in Fruktose umgewandelt), (☞ unten sorbitfreie bzw. -reduzierte Diät).
- Viele kleine Mahlzeiten über den Tag verteilt zuführen, längere Nüchternperioden vermeiden.
- Wasserlösliche Vitamine, insbesondere Vitamin C, müssen supplementiert werden.

Tab. 8.4-7 Erlaubte und verbotene Lebensmittel bei der fruktosearmen Ernährung

Nahrungsmittelgruppe	Erlaubte Lebensmittel	Verbotene Lebensmittel
Süßungsmittel	Glukose/Traubenzucker/Dextrose, Laktose (Milchzucker), Maltodextrin, Süßstoffe: Aspartam, Cyclamat, Saccharin	Saccharose (Haushaltszucker), Invertzucker, Fruktose (Fruchtzucker), Sorbit (E 420, Zuckeraustauschstoff), Honig, Rübensirup
Fleisch	Alle Fleischsorten (ohne Marinade)	Fleisch in Marinade Vorsicht bei Wurst (Aspik)
Fisch	Alle Fischsorten (ohne Marinade)	Fisch in Marinade (Dosenfisch), Brathering, Rollmops, Fischsalat
Milch, Milchprodukte	Milch, Naturjoghurt, Quark, Buttermilch, Sahne (jeweils ohne Zuckerzusatz)	Gezuckerte Milchprodukte (z. B. gezuckerte Kondensmilch), Milchprodukte mit Fruchtzubereitungen (z. B. Fruchtjoghurt)
Käse	(Fast) alle Sorten	Käse mit Fruchtzubereitungen
Eier	Alle	Keine
Obst	Zitrone (begrenzt)	Alle Früchte, Fruchtsäfte, Trockenfrüchte
Gemüse	Blattsalate, Spinat, Schalotten, Radieschen, Rettich, Pilze (alle Sorten nur begrenzt)	Viele Gemüsesorten, z. B. Karotten, grüne Bohnen, Tomaten, Kohlrabi, Zwiebeln, Weißkohl, Porree
Hülsenfrüchte	Keine	Alle (Erbsen, Bohnen, Linsen, Sojabohnen)
Kartoffeln	Kartoffeln (max. 150–250 g/d), gekocht nach 24-std. Wässern	Süßkartoffeln
Teigwaren, Reis	Alle Sorten	Zubereitungen mit unerlaubten Lebensmitteln
Brot, Backwaren	Brot aus niedrig ausgemahlenen Mehlen ohne Schalenanteile und Keimling, Feinmehlbackwaren ohne Zuckerzusatz	Brote aus vollem Korn, alle Brote mit Zuckerzusatz, z. B. Milchbrötchen, Toastbrot, Pumpernickel
Frühstückszerealien	Haferflocken, sonstige ohne Zuckerzusatz	Cornflakes, Smacks, Müslis u. a. mit Zucker- und/oder Fruchtzusatz
Nüsse	Keine	Alle
Fett	Öl, Butter, Margarine, Mayonnaise, Salatdressings ohne Zuckerzusatz	Mayonnaise, Salatdressings mit Zuckerzusatz
Gewürze, Kräuter	Gewürze ohne Zuckerzusatz, Salz, Pfeffer, Küchenkräuter	Gewürze mit Zuckerzusatz
Sonstiges	Essigessenz	Ketchup, Essig, Süßigkeiten aller Art
Getränke	Mineralwasser, Bohnenkaffee, alle Sorten Tee	Limonaden, Colagetränke, Fruchtsaft (-getränke), Wein, Sekt, Malzbier, Likör

! Präbiotika (Prebiotika)

- Präbiotika sind unverdauliche Nahrungsbestandteile (Ballaststoffe), die im Kolon den Bifidobakterien als Substrat dienen; dadurch soll ein positiver Einfluss auf die Darmflora ausgeübt werden.
- Die bei uns am häufigsten eingesetzten präbiotisch wirkenden Nahrungsinhaltsstoffe sind Inulin und Oligofruktose, sog. Fruktooligosaccharide.

Sorbitfreie bzw. sorbitreduzierte Diät

Diätform mit deutlicher bzw. vollständiger Einschränkung der Sorbitzufuhr als Süßungsmittel (Zuckeraustauschstoff) und allen damit hergestellten Produkten; Meiden von Lebensmitteln mit einem natürlichen Sorbitgehalt. Tolerable Zufuhr meist ca. 10–20 g Sorbit/d, bis ca. 5 g pro Mahlzeit, gelegentlich weniger; laxative Schwellendosis beim Gesunden ca. 0,5 g/kg/d.

Indikationen: Sorbitintoleranz, Polyolintoleranz, Fruktosemalabsorption, hereditäre Fruktoseintoleranz

Zu meidende Lebensmittel:

- Diabetiker-Zucker (Zuckeraustauschstoff)
- Sog. Diabetiker-Lebensmittel (Diabetiker-Konfitüren, -Bonbons etc.), die mit Zuckeraustauschstoffen hergestellt wurden
- Sorbitreiches Obst und daraus hergestellte Erzeugnisse: Äpfel, Birnen, Kirschen, Pflaumen, Pfirsichen, Aprikosen, Quitten, Datteln, nicht jedoch Beerenobst, Zitrusfrüchte, Bananen, Ananas und die entsprechenden Obstsäfte

CAVE

Vorsicht vor allen als „zuckerfrei" und/oder als „zahnfreundlich" deklarierten Lebensmitteln (z.B. Bonbons, Kaugummis). Diese enthalten häufig Sorbit als Süßungsmittel.

Allergenfreie bzw. -reduzierte Diät

Nach Identifikation eines Allergens wird versucht, das auslösende Agens vollständig aus dem Kostplan zu eliminieren → bei einigen Allergieauslösern einfach (Hummer, Kiwi), bei anderen aufgrund des häufigen Einsatzes im Haushalt, in der Lebensmittelindustrie äußerst schwierig (Milch, Ei, Soja).

Indikation: Lebensmittelallergie

Ernährungstherapeutische Maßnahmen:

- Alle Speisen nach Möglichkeit selbst zubereiten
- Kochen: bei einigen Allergenen geht dadurch das allergene Potenzial verloren
- Keine Fertiggerichte oder deren Zutatenliste genau studieren

Keimreduzierte Diät

Reduktion der Gesamtkeimzahl durch Meiden von Lebensmitteln, die mit Bakterienkulturen und Schimmelpilzen hergestellt oder belastet sind bzw. deren „Reinigung" schwierig ist.

Indikationen: Immunsuppression bei HIV-Erkrankung oder nach Organtransplantation

Zu empfehlende Lebensmittel und Maßnahmen:
- Milch und Milchprodukte nur in pasteurisierter Form
- Fleisch und Fisch gut durchgaren
- Obst und Gemüse nur gegart
- Einzeln verpackte Lebensmittel

Zu meidende Lebensmittel:
- Joghurt, Camembert, Blauschimmelkäse, Sauerkonserven
- Rohkost, Nüsse, Müsli

Eisenarme Diät

Ausschluss von eisenreichen Lebensmitteln, insbesondere tierischem Häm-Eisen und speziellen Therapiemaßnahmen, um die Verfügbarkeit von Eisen zu verschlechtern: Erhöhung der Zufuhr von Inhibitoren und Senkung der Zufuhr von Förderern der Eisenresorption → Vollkost mit Eisenzufuhrbeschränkung < 12 mg/d.

Indikationen: Hämosiderose, Hämochromatose

Ernährungstherapeutische Maßnahmen:
- Lakto-vegetabile Vollkost, dabei besonders eisenreiche Vegetabilien wie Hülsenfrüchte und bestimmte Gemüsesorten (Fenchel, Mangold, Schwarzwurzeln, Spinat, Lauch, Brokkoli, Blumenkohl, Grünkohl, Möhren) einschränken.
- Getreide und -produkte enthalten üblicherweise relativ viel Eisen; auf ihre Zufuhr sollte man jedoch – mit Ausnahme von Hirse (besonders eisenreich) – nicht verzichten, sondern darauf achten, keine Vitamin-C-haltigen Säfte (fördern die Eisenresorption) zu den Mahlzeiten zu sich zu nehmen.
- Zufuhr von Häm-Eisen aus Fleisch, Fleischwaren und Wurstwaren ist stark einzuschränken.
- Ballaststoffreiche bzw. phytatreiche Lebensmittel (Vollkornprodukte, Kleie) sowie pektinreiche Lebensmittel (Äpfel, Zwetschgen, Johannisbeeren, Weißkohl) bevorzugen (mindern/hemmen Eisenresorption).
- Reichlicher Verzehr von schwarzem Tee (Tannine hemmen Eisenresorption).
- Speisen und Getränke nicht in Eisengefäßen zubereiten oder aufbewahren.
- Alkohol ist zu meiden.

Kupferarme Diät

Konsequente Reduktion des Kupfergehalts der Kost durch Auswahl entsprechender Lebensmittel und Zubereitungsarten auf < 1 mg Cu/d; diätetische Maßnahme bei gleichzeitiger D-Penicillamin-Therapie.

Indikation: M. Wilson

Ernährungstherapeutische Maßnahmen:
- Nahrungsmittel mit hohem Kupfergehalt (☞ Tab. 8.4-8) aus der Kost eliminieren, solche mit niedrigem Kupfergehalt bevorzugen.
- Zubereitung von Speisen nur in kupferfreien Gefäßen.
- Kupfergehalt des Leitungswassers berücksichtigen (Konz. über 0,1 mg/l ungeeignet), ggf. demineralisiertes Wasser verwenden.

- Substitution von Spurenelementen, insbesondere Zink sowie Vitamin B_6 wegen der Nebenwirkungen des Penicillamins.
- Zugabe von Kaliumsulfid zur Nahrung kann die intestinale Ausnutzung des mit der Nahrung aufgenommenen Kupfers vermindern, da sich nach Zusatz dieses Salzes unlösliches Kupfersulfid bildet.

Tab. 8.4-8 Lebensmittel mit hohem und niedrigem Kupfergehalt

Lebensmittel mit hohem Kupfergehalt	Lebensmittel mit niedrigem Kupfergehalt
Bestimmte Käsesorten: Edamer, Emmentaler **Fische:** Hering, Heilbutt, Lachs, Kabeljau, Schellfisch, Scholle **Krustentiere:** Austern, Hummer, Garnele, Fleisch und Innereien, besonders Leber **Getreide:** Volles Korn **Gemüse:** Schwarzwurzeln, Artischocken, Erbsen, Spargel, Brokkoli, Rote Bete, Kartoffeln, Salzgurken **Hülsenfrüchte** **Pilze** **Nüsse/Kerne:** Cashewnüsse, Kokosnüsse, Haselnüsse, Paranüsse, Sonnenblumen-kerne **Obst:** Avocados, Trockenobst **Verschiedenes:** Hefe, Bierhefe, Kakao, Schokolade, Dessertweine	**Milch, Milchprodukte, Eier** **Getreide, -produkte** in bearbeiteter Form wie Grieß, geschälter Reis, helles Mehl, Weiß- und Mischbrot, Toastbrot, Brötchen **Teigwaren** **Frisches Obst:** Säfte **Sonstiges:** Zucker, Schaumzuckerwaren, Erfrischungsgetränke

Serotoninarme Diät

Kostform mit Verzicht auf besonders serotoninreiche und tryptophanreiche Lebensmittel bzw. mit einer generellen Begrenzung der Eiweißzufuhr. Zur Bestimmung der 5-Hydroxyindolessigsäureausscheidung ist an den drei vorangehenden Tagen und während der Urinsammelperiode eine serotoninarme Diät einzuhalten.

Indikationen: Karzinoid-Syndrom, 5-Hydroxyindolessigsäurebestimmung

Zu meidende Lebensmittel:

- Verzehr von besonders serotoninreichen Lebensmitteln: Walnüsse, Bananen, Ananas, Avocado, Tomaten, Pflaumen
- Verzehr von besonders tryptophanreichen Lebensmitteln: Hartkäse, Fleisch, Leber, Walnüsse, Cashewnüsse, Bananen, Eier, Thunfisch, Haferflocken, Milch- und Milchprodukte, Sojabohnen, Weizenkeime

8.4.4 Diagnostische Diäten – Diäten zur Allergiediagnostik

Mit dem Begriff „Allergiesuchdiät" bezeichnet man die Vorgehensweise der Allergiediagnostik bei V. a. Lebensmittelallergie ohne eindeutige Zuordnung der Krankheitserscheinungen zur Aufnahme bestimmter Lebensmittel. Dabei haben sich verschiedene „Diäten" zur Allergenfindung herauskristallisiert.

Eliminationsdiät

Ausgehend von der normalen Ernährung werden sukzessive bestimmte Nahrungsmittel stufenweise (☞ Tab. 8.4-9) aus dem Ernährungsplan eliminiert, bis Symptomfreiheit erreicht ist, danach Rückkehr auf die vorletzte Stufe. Bei erneutem Auftreten von Beschwerden gilt die Existenz eines allergischen oder pseudoallergischen Agens in dieser Stufe als gesichert.

Tab. 8.4-9 Standardeliminationsdiät

Stufe	Eliminierte Nahrungsmittel
1	Genussmittel
2	Konservierte Nahrungsmittel
3	Gewürze
4	Nüsse
5	Obst
6	Hülsenfrüchte
7	Fisch
8	Kuhmilchprodukte
9	Hühnereiprodukte
10	Fleisch
11	Getreideprodukte
12	Kartoffel, Reis, Soja

Suchdiät

Ausgehend von einer oligoantigenen Basisdiät (☞ unten), unter der Beschwerdefreiheit vorliegt, werden stufenweise bestimmte Nahrungsmittelgruppen (☞ Tab. 8.4-10) in dem Ernährungsplan ergänzt, bis die ersten Symptome auftreten. Danach Rückkehr auf die vorletzte Stufe; bei erneuter Beschwerdefreiheit gilt die Existenz eines allergischen oder pseudoallergischen Agens in der vorletzten Teststufe als gesichert.

Tab. 8.4-10 Suchdiät

Stufe	Zugeführte Nahrungsmittel
1	Kohlenhydratträger, Gemüse
2	Milchprodukte
3	Fleisch
4	Ei und Geflügel
5	Fisch
6	Additivhaltige Nahrungsmittel

Oligoantigene Basisdiät

Diätform mit geringem allergenen Potenzial zur vorübergehenden Ernährung. Vorgehensweise: Beschränkung auf nur wenige (10–20) Lebensmittel, aus jeder Lebensmittelgruppe sollte zumindest 1 Lebensmittel enthalten sein, Lebensmittel sind so ausgewählt, dass sie erfahrungsgemäß in Mitteleuropa selten allergische Reaktionen auslösen.
Indikation: Verdacht auf Nahrungsmittelallergie

Ernährungstherapeutische Maßnahmen:

- Die Menge und Zusammenstellung der Lebensmittel sind frei wählbar. Die oligoantigene Basisdiät kann nur für eine begrenzte Zeit durchgeführt werden.
- Infrage kommende Lebensmittel aus den einzelnen Gruppen sind:
  - Getreide: Reis, Kartoffeln, Reiswaffeln, Holzofenbrot, Roggenbrot
  - Fleisch: Truthahn, Lammfleisch
  - Gemüse: Brokkoli, Gurke, Blumenkohl
  - Obst: Birne (gedünstet), Banane
  - Fett: Raffiniertes Pflanzenöl, milchfreie Margarine
  - Getränke: Mineralwasser, Leitungswasser, nicht-aromatisierter Tee
  - Gewürze: Salz, wenig Zucker

Kalziumarme Diät

Verringerung der Kalziumzufuhr über Lebensmittel und Getränke, sowie Einschränkung der Verfügbarkeit von Kalzium → maximal 400 mg Kalzium/d, davon ca. 300 mg aus tierischen Proteinträgern und Getreide, sowie 100 mg aus Obst, Gemüse und Getränken.

Indikationen:

- Kalziumbilanzanalyse
- Im Rahmen seltener Diätformen alle Erkrankungen, die mit einer Hyperkalzämie einhergehen, wie Hyperkalzämie bei paraneoplastischem Syndrom, Hyperkalziurie, Vitamin-D-Intoxikationen, Knochen-Metastasen

Ernährungstherapeutische Maßnahmen:

- Ausschaltung aller sehr kalziumreichen Lebensmittel (☞ Tab. 8.4-11), besonders Milch, Milchprodukte, Käse.
- Kalziumarme Gemüsesorten, z. B. Auberginen, Gurken, Paprika, Tomaten, Blumenkohl, Möhren bevorzugen.
- Mineral- oder Tafelwässer < 100 mg Ca/l einsetzen, z. B. Apollinaris, Bad Nauheimer Mineralwasser, Celtic, Evian, Kaiser Friedrich Quelle, Überkinger, Volvic
- Berücksichtigung der lokalen Wasserhärte, wobei ein Grad deutscher Härte (dH) 10 mg CaO entspricht; gegebenenfalls Wasserenthärtung.
- Reichliche Ballaststoffzufuhr

Tab. 8.4-11 Kalziumgehalt ausgewählter Lebensmittel

200 mg Kalzium sind enthalten in:
30 g Gouda, 48 % Fett i. Tr.
50 g Camembert, 60 % Fett i. Tr.
150 g Joghurt/Milch
200 g Speisequark, mager
300 g Brokkoli
500 ml Mineralwasser

Kollagenfreie, hydroxyprolinarme Diät

Diätform, die der Hydroxyprolinbestimmung im Urin dient. Während der Urinsammelperiode und der 2 vorangehenden Tage kollagenarme (hydroxyprolinarme) Kost.

Indikation: Diagnostik des Knochenstoffwechsels

Ernährungstherapeutische Maßnahmen:

- Völlige Ausschaltung aller Arten von Fleisch (auch Geflügel und Fisch), Fleischwaren, Fleischprodukten (Fleischbrühe, Knochenbrühe, Suppenwürze u.Ä.)
- Völlige Ausschaltung von gelatinehaltigen Erzeugnissen (Gelees, Aspik, Sülze, Gelatinezuckerwaren)

Der Gelatinezusatz ist bei vielen Lebensmitteln nicht ohne weiteres zu erkennen: Saucen, Fruchtjoghurt, Speiseeis, Cremegebäck, Süßigkeiten sind mit Gelatine zubereitet. Zu erwägende Alternative: Gelatinefreie Formeldiät.

9 Praxis der Ernährungsmedizin

Inhalt

9.1 Adipositas und metabolisches Syndrom

Marion Burkhard

Adipositas (Fettsucht): Generalisierte Vermehrung des Fettgewebes und übermäßiges, gesundheitsbeeinträchtigende Körpergewichtserhöhung infolge positiver Energiebilanz, BMI > 30 kg/m² (☞ unten). Verminderte Lebenserwartung.
Metabolisches Syndrom: Adipositas, Hyperlipoproteinämie, Diabetes, (Gicht) und Hypertonie. Folge: erhöhte Inzidenz ischämischer Gefäßerkrankungen, Fettleber und Cholelithiasis. Synonyme: Wohlstandssyndrom, tödliches Quartett, Insulinresistenz-, Hyperinsulinämie-Syndrom (☞ auch Kap. 9.1.2).
Die Adipositas verursacht Kosten von 500 Mio. Euro, dies entspricht 0,4 % der Gesamtkosten im Gesundheitswesen, unter Berücksichtigung von Begleiterkrankungen 7,4 Mrd. Euro (ca. 6 % der Gesamtkosten im Gesundheitswesen). Die Folgekrankheiten der Adipositas beziffern sich auf 18 Mrd. Euro (12 % des GKV-Gesamtbudgets). Reduzierung der Adipositasprävalenz von 18 % auf 15 % Kostenersparnis von 1,2 Mrd. Euro.

Klassifikation und Formen

Klassifikation

Body-Mass-Index (BMI)

Der BMI (Tab. 9.1-1) korreliert mit der Körperfettmasse und dem Risiko negativer Auswirkungen auf Gesundheit und Lebenserwartung. Bestimmung erfolgt in Unterbekleidung.

Tab. 9.1-1 Klassifikation der Adipositas

BMI (kg/m²)	Körpergewicht	Adipositas (gemäß WHO Report 1995 und 1998)
< 18,5	Untergewicht	
18,6–24,9	Normalgewicht	Grad 0
25–29,9	Übergewicht	
30–34,9	Adipositas	Adipositas Grad I
35–39,9	Adipositas	Adipositas Grad II
≥ 40	Adipositas	Adipositas Grad III

Behandlungsindikationen bestehen bei folgenden BMI-Werten:
- BMI > 30 wegen des hohen Gesundheitsrisikos
- BMI 25–30 mit folgenden Risikofaktoren:
  - Androide (stammbetonte) Fettverteilung (☞ unten)
  - Typ-2-Diabetes, Hypertonie, Hyperurikämie, Fettstoffwechselstörungen sowie bei weiteren Erkrankungen mit günstiger Beeinflussung durch Gewichtsreduktion (z. B. Arthrose, Herzinsuffizienz)
  - Psychischer Leidensdruck

BMI 38 kg/m² – 2-Jahres-Inzidenz: Bluthochdruck 13,6 %, Diabetes mellitus 6,3 %, Hyperinsulinämie 6,3 %, Hypertriglyzeridämie 7,7 %, niedriges HLD-C 8,6 %, Hypercholesterinämie 12,1 % [6].

WHR (waist-to-hip-ratio; Taillen-Hüftumfangs-Relation)
Messung des horizontalen Umfangs von Taille (zwischen Rippenunterrand und Beckenoberrand) und Hüfte (in Höhe des Trochanter major).

! Bei Männern besteht ein erhöhtes Risiko bei einem WHR von >1,00, bei Frauen bei einem Wert von > 0,85.

Taillenumfang (gemäß WHO):
- Leicht erhöhtes Risiko: Männer > 94 cm; Frauen > 80 cm
- Stark erhöhtes Risiko: Männer > 102 cm; Frauen > 88 cm

Formen
Androide Adipositas
- Fettverteilung: Typische Form der Adipositas des Mannes (ca. 85 %); Fettgewebsverteilung im Abdominalbereich, weniger subkutan. Viszerale oder Stammfettsucht bzw. Apfelform der Adipositas, bzw. Adipositas der oberen Körperhälfte mit besonders vermehrtem Taillenumfang
- Folgekrankheiten: Hohes Risiko für metabolische Störungen und kardiovaskuläre Erkrankungen, Krankheiten, die auf statische Belastungen zurückzuführen sind (z.B. Gonarthrose).

Gynoide Adipositas
- Fettverteilung: Typische Form der Adipositas der Frau (ca. 85 %); Fettgewebsverteilung im Hüft- und Oberschenkelbereich; gluteal-femoral, periphere bzw. Birnenform der Adipositas. Bei dieser Adipositas der unteren Körperhälfte ist der Hüftumfang besonders vermehrt.
- Folgekrankheiten: Geringeres metabolisches Risiko, Krankheiten, die auf statische Belastung zurückzuführen sind (z.B. Gonarthrose). Nach der Menopause häufig auch Zunahme des abdominalen Fettgewebes.

Ätiologie und Pathogenese
- Ätiologie: Multifaktoriell – Folge übermäßiger Nahrungsaufnahme, psychosomatisch bedingt, Symptom genetisch bedingter Stoffwechselerkrankungen.
- Neuere Untersuchungen zur Pathophysiologie der Nahrungsaufnahme zeigen, dass Leptinmangel und Leptinresistenz an der Ausbildung der Adipositas maßgeblich beteiligt sind. Leptin (Leptos, gr. dünn), das Adipozyten-Zytokin, wurde zunächst angesehen als Zytokin, das die Entwicklung einer Übergewichtigkeit hemmt. Neueren Untersuchungen zufolge stellt Leptin ein wesentliches Signal für das ZNS dar. Es zeigt dem Gehirn, dass der Körper hungert – weit wesentlicher als das Signal, dass

der Körper Gewicht zunimmt. Weitere wichtige Hormone mit Bezug zur Nahrungsaufnahmeregulation sind Ghrelin, Myostatin und Adiponectin.

Klinik

- **Adipositas:** Bei Männern androide (bauchbetonte) Form der Fettverteilung, bei Frauen gynoide Form. Körperliche Beschwerden meist erst durch Folgeerscheinungen, z. B. bei mechanischer Überbelastung Gon-, Coxarthrose, verminderte körperliche Leistungsfähigkeit, vermehrte Atemnot.
- **Metabolisches Syndrom:** Adipositas mit androider Fettverteilung (bei beiden Geschlechtern), erhöhtes Risiko für arteriosklerotische Gefäßerkrankungen, Fettleber und Cholelithiasis.

Relevante Diagnostik und Therapieoptionen

Diagnostik

- **Familienanamnese:** Familiäre Disposition (Adipositas beider Eltern), Risikofaktoren, z. B. Diabetes mellitus, Hypertonie, Schlaganfall und Herzinfarkt, Wirbelsäulen- und Gelenkerkrankungen, Gallensteinleiden, Tumorerkrankungen (Mamma, Endometrium, Zervix, Ovar, Kolon, Rektum, Prostata)
- **Patientenanamnese:**
  - Eigenanamnese und Vorerkrankungen wie z. B. M. Cushing, Schilddrüsenerkrankung, polyzystisches Ovarsyndrom (PCO)
  - Adipositasrelevante Beschwerden (psychisch oder körperlich): Angina pectoris, Ischialgien, Dyspnoe, Müdigkeit, verminderte Leistungsfähigkeit, Schlafstörungen, übermäßige Schweißneigung, Wirbelsäulen- und Gelenkbeschwerden
  - Therapieversuche und Diäten: Bisherige ambulante und stationäre Therapiemaßnahmen (Erfolg oder Misserfolg, Empfindungen des Betroffenen). Informationen über praktizierte Diäten bzw. Reduktionsprogramme können Hinweise auf Essstörungen liefern. Erfolgreiche Therapien können erneut erwogen werden.
  - Medikamentenanamnese: Medikamente, die Energiestoffwechsel, Hungergefühl und Appetitverhalten beeinflussen, z. B. verschiedene Antidepressiva (außer Serotonin-Reuptake-Inhibitoren wie Fluoxetin), Neuroleptika, Lithium, Glukokortikoide, Östrogene, Testosteron, Insulin, Sulfonylharnstoffe, β-Blocker. Hinweis auf Essstörungen (Diuretika, Relaxanzien und Schilddrüsenhormone)
  - Bewegung/körperliche Aktivitäten: Ausmaß der sportlichen Aktivitäten und Ermittlung des Energiebedarfs/-verbrauchs (Sportart, Dauer, Häufigkeit, Intensität).
- **Weitere Diagnostik:**
  - Körperliche Untersuchung: Ganzkörperstatus, Größe, BMI (☞ oben), Taillen-/Hüft-/Bauchumfang, Blutdruck
  - Labor: Screening: Glukose, Harnsäure, TSH basal, Lipidprofil, fakultativ oraler Glukosetoleranztest, Dexamethason-Hemmtest; Kreatinin, γ-GT, Fibrinogen und andere in Abhängigkeit von Begleitkrankheiten
  - Apparative Diagnostik: Ruhe-EKG, Belastungs-EKG; fakultativ: Venen-Doppler-Sonographie, Oberbauchsonographie, Spirometrie, 24-Std.-RR-Messung, Röntgen, tetrapolare bioelektrische Impedanzanalyse (BIA)

– Internistische Abklärung von Folgeerkrankungen/Komorbiditäten (☞ Kap. 9.1.1).

Medikamentöse Therapie

- Eine medikamentöse Therapie (☞ Tab. 9.1-2) gemäß den Richtlinien der Deutschen Adipositas-Gesellschaft ist indiziert ab einem BMI > 30, bzw. einem BMI > 25, wenn eine abdominelle Fettverteilung diagnostiziert wurde, Begleiterkrankungen oder psychosozialer Leidensdruck vorliegen. Eine ausschließliche medikamentöse Therapie im Rahmen der Adipositastherapie ist kontraindiziert, jedoch als Unterstützung diätetischer, verhaltenstherapeutischer und bewegungstherapeutischer Maßnahmen in Betracht zu ziehen. Die pharmakologischen Substanzen sollten folgende Eigenschaften aufweisen:
- Bei längerfristiger Anwendung sind keine wesentlichen Nebenwirkungen, keine Toleranzentwicklung zu erwarten
- Keine negative Beeinflussung anderer medikamentöser Maßnahmen bei Begleiterkrankungen
- Reduktion des Fettgewebes
- Interventionsmöglichkeiten sind hinsichtlich Energiezufuhr und Energieverbrauch gegeben. Substanzen können zentralnervös als Appetitszügler bzw. Sättigungsverstärker oder in der Peripherie als Assimilationshemmer wirken.

Tab. 9.1-2 Übersicht medikamentöse Therapie bei Adipositas (* bislang kein Wirksamkeitsnachweis vorhanden)

Medikamente	Wirkungsweise	Effektivität	Dosis
Orlistat	Selektiver Lipasen-Inhibitor	Abfall KG um 2–5 % / Jahr	3 × 120 mg/d (€ 110)
Sibutramin	Zentral-wirksam, Serotonin/NA	Abfall des KG von 5–10 %	1 × 10 mg bis 1 × 15 mg (€ 80)
Olestra	Sucrosemoleküle, nicht resorbierbar; Kochfett, Bestandteil von Lebensmitteln		
Simpless	Eiweißmolekül, erzeugt Eindruck wie Fett in Fertigprodukten als Fettzusatz		
Sättigungshilfen (Medizinproduktegesetz, keine Studien)			
BMI 23*	Gel bildend		
Matricur*	Rinderkollagen, Ausdehnung nach Freisetzung aus Kapseln		
CM3*	Ausdehnung im Magen auf ein Vielfaches		

Reduktion der Energieaufnahme

- **Sättigungsverstärker:**

– Serotoninantagonisten/-reuptake-Inhibitoren: z. B. Fluoxetin (Antidepressivum) Sibutramin (stimuliert auch die Noradrenalinfreisetzung aus Neuronen des ZNS)

– Sympathikomimetika/Sympathomimetika bzw. katecholaminerge Substanzen: z. B. Amphetamine (Phentermin, Mazindol, Phenylpropanolamin, Diethylpropion, Ephedrin, Pseudoephedrin, Fenproporex, Mefenorex, Amfepramon obsolet).

- **Inhibitoren der Magenentleerung:**
  - Peptiderge Neurotransmitter: z. B. Cholezystokinin/Pankreazymin, vasoaktives intestinales Peptid (VIP), Glukagon-like-Peptid 1 (GLP-1), Bombesin etc. – pharmakologische Wirkung kann bisher nicht genutzt werden
  - Ballaststoffe/Quellstoffe: Verzögerung der Magenentleerung, länger anhaltendes Sättigungsgefühl, z. B. Guar: Quellstoff aus asiatischer Büschelbohne, (Guar-Verlan®), Alginat (CM3-Kapseln®), Konjakmehl aus asiatischer Wurzelknolle Konjak (z. B. Konjacmehl-Kapseln, bioNorm®)
- **Inhibitoren der intestinalen Digestion/Absorption:**
  - Lipasehemmer: Tetrahydrolipstatin (Orlistat), ca. 30 % Hemmung der Magen- und Pankreaslipase, α-Glukosidasehemmer: Acarbose (z. B. Glucobay®) kein Effekt beim Verzehr von Monosacchariden
  - Proteinasehemmer
- **Hemmung der Fettsynthese**

> Serotoninantagonisten und Sympathikomimetika/Amphetaminderivate sollten nach Meinung einer Expertenkommission bei Adipositastherapie nicht mehr eingesetzt werden.

Nebenwirkungen

- **Inhibitoren der intestinalen Digestion/Absorption:**
  - Einsatz von α-**Glukosidasehemmern** führt v. a. in der Anfangsphase der Therapie und bei Verabreichung höherer Dosen zu erheblichen Flatulenzen und Diarrhö. Eine bedeutende Gewichtsreduktion ist nicht zu erwarten.
  - **Lipasehemmer** können zu Bauchschmerzen, Übelkeit, Flatulenzen, v. a. zu Fettstühlen und Diarrhö führen (bei hohem Fettkonsum). Der Effekt soll einen therapeutischen und „pädagogischen" Ansatz bei Gewichtsreduktion darstellen.
- **Ballaststoffe:** Durch Digestions-/Absorptionsverzögerungen können Völlegefühl, Übelkeit, Flatulenzen und Diarrhö auftreten. Eine allmähliche Gewöhnung ist bei einschleichender Therapie gewährleistet → natürliche Substanzen. Der Einsatz zur Adipositastherapie als adjuvantes Therapeutikum ist sinnvoll. Bei alleinigem Einsatz ist keine beachtliche Gewichtsreduktion zu erwarten.

Chirurgische Therapie

- **Formen:**
  - Lokale Therapieformen zur Entfernung von Fettdepots im Bereich des Abdomens („Fettschürze"), der Oberarme oder -schenkel, der Gesäßpartie oder der Mammae (Liposuction)
  - Eingriffe in den Gastrointestinaltrakt, v. a. im Bereich des Magens (Gastric banding)
- **Indikationen:** Gemäß den Forderungen der Arbeitsgruppe für interventionelle Therapie der Adipositas der Deutsche Gesellschaft für Adipositasforschung sollten konservative Therapiemaßnahmen wie Reduktionskost, Bewegungstherapie, Psychothe-

rapie und medikamentöse Therapien mehrfach gescheitert sein. Wenn mind. **3 Jahre trotz fachkundiger Anleitung** keine deutliche Gewichtsreduktion erfolgte, kann eine chirurgische Maßnahme in Betracht gezogen werden. Therapie sollte gewünscht werden.

- **Begleiterkrankungen / Komplikationen:**
  - Diabetes mellitus (☞ Kap. 9.3) v. a. bei metabolischem Syndrom bzw. Mikro- und Makroangiopathien, Hypertonie (☞ Kap. 9.4) und begleitende Komplikationen wie Arteriosklerose (☞ Kap. 9.2.1), Herzinfarkt; Apoplex, Gonarthrose, Coxarthrose und Spondylolisthesis sonstige orthopädische sowie dermatologische Komplikationen, Mykosen und Ekzembildung (durch Aufliegen von Hautlappen)
  - **Ausprägung der Adipositas:** Morbide Adipositas bei Gewicht mind. 45 kg über dem Sollgewicht; BMI > 40, in Ausnahmefällen > 35
  - **Alter:** Erwachsene bis zum 55. Lebensjahr, danach mit Einschränkung aufgrund des erhöhten Operationsrisikos und erschwerter Hautstraffung, die vielfältige plastisch-chirurgische Korrekturen nach sich ziehen können. Evtl. Kostenübernahme durch Krankenkasse.

Kontraindikationen

- **Begleiterkrankungen / Komplikationen:** Ulkus, aktive erosive Gastritis, Zustand nach Bilroth I- und II-Resektion, Blutungsneigung, chronische Leber- und Darmerkrankungen (Leberzirrhose, M. Crohn, Colitis ulcerosa etc.) bei Bypass-Techniken, Alkoholismus und andere Sucht- oder Drogenprobleme, Essstörungen, sweet eater (Heißhunger auf Süßes) Psychosen, Psychoneurosen, schwere endogene Depressionen (nicht Depressionen, die Adipositas-bedingt sein können), Schwangerschaft.
- **Mangelnde Compliance** hinsichtlich Kontrolluntersuchungen und Korrektur des Essverhaltens
- **Alter**: Kinder und Jugendliche < 18 Jahre (evtl. Ausnahme: Prader-Labhardt-Willi-Syndrom), über 55 Jahre
- Sekundäre Adipositas bedingt durch Krankheiten oder adipogene Pharmaka

Ziele der Ernährungstherapie

Das Therapieregime ist interdisziplinär und langfristig angelegt. Ziele sind:

- Gewichtsreduktion
- Langfristige Gewichtserhaltung
- Verhinderung weiteren Gewichtsanstiegs durch Modifikation von Ernährungs-, Essverhalten und Bewegung

Die medikamentöse Therapie dient der pharmakotherapeutischen Unterstützung, ggf. zusätzlich Therapie der Begleiterkrankungen. Möglicherweise sind evtl. angezeigt: Psychotherapie, Überweisung an weiterführende Spezialeinrichtungen und/ oder eine Operation.

Ernährungstherapeutische Maßnahmen

Ernährungspsychologische Maßnahmen

Grundvoraussetzung ist die Eigeninitiative zur Gewichtsabnahme. Fremdbestimmte Initiative (Arzt, Lebenspartner) führt in der Regel zu Misserfolg und destabilisierendem Verhalten.

Förderung der Motivation

- **Hohe Motivation** ist langfristig nur bei realistischem Anspruchsniveau erreichbar. Folgende Punkte sind zu beachten:
  - Bisherige Erfahrungen mit Gewichtszunahme und Versuchen zur Reduktion
  - Besonderheiten der Lebenssituation (z. B. Umgang mit dem Essen im Berufs- und Privatleben, körperliche Aktivität)
  - Erklärungsmodelle müssen einfach, individuell nachvollziehbar und in sich konsistent, kompatibel mit bisheriger Erfahrung und langfristig aufrechtzuerhalten sein.
- **Realisierbare Zwischenziele** (z.B. 2–3 kg Gewichtsreduktion in den nächsten 4 Wochen oder „Halten" des aktuellen Gewichts bei bisherigem kontinuierlichem Gewichtsanstieg). Langfristig ist jede Gewichtsabnahme von mind. 5 % des Ausgangsgewichts als Erfolg zu bewerten (Bundesministerium für Gesundheit).

Der Hinweis auf negative gesundheitliche Langzeitfolgen (z.B. Diabetes mellitus, Fettstoffwechselstörungen) ist demotivierend.

9

Praxistipps (modifiziert nach [2, 3])

- Motivation des Betroffenen explizit klären und stärken.
- Realistische Ziele vereinbaren, z.B. 10 % in 6 Monaten, das erste Kilo ist das wichtigste, Gesundheit statt „Kosmetik".
- Flexible statt rigide Kontrolle (☞ Kap. 6.4.3), Ernährungsberatung durchführen.
- Fettrestriktive (fettnormalisierte), aber kohlenhydratliberale Ernährung (einfacher, bessere Compliance ☞ Kap. 11) favorisieren.
- Stärkere Integration realistischer Bewegungssteigerung, z.B. größter Effekt von niedrig zu moderat, nicht von moderat zu extrem; physiologische und psychologische Effekte.
- Kognitive Maßnahmen einüben; z.B. Selbstwert nicht über Gewicht oder Form definieren.
- Bewältigungsstrategien und Krisenintervention lehren, z.B. Problemessen, Alternativverhalten, Selbstsicherheit, soziale Unterstützung.

Rückfallprophylaxe

Zur verhaltensmodifizierenden Beratung gehört die Verhinderung von Rückfällen, denn jede Gewichtsreduktion kann mit Phasen der Stagnation oder gar Gewichtszunahme einhergehen. Mögliche Ursachen:

- **Physiologische Ursachen:** Verringerter Grundumsatz durch Abbau stoffwechselaktiver Muskelzellen bei Kalorienrestriktion, gesteigerte Lipoproteinlipase-Aktivität, Wassereinlagerungen
- **Psychologische Ursachen:** Fettreduzierte Ernährung, Bewegung vernachlässigt
- **Kognitive Ursachen:** Misserfolgsempfinden durch unrealistische Zielvorgaben und Selbsteinschätzung als „Versager"

Bei Rückfällen gilt es die Ursachen zu prüfen: Sind die Ziele zu hoch gesteckt? Liegt ein Kontrollverlust aufgrund belastender Lebensumstände vor? Denn die Verarbeitung des ersten Rückfalls beeinflusst erheblich das Auftreten weiterer Rückfälle. Wichtig ist die Bestimmung des Ziels und die Festelegung der Hierarchie der Ziele: Prinzip der kleinen Schritte – **nur 1 Ziel zu 1 Zeit!** Nicht die medizinische Notwendigkeit entscheidet, sondern die subjektive Wahrscheinlichkeit, dass das Ziel erreicht wird.

Ernährungsstrategien

Ziel jeder diätetischen Maßnahme ist das Erreichen einer negativen Energiebilanz, d.h. die zugeführte Energiemenge liegt unter dem Energieverbrauch. Primäres Ziel muss die Reduktion der Körperfettmasse sein. Der Verlust von Funktions- und Strukturproteinen mit den Folgen Senkung des Grundumsatzes und schneller, erneuter Gewichtsanstieg (Jo-Jo-Effekt ☞ auch Kap. 5.3) sollte verhindert werden.

9

- Liegt die **Energiezufuhr unter 1200 kcal/d,** ist regelmäßige ärztliche Betreuung und Überwachung erforderlich. Diäten, die diese Kriterien nicht erfüllen, sind in der Adipositastherapie abzulehnen (laut DGE).
- Bei einer **Energiezufuhr < 1000 kcal/d** muss mit Defiziten an Vitaminen und Mineralstoffen gerechnet werden. Wird diese über Wochen praktiziert, empfiehlt sich eine Substitution von Vitaminen mittels Multivitaminpräparaten und ggf. von Mineralstoffen, z.B. Kalzium und Magnesium.
- Ärztliche Überwachung ist bei **Kostformen > 1000 kcal/d** i.A. nicht erforderlich. Bei bestehenden Begleiterkrankungen bzw. Stoffwechselstörungen (☞ Kap. 9.1.1) sollten in adäquaten Abständen Kontrolluntersuchungen durchgeführt werden, v.a. bei medikamentöser Therapie, die angepasst werden muss.

Hypokalorische Mischkost – „low calorie diet" (LCD)

Gewährleistet durch ausreichende Menge an komplexen Kohlenhydraten und Ballaststoffen hohes Nahrungsvolumen und ausgeprägtes Sättigungsgefühl. Außerdem wird diese Art der Kohlenhydrate beim Menschen kaum zur de novo-Synthese von Fettgewebe verwendet. Entsprechende Nahrungsmittel (☞ unten) sorgen für ausreichende Zufuhr an Vitaminen und Mineralstoffen. Die Proteinzufuhr unterstützt die Sättigung und sorgt dafür, dass Magermasse bzw. Muskelgewebe nur minimal reduziert werden. Die Senkung des Grundumsatzes ist entsprechend geringfügig.

- **Reduzierte Mischkost** beinhaltet von Anfang an eine Umstellung des Essverhaltens und gewährleistet im Rahmen der Normalisierung der Fettzufuhr (ca. 30 % der Gesamtenergie) ein hohes Maß an Akzeptanz durch weniger rigorose Restriktionen.

- **Indikationen:** Energiereduzierte Mischkost kann bei allen Ausprägungen von Adipositas, bei fast allen bestehenden Begleiterkrankungen und von Kindern praktiziert werden.
- **Kontraindikationen:** Akute Erkrankungen unterschiedlicher Genese, konsumierende Erkrankungen, schwere Leber- und Niereninsuffizienz, akute Angina pectoris.

Nahrungsmittelempfehlungen und Tipps

Kohlenhydrate

- **Empfehlenswert:** Vollkornprodukte: Vollkornbrot, Vollkornbackwaren, Vollkornnudeln und -reis, Gemüse, v.a. Hülsenfrüchte und Kartoffeln, Rohkost und Salate sowie Obst. Die Menge an Obst sollte wegen z.T. hohen Zuckergehaltes wesentlich kleiner sein als die an Gemüse und Salaten, insbesondere bei Diabetikern.
- **Menge:** 500–1000 kcal/d
- **Nicht empfehlenswert:** Kuchen und Gebäck, Süßigkeiten/Naschereien, Eis, Brotaufstrich wie Nutella, Zucker, Limonaden und Fruchtsaft- sowie Colagetränke, mit Zucker angereicherte Instant-Getränke
- **In geringen Mengen geeignet:** Süßer Brotaufstrich wie Marmelade, Honig, Fruchtsäfte (zur Geschmacksmodifizierung von Mineralwasser)

Proteine

- **Empfehlenswert:** Mageres Fleisch, Geflügel, Wild, fettarme Wurstsorten, fettarmer Fisch, Käse bis max. 40 % Fett in der Trockenmasse (i.Tr.), fettarme Milch und Milchprodukte (Joghurt, Kefir etc.), Sojaprodukte
- **Menge:** ca. 1 g/kg Sollgewicht
- **Nicht empfehlenswert:** Alle fettreichen Produkte der o.a. Nahrungsmittelgruppen

Fette

- **Empfehlenswert:** Sichtbare oder in Nahrungsmitteln versteckte Fette nur in kleinen Mengen, fettarme Zubereitungsarten wählen; üben, mit den adäquaten Fettmengen umzugehen, d.h. möglichst keine Halbfettprodukte wählen; hochwertige Streichfette und Öle verwenden.
- **Menge** – max. 30 % der Gesamtenergiezufuhr:
  - < 10 % gesättigte Fette (tierische Fette – außer Fischfette – Kokosfette, sonstige gehärtete Fette)
  - < 10 % mehrfach ungesättigte Fette (u.a. enthalten in Diät-Margarine „reich an mehrfach ungesättigten FS", Distelöl, Maiskeimöl, Sonnenblumenöl)
  - > 10 % einfach ungesättigte Fette (u.a. enthalten in Olivenöl, Rapsöl, Erdnussöl, Avocado, Mandeln, Erdnüssen).
  - Richtwert max. 60 g/d

Zubereitungsarten

- **Empfehlenswert:**
  - Dämpfen, Dünsten, Grillen, Kurzbraten, in Folie, im Römertopf braten, Fett auslassen, z.B. bei durchwachsenem geräuchertem Speck (Dörrfleisch), Abschöpfen von Fett
  - Salatsoßen: Essig, Kräuter, Senf, Joghurt, 1 Teelöffel saure Sahne (statt Schmand, Crème fraîche), Süßstoff
  - Sonstige Soßen: Tomaten, Meerrettich, Curry, Senf, Kräuter, püriertes Gemüse, Kartoffeln, Bouillon, Schuss Sherry, Cognac o.Ä., fettarme Milch oder Magermilch, binden mit Stärke, Mehl oder Bindemitteln, z.B. Alevita Bindefix®, Biobin, Nestargel®
- **Nicht empfehlenswert:**
  - Frittieren, Panieren, in Öl einlegen, in Fett braten, kochen oder schmoren
  - Salatsoßen: Mayonnaise, Öl, Sahne, Crème fraîche, Fertigsoßen, -dressings (falls fettreich)
  - Sonstige Soßen: Öl, Sahne, Crème fraîche, Béchamelsoße, Mehlschwitze, fettreiche Fertigsoßen
  - Schmand, Butter, Margarine, Mayonnaise
  - Alkohol

Extrem hypokalorische Diäten – „very-low-calorie-diets" (VLCD)

- **Formen:** „Klassische" **VLCD** mit einem Energiegehalt von 300–450 kcal/d, sog. **Proteinsubstituiertes modifiziertes Fasten** (PSMF). Für **Formula-Diäten** – kommerziell hergestellte Instantprodukte in pulverisierter Form mit verschiedenen Geschmacksrichtungen (Speisen, Getränke, Quarkspeisen, Suppen, Puddings, Riegel) – nicht ganz zutreffend, da diese auch Mineralstoffe und Vitamine substituieren. Extrem hypokalorische Diäten mit einem Energiegehalt von 450–700 kcal/d müssen gemäß Diätverordnung (☞ Kap. 3.4) mind. 50 g Protein, 45 g Kohlenhydrate und 7 g Fett bei gleichzeitiger Substitution von Mineralstoffen bzw. Spurenelementen und Vitaminen für den isokalorischen Bedarf enthalten.
- **Indikationen:**
  - VLCD dürfen nur ärztlich verordnet werden. VLCD sollten nicht länger als 4–6 Wochen angewandt werden und Hochrisikopatienten vorbehalten bleiben, bei denen aus dringenden medizinischen Gründen schnelle Gewichtsreduktion erforderlich ist [1].
  - **VLCD** können im Rahmen eines Gewichtsreduktionsprogramms anfangs wegen schneller Erfolge motivationsfördernd wirken. Langfristig muss jedoch ein Ersatz (eventuell stufenweise) durch übliche Nahrungsmittel und Korrektur des Essverhaltens erfolgen.

Fasten

Fastenformen (☞ auch Kap. 5.4.1). Laut Bundeszentrale für gesundheitliche Aufklärung zum Abnehmen nur eingeschränkt empfehlenswert. Fasten verändert nicht die

Ernährungsgewohnheiten und kann höchstens Einstieg in ein bewusstes Essverhalten sein. Völliger Nahrungsverzicht ist gesundheitlich nicht unbedenklich. V.a. der erste Fastenversuch sollte nur in Absprache mit dem Arzt erfolgen. Auch bei Indikation zur schnellen Gewichtsreduktion (präoperativ) ist das totale Fasten abzulehnen, zumal die Gewichtsreduktion im Vergleich zum proteinsubstituierten, modifizierten Fasten nur geringfügig, der Proteinabbau jedoch deutlich ausgeprägter ist.

Adipositas –Therapieprogramme

- Die Empfehlungen und Kriterien v.a. für die ambulante Ernährungsberatung beruhen auf den gemeinschaftlich erarbeiteten **Qualititätskriterien** und **Leitlinien** (Deutsche Adipositas Gesellschaft, DGEM, DAEM und DGE).
- **Betreuung durch Experten:** Medizinische Eingangsuntersuchung und Indikationsstellung erfolgt durch den behandelnden Arzt. Beratung (Schulung) durch qualifizierte, erfahrene Fachkräfte wie z.B. Ernährungswissenschaftler (Dipl. oec.troph.) Diätassistenten/innen, Ärzte/innen, Psychologen/innen. Alle sollten über entsprechende Zusatzqualifikationen verfügen (z.B. Curriculum Ernährungsmedizin der Bundesärztekammer, Curriculum Ernährungsberatung des VDO_E oder der DGE). Die Beratung (Schulung) muss strukturiert erfolgen.
- **Therapiekonzept:** Multidisziplinär, bestehend aus Ernährungs-, Verhaltens- und Bewegungstherapie. Ggf. zusätzlich gewichtssenkende Medikamente verabreichen (☞ Kap. 9.1.2).
- **Datendokumentation:** Systematische Erfassung anthropometrischer Parameter, z.B. Größe, Gewicht. Empfehlenswert ist die kontinuierliche Erfassung des Verlustes an Fettgewebe sowie der Muskelmasse, zur Gewährleistung der geringen Senkung des Grundumsatzes und keiner erneuten Gewichtszunahme, z.B. bioelektrische Impedanz-Analyse, BIA. Zudem biochemische Parameter (z.B. Blutfett-, Cholesterinwerte), Status von Komorbiditäten, Parameter der Lebensqualität, Medikamenteneinnahme und Therapieverlauf. Letzterer sollte nach Therapiebeginn ein Jahr, nach Möglichkeit 2–3 Jahre lang dokumentiert werden.
- **Qualitäts-/Erfolgskontrolle:** Notwendig ist regelmäßige Verlaufskontrolle inkl. Datendokumentation und Auswertung der Therapie. Ein Jahr nach Therapiebeginn sollte bei mind. 50 % der Teilnehmer eine Gewichtsabnahme von wenigstens 5 %, bei mind. 20 % der Patienten eine Gewichtsabnahme von 10 % erfolgt sein. **Ziel ist** neben der Gewichtssenkung eine Verbesserung bzw. Vermeidung von Folgeerkrankungen (☞ Kap. 9.1.1).
- **Weitere Kriterien:** Verbesserung des Gesundheitsverhaltens wie regelmäßige körperliche Bewegung und der Lebensqualität, gesund erhaltende Ernährung, Vollwerternährung (☞ Kap. 5.1 und 5.1.2). Auch bei kommerziellen Kurz- und Langzeitprogrammen sollten Qualitätskontrollen erfolgen. Bei Einsatz **diätetischer Lebensmittel** sollte deren Bilanzierung hinsichtlich Energiegehalt und Nährstoffrelation § 14a der Diätverordnung bzw. EU-Richtlinie 96/8 gemäß Richtlinie 89/398 entsprechen.

Adipositas-Programme

- **Gruppentreffen/-größe:** Gruppensitzungen sollten regelmäßig stattfinden. Empfehlenswert: max. 15 Personen. Möglichst feste Gruppe, Treffen in bestimmten Zeitabständen. Zur Bildung einer Selbsthilfegruppe anregen.
- **Praktikabilität:** Programme sollten Ratschläge und Übungen beinhalten, Umgang mit Essen und Trinken in alltäglichen und besonderen Situationen ermöglichen und zu neuen Verhalten führen.
- **Hintergrundinformationen:** Teilnehmerunterlagen sollten umfassendes Wissen vermitteln und Teilnehmer/innen zu Fachleuten ihres eigenen Körpers machen.
- **Motivation statt Druck:** Programme sollten Teilnehmer/innen zur Eigeninitiative anleiten und zu selbständigem Handeln befähigen. Ziele sollten realistisch sein und möglichst von Teilnehmern/innen formuliert werden. Korrektur des angestrebten Ziels sollte jederzeit möglich sein (z. B. statt 1 kg Gewichtsreduktion nur ½ kg/Woche). Gruppendruck soll Abnehmen nicht beschleunigen. Positive Aspekte der Gewichtsreduktion sollen zur kontinuierlichen Teilnahme anregen: Spaß, Lebensfreude, Genuss und Selbstbestätigung, Vorteile auch im Hinblick auf das gesundheitliche Wohlbefinden.
- **Rückfallprophylaxe:** Die Betroffenen haben häufig ein geringes Selbstvertrauen bzw. bereits häufig Versuche unternommen, das Gewicht zu reduzieren. Wenn die gesetzten Ziele nicht erreicht werden, tritt ein Gefühl des Versagens auf, was häufig zum Abbruch des Programms führt. Diese Aspekte sollten zu Beginn des Programms zur Sprache gebracht werden.
- **Programmdauer:** Programme zur Korrektur des Ernährungsverhalten sollten mind 6 bis 12 Monate dauern. Häufig ist längerfristige Betreuung erforderlich. Programme sollten derartige Möglichkeiten bieten.
- **Hilfe „danach":** Nach erfolgreicher Gewichtsreduktion Möglichkeit für ehemaligen Teilnehmern/innen bieten, jederzeit an erneuter Gewichtsreduktionsmaßnahme teilzunehmen (Adipositas ist eine chronische Krankheit). Treffs für Ehemalige und Selbsthilfegruppen sollten etabliert werden.
- **Bewegungs- und Entspannungsübungen:** Sind für den Dauererfolg essentieller Programmbestandteil. Falls nicht vor Ort durchführbar, Zusammenarbeit mit professionellen Partnern etablieren. Adäquate Bewegungsprogramme sollten Bestandteil des Programms sein.

Weitere Maßnahmen

- **Sportarten:** Sehr gut geeignet sind Walking, Radfahren, Schwimmen, Nordic Walking und Skilanglauf, gut geeignet Low Impact Aerobic, Step Aerobic, Bergwandern, bedingt geeignet Volleyball, Tauchen, Tennis, Ski alpin, Surfen, Segeln, Laufen. Nicht geeignet sind Fußball, Squash.

  Programmempfehlungen: Konzepte, die Freude an körperlicher Aktivität und Erfolgserlebnisse gewährleisten und „körperliche Bewegung", nicht „sportliche Aktivitäten" hervorheben, Kombination von Ausdauertraining und Kraftsportarten, keine zu hohen motorischen Vorerfahrungen voraussetzen, Intensität langsam steigern: anfängliche Belastungszeit ca. 5 Min., langfristig ca. 20 Min., keine zu intensive Beanspruchung des Herz-Kreislauf-Systems und des Bewegungs- und Stützapparats.

- **Ernährungsanamnese** (☞ auch Kap. 6.2): Strukturiertes Interview („diet history") dient der qualitativen Abschätzung der Energieaufnahme und erlaubt Rückschlüsse auf das Ernährungsverhalten.
- **Ernährungsprotokolle:**
  - Auswertung der Protokolle mittels Nährwerttabellen oder Softwareprogrammen (z. B. DGE-PC professional, PRODI, DIÄT 2000). Quantitatives Erfassen der Makro- und Mikronährstoffe (Kohlenhydrate, Proteine, Fette, Mineralstoffe und Vitamine).
  - Zu beachten ist, dass Adipöse dazu neigen, ihre Energieaufnahme zu gering anzugeben, „under reporting" (38 % nach [5]). Erhebungen von Ernährungsdaten unterliegen großen Schwankungen, zwischen 4–45 % bei befragten Personen und erfolgter Kodierung von Nahrungsmitteln, für Computer-Programme zwischen 20–50 %.
- **Essstörungen:** Abnormes Essverhalten tritt bei Adipositas gehäuft auf. Esscharakteristika sind Naschen, („nibbling"), Heißhunger („craving") und Erbrechen. Für die Diagnose einer Bulimia nervosa ☞ Kap. 9.20.3
- **Gezügeltes Essverhalten** („restrained eating"): Wechsel zwischen rigider und flexibler Kontrolle ☞ Kap. 6.4.3
- **Essanfälle:** 10–50 % der Betroffenen in Adipositassprechstunden leiden an Essanfällen, mind. 2 pro Woche über 6 Monate auftretende Anfälle mit klinischen Charakteristika („binge eating disorder" ☞ Kap. 9.20.4).

9.1.1 Folgeerkrankungen und Risiken

Folgeerkrankungen sind zahlreich, verursacht durch erhöhte Körpermasse und Einbindung von Fettgewebe in den Intermediärstoffwechsel mit Folgen einer erhöhten Mortalität.

Adipositas und Folgeerkrankungen
In einer Population von 35- bis 84-Jährigen sind auf Adipositas zurückzuführen: 45 % d.F. von Hypertonie, 85 % d.F. von Typ-2-Diabetes, 18 % d.F. von Hypercholesterinämie, 35 % d.F. von koronarer Herzkrankheit [4].

Stoffwechselerkrankungen und Erkrankungen des Hormonsystems

Bei Adipösen treten **Glukoseintoleranzen** häufig auf. Glukoseverwertung im Muskel sind reduziert (periphere Insulinresistenz); in der Leber erfolgt bei hepatischer Insulinresistenz vermehrte Glukoneogenesen, v. a. im Nüchternzustand (Nüchternhypoglykämie).

- Im Frühstadium erfolgt die Kompensation durch vermehrte Freisetzung von Insulin. Folge: Hyperinsulinämie. In Laufe von Jahren nimmt die sekretorische Funktion der β-Zellen ab. Folge: Manifester Diabetes mellitus Typ 2

- Dyslipoproteinämien (☞ Kap. 9.1.2): Besonders häufig bei vermehrtem abdominalem Fett. Bei einem BMI > 30 kg/m^2 treten Hypertriglyzeridämie (> 200 mg/dl) und niedriges HDL-Cholesterin (Frauen < 45 mg/dl, Männer < 35 mg/dl) doppelt bis dreimal so häufig auf.
  - Die physiko-chemische Zusammensetzung der Lipoproteine führt zu „small dense" LDL-Partikeln mit hoher Atherogenität. Bei Gewichtsabnahme werden die Partikel größer und weniger atherogen. Insbesondere oxidierte LDL sind verantwortlich für die Entwicklung der Atherosklerose
  - Enzyme und Apoproteine des Fettstoffwechsels sind bei Adipositas ebenfalls verändert. Apo B und freie FS sinken bei Gewichtsabnahme. Drastisch sinken die Triglyzeride, das HDL-Cholesterin steigt.
- Die **Hyperurikämie** (☞ Kap. 9.5) ist positiv mit der Insulinantwort assoziiert.

Bei Gewichtsreduktion von > 2 kg/Monat sinkt das HDL-Cholesterin.

Erkrankungen des Verdauungstrakts

- **Fettleber** (☞ NASH Kap. 9.7.5)
- **Refluxösophagitis** (☞ Kap. 9.6.1): Chronische Veränderungen am distalen Ösophagus, eine Gewichtsabnahme führt durch Senkung des intraabdominellen Druckes zur Linderung der Beschwerden.

9

CAVE

- Schnelle und extreme Gewichtsreduktion z. B. bei Fasten, monatelanger Formula-Diät oder nach operativer Magenrestriktion führt vermehrt zu Gallensteinen.
- Bei Hypertriglyzidämie steigt das Risiko für akute Pankreatitis.

Herz-Kreislauferkrankungen

- **Hypertonie** (☞ Kap. 9.4) tritt bei jedem zweiten Adipösen auf. Blut- und Herzminutenvolumen steigen in Korrelation zum Gewicht. Zeitverzögert steigt der periphere Widerstand. Bei ca. 50 % der adipösen Hypertoniker ist die linksventrikuläre Muskelmasse erhöht. Häufig kommt es zur Vergrößerung des Ventrikels und einer Herzinsuffizienz. Die linksventrikuläre Hypertrophie (LVH) ist durch Gewichtsreduktion gut zu therapieren.

Eine Reduktionskost vermindert die LVH stärker als jedes Antihyertensivum. 10 % Gewichtsabnahme reduzieren den systolischen Blutdurck um 15 mmHg und den distaolischen um 10 mmHg.

- Zur **koronaren Herzkrankheit** (KHK ☞ Kap. 9.2.2) führen erhöhtes Gewicht und Gewichtszunahme. Bei bis zu 20 kg Gewichtszunahme ist das Risiko um 50 % erhöht, darüber hinaus um mehr als das Doppelte. Beim Herzinfarkt ist die Akutsterblichkeit erhöht und der weitere Verlauf negativer.

! Adipositas ist der wichtigste kardiovaskuläre Risikofaktor. Eine Gewichtsreduktion um 10 % vermindert die KHK-Rate (bei Männern) um 20 %.

- Bei **zerebralen Insulten** ist die Fettverteilung von besonderer Bedeutung. Männer mit abdominaler Fettverteilung sind mehr als doppelt so häufig betroffen wie Schlanke.
- **Gefäßkrankheiten,** z.B. Varikosis, chronisch venöse Insuffizienz und Beinvenenthrombosen, treten bei Adipösen gehäuft auf. Vermutlich bewirkt die Fettverteilung eine abdominale Druckerhöhung und erschwert dadurch den Rückfluss des Blutes zum Herzen.

Respiratorisches System

- Die **obstruktive Schlafapnoe** tritt nahezu nur bei Adipösen auf – ca. 70 % der Betroffenen. Bei einer Gewichtsreduktion von ca. 10 kg ist ⅓ der Betroffenen therapiert, bei einem weiteren ⅓ tritt eine Besserung auf.
- Beim **Pickwick-Syndrom** sind Häufigkeit und Therapie vergleichbar.

Hämatologische und onkologische Erkrankungen

- **Arteriosklerose**: Fibrinogen steigt mit zunehmendem BMI und v.a. bei abdominaler Fettverteilung. Der Plasminogen-Aktivator-Inhibitor-1 (PAI-1) ist ebenfalls erhöht, so dass weniger Plasmin gebildet und einer Arteriosklerose (☞ Kap. 9.2.2) Vorschub geleistet wird. Bei Gewichtsreduktion von > 5 kg sinkt der PAI-1; das Fibrinogen erst bei > 10 kg.
- **Tumorerkrankungen:** Beim Endometrium-Karzinom beträgt das relative Risiko der Übergewichtigen 1,5, der Adipösen 5,0. Bei Mamma-Karzinom beträgt das relative Risiko ebenfalls 1,5 und ist bei abdominaler Fettverteilung deutlich erhöht. Zervix- und Ovarial-Karzinome sowie Gallenblasen-, Ösophagus-, Leber- und Pankreas-Karzinome treten bei Adipositas gehäuft auf.

Erkrankungen des Bewegungsapparats

- Die **Gonarthrose** tritt bei Adipositas dreimal so häufig auf. Neben der statischen Belastung spielt die Fehlstellung der Beine – typischerweise eine Valgusstellung – eine bedeutende Rolle. Operationen sind erschwert bzw. häufig vor Gewichtsreduktion nicht durchführbar.
- Gehäuft treten außerdem **Kox-** und **Sprunggelenksarthrosen** sowie Arthrosen an Fußgelenken und an der Wirbelsäule auf. Die ausgeprägte Bewegungseinschränkung erschwert die Gewichtsreduktion erheblich und ist nur durch Reduktionskost möglich.

Störungen der Fertilität und Schwangerschaft

- **Fertilitätsstörungen** sind u.a. bedingt durch erhöhte Östrogen- und Testosteronspiegel und verminderte Konzentrationen an Progesteron und Gonadotropinen. Durch Gewichtsreduktion ist eine Korrektur möglich.
- Die **Schwangerschaft** ist bei Adipösen mit vielfältigen Komplikationen verbunden. Neben Gestationsdiabetes treten gehäuft Urogenitalinfektionen und Beinvenenthrombosen auf. Die Hypertonierate liegt bei 17 % und eine Präeklampsie/

Eklampsie ist etwa doppelt so häufig. Die perinatale Mortalität ist doppelt bis dreifach erhöht.
- Die **Geburt** muss häufiger durch eine Sectio erfolgen. Die Kinder weisen häufig eine Makrosomie („sugar-babies“) und einen Diabetes mellitus auf und werden mit hoher Wahrscheinlichkeit (ca. 60 %) in späteren Leben ebenfalls adipös.

Psycho-soziale Probleme

- Bereits im **Kindesalter** werden Adipöse diskriminiert und isoliert. Die Rate an höheren Schulabschlüssen und Studierenden ist geringer. Im **Berufsleben** sind sowohl Ausbildung, Einstellung als auch Beförderung erschwert. Im **Privatleben** sind weniger Freundschaften und Bekanntschaften zu verzeichnen. Adipöse Frauen sind seltener verheiratet.
- Die soziale Ausgrenzung führt zu Depression, Isolation bis hin zu suizidalen Absichten.

9.1.2 Früherkennung des metabolischen Syndroms

Häufigstes Syndrom in westlichen Überflussgesellschaften. Gekennzeichnet durch gemeinsam auftretende Gefäßrisikofaktoren: Essentielle Hypertonie, progrediente Glukose-Intoleranz, Dys- und Hyperlipoproteinämie, Hyperurikämie, androide Fettverteilung sowie chronische Hyperinsulinämie. Synonyme: Wohlstands-Syndrom, tödliches Quartett bzw. Insulinresistenz/Hyperinsulinämie-Syndrom. Manifestation durch ungünstige Faktoren des Lebensstils. Hauptrisikofaktor: Adipositas; v. a. die androide/abdominelle Form. Betroffen sind nicht nur Personen mit Typ-2-Diabetes und pathologischer Glukose-Toleranz, sondern auch die Mehrzahl der essentiellen Hypertoniker und etwa 25 % der „gesunden“ Bevölkerung.

Pathogenese

- Genetisch bedingte Insulinresistenz im Sinne einer subnormalen biologischen Antwort auf eine gegebene Insulinkonzentration bei gleichzeitigem Auftreten erhöhter Seruminsulin- und normalem oder erhöhtem Blutglukosespiegel
- Zunächst selektiver, partieller Defekt einer einzigen Insulinwirkung, der muskulären Glukose-Aufnahme. Kompensation des Defektes durch gesteigerte Insulinsekretion

Frühdiagnostik

- **Hyperinsulinämie:** Gilt als stärkster und am frühesten diagnostizierbarer Risikofaktor, ist jedoch diagnostisch in größerem Stil nicht praktikabel. Insulin hemmt die Glukoneogenese in der Leber, v. a. im Nüchternzustand. Die Folge ist eine vermehrte Glukoseausschwemmung in den Blutkreislauf bzw. Hyperglykämie bei hepatischer Insulinresistenz.
- **Familienanamnese:** Fragen nach Typ-2-Diabetes, Gestationsdiabetes und vorzeitigem Myokardinfarkt – Hyperinsulinämie gilt ebenfalls als stärkster Risikofaktor der koronaren Herzkrankheit.

- **Fettverteilung:** Von Bedeutung ist weniger die Gesamtfettmenge als vielmehr deren Verteilung. Die androide, stammbetonte Fettverteilung (☞ oben) gilt als Risiko. Sie ist genetisch determiniert und assoziiert mit Hypertonie, dem koronaren Risiko, Glukose-Intoleranz, Hyperinsulinämie und Dyslipoproteinämie.
- **Blutdruck:** Die Höhe korreliert mit dem Grad der Glukose-Intoleranz, den Triglyzeriden, dem HDL-Cholesterin (invers), dem Gewicht, dem Taille/Hüft-Quotienten und dem Insulinspiegel. Hyperinsulinämie führt über mehrere Mechanismen zum Bluthochdruck:
  - Erhöhung der Sympathikusaktivität gefolgt von einer Vasokonstriktion und erhöhtem Herzminutenvolumen
  - Erhöhte Natriumretention mit Flüssigkeitsextension
  - Natrium- und Kalziumakkumulation im Gefäß mit Vasokonstriktion, Ödemneigung
  - Hypertrophie der Gefäßwand durch Proliferation von glatten Muskellzellen
  - Patienten mit essentieller Hypertonie haben unabhängig vom Körpergewicht eine herabgesetzte insulinstimulierte Glukose-Aufnahme in die Muskulatur, d.h. per definitionem eine Insulinresistenz.
- **Triglyzeride:** Der Plasmaspiegel korreliert mit dem Insulinspiegel. Sie gelten als Indikator für eine Insulinresistenz und als koronarer Risikofaktor. Als Ursache wird eine gesteigerte Synthese bei gleichzeitig reduziertem Abbau diskutiert.
- **Harnsäure:** Der Plasmaspiegel korreliert ebenfalls positiv mit dem Insulinspiegel. Als Ursache wird eine gesteigerte Purinsynthese sowie eine reduzierte renale Harnsäureexkretion unter Einfluss erhöhter Insulinspiegel diskutiert.
- **Alkoholkonsum:** Eine Fettleber gilt als Indikator für toxische Alkoholmengen und eine entsprechend gestörte Insulinwirkung. Alkohol führt in mehrfacher Hinsicht zur Insulinresistenz: Er stimuliert die Sympathikus-Aktivität, die hepatische Triglyzeridsynthese und die Hemmung der hepatischen Insulinextraktion.
- **Weitere diagnostische Daten:** Fragen nach Nikotin, Grad der körperlichen Aktivität im Sinne von Mediatoren der Insulinwirkung

9

Risikofaktoren

- Beim Mann gilt ein Taille/Hüft-Umfang von > 0,95 cm bei der Frau von > 0,85 cm als riskant.
- Bei abdominal Adipösen sollte grundsätzlich eine Glukosebelastung zur Abschätzung des Diabetesrisikos durchgeführt werden.
- Als pathologisch gilt ein Nüchtern-Blutzucker von < 120 mg/dl (6,6 mmol/l) bzw. ein 2-Stunden-Blutzucker von >140 mg/dl (7,7 mmol/l).
- Triglyzeride: Ein Plasmaspiegel von > 170 mg/dl (> 1,92 mmol/l) gilt als erhöht. Am atherogensten wirken Triglyzeride, wenn der Quotient von LDL- und HDL-Cholesterin > 5 liegt.
- Harnsäure: Ein Plasmaspiegel von > 6,5 mg/dl (386 µmol/l) gilt als erhöht.
- γ-GT: Ein Plasmaspiegel von > 25 U/l und erhöhte sonografische Dichte der Leber gelten als Risikofaktoren.

Ernährungstherapeutische Maßnahmen

- **Korrektur des Lebensstils,** primär des **Körpergewichts** durch Reduktionskost, ballaststoffreiche Ernährung, Alkoholreduktion und körperliche Aktivitätssteigerung. Außerdem: Nikotinkonsum einstellen.

> **Auswirkungen einer Gewichtsreduktion auf Krankheiten des metabolischen Syndroms**
> Eine Gewichtsabnahme von 10 kg senkt den Blutdruck um 15/10 mmHg, den HbA1c um 1,5 %, die Triglyzeride um 35 %. Zudem erhöht die Gewichtsabnahme das HDL um 10 % (Statine 7 %). Sie reduziert die LV-Masse um 25 %, steigert die Leistungsfähigkeit um 10 %, senkt das Sterblichkeitsrisiko um 25 % und verlängert das Leben um 3 Jahre.

- **Reduktion gesättigter FS** (gehärtete Fette, Frittierfette): Gesättigte FS sollten nicht mehr als 7–9 % der Gesamtenergie ausmachen.
- **Modifikation des FS-Musters** zur Senkung der Triglyzeride und Steigerung des HDL-Cholesterin:
  - Verhältnis von ω-6- zu ω-3-FS von 5:1 anstreben, d. h. verzehrsübliche Mengen an Linolsäure reduzieren und Zufuhr an ω-3-FS steigern. Empfehlung: 0,5 Energieprozent. Günstig sind Fischöle (EPA und DHA) wie v. a. in Makrele, Heringe, Wildlachs und Thunfisch enthalten oder in Form pflanzlicher α-Linolensäure (ALA); wird jedoch nur zu ca. 10 % in EPA und DHA umgewandelt.
  - Basierend auf 2000 kcal wird eine Zufuhr von 1,1–2,7 g/die (ca. 15 g Öl) als ausreichend angesehen. ALA-reich sind Perilla-, Lein-, Raps-, Walnuss- und Sojaöl. Wegen des hohen Kaloriengehalts kann die Empfehlung eines diätetischen Lebensmittels mit entsprechendem Konzentrat erwogen werden (z. B. 6 TUIM®-Kapseln).
  - Verzehr von einfach ungesättigten FS (Oliven-, Raps- und Erdnussöl, Mandeln und Avocados) steigern und Verzehr von Kohlenhydraten entsprechend senken, z. B. ca. 15–20 % und Kohlenhydrate ca. 45–50 % der Gesamtenergiezufuhr.
- **Mikronährstoffe:**
  - Wegen des pro-oxidativen Potentials und des bei Diabetikern vorliegenden erhöhten oxidativen Stresses empfiehlt sich eine erhöhte Zufuhr an Vitamin E und Vitamin C, z. B. doppelte empfohlene Zufuhrmenge (ca. 200 mg Vitamin C und 30 mg Vitamin E).
  - Der Einsatz von Fischölkapseln in therapeutischer Dosierung führte bei Diabetikern zur Verschlechterung der glykämischen Stoffwechsellage.
- **Stressbewältigung**

9.2 Dyslipoproteinämien und Arteriosklerose

Marion Burkard

9.2.1 Dyslipoproteinämien

Abweichungen des Lipoproteintransports und des Fettmetabolismus. Je nach Ätiologie werden primäre und sekundäre Formen unterschieden (☞ unten). Primäre Dyslipoproteinämien (80 % der Fälle) sind genetisch determiniert, oft autosomal-dominant vererbt, sekundäre Dyslipoproteinämien treten bei verschiedenen Grunderkrankungen auf. Eine deskriptive Klassifikation orientiert sich an der Höhe der Cholesterin- und Triglyzeridwerte (Hypercholesterinämie, Hypertriglyzeridämie) bzw. an den Lipoproteinkonzentrationen im Serum (Einteilung nach Frederickson, Hyperlipoproteinämie). Letztere erfasst nicht das HDL-Cholesterin und ist obsolet.

Pathogenese

Primäre (hereditäre oder familiäre) Hyperlipoproteinämien

Ursachen: Genetisch bedingt (z.B. LDL-Rezeptordefekte, Mutation der Gene von Apo-Lipoproteinen, gesteigerte Bildung von Apo-Lipoproteinen, Lipoproteinlipase-Mangel)

9

Familiäre Hypercholesterinämie

- Polygene Hypercholesterinämie: Häufigste Form; hohes Arteriosklerose-/KHK-Risiko; LDL ↑ bis ↑↑, TG normal bis ↑, Symptome: Arcus corneae, Xanthelasma
- Monogene Hypercholesterinämie:
  - Familiäre Hypercholesterinämie: Heterozygot, LDL-Rezeptordefekt, hohes Arterioskleroserisiko; LDL ↑↑↑, TG normal bis ↑; Symptome: Tendinöse Xanthome an Fingerextensoren und/oder Achillessehnen, Arcus corneae, Xanthelasma, Aortenstenose
  - Familiärer Apo-B-100-Defekt: Heterozygot, Mutation des Apo-B 100 → verminderte LDL-Rezeptor-Bindungsaktivität, hohes Arterioskleroserisiko; LDL ↑↑ bis ↑↑↑, TG normal bis ↑; Symptome: tendinöse Xanthome, Arcus corneae

Kombinierte Hyperlipoproteinämie

- Familiär kombinierte Hyperlipoproteinämie: Autosomal-dominant, gesteigerte Bildung von Apo B, intraindividuelle und interfamiliäre Schwankungen im Hyperlipoproteinmuster, hohes Arterioskleroserisiko; LDL ↑ bis ↑↑ oder normal, TG ↑ bis ↑↑ oder normal; Symptome: Arcus corneae, Xanthelasma
- Familiäre Remnant Hyperlipoproteinämie (syn.: Dysbetalipoproteinämie): HLP Typ III, autosomal-dominant, polygen, Apo-E-II Homozygotie infolge Mutation des Trägerproteins Apo E → verminderte Apo-E-Rezeptor-Bindungsaktivität, ätiologisch unklare vermehrte Bildung von VLDL; hohes Arterioskleroserisiko; Manifestation

meist nur bei Vorliegen weiterer Erkrankungen wie Diabetes mellitus, Adipositas; LDL ↑↑↑, TG ↑↑; Symptome: Tuberöse (Ellenbogen) und tendinöse Xanthome, Handflächenxanthome
- Familiäre Hypertriglyzeridämie: Dominant, Stoffwechseldefekt unbekannt, erhöhtes Arterioskleroserisiko; LDL ↑, TG ↑↑; Symptome: Eruptive Xanthome (Ellenbogen, Gesäß), Lipaemia retinalis, Hepatosplenomegalie, Oberbauchkoliken, Pankreatitis
- Chylomikronämie-Syndrom (sehr selten): Manifestation bereits im Kindesalter, Lipoproteinlipase- oder Apo-C-II-Mangel, geringes Arterioskleroserisiko; LDL ↑, TG bzw. Chylomikronen↑↑↑; Symptome: Eruptive Xanthome (Ellenbogen, Gesäß), Lipaemia retinalis, Hepatosplenomegalie, Oberbauchkoliken, Pankreatitis

Andere Dys-/Hyperlipoproteinämien
- Familiäre Hypoalphalipoproteinämie: Tritt häufig auf; dominant, hohes Arterioskleroserisiko, HDL ↓↓ (< 30 mg/dl bzw. < 0,8 mmol/l)
- Lipoprotein (a) Hyperlipoproteinämie: Tritt häufig auf; hohes Arterioskleroserisiko ab einem Lp (a)-Spiegel > 30 mg/dl

Sekundäre Hyperlipoproteinämien

Diese treten wesentlich häufiger auf als primäre Hyperlipoproteinämien, in Folge von verschiedenen Erkrankungen oder nach Einnahme bestimmter Medikamente (☞ Tab. 9.2-1) oder bei Alkoholexzessen.

Tab. 9.2-1 Sekundäre Hyperlipoproteinämien und Lipidveränderungen

Ursachen sekundärer Hyperlipoproteinämien	Häufigste Lipidveränderungen
Adipositas	Cholesterin ↑, LDL ↑, TG ↑, HDL ↓
Schwangerschaft	TG ↑
Bulimie	TG ↑
Anorexia nervosa	Cholesterin ↑
Alkoholabusus	TG ↑
Chronische Niereninsuffizienz, Urämie	TG ↑
Nephrotisches Syndrom	Cholesterin ↑, LDL ↑, TG ↑
Cholestase	Cholesterin ↑, LDL ↑
Hepatitis	TG ↑
Hypothyreose	Cholesterin ↑, LDL ↑
Diabetes mellitus bzw. Coma diabeticum	TG ↑, HDL ↓
Morbus Cushing	LDL ↑, TG ↑
Akromegalie	TG ↑
Hypopituitarismus	TG ↑, LDL ↑
Akute intermittierende Porphyrie	LDL ↑
Glykogen-Speicherkrankheit	TG ↑
Lipodystrophie	TG ↑
Systemischer Lupus erythematodes	Chylomikronen ↑
Monoklonale Gammopathie	TG ↑, LDL ↑, IDL ↑
Medikamente, z. B. Diuretika, orale Kontrazeptiva, Anabolika, Kortikosteroide, Retinoide	TG ↑ und/oder Cholesterin ↑

Klinik

Zunächst meist asymptomatisch → Klinik wird dominiert von vaskulären Folgeerkrankungen (KHK: CRP-Studie: Senkung des Serum-Cholesterins um 10 % zeigte eine Senkung der Manifestation der koronaren Herzkrankheit um 20 %; paVK).

- **Arteriosklerose** (☞ Kap. 9.22) und **KHK** (☞ Kap. 9.22)
- **Pankreatitis** v. a. bei ausgeprägter Hypertriglyzeridämie
- **Hautveränderungen** (bei < 5 % der Fälle)
  - Xanthome:
    Tuberöse und eruptive/tuberoeruptive knotige Auftreibungen infolge von Lipideinlagerungen in der Haut; familiäre Hypercholesterinämie, Remnant-Hyperlipoproteinämie
    Palmare Lipideinlagerungen: Remnant-Hyperlipoproteinämie, erhöhte beta-VLDL
    Sehnenxanthome: Familiäre Hypercholesterinämie
  - Xanthelasmen: Augenlider; familiäre Hypercholesterinämie, Apo-B-100-Defekte
  - Arcus lipoides corneae: Ringförmige grau-weißliche Trübung der Hornhautperipherie infolge von Lipideinlagerungen; Vorkommen: vor dem 50. Lebensjahr bei ausgeprägter Hypercholesterinämie
- **Fettleber** v. a. bei Hypertriglyzeridämie

Relevante Diagnostik und Therapieoptionen

9

Diagnostik

- Anamnese: Eigen-/Familienanamnese → Risikoprofil: KHK, Arteriosklerose, Übergewicht/Adipositas, Diabetes, Hypertonie, Organschäden, Lipidstoffwechsel, Menopausenstatus, Rauchen, körperliche Aktivität, Stress, Depression, Medikamente
- Labor (Lipide): Triglyzerid-Bestimmung nüchtern; letzte Nahrungsaufnahme vor mind. 12 h, kein Alkoholkonsum bzw. mehrere Gläser Fruchtsäfte, Limonaden oder andere zuckerhaltige Getränke am Vorabend. Es sollten keine akuten Erkrankungen inkl. Trauma, Herzinfarkt vorliegen. Venöse Stauung so kurz wie möglich!
- Weiterführende Untersuchungen: Bei Hochrisikopatienten und hohem LDL-Cholesterin: Lp(a); Cholesterin Subfraktionen, z. B. von LDL oder HDL, Apo-Lipoproteine wie A1, B, E, Genmutationen

Therapie

- Therapie der Risikofaktoren oder Grunderkrankungen: Diabetes (☞ Kap. 9.3.1), Hypothyreose (☞ Kap. 9.11), Adipositas (☞ Kap. 9.1.1), Hypertonie (☞ Kap. 9.4)
- Förderung der körperlichen Aktivität
- Patientenaufklärung und -schulung

Tab. 9.2-2 Abschätzung des KHK-Risikos und der LDL-Cholesterin-Zielwerte (nach[1])

Risiko	Assoziierte Risiken Cholesterinspiegel mg/dl (mmol/l)	LDL-Cholesterin-Zielwerte mg/dl (mmol/l)
Normal	Keine Risiken, RR < 120/80 mmHg, Nichtraucher, kein Diabetes mellitus Gesamtchol. 162–200 (4,2–5,2 mmol/l), LDL-Chol. 100–130 mg/dl (2,6–3,3), HDL-Chol. Frauen: 60 (≥ 1,6) Männer: 54 (≥ 1,4)	< 155 (< 4,0)
Leicht	Gesamtchol. 200–300 (5,2–7,8) und Cholesterinquotient 4,0–5,0	155–175 (4,0–4,5)
Mäßig	Gesamtchol. 200–300 (5,2–7,8), HDL-Chol. < 38 (< 1,0) und 1 zusätzlicher Risikofaktor	134–155 (3,5–4,0)
Hoch	KHK und/oder periphere arterielle Verschlusskrankheit oder familiäre Hypercholesterinämie oder zwei ausgeprägte Risiken (Rauchen u. Gesamtchol. > 300 (> 7,8) oder ≥ 3 Risikofaktoren	< 115 (< 3,0)

Ziele der Ernährungstherapie

V.a. die polygene Hypercholesterinämie und die Hypertriglyzeridämie (nahezu 80 % d.F.) können durch diätetische Maßnahmen korrigiert werden. Notwendige Therapiemaßnahmen sind stets im Gesamtkontext des Risikoprofils einer arteriosklerotischen Gefäßerkrankung zu sehen. Sie sind immer dann erforderlich, wenn bei grenzwertiger Hypercholesterinämie weitere Risikofaktoren oder Grunderkrankungen vorliegen (☞ oben). Die medikamentöse Therapie wirkt besser unter fettmodifizierter Ernährung.

Ernährungstherapeutische Maßnahmen

Fettmodifizierte Ernährung

Ziel ist nicht primär eine fettarme, sondern eine fettnormalisierte, fettmodifizierte Kost. Grundsätzlich gilt: ≤ 30 % der Gesamtenergie in Form von Fett (10er-Regel ☞ Kap. 2.1.3) zuzuführen. Eine zu restriktive Fettzufuhr führt zur Senkung des HDL-Cholesterins, zur Prävalenz kleiner dichter LDL, evtl. zum Anstieg der Triglyzeride und damit zum Anstieg des KHK-Risikos.

Fettmodifikation bei Hyperchylomikronämie

- Gefahr einer **akuten Pankreatitis** (☞ Kap. 9.8.1) oder eruptiver Xanthome → **generelle Fettreduktion**, v.a. der langkettigen FS (> 12 C-Atome), da nur diese in Chylomikronen umgewandelt werden. Zunächst ca. 10 % der Gesamtenergie bzw. 20–25 g Fett/d; allmähliche Steigerung der Fettzufuhr auf 15–25 %, je nach individuellem Risikoprofil und in Abhängigkeit vom Triglyzeridspiegel (Ziel < 500 mg/dl (5,5 mmol/l).
- **MCT-Fette** (☞ Kap. 9.8.2) bevorzugt einsetzen, da vollständige First-Pass-Metabolisierung in der Leber und geringe Beeinflussung der Blutfettspiegel erfolgt

- Zur Deckung des Bedarfs an **essentiellen FS** tägl. 5–10 g linolsäurereiches Öl wie Distel-, Sonnenblumen- oder Maiskeimöl verwenden.
- **Fettarme, kohlenhydratreiche Kost** beibehalten, dabei leicht resorbierbare KH wie Zucker nur in geringen Mengen zum Verzehr empfehlen; Alkohol möglichst meiden → Anstieg der Triglyzeride.

Fettmodifikation bei Hypercholesterinämie

- **Reduzierte Zufuhr von gesättigten FS** (☞ Tab. 9.2-3) wegen Anstiegs des LDL-Cholesterins bedingt durch Verminderung der Aktivität der LDL-Rezeptoren. Ausnahmen sind mittelkettige, gesättigten FS (C 8:0 und 10:0) und Stearinsäure (C 18:0; wird vermutlich schnell in der Leber in einfach ungesättigte Ölsäure umgewandelt).
- **Bevorzugung einfach und mehrfach ungesättigter FS** (MUFA und PUFA ☞ Tab. 9.2-4–9.2-5): PUFA beeinflussen LDL-Cholesterin deutlich günstiger und haben evtl. eigenständige Wirkung auf das LDL-Cholesterin; MUFA wirken nur, wenn dadurch gesättigte FS ersetzt werden.

Tab. 9.2-3 Lebensmittel mit hohem Gehalt an gesättigten, cholesterinerhöhenden (atherogenen) FS (C12-, C14- bzw. C16-FS) wie Laurin-, Myristin und Palmitinsäure (nach [2])

Lebensmittel	Anteil C12-, C14- und C16-Mittelwerte	Gesamtanteil an gesättigten FS-Mittelwerte
Kokosfett	75	91
Palmkernöl	71	84
Babassuöl	68	80
Palmöl	43	49
Kakaobutter	26	63
Kuhmilchfett	42	65
Rinderfett	30	54
Hammelfett	26	55
Schweinefett	25	40
Hühnereifett	25	34
Heringsöl	25	22
Baumwollsaatöl	23	28
Gänsefett	22	28
Pflanzenmargarine	21	29
Hühnerfett	20	27
Weizenkeimöl	17	18
Kürbiskernöl	16	21
Avocadofett	15	15
Dorschlebertran	15	19
Erdnussöl	11	17
Olivenöl, Maiskeimöl	11	14

Tab. 9.2-4 Lebensmittel mit hohem Gehalt an mehrfach ungesättigten FS (nach [2, 3])

Lebensmittel	PUFA g/100 g
Distelöl, Safloröl	74,5
Mohnöl	73,4
Walnussöl	70,9–71,5
Leinöl	68,2–68,7
Traubenkernöl	66,1
Weizenkeimöl	62,8–64,7
Sojaöl	61,0–61,7
Sonnenblumenöl	60,7–63,5
Kürbiskernöl	51,5
Maiskeimöl	50,9–52,9
Baumwollsaatöl	48,8–49,0
Sesamöl	42,5

Tab. 9.2-5 Lebensmittel mit hohem Gehalt an einfach ungesättigten FS (nach[3])

Lebensmittel	MUFA g/100 g
Olivenöl	73,2
Rapsöl, Rüböl	68,5
Erdnussöl	53,9
Hühnerfett	50,0
Haselnuss	47,5
Schweineschmalz	45,4
Rindertalg	42,0
Sesamöl	40,1
Palmöl	37,9
Mandel	36,8
Pistazien	34,8
Kakaobutter	33,1
Maiskeimöl	31,6
Erdnuss	22,1
Paranuss	22,0
Sojaöl	20,6
Leinöl	17,2
Traubenkernöl	16,7
Avocado	16,5
Walnussöl	15,7
Weizenkeimöl	15,6
Sonnenblumensamen	13,4
Oliven, mariniert	10,2

- **Pflanzeneiweiß:** Sojabohnen haben LDL-Cholesterin-senkende Wirkung bedingt durch den Eiweißanteil. Durchschnittliche LDL-Senkung bei 47 g Sojaeiweiß: um 21,7 mg/dl, bei Patienten mit familiärer Hypercholesterinämie: > 80 mg/dl
- **Phytosterole** zur Senkung des LDL-Cholesterins. Entsprechende Produkte wie Margarine, Milch und Milchprodukte sind im Handel verfügbar (becel pro-activ; 250 g, 20 g Margarine/d senken das LDL-Cholesterin um ca. 10 %). Bei höherer Zufuhr ist mit vermehrter Senkung zu rechnen, ebenso wie mit einem additiven Effekt bei Einsatz von Medikamenten.
- **Kaffee:** Enthält eine lipidlösliche Fraktion, die zum Anstieg von Gesamtcholesterin, LDL-Cholesterin, Triglyzeriden und Apolipoprotein B führt. Durch Filtern werden ca. 80 % eliminiert: Bei aufgebrühtem Kaffee, auch bei Espresso, kann das Gesamtcholesterin um max. 10 % ansteigen.
- **Ballaststoffe:** Bei nicht-löslichen Ballaststoffen wie z. B. Cellulose, Lignin, Hemicellulose ist ein geringer bis kein Effekt zu erwarten. Lösliche Ballaststoffe, sog. Quellstoffe wie Guar, Konjak, Carubin (Johannisbrotkernmehl), Flohsamen (Psyllium) und Pektine können den LDL-Spiegel senken. Bei Verzehr von ca. 10 g/d kann mit einer Senkung von ca. 10– > 20 mg/dl gerechnet werden. Ursache evtl. vermehrte Gallensäurenneosynthese aus Cholesterin sowie bakterielle Fermentation (Propionat) und Adsorption.
- Bei Verzehr von **Haferprodukten** ist die Menge unklar, ab der eine LDL-Senkung von im Mittel um 1,23 mg/dl erwartet werden kann; evtl. sind > 80 g Haferkleie notwendig.

9

CAVE

Bei Hypercholesterinämie kann die Kombination von Pektin mit CSE-Hemmern die Wirkung der CSE-Hemmer vermutlich durch Absorption in Darmlumen aufheben.

- Zusätzlich **Cholesterinzufuhr reduzieren:** Hohe Cholesterinzufuhr führt zum Anstieg an LDL-Cholesterin → Reduktion der LDL-Rezeptoren. Lipoproteine intermediärer Dichte (IDL) werden nicht im normalen Umfang über LDL-Rezeptoren eliminiert → vermehrte Umwandlung zu LDL. Der Einfluss der Cholesterinzufuhr ist individuell sehr verschieden: vom Non-Responder bis zum Hyperresponder, bedingt durch Apo-E-Polymorphismus, der bei jedem 14. für erhöhtes Serumcholesterin verantwortlich ist. Pro 100 mg Cholesterin/1000 kcal weniger Senkung des Serumcholesterins um ca. 10 mg/dl. Zur Beeinflussung des HDL-Cholesterins gilt: Je gesättigter eine FS, umso günstiger der Effekt.
  - Erhöhung des HDL-Cholesterins: Ersatz von KH durch gesättigte, einfach ungesättigte oder mehrfach ungesättigte FS (pflanzlich). Ersatz von mehrfach ungesättigten FS durch ungesättigte FS (geringfügiger Anstieg). Alkohol erhöht das HDL-Cholesterin, sowohl HDL2 als auch HDL3 → moderater Alkoholkonsum (2–4 Drinks/d) assoziiert mit geringerem Auftreten von KHK. Rotwein enthält sekundäre Pflanzenstoffe wie Flavonoide → verlangsamen chemische Modifikation von LDL. Die generelle Empfehlung von Alkohol zur Prävention der Arteriosklerose bleibt umstritten.

- Senkung von HDL Cholesterin: Ersatz gesättigter FS durch einfach ungesättigte FS
- Verzehr von mehrfach ungesättigten FS günstig: Beeinflussen evtl. VLDL-Sekretion aus der Leber, geringe Triglyzerid- und Blutdrucksenkung
- ◆ PUFA oxidieren leicht; sie können in LDL chemisch modifiziert werden → Aufnahme der LDL in Makrophagen. Empfehlung: Aufnahme von Antioxidanzien wie Vitamin E erhöhen.
- ◆ Bei der bakteriellen oder technologischen Hydrierung (z. B. bei der Fetthärtung) entsteht trans-FS → Steigerung von LDL-Cholesterin und Reduktion des HDL-Cholesterins bei Zufuhr von > 6 Energie-%.

Fettmodifikation bei Hypertriglyzeridämie

- ◆ Bei **Übergewicht** Gewichtsreduktion und bedarfsgerechte, ballaststoffreiche Vollkost
- ◆ Einschränkung leicht resorbierbarer **KH**, v. a. von Zucker und zuckerhaltigen Getränken. Anstelle von Fruchtsäften und Limonaden Tees und Mineralwasser trinken. Fruktose sowie andere Zuckeraustauschstoffe meiden, da sie die Triglyzeridbildung z. T. noch mehr als Zucker fördern → **Obstkonsum einschränken** (1er-Regel: nur 1 Stück einer Obstsorte verzehren, max. 2–3 Stück/d, dabei zeitliche Abstände beachten).
- ◆ **Alkoholkonsum** drastisch reduzieren bzw. meiden. Ohne Alkoholkarenz keine erfolgreiche diätetische Therapie! Alkohol steigert die Synthese und Sekretion von VLDL und hemmt in höheren Konzentrationen ihren Katabolismus.
- ◆ Reduktion der **Gesamtfettzufuhr**, v. a. der gesättigten FS. Steigerung der ω-3-FS, v. a. durch Verzehr von Fischen wie Makrele, Hering, Thunfisch und Wildlachs. Metaanalyse zufolge kann mit ca. 30 % Senkung der Triglyzeride gerechnet werden. Empfehlung: ca. 6 g ω-3-FS/d. Einsatz von Fischölkapseln kann in Betracht gezogen werden.

9

! Bei Diabetikern muss bei exzessiver Zufuhr in Form von Supplementen/Kapseln mit einer negativen Auswirkung auf die glykämische Kontrolle gerechnet werden. BZ-Kontrolle intensivieren.

Tipps für die Patienten

Zu bevorzugen ist eine Fettmodifizierte Kost mit folgenden Nahrungsmitteln:

- ■ **Magere Fleisch- und Wurstwaren:** Hasen-, Kaninchenfleisch, Hirsch-, Reh-, Pferdefleisch, Geflügel (Haut möglichst entfernen), mageres Rind und Schweinefleisch wie Steak, Lende, Filet, Schnitzel, Tartar, Schinken (sichtbares Fett entfernen), Rauchfleisch, Corned Beef, Bratenaufschnitt, Aufschnitt in Aspik oder mit Gemüse
- ■ **Fettarme Milch und Milchprodukte:** Milch, Dickmilch, Jogurt, Kefir mit 1,5 % Fett oder weniger, Buttermilch, Molke; Quark und Schnittkäse bis 40 % Fett i.Tr.
- ■ Lebensmittel mit hohem Anteil an **einfach** und **mehrfach ungesättigten FS:** Öle und Margarine, (Wal-)Nüsse, Erdnüsse, Samen und Avocados bevorzugen.
- ■ **Ballaststoffreiche Lebensmittel** (☞ Kap. 2.6)

! Fett i. Tr. (Fett in Trockenmasse) ist nicht der effektive Fettgehalt (Fett absolut). Dazu mit folgenden Faktoren multiplizieren: Hartkäse × 0,7; Schnittkäse × 0,6; Weichkäse × 0,5; Frischkäse × 0,3.

- **Zu meiden:** Kokosfette (reich an gesättigten FS), cholesterinreiche Lebensmittel (Cholesterin nur in Produkten tierischen Ursprungs enthalten; v.a. in Innereien, Hirn und Bries, Muscheln und Krustentieren sowie Ei ☞ Tab. 9.2-6)
- **Fettarm garen:** Dünsten, Dampfgaren, Kochen, Schmoren, Grillen, Rösten; Einsatz von beschichteter Pfanne, Wok, Mikrowelle, Römertopf, Brat- oder Alufolie
- **Fett sparen:**
  - Fett abmessen oder wiegen, pro Portion Salat 1 TL Öl, Margarine, Butter oder Öl erst kurz vor dem Servieren zum Gemüse geben oder Soße separat reichen.
  - Statt Fertigsoßen mehr Kräuter und Gewürze einsetzen, sichtbares Fett von Suppen und Soßen nach Erkalten abschöpfen, statt Fleischbouillon Gemüsebrühe verwenden, sichtbare Fettränder von Fleisch und Wurst entfernen.
  - Fleisch oder Fisch nicht panieren, sondern Natur braten; bei Außer-Haus-Verzehr Panade abheben, statt Braten Geschnetzeltes oder dünne Fleischscheiben verwenden und mit Gemüse-Pfannengerichten vermischen.
  - Statt Mayonnaise oder Crème fraîche Salatcreme, saure Sahne oder Yoghurt bzw. eine entsprechende Mischung verwenden, Soßen mit Kartoffeln oder pürierten Hülsenfrüchten statt mit Butter, Sahne oder Mehl andicken; als Bindemittel Guar, Johannisbrotkernmehl oder Konjakmehl einsetzen.
  - Süßspeisen oder Puddings mit fettarmer (1,5 %) Milch zubereiten.
  - Eier sparen: Statt Ei kann vielfach ein Eiersatzprodukt („Dotterfrei") eingesetzt werden; z. B. für Rührei, Eistich, Aufläufe, Kuchen.
  - Kuchen mit weniger oder ohne Eier zubereiten: Mürbeteig wird ohne Ei knuspriger, Hefeteig wird durch etwas Öl oder Margarine geschmeidiger, Quark-Öl-Teig stets ohne Ei, Strudelteig gelingt ohne Ei, aber lange und gut durchkneten. Vollfettes Sojamehl enthält wie Eigelb Lezithin, bindet Teigzutaten und lockert den Teig.

Tab. 9.2-6 Lebensmittel mit hohem Cholesteringehalt (nach [2, 3])

Lebensmittel	Cholesteringehalt mg/100 g
Trockeneigelb	2430
Hirn (Kalb, Rind, Schwein, Hammel)	2000–2500
Flüssigeigelb	1100–1260
Dorschlebertran	600–800
Hühnerleber	555
Niere (Kalb, Rind, Schwein, Hammel)	360–385
Hühnerei	325–400
Kalbsleber	360
Schweineleber	355
Hammelleber	310
Kaviar	300
Rinderleber, Rinderherz	265
Butter	240
Hummer	180
Aal	140–165
Garnele, Ölsardine	140
Sahne, süße, 30 % Fett	110

Lebensmittel	Cholesteringehalt mg/100 g
Auster, Miesmuschel, Pilgermuschel	100–190
Doppelrahmfrischkäse	105
Chester, 50 % Fett i.Tr.	100
Eierteigwaren	95
Emmentaler, Gouda, 45 % Fett i.Tr.	90
Schweineschmalz	86
Hering	85
Camembert, 60 % Fett i.Tr.	80
Pute	75
Makrele, Flussbarsch, Krabben	70–75
Hasenfleisch	65
Sahne, saure, 10 % Fett i.Tr.	60

9.2.2 Arteriosklerose und Herz-Kreislauferkrankungen

Arteriosklerose: Entzündlich degenerative Veränderung der Arterienwände mit vorwiegenden Gewebsveränderungen der Intima. Klinische Manifestationen: koronare Herzerkrankung (KHK), Herzinfarkt, Apoplex, periphere Durchblutungsstörungen und Aneurysmen. KHK: Manifestation der Arteriosklerose an den Herzkranzgefäßen mit der Folge eines Missverhältnisses zwischen Sauerstoffbedarf und Angebot am Herzmuskel.

Pathogenese

Arteriosklerose

Endotheliale Dysfunktion mit nachfolgenden endokrinen und parakrinen Störungen und herabgesetzter vaskulärer Resistenz gegenüber Risikofaktoren und Noxen (☞ unten).

- **Frühe Läsionen** in Form von Fettstreifen („fatty streaks"), im fortgeschrittenen Stadium fibröse Plaques sowie vermehrte Ablagerungen von Fett und Bindegewebe. Durch Bindegewebswucherungen, Zellproliferationen, Verkalkungen sowie Fettablagerungen, Entzündungen und Nekrosen entstehen Verdickungen und Verhärtungen der Gefäßwände.
- **Komplizierte Läsionen** gehen schließlich mit Ulzerationen, Blutungen, Mikrothromben und vermehrten Verkalkungen einher. Bei fortschreitender Verengung der Gefäßlumina zusätzliche Thrombenbildung und völliger Gefäßverschluss möglich.

Risikofaktoren der KHK

- **Beeinflussbare Risikofaktoren:**
- Erster Ordnung: Rauchen, Hypercholesterinämie, Hypertriglyzeridämie, arterielle Hypertonie
- Zweiter Ordnung: Diabetes mellitus, Adipositas und Übergewicht, Bewegungsmangel, Hyperurikämie

- **Nicht beeinflussbare Faktoren:** Positive Familienanamnese (Genetik), Geschlecht, Alter
- **Neue Risikofaktoren in Diskussion:** Apo A-1, Apo B-100, hoch-sensitives CRP (hs-CRP), Fibrinogen, Homocystein, TC-HDLC

Klinik

Manifestationen als periphere arterielle Verschlusskrankheit (pAVK) mit Claudicatio intermittens (Stadieneinteilung nach Fontaine), extrakranielle zerebrovaskuläre Durchblutungsstörung mit Apoplex und typischer Symptomatik (Paresen), KHK mit akutem Koronarsyndrom bis hin zum Myokardinfarkt (NSTEMI, STEMI).

Relevante Diagnostik und Therapieoptionen

Diagnostik

- KHK-Diagnostik: Labor (Troponin, LDH, CK-MB), EKG (12 Kanal Ruhe -EKG, Belastungs-, 24 h-EKG), Echokardiographie, Linksherzkatheter (Koronarangiographie) sowie die Myokardszintigraphie, ggf. CT und MR-Diagnostik
- Diagnostik bei pAVK: Doppler-Untersuchungen, Klinik mit Zeichen der Durchblutungsstörungen, Angiographie. Schlaganfall: Klinik mit neu aufgetretenen neurologischen Defiziten (z.B. Paresen), Computertomograhie des Craniums, Duplex der extra-/intrakraniellen Gefäße
- Kardiovaskuläre Risikoeinschätzung: Die Risikostratifzierung kann z.B. nach Assmann, PROCAM-Studie, erfolgen (☞ www.chd-taskforce.com/links_d.htm). Neuere Studien weisen auf die Wichtigkeit weiterer Risikofaktoren hin. V.a. das Verhältnis von Total-Cholesterin zu HDL-Cholesterin (TC:HDLC), ebenso das hs-CRP (high sensitivity C-reactive protein ☞ Center for Disease Control and Prevention, CDC und American Heart Association, AHA)
- Familienanamnese und ethnische Zugehörigkeit berücksichtigen.

Therapie

- **Arteriosklerose:** Lipidsenker, Life-style Modifikation
- **KHK:** Medikamentöse und invasive Therapie (percutane transluminale Koronarangioplastie „PTCA" und Koronarchirugie)
- **Apoplex:** Revaskularisierende Therapie

Ziele der Ernährungstherapie

- Im Vordergrund steht die Risikominimierung von Herzinfarkt, Apoplex und pAVK sowie die Regression atheromatöser Veränderungen an den Arterien. Am günstigsten würde sich eine frühzeitige präventive Behandlung von Patienten mit Hyper- bzw. Dyslipoproteinämien auswirken – im Sinne einer LDL-Senkung und eines HDL-Anstiegs.
- Programme zur Steigerung der individuellen körperlichen Aktivitiät sind essentiell, da Bewegungsmangel einer der wichtigsten mit verursachenden Komponenten ist.

Ernährungstherapeutische Maßnahmen bei KHK

Kostform

- Kost gemäß den Richtlinien einer gesunden, ausgewogenen, vollwertigen Ernährung (☞ Kap. 5.1 und 5.2). Vollkost gemäß Rationalisierungsschema (☞ Kap. 8).
- Häufig auftretende Begleiterkrankungen erfordern spezielle Maßnahmen (☞ symptomatische Therapie). Spezifische Nährstoffe können die Therapiebemühungen erheblich unterstützen.

Symptomatische Therapie

- **Übergewicht:** (Therapie ☞ auch Kap. 9.1.1)
  - Empfehlungen der Europäischen Atherosklerose Gesellschaft zufolge BMI < 25 kg/m^2 wünschenswert
  - Empfohlene Reduktionskost: Kalorienreduzierte Mischkost im Bereich von 1000–1500 kcal
  - Von Fastenkuren oder einseitigen Diätformen wegen möglicher zusätzlicher Belastung für Herz- und Kreislauf abraten. Deshalb langsame Gewichtsreduktion empfehlen: ca. 500 g/Woche.
  - Bewegungstherapie ist zu empfehlen, sollte jedoch bei vorliegender KHK in Absprache mit dem behandelnden Arzt erfolgen.
- **Fettstoffwechselstörungen** (☞ Kap. 9.1 Hyperlipidämie)
  - Bei gleichzeitigem Übergewicht steht die Gewichtsreduktion im Vordergrund, da hierdurch meist eine Senkung der Blutfettwerte erfolgt (☞ Kap. 9.2.1).
  - Grundsätzlich gilt: Bei isolierter Hypertriglyzeridämie primär auf Gewichtsreduktion und die Reduktion von zuckerhaltigen Lebens- und Genussmitteln sowie Getränken – v. a. alkoholische Getränke – achten. Bei Hypercholesterinämie v. a. gesättigte Fettsäuren (auch pflanzlicher Art, z. B. Kokosfett) meiden.

9

Stellenwert einzelner Nährstoffe

Nahrungsfette

Serumlipid-Fraktionen wie LDL und HDL spielen bei KHK eine maßgebliche Rolle: LDL ist reich an Cholesterin und sorgt für dessen Ablagerung in die Gefäßwände. HDL nimmt mittels des spezifischen Enzymsystems LCAT (Lecithin-Cholesterin-Acyltransferase) in Gefäßwänden abgelagertes Cholesterin auf und eliminiert es. Durch Verzehr entsprechender Fette ist eine maßgebliche Beeinflussung der Blutfettfraktionen möglich. Es gelten folgende Verzehrempfehlungen:

- 7 % gesättigte FS
- 0–15 % einfach ungesättigte FS
- 7–10 % mehrfach ungesättigte FS ω-3:ω-6 = 1:5.

In Schnellimbissrestaurants und bei Fertigprodukten werden häufig hydrierte bzw. gehärtete Pflanzenfette eingesetzt. Vorsicht ebenfalls bei Knabberwaren (z. B. Chips, Flips), die Transfettsäuren enthalten können. Bei höherem ballaststoffarmem Kohlenhydratverzehr (> 50 % der Gesamtenergie) ist mit einem HDL-Abfall zu rechnen, der Verzehr von ungesättigten FS führt zu dessen Anstieg.

Eine signifikante Beeinflussung des Lp(a)-Spiegels ist mittels einer Ernährungstherapie nicht zu erwarten. Nahrungsfette, v.a. die mehrfach ungesättigten FS werden unterschiedlich verstoffwechselt:

- ω-6-FS über Bildung von Arachidonsäure zu pro-inflammatorischen Mediatoren (u.a. Leukotriene, v.a. LTB_4 und Thromboxan A_2), die entzündliche Prozesse und Gefäßläsionen fördern. Über Vasikonstriktion (TXA_2) und Proaggregation Förderung von thrombotischen Prozessen.
- ω-3-FS wirken antithrombotisch, antiaggregatorisch und vasodilatativ, können auch erhöhte Triglyzeridspiegel signifikant senken (☞ Kap. 9.1.1). Sie hemmen entzündliche Prozesse, mindern die Thrombozytenadhäsion und -aggregation, verlängern dadurch die Blutgerinnung bzw. Blutungszeit und sorgen für Blutdrucksenkung.

– Auch einfach ungesättigte FS, v.a. Olivenöl, senken die Serumcholesterinspiegel.

Empfehlenswerte fetthaltige Lebensmittel

- **Tierische Fette:** ω-3-FS-reiche Fische (Makrele, Hering, Thunfisch, Wildlachs, evtl. auch Einsatz von Fischöl-Kapseln
- **Pflanzenfette:** ω-3-FS, wie z.B. Nuss- und Samenöle oder ω-9-FS, wie z.B. Oliven-, Raps-, Erdnuss- oder Sojaöl. Außerdem Mandeln, Erdnüsse oder Avocados. Diese weisen ein wesentlich geringeres oxidatives Potential (☞ Kap. 2.4) und wirken kardioprotektiv.
- **Margarine** ohne Transfettsäuren, mit wenig gehärtete Fetten oder phytosterinreiche Margarine, z.B. Pro activ® (Senkung des Cholesterinspiegels).

Nicht empfehlenswerte Lebensmittel

- **Tierische Fette:** alle außer Fischöle, cholesterinreiche wie Innereien, fettreiche Fleisch- und Wurstwaren sowie Milchprodukte, Krusten/Schalentiere bzw. Meeresfrüchte, Arachidonsäure reiche Lebensmittel: v.a. Schweineschmalz (ca. 1700 mg/100g) und Schweineleber (870 mg). Schweine(Gänse-)schmalz, obwohl gute Quelle für einfach ungesättigte FS!
- **Pflanzenfette**: Kokos- oder Palmfette bzw. gehärtete Pflanzenfette, Frittierfette, die reich sind an gesättigten Fettsäuen (fettreiche Kuchen, fettreiches Gebäck, sonstige fettreiche Backwaren)

Risikofaktor Homocystein

Unabhängiger Risikofaktor für Herz- und Kreislauferkrankungen. Insbesondere bei genetisch bedingter Anomalie der Cystathion-β-Synthase (Enzym im Homocysteinmetabolismus) und daraus resultierender Hyperhomocysteinämie treten bereits im frühen Lebensalter gehäuft arteriosklerotische Gefäßerkrankungen und weitere Komplikationen auf. Der genaue Pathomechanismus ist noch nicht bekannt. Es wird kontrovers diskutiert, ob die Hyperhomocysteinämie nur ein Spiegel einer verminderten Zufuhr von Vitamin B_6, Vitamin B_{12} und Folsäure darstellt. Eine Hyperhomozysteinmie findet sich insbesondere auch bei Nierenerkankungen.

- **Referenzbereich** für Gesunde ist schwer zu definieren, da eine hohe interindividuelle Variabilität zu finden ist. Insbesondere für Patienten mit Nierenfunktionsstörungen gelten wegen eingeschränkter Clearance andere Referenzwerte.
- **Therapiemaßnahmen:**
- Anreicherung der Nahrung mit Folsäure (☞ Kap. 2.2.11), Vitamin B_{12} (☞ Kap. 2.2.12) und auch B_6 (☞ Kap. 2.2.10) führt innerhalb von 4–6 Wochen zur Senkung des Homocysteinspiegels, z. B. 0,65–1 mg Folat, 0,4 mg Vitamin B_{12} und 10 mg B_6.
- Reichlich Vollkornprodukte, auch Weizenkleie, grünes Gemüse und Obst, Nüsse, gelegentlich Leber. Zurückhaltung bei Bohnenkaffee-Konsum, Alkoholkarenz (☞ unten).

Antioxidanzien

Grundsätzlich auf ausreichende Versorgung im Sinne der ausgewogenen gesunden Vollkost achten. Plasmakonzentrationen mit präventivem Effekt (Tocopherol > 30 µmol/l; β-Carotin > 0,4 µmol/l; Ascorbinsäure > 50 µmol/l) sollten durch eine gesunde Ernährung erreichbar sein. Hierbei beachten, dass neueren Studien zufolge v. a. sekundäre Pflanzenstoffe (☞ Kap. 2.6) und lösliche Ballaststoffe (☞ Kap. 2.6) wesentlich und synergistisch zu den aufgenommenen Vitaminen und Antioxidanzien wirken → Obst und Gemüse 5 × am Tag. Supplemente nur dann verabreichen, wenn durch orale Zufuhr eine optimale Versorgung nicht gewährleistet ist (3 mg β-Carotin, 60 mg Vitamin C und 30 mg Tocopherol; Verhältnis 0,1:2:1).

Therapeutische Interventionen mit Vitamin E, Vitamin C oder Karotinoiden werden kontrovers diskutiert. Evidenzbasierte Studien mit dem Nachweis eines therapeutischen Nutzens beim Menschen fehlen.

- **Vitamin E, α-Tocopherol** (☞ Kap. 2.2.4):
- Vitamin E und ungesättigte FS → je mehr ungesättigte FS aufgenommen werden, umso höher ist der Vitamin-E-Bedarf. Soja- und Distelöl haben eine negative, Weizenkeim-, Haselnuss- und Sonnenblumenöl eine positive Vitamin-E-Bilanz (γ-Tocopherol).
- Unabhängig von der Zufuhr an ungesättigten FS wird unterhalb von 4 mg α-Tocopherol-Äquivalenten/d mit deutlicher Erhöhung der Lipidperoxidation gerechnet. Als obere Zufuhrmenge ohne unerwünschte Wirkungen werden 2000 mg/d angesehen, v. a. bei gleichzeitiger regelmäßiger Einnahme von Acetylsalicylsäure (ASS), das wie Tocopherol in die Eicosanoid-Synthese eingreift.
- Vitamin-E-reiche Lebensmittel (☞ Kap. 2.2.4)
- **Vitamin C, Ascorbinsäure** (☞ Kap. 2.2.6): Zur Arterioskleroseprophylaxe (basierend auf epidemiologischen Studien) wünschenswerte präventive Plasmaspiegel von ≥ 50 µmol/l. Entsprechende Zufuhrempfehlung liegt bei einer Vitamin-C-Aufnahme von 90–100 mg/d (bei Rauchern: 150 mg/d, älteren Menschen > 100 mg/d). Bei den meisten Erwachsenen gesundheitlich unbedenkliche Zufuhr, vorsichtshalber auf 1000 mg/d begrenzen. Vitamin C-reiche Lebensmittel (☞ Kap. 2.2.6)
- **Folsäure, Vitamin B_6, Vitamin B_{12}** (☞ auch Kap. 2.2.10–2.2.12): Risikofaktor Homocystein. Empfehlung für Erwachsene: 400 µg Folsäure-Äquivalente/d. Eine

solche Zufuhr leistet gleichzeitig einen wichtigen Beitrag zur Senkung des Homocysteinspiegels. Folsäurereiche Nahrungsmittel (☞ Kap. 2.2.11)

- **β-Carotin** (☞ auch Kap. 2.2.2): Führende Ernährungsorganisationen empfehlen eine Zufuhr von 15 mg/d (Schätzwertbereich von 2–4 mg/d). Durch vermehrte β-Carotinzufuhr kann das Wachstum arteriosklerotischer Plaques evtl. verzögert werden. Plasmawerte < 0,3 µmol/l sind als Defizit zu interpretieren. Präventive Wirkungen am besten bei Plasmaspiegeln ≥ 0,5 µmol/l. β-Carotin-reiche Lebensmittel (☞ Kap. 2.2.2).
- **Coenzym Q_{10}, Ubichinon:** Wichtig für die Resynthese von verbrauchtem Vitamin E. V.a. im Herzmuskel liegt die Konzentration im höheren Alter um 50–60 % unter der im mittleren Alter. Zur Hypercholesterinämie eingesetzte HMG-CoA-Reduktaseinhibitoren können die Ubichinonsynthese im Körper deutlich hemmen. Eine generelle Supplementierung kann nicht empfohlen werden.
- **Selen** (☞ auch Kap. 2.3.9): Als Oxidationsschutz von Lipiden synergistische Beziehung zu Vitamin E. Wirksamkeit einer gesteigerten Zufuhr zur Herzinfarkt-Prophylaxe noch nicht ausreichend geklärt. Bei akuten und längerfristigen Gaben von 200–400 µg/d wurden keine toxischen Effekte beobachtet. Selenreiche Lebensmittel (☞ Kap. 2.3.9).

Sekundäre Pflanzenstoffe und KHK

Carotinoide, Phytosterine, Phytoöstrogene, Flavonoide, Sulfide, Phenolsäuren, Protease-Inhibitoren, Terpene, Glucosinolate, Saponine (☞ auch Kap. 2.5.12). Vorkommen in unterschiedlichsten Lebensmitteln mit gesundheitsfördernden, antioxidativen Eigenschaften. Eine Hemmung der Arteriosklerose-Entwicklung wird vermutet, ist jedoch nicht belegt. Präzise Zufuhrempfehlungen fehlen. Im Rahmen der Präventions- und Prophylaxemaßnahmen von Herz- Kreislauferkrankungen gilt die Empfehlung von häufigem und reichlichem Verzehr von Gemüse, Obst, frischen Kräutern, Samen und Soja- sowie und Vollkornprodukten.

Stellenwert spezieller Nahrungs- und Genussmittel

- **Alkohol und KHK:** Bisherige Studienergebnisse sind uneinheitlich. Akuter und reichlicher Alkoholkonsum verstärkt Neigung zu Angina pectoris-Beschwerden bei KHK-Patienten. Vermutlich steigt das Infarktrisiko bei > 80 g/d. Andererseits wurde bei regelmäßigem Genuss von bis zu 50 g/d weniger häufig KHK diagnostiziert als bei abstinent Lebenden. Bei Mengen von 20–30 g/d (ca. 250 ml Wein oder 500 ml Bier) Anstieg der kardioprotektiven HDL-Cholesterinfraktion (v.a. die Subfraktion HDL_3, wobei HDL_2 stärkere risikomindernde Wirkung zugeschrieben wird). Mäßiger Alkoholkonsum ist wahrscheinlich präventiv hinsichtlich Arteriosklerose, insbesondere Rotwein ist sehr reich an Antioxidanzien (☞ Kap. 2.4), sog. French Paradox: protektiver Einfluss von Polyphenolen aus Rotwein auf Oxidation von LDL-Partikeln. Bei in vitro-Versuchen, mit 1000-facher Verdünnung des Rotweins –10 µmol/l Gesamtphenole → signifikant stärkerer Oxidationsschutz der LDL-Partikel als vergleichbare Menge an α-Tocopherol (☞ Kap. 2.2.4).

- **Kaffee und KHK:** Bisherige Befunde über etwaige Zusammenhänge sind widersprüchlich. Einige epidemiologische Studien weisen auf positive Korrelation hin, wobei gleichzeitig ein Anstieg des Cholesterinspiegels beobachtet wurde. Dieser ist allerdings nur bei ungefiltertem, aufgebrühtem Kaffee zu verzeichnen, unabhängig von Koffeingehalt, aber abhängig vom Diterpen-Gehalt. Bei Filterkaffee ist dieser negative Effekt nicht festzustellen (☞ Kap. 9.4).
- **Knoblauch und KHK:** In Knoblauch enthaltene Sulfide (☞ auch Kap. 2.5.10) induzieren die Synthese des Glutathion-Enzymsystems; stimulieren somit antioxidativen Mechanismus. Im Tierversuch konnten Membranschutzwirkungen durch Knoblauchextrakte in Form einer Hemmung der Lipidperoxidation beobachtet werden. Der Inhaltsstoff Allicin verzögert den Peroxidationsprozess bei humanem LDL; gilt als protektiv gegen arterielle Erkrankungen (nicht evidenzbasiert!), zudem Extrakte im Gegensatz zu Knolle/Trockenpulver ohne Wirkung.

Spezielle Therapiemaßnahmen bei Herzinsuffizienz

Natriumeinschränkung kann präventiv wesentlich zum Erhalt einer normalen Flüssigkeitsbilanz im Organismus beitragen. Angestrebt wird: Natriumzufuhr von 2,4 g/d; gilt auch für leichte Formen der Insuffizienz. Vermehrte Wasserretention kann im Extremfall zu Lungenödemen führen. Deshalb gehört zur Therapie: Bilanzierung der Wasserzufuhr und deren eventuelle Reduktion ebenso wie Einschränkung der Natriumzufuhr. Bei Gabe von Saluretika gilt: bei erhöhter Kochsalzzufuhr deren Dosis ebenfalls erhöhen. Nebenwirkungen sind entsprechend ausgeprägter.

Natriumreduzierte Kost

- 8 g Kochsalz binden 1 l Wasser, so dass Kochsalz-reduzierte Kost bereits einen diuretischen Effekt aufweist.
- Strenge Reduktion auf 3 g NaCl/d wird heute nur noch im Rahmen der stationären Behandlung empfohlen. Längerfristig ambulant empfohlene Zufuhr von 6 g NaCl/d.
- **Natriumarme Diäten:**
  - **Karell-Diät:** lediglich 800 ml Milch/d, entspricht einer Kochsalzzufuhr von nur ca. 1 g. Aus ernährungswissenschaftlicher Sicht ist eine derart extreme Diätform, die außerdem einer Mangelernährung entspricht, nicht zu empfehlen.
  - **Kempner Reisdiät:** Diät, bei der über den Tag verteilt Reisportionen (250–350 g Rohware, je nach Energiebedarf) in Kombination mit Gemüse und Obst verzehrt werden (ca. 2000 kcal/d). Natriumzufuhr ca. 150 mg/d. Reis wird in Wasser oder Fruchtsaft ohne Zusatz von Kochsalz oder Fett gekocht. Enthält das Leitungswasser > 20 mg Natrium/l, wird Reis in destilliertem Wasser gekocht. Zucker kann nach Belieben zugesetzt werden. Kaliumreiche Kost, die zu beachtlichem Ausschwemmen von Wasser führen kann. Derartige Reistage empfehlen sich, wenn überhaupt, nur gelegentlich. Bei längerer Anwendung sollten Multivitaminpräparate verabreicht werden. Wegen Proteinzufuhr von nur ca. 20 g/d entspricht die Kost einer Mangelernährung.

◆ **Natriumarme Lebensmittel** (Tab. 9.2-1):
- Unbedingt zu meiden sind natriumreiche Lebensmittel, zu achten ist auf die Zufuhr natriumarmer Lebensmittel. Es gilt nach Nährwert-Kennzeichnungsverordnung folgende Klassifikation: Natriumarme Lebensmittel enthalten max. 120 mg Na pro 100 g verzehrfertige Ware. Für **natriumreduzierte** Lebensmittel sind Höchstgehalte an Natrium festgelgt (☞ Tab. 9.2-1). Natriumarme und natriumreduzierte Lebensmittel sind in Reformhäusern erhältlich oder können direkt beim Hersteller bestellt werden.
- Natriumarme Mineral/ und Heilwässer bis 50 mg/l (Tab. 9.2–2)

Tab. 9.2-1 Natriumgehalt von Lebensmitteln

Natriumgehalt von Lebensmitteln	
< 10 mg Na/100 g	Alle Mehle, Stärke, Kleie, Hafer- und sonstige Getreideflocken, Reis, Gries, Pflanzenöle, - fette, Schweineschmalz, ungesalzene Butter, Nüsse, Sonnenblumenkerne, Kartoffeln, fast alle Frischgemüse (außer jene unter 2. – 4.), Linsen, weiße Bohnen, Sojabohnen, Frischobst, -konserven, -säfte, getrocknete Äpfel, Pflaumen, Aprikosen
10–20 mg Na/100 g	Eierteigwaren, Weißkohl, Blumenkohl, Rettich, Radieschen
20–50 mg Na/100 g	Milch, Buttermilch, Molke, Quark, Kohlrabi, Grünkohl, Petersilie, getrocknete Datteln, Feigen, Diätmargarine, „streng natriumarme“ Diäterzeugnisse (nach deutscher Kennzeichnungsverordnung)
50–100 mg Na/100g	Pflanzenmargarine (Standardware), Halbfettbutter, Rind-, Kalb,- Schweinefleisch, Leber (Kalb, Schwein), Huhn, Pute, Frischfisch (die meisten Sorten), Karotten, Rote Bete, weiße Rüben, Sellerieknolle, Mangold, Spinat, Endivien, Milchschokolade
100–400 mg Na/100g	Vollmilchpulver (370), Frischkäse, Halbfettmargarine (390), Dosengemüse (200 – 350 mg, Fischkonserven (150 –400)
Natriumreduzierte Lebensmittel (nach Nährwert-Kennzeichnungsverordnung)	
250 mg Na/100 g:	Brot, Kleingebäck und sonstige Backwaren, Fertiggerichte und fertige Teilgerichte, Suppen, Brühen, Saucen, Erzeugnisse aus Fischen, Krusten-, Schalen- und Weichtieren
300 mg Na/100 g	Kartoffeltrockenerzeugnisse
400 mg Na/100 g	Kochwürste
450 mg Na/100 g	Käse und Erzeugnisse aus Käse
500 mg Na/100 g	Brühwürste und Kochpökelwaren

Tab. 9.2-2 Natriumarme Mineral- und Heilwässer bis 50 mg/l

A	Adelholzener Primusquelle, Alaska, Allegro, Alt-Bürgerbrunn, Alwa, Apollo-Quelle, Avanus
B	Bad Biberacher „Stilles Mineralwasser", Bad Brückenauer, Bad Driburger, Bad Dürrheimer Johannisquelle, Bad Dürrheimer Weißenberger Quelle, Bad Liebenwerda, Bad Nauheimer leicht, Bad Vilbeler Elisabethenquelle, Bad Wildunger Reinhardsquelle, Berg Quelle, Biberacher Mineralbrunnen, Brassler Brunntaler Brunnen, Brückenauer Wernarzer Brunnen
C	Carolinequelle, Caspar Heinrich Quelle, Contrex
D	Diemelthaler Quelle, Dietenbronner
E	Edelstaler Römerquelle, Eichenzeller Naturbrunnen, Ensinger Mineralquelle, Evian, Extaler Mineralquell
F	Finkenbachquelle, Fürst Bismarck Quelle
G	Germaniabrunnen, Germeta Quelle, Glashäger, Graf Metternich Varusbrunnen, Gundelfinger Aloisiusquelle
H	Harzer Grauhof, Harzer Mineralbrunnen, Hella Mineralbrunnen, Hermannborner Carlsquelle
I	Ileburger Schloßbrunnen, Imnauer Quelle 3 Apolle
J	Jakobus, Jebenhauser Mineralquell
K	Kastell, Klosterquelle, Köllertaler Sprudel, Kreuzwald Quelle, Krumbach Sprudel
L	Labertaler Stephanie Brunnen, Lamscheider Stahlbrunnen, Leislinger Mineralbrunnen, Lichtenauer Mineralquelle, Lieler Schloßbrunnen, Löwensprudel, Loutraki, Ludwig I. Quelle, Lüttertaler
M	Marco Mineralbrunnen, Meinberger Neubrunnen, Maresca, Mineralbrunnen Grafenquelle, Mineralbrunnen Irisquelle, Mozartquelle
N	Niedernauer Römerquelle, Nordquell Mineralbrunne
O	Oppacher Mineralquelle, Original Schloß Quelle
P	Perrier, Pur Quell
R	Randegger Ottilienquelle, Rappenquelle, Rhön Sprudel, Rietenauer Geiligenthalquelle, Rilchinger Gräfin-Mariannenquelle, Römerquelle, Rohrauer Sprudel, Rosbacher
S	Schönbornquelle, Schwalbacher, Siegdorfer Petrusquelle, Silvana Ursprung, Sodentaler Andreasquelle, Spa Reine, Staatlich Bad Meinberger, Staatlich Selters, Stiftsquelle, St. Linus
V	Vilsabrunnen, Vittel, Volvic, Volvilante
W	Wenden Quelle, Wiesentaler, Wildunger Georg-Viktor-Quelle, Wittenseer Quelle, Wörsinger Sport, Wüteria Heiligenquelle

Tipps für die Patienten

- Bei der Zubereitung auf die Verwendung von Kochsalz, Würzsalzen und Würzmischungen mit Kochsalz sowie auf Geschmacksverstärker (Natriumglutamat) verzichten (Zutatenliste beachten).
- Wenn überhaupt, erst nach der Zubereitung wenig salzen. Stattdessen reichlich frische (auch getrocknete) Kräuter und Gewürze verwenden.
- In Salz eingelegte Lebensmittel wie Fisch (z. B. gesalzene Heringe) Sauerkraut, Käse (z. B. Feta) reichlich wässern. Speisen durch Rösten, Grillen, Braten (in beschichteten Pfannen, Römertopf, Bratfolie) schmackhaft zubereiten.
- Schmackhafte Speisen ohne Salz verzehren: Salate, Rohkost, vegetarische Gerichte, Süßspeisen. Nudel-, Reis- oder Kartoffelgerichte statt belegter Brote tragen zur erheblichen Minderung der Kochsalzzufuhr bei (☞ auch Kap. 9.4), kaliumreiche Kost bevorzugen.

! Bei Außerhausverpflegung beim Schnellimbiss, in Kantine und Restaurant wird oft reichlich gesalzen. Um salzarme Zubereitung bitten bzw. entsprechend zubereitete Speisen bestellen.

9.3 Diabetes mellitus und Folgeerkrankungen

Reinhold Gellner, Karin Hengst

Chronische Störung des Glukosestoffwechsels mit erhöhten Blutglukosewerten infolge einer gestörten Insulinproduktion oder -wirkung. Chronische Folgeerkrankungen, z. B. makrovaskuläre Erkrankungen (koronare Herzerkrankung, zerebrovaskuläre Ereignisse), mikrovaskuläre Komplikationen (diabetische Retinopathie, diabetische Nephropathie) oder diabetische Polyneuropathie einschließlich diabetischer Fuß. Dabei erhöhte Morbiditäts- und Mortalitätsraten im Vergleich zur gesunden Normalbevölkerung.

9.3.1 Diabetes mellitus

Prävalenz etwa 5 % der Bevölkerung, davon über 90 % Typ-2-Diabetes, 5 % Typ-1-Diabetes; Typ-1-Diabetes-Beginn überwiegend im jugendlichen Alter, Typ-2-Diabetes v. a. bei älteren Menschen; Prävalenz in Deutschland rasch steigend, ebenso weltweit; ursächlich Lebensstilfaktoren (Bewegungsmangel, Überernährung mit Adipositas); Zunahme des Typ-2-Diabetes auch bei jungen Erwachsenen, Jugendlichen und sogar Kindern; umgekehrt späte Manifestationen eines Typ-1-Diabetes auch bei älteren Personen zu beobachten. Verursacht hohe Kosten im Gesundheitswesen.

Pathogenese

- **Diabetes mellitus Typ 1:** Bei entsprechender genetischer Veranlagung autoimmunologisch bedingtes zunehmendes Versiegen der Insulinproduktion bis zum absoluten Insulinmangel mit konsekutivem Glukoseanstieg
- **Diabetes mellitus Typ 2:** Bei entsprechender (häufiger!) genetischer Veranlagung und auslösenden Umweltfaktoren, v. a. Übergewicht und Adipositas, zunehmende Insulinresistenz; zunächst Kompensation durch Insulinmehrproduktion, später relativer Insulinmangel (Insulinresistenz) und gestörte Glukosetoleranz, dann Diabetesentwicklung und im weiteren Verlauf meist zunehmende Insulinsekretionsstörung
- **Gestationsdiabetes:** Während der Schwangerschaft erstdiagnostizierter Diabetes mellitus, sowohl Typ-1- als auch Typ-2-Diabetes später gehäuft auftretend
- **Andere Diabetesformen**, z. B. nach Pankreatitis, Pankreatektomie, durch Medikamente (Kortikosteroide, Thiaziddiuretika), Endokrinopathien (z. B. bei Morbus Cushing), genetische Störungen

Klinik

Symptome

- Blutglukoseanstieg (Hyperglykämie) mit Glukosurie, Polyurie, Polydipsie, Exsikkose
- Gewichtsabnahme trotz gesteigerter Nahrungsaufnahme (Polyphagie)
- Abgeschlagenheit, Kraftlosigkeit (Adynamie)
- Neigung zu Dermatosen (Pruritus, Ekzem)
- Infektneigung durch Störung des Immunsystems
- Wundheilungsstörungen

Spätkomplikationen

- Chronische Folgen einer schlechten Stoffwechselführung mit Gefährdung durch erheblich häufiger als in der Allgemeinbevölkerung auftretende kardiovaskuläre Erkrankungen (Faktor 2 –6), sog. Makroangiopathie
- Retinopathie mit Gefahr der Erblindung (Mikroangiopathie)
- Dialysepflichtige Niereninsuffizienz infolge Nephropathie durch Mikroangiopathie
- Diabetische Polyneuropathie
- Amputationen, insbesondere der unteren Extremitäten (diabetisches Fuß-Syndrom)
- Störungen des autonomen Nervensystems mit Paresen im Gastrointestinaltrakt, „stummen" Myokardinfarkten u. a.

Relevante Diagnostik und Therapieoptionen

Diagnostik

- Nachweis einer erhöhten **Nüchternglukose**, Kontrolle sinnvoll:
  - Normal: 60–109 mg/dl
  - Gestörte Nüchternglukose: 110–125 mg/dl
  - Diabetes mellitus: > 125 mg/dl
- Nachweis eines wiederholt erhöhten **Gelegenheitsglukosewerts:** > = 200 mg/dl
- Pathologischer **oraler Glukosetoleranztest** mit 75 g Glukose per os und Bestimmung des Blutglukosespiegels nach 2 Std.:
  - Normal: < 140 mg/dl
  - Gestörte Glukosetoleranz: 140–199 mg/dl
  - Diabetes mellitus: > = 200 mg/dl

Bestimmung von HbA1c (glykosyliertes Hämoglobin) zur Diagnosestellung ist aus Kostengründen nicht sinnvoll; HbA1c vielmehr als Verlaufsparameter zur Abschätzung der Stoffwechsellage der letzten 8–12 Wochen im Einsatz; die Uringlukose zur Diagnosestellung ist nicht geeignet (renale Glukosurie).

Therapie

Grundpfeiler der Diabetestherapie: Ernährung, körperliche Aktivität, ggf. Lebensstilveränderungen; medikamentöse Therapie zur Stoffwechselkontrolle (orale Antidiabetika, Insuline).

- **Typ-1-Diabetes:** Insulinersatz mit intensivierter Insulintherapie (ICT), Insulinpumpentherapie (CSII = kontinuierliche subkutane Insulininfusion), in bestimmten

Fällen mit kombinierter Pankreas-/Nierentransplantation; experimentell: Insel(zell)transplantation
- **Typ-2-Diabetes:** Orale Antidiabetika, insulinotrope (Sulphonylharnstoffe, Glinide), nicht insulinotrope (Metformin, α-Glukosidasehemmer, Glitazone); Insulintherapie in Form der konventionellen Insulintherapie (CT), supplementären Insulintherapie (SIT) oder intensivierten Insulintherapie (ICT)

- Schulung
- Behandlung von assoziierten Erkrankungen (arterielle Hypertonie, Fettstoffwechselstörungen) und Folgekrankheiten, falls vorhanden
- Kontrollen (Selbstkontrollen, ärztliche Kontrollen)

Ziele der Ernährungstherapie

Allgemeine Therapieziele bestehen in der weitgehenden Normalisierung der Stoffwechselstörung und damit Vermeidung von Krankheitssymptomen, von Folgekrankheiten und erhöhter Sterblichkeit. Im Vordergrund stehen die aktuelle und zukünftige Lebensqualität des Betroffenen [1]. Neben der medikamentösen Therapie sind ernährungstherapeutische Maßnahmen und Patientenschulung Eckpfeiler der Therapie. Nach den Richtlinien der deutschen und europäischen diabetologischen Fachgesellschaften soll v. a. die Ernährungstherapie einen Beitrag leisten zur:

- Optimierung der glykämischen Kontrolle
- Minderung der Risikofaktoren für kardiovaskuläre Erkrankungen und Nephropathie.

9

Ernährungstherapeutische Maßnahmen

Gewichtsreduktion und Kalorienberechnung

- **Typ-1-Diabetes:** Genaue Kenntnis der KH-Zufuhr sind erforderlich zur Ermittlung des mahlzeitenabhängigen Insulinbedarfs durch den Patienten selbst. Auch hier ist die individuelle krankheitsspezifische Ernährungsberatung im Rahmen eines strukturierten Schulungs- und Behandlungsprogramms wichtig.
- **Typ-2-Diabetes:** Sehr oft (> 80 %) bestehen Übergewicht und Adipositas mit Insulinresistenz, daher sind Maßnahmen zur Gewichtsreduktion sinnvoll (☞ Kap. 9.1): Erfolgreiche Gewichtsreduktion geht einher mit erheblicher Verbesserung der Insulinsensitivität und unmittelbar gebesserter Stoffwechselkontrolle. Wichtig ist eine individuelle krankheitsspezifische Ernährungsberatung im Rahmen eines strukturierten Schulungs- und Behandlungsprogramms. Zur langfristig erfolgreichen Gewichtsreduktion sind oft Lebensstilveränderungen erforderlich (z. B. körperliche Aktivität, Motivation).
- **Kalorienbedarfsabschätzung:** Hilfreich beim Versuch einer kalorienreduzierten Kost zur gezielten Gewichtsreduktion bei Typ-2-Diabetes oder zur Ermittlung eines geeigneten BE-Bedarfs (Broteinheiten, ☞ unten) bei Typ-1-Diabetes.
  Berechnung: kg KG × 30 = Kalorienbedarf/d – keine lineare Hochrechnung des Bedarfs bei ausgeprägter Adipositas vornehmen, da Kalorienumsatz überwiegend von der Körperzellmasse (BCM) und viel weniger von der Fettmasse abhängig ist.
- **Kalorienreduktion** von 500–1000 kcal unter dem Tagesbedarf ist zur erfolgreichen Gewichtsreduktion gefahrlos möglich.

! Die Einhaltung einer Diät oder einer Mahlzeitenfrequenz/-verteilung gilt als überholt.

Nährstoffe

Nach den Richtlinien der DDG (Deutsche Diabetes Gesellschaft) sollte die **Verteilung der Nährstoffe** (KH, Eiweiß, Fett) bei Diabetikern folgendermaßen aussehen [1]:

- KH: 45–60 % der Gesamtenergie
- Eiweiß: 10–20 % der Gesamtenergie
- Fett: 25–35 % der Gesamtenergie bestehend aus:
  - < 10 % gesättigte und Trans-FS
  - 10–20 % einfach ungesättigte FS
  - Max. 10 % mehrfach ungesättigte FS

Es bestehen keine wesentlichen Unterschiede bei den diabetologischen Fachgesellschaften [2, 4, 5]. Alkohol als zusätzlicher Kalorienträger wird nicht verboten, Grenzmengen ☞ unten.

Kohlenhydrate

- **Einfachzucker – Monosaccharide:** Glukose bei Insulintherapie als Not-KH stets mitführen, z. B. in Form von Glukosetäfelchen. Fruktose ist häufig als Zuckeraustauschstoff in Diabetikerprodukten enthalten, welche generell nicht empfohlen werden.
- **Disaccharide:** Hauptsächlich Haushaltszucker (Saccharose). Striktes Verbot gilt als überholt, stattdessen moderate Aufnahme bis 10 % der Gesamtenergie möglich. Entspräche bei angenommenem Kalorienbedarf von 2400 kcal/d etwa 60 g Haushaltszucker tägl., vorzugsweise nicht isoliert (z. B. in gesüßten Limonade) zuführen, sondern als Bestandteil einer Mahlzeit.
- **Komplexe Kohlenhydrate** sind zu favorisieren, vorzugsweise aus Stärke. Sinnvoll ist der Verzehr von KH mit einem niedrigen glykämischer Index (☞ Kap. 2.1.1), um starke Blutglukoseanstiege postprandial zu vermeiden, denn erhöhte postprandiale Glukoseanstiege sind mit einem kardiovaskulärem Risiko assoziiert. Da zunehmend der Menge der KH/d mehr Bedeutung beigemessen wird als der Quelle [2], wird von einigen Autoren der Begriff der glykämischen Last (☞ Kap. 2.1.1) bevorzugt, welcher neben dem glykämischen Index auch die Menge der jeweiligen KH berücksichtigt.
- **Ballaststoffe:** Ballaststoffreiche Ernährung mit ca. 40 g/d ist wünschenswert; enthalten in Nahrungsmitteln mit niedrigem glykämischen Index (z. B. Hülsenfrüchte, Hafer, Vollkornnudeln, Nüsse, Beeren).

! Optimale KH-Quellen wie Obst, Gemüse, Hülsenfrüchte und Getreideprodukte mit niedrigem glykämischen Index verbessern automatisch die Versorgung mit Ballaststoffen, Vitaminen und sekundären Pflanzenstoffen.

- **Zuckeraustauschstoffe** (☞ Kap. 3.2.4): Fruktose, Isomalt, Lactit, Maltit, Mannit, Sorbit, Xylit sind für Diabetiker nicht erforderlich, da trotz des insulinunabhängigen

Metabolismus gegenüber Haushaltszucker keine Vorteile bestehen außer einer verminderten Kariesbildung.

- **Süßstoffe** (☞ Kap. 3.2.4): Verfügbar sind Saccharin, Cyclamat, Acesulfam K, Thaumatin, Aspartam, Neohesperidin DHC. Generell unschädlich und im Vergleich zur Süßkraft ohne nennenswerte Kalorien, aber nicht erforderlich für Diabetiker. Günstig evtl. bei Adipositas und in süßen Getränken, um übermäßige Glukoseanstiege nach Limonadengenuss zu vermeiden.
- **Brot-/Kohlenhydrateinheiten BE/KHE:** Broteinheiten (BE) und KH-Einheiten (KHE) können synonym verwendet werden; praktische Schätzeinheit für die KH-Zufuhr mit der Nahrung. 1 BE(KHE) entspricht einer Menge von 10–12 g verwertbarer KH. BE-Kenntnisse in Schulungen für Patienten vermitteln, die die intensivierte Insulintherapie durchführen. Hier Insulindosis direkt abhängig von zugeführter KH-Menge.

Umgang mit Broteinheiten (BE)

- BE-Bedarfsabschätzung: Sinnvolle Näherungsregel ergibt die tägl. BE-Menge als Kalorienbedarf/100. Beispiele:
  - Patientin, 30 J., 70 kg, leichte körperliche Aktivität, Bedarf ca. 2100 kcal/d → 21 BE
  - Patient, 25 J., 80 kg, leichte bis mittlere Aktivität, Bedarf ca. 2640 kcal/d → 26 BE
- Tipps:
  - Ungünstig sind einzelne Mahlzeiten mit mehr als 6–8 BE, da diese oft nur schwer mit Insulin abzudecken sind und infolge Hypo- und/oder Hyperglykämien entstehen können.
  - Ballaststoffreiche (kleine) kohlenhydrathaltige Mahlzeit vor dem Schlaf können sinnvoll sein, um bei Insulintherapie mit Basalinsulin zur Nacht gute Morgenglukosewerte zu erzielen und nächtliche Hypoglykämien zu vermeiden. Wird eine niedrigere KH-Menge favorisiert, so ist dies möglich mit kompensatorischer Erhöhung der Kalorienzufuhr durch einfach ungesättigte FS.

Eiweiß

10–20 % Eiweiß der tägl. Gesamtkalorien sind voll ausreichend. Bezogen auf das KG werden 0,8 g/kg/d empfohlen. Da der Eiweißbedarf von der Körperzellmasse BCM abhängig ist, erfolgt die Berechnung der Eiweißmenge bei Adipösen über das zu erstrebende Normalgewicht.

- **Zufuhr** von weniger als 0,6 g/kg/d z.B. ist im Rahmen sehr kalorienarmer Diäten wegen Kataboliegefahr ungünstig. In der Folge Rückgang der Körperzellmasse (BCM) und somit auch des Grundumsatzes.
- **Eiweißrestriktion** wird nach den aktuellen Empfehlungen nur noch bei Typ-1-Diabetes mit Nephropathie IV (Makroalbuminurie) auf 0,6–0,8 g/kg/d empfohlen, um ein Fortschreiten zur irreversiblen dialysepflichtigen Niereninsuffizienz zu bremsen. Die ältere Empfehlung, auch bei Nephropathie III (Mikroalbuminurie) Eiweiß zu reduzieren ist mangels Evidenz nicht mehr gültig [1].

9

Fette

Als Faustregel gilt: Der **Gesamtfettanteil** darf nicht mehr als ⅓ (35 %) der tägl. Kalorien ausmachen.

- **Gesättigte FS und Trans-FS** sind ungünstig und erhöhen das kardiovaskuläre Risiko. Daher nicht mehr als 10 % der tägl. Gesamtkalorien zuführen.
- **Mehrfach ungesättigte FS** bieten Angriffsfläche für freie Radikale (Lipidperoxidation), senken HDL-Cholesterin und könnten ebenfalls das kardiovaskuläre Risiko erhöhen: 7–10 % zuführen. **ω-3-FS**, enthalten in Seefisch, werden als sinnvoll erachtet, zur Senkung der Triglyzeride. Pflanzliche Quellen für ω-3-FS sind: Rapsöl, Sojaöl, Nüsse. Assoziationsstudien und Interventionsstudien zur Sekundärprävention von kardiovaskulären Ereignissen mit Fischölen deuten auch bei Diabetikern auf positive Effekte hin.
- **Einfach ungesättigte FS** (z.B. in Olivenöl) hingegen sind unproblematisch und auch bei kohlenhydratarmer Ernährung als kompensatorischer Kalorienträger zu verwenden. Eine exzessive Zufuhr > 35 % der Gesamtenergie ist ungünstig, da Benefit nicht nachgewiesen ist und Triglyzeridanstieg erfolgt, ferner Adipositas begünstigt und der Faktor VII ungünstig beeinflusst wird [1].

! Zur Primärprävention empfehlen die Fachgesellschaften regelmäßigen Fischverzehr statt der Einnahme von Fischölsupplementen.

- **Cholesterin:** Zufuhr auf max. 300 mg/d begrenzen, besonders bei LDL-Erhöhung. Cholesterin ist ungünstig im Hinblick auf kardiovaskuläre Erkrankungen v.a. bei Diabetikern, die per se eine Risikogruppe darstellen. Cholesterin ist enthalten tierischen Fetten, Eiern, Milch und Milchprodukten. Neben reduzierter Cholesterinzufuhr mit der Nahrung sind bei Übergewicht und Adipositas Gewichtsreduktion, lösliche Ballaststoffe und Medikamente (Statine) effektiv zur Cholesterinsenkung.

Alkohol

Pauschalempfehlungen sind nicht möglich, daher individualisierendes Vorgehen. Auf jeden Fall **Begrenzung der Alkoholmengen:** Frauen maximal 10 g (ca. 1 Glas) tägl. Männer maximal 20 g (ca. 2 Gläser) tägl.

- **Positiver Effekt:**
  - HDL-Cholesterin als Schutzfaktor vor kardiovaskulären Erkrankungen wird durch Alkoholkonsum erhöht
  - Antioxidative Wirkung bestimmter alkoholischer Getränke durch sekundäre Pflanzenstoffe (Terpene im Rotwein); teils auch verbesserte Resorption von Antioxidanzien aus der Nahrung bei gleichzeitiger Alkoholzufuhr
- **Negativer Effekt:**
  - **Cave:** Generelle Empfehlung eines Alkoholkonsums mit der Gefahr der Alkoholabhängigkeit und entsprechenden Folgen verbunden
  - Alkoholkonsum interferiert mit hepatischer Glukoneogenese und führt zu einer verschlechterten Gegenregulation bei Hypoglykämie. Somit besteht das Risiko protrahierter und schwerer Hypoglykämien unter insulinotropen Antidiabetika (Sulfonylharnstoffe, Glinide) und Insulintherapie bei Alkoholkonsum ohne ausrei-

chende KH-Zufuhr. (Typischer Einsatz für den notärztlichen Rettungsdienst nach Partys mit meist größerem Alkoholgenuss der betroffenen Diabetiker. Aufklärung in den Patientenschulungen erforderlich).

- Weitere Nachteile: Kalorienreich (7 kcal/g) → Adipositas und Hypertriglyzeridämie fördernd. Regelmäßig größerer Alkoholgenuss (mehr als 2 Gläser tgl.) ist mit erhöhtem Blutdruck assoziiert.

! Bei Alkoholgenuss auf KH-Zufuhr mit der Nahrung achten.

Mikronährstoffe

Generell ist keine zusätzliche Supplementation von Mineralstoffen (z.B. Selen, Chrom, Zink) und Vitaminen erforderlich. Spezielle Nährstoffe können bei Bedarf reduziert bzw. zugeführt werden:

- **Natriumchlorid-Menge** auf 6 g/d begrenzen → günstiger Einfluss auf Hypertonie
- **Magnesiummangel** tritt gelegentlich bei schlechter Stoffwechsellage und während der Schwangerschaft auf → magnesiumreiche Nahrungsmittel oder Supplemente. Magnesiumreich sind Vollkornprodukte, Rohkost, Nüsse, z.B. Sonnenblumenkerne (420 mg/100 g), Sesamsamen (370 mg/100 g), ungeschälter Reis (160 mg/100 g), Weizenkeime (250 mg/100 g), Haferflocken (mit 140 mg/100 g). Manche Mineralwässer: 80 mg Magnesium/l und mehr.
- **Vitamine, sekundäre Pflanzenstoffe, Antioxidanzien:** Supplementierung ist trotz theoretischer, epidemiologischer und pathophysiologisch denkbarer Vorteile nicht erforderlich, da diese in ausgewogener Ernährung ausreichend vorhanden sind. Statt Supplementen tägl. mind. 5 Portionen frisches, reifes Obst und/oder Gemüse verzehren.

Patientenschulung

- **Anleitung zur Umstellung auf gesunde Ernährung:** Wichtig zur Prävention der kardiovaskulären Folgeerkrankungen, insbesondere zur Vermeidung der oft auftretenden Lipidstoffwechselstörungen und der arteriellen Hypertonie (metabolisches Syndrom ☞ Kap. 9.1.1).
- **Einbeziehung der gesamten Familie** in geeigneten Ernährungsplan ist möglich und sinnvoll, da die Ernährung bei Diabetes auch für Nichtdiabetiker uneingeschränkt zu empfehlen ist und die Ausnahmestellung des Patienten somit vermeidbar ist. Gleichzeitig ist die Anpassung an soziokulturelle Besonderheiten und damit Verbesserung der Compliance einfacher. Die psychosoziale Unterstützung steigert Erfolg der Ernährungstherapie.
- Das jeweilige Therapieregime soll auf die **individuellen Vorlieben oder Erfordernisse** des Patienten abgestimmt sein.

Tipps für die Patienten

- **Typ-2-Diabetes:** Lebensstilfaktoren wie Bewegungsmangel und Überernährung und die daraus resultierende Adipositas gelten als primäre Ursache für die zunehmende Diabetesprävalenz. Beeinflussung dieser Faktoren ist möglich durch:

- – Aufklärung und Motivationsprogramme
- – Schulungsprogramme zur verminderten Kalorienzufuhr und regelmäßigen körperlichen Aktivität, insbesondere bei Risikopersonen und deren Familien wichtig. Langzeiterfolge möglich, doch in der Breite schwierig zu erreichen.
- **Typ-1-Diabetes:** Keine präventiven ernährungsmedizinischen Empfehlungen erforderlich.

9.3.2 Folgeerkrankungen

Übergewicht und Adipositas

☞ auch Kap. 9.1.

Im Zusammenhang mit Diabetes mellitus darf Adipositas und Übergewicht nicht unterschätzt werden. Die dramatisch steigende Tendenz in den USA nach den NHANES-Studien [6, 7] ist in Deutschland als parallele Entwicklung absehbar: Der Anteil adipöser Menschen (BMI > 30 kg/m^2) hat sich in den USA von 15 % auf 31 % in den letzten 20 Jahren mehr als verdoppelt. Indem das Normalgewicht angestrebt wird, insbesondere bei Typ-2-Diabetikern, ist eine erhebliche Besserung der Insulinsensitivität möglich.

Ernährungstherapeutische Maßnahmen

- **Gewichtsreduktion:** Minderung der Insulinresistenz durch Abbau von Fettgewebe und Entleeren der Glykogenspeicher bewirkt rasche und nachhaltige Effekte bei der Stoffwechselkontrolle, v.a. bei Typ-2-Diabetes. Gerade bei unzureichender Stoffwechselkontrolle eines Typ-2-Diabetes ist der Versuch einer Begrenzung der Kohlenhydrate auf 45 % evtl. sinnvoll [1].
- – Reduktionsphase: Selbst moderate Gewichtsabnahmen bessern Stoffwechselkontrolle („Jedes Kilo bringt's!"), der entscheidende Gewichtsverlust ist mit verschiedenen populären Diäten erreichbar [12]. Machbares Ziel meist 10 kg in 3–6 Monaten. Ernährungsberatung zunächst zum Meiden energiereicher Nahrungsmittel, bei mangelndem Erfolg gezielte Nahrungsmodifikation mit Reduktion der Kalorienzufuhr um mind. 500 kcal/d unter Bedarf. Falls keine Gewichtsabnahme gelingt, motivieren, nicht weiter an Gewicht zuzulegen. Neuerdings sind stark kohlenhydratreduzierte Kostformen (weniger als 3–6 BE/d) ohne Kalorienberechnung/-beschränkung auch bei Typ-2- Diabetikern mit zumindest kurzfristigem überlegenen Erfolg auf Gewicht, HbA1c und Triglyzeride populär [8, 9, 10, 11]. Generelle Bewertungen der Fachgesellschaften stehen aus. **Cave:** Gefahr der übermäßigen Fettzufuhr, insbesondere ungünstiger Fette.
- – Erhaltungsphase: Auch bei geringerer Abnahme ist die anschließende Erhaltungsphase wichtig zur Rückfallvermeidung, anschließend ggf. weitere Gewichtsreduktion
- **Körperliche Aktivität:** Neben Reduktion der Energiezufuhr ist eine Steigerung des Energieverbrauchs sinnvoll. Positiver Effekt auch zur Erhaltung der BCM. Bessere Glukosetoleranz durch höheren Glukoseverbrauch in den muskulären Glykogenspeichern. Praktisch hilfreich ist eine moderate körperliche Aktivität an den meisten Tagen der Woche für 20–30 Min., z. B. tägl. 30 Min. mittelschnelles Spazierengehen.

Kardiovaskuläre Erkrankungen

Ernährungstherapeutische Maßnahmen bei Hypertonie

- Gewichtsreduktion ist blutdrucksenkend.
- NaCl-Zufuhr generell unter 6 g/d halten, weitere Reduktion bei bereits manifester Hypertonie hilfreich. Praktisch gilt: Zusalzen vermeiden, statt dessen Gewürze, natriumarme Mineralwässer einsetzen. Aufklären über Natriumquellen: Brot, Käse, Wurstwaren, Konserven. NaCl-Sensitivitätsbestimmungen nicht notwendig.
- Regelmäßigen größeren Alkoholkonsum meiden.
- Vorsicht mit erhöhter Eiweißzufuhr wegen Nephropathiegefahr.
- Medikamentöse Blutdrucktherapie sehr wirksam nicht nur zur Blutdrucksenkung, sondern auch zur nachgewiesen günstigen Beeinflussung der kardiovaskulären Morbidität und Mortalität.

Ernährungstherapeutische Maßnahmen bei Hyperlipidämie

- Grundsätzlich Richtlinien der Fettzufuhr (☞ Kap. 9.3.1) beachten, insbesondere der Gesamtfettzufuhr.
- Bei Adipositas sind Gewichtsreduktion und körperliche Aktivität ebenfalls lipidsenkend wirksam.
- Bei LDL-Erhöhung:
  - Gute Glukosestoffwechseleinstellung verbessert LDL-Cholesterin. Medikamentöse Cholesterinsenker (Statine) sind sehr wirksam nicht nur zur Cholesterin- und LDL-Senkung, sondern auch zur effektiven Beeinflussung der kardiovaskulären Morbidität und Mortalität.
  - Ggf. gesättigte Fette plus Trans-FS auf unter 7 % der Gesamtzufuhr reduzieren durch Anheben des Anteils einfach ungesättigter Fette und/oder KH-Zufuhr, insbesondere ausreichende Ballaststoffzufuhr.
  - Gesamtcholesterinzufuhr ggf. weiter auf < 200 mg/d begrenzen.
  - **Cave:** Fischöle können Cholesterinzufuhr und damit LDL-Cholesterinspiegel erhöhen.

Medikamentöse Therapie

Im Vordergrund stehen eine aggressive medikamentöse Blutdrucksenkung, nahe normoglykämische Stoffwechselführung, Thrombozytenaggregationshemmung, Lipidsenkung.

Diabetische Polyneuropathie

Ätiologie und Klinik

Durch langfristig hyperglykämische Stoffwechselführung nach einigen Jahren auftretende Nervenerkrankung peripherer Nerven, oft der unteren Extremitäten, aber auch des autonomen Nervensystems. Neben teils erheblichen Beschwerden (Hyperästhesien, Dysästhesien, Parästhesien) treten zunehmende Ausfallserscheinungen auf: Herzfrequenzstarre, ferner Funktionsstörungen des Gastrointestinaltrakts (z. B. diabetische Gastroparese), erektile Dysfunktion, aber auch stumme Myokard- oder Mesenterialarterieninfarkte. Die periphere Empfindungsstörung ist assoziiert mit dem diabetischen Fußsyndrom, resultierend in Amputationsraten von 30 000–35 000

pro Jahr in Deutschland. Aufgrund der großen Bedeutung dieser Folgeerkrankung ist ein jährliches Screening auf Polyneuropathiezeichen erforderlich.
Medikamentöse Therapie: α-Liponsäurepräparate, symptomatisch oft Analgetika und Psychopharmaka

Ernährungstherapeutische Maßnahmen

- Es sind keine spezifischen ernährungsmedizinischen Maßnahmen erforderlich, allerdings normoglykämische Stoffwechselführung unter allen Umständen anstreben und Ernährung optimieren.
- Alkoholkonsum einstellen, da dieser ungünstig für die Polyneuropathie ist.

Nephropathie

Ätiologie und Klinik

Folge einer schlechten Glukosestoffwechselführung mit Entwicklung einer Mikroangiopathie. Über eine Phase der zunehmenden Albuminausscheidung mit dem Urin mündend in eine terminale Niereninsuffizienz mit Dialysepflichtigkeit. 50 % aller Dialysepatienten sind Diabetiker! Erforderliche Maßnahmen:

- Jährliches Screening aller Diabetiker auf beginnende Nephropathie. Definition Mikroalbuminurie: 30–300 mg Albuminausscheidung/d.
- Durch geeignete Maßnahmen noch reversibel. Größere Ausscheidungen meist progredient mit Übergang in Niereninsuffizienz. Mikroalbuminurie und in stärkerem Ausmaß Makroalbuminurie sind außerdem prädiktiv für kardiovaskuläre Letalität und Morbidität sowie die Gesamtletalität.
- Beeinflussbare Risikofaktoren: Hyperglykämie, arterielle Hypertonie (Ziel < 130/80 mmHg), Nikotinkonsum, erhöhte Eiweißzufuhr.

Medikamentöse Therapie: V. a. aggressive Blutdrucknormalisierung über meist kombinierte Gabe von z. B. ACE-Hemmern, Diuretika, Kalziumantagonisten

Ernährungstherapeutische Maßnahmen

- Eine hohe Eiweißzufuhr (> 20 % der Gesamtkalorien) ist mit Nephropathie assoziiert, gerade bei der noch reversiblen Mikroalbuminurie (= diabetische Nephropathie III). Eiweißzufuhr reduzieren auf 10 % bzw. 0,8 g/kg/d, aber wegen Kataboliegefahr nicht weniger als 0,6 g/kg/d. Wichtig: Bezugsgröße ist dabei das Normalgewicht!
  Bei bestehender Dialysepflichtigkeit ist eine erhöhte Eiweißzufuhr erforderlich, um therapiebedingte Verluste auszugleichen und Katabolie zu vermeiden: 1,6–2,0 g Protein/kg Normalgewicht/d.
- Überprüfung und ggf. Reduktion des NaCl-Konsums auf < 6 g/d zur Hypertoniebeeinflussung (praktisch schwierig umzusetzen)
- Normnahe Glukosestoffwechselführung, Ernährungsgewohnheiten ggf. optimieren

Ziel dieser Maßnahmen ist die Rückbildung der Mikroalbuminurie bzw. der Stopp des Fortschreitens in Richtung Dialysepflichtigkeit sowie der assoziierten kardiovaskulären Folgekrankheiten.

Retinopathie

Ätiologie und Klinik

Diabetische Retinopathie und Ophthalmopathie sind ebenfalls mikroangiopathische Folgeerkrankungen einer jahrelang (Typ-2-Diabetes: 5 Jahre, Typ-1-Diabetes: 10–15 Jahre) schlechten Glukosestoffwechseleinstellung mit Gefahr der Erblindung. Ca. 30 % aller Erblindungen sind Diabetesfolge und damit wichtigste Erblindungsursache in der westlichen Welt. Jährliches Screening erforderlich, da erst fortgeschrittene Stadien durch den Patienten bemerkt werden. Beeinflussbare Risikofaktoren: Hyperglykämie, arterielle Hypertonie (Ziel < 130/80 mm Hg), Nikotinkonsum, Hyperlipidämie.

Medikamentöse Therapie: Aggressive Blutdrucknormalisierung meist über kombinierte Gabe von ACE-Hemmern, Diuretika, Kalziumantagonisten u.a., ferner medikamentöse Lipidsenkung.

Ernährungstherapeutische Maßnahmen

- Normnahe Glukosestoffwechselführung. **Cave:** Bei langfristig schlechter Glukosestoffwechselführung (Glukose > 200 mg/dl) zu rasche Normalisierung mit Verschlechterung einer bestehenden Retinopathie assoziiert, möglicherweise aufgrund von Veränderungen der Durchblutungsverhältnisse. Daher vorübergehend suboptimale Glukosestoffwechselwerte tolerieren (z.B. BZ 150–180 für einige Monate) vor normnaher Zieleinstellung.
- Ernährungsgewohnheiten ggf. optimieren.
- Reduktion eines erhöhten Fettkonsums und tierischer Fette, Cholesterin entsprechend der generellen Richtlinien zuführen.
- Überprüfung und ggf. Reduktion des NaCl-Konsums auf < 6 g/d zur Hypertoniebeeinflussung.

Hypoglykämie

Definition und Einteilung

Glukosewerte unter dem **Normalbereich** (60–110 mg/dl) sind als Hypoglykämie definiert. Klinisch wichtig Unterscheidung von leichten und schweren Hypoglykämien:

- **Leichtere Hypoglykämien** sind nicht immer ganz vermeidbar bei einer normnahen Einstellung. Im Rahmen von Schulungskursen Kenntnisse zur Vermeidung und Wahrnehmung von Hypoglykämien sowie deren Selbst- und Fremdbehandlung vermitteln.
- **Schwere Hypoglykämien** (Def. Notwendigkeit zur Fremdhilfe oder Bewusstlosigkeit) sind im Rahmen jedes Therapiekonzepts des Diabetes mellitus unbedingt zu vermeiden. Das Auftreten schwerer Hypoglykämien ist Folge einer schlechten Einstellung.

Ursachen

- Versehentlich überhöhte Insulinzufuhr
- Überdosierung insulinotroper Antidiabetika
- Inadäquat niedrige Nahrungs-/KH-Zufuhr bzw. verspätete Nahrungszufuhr

- Fehlende Anpassung der KH-Zufuhr und/oder Insulindosierung bei ungewöhnlichen oder stärkeren körperlichen Anstrengungen und Sport
- Zufuhr größerer Mengen Alkohol ohne gleichzeitige KH-Einnahme mit der Nahrung problematisch durch alkoholbedingte eingeschränkte Gegenregulationsmöglichkeit wegen verminderter hepatischer Glukoneogenese.

Klinik

- Zunächst adrenerge Phase mit Schwitzen, Schweißausbrüchen, Tachykardie, Palpitationen, Unruhe, Tremor
- Später neuroglukopenische Phase mit Heißhunger, zunehmendem Kontrollverlust, Unfähigkeit zur Selbsthilfe, Bewusstseinsstörungen, Krampfanfällen, Koma, wobei nicht alle Symptome auftreten müssen.

Ernährungstherapeutische Maßnahmen

Glukose, zuckerhaltige Getränke

- Bei **Unterzuckerungssymptomen** Zufuhr von Glukose, aber auch Saccharose sinnvoll, z. B. 2 Täfelchen Glukose = 1 BE. Zuckerhaltige Getränke, Apfelsaft, Limonaden ebenfalls geeignet. Neben dieser schnell wirksamen KH-Gabe auch zusätzlich eine Scheibe Brot oder andere KH sinnvoll. Der Wirkungseintritt ist nach 10–20 Min. zu erwarten.
  10 g orale Glukose erhöhen Blutglukose um 30 mg/dl nach 30 Min., 20 g orale Glukose erhöhen Blutglukose um 60 mg/dl nach 45 Min. 60 Min. nach oraler Gabe beginnt Glukoseabfall [16].
- **Späthypoglykämien** bedenken, insbesondere möglich bei langwirksamen Basalinsulinen und Sulfonylharnstoffen; daher Blutglukosekontrolle nach 60 Min. wichtig.

Mögliche Fehler

- Diät-Cola zur Hypoglykämiebehandlung, da Diabetiker-Diätlimonaden Süßstoffe und keinen Zucker enthalten, somit ungeeignet zur Hypoglykämiebehandlung. Bei Patienten unter α-Glucosidase-Hemmern (Acarbose) reine Glukosegaben erforderlich, da Zucker (Saccharose = Disaccharid) und komplexe KH (Brot etc.) verzögert resorbiert würden.
- **Cave:** Verzögerte Glukosewirkung, wenn Fett in zugeführter Nahrung. Eiweiß ist nicht verzögernd.

Glukagon – Laienhilfe bei Bewusstlosigkeit

- **Stabile Halbseitenlage,** Atemwege freihalten, allenfalls Glukosetäfelchen in Wangentasche legen. Vorsicht: Wegen möglichen Krampfanfalls Bissverletzungen möglich, wenn Finger unvorsichtig in den Mund des Unterzuckerten gehalten wird.
- **Glukagongaben s.c.:** z. B. 1 Amp. Glukagen-Hypokit® s.c. Erwachen nach einigen Min. durch Glukosefreisetzung aus der Leber. Schulung der Angehörigen von insulintherapierten Patienten und Planspiel sehr sinnvoll, nur dann Nutzung im Notfall wahrscheinlich. Cave: Bei Patienten mit ausgeprägter Leberzirrhose oder nach längerem Hungern/Fasten Glukagon wenig wirksam!

! Cave: Einem Bewusstlosen keine Getränke oder Zuckerlösungen einflößen, da Aspirationsgefahr!

Glukose i.v.

Ärztliche Hilfe im Notfall durch Glukosegabe i.v., z. B. 40 ml Glukose 40 % entsprechend etwa 1,5 BE.

„Diabetikerprodukte"

- **Süßwaren mit Zuckeraustauschstoffen** (☞ oben) ohne wissenschaftlichen Vorteil für den Patienten. Nachteile: Oft fett- und kalorienreich, teuer, irreführend. Verwendung in ohnehin ernährungsmedizinisch ungünstigen Fertigprodukten. Deklaration „für Diabetiker geeignet" suggeriert „gut für Diabetiker" und unterläuft so das Konzept der gesunden Ernährung auch auf einer unbewussten Ebene. Ausnahme: Getränke mit Süßstoff können sinnvoll sein bei Adipositas und um unnötig starke Glukoseanstiege zu vermeiden. Deutsche, europäische und amerikanische Fachgesellschaften raten daher sogar von einer Empfehlung von speziellen Diätprodukten für Diabetiker ab [1, 4, 5].
- **Fruktose,** Zuckeralkohole und andere energiehaltige Zuckeraustauschstoffe, die alle Kalorienlieferanten sind, haben gegenüber der Verwendung von üblichem Zucker (Saccharose) für Menschen mit Diabetes keine nennenswerten Vorteile außer einer verminderten Kariesbildung und sollten nicht empfohlen werden.

Die ständige Werbung für diese Produkte kann die Compliance zur Umsetzung der Ernährungsempfehlungen für Diabetiker, wie sie die Diabetes und Nutrition Study Group der EASD bzw. der Ausschuss Ernährung der Deutschen Diabetes-Gesellschaft herausgeben, eher behindern als fördern. Lebensmittelhersteller sind dazu aufgerufen, bestimmte Lebensmittel oder Gruppen von Lebensmitteln nicht wegen ihrer Nährstoffe, Inhaltsstoffe und/oder aus Gesundheitsgründen speziell für Menschen mit Diabetes zu vermarkten.

Schwangerschaft und Stillzeit

Bei Insulintherapie Stoffwechsel kontrollieren, da durch kindlichen Glukoseverbrauch Hypoglykämien häufig auftreten. Niedrigere Glukose- und HbA1c-Werte in der Schwangerschaft möglich → Kontrolle der Glukosestoffwechsellage.

Ernährungstherapeutische Maßnahmen

Grundsätzlich kein anderer Nährstoffbedarf als bei Frauen ohne Diabetes. Ziel: Ausreichende Versorgung von Mutter und Kind mit allen Nährstoffen und Halten einer sehr guten Glukosestoffwechsellage. Dies wird erreicht durch:

- **Unveränderte Kalorienzufuhr** im ersten Schwangerschaftsdrittel, danach ca. 300 kcal zusätzlich. **Süßstoffe** sind erlaubt.
- **Kohlenhydrathaltige Spätmahlzeit** kann nächtliche Hypoglykämien und ketogene Stoffwechsellage verhindern helfen. **Häufige kleine Mahlzeiten** günstig zur Vermeidung von übermäßigem Glukoseanstieg oder Ketose.
- **Eiweißzufuhr** um 0,8 g/kg/d

- **Ausreichende Folsäurezufuhr** bereits vor und während der Schwangerschaft ist sinnvoll zur Vermeidung von Neuralrohrdefekten.
- **Gewichtsabnahme:** Kontrollen mit wöchentlichem Wiegen, ggf. vor Ernährungsberatung auch Ernährungsprotokoll. Ketoseentwicklung im Zweifelsfall mit Ketonurie-Teststreifen zu überprüfen. Glukose präprandial optimalerweise unter 90 mg/dl, postprandiale Anstiege (Glukose 2 Std. nach Nahrungszufuhr) unter 120 mg/dl halten. Bei **Adipositas** hypokalorische Ernährung möglich mit Ziel der Glukosestoffwechselverbesserung. Hier 30 % Kalorieneinsparung unter Bedarf möglich, ohne Anstieg freier FS oder Ketonurieentwicklung. Von noch stärkerem Fasten oder gar Hungern, etwa um eine Insulintherapie zu vermeiden, wird abgeraten.

Zusätzlich körperliche Aktivität oder Sport stabilisiert die Glukosestoffwechsellage über Entleerung der KH-Speicher (Muskulatur, Leber), welche so eine bessere Pufferfunktion für Glukose erhalten.

Gestationsdiabetes

Nach der Geburt besteht ein erhöhtes Risiko eines späteren manifesten Diabetes. Präventiv ist nach der Entbindung ein gesunder Ernährungs- und Lebensstil sinnvoll.

Stillen

Stillen geht im ersten halben Jahr mit einem etwas erhöhten Kalorienbedarf einher (ca. 200 kcal/d), selten sind jedoch mehr als 1800 kcal/d erforderlich. Da zudem Glukoseabfall möglich ist, ist eine kohlenhydrathaltige (Zwischen-)Mahlzeiten hilfreich.

Altersdiabetes

Die Empfehlungen für ältere und alte Menschen mit Diabetes werden meist abgeleitet aus generellen Empfehlungen für ältere Nicht-Diabetiker.

Medikamentöse Therapie: Es sind keine diabetesspezifischen Diäten in Seniorenheimen erforderlich, die Blutglukosekontrolle ist besser über orale Antidiabetika und Insuline steuerbar.

Therapeutische Maßnahmen: Körperliche Aktivität verbessert die Insulinsensitivität, erhält BCM, vermindert zentrale Adipositas.

Ernährungstherapeutische Maßnahmen

- Unfreiwillige Gewichtsveränderungen von > 10 % in 6 Monaten abklären.
- Möglichst keine hypokalorischen Diäten in Seniorenheimen durchführen, da Gefahr einer Malnutrition durch mangelnde Auswahl besteht, zudem besteht Exsikkosegefahr.
- Ausreichende Kalziumzufuhr einhalten.

9.4 Arterielle Hypertonie

Roland Schäfer

Nach den aktuellen „Guidelines der European Society of Hypertension" sowie der „European Society of Cardiology" ist ein normaler Blutdruck unterhalb von 130 mmHg systolisch bzw. 85 mmHg diastolisch definiert. Oberhalb des hochnormalen Blutdruckbereiches von 130–139 mmHg systolisch bzw. 85–89 mmHg diastolisch beginnt die arterielle Hypertonie.

Pathogenese

- **Primäre (essenzielle) Hypertonie** mit unbekannter Ursache
- **Sekundäre (symptomatische) Hypertonie** mit folgenden organspezifischen Ursachen: Renale, endokrine, kardiovakuläre oder neurogene Hypertonie, medikamentös oder alimentär bedingte Hypertonie, Schwangerschaftshypertonie (Gestose).

Klinik

Beide Formen, die essenzielle und die sekundäre Hypertonie, sind klinisch geprägt durch das „hypertensive Syndrom": Schwindel, Kopfschmerz, Müdigkeit, Leistungsminderung, Sehstörungen, Einschränkung der Nieren- und Herzleistung, Schäden des ZNS, als akute Komplikation die Blutdruckkrise u. a.

Stadieneinteilung nach WHO-Kriterien:

- **Stadium I:** Keine objektiven Anzeichen von hypertensiven Organveränderungen, d.h. an Herz, Niere, Gehirn, normaler Augenhintergrund
- **Stadium II:** Mind. 1 der folgenden Zeichen einer Organbeteiligung nachweisbar:
  - Linksherzhypertrophie
  - Generalisierte und herdförmige Verengung der Netzhautarterien
  - Proteinurie und/oder leichte Erhöhung des Plasma-Kreatininspiegels
  - Nachweis von atherosklerotischen Plaques an A. carotis, Aorta, A. iliaca oder femoralis
- **Stadium III:** Nachweis hypertensiver Organschäden an Herz, Gehirn, Augenhintergrund, Gefäßen, Nieren

Relevante Diagnostik und Therapieoptionen

Diagnostik

- Für die Diagnose einer chronischen arteriellen Hypertonie: 3-malige RR-Messung bei mind. 2 unterschiedlichen Zeitpunkten innerhalb von 4 Wochen, mit RR-Werten von systolisch > 139 und diastolisch > 89 mmHg
- Nachweis der Linksherzhypertrophie durch Elektrokardiographie, Echokardiographie
- Nachweis von Gefäßplaques durch Ultraschall oder Röntgenuntersuchung
- Nachweis einer Niereninsuffizienz durch Plasmakreatinin > 2,0 mg %

9

Medikamentöse Therapie

Die Deutsche Liga zur Bekämpfung des hohen Blutdrucks empfiehlt eine **Stufentherapie** mit Antihypertonika bestehend aus:

- **Stufe 1:** β-Rezeptorenblocker **oder** ACE-Hemmer **plus** Kalziumantagonist (Zweierkombination)
- **Stufe 2:** β-Rezeptorenblocker, ACE-Hemmer, Kalziumantagonist **oder** α-1-Rezeptorenblocker **plus** Diuretikum (Zweierkombination)
- **Stufe 3:** β-Rezeptorenblocker **oder** ACE-Hemmer, Kalziumantagonist, Diuretikum, α-1-Rezeptorenblocker (Monotherapie)

Ziele der Ernährungstherapie

- Bei **milder Hypertonie** reichen oft ernährungstherapeutische Maßnahmen aus, den Blutdruck auf Normalwert zu senken und andere kardiovaskuläre Risikofaktoren zu kontrollieren.
- Bei **manifester Hypertonie** und medikamentöser Therapie können die Maßnahmen zur Reduktion der erforderlichen Dosis beitragen.

Spezielle und ernährungstherapeutische Maßnahmen

Die Therapie der arteriellen Hypertonie, insbesondere zur Erreichung von antihypertensiven Blutdruckwerten, ist abhängig vom Schweregrad der Hypertonie, von den vorhandenen Komorbiditäten und von bereits vorhandenen Hypertonie assoziierten Endorganschäden.

- **Primär medikamentöse Therapie** erfolgt bei mittelschweren, schweren arteriellen Hypertonien und allen Hypertonieformen mit bereits eingetretenen Endorganschäden oder gravierenden begleitenden Risikofaktoren (insbesondere Diabetes mellitus).
- **Modifikationen des „Life-style"** stehen im Vordergrund für zunächst 6–12 Monate bei milder Hypertonie ohne gravierende Komorbidität; wesentlicher Bestandteil dieser Lebensstiländerungen sind folgende Interventionen:
  - Körperliche Bewegung, Gewichtsreduktion (☞ unten)
  - Mediterrane Kost mit einem erhöhten Gemüse-/Obstanteil und einem reduzierten Lipidanteil (☞ unten)
  - Reduzierte Kochsalzaufnahme
  - Nikotin- und Alkoholkarenz (☞ unten)
  - Verminderung sog. Stressoren

Körperliche Bewegung und Gewichtsreduktion

Ein erhöhter BMI prädisponiert zu arterieller Hypertonie, was evtl. mit dem fettgewebsständigen Angiotensin-Aldosteron-System zusammenhängt. Eine Gewichtsreduktion ist angezeigt:

- Zur Senkung des Blutdrucks bei adipösen Patienten
- Bei bestehenden Risikofaktoren wie Insulinresistenz, Diabetes mellitus, Fettstoffwechselstörungen und linksventrikuläre Hypertrophie. Der blutdrucksenkende Effekt einer Gewichtsnormalisierung kann durch erhöhte körperliche Aktivität (Sport) verstärkt werden. Dabei stellt die körperliche Fitness einen guten unabhängigen Prädiktor für kardiovaskuläre Mortalität dar (☞ auch Kap. 9.1.1).

Empfehlung

- Abhängig von der Intensität des geplanten Sportprogramms sowie von kardiovaskulären Symptomen und von der Risikostratifizierung kann auch eine vorherige Evaluation der kardiovaskulären Belastbarkeit erforderlich sein → Standarddiagnostikprogramm: Echokardiographie oder EKG.
- Regelmäßige sportliche Betätigung wie Walken, Fahrradfahren, Joggen oder Schwimmen mind. 3 × wöchentl. für je 30–45 Min., besser ist allerdings die tägl. Ausübung. Bereits ein moderates körperliches Training kann eine Blutdrucksenkung um 4–8 mmHg hervorrufen.
- Bei schlecht eingestellter oder schwerer Hypertonie sollte von schwerer körperlicher Belastung Abstand genommen werden, solange keine suffiziente medikamentöse Blutdruckkontrolle gewährleistet ist.
- **Cave:** Keine isometrischen Übungen durchführen, z. B. beim Gewichtheben oder reinem „Krafttraining“ aufgrund des blutdrucksteigernden Effekts.

Reduktion des Alkoholkonsums

Zwischen Alkoholkonsum, individuellen Blutdruckwerten sowie Hypertonieprävalenz besteht ein linearer Zusammenhang. Darüber hinaus ist ein exzessiver Alkoholkonsum mit einem erhöhten Schlaganfallrisiko vergesellschaftet. Alkohol interagiert auch mit der Wirksamkeit antihypertensiver Medikamente. Dieser negative Einfluss ist durch Reduktion des Alkoholkonsums binnen 1–2 Wochen zumindest partiell reversibel. Allerdings kann in der Entzugsphase, die bei zu abrupter Alkoholabstinenz entsteht, ein passagerer Blutdruckanstieg auftreten.

Empfehlung

- Alkoholkonsum v. a. bei adipösen Patienten beschränken auf max. 20–30 g Ethanol/d (Männer), 10–20 g Ethanol/d (Frauen).
- Bei entsprechend prädisponierten Patienten sollte eine Risikoaufklärung bezüglich des erhöhten Schlaganfallrisikos bei exzessivem Alkoholkonsum erfolgen.

Ernährungstherapeutische Empfehlungen

Ernährungsmedizinische Aspekte berücksichtigen bei Patienten mit einem hochnormalen (☞ oben) Blutdruck sowie bei Patienten mit manifester Hypertension, bei denen aufgrund des Schweregrades der Hypertonie oder bei begleitenden Endorganschäden zeitnah eine pharmakologische Therapie eingeleitet wird.

- **Zu meidende Lebensmittel:** Randomisierte Studien zeigen, dass die Restriktion von **Kochsalz** von initial 200 mmol (10,5 g) auf 80–100 mmol (4,7–5,8 g) tägl. den arteriellen RR um durchschnittlich 4–6 mmHg senken kann und die Wirkung antihypertensiver Pharmaka verstärkt. In Kombination mit den anderen hier dargestellten ernährungsmedizinischen Empfehlungen wird eine entsprechend höhere Blutdrucksenkung erzielt (☞ auch Kap. 8.2.2).

- **Zu empfehlende Lebensmittel:**
  - **Ballaststoffreiche Kost** mit viel Obst und Gemüse
  - **ω-3-Fettsäuren**, v.a. in Seefisch, sind stärker RR-senkend als die in Pflanzenölen enthaltenen ω-6-Fettsäuren; eine Blutdrucksenkung kann jedoch rein nutritiv nicht erreicht werden, deshalb evtl. substituieren (☞ Kap. 8.2.2).
  - Ergänzend gesteigerte **Kalium-** und **Magnesiumzufuhr** (☞ Kap. 2.3.2 und 2.3.4)

Die DASH-Studie zeigt, dass die genannten diätetischen Maßnahmen neben der Blutdrucksenkung auch andere kardiovaskuläre Risikofaktoren beeinflussen können.

Tipps für die Patienten

- Eine strukturierte Diätberatung sollte v.a. in der Initialphase der Therapie durch einen Hypertensiologen, einen ausgebildeten Ernährungsmediziner oder eine Diätassistentin erfolgen.
- Um dem Patienten eine Salzrestriktion zu ermöglichen: Zusätzliches Salzen vermeiden (Salzfass vom Tisch entfernen) und auf Fertignahrungsmittel (z.B. Salzstangen, Chips) verzichten.

9.5 Hyperurikämie und Gicht

Roswitha Siener

Erhöhung der Harnsäurekonzentration im Serum. Prävalenz: ca. 30 % bei Männern, 3 % bei Frauen. Häufigkeit der Hyperurikämie bei Männern unabhängig vom Alter, bei Frauen aufgrund des urikosurischen Effekts der Östrogene meist erst nach der Menopause. Jeder 10. Patient mit Hyperurikämie entwickelt Gicht. Manifestationsalter der Gicht zwischen dem 30. und 55. Lj. Männer:Frauen = 10:1.

Pathogenese

Harnsäure ist Endprodukt des Purinabbaus. Tägl. Produktion über 700 mg, Ausscheidung zu 80 % über Niere, zu 20 % über Darm. Auftreten der Hyperurikämie häufig in Verbindung mit dem metabolischen Syndrom (☞ 9.2.2). Gicht, Uratnephropathie und Harnsäurelithiasis sind klinische Manifestationen der Hyperurikämie. Risikofaktoren der Harnsäuresteinbildung sind Hyperurikosurie, niedriger Harn-pH-Wert und geringe Harndilution.

- **Primäre Hyperurikämie (90 %):**
  - Störung der tubulären Harnsäuresekretion (99 % der Patienten)
  - Vermehrte endogene Harnsäuresynthese infolge von Enzymdefekten des Purinmetabolismus, z.B. HPRTase-Mangel (1 % der Patienten)
- **Sekundäre Hyperurikämie (10 %):**
  - Vermehrte Harnsäurebildung, z.B. chronische myeloische Leukämie, Polycythaemia vera, Osteomyelosklerose, Glukose-6-Phosphatase-Mangel, zytostatische Therapie und Bestrahlung, vermehrte alimentäre Purinzufuhr, Übergewicht

- Verminderte renale Harnsäureausscheidung, z.B. Hyperlaktazidämien (Alkohol, Glukose-6-Phosphatase-Mangel), Ketoazidose (Fasten, entgleister Diabetes mellitus), Nierenkrankheiten (Niereninsuffizienz), Medikamente (z.B. Saluretika), Vergiftungen (z.B. Blei)
- Kombination aus vermehrter Harnsäurebildung und verminderter renaler Harnsäureausscheidung, z.B. Glykogenspeicherkrankheit Typ I, akute schwere körperliche Belastung

◆ **Akuter Gichtanfall:** Interaktion von Harnsäurekristallen mit Makrophagen und Leukozyten löst komplexe immunologische Reaktionen aus. Ausschüttung lysosomaler Enzyme. Während eines akuten Gichtanfalles kann der Harnsäurespiegel normal sein.

Klinik

◆ **Akuter Gichtanfall** (Arthritis urica): Unbehandelt wiederholen sich die Anfälle bei 90–95 % der Patienten, wobei die symptomfreien Intervalle immer kürzer und seltener beschwerdefrei werden:
- Akute Schmerzen, in ca. 90 % der Fälle monartikulär, mit Rötung, Schwellung und lokaler Temperaturerhöhung. Bevorzugt Großzehengrundgelenk (Podagra)
- Auslöser meist kurzfristige Steigerung (Fasten, Alkohol-, Ernährungsexzesse) oder Senkung (Beginn einer medikamentösen Therapie) der Serumharnsäurekonzentration

◆ **Chronische Gicht:** Bildung von Tophi (lokale Ablagerungen von Natriumurat), v.a. an Gelenken, Sehnen und Knorpelgewebe. Persistierende Gelenkbeschwerden. Degeneration des Gelenkknorpels. Im weiteren Verlauf entstehen Knochentophi, am häufigsten im Bereich der Hände und Füße, sowie Weichteiltophi in der Subkutis oder im Schleimbeutel.

◆ **Nierenbeteiligung bei Hyperurikämie und Gicht:**
- Uratnephropathie, interstitielle Nephritis, Pyelonephritis, vaskuläre Veränderungen
- Harnsäurenephrolithiasis
- Harnsäurenephropathie: Reversibles Nierenversagen durch plötzliches Anfluten von Harnsäure. Ausfällung von Harnsäure im Tubuluslumen

Relevante Diagnostik und Therapieoptionen

Diagnostik

◆ Anamnese, Familienanamnese und Symptomatik

◆ Klinische Untersuchung, insbesondere mit Hinblick auf o.a. Differentialdiagnosen

◆ Labor:
- Serumharnsäurekonzentration; Harnsäureausscheidung im 24-h-Harn; Harnsäureclearance, Serumkreatininkonzentration; Kreatininausscheidung im 24-h-Harn; Kreatininclearance
- Urinstatus (pH-Wert, Eiweiß, Leukozyten, Zylinder)
- Harnsediment, Harnsteinanalyse (Infrarotspektroskopie, Röntgendiffraktion)
- Blutbild und Differentialblutbild, BSG, C-reaktives Protein, Rheumafaktoren
- Leberparameter GOT, GPT, GGT, AP (Hinweis auf Alkoholabusus)

- Blutzuckertagesprofil, Glukoseausscheidung im 24-h-Harn und evtl. orale Glukosebelastung, Lipidprofil
- ◆ Arthro- und Weichteilsonographie, Abdomen Sonographie
- ◆ Diagnostische Gelenkpunktion: Bei unklaren Fällen, Ausschluss septische Arthritis
- ◆ Röntgenuntersuchung, NMR: Bei unklaren Fällen

Medikamentöse Therapie

- ◆ **Akuter Gichtanfall:** NSAR (Indometacin), Colchicin, Steroide
- ◆ **Dauertherapie der Hyperurikämie:**
- Allopurinol (**Cave:** Niereninsuffizienz) → einschleichende Dosierung, sonst Gefahr eines Gichtanfalls
- Benzbromaron (**Cave:** Harnsäurelithiasis) → einschleichende Dosierung, sonst Gefahr einer akuten Uratnephropathie oder Harnsäuresteinbildung
- ◆ **Harnsäuresteine:** Allopurinol, Alkalizitrat oder Na-Hydrogencarbonat

Harnsäuresteine sind als einzige Steinart in situ durch Alkalisierungsmaßnahmen auflösbar.

Ziele der Ernährungstherapie

- ◆ Prävention und Therapie von Hyperurikämie, Gicht und Harnsäurelithiasis
- ◆ Vermeidung oder Reduktion der medikamentösen Therapie
- ◆ Senkung der Serumharnsäurekonzentration, Verminderung der renalen Harnsäureausscheidung, Verbesserung der Löslichkeit von Harnsäure
- ◆ Langfristiges Ziel: Normalisierung des KG (BMI < 25 kg/m^2) durch eine fett- und energiereduzierte, vorwiegend ovo-lakto-vegetabile Kostform

Ernährungstherapeutische Maßnahmen

Die Ernährungstherapie ist die Basis der Behandlung von Hyperurikämie und Gicht. Übergewicht infolge einer energie- und damit protein- und purinreichen Ernährung ist ein zentraler Risikofaktor für die Entstehung von Hyperurikämie und Hyperurikosurie. Grundlage für die individuelle Beratung des Patienten ist das 7-Tage-Ernährungsprotokoll.

CAVE

- ◆ Fasten führt durch Steigerung der Ketonkörperbildung zu einer Hemmung der renalen Harnsäureausscheidung und ist für Patienten mit Hyperurikämie und Gicht kontraindiziert.
- ◆ Alkohol- und Ernährungsexzesse vermeiden

Kostform

Die Kostform beeinflusst Harnsäureausscheidung und Harnsäure-Steinbildungsrisiko erheblich (☞ Abb. 9.5-1). In einer kontrollierten Studie sammelten gesunde Probanden unter individueller Kost und drei verschiedenen standardisierten Kostformen ihren 24-h-Harn. Die westliche Kost war energie-, protein- und purinreich und enthielt alkoholhaltige Getränke, entsprechend den üblichen Ernährungsgewohnheiten von Männern in Deutschland. Die omnivore und die vegetarische Kost waren gemäß den Empfehlungen der Deutschen Gesellschaft für Ernährung zusammengestellt. Unter der den üblichen Verzehrsgewohnheiten entsprechenden Kostform war das Harnsäure-Steinbildungsrisiko am höchsten, sank signifikant unter der ausgewogenen Mischkost und war am geringsten unter der ovo-lacto-vegetabilen Kost.

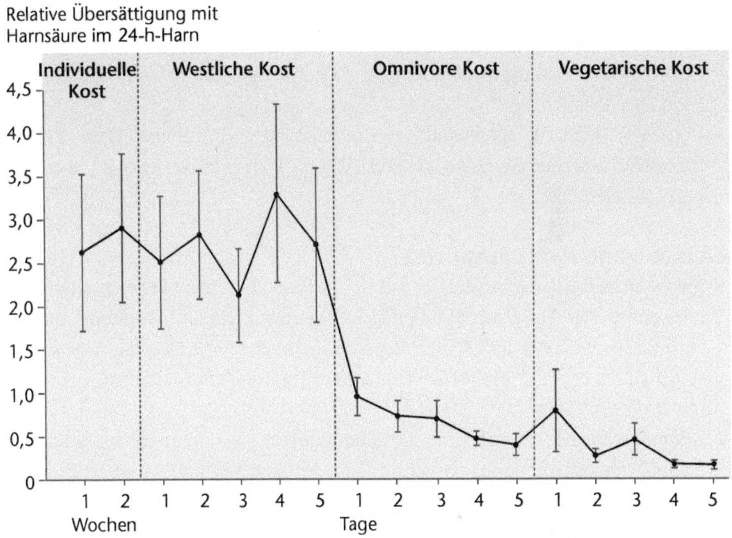

Abb. 9.5-1 Einfluss verschiedener Kostformen auf das Harnsäure-Steinbildungsrisiko (nach [4, 5])

Ovo-lakto-vegetabile Kostform

- Einhaltung der Empfehlungen für die Nährstoffzufuhr (DACH 2000).
- Pflanzliche Lebensmittel sowie magere Milch- und Milchprodukte als Proteinlieferanten bevorzugen.

Purinarme Kost (< 500 mg Harnsäure/d)

- Purinreiche Lebensmittel, wie Fleisch, Fisch und Wurstwaren einschränken auf max. 100–150 g/d; 2–3 fleischlose Tage/Wo.
- Purinreiche pflanzliche Lebensmittel (z. B. Hülsenfrüchte, enthalten mittlere bis hohe Purinmengen) unter Beachtung der Portionsgröße nur an fleischlosen Tagen verzehren.
- Hefe und Hefeerzeugnisse (purinreich!) meiden.
- Purinarme Lebensmittel, wie Milchprodukte, Eier (max. 3 Eier/Wo.), Obst, Gemüse, Getreideerzeugnisse bevorzugen.
- Kochen ist günstiger als Braten (Austritt von Purinen aus Nahrungsmittel).

Ausreichende Flüssigkeitszufuhr

Zur Förderung der Harndilution Flüssigkeitszufuhr von 2,5–3,0 l/d einhalten.

- **Geeignete Getränke:**
  - Alkalisierende Getränke, d.h. hydrogenkarbonatreiche Mineralwässer (HCO_3^- > 1500 mg/l) und verdünnte Zitrussäfte (z.B. Orangensaft, Grapefruitsaft) bevorzugen.
  - Quell- und Leitungswasser, Früchte- und Kräutertees, Harntees, verdünnter Apfelsaft und mineralstoffarme Mineralwässer
- **Bedingt bzw. nicht geeignet:**
  - Nur in geringen Mengen geeignet sind koffeinhaltiger Kaffee und schwarzer Tee (max. 2–3 Tassen/d).
  - Ungeeignet sind alle alkoholhaltigen Getränke, wie z.B. Bier und Wein, alkoholfreies Bier, säuernde Getränke wie Preiselbeersaft sowie zuckerhaltige Limonaden und Cola-Getränke.

Zu meidende Nahrungsmittel

- **Purinreiche Nahrungsmittel** (☞ Tab. 9.5-1): Besonders hoher Puringehalt in Innereien sowie Haut von Fisch und Geflügel. Sehr hohe Purinkonzentrationen auch in bestimmten Fischsorten (z.B. Ölsardinen und Sprotten) sowie Meeresfrüchten. Lagerung und Zubereitung können Zusammensetzung und Gehalt der Purine in Lebensmitteln beeinflussen.
- **Alkohol** stimuliert die endogene Harnsäuresynthese. Laktat, ein Abbauprodukt von Ethanol, hemmt kompetitiv die renale Harnsäureausscheidung → Hyperurikämie. Alkoholfreies Bier enthält vergleichbare Purinkonzentration wie alkoholhaltiges Bier.
- **Proteine** steigern die renale Harnsäureausscheidung. Eine hohe Proteinzufuhr durch Nahrungsmittel tierischer Herkunft wirkt aufgrund der AS-Kombination säuernd. Dagegen wirken Obst und Gemüse alkalisierend.
- **Fette** bzw. eine extrem fettreiche Ernährung hemmen die renale Harnsäureexkretion durch Ketonkörperbildung.
- **Fruktose, Sorbit** und **Xylit** können bei Aufnahme großer Mengen zu einem Anstieg der Serumharnsäurekonzentration führen. In üblichen Verzehrsmengen ist die Zufuhr unbedenklich.

Tab. 9.5-1 Puringehalt in Lebensmitteln (nach [6])

Lebensmittel	Harnsäure (mg/100 g)	Portion Menge (g)	Harnsäure (mg/Portion)
Ei, Milch und Milchprodukte			
Vollei, Huhn	5	60	3
Butter	0	10	0
Vollmilch	0	200	0
Joghurt, 3,5 % Fett i. Tr.	0	150	0
Quark, 20 % Fett i. Tr.	0	150	0
Emmentaler, 45 % Fett i. Tr.	10	50	5
Camembert, 45 % Fett i. Tr.	30	50	15

Lebensmittel	Harnsäure (mg/100 g)	Portion Menge (g)	Harnsäure (mg/Portion)
Obst			
Ananas	20	150	30
Äpfel	15	150	23
Apfelsine	20	150	30
Bananen	25	150	38
Birnen	15	150	23
Erdbeeren	25	150	38
Grapefruit	15	150	23
Himbeeren	18	150	27
Kiwi	19	150	29
Pfirsich	18	150	27
Süßkirschen	15	150	23
Wassermelone	20	150	30
Weintrauben	20	150	30
Zwetschgen	20	150	30
Gemüse			
Blumenkohl	45	200	90
Brokkoli	50	200	100
Fenchel	16	200	32
Gewürzgurken	15	50	8
Kartoffeln	15	200	30
Kohlrabi	30	200	60
Kopfsalat	10	50	5
Lauch	40	200	80
Möhren	15	200	30
Paprika, rot	15	200	30
Rosenkohl	60	200	120
Rotkohl	40	200	80
Salatgurke	6	200	12
Sauerkraut	20	200	40
Schwarzwurzeln	70	200	140
Sellerieknolle	30	200	60
Spargel	25	200	50
Spinat	50	200	100
Tomaten	10	200	20
Wirsing	40	200	80
Zucchini	20	200	40
Zwiebeln	15	50	8
Hülsenfrüchte			
Bohnen, grün, frisch	42	200	84
Erbsen, grün, frisch	150	200	300
Linsen, getrocknet	200	50	100
Sojabohnen, getrocknet	370	50	185
Tofu	70	150	105

Lebensmittel	Harnsäure (mg/100 g)	Portion Menge (g)	Harnsäure (mg/Portion)
Samen und Nüsse			
Erdnüsse	70	50	35
Haselnüsse	40	50	20
Mandeln	40	50	20
Sonnenblumenkerne	160	50	80
Getreide und Getreideerzeugnisse			
Brötchen	40	50	20
Eiernudeln, gekocht	22	200	44
Grünkern	125	50	63
Hirse	117	50	59
Mischbrot	45	50	23
Roggenvollkornbrot	50	50	25
Vollkornreis, gekocht	35	50	18
Weizenknäckebrot	100	20	20
Weizenvollkornbrot	60	50	30
Pilze			
Austernpilze, frisch	90	200	180
Champignons, frisch	60	200	120
Fleisch			
Hähnchenkeule, roh	160	150	240
Kalbfleisch, roh	150	150	225
Putenschnitzel, roh	120	150	180
Rindfleisch, roh	140	150	210
Schweineschnitzel, roh	170	150	255
Innereien			
Kalbsbries, roh	900	100	900
Schweineleber, roh	300	150	450
Schweineniere, roh	255	150	383
Fleischwaren			
Bockwurst	110	100	110
Lachsschinken	180	100	180
Schinken, gekocht	130	100	130
Leberwurst	140	50	70
Fisch			
Anchovis, Sardellen	260	50	130
Heilbutt, ohne Haut	170	150	255
Hering, mit Haut	320	150	480
Hering, ohne Haut	190	150	285
Ölsardinen	350	100	350
Rotbarsch, ohne Haut	130	150	195
Scholle, ohne Haut	130	150	195
Sprotten	500	100	500
Getränke			
Apfelsaft	8	150	12
Bier, alkoholfrei	10	500	50
Bier, alkoholhaltig	15	500	75

Lebensmittel	Harnsäure (mg/100 g)	Portion Menge (g)	Harnsäure (mg/Portion)
Bohnenkaffee, Getränk	0	150	0
Grapefruitsaft	10	150	15
Orangensaft	12	150	18
Rotwein	0	150	0
Sekt	0	150	0
Weißwein	0	150	0
Tee, Getränk	0	150	0

Tipps für die Patienten

- Eher auf Puringehalt pro Portion als auf den Puringehalt pro Gewichtseinheit (100 g) achten (☞ Tab. 9.5-1).
- Zu Beginn der Ernährungstherapie Portionen abwiegen, da Portionsgrößen leicht unterschätzt werden.
- Zur Reduktion der Purinkonzentration purinreiche Nahrungsmittel kochen, da beim Kochen ein Teil der wasserlöslichen Purine ins Kochwasser übergeht und der Puringehalt im Lebensmittel verringert wird. Kochwasser danach nicht weiter verwenden. Dieser Effekt ist beim Braten geringer als beim Kochen.
- Für ausreichend körperliche Aktivität sorgen.
- Übermäßige Flüssigkeitsverluste, z. B. durch Sonnenbäder, Sauna, Laxanzienabusus vermeiden bzw. durch entsprechende Flüssigkeitszufuhr ausgleichen.
- Trinkmenge gleichmäßig über den Tag verteilen.
- Regelmäßige Kontrolle des Harn-pH-Werts bei Harnsäuresteinpatienten.
- Stress reduzieren, für ausreichend Schlaf sorgen.

9

9.6 Erkrankungen des Gastrointestinaltrakts

9.6.1 Refluxösophagitis

Ivo van der Voort

Gastroösophageale Refluxkrankheit (GERD: Durch Reflux von Mageninhalt in die Speiseröhre hervorgerufene ösophageale bzw. extraösöphageale Manifestationen bzw. aus Beeinträchtigung der Lebensqualität resultierende Symptome.
Refluxbeschwerden 30–50 % der erwachsene Bevölkerung; Refluxkrankheit bei ca. 15–25 %. 40 % von diesen Patienten haben endoskopisch erkennbare Veränderungen (erosive Refluxkrankheit: ERD), 60 % der Patienten haben eine sog. nicht-erosive Refluxkrankheit (NERD).

Pathogenese

- Multifaktoriell:
  - Inkompetenz der Antirefluxbarriere: Transiente Sphinkterrelaxationen, permanent erniedrigter Sphinkterdruck, veränderte Anatomie, z. B. Hiatushernie
  - Säure und säureaktiviertes Pepsin (Auslösung der Symptome), Säuresekretion bei Refluxkrankheit meist normal
  - Selten duodenogastroösophagealer Reflux
  - Gestörte ösophageale Clearance
  - Gestörte Magenentleerung
  - Lifestylefaktoren: Übergewicht, Nikotin, fettreiche Mahlzeiten, säurehaltige Getränke, spätes Abendessen, Kaffee, Alkohol, zuckerreiche Mahlzeiten
- Als Begleiterkrankung bei Schwangerschaft (etwa 50–80 % aller Schwangeren haben Sodbrennen). Ursache: Steigerung des intraabdominellen Druckes, verzögerte Magenentleerung, Druckerniedrigung im unteren Ösophagus durch steigende Progesteronspiegel). Zudem bei Sklerodermie (verminderte Clearancefunktion) und diabetischer autonomer Neuropathie (verzögerte Magenentleerung)

Klinik

- Sodbrennen (brennende retrosternale Schmerzen), v. a. im Liegen und nach Mahlzeiten, Druckgefühl hinter dem Sternum
- Luftaufstoßen, Schluckbeschwerden, Regurgitation von Nahrungsresten
- Epigastrische Schmerzen und Brennen, salziger Geschmack im Mund nach Aufstoßen, seltener Reizhusten, Heiserkeit, Globusgefühl

Relevante Diagnostik und Therapieoptionen

Diagnostik

- Genaue Anamneseerhebung, Erfassung auslösender Faktoren, ggf. an Hand spezieller Fragebögen
- Basisdiagnostik:
  - Endoskopische Untersuchung mit Histologie (jeder Refluxpatient sollte zumindest 1 × endoskopiert werden)
  - Säuremessung (24-Std.-pHmetrie) und Manometrie

Weiterführende Spezialdiagnostik: Bilitec®, Röntgen-Breischluck (nur bei speziellen Fragestellungen, z. B. Darstellung peptischer Stenosen)

Medikamentöse Therapie

- Protonenpumpenblocker (Standarddosierungen: Esomeprazol 40 mg, Lansoprazol 30 mg, Omeprazol 20 mg, Pantoprazol 40 mg, Rabeprazol 20 mg)
- H_2-Blocker → Heilungsrate geringer als unter Protonenpumpenblocker

Chirurgische / Endoskopische Therapie

- Laparoskopische Fundoplikatio. Indikationen: Versagen der konservativen Therapie, Unverträglichkeit von säuresuppressiven Medikamenten, Karzinomprophylaxe

- Endoskopische Therapie: Enteryx®, Endocinch®, Endoscopic Sewing Device® (ESD®), Plicator®, Stretta®

Bewertung der Therapieoptionen
Die chirurgische Therapie zeigt im Vergleich mit der medikamentösen Behandlung keine signifikanten Unterschiede hinsichtlich Lebensqualität und Symptomfreiheit. Einige Studien zur Kosteneffektivität zeigen einen Vorteil der medikamentösen Therapie. Endoskopische Verfahren befinden sich in einem Experimentalstadium, längere Nachbeobachtungszeiten und größere kontrollierte Studien mit Vergleich medikamentöse Therapie und chirurgische Verfahren fehlen zurzeit noch

Ziele der Ernährungstherapie

Symptomorientierte Ernährungstherapie zur Linderung der Beschwerden.

Ernährungstherapeutische Maßnahmen

Kostform

- **Gesunde Ernährung:** Die Kost sollte sich an den Empfehlungen zu einer gesunden Ernährung orientieren: Vollkost oder leichte Kost (Richtlinien der DGE ☞ Kap. 8.1.1 und 8.1.2).
- **Zuckerreduzierte Kost:** Die Aufnahme von unverdaulichen Kohlenhydraten (Fruktooligosaccharide) geht mit häufiger Relaxation des unteren Ösophagussphinkters und einer nachfolgenden Symptomaggravation einher.
- **Fettreduzierte Kost:** Möglicherweise gibt es einen Effekt auf transiente Relaxation des unteren Ösophagussphinkters. Ein überzeugender Beweis, dass durch Reduktion der Fettzufuhr die GERD beeinflusst werden kann, fehlt.

Änderung des Lebensstils

- Gewichtsreduktion
- Nikotinkarenz
- Meiden von fetten Speisen, Schokolade, Alkohol, Cola, Rotwein, Zitrusfrüchten und Tomatenprodukten (führen zu einer Besserung der Beschwerden, aber nicht zur Abheilung der Refluxläsionen), scharfe Speisen (Chilli) erhöhen nicht die Säureproduktion, führen jedoch zu einer vermehrten Schmerzwahrnehmung
- Mit erhöhtem Kopfende schlafen (nur kleiner Teil der GERD-Patienten profitiert davon).

! Keine Studie konnte bisher belegen, dass durch Änderung von Lifestylefaktoren die GERD beeinflusst werden konnte.

Tipps für die Patienten

- Mehrmals kleinere Mahlzeiten über den Tag verteilen, keine große Mahlzeiten vor dem Schlafengehen zuführen.
- Zum Liegen und Schlafen Oberkörper hochlagern.

9.6.2 Achalasie

Eine neuromuskuläre Erkrankung des Ösophagus unbekannter Ätiologie mit Behinderung der Ösophagusperistaltik und fehlender Erschlaffung des gastroösophagealen Sphinkters. Seltene Erkrankung, Inzidenz < 1:100 000 /Jahr, Manifestation im mittleren Lebensalter (3.–5. Lebensjahrzehnt). w:m = 1:1

Pathogenese

- Degeneration des Plexus myentericus (Auerbach) im unteren Ösophagus. Untergang inhibitorischer Neurone → Fehlen der schluckreflektorischen Erschlaffung des unteren Ösophagusspinkters (UÖS)
- Primäre Achalasie meist unbekannt (evtl. Varizellen-Zoster-Virus), sekundäre Achalasie: Kardiakarzinom, paraneoplastisch (z.B. bei Bronchial-Ca, mediastinaler Tumor), Chagas-Krankheit

Klinik

- Dysphagie, Regurgitation unverdauter Speisen, häufig auch unbemerkt über Nacht (Speisereste auf dem Kopfkissen)
- Heftige an Angina pectoris erinnernde Schmerzen nach dem Schlucken mit retrosternalem Druck, Völlegefühl, selten krampfartige Schmerzen bei der hypomotilen Achalasie
- Fehlende Möglichkeit zur Nahrungsaufnahme und Gewichtsabnahme im fortgeschrittenen Stadium

Relevante Diagnostik und Therapieoptionen

Diagnostik

- Anamneseerhebung, Erfassung auslösender Faktoren
- Labor: BSG, Blutbild und Differentialblutbild, Elektrolyte, Leberfermente, Cholestaseparameter
- Manometrie (fehlende Relaxation des UÖS, meistens erhöhter Ruhedruck des UÖS, simultane Kontraktionen im tubulären Ösophagus)
- Endoskopie mit Biopsien (Ausschluss Karzinom), ggf. Endosonographie
- Röntgen des Ösophagus (spitz zulaufende Stenose im distalen Ösophagus, prästenotisch weit gestellter atonischer Megaösophagus (Sektglasform)
- CT-Thorax (Ausschluss Mediastinale RF, Bronchial-Ca.)

Therapie

- Medikamentöse Therapie: Nitrate (Nitroglycerin 0,4 mg sublingual vor den Mahlzeiten) oder Kalziumkanalblocker (Nifedipin 4 × 10 mg) können den Druck des unteren Ösophagussphinkters verringern, Langzeitresultate meist schlecht
- Chirurgische Therapie: Myotomie nach Gottstein-Heller (Erfolgsrate 80–90 %)
- Weitere Therapieoptionen: Injektion von Botulinumtoxin in den unteren Ösophagussphinkter (klinische Besserung bei 70–80 % der Patienten, aber oft nur für 6 Monate bis 1 Jahr)

- Pneumatische Dilatation des Sphinkters (Methode der Wahl) erfolgreich bei ca. 85 % der Patienten, wiederholte Dilatationen können erforderlich werden. **Cave:** Ösophagusruptur mit sekundärer Mediastinitis unter 1 % d.F.

Ziele der Ernährungstherapie

Behebung und Erkennung von möglicherweise bereits bestehenden Mangelzuständen.

Ernährungstherapeutische Maßnahmen

- Die Kost sollte sich an den Empfehlungen zu einer gesunden Ernährung orientieren: Vollkost oder leichte Vollkost (Richtlinien der DGE bzw. Rationalisierungs-Schema, ☞ Kap. 8.1.1 und 8.1.2).
- Flüssigkeitsreiche Kost favorisieren.
- Häufige kleine Mahlzeiten in Ruhe einnehmen (6–8 ×/Tag).
- Meiden von heißen und sehr kalten Getränken, großen Fleischportionen, insbesondere bei faserreicher Kost wie z.B. Hühnchen, Pute, sauren Säften (diese werden meist nicht gut vertragen).
- Ggf. bei erheblicher Symptomatik flüssig-breiige Kost bevorzugen, Sondenernährung oder parenterale Kost vor endoskopischen Eingriffen oder präoperativ.

Tipps für die Patienten

- Langsam und in Ruhe essen.
- Gründlich kauen und bei jedem Bissen einen Schluck Wasser trinken.

9.6.3 Zustand nach Magenresektion/ Dumpingsyndrom

Matthias Kraft, Markus Lerch

Nach operativen Eingriffen am Magen kommt es häufig zu Störungen der Darmfunktion, welche im Wesentlichen bedingt werden durch das Ausmaß der Resektion sowie deren Lokalisation → Post-Vagotomiesyndrom, Früh- und Spätdumping-Syndrom, bakterielle Überwucherung, Gallensäureverlustsyndrom, Refluxösophagitis, Gewichtsverlust, Anämie, Osteopathie.

Resektionen im Bereich des Magen-Darm-Trakts führen häufig zu Änderungen der gastrointestinalen Funktionsabläufe. Die Lebensqualität kann hierbei erheblich beeinträchtigt werden. Neben einem gestörten Transit finden sich sehr häufig eine Mangelernährung (☞ Kap. 9.17) sowie ein Mangel an Mikronährstoffen mit entsprechender Klinik (☞ Kap. 2.2–2.4).

Vagotomie, totale und partielle Gastrektomie: Bei Z.n. Gastrektomie findet sich in 60 % d.F. ein Untergewicht, nach partieller Gastrektomie immerhin noch in 10–20 % d.F.

Pathogenese

Selektive proximale Vagotomie

Die Reservoirfunktion des Magens bleibt erhalten. Störungen treten meist bedingt durch Motilitätsstörungen auf funktioneller Ebene auf → Post-Vagotomiesyndrom.

Partielle oder totale Gastrektomie

Es bestehen ein Kontinuitätsdefekt des oberen GI-Traktes sowie eine Verminderung der Reservoirfunktion. Bei trunkulärer Vagotomie Verlust des Magenschrittmachers im Antrum, bei Verlust des unteren Ösophagussphinkters entwickeln sich Refluxösophagitis, galliger Reflux.

Auswirkungen der Gastrektomie:

- Fehlende Hormonsekretion durch Verlust des Magens (Gastrin, vasoaktives intestinales Peptid, Somatostatin, Ghrelin), gestörte Regulation der Hormonsekretion durch pH-Änderung, Veränderung der Nahrungspassage (pankreatiko-cibale Asynchronie) → Die hormonelle Dysbalance führt u.a. zu einem schnellen Sättigungsgefühl.
- Bei Verlust der Duodenalpassage kann eine pathologische Glukosetoleranz infolge verminderter Insulinsekretion vorliegen. Demgegenüber findet sich eine erhöhte Insulinsekretion bei erhaltener Duodenalpassage.
- Eine exokrine Pankreasinsuffizienz (infolge der pankreatiko-cibalen Asynchronie) ist möglich (Abfall von Sekretin, Anstieg von Cholezystokinin) → Mangelernährung durch Malassimilation (Maldigestion) → Infolge Steatorrhö Gefahr der Zink-, Kalzium- und Magnesiumresorptionsstörungen (Verseifung) und Gefahr der Hyperoxalurie; zudem Vitamin-ADEK-Mangel
- In bis zu 50 % sekundärer Laktasemangel
- Zinkmangel findet sich sehr häufig nach Gastrektomie und kann zu Geruchs- und Geschmacksstörungen führen, welche die Malnutrition verstärken.
- Ursache einer Eisenresorptionsstörung multifaktoriell: Verminderte Vitamin C-Zufuhr, verminderte Reduktion von Fe-III zu Fe-II (Pepsin- und Magensäuremangel), Malabsorption bei verminderter Resorptionsfläche, pankreatiko-cibale Asynchronie, bakterielle Fehlbesiedlung, okkulte Blutungen
- Sekundärer Hyperparathyreoidismus bei verminderter intestinaler Kalzium- und Magnesiumresorption und evtl verminderter Milch- und Milchproduktezufuhr bei sekundärem Laktasemangel mit Ausbildung einer sekundären Osteoporose/ Osteopathie
- Bei Gastrektomie fehlt der Intrinsic Faktor (Parietalzellen) → Vitamin-B_{12}-Substitution obligat. Aufgrund der großen Körperreserven Entwicklung einer perniziösen Anämie erst nach Jahren. Bei bakterieller Überwucherung (blind-loop syndrome) Vitamin-B_{12}-Resorptionsstörungen auf Grund kompetitiver Hemmung der Aufnahme im terminalen Ileum unabhängig vom Resektionsausmaß.

Spezielle Dumpingsyndrome

- **Frühdumpingsyndrom:** Einstrom hyperosmolarer Nahrung in den Darm, jejunaler Dehnungsreiz → Abfall des Plasmavolumens, Sekretion von Hormonen (Serotonin,

Kinine, Glukagon, VIP) → Blutdruckabfall und Tachykardie (nach 10 Min.), Schweißausbruch, Adynamie >> Blähungen, Tenesmen, Diarrhö, Übelkeit (10–30 Min.)

- **Spätdumpingsyndrom:** Schnelle Passage von Kohlenhydraten mit hohem glykämischen Index (Kap. 2.2.1) in das Intestinum → übersteigerte Insulinsekretion → Hypoglykämie 2–3 Std. postprandial mit neuroglukopenischer Symptomatik
- **Bakterielle Überbesiedlung:** Hypo-, Anazidität fördert Bakterienwachstum; des weiteren verzögerte Transitzeit/Stase in ausgeschalteten Schlingen sowie verminderter Gallensalzgehalt → bakterielles Wachstum = Syndrom der zuführenden, blinden Schlinge (afferent-loop syndrome) → Fettmalabsorption durch bakterielle Dekonjugation der Gallensäuren (60–100 % der Patienten nach Gastrektomie)

Mikronährstoffmangel und Symptome nach Gastrektomie (Metaanalyse): Eisen (40–70 %), Vitamin B_{12} (36–80 %), Folsäure (33–41 %), Anämie (30–60 %), Vitamin D (0–50 %), Kalzium (0–30 %), Osteopathie (15–30 %), Steatorrhö (60–70 %), Gewichtsverlust (30–84 %).

Klinik

- **Frühdumping:** 30 Min. postprandial einsetzende vegetative Symptomatik mit Hypotonie, Tachykardie, Diarrhö, Blähungen, Tenesmen, Übelkeit, Erbrechen, Adynamie, Völlegefühl
- **Spätdumping:** Hypoglykämie 90–180 Min. nach Nahrungsaufnahme, neuroglukopenische Symptomatik mit Palpitationen, Schweißneigung, Heißhunger, Müdigkeit bis hin zur Somnolenz
- **Refluxösophagitis** mit retrosternalem Brennen, epigastrischen Schmerzen und saurem Aufstoßen
- **Postvagotomiesyndrom:** Druck- und Völlegefühl, Erbrechen, Diarrhö
- Zeichen der Malnutrition und des Mikronährstoffmangels
- Osteopathie mit Demineralisation und Schmerzen, ggf. Frakturen

Relevante Diagnostik und Therapieoptionen

Diagnostik

- Klinik und Anamnese
- Ggf. Endoskopie
- Stuhlfettbestimmung bei V. a. Steatorrhö, Oxalsäure im Urin
- Knochendichtemessung oder Röntgen bei V. a. Osteopathie/Demineralisation
- Spezifische Resorptionstests bei V. a. Malassimilation
- Mikronährstoffbestimmung: Zink, Selen, Eisen, Kupfer, Kalzium und Magnesium. Vitamin A, D, E, K, Thiamin (B_1), Riboflavin (B_2), Pryrodxin (B_6), Vitamin C, Folsäure, Niacin

Medikamentöse Therapie

- Bei Spätdumpingsyndrom ggf. Einsatz von Acarbose oder Pektinen/Guar
- Ggf. Colestyramin bei postoperativer Diarrhö, 5-HT Antagonisten
- Ggf. operative Rekonstruktion notwendig

9

Ziele der Ernährungstherapie

- Prävention einer Gewichtsabnahme und Mangelernährung durch gezielte postoperative Ernährungsberatung
- Diagnostik und Therapie einer Mangelernährung und eines Mikronährstoffmangels
- Erkennen von Ursachen (☞ Klinik, Pathophysiologie) und spezifische Therapie

Ernährungstherapeutische Maßnahmen

Zu bevorzugende Nahrungsmittel

- Ausreichend Energie- und Nährstoffzufuhr, Verzehr 8–10 kleiner Mahlzeiten über den Tag
- Kohlenhydrate, insbesondere schnell resorbierbare Zucker, meiden. Bevorzugung ballaststoffreicher komplexer Kohlenhydrate → Senkung der Osmolarität. Bis 20 g Zucker/Std. werden meist toleriert. 1 Stück Brot 15 Min. vor dem Essen soll positive Auswirkung haben.
- Feste und flüssige Speisen zeitlich getrennt einnehmen, Salz meiden.
- Reichlicher Verzehr von Milch und Milchprodukten (kalziumreich; 1000 mg/d wünschenswert), ggf. Kalziumsubstitution. Aber: Vorsicht mit Milchprodukten bei Laktasemangel

Mikronährstoffe

9

- Vitamin-B_{12}-Substitution, Ausgleich von Mikronährstoffen.
- MCT-Fette bei Steatorrhö, **Cave:** geringerer Energiegehalt (8,3 kcal/1 g MCT vs. 9,3 kcal/1 g LCT), einschleichender Beginn mit 10–20 g
- Bei Z. n. Gastrektomie sollten Pankreasfermente zur Nahrung aufgenommen werden.
- Bei Gallensäurenverlust ggf. Versuch mit Colestyramin

Spezielle Diäten

Bei ausgeprägter Mangelernährung ist der Einsatz von bilanzierten Diäten (Formeldiäten) sinnvoll.

Tipps für die Patienten

- Nach dem Essen hinlegen, dadurch wird die Darmbewegung gemindert, ggf. im Liegen essen.
- Erst 45 Min. nach dem Essen trinken.
- Getränke und Nahrungsmittel mit hohem Zuckeranteil wie Limonaden, Zucker im Tee, reine Säfte, Nektare, Bier/Malzbier meiden.
- Evtl. kritische Nahrungsmittel nach Gastrektomie:
  - Zitrusfrüchte, unreifes Obst, Kirschen und Pflaumen, Nüsse und Trockenobst
  - Zwiebeln, grobe Kohlsorten, Hülsenfrüchte, Pilze
  - Rohes Fleisch, Rohwürste, Tatar, Sushi, rohe Eier (Kontaminationsrisiko), Rohmilch und Rohmilchkäse
  - Bei Mangelernährung kann durch den Zusatz von Butter, Sahne, Ölen eine zusätzliche Kalorienzufuhr erreicht werden – häufig gelingt es jedoch nicht, da sich hierdurch die Symptome verschlechtern können.

9.6.4 Gluteninduzierte Enteropathie (Sprue/ Zöliakie)

Matthias Kraft, Markus Lerch, Ute Hecker

Chronische Entzündung der Dünndarmschleimhaut mit nachfolgender Zottenatrophie und Malabsorption. Syn.: einheimische Sprue (Erwachsene), Zöliakie (Kinder), Glutenintoleranz, ideopathische Steatorrhö. Zugrunde liegt eine individuelle Unverträglichkeit gegen das Getreideprotein Gluten, die meist genetisch bedingt ist. Altersgipfel: 20–35 Lj. und 50–75 Lj.

Pathogenese

- Genetische Prädisposition (HLA DQ2 bei 95 % und HLA-DQ8 bei 86 % positiv)
- Häufig assoziiert mit Autoimmunerkrankungen, z. B. Thyreoiditis, Diabetes mellitus
- Bedeutung exogener Faktoren unklar und kontrovers
- Für die Malassimilationssymptomatik entscheidend ist die drastische Verminderung der resorptiven Dünndarmoberfläche durch die Zottenatrophie.

! Die gluteninduzierte Enteropathie ist keine Nahrungsmittelallergie!

Klinik

Symptomatik ist stark variabel – von geringsten Symptomen (subklinische Erkrankung) bis hin zum klassischen Malabsorbtionssyndrom.

- Typische Symptome: Diarrhö +/- Steatorrhö, gastrointestinale Blutungen, allgemeine Müdigkeit/Schwäche, Abdominalbeschwerden: Tenesmen, Flatulenz, Obstipation (!)
- Auftreten im Jugend- und Erwachsenenalter (Symptome häufig atypisch): Malabsorption, verzögerte Pubertät, Infertilität, Zahnanomalien, Muskelhypotonie, neurologische Erkrankungen, Geschwüre von Mundschleimhaut und Ösophagus, sekundäre Laktoseintoleranz. Häufig besteht eine begleitende Osteoporose.
- Bei kompletter Zottenatrophie: Diarrhö, schwere generalisierte Malabsorption und Gewichtsverlust → Eisen-, Kalzium-, Folsäure-, Vitamin B_{12}- und ADEK-Mangel.

Vorsicht

- Übergewicht ist kein diagnostisches Ausschlusskriterium, da zu Erkrankungsbeginn bereits starkes Übergewicht vorliegen kann (besser: Gewichtsverlust in den letzten 6 Mon.).
- Gastrointestinale Beschwerden können fehlen.
- Auch bei symptomarmer Sprue können sprue-assoziierte Autoimmunerkrankungen (35 % nach 20 J.) vermehrt auftreten.

Relevante Diagnostik und Therapieoptionen

Diagnostik

- Anamnese, Symptomatik, klinisches Ansprechen auf eine glutenfreie Ernährung
- Stuhlfettausscheidung (Fettmalabsorption?), D-Xylose-Test (Kohlenhydratmalabsorption?)
- Labor: Gliadin- und Endomysium-Antikörper (tTG), IgA-AK sensitiver als IgG → **Cave:** Selektiver IgA Mangel (2 % d.F.), Evtl. Screening von Angehörigen (Antikörper); Weitere Laborparameter: Carotinoide, Anämie, Hypalbuminämie, Folsäure und Eisen, Stuhlgewicht > 300 g/24 h.
- HLA-Typisierung: Fehlende HLA-DQ2 und DQ 8 schließen Sprue weitestgehend aus
- Dünndarmbiopsie (Marsh-Klassifikation), Knochendichtemessung

> Vorsicht
> - Im Stadium Marsh I keine sichere Diagnose einer Sprue möglich, da auch bakterielle oder virale Infektionen mit lymphoplasmazellulärem Infiltrat einhergehen.
> - Die Histologie korreliert nicht sicher mit klinischer Symptomatik.

Therapie der komplizierten refraktären Sprue

- Compliancefehler am häufigsten → falls nicht, Diagnose überprüfen
- Gelegentlich reversible exokrine Pankreasinsuffizienz → Pankreasenzymsubstitution, Laktoseintoleranz, Nahrungsmittelintoleranzen (Fruktose, Soja, Milch)
- Bakterielle Fehlbesiedlung → orale Antibiotika erwägen
- Koloskopie mit Frage mikroskopischer Kolitis, kollagene Kolitis, chronisch entzündliche Darmerkrankung (→ Therapie des Grundleidens), eosinophile Kolitis
- Enteropathie-assoziiertes Lymphom, ulzerative Jejunitis, autoimmune Enteropathie
- Bei therapierefraktärer Sprue ohne Nachweis anderer Genese als ultima ratio Kortikosteroide, Ciclosporin, Azathioprin oder Infliximab möglich (Einzelfallberichte!)
- Zukunftsperspektive: Gentechnisch veränderter Weizen, Erzeugung einer oralen Toleranz

Ziele der Ernährungstherapie

- Behebung/Vermeidung der Symptomatik (Diarrhö, Malnutrition), Reduktion des spezifischen Risikos eines intestinalen Lymphoms, Reduzierung der Darmzotten-Atrophie, Behebung von Mangelzuständen.
- Einhalten einer glutenfreien Diät → Verlauf i. d. R. problemlos. Schnelle klinische Besserung, vollständige Erholung benötigt mehr als 6 Mon. Bei Incompliance besteht ein erhöhtes Risiko für intestinale Lymphome, Malignome sowie für Osteoporose. Diesbezügliche Patientenaufklärung ist notwendig.
- Bis zu 10 % der Patienten sind gegenüber diätetischen Maßnahmen resistent (☞ therapierefraktäre Sprue).
- Eine bestehende Osteoporose bessert sich meist unter der Therapie.

9

! Die Therapie der einheimischen Sprue/Zöliakie mit einer lebenslangen glutenfreien Diät ist notwendig, wirksam und ausreichend, aber teuer und subjektiv belastend.

Ernährungstherapeutische Maßnahmen

Kostform

- **Glutenfreie Ernährung** (muss lebenslang eingehalten werden):
  - Absolutes Verbot: Glutenhaltiges Getreide (Weizen, Roggen, Gerste, Dinkel, Grünkern) und glutenhaltige Produkte (v.a. viele Fertigprodukte enthalten „verstecktes Gluten“)
  - In der Initialphase der Ernährungsumstellung Hafer ebenfalls meiden; später werden evtl. Mengen bis zu 50 g/d toleriert (individuelle Austestung)
  - Glutenfreie diätetische Lebensmittel sind mit dem Symbol einer durchgestrichenen Weizenähre oder dem Aufdruck „glutenfrei“ kenntlich gemacht.
- **Erlaubte Stärkequellen:**
  - Getreide: Reis, Mais, Kartoffeln, Leinsamen, Hirse, Johannisbrotkernmehl, Sorghum, Amaranth, Tapioka, Buchweizen (und daraus hergestellte Produkte)
  - Körner/Samen/Nüsse: Sonnenblumenkerne, Kokosnuss, Sesam, Mohn, Haselnüsse, Mandeln, Walnüsse, Kastanien, Alfalfa
  - Hülsenfrüchte: Linsen, Erbsen, Bohnen, Erdnüsse
  - Zufuhr von essentiellen Nährstoffen optimieren (v.a. in der Anfangsphase) in Form von Supplementen (Mulitvitamin-Präparate, Trinknahrungen)

Zu meidende Lebensmittel

- Glutenhaltige Nahrungsmittel (☞ Tipps für den Patienten)
- Milchprodukte initial nach Therapiebeginn vermeiden wegen evtl. sekundärer Laktoseintoleranz; nach Regeneration der Dünndarmschleimhaut langsam steigern

Symptomatische Therapie

- Bei Obstipation: Mais-, Soja-, Reiskleie; Laxanzien auf Methylzellulose-Basis
- Langsame Reduktion der vermehrten Stuhlfettausscheidung (> 15–20 g Fett/d) → Einsatz von Spezialfetten (MCT-Fette)

! **Diätmaßnahmen**

- Für die praktische Durchführung der Diät ist eine individuelle Schulung anhand strukturierter Materialien und die Erörterung persönlicher Probleme und Besonderheiten notwendig, da sich der allein gelassene Patient sonst einer Flut von Problemen ausgeliefert sieht und sowohl die Diät als auch die Erkrankung als starke Belastung empfindet
- Eine glutenfreie Diät bedingt häufig Gewichtszunahme, geringe Knochendichte, Unausgeglichenheit an Mikronährstoffen, Ballaststoffmangel.

Tipps für die Patienten

- In Deutschland ist gesetzlich geregelt, dass Wein, Mineralwasser, reine Fruchtsäfte, Tee, Bohnenkaffee, naturbelassene Milchprodukte, Marmelade und Gelee keine Gluten-, Stärke- oder Getreidezusätze enthalten dürfen.
- Vorsicht bei glutenfreien Lebensmitteln, die weiterverarbeitet sind (z.B. Reiswaffeln können Weizenanteile enthalten; Quark muss glutenfrei sein, Kräuterquark nicht).
- Gluten ist nicht deklarationspflichtig! In der EU kann ein Lebensmittel bei einem Glutengehalt von 10 mg/ 100g als glutenfrei deklariert werden.
- Beim Einkauf die Zutatenliste genau lesen. Vorsicht ist geboten bei Emulgatoren, Stabilisatoren und Bindemitteln, da diese oft Gluten enthalten (gilt auch für Medikamente).
- Gesellschaften (Adressen ☞ Kap. 12.5.3); Informationen im Internet unter www.dzg-online.de

9.6.5 Chronisch entzündliche Darmerkrankungen

Christian Maaser, Torsten Kucharzik

Unter chronisch entzündlichen Darmerkrankungen werden die beiden Erkrankungen Morbus Crohn (MC) und Colitis ulcerosa (CU) zusammengefasst. M. Crohn: diskontinuierlich segmental auftretende Entzündung auch der tiefen Wandschichten mit möglichem Befall im gesamten Gastrointestinaltrakt. Prädilektion: terminales Ileum, in ca. 70 % d.F. zumindest mit betroffen. Colitis ulcerosa: breitet sich vom Rektum beginnend kontinuierlich nach proximal aus mit Ausbildung von Ulzerationen der oberflächlichen Schleimhautschichten und bleibt insgesamt mit Ausnahme einer gelegentlichen „Backwash"- Ileitis begrenzt auf das Kolon.

Pathogenese

- **Ätiologie:** Im Detail bislang ungeklärt. Soweit bekannt, kommt es aufgrund einer genetischen Prädisposition zu einer dysregulierten mukosalen Immunantwort auf Umweltfaktoren, die zu einer Imbalance zwischen entzündungshemmenden und entzündungsfördernden Botenstoffen führt.
- **Risikofaktoren:**
  - Keine gesicherten Erkenntnisse zur Bedeutung der Diätfaktoren bei der Entstehung von CED
  - Nicht-Stillen
  - Rauchen: Bei Morbus Crohn besteht ein etwa 2-fach erhöhtes Risiko, bei der Colitis ulcerosa eher gegenteiliger Effekt
  - Genetische Disposition
- **Genetik:** Hohe Konkordanz in monozygoten Zwillingen (50–60 % gegenüber 4 % in dizygoten Zwillingen). Relatives Risiko der Geschwisterpatienten von Indexpatienten ebenfalls zu erkranken liegt beim 10–50-fachen des Risikos der Hintergrundpopula-

tion. Durch Kopplungsanalysen wurden im menschlichen Genom Regionen identifiziert, in denen hochwahrscheinlich Krankheitsgene für CED lokalisiert sind, u.a. Nod2/CARD15 Gen auf Chromosom 16.

Klinik

- **Intestinale Manifestationsformen:**
  - Morbus Crohn: Abdominelle Schmerzen, Diarrhö, Gewichtsverlust, gelegentlich Fieber und perianale Läsionen
  - Colitis ulcerosa: Blutige, ggf. blutig-schleimig-eitrige Diarrhö

! Die Erstmanifestation kann mit abdominellen Schmerzen und Gewichtsverlust ohne Diarrhö einhergehen!

- **Extraintestinale Manifestationsformen:** Augen (Konjunktivitis, Episkleritis, Iridozyklitis, Uveitis), Leber/Gallenwege (Primär sklerosierende Cholangitis), Bauchspeicheldrüse (Pankreatitis), Gelenke (Arthralgien, enterogene Spondylarthropathien), Haut (Erythema nodosum, Pyoderma gangraenosum).

Relevante Diagnostik und Therapieoptionen

Diagnostik

- **Colitis ulcerosa:**
  - Anamnese
  - Klinische Untersuchung mit Augenmerk auf extraintestinale Manifestationen
  - Labor (BSG/CRP, Blutbild, Albumin, Leberwerte, CMV)
  - Stuhl auf pathogene Keime (ggf. einschließlich Clostridium difficile)
  - Komplette Koloskopie mit Gewebeproben für Histologie: ulzerierende Veränderung und Kryptenabszesse
- **Morbus Crohn:**
  - Anamnese
  - Klinische Untersuchung mit Augenmerk auf extraintestinale Manifestationen
  - Labor (BSG/CRP, Blutbild, Albumin, Leberwerte, ggf. Vitamin B_{12} und Zink)
  - Stuhl auf pathogene Keime (ggf. einschliesslich Clostridium difficile) untersuchen
  - Ösophago-Gastro-Duodenoskopie
  - Dünndarm-Röntgen nach Sellink oder MR-Enteroklysma (Frage nach Veränderung Schleimhautrelief, Stenosierung, Fisteln)
  - Komplette Koloskopie mit PEs für Histologie (typisch sind epitheloidzellige Granulome)
  - Sonographie (Fisteln, Stenosen, Abszesse)
  - Neuere Verfahren: Doppelballon-Enteroskopie, falls nicht vorhanden ggf. Kapselendoskopie (ggf. zur Dünndarmdiagnostik für Frühmanifestation des isolierten Dünndarmbefalls; **Cave:** KI bei V.a. höhergradige Stenosierung)

Medikamentöse Therapie

- **Aspekte der Therapieplanung:**
  - Befallsmuster und Krankheitsaktivität (akuter Schub, chronische Aktivität, Remission)
  - Verlauf der Erkrankung (intermittierend, steroidrefraktär, steroidabhängig)
  - Erkrankungsalter/-dauer sowie extraintestinale Manifestationen
  - Begleiterkrankungen und detaillierte Medikamentenanamnese (u.a. Unverträglichkeiten, Wechselwirkung mit nicht CED-Medikamenten)
- **Grundregeln:** Ausreichende Dosierung, ausreichende Therapiedauer unter Beachtung des möglichen Wirkungseintrittes (z.B. für Azathioprin mind. 2–3 Monate), korrekter Einsatz von Medikamenten (z.B. Kortikosteroide nur zur Remissionsinduktion), interdisziplinäre Betreuung

Morbus Crohn

Akutbehandlung

- **Steroide:** Budesonid (9 mg p.o./d) bei isoliertem Befall terminales Ileum mit leicht- bis mittelgradiger Aktivität; ansonsten Prednisolon-Stoßtherapie beginnend mit 1 mg/kg KG mit rascher wöchentlicher Reduktion. **Cave:** Osteoporoseprophylaxe mit Kalzium/Vitamin D notwendig
- **Anti-TNF-α:** Alternative bei kortisonrefraktärem Verlauf 5 mg/kg KG i.v. einmalig, ggf. Wiederholung alle 8 Wochen; Dosierungsschema bei Fisteltherapie: Infusion zu Woche 0, 2 und 6, ggf. anschließend Erhaltungstherapie alle 8 Wochen. **Cave:** Zuvor unbedingt Ausschluss einer Tuberkulose, einer höhergradigen Herzinsuffizienz und Abszessformation. Bei Wiederholung der Therapie nach mehrmonatiger Pause besteht eine erhöhte Gefahr für anaphylaktische Reaktionen, hier ggf. Prämedikation zur Prophylaxe vorzunehmen.

9

Therapiealternativen bei steroidabhängigem/refraktärem Verlauf

- **Azathioprin**: 2–2,5 mg/kg KG p.o. täglich; **Cave:** anfänglich wöchentliche Kontrolle von Blutbild, Leber- und Lipasewerten, bei Kombination mit Allopurinol Dosisreduktion um 75 %
- **Methotrexat:** Zunächst 16 Wochen 25 mg 1 × wöchentlich i.m. mit jeweils 5 mg Folsäure am Folgetag, anschliessend Reduktion auf 15 mg/Woche i.m. oder p.o.; **Cave**: Auf suffiziente Kontrazeption hinweisen; regelmässige Kontrolle von Leber- und Nierenparametern. Toxische Kumulation bei Niereninsuffizienz
- **Anti-TNF-α** (☞ oben).

Remissionserhaltung

Kein Effekt von Steroiden, daher keine Dauertherapie. Bei Azathioprin-/MTX- oder anti-TNF induzierter Remission mit der remissionsinduzierenden Substanz

Colitis ulcerosa

Akutbehandlung

- Bei leicht- bis mittelgradiger Aktivität zunächst Therapieversuch mit **Mesalazin** (3 × 1 g/d) je nach Befallsmuster p.o. oder rektal als Klysma, Suppositorium oder Schaum

- Bei stärkerer Aktivität zusätzlich **Steroidtherapie** i.d.R. als Kortisonstosstherapie mit 1 mg/kg KG (☞ oben). **Cave:** Osteoporoseprophylaxe mit Kalzium/Vitamin D nicht vergessen!

Therapiealternativen bei steroidabhängigem/refraktärem Verlauf

- **Azathioprin** 2–2,5 mg/kg KG p.o. täglich. **Cave:** anfänglich wöchentliche Kontrolle von Blutbild, Leber- und Lipasewerten
- **Ciclosporin** bei hochaktivem, steroidrefraktären Verlauf zur Überbrückung der Zeit bis zum Einsetzen der Azathioprinwirkung. **Cave:** Blutbild, Leber- und Nierenfunktionen sowie Blutdruck überwachen
- Mögliche Ersatzimmunsuppressiva **Tacrolimus** (FK506), **Methotrexat und anti-TNF-α.** Anwendung nur in CED-Zentren

Remissionserhaltung

Mezalazin: 3 × 500 mg tägl. p.o. über 2 Jahre, E. coli Nissle: 2 × 100 mg tägl. p.o. bei Mesalazinunverträglichkeit

Ziele der Ernährungstherapie

Hauptziel besteht in der Vermeidung von Mangelzuständen durch eine mengenmäßig (Energie, Eiweiß) unzureichende und in der Zusammensetzung (Vitamine, Mineralien, Spurenelemente, Faserstoffe) inadäquate Ernährung.

- **Enterale Ernährungsmöglichkeiten** als polymere Diäten (= intakte Proteine), semielementare oder Peptid-Diäten (= partielle Hydrolysate), Elementardiäten (= Aminosäuren). Zufuhr als Trinknahrung oder aufgrund des mäßigen Geschmacks über Sonde. Elementardiät ist bei ausgeprägter Malabsorption angezeigt, allerdings besteht kein genereller Vorteil von Elementardiäten gegenüber Peptiddiäten.
- Möglichst **keine totale parenterale Ernährung**, da sie therapeutisch nicht überlegen ist und zudem eine höhere Komplikationsrate (u.a. durch Risiken eines zentralvenösen Katheters) besteht. Ausnahmen: toxisches Megakolon, höchstgradige proximale Stenosierung, Ileus, Subileus

Je nach Indikation und Verlauf sind folgende Maßnahmen angezeigt.

- **Remissionsinduktion:**
  - Morbus Crohn: Enterale Ernährung kann erfolgreich zur Remissionsinduktion eingesetzt werden, konventionelle Steroide sind allerdings wirksamer. Die enterale Ernährung ist eine mögliche Indikation bei kontraindizierter Steroidbehandlung. Obwohl bislang keine Studien vorliegt zur Frage eines zusätzlichen Nutzens in Kombination mit Steroidtherapie, erscheint sie jedoch sinnvoll bei Patienten mit Malnutrition, Stenosen sowie präoperativ.
  - Colitis ulcerosa: Bislang liegen keine positiven Studien zum Nutzen einer Ernährungstherapie zur Remissionsinduktion vor. Eine supportive-parenterale oder enterale Ernährung kann trotzdem v.a. bei fulminanter Colitis zur Sicherstellung einer adäquaten Nährstoffversorgung indiziert sein.
- **Remissionserhaltung:** Bislang keine evidenzbasierten Empfehlungen zum Nutzen einer Ernährungstherapie bei **Morbus Crohn** und **Colitis ulcerosa**. Für beide

9

Erkrankungen gilt, Lebensmittel mit reproduzierbaren Beschwerden aus dem Ernährungsplan eliminieren. Cave: Gefahr der einseitigen Ernährung.

- **Diagnostik von Mangelzuständen:** Ernährungsanamnese (☞ Kap. 6.1.2), Körpergewicht, Body-Mass-Index bzw. bei Kindern die Gewichts- und Längenperzentilen (☞ Kap. 6.2.2), Blutbild, Albumin und ggf. Natrium und Kalium bei V. a. Elektrolytstörung
- **Spezifische Mangelzustände:**
  - Morbus Crohn: Hypalbuminämie v. a. durch ausgeprägten enteralen Eiweißverlust, Anämie, Mangel an Eisen (55–70 %), Zink (10 %), 25-OH–Vitamin-D (16 %), Folsäure (<10 %), Vitamin B_{12} (20–30 %) und Selen
  - Colitis ulcerosa: Anämie, Eisenmangel, Folsäuremangel und Osteopenie. Bedingt wesentlich durch Therapie, zum Beispiel Folsäuremangel durch Sulfasalazintherapie und Knochenstoffwechselstörung durch Kortikosteroide

Ernährungstherapeutische Maßnahmen

Indikationen

- **Kurzdarmsyndrom:** Wurden mehr als 75 % des Darms entfernt (abhängig auch von entferntem Darmsegment), ist i. d. R. eine intensive ernährungsmedizinische Betreuung notwendig. Bei Restdünndarmlänge von weniger als 60 cm ist eine parenterale Ernährung meist unumgänglich. Substitution von Vitaminen und Spurenelementen. Alternative: ggf. Dünndarmtransplantation (☞ Kap. 9.6.12) evaluieren, jedoch sehr strenge Indikationsstellung
- **Stenosen:** Bei V.a. oder nachgewiesenen höhergradigen Stenosen ist eine ballaststoffarme leicht verdauliche Kost empfehlenswert. Zu meiden sind faserreiche, kernreiche Lebensmittel mit harten Schalen, u. a. Spargel, Nüsse, Trauben, Zitrusfrüchte, grobe Vollkornprodukte, Rhabarber.
- **Resektion des terminalen Ileums:** Da das terminale Ileum Resorptionsort ist von Eisen, Vitamin B_{12}, Kalzium, Magnesium, Zink und Gallensäuren, ist ein Mangel auszuschließen und und ggf. eine Substitution einzuleiten. Substitution zunächst oral unter laborchemischer Verlaufskontrolle, bei fehlendem Anstieg ggf. parenterale Substitutionstherapie. Bei symptomatischem Gallensäureverlustsyndrom ist Therapieversuch mit Colestyramin (4–12 g/d) durchzuführen. **Cave:** Verschlimmerung möglich bei dekomensiertem Gallensäureverlust. Bei fehlendem Ansprechen außerdem Verwendung von MCT-Fetten. Häufige, nicht zu große Mahlzeiten.
- **Laktoseintoleranz (Milchzuckerunverträglichkeit):** Häufig bei Patienten mit akutem Schub; laktosearme Diät nur bei nachgewiesener Laktoseintoleranz, zu Diagnosesicherung H2-Laktoseatemtest. In Phasen der Remission erneut Milchprodukte versuchen, v. a. Joghurts mit Biokulturen (enthalten Laktase-produzierende Bakterien).
- **Osteoporose/Osteopenie:** Prophylaxe mit Kalzium (500–1000 mg/d)/Vitamin D (1000 I.E./d) bei lang andauernder Steroidtherapie, bei manifester Osteopenie Bisphosphonate.
- **Hyperoxalurie/Oxalatnephrolithiasis:** Herabsetzung der oralen Oxalatzufuhr auf ca. 50 mg/Tag (>10 mg Oxalat pro Mahlzeit) durch Ausschaltung oxalatreicher

Lebensmittel (Rhabarber, Spinat, Kakao, Schokolade, Colagetränke) bei gleichzeitiger Steigerung oxalatarmer Ballaststoffträger (z.B. Vollkornerzeugnisse). Ggf. Einnahme von Kalziumkarbonat (1–4 g/d), Colestyramin (4–12 g/d) sowie Kalium-Magnesium-Zitrat.

- **Entwicklungsverzögerung mit Wachstumsretardierung:** Bei Kindern ein wichtiges Zeichen der Mangelernährung. Supplementierte enterale Ernährung ist wirksam in der Behandlung der Wachstumsretardierung jugendlicher CED-Patienten. Mindestdauer 4–8 Wo., am besten in Form wiederholter Therapiezyklen vor Schluss der Epiphysenfugen. Enterale Ernährungstherapien zur Remissionsinduktion bei Kindern auch wirksam bei Schüben mittlerer und hoher Aktivität.
- **Entwicklungsverzögerung mit Wachstumsretardierung** (☞ auch Kap. 9.21): In besonderen Fällen Wachstumshormongabe, kann möglicherweise auch CED Aktivität modulieren.

Spezieller Einsatz der Ernährungstherapie

- **Präoperativ:** Ernährungstherapie ist bei Morbus Crohn und Colitis ulcerosa bei Gewichtsverlusten > 10 % in vergangenen 6 Monaten und/oder Albumin < 30 g/l sinnvoll. Eisensubstitution bei nachgewiesenem Eisenmangel und Anämie durchführen.
- **Bei künstlich geschaffenen Ausgängen (Pouch, Anus Praeter, Dünndarmstoma):**
  - Ausreichende Flüssigkeitszufuhr (Erfolgskontrolle Urinmenge/-farbe: > 1,5 l/d)
  - Natriumverluste ausgleichen (keine salzarme Ernährung, eher Salzstangen und klare Brühe)
  - Stuhleindickende Lebensmittel
- **Bei erhöhter Stuhlfrequenz bzw. hohen Stomaverlusten:**
  - Verzehr von gedünsteten Karotten und Salzkartoffeln, Reis und Haferflocken
  - Feingeriebene Äpfel, Bananen, fettarme Ernährung
  - Verzicht auf scharfe Gewürze und säurereiche Lebensmittel
  - Trinknahrung mit löslichen Ballaststoffen
  - Verwendung von Ballaststoffpräparaten, z.B. Floh-/Leinsamen
  - Verwendung von Opiaten zur Verlangsamung der Darmbewegung
- **Parenterale Ernährung:**
  - Indikationen: Fulminante Colitis, toxisches Megacolon, Ileus, Subileus oder hochgradige proximale Stenose sowie Kurzdarmsyndrom. Bei Fisteln kein Nutzen von enteraler oder parenteraler Ernährung
  - Lösungen: 25–30 kcal/kg KG; 1,2–1,6 g Aminosäuren/kg KG täglich und Fett-Kohlenhydrat-Relation von 50 %:50 % der Nichteiweißkalorien
- **Spezifische Substitutionstherapie:**
  - **Eisen:** Kann primär mit oraler Eisenzufuhr von ca. 100 mg/d für 4 Wo. begonnen werden (bei pädiatrischen Patienten: 5 mg/kg KG pro Tag); bei Intoleranz oder unzureichendem Hb-Anstieg (< 2 g/dl in 4 Wochen) sollte auf intravenöse Eisentherapie umgestiegen werden, hierfür Eisen-Saccharat verwenden.

- **Kalzium und Vitamin D:** Bei langfristiger Steroidtherapie 500–1000 mg Kalzium/Tag und 1000 IE Vitamin D/Tag
- **Vitamin B_{12}:** Bei manifestem Mangel Therapiebeginn mit i.m.-Injektion von 1000 µg täglich über 5 Tage, gefolgt von monatlicher Gabe von 1000 µg i.v.
- **Zink:** Bei Mangel 200–400 mg Zink in Form von Sulfat oder Glukonat p.o.

Tipps für die Patienten

- Bei Vorstellung in CED-Spezialsprechstunden unbedingt Probleme mit der Ernährung thematisieren. Ggf. nach einer Fachberatung durch einen Ernährungsmediziner/Diätassistenten fragen.
- Im akuten Schub größere Mengen milchhaltiger Produkte und säurereiche Speisen meiden.

9.6.6 Reizdarmsyndrom (RDS)

Matthias Kraft, Markus Lerch

9

Funktionelle Darmerkrankung, einhergehend mit abdominellen Schmerzen, Veränderungen der Stuhlgewohnheit und Meteorismus. Charakteristischer Komplex verschiedener intestinaler Symptome ohne Nachweis biochemischer oder struktureller Abnormalitäten → chronisch-funktionelle Erkrankung ohne krankheitsspezifische Letalität. Beginn meist schleichend im frühen Erwachsenenalter. Häufigkeitsgipfel zwischen dem 30.–50. Lj., selten > 60. Lj. w:m = 2–3:1

! Das Reizdarmsyndrom ist eine Ausschlussdiagnose. Alarmsymptome für organische Erkrankungen müssen erkannt und gezielt erfragt werden. Es stellt mit bis zu 50 % der Patienten die häufigste Diagnose in gastroenterologischen Fachpraxen dar.

Pathogenese

- Ätiologie unbekannt
- Obstipationsprädominante Form: verminderte somatische Schmerzempfindung
- Diarrhöprädominante und schmerz- bzw. meteorismusprädominante Form: viszerale Hyperalgesie
- Komplexe Interaktion biophysiologischer sowie biopsychologischer Komponenten:
  - Externe sensorische Reize, psychosoziale Stressoren → erhöhte kortikale Vigilanz für viszerale (Schmerz-) Empfindung
  - Gastrointestinale Entzündung/Peptide/Zytokine/Kinine (PGE2)/Immunsystem → periphere Sensibilisierung, gestörte Motilität >> viszerale Hyperalgesie
- Bei ca. ⅕ der Patienten wird eine durchgemachte Darminfektion als Ursache angenommen (→ gestörte intestinale Flora und vermehrte Gasbildung)
- Neuromodulation wichtiger Botenstoffe wie Serotonin, Substanz P, Nervenwachstumsfaktor

! Häufig geht das RDS mit Störungen weiterer intestinaler Organfunktionen an Ösophagus, Magen und Dünndarm einher. Somit erscheint die englische Definition „irritable bowel syndrome" zutreffender.

Klinik

Symptomatik je nach Typus des RDS mit z. T. wechselnden Beschwerden:

- Obstipationsprädominante Form (☞ oben)
- Diarrhöprädominante Form (☞ oben)
- Schmerz-/meteorismusprädominante Form (☞ oben). Die Klinik entspricht den ROM-II-Kriterien, Konsensus-Bericht DGVS 1999 (☞ unten).

Hinsichtlich der Klinik gilt es, Alarmzeichen für eine organische Erkrankung zu erfragen und zu erkennen.

Relevante Diagnostik und Therapieoptionen

Diagnostik

- Exakte Anamneseerhebung → Erfassung psychischer Symptomkomplexe (Stress, manifeste neuro-psychiatrische Erkrankungen, sexueller Missbrauch etc.) sowie Alarmzeichen organischer Erkrankungen (Gewichtsverlust, rektaler Blutabgang etc.), gründliche Ernährungsanamnese
- Diagnostik: ROM-II-Kriterien, Konsensus Leitlinien DGVS 1999. Symptome bestehen über mind. 12 Wo., auch intermittierend
  - Abdominelle Schmerzen in den vorausgegangenen 12 Mon. oder Schmerzen mit mind. 2 der nachfolgenden Charakteristika: gebessert nach Defäkation und/oder Schmerzbeginn assoziiert mit einem Wechsel der Konsistenz des Stuhls und/oder Schmerzbeginn assoziiert mit einem Wechsel der Häufigkeit der Stuhlfrequenz
  - Assoziiert mit einem Gefühl der Distension und/oder Flatus
  - Weitere Symptome, die die Diagnose unterstützen können: Abnorme Stuhlfrequenz (> 3 ×/d. oder < 3 ×/Wo.), abnorme Stuhlkonsistenz (Schafskotstuhl/klumpig-hart, voluminös-wässrig), abnorme Suhlpassage (Gefühl der inkompletten Entleerung, Schmerzen, Steifung), Schleimabgang oder Gasbildung oder Gefühl des Aufgetriebenseins
- Basisdiagnostik:
  - Labor: BSG, Blutbild und Differentialblutbild, Elektrolyte, Leberfermente, Cholestaseparameter, Retentionsparameter, BZ, SD-Werte
  - Mikrobiologische Untersuchungen: pathogene Bakterien, Parasiten/-eier, Viren
  - 3 × Hämoccult, Urinstatus
  - Abdomen-Sonographie, komplette Koloskopie (terminales Ileum! und Stufenbiopsie), ggf. Gastroskopie mit tiefer DD-Biopsie (Sprue, M. Whipple, Lamblien)
- Weiterführende Spezialdiagnostik: Orientierung an prädominanter Symptomatik
  - Ausschluss exokrine Pankreasinsuffizienz, Atemteste: Laktoseintoleranz, bakterielle Fehlbesiedlung, Sorbit- / Fruktoseintoleranz, gastroduodenale Manometrie
  - Defäkographie, anorektale Manometrie, Beckenfunktionsteste
  - Ggf. 75 SeCAT-Test mit Frage Gallensäureverlustsyndroms
- Bei Frauen sollte immer eine gynäkologische Ursache ausgeschlossen werden

9

! Im Verlauf sollte jede vom Patienten geschilderte Änderung der Symptome ernst genommen und auch gezielt erfragt werden, ggf. erneute Diagnostik durchführen.

Medikamentöse Therapie

Einsatz nach Möglichkeit nur zeitlich begrenzt:

- Obstipation: Lactulose und Sorbitol, Magnesium-/Phosphat-Salze, Laxanzien wie Bisacodyl und Senna eher meiden, Motilide (Erythromycin), 5 Hydroxytryptamin-4-Agonisten (Tegaserod, Prucaloprid)
- Diarrhö: Loperamid/Diphenoxylat, Tinctura opii, Cholestyramin, Spasmolytika, 5 HT_3 Antagonisten (Alosetron, Cilansetron) – niedrig dosiert, **Cave:** Ischämische Colitis und Obstipation
- Schmerz/Meteorismus: Mebeverin/Pinaverium, Anticholinergika, trizyklische Antidepressiva in niedriger Dosierung (**Cave:** Nebenwirkungsprofil, v. a. kardiovaskulär), Karminativa

Ziele der Ernährungstherapie

- Symptomorientierte Ernährungstherapie zur Linderung der Beschwerden
- Vermeidung einer einseitigen, unausgewogenen Ernährung aus Angst vor Symptomauslösung
- Diagnose und Therapie von möglicherweise eingetretenen Mangelzuständen

Ernährungstherapeutische Maßnahmen

! Der Patient muss darüber aufgeklärt werden, dass es sich um keine lebensbedrohliche Erkrankung handelt. Eine stabile Arzt-Patienten-Beziehung ist die Grundlage der Therapie.

Die Möglichkeiten der diätetischen Beeinflussung des RDS sind insgesamt begrenzt. Initial sollte ein Ernährungsprotokoll erfolgen (Korrelation der Beschwerden mit der Nahrungszufuhr). Wichtig ist auch die Dokumentation der tägl. Trinkmenge.

Kostform

- Die Kost sollte sich an den Empfehlungen zu einer gesunden Ernährung orientieren (Richtlinien der DGE). Eine regelmäßige Nahrungszufuhr sollte angestrebt werden.
- Eliminationsdiät nur durchführen, falls kausaler Zusammenhang mit bestimmten Nahrungsmitteln wahrscheinlich ist. Symptomauslösende Nahrungsmittel: Milch und Milchprodukte, Pilze, Weizenerzeugnisse (30–35 %), Eier, Kaffee, Schokolade (20–35 %), Nüsse, Zitrusfrüchte, Tee und Hafererzeugnisse (10–20 %).

Zu meidende Nahrungsmittel

- **Fruktose** und der Zuckeraustauschstoff **Sorbit** sollten gemieden werden (in 50 % Besserung der Symptome).
- In einigen Fällen führt ein **verminderter Fettgehalt** der Nahrung zur Linderung der Beschwerden.

Symptomatische Therapie

- **Bei Obstipation** (☞ Kap. 9.6.8): Ballaststoffreiche Kost, gegebenenfalls unter Einsatz von Ballaststoffpräparaten. **Cave:** Initial ist eine Aggravation der Beschwerden möglich.
- **Bei Meteorismus:** Therapieversuch durch Senkung des KH-Anteils in der Nahrung (v. a. Hafer, Weizen und Roggen, Milchzucker). Vermehrte Flüssigkeitszufuhr.
- Therapieversuche mit **oberflächenaktiven Substanzen, Bakterienpräparaten** (Perenterol, Mutaflor) und **Phytotherapeutika** (Kümmel, Fenchel, Iberis amata) können in Einzelfällen wirksam sein. Bei motivierten Patienten können psychotherapeutische Maßnahmen sinnvoll sein: Hypnotherapie und kognitive Verhaltenstherapie
- **Osteopathie:** Viszerale osteopathische Behandlungsmethoden stellen einen erfolgversprechenden Therapieansatz dar.

Therapieschemata

- Der Nachweis von Candida im Stuhl stellt keine Indikation für Pilzdiäten (Reduktion von Zucker, süßen Früchten und zuckerhaltigen Getränken) und den Einsatz von Antimykotika dar.
- Es gibt kein pragmatisches, allgemeingültiges, RDS spezifisches Therapieschema. Die therapeutische Interventionsstrategie sollte sich vielmehr an den individuellen Symptomen orientieren und interdisziplinär ausgerichtet sein.

Tipps für die Patienten

- Beschwerden können auch versteckte Substanzen auslösen, z. B. Sorbit in Kaugummi und Süßigkeiten sowie Lebensmittel, die reich an Fruktose und Sorbit sind: Birnensaft, Apfelsaft, Getränke, die mit Fruchtzucker gesüßt werden.
- Stress reduzieren, viel Bewegung. Gezielte Entspannungsübungen sind hilfreich.
- Feuchte Wärme auf den Bauch, mind. ½ Std. tägl., führt häufig zur Beschwerdelinderung (**Cave:** Verbrennungen).
- Der tägl. Genuss von 1–2 l Tee/d (Teemischung bestehend aus römischer Kamille 3,25 g, Anis 25 g, Fenchel 25 g, Kümmel 18,75 g, Kamillenblüten 3 g sowie Pfefferminzblättern 25g, 4 Winde Tee) kann häufig die Beschwerdesymptomatik reduzieren.
- Jahrelange, hoch dosierte Laxanzien-Einnahme (Anthrachinone) ist zu vermeiden, da sie die Reizdarmsymptomatik verstärken kann.
- Bei Obstipation:
  - Im Falle einer Neigung zur Obstipation kann durch Trinken eines Glases Wasser vor dem Frühstück die Darmentleerung angeregt werden.
  - Durch vermehrte Zufuhr von Ballaststoffen bei Obstipation kann in den ersten 2 Tagen eine Zunahme der Beschwerdesymptomatik auftreten.
- Internet-Adressen für weiterführende Informationen: www.rds-forum.de, www.reizdarmselbsthilfe.de, www.iffgd.org, www.ibspage.com (☞ Kap. 12.5.3)

9.6.7 Meteorismus, Flatulenz

Matthias Kraft

Abnorme Gasansammlung im Intestinaltrakt. Subjektives Gefühl des vermehrten intestinalen Gasvolumens, welches jedoch per se in dieser Weise nicht existent ist. Einhergehend mit Schmerzen und Völlegefühl. Objektiv: Normales Darmgasvolumen (Dünn- und Dickdarm) ca. 200 ml. In mehreren Studien keine höheren intestinalen Gasvolumina bei Patienten mit Meteorismus nachweisbar. Rektaler Darmgasabgang unter normaler Kost im Mittel 700 ml/Tag (476–1.491 ml/d). Flatus ca. 10–20/d. Bestandteile des Gasvolumens (99 %:) Stickstoff (N),Sauerstoff (O_2), Kohlendioxid (CO_2), Wasserstoff (H_2) sowie Methan (CH_4).

Pathogenese

Aerophagie: Pro Schluckakt gelangen ca. 3 ml Luft in den Magen. Meist Stickstoff, welcher schlecht durch Darmwand diffundiert. In aufrechter Position kann Luft entweichen, in liegender Position wirkt gastroduodenaler Übergang als Ventil. Pathophysiologisch wichtig, insbesondere bei pulmonalen Erkrankungen (COPD, Asthma bronchiale, pulmonale Hypertonie). Zudem bei hastigem Essen und Trinken (kohlensäurehaltige Getränke, Strohhalm).

Erhöhte intraluminale Produktion:
- CO_2 entsteht bei Neutralisation des sauren Magensaftes im Duodenum → schnelle Diffusion ins Blut. Nach opulenten Mahlzeiten ggf. übersteigerte Gasbildung.
- H_2 entsteht bei bakterieller Fermentation im Kolon durch Bakterien, respektive durch verminderten Abbau von H_2 durch Bakterien (= Netto-Produktion wesentlich):
  - Erhöhte H_2-Produktion erfolgt bei schnellem und vermehrtem Einstrom von Kohlenhydraten, Störungen der Absorption (Sprue, Laktasemangel), vermehrter Zufuhr nicht resorbierbarer Kohlenhydrate (resistente Stärke: Weizen, Kartoffeln, Mais, Hafer), nicht spaltbaren Kohlenhydrate in Gemüse, Obst, Ballaststoffen (Stacchyose und Raffinose in Bohnen, Lignin in Weizenkleie, Guar, Pektine, Hemizellulose), durch Zuckeraustauschstoffe, Laktulose und bei Therapie mit α-Glukosidasehemmern. (Acasrbose). Wichtig (ursächlich) scheint bei Personen mit Meteorismus ein gestörter Kohlenhydratmetabolismus zu sein, v.a. hinsichtlich einer Fruktose-Sorbit-Maldigestion (FSM).
  - Verminderter H_2-Abbau ist v.a. abhängig von Bakterienflora → gestörtes Milieu interieur als Ursache für verminderten Gasabbau.

Passive Diffusion von Gasen aus dem Darm ins Blut, die bei intestinaler Kongestion (☞ oben) behindert ist.

Viszerale Hypersensitivität:
- Gegenüber intraluminalen Lipiden, welche zu einer verminderten Kolontransitzeit führen (lösliche Balaststoffe)
- Häufig Verschlimmerung/Auftreten der Symptome bei Frauen prämenstruell und unter einer Hormonersatztherapie (HRT). Als Ursache wird eine durch weibliche Sexualhormone bedingte intestinale Flüssigkeitsretention diskutiert.

! Blähungen sind nicht gleichbedeutend mit vermehrtem Gasvolumen. Pathophysiologisch wichtiger scheinen eine viszerale sensorische Dysfunktion (viszerale Hypersensitivtät) zu sein und/oder ein gestörter Transit in Verbindung mit individuellen Nahrungsmittelunverträglichkeiten.

Klinik

- Blähungsbeschwerden, Bauchkrämpfe (Tenesmen), Gefühl des aufgetriebenen Abdomens
- Ggf. weitere Symptomatik (☞ Kap. 9.6.6)

Relevante Diagnostik und Therapieoptionen

Diagnostik

- Subtile Nahrungsmittelanamnese mit Ernährungs- und begleitendem Beschwerdeprotokoll
- Kohlenhydratmalabsorption: H_2-Atemtest (H_2 und Methan obligat bakteriellen Ursprungs)
  - Schlecht resorbierbare Kohlenhydrate: Laktose, Fruktose und Stacchyose/Raffinose (Bohnen)
  - Polyalkohol: Sorbit → bereits bei sehr geringen Mengen Symptome (5–10 g)
- Ausschluss organischer Ursachen (☞ Kap. 9.6.6)
- Extraintestinale Ursachen: z. B. WS-Deformitäten (Lendenwirbellordose), pulmonale und kardiale Erkrankungen
- Medikamentenanamnese (z. B. α-Glukosidasehemmer, HRT)
- Post-Cholezystektomiesyndrom: Mischung aus funktioneller Dyspepsie und Reizdarm, gestörte antroduodenale Motilität (im Fastenzustand) bei erhöhtem duodenogastralem Reflux

Therapie

- Medikamentöse Therapie mit 5-HT4-Antagonisten (Tegaserod) in einigen Studien erfolgversprechend (durch Erhöhung der intestinalen Transitzeit)
- Therapieversuche mit oberflächenaktiven Substanzen (z. B. Dimeticon) und Phytotherapeutika (Kümmel, Fenchel, Iberis amata) sowie Prokinetika können in Einzelfällen wirksam sein.
- Behandlungsversuch bei bakterieller Überwucherung mit z. B. Probiotika (Lactobacillus rhamnosus GG, Lactobacillus plantarium) oder nichtresorbierbaren Antibiotika (Nystatin)

Ziele der Ernährungstherapie

- Ziel ist, dem Patienten subjektive Linderung zu verschaffen, auslösende Nahrungsmittel (☞ Kap. 9.9) zu erkennen (Ernährungsprotokoll) sowie durch vermehrte Bewegung eine Beschleunigung der Transitzeit herbeizuführen.
- Unterstützende Entspannungstherapien sollten dem Patienten nahe gebracht und Stressfaktoren erkannt werden.

Ernährungstherapeutische Maßnahmen

Es können zurzeit auf Grund mangelnder oder mangelhafter Studienlage keine Evidenz-basierten ernährungstherapeutischen Empfehlungen gegeben werden.

- Ausschlussdiäten können Linderung schaffen (verminderte H_2-Produktion), Voraussetzung ist ein subtiles Ernährungsprotokoll mit Symptomangabe. Insbesondere symptomverstärkende Nährstoffe und Nahrungsmittel beachten: Laktose, Fruktose, Sorbit, Stacchyose/Raffinose, Leguminosen, unverdauliche Kohlenhydrate (☞ oben), Apfel (enthält 20 % Luft), Cola (300 ml CO_2 pro 100 ml), Eischnee.
- Ob ein erhöhter Ballaststoffanteil der Nahrung die Symptome aggravieren kann, wird kontrovers diskutiert → individuell austesten (☞ Prebiotika, lösliche Ballaststoffe).
- Bei motivierten Patienten können psychotherapeutische Maßnahmen, z. B. Hypnotherapie und kognitive Verhaltenstherapie, sinnvoll sein.

Tipps für die Patienten

- Ruhepausen am Tag einlegen.
- Zeit nehmen zum Essen, ausgiebig kauen. Während einer Mahlzeit wenig sprechen oder diskutieren, blähende Speisen meiden (☞ oben).
- Mehr Kräuter, Gewürze oder Obst bei der Zubereitung der Speisen verwenden.
- Auf einen regelmäßigen Stuhlgang – möglichst zu einer bestimmten Tageszeit – achten.
- Viel bewegen, nicht nur in der Freizeit.
- Über den Tag verteilt entblähende Tees trinken, z. B. aus Kräutern wie Fenchel, Anis, Wermut, Kümmel, Pfefferminze, gelben Enzian und Tausendgüldenkraut.
- 4-Winde-Tee: Der tägl. Genuss von 1–2 l „4-Winde-Tee" pro Tag (Römischer Kamille 3,25 g, Anis 25 g, Fenchel 25 g, Kreuzkümmel 18,75 g, Kamillenblüten 3 g sowie Pfefferminzblättern 25 g) kann häufig die Beschwerdesymptomatik reduzieren.
- Viel trinken, v. a. stilles Wasser. Getränke in Zimmertemperatur zuführen, kohlensäurehaltige Getränke eher meiden.
- Anwendungen mit feuchter Wärme durchführen: Wärmflasche, umwickelt mit feuchtem Handtuch auf den Bauch legen, 2–3 × tägl. für 20 Min., Vorsicht vor Verbrennungen!
- 1 l Buttermilch (Zimmertemperatur) in kleinen Schlucken über den Tag verteilt trinken.
- Nachtkerzenölpräparate (z. B. Efamol) helfen, z. B. bei prämenstruellen Beschwerden.

9.6.8 Chronische Obstipation

Angela Jordan

Chronische Obstipation: liegt vor bei 2 oder weniger Darmentleerungen pro Woche über mehr als 6 Monate. Akute Obstipation: liegt vor, wenn über einen Zeitraum von weniger als 6 Monaten zwei oder weniger Darmentleerungen pro Woche stattfinden oder bei Schwierigkeiten, die Evakuation einzuleiten. Mit etwa 15 % Frauen und 5 % Männer sind Frauen 3-mal so häufig von Obstipation betroffen als Männer.

Pathogenese

Die Häufigkeit nimmt mit dem Alter zu. Für eine Obstipation kommen verschiedene Ursachen in Frage:

- **Obstipation als Leitsymptom zahlreicher Grunderkrankungen:**
  - Mechanische Obstruktion (z. B. Tumore, Endometriose, Briden)
  - Stoffwechselerkrankungen (z. B. Diabetes mellitus, Hypothyreose)
  - Elektrolytentgleisungen (Hyperkalzämie, Hypokaliämie)
  - Neurologische Erkrankungen (Multiple Sklerose, Morbus Parkinson, Querschnittsverletzungen)
  - Myopathische Muskelerkrankungen (Kollagenosen, z. B. Sklerodermie, Amyloidose)
  - Immobilität (z. B. nach Apoplex)
  - Psychosoziale Faktoren (Depressionen bei zunehmender Isolierung, Umgebungsfaktoren)
- **Medikamenteninduzierte Obstipation:** Multimedikation verbunden mit möglichen Medikamenten-Interaktionen: z. B. Opiatanalgetika, anticholinerge Psychopharmaka wie Neuroleptika und Antidepressiva, Antihypertensiva wie Kalziumantagonisten, aluminiumhaltige Antazida, Eisenpräparate, Vinca-Alkaloide
- **Chronische idiopathische funktionelle Obstipation:** Bei mehr als 50 % der Patienten, wenn keine spezifische Ursache vorliegt (☞ unten)

! Als ausschließliche Ursache einer chronischen Obstipation konnten folgende Faktoren nicht bestätigt werden: Mangelnde Ballaststoffzufuhr, mangelnde Flüssigkeitszufuhr, verminderte körperliche Aktivität, erhöhte Progesteronwerte, Schädigung des enteralen Nervensystems durch stimulierende Laxanzien.

Klinik

Leitsymptome: Seltener Stuhlgang, harter Stuhl, Pressen beim Stuhlgang, Gefühl einer inkompletten Entleerung – diese Kriterien unterliegen in hohem Maße subjektiven Wertungen. Eine Objektivierung des Stuhlverhaltens kann durch Bestimmung des Stuhlgewichts, der Stuhlfrequenz und der Transitzeit erzielt werden.

Relevante Diagnostik und Therapieoptionen

Diagnostik

Ausführliche Anamnese mit gezielter Erhebung der oben angegebenen Symptomatik:

- Stuhlfrequenz, -konsistenz (hart), -menge, Dauer der Beschwerden; regelmäßig heftiges Pressen, Gefühl der anorektalen Obstruktion und/oder der unvollständigen Entleerung
- Digitale Ausräumung, manuelle Unterstützung, um eine Defäkation auszulösen
- Gebrauch von Laxanzien/Klysmen

! „Funktionelle Obstipation"

- **Definition:** bei Vorliegen von 2 oder mehr der oben erwähnten Symptome innerhalb der letzten 12 Monate während wenigstens 12 Wochen (die nicht zusammenhängen müssen) bei > 25 % der Stuhlgänge, wenn die initiale Diagnostik keine zugrunde liegende Erkrankung zeigt und unter der Ernährungstherapie mit ballaststoffreicher Kost keine Besserung auftritt
- **Subtypenklassifizierung** erfolgt mittels **Kolontransitzeit:**
  - Normaler Kolontransit: Bei 70 % der Patienten, wovon ein Teil anhand der Symptomatik einer Form des Reizdarmsyndroms (☞ Kap. 9.6.6) zugeordnet werden kann. Studien belegen psychische Auffälligkeiten wie Depressionen, Angstzustände, Zwanghaftigkeit etc.
  - Pathologischer Kolontransit: Bei 30 % der Patienten, wovon wiederum 30 % zum Obstipationstyp des langsamen Transits („slow transit constipation") gehören. Davon betroffen sind zu 70–90 % Frauen. Wahrscheinliche Ursache der Motilitätsstörung: Neuropathie des enterischen Nervensystems im Kolon. 70 % der Patienten leiden unter einer Ausgangsobstruktion („outlet obstruction"). Dafür kann ein M. Hirschsprung oder eine paradoxe Kontraktion des externen analen Sphinkters (Anismus) verantwortlich sein.
- **Körperliche Untersuchung:** Einschließlich einer rektalen Untersuchung; Haemoccult
- **Spezifische Laborparameter:** Elektrolyte, Glukose, Kreatinin, Ausschluss metabolischer, endokriner oder medikamentöser Ursachen
- **Koloskopie, evtl. Röntgenkontrastmitteluntersuchung** (Magen-Darm-Passage): Bei akut auftretender bzw. progressiver Symptomatik (insbesondere bei Patienten > 40 Jahren) und gleichzeitig bestehender Anämie oder beschleunigter Blutsenkung sollten vorab Ursachen einer mechanischen Obstruktion (z. B. Neoplasien, Endometriose, Briden) oder entzündlich bedingte Stenosen), bei denen Ballaststoffzulagen kontraindiziert sind, ausgeschlossen werden.

9

Medikamentöse Therapie

5 Gruppen von Substanzen: Die auf dem Markt zur Verfügung stehenden Präparate sind meist Kombinationen der verschiedenen Substanzgruppen (☞ Tab. 9.6-1). Sie wirken dadurch, dass sie die eingedickten Fäzes aufweichen bzw. aufquellen und durch die Volumenerhöhung die Defäkation in Gang gesetzt wird.

! Einer medikamentösen Therapie sollte unbegingt ein nicht-medikamentöser Behandlungsversuch vorausgehen. Therapiemaßnahmen sind: Umstellung der Ernährung auf eine ballaststoffreiche Kost und allgemeine Verhaltensmaßregeln zur Stuhlregulation.

Tab.9.6-1 Substanzen in der Therapie der Obstipation

Gruppe	Handelsname(Beispiele)	Anmerkungen/ Nebenwirkungen
Quell- und Ballaststoffe		
Wasserlöslich: Psyllium, Plantago (Flohsamen), Guar, Pektin	Agiocur®, Metamucil®, Mucofalk®	Kaum Nebenwirkungen, bakterieller Abbau, kann Blähungen verursachen
Wasserunlöslich: Methylzellulose, Leinsamen, Kleie		Bakteriell kaum abbaubar, auf ausreichende Flüssigkeitszufuhr achten
Osmotische Laxanzien		
Salinisch: Magnesiumsalze, Natriumphosphat	Bitter- und Glaubersalz	Einfluss auf Elektrolyt- und Flüssigkeitshaushalt, **Cave:** Niereninsuffizienz
Zucker/Zuckeralkohole Laktose, Laktulose, Mannitol, Sorbitol, Glycerol, Polyethylenglukollösungen (PEG)	Bifiteral®, Lactuflor®, Importal®	Kann abdominelle Missempfindungen durch mikrobielle Gasbildung hervorrufen
Antiabsorptiv/sekretorische Laxanzien		
Antrachinone (Senna-Glykoside)	Liquidepur®, Regulax®, Bekunis®, Tirgon®	Daueranwendung/hohe Dosierung: Dehydratation, Hypokaliämie; Gefahr der Schädigung der autochthonen intestinalen Innervation; Pseudomelanosis coli
Bisacodyl	Laxoberal® Bisa, Dulcolax®, Laxans-ratiopharm®	Daueranwendung: Hypokaliämie, Verstärkung der Darmträgheit
Natriumpicosulfat	Laxoberal®, Agiolax® Pico, Dulcolax® NP	Daueranwendung: Hypokaliämie, Verstärkung der Darmträgheit
Prokinetische Laxanzien		
Butylscopolaminiumbromid	Buscopan®	
Einläufe und Suppositorien:		
Natriumphosphat, Glycerol, Sorbitol, Lactulose, Mineralöle, Bisacodyle, CO_2-produzierende Suppositorien	Practo-Clyss®, Klistier®	Schnelle Wirkung **Cave:** Perforationsgefahr!

Ziele der Ernährungstherapie

- Behandlungsziel und Kriterium ausreichender Ballaststoffversorgung besteht in regelmäßigem, geformtem Stuhlgang (mind. 3-mal wöchentlich) und problemloser Defäkation ohne Notwendigkeit von Laxanzien.
- Umstellung auf ballaststoffreiche Kost, Stuhlregulation durch Ausnutzung der natürlichen, laxierenden Wirkung von Ballaststoffen.

Ernährungstherapeutische Maßnahmen

Stuhlregulative Maßnahmen

Ballaststoffreiche Kost (☞ Kap. 8.4.1)

- Schrittweise Umstellung der Kost mit mind. **30 g Ballaststoffen/Tag** (☞ Tab. 9.6-2) bei gleichzeitig ausreichender Flüssigkeitszufuhr. Eine Steigerung der Zufuhr auf über 50 g/Tag bringt keinen weiteren nachweisbaren Effekt, kann aber mögliche Nebenwirkungen einer Kostumstellung verstärken.
- Steigerung des Verzehrs von Vollkornbrot (200 g/Tag, vorzugsweise aus fein gemahlenem Vollkornmehl).
- Bei Kuchen nach und nach Weißmehl durch Vollkornmehl ersetzen.
- Steigerung des Verzehrs sonstiger Vollkornprodukte (ungeschälter Reis, Vollkornnudeln).
- Verzehr von Frühstückszerealien auf Vollkornbasis (50 g/Tag).
- Steigerung des Verzehrs an Hülsenfrüchten. **Cave:** Blähungen durch erhöhte mikrobielle Gasbildung.
- Einsatz von **Ballaststoffzulagen:**
  - Weizen- oder Haferkleie zu den Mahlzeiten (3-mal 10 g/Tag), beginnend mit 5 g/Tag. **Cave:** reine Kleieprodukte sollten vor Verzehr mind. 3 Std. in Flüssigkeit einweichen, auf ausreichende Flüssigkeitszufuhr achten (pro EL Weizenkleie mind. 150 ml)
  - Leinsamenschrot (15–40 g/Tag)
  - Eingeweichtes Backobst; ggf. püriert
- **Ballaststoffzufuhr in medikamentöser Form:** (☞ Tab. 9.6-1)

9

Ausreichende Flüssigkeitszufuhr!
Füll- und Quellstoffe können ihre Wirkung nur bei ausreichend vorhandener Flüssigkeit entfalten (mindestens 150 ml pro 1 EL). Bei zu geringer Flüssigkeitszufuhr kann die Obstipation nach Aufnahme dieser Präparate durch Flüssigkeitsentzug der Fäzes noch verstärkt werden.

- **Ballaststoffäquivalente** (können abdominelle Missempfindungen durch mikrobielle Gasbildung hervorrufen):
  - **Laktulose (synthetische Disaccharid):** Wird im Dickdarm bakteriell fermentiert zu osmotisch wirksamem Laktat und Azetat; Wirkung innerhalb von 8–10 Std.
  - **Laktose (Milchzucker):** Wird im Gegensatz zur Laktulose grundsätzlich hydrolisiert und resorbiert; laxierender Effekt kann nur dann erzielt werden, wenn Hydrolyse wie bei der Laktoseintoleranz eingeschränkt ist oder so große Mengen zugeführt werden (> 20 g), dass eine vollständige Hydrolyse nicht möglich ist; zu beachten ist, dass mit diesen Mengen an Milchzucker nicht unerhebliche Mengen an Kalorien zugeführt werden (z. B. liefern 40 g Milchzucker 160 kcal)

Lebensmittel mit laxierender Wirkung

- Verzehr von Sauermilchprodukten (Joghurt, Quark, Dickmilch) und Sauerkraut
- Steigerung des Verzehrs an Obst und Gemüse (400 g/Tag)

! Ballaststoffarme Lebensmittel (Feinmehlbackwaren und -teigwaren, Zucker, Schokolade, Kakao) sollten nur selten verzehrt, der überhöhte Fleischkonsum reduziert werden.

Tab.9.6-2 Ballaststoffgehalt ausgewählter Lebensmittel

Nahrungsmittel	Ballaststoffe gesamt (g/100g)	Davon unlöslich (g/100g)	Davon löslich (g/100g)
Weizenspeisekleie	49,3	45,7	3,6
Roggenvollkornbrot	8,5	4,9	3,7
Weizenvollkornbrot	6,9	4,9	2,0
Weizentoastbrot	3,8	2,0	1,8
Weiße Bohnen	7,5	3,4	4,1
Kartoffeln	1,9	0,6	1,3
Brokkoli	3,2	1,8	1,4
Weißkohl	3,0	2,2	0,8
Apfel	2,3	1,1	1,2
Orange	2,2	0,9	1,3
Aprikosen (getrocknet)	8,0	3,7	4,3

! Die wichtigsten Ballaststofflieferanten sind Getreide und Getreideprodukte. Sie können durch ihren hohen Gehalt an mikrobiell nicht fermentierbaren Ballaststoffen das Stuhlvolumen am effektivsten erhöhen. Obst und Gemüse haben durch ihren hohen Wassergehalt einen niedrigeren Ballaststoffgehalt als Getreide.

Tab. 9.6-3 Stufentherapie bei chronischer Obstipation

Stufe 1	Konsequente Einhaltung der Basistherapie: ballaststoffreiche Kost; allgemeine Verhaltensmaßregeln („Konditionierung" des Defäkationsreflexes)
Stufe 2	Ballaststoffpräparate: mehrere TL Weizenkleie oder Leinsamen mit reichlich Flüssigkeit
Stufe 3	Quell- und Füllstoffe: Plantago ovata-Samen/-Samenschalen 5–10 g Granulat (z. B. Agiolax®, Mucofalk®, Metamucil®)
Stufe 4	Laktulose 1–3-mal 5–10 g Granulat (z. B. entsprechend 7,5–15 ml Bifiteral® Susp.); Dosissteigerung bis max. 3-mal 20–30 g (30–45 ml)
Reservemedikation	Osmotisch wirkende Laxanzien 10–20 g Bittersalz ($MgSO_4$) oder Glaubersalz (Na_2SO_4) in reichlich Flüssigkeit; keine Umstellung auf Anthrachinone oder Hydragoga, da Gefahr zusätzlicher Komplikationen

Vorgehen bei Laxanzienabusus

- Erstes Ziel besteht in der Abklärung, ob behandelbare Ursache der Obstipation besteht und ob Hinweise auf eine kolorektale Motilitätsstörung vorliegen.
- Liegt ein Missbrauch stimulierender Laxanzien vor, wird zunächst eine Umstellung auf osmotisch wirksame Laxanzien oder Suppositorien vorgenommen, da stimulie-

rende Laxanzien eine Reihe von Nebenwirkungen aufweisen, die die Anwendungsdauer auf 2 Wochen beschränken.

- Im nächsten Schritt erfolgt die stufenweise Reduktion der Medikamente (osmotischer Abführmittel bzw. Suppositorien) bei gleichzeitiger schrittweiser Steigerung der Ballaststoffzufuhr.

! Laxanzienabusus

Bei bis zu 50 % der „obstipierten" Patienten liegt ein chronischer Laxanzienabusus vor. Manche Patienten sind der Überzeugung, dass eine tägl. Darmentleerung erforderlich ist und nehmen an, dass sie verstopft sind, wenn nicht tägl. eine Stuhlentleerung erfolgt. Dies führt häufig zum Gebrauch von Abführmitteln oder Einläufen, um eine Defäkation auszulösen, woraus schnell ein Teufelskreis entstehen kann. Je länger und je schwerer der vorangegangene Laxanzienmissbrauch, umso länger ist die Zeitdauer bis zum Wiedereintritt der Fähigkeit zu regelmäßiger spontaner und beschwerdefreier Darmentleerung.
Nebenwirkungen eines chronischen Laxanzienabusus können sein: **sekundärer Hyperaldosteronismus, Steatorrhö, Hypoalbuminämie und Osteomalazie.**

Tipps für die Patienten

Durchführung der Ernährungsumstellung

- Umstellung auf ballaststoffreiche Kost langsam über mehrere Tage bzw. Wochen; Erarbeitung eines Plans gemeinsam mit dem Patienten, der es ihm ermöglicht, die Kost Schritt für Schritt und entsprechend seiner Ernährungsgewohnheiten und Essenswünsche umzustellen.
- Hinweis auf mögliche Begleiteffekte der Therapie wie abdominelle Missempfindungen und Blähungen (wenn die Ballaststoffzufuhr zu schnell gesteigert wird), um einen vorzeitigen Therapieabbruch zu vermeiden. Sie verschwinden nach einer Eingewöhnungszeit von ca. 1–2 Wochen aufgrund der Adaptation der intestinalen Flora, ggf. medikamentös Abhilfe schaffen (z. B. sab simplex®, Lefax®, Elugan®).
- Hinweis, dass die Latenzzeit bis zum Wirkeintritt mitunter mehrere Tage betragen kann.

! Therapeutischer Effekt

Die beste Wirkung von Ballaststoffen erzielt man bei Patienten mit normaler Transitzeit. Patienten mit verzögerter Transitzeit („slow transit constipation") und „outlet obstruction" profitieren von Ballaststoffzulagen wenig oder gar nicht. Ein nicht befriedigender therapeutischer Effekt liegt deshalb nicht unbedingt an der mangelnden Compliance des Patienten!

Patientenaufklärung

- **Normale Stuhlfrequenz:** Bei vielen Menschen besteht eine falsche Vorstellung über die notwendige Frequenz und Menge des Stuhlgangs; Patienten nehmen gelegentlich an, dass sie verstopft sind, wenn nicht täglich eine Stuhlentleerung erfolgt (physiologisch > 3-mal / Woche).

- **Physiologischer Defäkationsmechanismus:** Nicht selten ist das jahrelange bewusste Unterdrücken des Defäkationsreizes ursächlich an der Funktionsstörung beteiligt; eine Unterdrückung des natürlichen Mechanismus führt zu einer Verlängerung der Verweildauer des Fäzes im Kolon und damit zu einer verstärkten Eindickung infolge des Flüssigkeitsentzugs in diesem Darmabschnitt → die Patienten sollen angehalten werden, den physiologischen Reiz auszunutzen.
- **Gastrokolischer Reflex:** Ein Defäkationsreiz besteht häufig unmittelbar nach der Nahrungsaufnahme; der zugrunde liegende sog. gastrokolische Reflex wird möglicherweise durch eine Steigerung der Peristaltik im Enddarm, unter dem Einfluss des nach Nahrungsaufnahme freigesetzten Gastrins, ausgelöst; v.a. morgens kann ein ausreichendes Frühstück oder ein Glas kalter Fruchtsaft oder Wasser den gastrokolischen Reflex zum Auftreten eines natürlichen Defäkationsreizes auslösen.

9.6.9 Kolondivertikulose

Matthias Kraft, Markus Lerch, Kathleen Weiss

Gutartige Veränderung des Dickdarms. Sie beschreibt das Vorhandensein von zahlreichen Divertikeln (sackförmigen Ausstülpungen der Kolonmuskulatur); Lokalisation in der Mukosa und der Submukosa des Sigmas und des Colon descendens im Bereich von Muskellücken. Spektrum der Divertikelkrankheit des Kolons: Divertikulose, Divertikulitis, Divertikelblutung.

Prävalenz der Divertikulose steigt mit zunehmendem Alter stark an: 40-Jährige 5 %; 60-Jährige 30 %, 80-Jährige 85 %.

9

Pathogenese

- Die meisten Kolondivertikel sind histologisch gesehen Pseudodivertikel (Herniation ausschließlich von Mukosa und Submukosa an Durchtrittsstellen der Vasa recta als locus minores resistentiae). Echte Divertikel, die alle Schichten der Darmwand durchziehen, sind angeboren und treten wesentlich seltener auf.
- Lokalisation: Sigma am häufigsten befallen > C. ascendens (kleinster Innendurchmesser, höchste Druckspitzen)
- Begünstigende Faktoren: Zusammensetzung der Nahrung (ballaststoffarme Kost) spielt eine entscheidende Rolle. Ballaststoffmangel steigert intraluminalen Druck (erheblich verdickte Wand und eingeengtes Lumen der Ringmuskulatur durch konzentrische Hypertrophie) → Ausstülpung der Schleimhaut durch die Kolonwand
- Komplikationen: Bei Retention von Darminhalt in den Divertikeln Gefahr der Mikro- oder Makroperforation des dünnwandigen Divertikels mit lokalen entzündlichen Veränderungen mit nachfolgender Divertikulitis (Peridivertikulitis); zu Blutungen kommt es bei Ruptur der Vasa recta (Divertikelblutung).

Klinik

- Bei 70 % d. F. asymptomatisch, 15 %–25 % weisen eine Divertikulitis auf, 5 % zeigen eine Blutung.

- Divertikulose: Meist keine oder nur geringe Beschwerden (asymptomatisch), Symptome nur bei ca. 30 % der Patienten mit Divertikeln. Linkslokalisierte Mittel- und Unterbauchschmerzen (kolikartig), Unregelmäßigkeit des Stuhlgangs (wechselnd zwischen „zu dünn" und „zu dick"; Cave: Paradoxe Diarrhö bei Tumoren), chronische Obstipation mit schafskotähnlichen Stühlen und Schleimabgängen, Fieber, Leukozytose
- Symptome können Std. bis Tage anhalten, nehmen nach der Mahlzeit zu, bessern sich nach Stuhlabgang.
- Komplikationen: Divertikulitis mit Stenose, Blutung, Fisteln, Perforation, Peritonitis

! Der typische Patient mit akuter Divertikulitis hat Schmerzen im linken Unterbauch (93–100 %), Fieber (57–100 %) und es liegt eine Leukozytose (69–83 %) vor. Da diese meist am Descendens-Sigma-Übergang lokalisiert ist, spricht man von der „Linksseitenappendizitis".

Relevante Diagnostik und Therapieoptionen

Diagnostik

- Anamnese, klinische Untersuchung: Palpation: Tastbare Walze im linken Unterbauch, Abwehrspannung/lokale Peritonitis/diffuse Peritonitis → Perforation?, Auskultation
- CRP, Blutbild, Leukozyten (ohne erhöhte Entzündungswerte Divertikulitis sehr unwahrscheinlich)
- Sonographie sollte bei akuter Divertikulitis bevorzugt werden; CT hat in den letzten Jahren an Bedeutung zugenommen.
- Koloskopie – nicht bei akuter Divertikulitis durchführen, da Perforationsgefahr (Perforationsrate 1 %) besteht
- Kolonkontrasteinlauf (bei Perforationsverdacht kontraindiziert)
- Stets Kolonkarzinom ausschließen (stenosierende und perforierende Prozesse sowohl bei Divertikulitis als auch beim Karzinom)

Therapie

- Akute Divertikulitis: zunächst konservative Behandlung (70–85 % der Patienten), Nahrungskarenz, parenterale Ernährung, Antibiotikatherapie (Amoxicillin/Clavulansäure, Ciprofloxacin und/oder Metronidazol), bei Schmerzen Analgesie (Cave: Opiate/Morphine)
- Frühzeitiges operatives Vorgehen bei Patienten < 50 Jahre, immunsupprimierte Patienten, Diabetiker und Patienten mit rechtsseitiger Divertikulitis
- Chirurgische Therapie bei schwerem Verlauf, Komplikationen wie z. B. Stenose oder Fistel, klinischer Verschlechterung/Versagen der konservativen Therapie, rezidivierenden Schüben, unerträglichen Symptomen oder V. a. kolorektalem Karzinom.

Ziele der Ernährungstherapie

- Stuhlregulation mit Erleichterung der Darmpassage
- Linderung der abdominellen Beschwerden
- Verhinderung von Komplikationen

9

Ernährungstherapeutische Maßnahmen

- Prävention: Ballaststoffreiche Ernährung mit Schwerpunkt auf Vollkornprodukten zur Prävention, viel Obst und Gemüse essen, keine blähende Kost zuführen.
- Asymptomatische Divertikulose: Ballaststoffreiche Kost einhalten unter Zusatz von Weizenkleie (20–30 g, 3 × 2 EL/d) zur Stuhlregulierung und Verhinderung von Komplikationen – ein positiver Effekt stellt sich jedoch erst nach zwei bis vier Wo. ein. Auf ausreichende Flüssigkeitszufuhr zur Stuhlregulation achten.
- Divertikulitis: Nahrungskarenz, vorübergehend parenterale Ernährung, in leichten Fällen ist eine dünndarmresorbierbare Sondenkost ausreichend, dabei Ruhigstellung des Kolons.
- Weitere Maßnahmen: Viel Bewegung (Stuhlregulierung), ggf. Gewichtsreduktion; Divertikulose: bei Schmerzen Einsatz von lokaler Wärme und Spasmolytika.

! Die Gabe von Weizenkleie lindert zwar die mit der Divertikelkrankheit einhergehenden Beschwerden, führt jedoch nicht zur Rückbildung der Divertikel.

Tipps für die Patienten

- Ausreichend Flüssigkeitszufuhr. Der Körper braucht tägl. bis zu 2 l Wasser.
- Regelmäßige Bewegung! Schon ein tägl. Spaziergang von einer halben Std. wirkt sich positiv auf den Stuhlgang aus. Fehlerquellen: Auto statt Fußweg, Aufzug statt Treppe, Bus statt Fahrrad, Fernseher statt eines sportlichen Feierabends. Stress meiden.
- Auf eine ausreichende Zufuhr von Ballaststoffen achten (☞ oben).

9.6.10 Akute infektiöse Gastroenteritis

Matthias Kraft, Markus Lerch

Störung der Darmschleimhautfunktion infolge einer Infektion mit Viren, Bakterien oder Protozoen. Plötzliches Auftreten von drei und mehr wässrigen oder ungeformten Stuhlentleerungen pro Tag. Dieser kann von Allgemeinsymptomen wie Fieber, Bauchkrämpfen und Erbrechen begleitet sein. Häufig im Kindesalter. Erreger in Mitteleuropa: invasive Shigellen, Salmonellen, Campylobacter jejuni, Yersinien, Clostridium difficile, Rotaviren, Noroviren; nicht-invasiv-E.coli; Außereuropäisch auch Vibrio Cholerae. Toxine; Lebensmittelvergiftung: Staphylococcus aureus, Clostridium perfringens, Bacillus cereus (☞ Kap. 4.1)

Synonyme: Brechdurchfall, Magen-Darm-Entzündung, Magen-Darm-Grippe

CAVE

Akute Diarrhö stationär abklären bei Persistenz > 3 Tage, hohem Fieber > 39 °C, Dysenterie (Abgang von Blut und Schleim), Tenesmen (Krämpfe) sowie bei immunsupprimierten Patienten, alten Patienten, Dehydratation, Auslandsaufenthalt, mittlerem bis schwerem Exsikkosegrad.

Tab. 9.6-3 Differenzialdiagnose Ätiologie

Schalentiere, Wasser	Vibrio cholerae
Auslandsaufenthalte	Reisediarrhö
Hamburger	E. coli
Dosennahrung	Clostridium perfringens
Schwimmbad	Giardia lamblia
Antibiotika/Chemotherapie	Clostridium difficile
Geflügel, Eier	Salmonellen, Campylobacter jejuni

Pathogenese

- Begünstigend: Hoher pH-Wert im Magen, langsame Dünndarmpassagezeit und Peristaltikstörung, gestörte Immunfunktion des Darmes (z.B. IgA-Mangel), eingeschränkte Sekretion bakterizider Faktoren (Pankreassekret, Galle)
- Wasser- und Elektrolytverlust → Dehydratation: Bei 70 % der Patienten tritt, unabhängig vom Erreger, eine isotone Dehydratation, bei 10 % eine hyponatriämische und bei 20 % eine hypertone (hypernatriämische) Dehydratation auf.
- Die Flüssigkeitsverluste können das Zwei- bis Dreifache des zirkulierenden Blutvolumens betragen, nämlich 150–250 ml/kg KG/d.
- Konsekutiv entzieht der Körper dem Intrazellularraum Flüssigkeit → Exsikkose.

Klinik

Inkubationszeit meist 1–7 Tage

- Erbrechen, Inappetenz, Bauchschmerzen, Durchfälle und oft Fieber; Erbrechen sistiert meist nach 12–48 Stunden, der Durchfall nach 2–7 Tagen
- Gelegentlich blutige Stühle/Eiter
- Komplikation: Schwere Exsikkose mit Volumenmangelschock → zerebrale Symptome (Krämpfe, Enzephalopathie)
- Begleiterkrankungen beachten:
  - Infekte der oberen Luftwege
  - Bei Infektion mit Salmonellen, Shigellen, Yersinien und Campylobacter jejuni gelegentlich reaktive Arthritis
  - Bei Infektion durch enteroinvasive E. Coli: Hämolytisch-urämisches Syndrom (HUS)
  - Bei Infektion durch Salmonella typhi, bzw. paratyphi: Septisches Krankheitsbild möglich mit multiplem Organbefall

Einteilung nach Exsikkosegrad (v.a. bei Kindern sehr wichtig): Leicht – Mittel – Schwer (☞ Kap. 9.21.1).

Relevante Diagnostik und Therapieoptionen

Diagnostik

- Gründliche Anamnese: V.a. Auslandsaufenthalt, Sozialanamnese
- Blutbild, Elektrolyte, Hämatokrit, Blutgase

- Erregernachweis entbehrlich bei unkomplizierter Gastroenteritis. Erregernachweis notwendig bei Gruppenerkrankungen (Schulen, Kindergärten, Ferienlager) und bei gleichzeitigem Befall anderer Organsysteme (Blut und Niere beim hämolytisch-urämischen Syndrom; Zentralnervensystem, Haut, Leber und Milz bei Typhus, bzw. Paratyphus)
- Parasitennachweis bei protrahiertem Verlauf und schlechtem klinischen Zustand des Patienten. Bei immundefizienten Patienten (HIV, Chemotherapie) Cryptosporidien?
- Nachweis von Enterotoxinen notwendig bei HUS (Verotoxin) und bei Antibiotika-assoziierter Diarrhö durch *Clostridium difficile* (Toxin A und B)
- Kompliziert verlaufende Gastroenteritis (septisches Fieber, schweren blutige Durchfälle, schlechter Allgemeinzustand, Immundefizienz, extraintestinaler Organbefall, junges Alter Früh-, Neugeborene, junge Säuglinge unter 4 Monate) stellt ebenfalls Indikation für Erregernachweis dar
- Sonographie und Endoskopie bei Sonderformen der akuten Gastroenteritis:
  - Antibiotika-assoziierte Diarrhö: Pseudomembranen, Darmwandverdickung
  - Yersiniose: Lymphadenopathie
  - Schwere blutige Durchfälle (DD Colitis ulcerosa)

Therapie

Symptomatische Therapie

Flüssigkeits- und Salzverlust in den ersten 24 Std. je nach Erreger verschieden. Im Mittel 80–150–250 ml Wasser/kg/24 Std. (entspricht 5–10 %-iger Exsikkose):

- Cholera: Sehr viel Na^+, Cl^- und Wasser (maximale Stimulation der intrazellulären Adenylat-Zyklase)
- Rotavirusinfektion und ETEC (enterotoxische E. coli)-Infektion: K^+-Verluste

Orale Rehydrierung

Der Flüssigkeits- und Elektrolytersatz kann meist oral mit einer Glukose-Elektrolytlösung ausgeglichen werden (Glukose wird mit Natrium 1:1 resorbiert – Wasser folgt passiv).

- NaCl 3–3,5 g/l, $NaHCO_3$ 2,5 g/l, KCl 1,5 g/l, Glukose 20 g/l
- Na 70–90 mmol/l, Cl 60–80 mmol/l, K 20 mmol/l, HCO_3 30 mmol/l, Glukose 110 mmol/l
- Bei Kindern nach ESPGHAN-Empfehlungen (European Society of Pediatric Gastroenterology, Hepatology and Nutrition) 45–60 mmol NaCl/l., ggf. Zusatz von mikrobiotischen Milchsäurebakterien (☞ Kap. 9.21.1)
- Gelegentliches Erbrechen ist kein Grund, die orale Rehydratation zu beenden. Bei kontinuierlichem Erbrechen ggf. Magensonde. Cola-Getränke sind wegen ihres fehlenden Salzgehaltes und ihrer hohen Osmolarität nicht für die Realimentation geeignet. Sie enthalten zudem sehr viele KH (≥ 12 g/l).

9

Intravenöse Therapie
Indikationen für eine intravenöse Therapie: Schock (bei >10 % Exsikkose), Unfähigkeit der ausreichenden oralen Flüssigkeitsaufnahme, Säuglinge mit deutlich beeinträchtigtem Allgemeinzustand sowie schwere Malnutrition

Ziele der Ernährungstherapie

- Ausgleich des Flüssigkeitsdefizits
- Sicherstellung einer ausreichenden Makro- und Mikronährstoffzufuhr

Ernährungstherapeutische Maßnahmen

Diätmaßnahmen

- **Teefasten:** Gerbstoff Tannin wirkt obstipierend. Gerbstoffgehalt in den Teeblättern Teeaufguss mind. 20 Min. ziehen lassen. Im schwarzen Tee sind 24 % Gerbstoffe enthalten, im grünen Tee bis 29 %. Alternativ: Mate (etwa 7 % Gerbstoffe), getrocknete Erdbeer-, Brombeer- oder Pfefferminzblätter. Es reichen 4 g Teeblätter für ¼ l kochendes Wasser. Zum Süßen, falls erforderlich (z. B. bei Kindern) eignet sich Traubenzucker. Eine Prise Kochsalz auf eine Tasse Tee versorgt den Körper mit Natrium und Chlorid.
- **Rohapfeldiät:** Ergänzend zum Teefasten; Äpfel enthalten besonders in der Schale Pektine (Pektin ist ein Ballaststoff, wirkt auch detoxifizierend). Die Pektinwirkung wird durch den Gehalt an Gerbstoffen und Säuren der Äpfel unterstützt. Ferner enthalten Äpfel leicht resorbierbare Zucker und führen somit eine geringe Menge Nährstoffe zu. Alternativ ersatzweise Einsatz von Apfelpulver (Aplona): 25–40 g = 1–1,5 kg Äpfel. Pektine sind auch in Johannisbrotkernmehl enthalten: 20–40 g/d in Wasser oder Tee angerührt.
- **Karottensuppendiät:** 500 g Karotten in Würfel schneiden, in 1 l Wasser kochen, die garen Karotten anschließend durch ein Haarsieb passieren und mit abgekochtem Wasser auf 1 l Gesamtmenge auffüllen, abschließend mit 3 g Kochsalz abschmecken.
- **Schleimsuppendiät:** 25 g Reis in 250 ml Wasser weich kochen, über ein Sieb geben, ggf. mit Kochsalz abschmecken; Zwieback und getoastetes Weißbrot als Beilage

Zusätzliche Maßnahmen

Neben dem Flüssigkeits- und Elektrolytbedarf ist der Eiweiß-, Vitamin- und Kalorienbedarf durch Fieber und entzündliche Veränderungen an der Darmwand erhöht!

Tipps für die Patienten

- Empfehlenswert ist eine hochkalorische, anfangs laktosefreie (milchzuckerfreie) und ballaststoffarme Ernährung.
- Aufbaukost bei Durchfallerkrankungen (Tagesplan):
- 1. Frühstück: Tee mit Traubenzucker oder Bioghurt, Kefir, Sauermilch, Mandelmilch oder Reisschleim mit 10 g Butter und Traubenzucker oder Süßstoff ,1 weich gekochtes Ei oder fettarmer Frischkäse, Kalbsleberwurst, Gelbwurst, Toastbrot oder Weißbrot, Knäckebrot

- 2. Frühstück: 1 Becher Bioghurt oder Reisschleim ohne Milch oder Karottenfrischsaft oder eine Brühe mit Eieinlauf
- Mittagessen: Fleischbrühe mit Nudel-/Reiseinlage, Hähnchen, Kalbfleisch gedünstet oder als Frikassee, Forelle, Schellfisch, Kabeljau ebenfalls gedünstet oder ein Omelett aus 2 Eiern, mild gebratenes Rührei, Reis, Nudeln, als Beilage Karotten, Zucchinigemüse, Spinat, Kohlrabi, Schwarzwurzeln; Bananenquark als Dessert
- Nachmittags: Zwieback, Weißbrot, Knäckebrot mit wenig Butter und Honig, Butterkekse, Löffelbiskuits
- Abendessen: Tee mit Traubenzucker, Tomaten- oder Karottensaft, 100 g magerer Aufschnitt, Weißbrot, Toastbrot, Knäckebrot, Weizenmischbrot, 10 g Butter-Banane, geriebener Apfel, Cremesuppe wie Spargelcremesuppe oder Broccolicremesuppe

■ Für den Wiederaufbau einer intakten Darmflora empfehlen sich nach einer Durchfallerkrankung Sauermilchprodukte mit probiotischen Milchsäurebakterien. Die Milchsäurebakterien können weitere Durchfälle verhindern oder lindern, indem sie darmpathogene Keime verdrängen und deren Anheftung in der Darmschleimhaut verhindern.

9.6.11 Dünndarmresektion/Kurzdarmsyndrom

Ralf-Joachim Schulz

Intestinale Malabsorptionssyndrome, die sich nach ausgedehnter Dünndarmresektion von in der Regel 50–70 % des funktionsfähigen Dünndarms oder durch massive funktionelle Schädigung oder funktionellen Ausfall größerer Darmabschnitte bei noch normaler Restdünndarmlänge ergeben.

Kurzdarmsyndrompatienten stellen ca. 35 % der heimparenteral ernährten Patienten dar.

- **Strukturelles Kurzdarmsyndrom:** Durch einen größeren operativen Verlust von Dünndarm entwickelt sich ein gravierendes Malabsorptionssyndrom.
- **Funktionelles Kurzdarmsyndrom:** Schwere Malabsorption, die aus einer schweren, mitunter irreversiblen Störung der Dünndarmfunktion bei erhaltener Dünndarmlänge resultiert (chronisch intestinale Pseudoobstruktion, refraktäre Sprue, Strahlenenteritis)
- **Partielles Kurzdarmsyndrom:** Entsteht nach Resektion von hochspezialisierten Dünndarmabschnitten (z.B. terminales Ileum) → erhebliche Unterschiede im Management zum Kurzdarmsyndrom

- **Permanentes Kurzdarmsyndrom:** Folge eines persistierenden Verlusts funktioneller Dünndarmabschnitte, die auch nach Abschluss intestinaler Adaptationsvorgänge eine lebenslange total parenterale Ernährung (LTPE) erforderlich machen
- **Passageres Kurzdarmsyndrom:** Nach Abschluss intestinaler Adaptationsvorgänge besteht die Möglichkeit, eine weitestgehend enterale Ernährung durchzuführen

Ätiologie / Pathogenese

- Störungen der intestinalen Durchblutung (Mesenterialinfarkt, Mesenterialthrombose)
- Entzündlich bedingte Ursachen (Morbus Crohn, Strahlenenteritis, Autoimmunenteritis)
- Andere Ursachen (Trauma, Tumor, intestinale Atresie, Motilitätsstörungen, Mekoniumileus, andere kongenitale Erkrankungen)

Relevante Diagnostik und Therapieoptionen

Diagnostik

- Stoffwechselüberwachung:
  - Blutbild, Elektrolyte (Na, K, Ca, Mg, P)
  - Proteine (Gesamt-Proteine, prä-Albumin, Elektrophorese)
  - Nieren (Kreatinin, Harnstoff), Leber (AST, ALT, G-GT, AP, t-Bilirubin)
  - Blutzucker (Blut, Urin), Fette (Cholesterin, Triglyzeride)
- Inspektion: Gewichts-, Fieberkurve
- Spezialuntersuchung: Indirekte Kalorimetrie, Bioelektrische Impedanzanalyse (BIA)
- Spezial-Labor:
  - Carnitin, Immunglobuline quantitativ, Vitamin A, D, B_{12}, Selen, Zink, Fe
  - Differential-Blutbild, Ferritin, CRP
  - TPZ, PTT, AT III
  - 24-h-Harnstoff im Urin zum Ausschluss einer Katabolie
- Rest-Darm-Analyse: Op-Bericht, Pathologie-Bericht, Antegr. Kontrastmitteluntersuchung, Endoskopie, Sonographie
- Resorptionsfunktion: D-Xylose Absorption, Stuhlgewicht, Fettresorptionstest
- Katheterkontrolle: Port-, Einstichstellenkontrolle, Blutkultur aus Portsystem

Therapie

Begleitende medikamentöse Therapie des Nahrungsaufbaus.

- Orale Rehydratationstherapie: basiert auf Glucosepolymer mit 90–120 mmol/l Natrium, um Risiko der Dehydratation zu vermeiden
- Magnesiumsubstitution: Magnesiummangel ausgleichen durch intravenöse Gaben, da orale Gabe oft Diarrhörate erhöht
- Kalziumsubstitution: 800–1200 mg/d empfohlen
- Antibiotika bei bakterieller Überbesiedlung: durch Resektion der Ileozökalklappe, Therapie mit Metronidazol, Tetrazyzlin o.a. Antibiotika

- Reduktion der gastralen Flüssigkeitssekretion: Hochdosis-H_2-Antagonisten und Protonenpumpeninhibitoren reduzieren Magensaftsekretion und verhindern Flüssigkeitsverlust während der ersten sechs Monate postoperativ
- Motilitätskontrolle: Flüssigkeitsverluste mit motilitätsbremsenden Medikamenten beheben
- Substitution mit Wachstumshormon: Verbesserung der intestinalen Absorption bei parenteraler Ernährung, Einsatz nur in kontrollierten Studien

Kontrollparameter: Körpergewicht, Plasmaproteine, Serumelektrolyte, Flüssigkeits-, Vitamin-, Spurenelementhaushalt, Stuhlvolumen, -frequenz, quantitative Stuhlfettbestimmung bzw. Fettresorptionstest, Harnausscheidung, Knochendichte

Ziele der Ernährungstherapie

- Kombination von medikamentöser Steuerung des Organismus und Zufuhr von Ernährungssubstraten
- Stabilen Allgemeinzustand und Lebensqualität erreichen
- Suffiziente Substitution mit Nährsubstraten, adäquate Bilanzierung des Flüssigkeitshaushalts

Therapiestrategie

- Es gibt kein einheitliches Therapieschema, die Therapie ist geprägt von Restfunktion des Darms, dem Zeitpunkt nach operativen Eingriffen, zusätzlicher Erkrankungen, der Fähigkeit des restlichen Darmes sich zu regenerieren und zu adaptieren.
- Langzeit-parenterale Ernährung durch Dünndarmtransplantation ersetzen.

Ernährungstherapeutische Maßnahmen

Stadienorientierte Ernährungstherapie

Das Ausmaß der verminderten Nährstoffabsorption ist abhängig von folgenden Faktoren: Art des resektierten/nicht intakten Darmabschnitts, vom Zeitabstand nach Operation, Vorhandensein der Ileozökalklappe, Anpassungsfähigkeit und Integrität des Restdarms, Vorhandensein und Funktionsfähigkeit des Colons. Folgende Maßnahmen sind angezeigt:

- Flüssigkeits- und Elektrolytsubstitution
- Verlangsamung der Darmpassage
- Schaffung eines Milieus im Darmlumen, welches das Wachstum pathogener Keime hemmt.

Phase der Hypersekretion (1–2 Wochen)

Unmittelbar nach Operation 6–8 l Flüssigkeits- und Elektrolytverlust pro Tag. Häufig ist eine parenterale Ernährung angezeigt, da eine zu geringe Resorptionsleistung des Restdarms vorliegt.

- Parenterale, nährstoffdefinierte Ernährung mit zusätzlicher leicht aufschließbarer, ballaststoff-, fettarmer Kost fördert Adaptation

- Kohlenhydratreiche Ernährung (55–60 %) mit 20–25 % Fett und 10–15 % Proteinen mit Supplementierung von Wachstumshormonen und Glutamin fördert Adaptation
- Einschleichen der enteralen Ernährung (600 kcal/24h kontinuierlich) zwecks Anregung der Regeneration und Adaptation des Restdarms
- Flüssigkeitssubstitution (isotone Lösungen)
- Octreotid (3×0,1 mg/d s.c)

Intestinale Adaptation (2–12 Monate)

Kennzeichnend sind Flüssigkeitsverlust < 2,5 l/d, zunehmenden Adaptation der Mukosa durch enterale Ernährung sowie eine verbesserte Nährstoffausnutzung.

- Kostaufbau: Mit oraler Ernährung beginnen, wenn Flüssigkeitsverluste weniger als 2,5 l/d betragen.
- Adaptationskapazität ist stark abhängig von der Gefäßversorgung, der Vorschädigung (Bestrahlung, toxisch, entzündlich) des Mukosaepithels, der altersabhängigen Kompensationskapazität des Restdünndarms.

Stabilisationsphase (12–24 Monate)

Der fließende Übergang von Stadium II zu Stadium III geht mit einer Steigerung der Resorptionsleistung sowie rückläufigen Diarrhö-Frequenzen einher.

- Enterale/orale Ernährung so früh wie möglich einsetzen, Übergang von enteral zu oral erfolgt stufenweise
- Stuhlfrequenz weiter auf etwa 4–8 Stühle/d senken
- Glukose-Kochsalzlösung (5 % Glucose, 0,9 % NaCl) zur Stimulation der Adaptation
- Antidiarrhoika, Octreotid, H_2-Blocker

Orale Ernährung beim Kurzdarmsyndrom

Bei einer Restdarmlänge von < 25 % ist nur parenterale Ernährung möglich, Resektion von 40 % werden gut toleriert. Bei Resektion von 50–75 % ist eine spezifische Ernährungsberatung erforderlich, Nahrungsergänzung sowie häufig eine Förderung der intestinalen Adaptationsleistung indiziert. Bei intakter Ileozökalklappe und intaktem Kolon genügen 100 cm Restdarm, um nach ca. einem Jahr normale orale Nährstoffversorgung zu gewährleisten.

- Energiezufuhr (25–30 kcal/kg Idealgewicht) durch viele kleine Mahlzeiten, kohlenhydratreich, fettarm, proteinreich, ballaststoffarm
- Ballaststoffe > 15 g/d, Kohlenhydrate in komplexer Form, zuckerreiche und salzreiche Lebensmittel und Getränke meiden, ca. eine Stunde nach der Mahlzeit trinken
- Flüssigkeitsbedarf möglichst über Nahrung decken
- Halbjährliche Vitamin-B_{12}-Supplementation bei Ileumresektion > 50 cm
- Einsatz von Gallensäurebindern, fettlöslichen Vitaminen, Kalzium und Kontrolle der Fettzufuhr bei Ileumresektion > 100 cm
- Kostpläne individuell nach Stuhlfrequenz, abdominellem Missempfinden festlegen
- Eine Konzentration von Gallensalzen über 3 mmol/l führt im Kolon zu einer Erhöhung der Permeabilität der „tight junctions“ verbunden mit gesteigerter Sekretion von Wasser und Elektrolyten mit wässrigen Diarrhöen als Folgekomplikation.

- Bei Resektion von mehr als 50 cm des terminalen Ileum kommt es zu gesteigerten Gallensalzverlusten und kritischen mizellären Konzentrationen und damit zu Steatorrhö. Werden mehr als 100 cm reseziert steigt der Verlust auf 90 % der Gallensäuren.
- Ein Vitamin-B_{12}-Mangel tritt bereits bei 50 cm Resektion des terminalen Ileums auf und muss vierteljährlich substituiert (nach Blutspiegel) werden.

Besonderheiten bei der Erstellung des Ernährungskonzepts

- **Fette:** Einsatz von mittelkettigen Fettsäuren (MCT) zum Ausgleich von fäkalen Wasser- und Fettverlusten bei Mangelernährung infolge ausgeprägter Fettmalabsorption, schrittweise Umstellung auf MCT, moderate Steigerung bis 150 g/d toleriert, Bedarf an essentiellen Fettsäuren durch Zugabe eines entsprechenden Fettes (pflanzliches Öl) decken, fettlösliche Vitamine mit MCT bei Bedarf verabreichen.
- **Kohlenhydrate und Ballaststoffe:** Mono- und Disaccharide werden gut toleriert, Mixgetränke mit hohem Glucose- und Oligosaccharidgehalt empfohlen, Ballaststoffe bei Resektion der Ileozökalklappe reduzieren, Verträglichkeit von Laktose nach teilweiser/vollständiger Jejunumresektion prüfen.
- **Proteine und Aminosäuren:** 80–100 g Protein/d, ergänzender Einsatz von Pektin, postoperativ Glutamin parenteral oder enteral (0,5–0,6 g/d) verabreichen, leicht verdauliche eiweißhaltige, biologisch hochwertige Lebensmittel verzehren, bei Bedarf industriell hergestellte Eiweißkonzentrate.
- **Elektrolyte:** Negative Natrium- und Magnesiumbilanz medikamentös einstellen, hyperosmolare Reisstärke-, Elektrolyt- sowie Glucose-, Elektrolytlösung verringern Flüssigkeitsverluste und Salzausschwemmung über Stuhl.

9.6.12 Dünndarmtransplantation

Die Dünndarmtransplantation ist eine therapeutische Option für Patienten mit komplettem intestinalem Ausfall der Resorptionsleistung. In Fällen von KDS-Patienten mit grenzwertiger oraler und enteraler Stabilisierungsmöglichkeit, also erst wenn nach ca. 1–2 Jahren weiterhin eine total parenterale Ernährungspflicht besteht oder aufgrund der massiven Resektionen bereits feststeht, sollte eine Dünndarm-Transplantation erwogen werden.

Das Kurzdarmsyndrom, verursacht durch eine exzessive Resektion des Dünndarmgewebes, stellt eine Erstindikation für Dünndarmtransplantation dar. Aufgrund der vielen suffizienten therapeutischen und medikamentösen Möglichkeiten ist die Zahl der pädiatrischen Patienten mit Kurzdarmsyndrom, die als potenzielle Kandidaten für eine Dünndarmtransplantation in Frage kommen, eingeschränkt.

- Führende Symptomatik ist drohendes Leberversagen bedingt durch die Langzeit parenterale Ernährung
- Wichtig ist detailliertes und engmaschiges Überwachungssystem der metabolischen Situation mit Verlaufskontrollen zur frühzeitiger Diagnosestellung. Das Optimum an

Fetten liegt bei ca. 1,5 g/kg Körpergewicht, in Bezug auf hepatotoxische Komponenten sollte Lipidemulsion unter 1 g/kg Körpergewicht/Tag liegen.
- Kombinierte Dünndarm-Leber-Transplantation zeigten bis dato geringeren Outcome durch längere Wartezeiten auf Organe, geringere 1-Jahr Überlebensrate als isolierte Transplantation, dennoch besserer klinischer Verlauf. Bei Patienten ohne Leberzirrhose ist eine Dünndarmtransplantation eine zunehmend sichere und effektive Therapie mit guten Überlebensraten unter Zufuhr von oraler/enteraler Ernährung, pathologische Werte für hepatische Aminotransferasen, Gesamtbilirubin, Albumin normalisieren sich.

9.7 Erkrankungen der Leber und Gallenwege

9.7.1 Stoffwechsel und Ernährungszustand bei Lebererkrankungen

Matthias Kraft, Markus Lerch

9

Der Energieumsatz bei Lebererkrankungen liegt in vielen Fällen mit mehr als 20 % über dem Wert, der bei Messungen des Ruheumsatzes ermittelt wurde. Dieser Hypermetabolismus äußert sich meist in einer Protein-Eiweiß-Mangelernährung (Child A ca. 20 %, Child C ca. 60 %) und ist mit einer ungünstigen Prognose verknüpft. Im Gegensatz dazu scheint der durch körperliche Aktivität induzierte Energieverbrauch vermindert.

Stoffwechselveränderungen

Bei Lebererkrankungen können folgende Stoffwechselveränderungen vorliegen:
- Veränderter Intermediärstoffwechsel (Proteinkatabolismus, Hyperinsulinismus mit hepatischer Insulinresistenz, verminderte Glukagonwirkung)
- Portal-hypertensive Gastropathie mit Maldigestion und Malabsorption
- Iatrogen: FS- und Proteinrestriktion
- Verminderte Speicherkapazität für Mikronährstoffe: Zink, Vit. B_{12}, Vit. A, D, E, K
- Verminderte Nährstoffaufnahme: Anorexie, Übelkeit, Meteorismus/Völlegefühl, abdominelle Schmerzen, vermindertes Geschmacksempfinden (u.a. Zinkmangel), vermindertes Geruchsempfinden (u.a. Vitamin-A-Mangel)
- Reduzierte Glukoneogenese sowie erhöhte hepatische Aminosäurefreisetzung bei akutem Leberversagen
- Erhöhte Fettoxidationsrate und Insulinresistenz bei Leberzirrhose
- Verminderte Glukoseaufnahme, gestörter nicht-oxidativer Glukoseumsatz mit konsekutiv verminderter Glukoneogenese in der Skelettmuskulatur
- Vermehrte Sequestration von Nährstoffen in den Aszites

! Neben den ernährungstherapeutischen Stoffwechselveränderungen findet sich je nach Schwergrad der Lebererkrankung eine deutlich verminderte Immunabwehr, welche hinsichtlich der Nährstoffapplikationswege (enteral / parenteral) berücksichtigt werden muss.

Kohlenhydratstoffwechsel

- Meist gestörte Glukosetoleranz und hepatische sowie periphere Insulinresistenz. Diese finden sich v. a. bereits in Frühstadien der Zirrhose (Child A) sowie bei nichtalkoholischer Fettleber (-hepatitis).
- In bis zu 60 % besteht Diabetes mellitus.
- Bei Leberzirrhose und akutem Leberversagen finden sich entleerte Glykogenspeicher sowie eine verminderte Glukoneogenese, einhergehend mit Insulinresistenz und Hyperinsulinämie → Gefahr der Hypoglykämie mit neuroglukopenischen Symptomen.

Fettstoffwechsel

- Es besteht eine erhöhte Fettoxidationsrate im Nüchternzustand. Keine Einschränkung der Fettutilisation innerhalb der zulässigen Zufuhrraten von 1,5 g / kg Kg / 24 h.
- Einige Studien weisen einen positiven Einfluss für die Zufuhr von ω-3 FS auf, diese könnten bei weiteren positiven Studien in Zukunft von Vorteil sein.
- Eine Leberinsuffizienz bedingt per se keine Insuffizienz der Fettverwertung, somit kann eine Lipidzufuhr angezeigt sein, ggf. unter Einsatz von MCT-Fetten (☞ Kap. 2.1.3).
- Auch eine Blockade des RES ist bei Fettzufuhr in den oben angegeben Mengen nicht nachweisbar.

Eiweißstoffwechsel

- Der Eiweißumsatz bei stabilen Zirrhosepatienten ist normal bis erhöht, meist dann vergesellschaftet mit erhöhtem Eiweißabbau.
- Erhöhung der aromatischen AS (AAS) bei einem Abfall der verzweigtkettigen AS (VKAS) [Fischer Index (AAS / VKAS = 1 versus 3 bei Gesunden). Indikation zur Gabe von VKAS in einer Dosierung von 15–20 g / 24h v. a. bei eingeschränkter Eiweißtoleranz (< 50 g / 24h)
- Bei Proteinmangel entwickeln sich gehäuft eine Parotisschwellung, trophische Störungen der Haare und Nägel sowie Mundwinkelrhagaden.

Nährstoffe: Mangel an Vitaminen und Spurenelementen

Es werden folgende Nährstoffmängel beobachtet:

- Zink- und Selenmangel häufig → Geschmacksstörungen, trophische Störungen von Nägeln und Haaren
- Vitamin C → Petechien und Purpura, Zahnfleischbluten
- Fettlösliche Vitamine (Vitamin A, D, E, K)
- Vitamin-B-Komplex → Cheilosis, Glossitis, Kardiomegalie / high-output failure (Vit. B_1)

- Vitamin A → Xerophtalmie und Nachtblindheit
- Vitamin D → Osteoporose

Patienten mit Protein-Energie-Mangelernährung (PEM)

- Eine PEM beeinflusst die Leberleistung, die Leberfunktion kann durch eine geeignete ernährungstherapeutische Intervention günstig beeinflusst werden.
- Die Malnutrition bedingt eine erhöhte Letalität und vermehrtes Auftreten von Aszites. Bei Patienten mit Ösophagusvarizen stellt eine Malnutrition einen unabhängigen prädiktiven Parameter hinsichtlich Blutungsrezidive und Überleben dar.

! Unter klinischen Gesichtspunkten ist es notwendig, die Mangelernährung als eine wesentliche Komplikation der Leberzirrhose zu erkennen und adäquat zu behandeln.

Veränderungen des Ernährungszustands

Energiebilanz

Die Quantifizierung der Nährstoffzufuhr erfolgt mittels prospektiver Ernährungsprotokolle oder durch Ernährungsinterviews von Diätassistenten/-innen.

- **Grundumsatzbestimmung:** Am besten mittels indirekter Kalorimetrie, da klinisch nicht immer verfügbar, näherungsweise Abschätzung nach der Formel von Benedikt Harris möglich (mit einem Fehler von ca. 11 % behaftet)
- **Körperzusammensetzung** (☞ Kap. 6.3.1): bioelektrische Impedanzanalyse (BIA)
- Näherungsweise Abschätzung des **Energieverbrauchs:** 130 % des Grundumsatzes

9

Erfassung des Ernährungszustands

- Eine optimale Erfassung und Analyse des Ernährungszustandes konnte bislang durch keine Studie gesichert werden. Evaluiert und als geeignet hat sich die subjektive globale Einschätzung des Ernährungszustandes erwiesen (Subjectiv Global Asessment, SGA → ungeeignet zur Verlaufsbeurteilung). Des Weiteren ist eine Klassifikation des Ernährungszustandes mittels „Protein-Kalorien-Mangelernährungsscores" möglich.
- Die Erfassung der spontanen Nahrungszufuhr (z.B. mittels 7-Tage-Ernährungsprotokolle) erlaubt die Identifikation von Risikopatienten für eine Fehl- bzw. Mangelernährung. Je niedriger die basale Nährstoffzufuhr, umso schlechter ist die Prognose des Patienten.

Möglichkeiten der ernährungstherapeutischen Intervention

Allgemeine Empfehlungen

- Keine Einschränkung der Makro-Nährstoffzufuhr (ausgenommen Fette bei Cholestase und kurzfristig Eiweiß bei ausgeprägter Enzephalopathie).
- Ernährungsempfehlungen nach den Leitlinien der DGE zur gesunden Ernährung (☞ Kap. 5.1.1) Nährwertrelation entsprechend der vollwertigen Kost.
- Anabole Steroide (z.B. Oxandrolon 40–80 mg/d) haben sich im Allgemeinen nicht als wirksam erwiesen. Lediglich bei Patienten mit mäßiggradiger Mangelernährung

konnte ein konnte ein positiver Einfluss anaboler Steroide nachgewiesen werden, nicht jedoch bei unzureichender Nahrungsaufnahme und ausgeprägter Malnutrition.

Spezielle Indikationen

- Bei **Steatorrhö** (in Folge Cholestase) kann eine Fettrestriktion von Vorteil sein, ggf. Ersatz der langkettigen Triglyzeride durch MCT Fette (einschleichend).
- Bei **Zirrhosepatienten** 4–7 Mahlzeiten/d. Die Spätmahlzeit sollte kohlenhydratreich sein → Verbesserung des Proteinhaushalts.
- Zur **Enzephalopathie-Prophylaxe** sind wasserlösliche Ballaststoffe und Laktulose indiziert, Probiotika sind gleichwertig.

Mikronährstoffe

- Orale Supplemente sind in besonderen Situationen günstig, v.a. bei einer kurzfristig notwendigen Eiweißrestriktion (verzweigtkettige AS – VKAS, Mikronährstoffe).
- Bei ausgeprägter Eiweißreduktion wird der Bedarf an essentiellen Nährstoffen nicht gedeckt (insbesondere Kalzium, Eisen und wasserlösliche Vitamine) → Substitution ist erforderlich.
- Substrate wie L-Ornithinaspartat, Arginin, Ornithin-α-Ketoglutarat können in speziellen Situationen (hepatische Enzephalopathie) einen günstigen Einfluss haben, verbessern den Ernährungszustand jedoch nicht.
- Bei Verdacht auf Mangelernährung sowie bei Patienten mit Komplikationen infolge einer Lebererkrankung sollte eine Supplementierung mit Vitaminen und Spurenelementen pragmatisch durchgeführt werden. Hierbei Dosierungsgrenzen nach RDA (Recommended Dietary Allowances, 1989)/DGE-Empfehlungen beachten. In besonderen Situationen kann es notwendig werden, Dosierung über dem 10fachen der RDA-Menge einzusetzen (Wernicke-Enzephalopathie). Zu beachten: Prophylaktische und therapeutische Dosierung, v.a. bei Folsäure, Vitamin B_1, B_2 sowie B_6. Eine Supplementierung mit Zink sollte nicht über 12 mg/d bei Frauen, respektive 15 mg/d bei Männern durchgeführt werden → mögliche Verschlechterung der Immunantwort.

9

Enterale und parenterale Ernährung

- Eine frühzeitige **enterale Ernährung** (auch supplementierend) korreliert positiv mit signifikant besseren Überlebensraten sowie Leberfunktion. Auch fand sich kein erhöhtes Blutungsrisiko aus Ösophagusvarizen unter Einsatz von Sondennahrungen via Magensonde. Unterschiede zwischen Standarddiäten und „leberadaptierten Sondennahrung" fanden sich in den bisherigen Studien nicht. Auf Grund der vorliegenden kontrollierten Studien kann die Frage der optimalen Nährstoffzusammensetzung (VKAS, Fette, KH) bei Patienten ohne hepatische Enzephalopathie nicht beantwortet werden.
- Die **parenterale Ernährung** kann nur als Methode der zweiten Wahl gelten. Beachte: Sog. Komalösungen mit VKAS sind inkomplett, also nicht geeignet zur Ernährungstherapie, sondern nur zur „Therapie" der AS-Imbalance.

- Bei der **parenteralen Ernährung** vorzugsweise Zufuhr der Energie in Form von Glukose und Fett (LCT, MCT/LCT) in einem Verhältnis von G:F = 65–50:35–50. Bei Patienten ohne Komplikationen ist eine konventionelle Aminosäurelösung ausreichend. Dies gilt auch für Patienten mit einer hepatischen Enzephalopathie Grad I–II. Hier ist eine Eiweißzufuhr von 1–1,5 g/kg KG/d nicht kontraindiziert. Bei hepatischer Enzephalopathie Grad III und IV ist eine kurzfristige Reduktion auf 0,5 g/kg KG/d gerechtfertigt. Bei Besserung der Symptomatik ist eine Steigerung der AS-Zufuhr bei Symptomfreiheit zügig möglich.

Für den Einsatz einer „Leberschonkost" (kohlenhydratreich, fett- und eiweißarm) gibt es keine wissenschaftliche Grundlage. Vorrangiges Ziel der Ernährung sollte die Sicherstellung einer bedarfsgerechten Versorgung mit Makro- und Mikronährstoffen und somit ein Vermeiden eines Proteinkatabolismus sowie einer Depletion von Vitaminen und Spurenelementen sein (☞ auch Kap. 8.3).

9.7.2 Akute und chronische infektiöse Hepatitiden

Matthias Kraft, Markus Lerch

Leberentzündung mit Zelluntergang meist auf Grund zellvermittelter Abwehrreaktionen des Wirtsorganismus. Akute Virushepatitiden heilen mehrheitlich mit restitutio ad integrum aus. Das Ausmaß der Zellnekrosen bestimmt eventuelle Veränderungen der hepatischen, metabolischen sowie hämodynamischen Funktionen. Leberzellschädigung, Erhöhung der Transaminasen. Histologisch Leberzellnekrosen mit Infiltration von Entzündungszellen. Häufigste Ursache Hepatitis A und B, seltener Hepatitis C, E sowie Begleithepatitis bei anderen Virusentzündungen. Seltener bakterielle Infektionen mit Brucellen und Leptospiren. Hepatitis B und C stellen die häufigste Ursache einer chronischen Hepatitis mit Übergang in Zirrhose und Gefahr des hepatozellulären Karzinoms (HCC) dar.

Pathogenese

Teils direkte zytopathogene Effekte der Viren (Hepatitis D), teils durch das zelluläre Immunsystem vermittelte Zytolyse von Hepatozyten. Chemoataktische Zytokine rekrutieren weitere Entzündungszellen → zellvermittelte Entzündungsreaktion → progrediente Zellnekrosen.

Im Rahmen der Reparationsvorgänge Extravasation von Makrophagen → Freisetzung weiterer Zytokine/Chemokine → Aktivierung der Bindegewebsproliferation (Ito-Zellen) → Ausbildung einer Fibrose.

Gleichzeitig kann auch Leberregeneration durch zytokinvermittelte Proliferation von Hepatozyten erfolgen.

Klinik

Wechselnde Verläufe von subklinischen Verläufen ohne Krankheitssymptome bis hin zu fulminanten Verläufen mit Leberversagen.

- **Prodromalstadium:** Unspezifische grippale Symptome, Arthralgien und gastrointestinale Symptome wie Appetitlosigkeit, Übelkeit, Leberkapselschmerz im rechten Oberbauch
- In ⅓ d. F. Stadium der **hepatischen Manifestation** mit Ikterus, ggf. Splenomegalie mit Lymphadenopathie; in 66 % d. F. anikterisch
- **Extrahepatische Manifestationen:** Z. B. Exanthem, Arthralgien, Kryoglobulinämie (Hep. C), Autoimmunerkrankungen (Glomerulonephritis, Sjögren-Syndrom, autoimmune Thyreoiditis)
- **Komplikationen:** Cholestase, Chronifizierung → Gefahr der Fibrosierung bis hin zum Vollbild der Leberzirrhose und Ausbildung eines hepatozellulären Karzinoms. In ca. 1 % d. F. der Hepatitis B, 3 % der Hepatitis E (20 % bei Schwangeren) fulminante Hepatitis mit Ausbildung von Brückennekrosen → akutes Leberversagen

Ziele der Ernährungstherapie

- Vermeiden einer Exazerbation der Erkrankung durch hepatotoxische Substanzen
- Vermeiden von Hypoglykämien → Insulinresistenz, Hyperinsulinismus, gestörte Glukoneogenese

Ernährungstherapeutische Maßnahmen

- Leichte Vollkost unter Berücksichtigung von individuellen Unverträglichkeiten in der Frühphase der akuten Hepatitis. Es finden sich Nahrungsmittelintoleranzen, welche individuell erfragt und berücksichtigt werden müssen. Der Wert einer spezifischen Leberschonkost ist nicht bewiesen.
- Die generellen Ernährungsempfehlungen zur Krebsprophylaxe sind auch bei chronischen Hepatitiden zur Prävention eines HCC geeignet.
- Meiden von Alkohol, pflanzlichen Heilmitteln und Medikamenten (hepatotoxische Substanzen).

Tipps für die Patienten

- Eine spezifische Ernährung ist nicht notwendig. Es sollte eine leichte Vollkost (☞ Kap. 5.1.1) eingehalten werden unter Berücksichtigung spezifischer Nahrungsmittelintoleranzen (☞ Kap. 9.9).
- Am besten sollte die Nahrungsaufnahme auf mehrere Mahlzeiten verteilt werden.
- Wie viel Eiweiß und Salz die Nahrung enthalten darf und wie viel Flüssigkeit erlaubt ist, sollte der Arzt im Einzelfall festlegen.
- Manchmal ist eine Substitution von Vitaminen und Mineralstoffen erforderlich. Eine Beratung erfolgt durch den Arzt oder Diätassistenten.

9.7.3 Metabolische Lebererkrankungen: Hämochromatose

Matthias Kraft, Markus Lerch

Eisenspeichererkrankung mit 2fach erhöhter intestinaler Eisenresorption, in 90 % aufgrund einer genetischer Mutation des HFE-Gens an Aminosäureposition 282 (C282Y). Typischerweise erhöhte Transferrinsättigung. Leberzellschädigung, Ausbildung einer Leberzirrhose nach 20–30 Jahren, Gefahr der Entstehung eines Leberzellkarzinoms. Die Entwicklung eines Diabetes mellitus sowie einer Melanodermie nach langjähriger Krankheitsdauer führte früher zur Bezeichnung „Bronzediabetes". Inzidenz Homozygotie 1:200–1:400; Heterozygotie 1:15 !

! Die pathophysiologische Ursache der erhöhten Eisenresorption ist im Wesentlichen noch unklar. Frauen im gebärfähigen Alter entwickeln nur sehr selten das Vollbild einer Hämochromatose aufgrund der Eisenverluste während der Menstruation. Die Erkrankung entwickelt sich meist in der Menopause.

Pathogenese

- Mutationen im HFE-Gen auf Chromosom 1, autosomal-rezessiver Erbgang, heterozygote Merkmalsträger erkranken nicht an Hämochromatose
- Eine Eisenüberladung kann aber auch bei heterozygoten Merkmalsträgern vorkommen, welche eine zweite Mutation an der Position 63 (H63D) aufweisen (4–5 % d. F.).
- Entscheidend ist die **Frühdiagnose**, da das Ausmaß der Komplikationen mit der Krankheitsdauer und Eisenüberladung korrelieren.

CAVE

Kardiomyopathien treten besonders bei Jugendlichen mit deutlicher Eisenüberladung auf; selten ist die Erkrankung bei Jugendlichen begleitet von Mutationen auf dem Chromosom 1 (zweifelhafte Prognose).

Klinik

- Arthralgien (häufig schon in frühen Stadien)
- Hepatomegalie und Leberzirrhose
- Kardiomyopathie, Herzrhythmusstörungen
- Diabetes mellitus, gestörte Glukosetoleranz
- Impotenz (hypergonadotroper Hypogonadismus) und Diarrhö (Spätsymptome)
- Melanodermie (Dunkelfärbung der Haut)

Relevante diagnostische Parameter und Therapieoptionen

Diagnostik

- Klinische Symptomatik
- Transferrinsättigung mit Eisen (> 45 %), Serumferritin (> 300 ng/ ml)

- Leberbiopsie mit Eisenbestimmung: Eisenkonzentration > 1 mg/g TG, Lebereiseindex > 1,9 (Lebereisen in µmol/g Trockengewicht/Lebensalter in Jahren (Goldstandard)
- HFE-Genotypisierung: Homozygote Mutation C282Y oder gemischt heterozygot (C282Y + H63D)
- Bei nachgewiesener Leberzirrhose regelmäßige Kontrollen (Sonographie, MR, AFP)
- Ausschluss eines hypergonadotropen Hypogonadismus sowie Diabetes mellitus

Therapie

- Aderlasstherapie (500 ml entsprechen ca. 250 mg Eisen). Ziel: Körpereisen 5–6 g Indikation: Eisenüberladung ohne gleichzeitige Anämie, Hb > 10 g/dl
- Deferoxaminbehandlung (induziert Ausscheidung von Eisen mit Urin) Indikation: Eisenüberladung mit gleichzeitiger Anämie sowie bei Kardiomyopathie mit eingeschränkter systolischer Pumpfunktion.
- Therapie der erektilen Dysfunktion/Impotenz mit Testosteron möglich bei nachgewiesenem Testosteronmangel.

! Die Lebenserwartung von Hämochromatosepatienten ohne Diabetes mellitus und/oder Leberzirrhose entspricht der gesunder Patienten ohne Hämochromatose.

Ziele der Ernährungstherapie

- Die Ernährungstherapie hat nur supportiven Effekt. Therapieziel ist das Vermeiden einer progredienten Leberdestruktion mit Übergang in das Vollbild einer Leberzirrhose und das Vermeiden des Vollbildes einer Hämochromatose. Entscheidend ist hierbei auch die Frühdiagnose.
- Vermeiden übermäßiger exogener Zufuhr von Eisen
- Bei eingetretener hepatischer Dysfunktion, beginnender/nachgewiesener Zirrhose ausreichende Nährstoffzufuhr (☞ oben)
- Bei Diabetes mellitus (☞ Kap. 9.3) ausgewogene Kost nach Richtlinien der DGE (☞ Kap. 8.2.2)

Ernährungstherapeutische Maßnahmen

- Die Möglichkeiten der diätetischen Beeinflussung der Hämochromatose sind begrenzt.
- Meiden von eisenreichen Nährstoffen (☞ Kap. 8.4.3).

Tipps für die Patienten

- Bei nachgewiesener Leberzirrhose sollten regelmäßige Kontrollen hinsichtlich der Entwicklung eines hepatozellulären Karzinoms erfolgen (Sonographie, Eisen-MR).
- Der Nutzen einer „eisenarmen Diät" bei Hämochromatose kann als eher gering eingestuft werden. Es sollte eine generell als gesund bewertete mediterrane Ernährungsform eingehalten werden, also eine ballaststoffreiche, fettarme, abwechslungsreiche Mischkosternährung mit wenig Fleisch und mehr Fisch.
- Hemmstoffe zuführen, die in vielen pflanzlichen Nahrungsmittel vorhanden sind: Z.B. pflanzliche Polyphenole in Tee (Tannine) oder Hülsenfrüchten; Phytate in

9

Getreiden, Nüssen, Hülsenfrüchten; pflanzliche „nicht-Stärke-Polysaccharide" in Getreiden sowie Kalzium und Phosphat können die Eisenaufnahme hemmen. Die Wirkung dieser Substanzen beruht auf einer teilweisen Ausfällung von ionischem Eisen im Magen-Darm-Trakt. Das lösliche Eisen im Darm nimmt ab. Eine Tasse schwarzer Tee zu einer Mahlzeit kann einen Teil des pflanzlichen Eisens binden.

9.7.4 Metabolische Lebererkrankungen: M. Wilson

Matthias Kraft, Markus Lerch

Autosomal-rezessiv vererbte Erkrankung mit verminderter hepatischer Kupfer- und Coeruloplasminausscheidung. Konsekutiv kommt es zur Akkumulation von freiem Kupfer in Leber, Basalganglien und Kornea. Leberzellschädigung mit Ausbildung einer Leberzirrhose nach 20–30 Jahren und Gefahr der Entstehung eines Leberzellkarzinoms (insgesamt seltener als bei Hämochromatose). Durch Ablagerung von Kupfer in die Basalganglien neuro-psychiatrische Symptomatik mit z.T Parkinson-ähnlichem Gesamtbild. Inzidenz Homozygotie 1:900.

Pathogenese

- Mutationen im ATP7B Gen auf Chromosom 13, autosomal-rezessiver Erbgang; mehr als 100 Mutationen bekannt
- Erkrankungsalter 5.–40. Lj. (Gipfel 10.–25. Lj.), selten > 40. Lj., Männer = Frauen
- Genetischer Defekt führt zur Funktionsstörung einer intrazellulären Kupferpumpe mit konsekutiv verminderter Kupfer-Ausscheidung in die Galle. Gleichzeitig verminderte Coeruloplasminausscheidung in Galle.

Klinik

- Hepatomegalie und Leberzirrhose
- Neurologische und psychiatrische Veränderungen
- Ablagerung in Kornea (Descemet-Membran) mit Kayser-Fleischer Kornealring
- Coombs-negative hämolytische Anämie, Splenomegalie mit Thrombozytpenie
- Herzbeteiligung, Nephropathie

Bei 5–10 % Erstmanifestation als akutes Leberversagen mit nur leicht erhöhten Transaminasen, deutlicher Hyperbilirubinämie und raschem Abfall der Lebersyntheseparameter. Die Patienten sind meist jung und weisen eine Coombs-negative hämolytische Anämie auf.

Relevante Diagnostik und Therapieoptionen

Diagnostik

- Klinische Symptomatik: Kayser-Fleischer Kornealring → Spaltlampenuntersuchung, Neurologische Symptome: Störungen der Feinmotorik, Dysarthrie, Dysphagie (oropharyngeal), Hypersalivation, Hypomimie, Parkinsonoid. Spätzeichen sind Dystonie, Rigidität und Spastik sowie psychische Störungen: Lern- und Konzentrationsschwächen
- Labor: Coeruloplasmin < 23 mg/dl; Kupfer im Serum < 70 µg/dl; freies Kupfer im Serum > 10 µg/dl, Kupfer im Urin > 100 µg/d. Leberbiopsie: Kupfer > 250 µg/g Trockengewicht
- Viele Mutationen → genetische Untersuchungen noch nicht allgemein einsetzbar

! Bei Ausbildung einer Leberzirrhose entwickelt sich nur selten ein HCC.

Medikamentöse Therapie

- D-Penicillamin 900–2400 mg/d. Cave: Allergische Reaktionen, Gewichtsverlust, Übelkeit, Erbrechen, Geschmacksstörungen, Nephropathie, Autoimmunerkrankungen
- Zinksulfat 150 mg/d, Zinkacetat 150 mg/d, Trientine 1200–2700 mg/d

Empfehlungen
- Einnahme der Präparate sollte 1 Std. zeitversetzt zu den Mahlzeiten erfolgen. Eine bereits bestehende Leberzirrhose kann medikamentös nicht beeinflusst werden.
- Die orthotope Lebertransplantation führt zur Heilung der Erkrankung.

Ziele der Ernährungstherapie

- Eine Ernährungstherapie kann nur einen begleitenden Therapieansatz darstellen, eine alleinige Ernährungstherapie führt nicht zum gewünschten Erfolg. Therapieziel ist das Vermeiden einer progredienten Leberdestruktion mit Übergang in das Vollbild einer Leberzirrhose.
- Die Möglichkeiten der diätetischen Beeinflussung der Hämochromatose sind begrenzt.

Ernährungstherapeutische Maßnahmen

- Vermeiden der übermäßigen exogenen Zufuhr von kupferhaltigen Nahrungsmitteln: Leber, Nieren, Hirn, Champignons, Bohnen, Pflaumen, Hummer, Schellfisch, Brokkoli, Nüsse, Kakao, Schokolade (☞ Kap. 8.3).
- Zink hemmt die enterale Resorption von Kupfer.
- Vermeiden eines Vitamin-Mangels unter Therapie (v.a. Vitamin-B_6-Mangel; Häufig kommt es unter Therapie mit D-Penicillamin zu einem Vitamin-B_6-Mangel welcher ausgeglichen werden sollte (Antipyridoxinwirkung) → Gabe von 20–40 mg/d.

Tipps für die Patienten

- Zinkverbindungen sind als Monopräparat zur Hemmung der Kupferaufnahme bei Morbus Wilson erstattungsfähig.
- Speisen in Edelstahl- oder Glasgeschirr zubereiten, da Nahrungsmittel, die in Kupferkesseln zubereitet werden (gebrannte Mandeln, Emmentaler Käse und manche Konfitüren) viel Kupfer enthalten.
- Auch viele Kaffeemaschinen und Durchlauferhitzer sind mit Kupferrohren ausgestattet, die durch Entkalken und/oder saures Wasser angegriffen werden und dadurch Kupfer abgeben.

9.7.5 Nicht-alkoholische Fettleber (NAFLD)/ -hepatitis (NASH)

Matthias Kraft, Markus Lerch

Die NASH stellt ein multikausales Syndrom dar, welches in mehr als 40–90 % d. F. mit Übergewicht assoziiert ist. Betroffen überwiegend adipöse, diabetische Frauen im mittleren Lebensalter (40.–60. Lj.). Es findet sich histologisch eine wechselnd starke Fettinfiltration, Entzündung, Fibrose oder Zirrhose. Gleichzeitig glaubhaft „geringer“ Alkoholkonsum (gering ist nicht definiert) bei Ausschluss einer anderweitigen Lebererkrankung.

! Obgleich die NASH prinzipiell eine gutartige Erkrankung darstellt, birgt sie ein nicht zu vernachlässigendes Risiko zur Progression in ein Endstadium mit Fibrose und Zirrhose, einschließlich der Ausbildung eines hepatozellulären Karzinoms. Zunehmend häufig werden auch Kinder, hauptsächlich männlichen Geschlechts, mit der Diagnose einer NASH beobachtet.

Pathogenese

Beeinflussende Faktoren

Die Pathogenese der NASH ist letztlich noch nicht endgültig geklärt. Folgende Faktoren wirken begünstigend:

- **Fettleber:** Kann als Prädisposition gelten; entsteht durch erhöhte Freisetzung freier FS und bei gestörter β-Oxidation (z.B. im Rahmen einer Adipositas, Diabetes mellitus mit Insulinresistenz, Alkoholkonsum sowie bei rascher Gewichtsreduktion). In einem 2. Schritt (second hit) wirken zusätzliche Noxen auf die durch Fettablagerung vorgeschädigte Leber. Zu diesen zählen Ischämie (evtl. über einen Anstieg des uncoupling protein 2 (UCP2) mit konsekutiv verminderter ATP-Produktion), eine gestörte FS-Peroxidation, Endotoxine aus dem Darm, Zytokine (TNF-α, TGF-β, IL-8, IL-1) und/oder oxidativer Stress
- **Umwelteinflüsse und genetische Disposition** spielen zusätzlich eine entscheidende Rolle da auch schlanke Männer eine NASH entwickeln können. Kandidaten-Gene: U.a. Gene der Cytochrom-P Familie, das HFE Gen, UCP2-Gen, ApoE-Gen sowie Acetyl-CoA Oxydase Gen.

- **Freie Fettsäuren:** Nicht nur erste Noxe für Entwicklung einer Fettleber, sondern auch zweite Noxe bei Entwicklung einer NASH. V.a. langkettige FS, welche vorrangig extramitochondrial mit Bildung freier Radikale verstoffwechselt werden, scheinen für die Entwicklung einer NASH bedeutsam (die peroxysmale β-Oxidation führt zur Bildung von Wasserstoffperoxyden (H_2O_2) sowie dicarboxylierten FS), welche zu Nekrose und Apoptose von Zellen führen. Die Zunahme reaktiver Sauerstoffspezies (freier Radikale = ROS) führt parallel zu einer Verarmung an Antioxidanzien (Vitamin E/α–Tocopherol, Glutathion/GSH).
- **Pro-inflammatorische Zytokine:** V.a. TNF-α unterstützen die Entwicklung einer hepatischen Insulinresistenz und hemmen die pankreatische Insulinausschüttung aus den β-Zellen mit konsekutiver Entwicklung einer Hyperglykämie. Beachtet werden sollte auch die Interaktion von TNF-α mit Leptin: Endotoxine führen zu einer vermehrten Expression von TNF-α, welches zu einer vermehrten Leptinfreisetzung führt, dieses wiederum scheint Zellen vor der Einwirkung von TNF-α zu schützen. Bei langem Fasten und bei anderen Zuständen mit Leptinmangel kommt es somit zu einer Verschiebung des Gleichgewichtes zugunsten von TNF-α.
- Die Frage, ob der **Eisenstoffwechsel** im Rahmen der Entwicklung einer NASH eine Rolle spielt, ist noch nicht geklärt.

Risikofaktoren

- Übergewicht, Typ-2-Diabetes mellitus, Hyperlipidämie
- Total-parenterale Ernährung, Fastenkuren
- Chirurgische Eingriffe (ausgedehnte Dünndarmresektionen, jejunoilealer Bypass, Gastroplastie, biliopankreatische Diversion)
- Medikamente (v.a. Amiodaron, selten Diltiazem, Nifedipin, Östrogene, Tamoxifen, Glukokortikoide, Methotrexat)

Klinik

80 % der Patienten sind asymptomatisch. Frauen >> Männer

- Unspezifische Allgemeinsymptome: Müdigkeit, Druckgefühl im rechten Oberbauch, Obstipation und Meteorismus
- Übergewicht, Diabetes mellitus
- Verlauf: In 59 % d. F. keine Progression der Erkrankung, bei 4–13 % Besserung, bei 28 % der Patienten Progression, in 2–3 % d. F. Leberversagen, einige Patienten versterben an der Erkrankung, bei Zirrhose besteht die Gefahr der Entwicklung eines hepatozellulären Karzinoms. Rezidive bei Z.n. Lebertransplantationen in Transplantaten möglich.

! Auf Grund der bisherigen Daten hinsichtlich des natürlichen Verlaufs stellt die NASH eine behandlungsbedürftige Erkrankung dar.

Relevante Diagnostik und Therapieoptionen

Diagnostik

- Labor: GOT:GPT <1, bei schwerem Verlauf >1; ggf. erhöhte Transferrinsättigung, Serumferritin häufig erhöht, CDT normal, MCV normal

- Sonographie (CT, MR zur Diagnosefindung NASH ohne Nutzen)
- Histologie: Indikation zur Leberbiopsie wird kontrovers beurteilt, Histologie entspricht häufig der ASH → somit nur in Verbindung mit Klinik nutzbar. Indikation unter 40. Lj. eher zurückhaltend da Fibrose sehr selten (4 %). Bei Patienten über dem 50. Lj. Fibrose wahrscheinlicher, somit Biopsie eher nützlich.

! Die Diagnose der NASH wird klinisch und mit den Angaben der Trinkgewohnheiten sowie morphologisch gestellt.

Medikamentöse Therapie

! Vor jeder medikamentösen Therapie müssen diätetische und v. a. die körperliche Aktivität beeinflussende Maßnahmen versucht werden.

- Lipidsenker: Studien zum Einsatz von Lipidsenkern (Clofibrat, Gemfibrocil) nicht schlüssig. Der Einsatz von HMG-CoA Reduktasehemmern zeigte sich im Tierversuch als erfolgreich.
- Ursodeoxycholsäure: Stimuliert die Cholerese und wirkt sowohl immunmodulatorisch als auch zytoprotektiv und antiapoptotisch. In einer Dosierung von 12–15 mg/kg KG/d Besserung der Histologie sowie der laborchemischen Parameter in mehreren Studien.
- Therapie des Typ-2-Diabetes: Hier sind v. a. das Metformin sowie die Gliazone untersucht, und stellen viel versprechende therapeutische Ansätze dar. Insbesondere die PPAR-γ-Aktivatoren können pathophysiologisch als außerordentlich interessante Therapiestrategie gelten.
- N-Acetylcystein: In einer Dosierung von 1 g/d über 3 Mon. zeigte sich ein Abfall der Aminotransferasen.
- Betain-Glucuronat: 2 × 10 g/d über 1 Jahr mit Besserung der Aminotransferasen sowie der Leberhistologie. In einer weiteren Studie Kombination von Betain-Glukuronid 300 mg/d + Diätanolamin 60 mg + Nicotinamid-Ascorbat 40 mg/d an 191 Patienten (Placebo-kontrolliert) zeigten sich ebenfalls positive Einflüsse auf Leberhistologie sowie Aminotransferasen.

Ziele der Ernährungstherapie

Vermeiden einer Progression der Erkrankung sowie evtl. Rückbildung der Leberverfettung. Zudem positive Beeinflussung der meist vorhandenen Risikofaktoren wie z. B. des metabolischen Syndroms (☞ Kap. 9.1.1, Kap. 9.3).

Ernährungstherapeutische Maßnahmen

Alkoholkarenz, Meiden lebertoxischer Substanzen (z. B. Medikamente, pflanzliche Heilmittel, Alkohol).

Kostform

- Vitaminreiche Ernährung nach den Ernährungsempfehlungen der DGE (☞ Kap. 5.1.1)

- Ballaststoffanteil > 30 g/d
- Anhebung des Anteils einfach ungesättigter FS

Mikronährstoffe

Ob eine erhöhte Zufuhr von Antioxidanzien wie Lycopen, β-Carotin, α-Tocopherol und Ascorbinsäure in Zukunft therapeutisch eingesetzt werden können, ist Gegenstand laufender Untersuchungen.

- Der Einsatz von β-Carotin ist limitiert, da sich in Studien eine erhöhte Sterblichkeit bei Rauchern zeigte.
- Für Vitamin E in einer Dosierung von 400–1200 mg/d liegen positive Daten hinsichtlich Histologie und Besserung der entzündlichen Aktivität (Leberfermente und TGF-β) vor, so dass der Einsatz dieses Vitamins bezüglich einer antiapoptotischen und antiphlogistischen Wirkung als sehr Erfolg versprechend gewertet werden kann.
- Ebenfalls positive Ergebnisse zeigte eine Kombination von Vitamin E mit Vitamin C.
- Ein bestehender Mangel an Vitamin B sowie an Folsäure ist auszugleichen.

Übergewicht

Eine Besserung des metabolischen Syndroms durch körperliche Aktivität ist maßgeblich. Langsame Körpergewichtsreduktion; bei zu schneller Gewichtsabnahme weisen Studien auf die Entwicklung einer periportalen Fibrose und Entzündung hin, somit Gefahr der Verschlechterung (Ursache: Wahrscheinlich Überangebot an freien FS, ☞ auch Pathogenese).

- BMI < 35 kg/m^2: Reduktion der tägl. Kalorienzufuhr um 500 kcal/d
- BMI > 35 kg/m^2: Reduktion der tägl. Kalorienzufuhr um 500–1000 kcal/d
- Ziel 10 % Gewichtsabnahme über ca. 1 Jahr oder Gewichtsreduktion um 250 g/d oder 1 bis max. 2 kg/Wo.

CAVE

Die Empfehlungen zur Gewichtsreduktion basieren auf kleinen Fallstudien mit wenigen Patienten und sind bei NASH in prospektiven Studien nicht hinreichend evaluiert. Dies gilt insbesondere bei Patienten mit Begleiterkrankungen wie Diabetes mellitus, Herz-Kreislauferkrankungen und Hyperlipidämie.

Eine klare Therapieempfehlung für die NASH kann derzeit nicht gegeben werden da die Patientenzahlen in den jeweiligen Studien sowie die Studienzahl zu gering sind. Bei Ausschöpfen der nicht-medikamentösen Maßnahmen kann auf Grund des Nebenwirkungsprofils sowie der derzeitigen Studienlage am ehesten eine Therapie mit Ursodesoxycholsäure, gefolgt von Vitamin E (evtl. in Kombination mit Vit. C) empfohlen werden.

Tipps für die Patienten

Generelle Empfehlungen können nicht gegeben werden, da sich die Ernährung an der Ursache orientieren muss.

9

9.7.6 Alkoholische Fettleber (AFL, ASH), Alkoholkrankheit

Matthias Kraft, Markus Lerch

Fettleber: Lipidanteil der Leber > 5 %. Malnutrition in 90–100 % bei schwerem Alkoholabusus nachweisbar.

Fortgeschrittene alkoholtoxische Leberschäden sind für mehr als 50.000 jährl. Todesfälle in Europa und Amerika verantwortlich. Der chronische Alkoholkonsum bei Patienten mit Leberzirrhose ist ein Risikofaktor für die Entwicklung eines hepatozellulären Karzinoms (HCC). 090–100 % der Patienten mit schwerem Alkoholkonsum weisen eine Fettleber auf, 10–35 % der Alkoholiker weisen Zeichen der Fettleberhepatitis auf und 10–20 % entwickeln ggf. eine Zirrhose. Die 5-JÜR der Patienten mit Zirrhose sinkt bei fortgesetztem Alkoholkonsum auf 35 %.

Pathogenese

- Ablagerung freier FS in Leber erfolgt physiologischerweise im Fettgewebe. Im Rahmen eines Überangebots an freien FS erfolgt die Ablagerung von freien FS in Form von resynthetisierten Triglyzeriden vermehrt auch in der Leber.
- Auch KH können durch Lipazidogenese (Bildung von langkettigen FS aus KH; Veresterung von Triglyzeriden mit Glycerol) zur Fettleber führen.
- Bei der alkoholischen Fettleber Ausbildung einer Fettleber durch Hemmung der Apolipoprotein-B-Bildung mit konsekutiver VLDL-Bildung und somit verminderter Ausschleusung von Triglyzeriden aus der Leber.
- Alkohol hemmt weiterhin die Fettsäureoxidation und steigert die Fettsäuresynthese.
- Mögliche Ursachen der Mangelernährung: Anorexie durch verminderte Nahrungsaufnahme, direkter toxischer Einfluss des Alkohols auf das Epithel der intestinalen Mukosa mit konsekutiven Schmerzen sowie Maldigestion und Malabsorption
  - Gestörte exokrine Pankreasfunktion mit konsekutiv verminderter Protein- und Fettmaldigestion und -absorption
  - Erhöhte TNF-α- und Leptinspiegel mit verminderter Nahrungsaufnahme
  - Gestörte hepatische Aminosäureaufnahme durch Alkohol
  - Gestörte hepatische Proteinsynthese, frühes Auftreten einer Insulinresistenz mit gestörter peripherer und hepatischer Glukoseutilisation → die Entwicklung eines Diabetes mellitus korreliert mit einer schlechten Prognose
  - Oxidativer Stress mit Leberverfettung (→ NASH)
  - Vitaminmangel: Folsäure, Vit. A, D, E, K, Vit, $B_1/_6/_{12}$
  - Mangel an Spurenelementen: Zink, Selen, Magnesium, Kupfer

Klinik

- Hepatomegalie mit evtl. Oberbauchdruckgefühl, Müdigkeit
- Selten Erbrechen und Ikterus

- Symptome der Mangelernährung:
  - Vitamin-B_1-Mangel: Wernicke-Enzephalopathie, Korsakoff-Syndrom, Beri-Beri, DD: Hepatische Enzephalopathie!
  - Folsäuremangel: Megaloblastäre Anämie/funikuläre Myelinolyse, psychogene Störungen → DD: Hepatische Enzephalopathie

CAVE

Nicht alle psychisch-neurologischen Störungen bei Patienten mit chronischem Alkoholismus und Leberzirrhose gründen sich auf eine hepatische Enzephalopathie. Vitamin-Mangelerkrankungen gilt es differentialdiagnostisch immer auszuschließen.

Relevante Diagnostik und Therapieoptionen

Diagnostik

- Palpation: ggf. Hepatomegalie
- Sonographie des Abdomens: vermehrte Echogenität, inhomogene Parenchymtextur mit vermehrten und vergröberten Binnenreflexen
- Leberbiopsie: makrovesikuläre oder mikrovesikuläre Fettablagerungen
- Fakultativ Erhöhung von γ-GT, alkalische Phosphatase, CDT, IgA
- Die Diagnose der Mangelernährung/des Ernährungszustandes ist nicht einfach. Ausschluss einer begleitenden exokrinen Pankreasfunktionsstörung, eines begleitenden Diabetes mellitus respektive einer gestörten Glukosetoleranz.

! Bei ausschließlicher Fettablagerung ohne Leberzellnekrosen, Entzündung und Fibrose lassen sich meist keine laborchemischen Veränderungen erfassen.

Therapie

Eine spezifische Therapie ist nicht möglich. Die Alkoholkarenz ist entscheidend, ggf. ist professionelle Hilfe anzubieten.

Ziele der Ernährungstherapie

- Erfassen des Ernährungsstatus, insbesondere einer Malnutrition (☞ Kap. 9.17) auch hinsichtlich von Mikronährstoffen wie Vitamin A, B, C, D, E, K, Zink, Selen, Kupfer und Magnesium. Ein Thiaminmangel findet sich in bis zu 80 % der Alkoholiker, ebenso regelhaft ein Vitamin-B_6 sowie Vitamin-A-Mangel.
- Frühzeitige orale oder enterale Nahrungsergänzung im Falle einer Malnutrition durchführen.

Ernährungstherapeutische Maßnahmen

- Eine spezifische Ernährungstherapie ist nicht möglich. Im Wesentlichen gelten die oben ausgeführten Ernährungsempfehlungen.
- Strikte Alkoholkarenz und Ausschalten zusätzlicher hepatotoxischer Noxen. In mehreren Studien konnte gezeigt werden, dass auch nach Eintreten einer deutlichen Leberschädigung eine Alkholabstinenz das Fortschreiten der Erkrankung verhindern kann. Meiden von Alkohol ist also jederzeit notwendig und sinnvoll.

- Überprüfung des Vitamin-Status (☞ oben) und gegebenenfalls Ausgleich eines Defizits. Da die Bestimmung sehr teuer ist, kann ein pragmatisches Vorgehen hinsichtlich der Supplementierung von Vitaminen und Spurenelementen bei Patienten mit Komplikationen (Mangelernährung, Aszites, Enzephalopathie ☞ 9.7.8) durchaus sinnvoll und gerechtfertigt sein.

Tipps für die Patienten

- Alkohol ist tabu.
- Keine unkritische Einnahme von Medikamenten und pflanzlichen Heilmitteln.

9.7.7 Leberzirrhose

Matthias Kraft, Markus Lerch

Zerstörung der Läppchen- und Gefäßstruktur der Leber mit entzündlicher Fibrose. Ausbildung bindegewebiger Brücken portoportal und portozentral sowie Ausbildung von Regeneratknoten. Funktionelle Folgen sind Leberinsuffizienz, portale Hypertension sowie Komplikationen wie Aszites, Enzephalopathie sowie hepatorenales Syndrom. Bedingt bei bis zu 60 % d.F. durch Alkohol, bei 20–35 % durch chronische Virushepatitiden (B, C, D). Selten: Autoimmune Hepatitis, primär biliäre Zirrhose (PBC), primär sklerosierende Cholangitis (PSC), medikamentös (z. B. Methotrexat), exogene Noxen (z. B. CCL4, Arsen), Stoffwechselerkrankungen, kardiale Zirrhose, Tropenerkrankungen.

9

Klinik

Die Leberzirrhose kann klinisch stumm bleiben (kompensierte Zirrhose). Im dekompensierten Stadium klinische Manifestation mit Auftreten von Komplikationen:

- **Allgemeinsymptome:** Müdigkeit, Abgeschlagenheit, Leistungsminderung, Druck- und Völlegefühl im Oberbauch, Meteorismus, Gewichtsabnahme
- **Leberhautzeichen:** Spider naevi, Palmar-/Plantarerythem, Weiß-/Uhrglasnägel, Prurigo simplex, Hautatrophie mit Teleangiektasien, Weißnägel, Dupuytren-Kontraktur, Kollateralkreisläufe (Caput medusae), Alopezie, Cheilosis, Mundwinkelrhagaden
- **Hormonelle Störungen** (Testosteron-Abfall, Östrogen-Anstieg): → Bauchglatze, Gynäkomastie, Alopezie
- **Komplikationen:** Aszites, Hämorrhagien, Malnutrition, Kachexie, portale Hypertension mit Ausbildung von Fundus und Ösophagusvarizen, Blutungen, hepatische Enzephalopathie, Aszites, hepatorenales Syndrom, spontan bakterielle Peritonitis

Relevante Diagnostik und Therapieoptionen

Diagnostik

- Klinik und Anamnese (Alkohol, Stoffwechselerkrankung, Herzinsuffizienz etc.)
- Labor: Syntheseparameter: Albumin, Prothrombinkomplex (Faktor II, VII, IX, X), Cholinesterase, AT III

- Hypergammaglobulinämie, Ammnoniak, (Leberenzyme), Cholestaseparameter, Thrombozyten
- Sonographie, ggf. Feinnadelpunktion mit Histologie

Tab. 9.7-1 Einteilung nach Schweregraden Child-Turcot/Child-Pugh (Ursprünglich Einteilung nach Child-Turcott: Ernährungszustand anstelle Prothrombin).
Child A = 5–6 Punkte, Child B = 7–9 Punkte, Child C > 10 Punkte

	1 Punkt	2 Punkte	3 Punkte
Aszites	Keiner	Wenig	Gespannt; Diuretika refraktär
Enzephalopathie-Grad	Keine	1 oder 2	3 oder 4
Bilirubin (μmol/l)	< 35	35–50	> 50
Albumin (μmol/l)	> 35	28–35	< 28
Prothrombinzeit	> 75 %	50–75 %	< 50 %
Ernährungszustand	Gut	Mittel	Schlecht

Therapie

- Die Therapie der Leberzirrhose orientiert sich an den spezifischen Komplikationen. Diese gilt es primär zu verhindern. Insbesondere eine effiziente medikamentöse Therapie der Grunderkrankung hilft, die Leberzirrhose und deren Folgen zu vermeiden.
- Eine kausale Therapie der manifesten Leberzirrhose gelingt nur durch die Lebertransplantation.

Ziele der Ernährungstherapie

- Erfassung des Ausmaßes der Malnutrition (schwierig!). Prospektive Ernährungsprotokolle können die Gefahr einer drohenden Mangelernährung erkennen helfen (verminderte Eiweißzufuhr, Vitaminmangel, Spurenelementmangel). Wichtig ist auch eine Kontrolle des Beratungserfolgs!
- Frühzeitiges Erkennen und Management von Komplikationen.

Spezielle Therapiemaßnahmen

- Prophylaktische Gabe von Nährstoffsupplementen erscheint sinnvoll bei Patienten, bei denen eine Mangelernährung wahrscheinlich ist oder bei Komplikationen. Dabei ist gelegentlich eine Dosierung bis zum fünffachen der RDA-Empfehlungen notwendig. Ausnahme Vitamin A und D wegen hoher Toxizität.
- Alkoholverbot unbedingt auch bei bereits manifester Zirrhose (Prognoseverbesserung!)
- Ausreichende Kalorienzufuhr zur Progressionshemmung, Prävention von Komplikationen sicherstellen.
- Ggf. orale/enterale Supplementierung
- Pflanzliche Eiweiße bevorzugen, da diese geringste potentielle Toxizität aufweisen.
- Positive Energiebilanz anstreben.

9.7.8 Ernährungstherapie bei Komplikationen von Lebererkrankungen

Matthias Kraft, Markus Lerch

Hepatische Enzephalopathie

Funktionelle und somit potenziell reversible Störung des ZNS als Folge akuter oder chronischer Leberkrankungen mit neuropsychiatrischer Störung durch Retention neurotoxischer Substanzen im Blut. Metabolisch induzierte primäre Störung der Gliazellenfunktion mit sekundärer Beeinträchtigung der neuronalen Funktion.

Pathogenese

- Multifaktoriell weitgehend unbekannt.
- Mangelnde Entgiftung neurotoxischer Substanzen – wasserlöslich: Ammoniak; Protein gebunden: Mercaptane, Phenole, kurzkettige/mittelkettige FS, γ-Aminobuttersäure (GABA), Gallensäuren, Stickstoffmonoxid, endogene Benzodiazepine sowie aromatische AS – Tryptophan, Tyrosin, Phenylalanin, Digoxin-like immunoreactive substances. Dies führt zur so genannten Alzheimer Typ II Degeneration der Astrozyten.
- Auslösende Faktoren können sein: Vermehrte Ammoniakbildung im Darm (Blutung, 1000 ml = 200 g Eiweiß), Infektionen (insbesondere spontane bakterielle Peritonitis) und katabole Stoffwechsellagen (vermehrter endogener Proteinkatabolismus), Alkalose, übermäßige Eiweißzufuhr, Obstipation, neurodepressiv wirkende Medikamente (insbesondere Sedativa und Diuretika), Alkohol, TIPS-Anlage, Anämie, Hypokaliämie, Hypovolämie

9

> Mangelernährung ist ein Risikofaktor für die Entwicklung einer hepatischen Enzephalopathie.

Klinik

- Es werden 4 Stadien der manifesten hepatischen Enzephalopathie (HE) je nach Ausmaß der Störungen des Bewusstseins (beginnende Schläfrigkeit bis Koma) unterschieden. Bei der sog. latenten HE finden sich keine Veränderungen der Bewusstseinslage.
- Die Symptome betreffen vorwiegend die Bewusstseinslage, den Intellekt, das Verhalten sowie die neuromuskuläre Funktion.

Relevante Diagnostik und Therapieoptionen

Diagnostik

- Labor: Z.B. Ammoniak
- Psychometrische Tests: Zahlenverbindungstest (Norm < 30 sec.)
- EEG: Abfall der Grundaktivität (Norm 9–12 Hertz/sec.), bessere Aussagekraft durch Messung visuell-evozierter EEG-Potenziale (P300-Welle)

- Ausschluss einer Benzodiazepin-Überdosierung
- CT zum Ausschluss intrakranieller Prozesse

Therapie

Insgesamt liegen nur wenige placebokontrollierte randomisierte Studien zur Therapie der HE vor. Je nach Stadium sind verschiedene Therapiestrategien erforderlich:

- **Stadium I–II:** Anämie, Hypovolämie oder Hypokaliämie ausgleichen
- **Stadium III–IV:**
  - L-Ornithin-L-Aspartat Infusion (20–40 g tgl.), 3×3–6 g/d oral. Kein Effekt auf Ernährungszustand.
  - Laktulose per os sowie Einläufe (z.B. 300 ml Laktulose Sirup verdünnt mit H_2O oder isotonischer Kochsalzlösung 1:3). Bei Blutung ersten Einlauf ggf. mit reinen Laxanzien durchführen, z.B. mit Magnesiumsulfat. Ansäuern des Darms mit Sorbitol und Laktose
  - Ggf. Enterococcus faecium SF68 gleichwertig zur Laktulose
  - Versuch mit Flumazenil (0,5–2 mg i.v.) möglich
  - Darmsterilisation schwer resorbierbare Aminoglykoside (Certomycin senkt bakterielle Infektionsrate um 20 %, Paromomycin mit geringerer Resorption), Amphotericin B (4 % weniger invasive Mykosen), Metronidazol, Chinolone
  - Bei Infektionen Cephalosporine (Ceftriaxon) + Metronidazol/Fluocloxacillin, Carbapeneme, Fluconazol (Prävention invasiver Mykosen)

Ziele der Ernährungstherapie

Vermeiden einer Mangelernährung v.a. im Hinblick auf Vitamine und Spurenelemente.

Ernährungstherapeutische Maßnahmen

- Bei V.a. begleitenden Vitamin-B_1-Mangel (Wernicke-Enzephalopathie) hochdosierte Vitamin-B_1-Gaben:
  Initial 100 mg als Bolus i.v., dann 1000 mg über 12 h, danach 200 mg/d über eine Wo. sowie 100 mg per os über einen Mon.
- Leichte Vollkost, laktovegetabile Kost
- Prävention durch Verhinderung einer Mangelernährung. Keine Einschränkung von KH und Fetten (Ausnahme: Cholestase)
- **Stadium I-II:**
  - Vermeiden der Akkumulation von zerebrotoxischen Ammoniak. Ursache ist häufig ein endogener Abbau von Körperprotein bei Katabolie in Folge der bestehenden Mangelernährung.
  - Beachten der potentiellen Toxizität von Eiweißen: Blutproteine > Fleisch > pflanzliche Eiweiße → laktovegetabile Kost bevorzugen.
  - Stickstoffzufuhr > 14 g/d, entsprechend 87,5 g Eiweiß kann das Risiko für die Entwicklung einer Enzephalopathie erhöhen.
  - Ballaststoffe wasserlöslich > 30/24 h zur Stuhlregulation, Obstipation erhöht die Produktion von Ammoniak.

- **Stadium III-IV** (akute Dekompensation):
- Kurzfristige Eiweißrestriktion (2 Tage) mit 0,5 g/kg KG/d unter Einsatz von verzweigtkettigen Aminosäuren. Die Infusion mit z. B. verzweigtkettigen enthält AS 0,25 g/kg KG/d.
- Nichteiweißkalorien – Fett: KH im Verhältnis 40:60
- Falls enterale Ernährung möglich gleichmäßige Verteilung der Eiweiße über den Tag

Aszites und hepatorenales Syndrom

Portale Hypertension mit erhöhtem hydrostatischem Druck sowie ein erniedrigter onkotischer Druck mit gesteigerter Lymphproduktion in Verbindung mit einer vermehrten renalen Natriumretention stehen im Mittelpunkt der Aszitesentstehung.

Pathogenese

Neurohumoraler Regelkreis, in welchem die portale Hypertension zu einer renalen Wasserretention führt. Dieses Geschehen wird begleitet von einer peripheren Vasodilatation, welche die Natriumretention verstärken kann. Kennzeichen des hepatorenalen Syndroms, welches sich in 2 Varianten (HRS Typ1+Typ2) mit unterschiedlicher Prognose manifestieren kann, sind die abnehmende Urinmenge, ansteigende Retentionswerte, Abnahme der Natriumausscheidung < 10 mmol/d sowie ein Abfall der fraktionierten Natriumausscheidung < 0,1 %.

Relevante Diagnostik und Therapie

- Diagnostik: Natrium im Urin/fraktionierte Natrium-Ausscheidung, Natrium im Serum, Sonographie, Punktion zum Ausschluss einer spontanen bakteriellen Peritonitis, Krea-Clearence, Ausschluss eines Harnwegsinfekts
- Medikamentöse Therapie:
- Diuretika-Therapie: Aldosteron-Antagonisten in steigender Dosierung bis max. 400 mg, Schleifendiuretika, ggf. in Kombination.
- Bei Patienten mit massivem Aszites ggf. Vasopressin-V2-Rezeptor-Antagonisten.
- Aszitespunktion fraktioniert: Bis 6 l kann Kochsalzinfusion ohne erhöhtes Risiko der Kreislaufdepression eingesetzt werden, bei Mengen > 6 l sollte eine Albumin-Infusion erfolgen, da hierbei eine deutlich erhöhte Rate einer Parazentese-induzierten Kreislaufdysfunktion auftritt.
- Ein transjugulärer intrahepatischer portosystemischer Shunt (TIPS) führt häufiger zu einer Aszitesfreiheit (51–79 % der Fälle) als eine Parazentese (3–24 %). Die Lebensqualität steigt in der mit TIPS behandelten Gruppe.

Ziele der Ernährungstherapie

☞ Kap. 9.7.7

Spezielle und ernährungstherapeutische Maßnahmen

- Bettruhe

- **Natriumzufuhr einschränken:** Natriumzufuhr auf 10 mmol/d kann tägl. 300 ml Aszites, respektive ca. 800 ml Ödemflüssigkeit mobilisieren. Meiden von Backwaren, Brot, Wurst- und Fleischwaren, Milch, Käse und Konservenkost sowie natriumhaltige Mineralwässer. Eine natriumreduzierte Kost sollte im ambulanten Bereich bevorzugt werden da eine streng natriumarme Kost nicht praktikabel und eine natriumarme Kost auf Dauer wenig toleriert wird.
  - Streng natriumarm = 1 g NaCl → 17 mmol Na/d, unpraktikabel
  - Natriumarme Kost = 3 g NaCl → 50 mmol/d
  - Natriumreduzierte Kost = 6 g NaCl → 100 mmol/d
- Einschränkung der Flüssigkeitszufuhr unter 1000 ml nur bei Verdünnungshyponatriämie unter 130 mmol/l
- Eine enterale Ernährung ist einer parenteralen Ernährung vorzuziehen da hierdurch eine physiologischere Flüssigkeitszufuhr resultiert und eine geringere ADH Ausschüttung erfolgt (Reflexe über vagale Afferenzen). Bei Notwendigkeit einer parenteralen Ernährung ist eine Kombination mit einer enteralen Ernährung zur Volumeneinsparung sinnvoll.

9.7.9 Cholezystolithiasis

Matthias Kraft, Markus Lerch, Kathleen Weiss

Konkrementbildung der Galle um einen Kristallisationskern in der Gallenblase, meist aufgrund von Konzentrationsänderungen von Gallensalzen, Bilirubin, Cholesterin oder Phospholipiden. Diese Konkremente variieren in ihrer Größe von einigen Millimetern bis hin zu zentimetergroßen Steinen. Sie treten vereinzelt oder zu mehreren auf.

Steinarten:

- **Cholesterinsteine:** Machen etwa 80 % der Gallensteine aus. Prävalenz in westlicher Zivilisation 10–20 %. Ursache meist vermehrte hepatische Cholesterinsekretion in Verbindung mit gestörter Gallenblasenmotilität sowie Neigung zur Cholesterinkristallnukleation.
- **Pigmentsteine:** Enthalten im Kern meist Cholesterin, woran sich Bilirubin anlagert. Sie sind sandkorngroß und treten in größeren Mengen auf. Ihre Farbe ist braun bis schwarz und ihre Konsistenz weich und bröckelig.
- Auch Mischformen beliebiger Zusammensetzung sind möglich.

Pathogenese

- **Cholesterinsteine:** Übersättigung der Gallenflüssigkeit mit Cholesterin entweder aufgrund einer gesteigerten Cholesterinsynthese oder eines Gallensäureverlustes, wobei das Risiko eines Gallensteines nicht mit einem erhöhten Serumcholesterinspiegel, jedoch mit einem hohen Triglyceridspiegel und einem verminderten HDL-Cholesterin korreliert.
- **Pigmentsteine:** Durch chronische Hämolyse, bakterielle Hydrolyse von konjugiertem zu unkonjugiertem Bilirubin

- **Risikofaktoren:**
  - Erhöhtes Alter
  - Weibliches Geschlecht
  - Östrogeneinnahme (Östrogene erhöhen den Cholesterinanteil in der Galle und vermindern die Gallenblasenmotilität)
  - Genetische Prädisposition
  - Adipositas (vermindert Gallenblasenentleerung und Gallensäurenanteil in der Galle)
  - Ernährung (cholesterinreiche Ernährung, ballaststoffarme Ernährung)
  - Parenterale Ernährung (veränderte Gallezusammensetzung und verminderte Gallenblasenentleerung)
  - Fasten, schneller Gewichtsverlust (Metabolisierung von Fett veranlasst die Leber, zusätzliches Cholesterin in die Galle zu sezernieren)
  - Erkrankungen des Ileums, z. B. Gallensäureverlustsyndrom bei M. Crohn oder Z. n. Ileumresektion
  - Fortgeschrittene Leberzirrhose (veränderte Gallezusammensetzung)

> Bei adipösen Frauen mit vielen Schwangerschaften liegt ein deutlich erhöhtes Risiko vor unter Gallensteinen zu leiden (4×F-Regel: „female, fat, fourty, fecund“)

Klinik

Die Cholezystolithiasis tritt in drei klinischen Verlaufsformen auf: Symptomlos (bei etwa 75 % der Gallensteine), mit unspezifischen Schmerzen im Oberbauch, als akute Gallenkolik. Befinden sich Gallensteine im Gallengangssystem, spricht man von Choledocholithiasis. Symptome für Gallensteine:

- Schmerzattacken von mehr als 15 Min. Dauer im Epigastrium oder rechten Oberbauch
- Schmerzausstrahlung in den Rücken und die rechte Schulter, Rippenbogenrandschmerz
- Unspezifisch: Übelkeit und Erbrechen, Flatulenz, Sodbrennen, saures Aufstoßen, Druck- und Völlegefühl, Fettunverträglichkeit
- Keine Besserung nach Stuhlgang

> Als Gallenkolik bezeichnet man einen gleichbleibenden, drückenden Schmerz mit einer Dauer von mindestens 15 Min. im Epigastrium oder im rechten oberen Quadranten, der in Rücken oder die rechte Schulter ausstrahlt, allmählich abklingt, aber häufig rezidiviert.

- **Komplikationen:**
  - Cholezystis (akute oder chronische Gallenblasenentzündung; Symptome ähnlich Gallenkolik, jedoch Zeichen der systemischen Beteiligung mit Fieber und Schüttelfrost)
  - Akute biliäre Pankreatitis (☞ Kap. 9.8)
  - Bei chronischer Cholezystitis / Porzellangallenblase, potentielles Entartungsrisiko

Relevante Diagnostik und Therapieoptionen

Diagnostik

- Anamnese und körperliche Untersuchung (vorsichtige Palpation des Abdomens)
- Oberbauchsonographie
- Serumwerte: Bilirubin, alkalische Phosphatase, GOT, GPT, γ-GT, Amylase, Lipase (bei Hyperbilirubinämie und Anstieg von γ-GT und alkalischer Phosphatase: Steinwanderung in die Gallenwege)
- Leukozytose CRP und BSG erhöht bei komplizierten akuten Cholezystitis
- Bei Choledochusbeteiligung (Spasmus oder Ödem) leichter Ikterus, alkalische Phosphatase, γ-GT und LAP erhöht
- Endoskopische retrograde Cholangiographie (ERC) bei Choledocholithiasis

Therapie

- Bei asymptomatischer Cholezystolithiasis keine Therapie notwendig. Unspezifische Symptome wie Aufstoßen, Flatulenz oder Völlegefühl kommen bei Patienten ohne Gallensteine ebenso häufig vor und sollten nicht überinterpretiert werden.
- Verabreichung von Antibiotika bei Verdacht auf bakterielle Infektion
- Anschließend frühzeitig Cholezystektomie durchführen (nach Abklingen der akuten Symptome, wenn möglich innerhalb von 72 Std., bei akuter biliärer Pankreatitis nach Abheilen der Entzündung noch während des stationären Aufenthaltes). Standardmethode stellt dabei die laparoskopische Cholezystektomie dar.

> Bei symptomatischer Cholelithiasis stellt die Cholezystektomie die sinnvollste Therapie dar. Danach sind keine besonderen diätetischen Maßnahmen erforderlich, lediglich große Fettmengen können eine Kolik auslösen.

Ziele der Ernährungstherapie

Primärprophylaxe durch eine ballaststoffreiche Kost, Anstreben eines normalen BMI

Ernährungstherapeutische Maßnahmen

- Bei **Gallenkolik** 24 Std. Nahrungskarenz einhalten, Ernährung bzw. Flüssigkeitszufuhr sollte dabei parenteral initial erfolgen. Schmerztherapie sollte im Vordergrund stehen (Spasmolytika bei akuter Kolik, Metamizol zur Schmerzbekämpfung).
- Alimentäre Fettrestriktion auf 50–60 g/ d, um Koliken vorzubeugen.
- Ballaststoffreiche Kost einhalten, diese senkt Cholesterinzufuhr im Serum, dadurch erfolgt eine Verminderung der Resorption von sekundären Gallensäuren, Erhöhung

der Produktion von primären Gallensäuren und Hemmung des Schlüsselenzyms der Cholesterinsynthese.

- Leguminosen erhöhen die Cholesterinkonzentration der Gallenflüssigkeit und begünstigen die Entstehung von Gallensteinen.
- Überkalorische Ernährung vermeiden, Aufnahme an raffinierten Kohlenhydraten reduzieren (unter 15 g/d).
- Bei Übergewicht langsame Reduktion des Körpergewichts (bei sehr niedrigem Fettgehalt der Nahrung kommt es zu einer verminderten Kontraktion der Gallenblase und damit zur vermehrten Steinbildung. Außerdem wird Cholesterin aus dem Fettgewebe mobilisiert womit die Konzentration der Gallenflüssigkeit steigt)
- Cholesterinarme Ernährung
- Bei Cholestase: Gabe von MCT-Fetten und parenteral fettlöslichen Vitaminen da eine gestörte Fettresorption vorliegt

> Eine spezielle Diät für die Erkrankungen der Gallenwege gibt es nicht. Empfohlen wird daher eine ausgewogene Ernährung in Form einer leichten Vollkost.

Tipps für die Patienten

- Da Übergewicht und cholesterinreiche, ballaststoffarme Ernährung ein Risikofaktor für die Entstehung von Gallensteinen sind, ist eine ausgewogene und gesunde Ernährung zu bevorzugen.
- Bei Oberbauchschmerzen, Fieber und Gelbsucht sofort einen Arzt aufsuchen.
- Einfach ungesättigte Fettsäuren, die LDL-Cholesterin und Triglyzeride leicht senken, das HDL-Cholesterin erhöhen, kommen hauptsächlich im Olivenöl vor.
- Mehrfach ungesättigte Fettsäuren senken das Gesamtcholesterin und sind v.a. in Pflanzenölen, Fischen und Schalentieren vertreten (übermäßiger Konsum ungesättigter Fettsäuren kann das HDL-Cholesterin wiederum senken).

9.8 Erkrankungen des Pankreas

9.8.1 Akute Pankreatitis

Matthias Kraft, Julia Mayerle, Markus Lerch

Einmalige, akut-entzündliche Episode einer Bauchspeicheldrüsenentzündung mit potentiell 3 Verläufen: restitutio ad integrum, Defektheilung, letaler Verlauf. Pankreasfermente (Lipase/Amylase) sind um mehr als das 3fache erhöht.

! Singuläre Erhöhung der Werte von Serumamylase und -lipase ohne klinische Symptomatik rechtfertigen nicht die Diagnose einer akuten Pankreatitis.

Pathogenese und Ätiologie

Pathogenese

Selbstverdauung des Pankreas durch eigene, physiologischerweise inaktive Verdauungsproteasen: In der Folge erfolgt Freisetzung von Zytokinen, die eine starke, systemische Entzündungsreaktion mit Steigerung der Gewebenekrosen hervorrufen.

Ätiologie

- Alkohol
- Gallensteinleiden mit Steinabgang in den Choledochus und Impaktierung in der Papilla vateri (40–50 %)
- Genetische Risikofaktoren: Mutationen in den Genen des kationischen Trypsinogens, sekretorischen Trypsininhibitors SPINK 1 (serine protease inhibitor Typ 1), CFTR („cystic fibrosis transmembrane conductance regulator“)
- Hypertriglyzeridämie (☞ Kap. 9.2.1), Hyperkalzämie (☞ Kap. 2.3.4)
- Angeborene Ganganomalien, Tumor, Infektiöse Genese
- Medikamentös-toxisch: Medikamente mit weitgehend gesichertem Zusammenhang zur Pankreatitis: Mesalazin, Olsalazin, Salicylate, Azathioprin, Simvastatin, H_2-Blocker, (Cimetidin, Ranitidin, Famotidin), IFN-α, Methyldopa, Metronidazol, Oxyphenbutazon, Asparaginase, Didanosin, ddI, Östrogene, Furosemid, Thiazid-Diuretika, Mercaptopurin, Pentamidin, Sulfonamide, Sulindac, Tetrazykline, Valproinsäure, Cholinesterase-Hemmer, Östrogene, Vinca-Alkaloide, Kalzium
- Medikamente mit wahrscheinlichem Zusammenhang: ACE Hemmer Interferone Paracetamol, Griseofulvin, Ticlopidin, Allopurinol, Cholesterin Senker, Lithium, Masern/Mumps Vaccination, Ibuprofen/Ketoprofen, Clozapine, Methyldopa, Kalzitabine
- Medikamente mit fraglichem Zusammenhang: Cyclosporin, Cytarabin, Erythromycin, Roxithromycin, Octreotid, Tuberkulostatika, Biguanide, Cisplatin, Chlorthalidon, Ethacrynsäure, Phenformin, Procainamid

! Die akute Pankreatitis kann v. a. bei Kindern und Jugendlichen durch erbliche genetische Veränderungen hervorgerufen werden. Die Diagnose einer idiopathischen Pankreatitis sollte erst nach Ausschluss dieser Genmutationen gestellt werden (Information: www.pancreas.de oder lerch@uni-greifswald.de).

Klinik

- Akute Oberbauchschmerzen, epigastrisch und typischerweise gürtelförmig in den Rücken ausstrahlend (aber auch, thorakal oder als Flankenschmerz linksseitig)
- Erbrechen, Übelkeit, Paralytischer Ileus mit „Gummibauch“
- Gelegentlich abdominelle Ekchymosen: Grey-Turner und Cullen-Zeichen

Relevante Diagnostik und Therapieoptionen

Diagnostik

- Klinische Symptomatik, evtl. paralytischer Ileus, prall elastisches Abdomen (Gummibauch)

- Labor: >3fach erhöhte Pankreasfermente, wobei Lipase spezifischer ist als Amylase, ggf. pankreasspezifische Amylase
- Abschätzung des Schweregrades durch:
- – Leukozytose, CRP-Erhöhung: >130 mg/dl in 85 % mit schwerem Verlauf verbunden
- – Procalcitonin: PCT >16 mit hoher Letalität
- – Hämatokrit: >44 % oder fehlender Abfall eines erhöhten Hämatokrit 24 h nach Therapieeinleitung sagt mit einer Spezifität von 96 % respektive 97 % ein Organversagen oder eine nekrotisierende Pankreatitis voraus
- – Risikostratifizierung durch Imrie-Score, Ranson-Score, APACHE II-Score (☞ Anhang)
- Sonographie, Kontrastmittel-verstärktes CT zum Ausschluss von Pankreasnekrosen
- ERCP: Mit therapeutischer Zielsetzung, fast ausschließlich zur Klärung des klinischen Verdachtes auf das Vorliegen einer biliären Pankreatitis und zur Steinentfernung eingesetzt

Labor- und Verlaufsparameter
- Die Höhe der Serumlipase/Serumamylase korreliert nicht mit dem Schweregrad der Erkrankung.
- Klinische Verlaufsparameter: Temperatur, Ikterus, Abdominalschmerzen, Darmgeräusche, Bauchdeckenspannung. Sie haben eine ähnliche Aussagekraft wie ein umfangreiches Labor.
- Aus einer vermeintlich initial milden Verlaufsform kann sich im Verlauf jederzeit eine schwer verlaufende Pankreatitis entwickeln (insbesondere bei nicht ausreichender Flüssigkeitssubstitution) → mehrmals tägl. klinische Untersuchungen sind obligat.

Therapie
- Kausale Therapie (Gallenstein?, Alkohol?, Medikamente?, Tumor?)
- Primäres Behandlungsziel ist eine ausreichen **Flüssigkeitssubstitution**, welche ZVD-gesteuert erfolgen sollte (Ziel ZVD 8–12 cm H_2O, Hämatokrit < 35 %), Volumengaben von 10 l oder mehr tägl. können erforderlich sein (Vorteil von Plasmaexpandern und Hämodilution nicht erwiesen).
- Ausreichende Analgesie unter Einsatz von Opiaten. Klinisch spielt bei der Auswahl der Opiate eine mögliche Tonuserhöhung des Sphinkter-Oddi keine Rolle.
- Anlage eines Peridualkatheters mit Applikation von Bupivacain hoch-thorakal (günstig auch bei Ileus).
- Procainhydrochlorid systemisch hat erwiesenermaßen keinen Einfluss auf die Schmerzen bei Pankreatitis und kann als obsolet angesehen werden.
- Bei nekrotisierender Pankreatitis kann eine frühzeitige Antibiotikagabe (Carbapeneme oder Tazobactam + β-Laktamasehemmer) eine Superinfektion verhindern. Die Kombination von Ciprofloxacin + Metronidazol hat sich hierbei als nicht wirksam erwiesen.

- Für die Platzierung einer Magensonde zur Ableitung sauren Magensaftes zur Ruhigstellung des Pankreas gibt es keine Indikation mehr. Ausnahme: Ileus/Subileus.
- Akute Pankreatitis und Diabetes: In der Mehrzahl der Fälle transiente Hyperglykämie, keine erhöhte Inzidenz von Diabetes mellitus; Inzidenz des Diabetes mellitus nach nekrotisierender Pankreatitis liegt bei 50–90 %. Wesentlicher Einfluss: OP oder nicht (resezierende Verfahren schlechter als Nekrosektomie).

Für keine der bisher durchgeführten medikamentösen Therapieansätze gibt es ausreichend valide Daten, um deren Einsatz rechtfertigen zu können.

Ziele der Ernährungstherapie

- Vermeidung einer Zottenatrophie mit konsekutiver Translokation von Bakterien aus dem Darm. Eine frühzeitige enterale Ernährung oral oder via Magensonde/Jejunalsonde sollte angestrebt werden.
- Eine Ruhigstellung des Pankreas durch Nahrungskarenz über längere Zeit ist nicht indiziert.
- Verbesserung der Mikrozirkulation durch ausreichende Flüssigkeitszufuhr.

Ernährungstherapeutische Maßnahmen

Generell sollte nach durchgemachter akuter Pankreatitis eine absolute Alkohol- und Nikotinkarenz eingehalten werden.

Energiebedarf

- Gesamtbedarf: 20–25 kcal/kg KG, Eiweißkalorien: 1,2–1,5 g/kg KG, Fette:KH 50:50
- Hypokalorische Ernährung: Bei der akuten Pankreatitis kommt es regelhaft zu einer systemischen inflammatorischen Reaktion bis hin zur Sepsis. In frühen Stadien der akuten Pankreatitis entwickelt sich aus diesem Grunde ein Eiweißkatabolismus, welcher weder durch eine isokalorische, noch durch eine hyperkalorische Ernährung verhindert werden kann. Eine hypokolarische Ernährung mit 15–20 kcal/kg KG unter Deckung des vermehrten Volumenbedarfs erscheint deshalb in Situationen mit einem schweren Krankheitsbild und Multiorganversagen in den ersten Tagen sinnvoll.

Parenterale und enterale Ernährung

Die frühzeitige enterale Ernährungstherapie wirkt sich nach der derzeitigen Studienlage nicht negativ auf den Verlauf einer akuten Pankreatitis aus, sondern kann einer bakteriellen Translokation vorbeugend entgegen wirken. Sie reduziert signifikant die entzündlichen Komplikationen der Pankreatitis und senkt die Kosten (Faktor 7) und die Krankenhausbehandlungsdauer.
Die Superinfektionen von Pankreasnekrosen tritt mit einer Latenz von 7–14 Tagen auf.

- Die parenterale Nährstoffzufuhr stimuliert die exokrine Pankreasfunktion nur gering bis gar nicht. Dies gilt insbesondere auch für Fettemulsionen. Da während der Pankreatitis die Pankreassekretion erliegt, spielt auch eine möglich Stimulation durch AS keine Rolle.
- Die intravenöse Gabe von Fetten hat keinen negativen Einfluss auf den Verlauf einer akuten Pankreatitis, da sie zu keiner klinisch relevanten Stimulation des exokrinen Pankreas führen (Cave: Vermeiden einer Hypertriglyzeridämie).
- Es sollte unbedingt auf eine normoglykämische Stoffwechselsituation geachtet werden. Dies ist insbesondere bei Ausbildung einer Pankreasschwanz-Nekrose von wesentlicher Bedeutung (häufig gestörte Glukosetoleranz, Gefahr der Entwicklung eines pankreopriven Diabetes mellitus).
- Vor allem bei schweren Verläufen mit Nekroseausbildung scheint der frühen enteralen Ernährung eine wesentliche Bedeutung hinsichtlich des Vermeidens von bakteriellen Superinfektionen zuzukommen. Somit sollte, wenn immer möglich, eine zumindest basale enterale Ernährung über Ernähungssonden erfolgen, um einer Zottenatrophie mit bakterieller Translokation und konsekutiver bakterieller Superinfektion der Nekrosen entgegen zu wirken.
- Für den Einsatz von Selen und/oder einer Immunonutrition gibt es derzeit keine gesicherte Datenlage.
- Hinsichtlich des Applikationsorts (Jejunal vs. Duodenal/Magensonde) gibt es theoretische Überlegungen und tierexperimentelle Daten, die eine Ernähung jenseits des Treitz-Bandes rechtfertigen, da sie theoretisch zu einer verminderten Stimulation des Pankreas führen. In vivo scheint diese theoretische Überlegung jedoch keine Rolle zu spielen, sodass eine Ernährung via Magensonde durchaus möglich ist und in einer klinischen Studie als wirksam und unbedenklich belegt wurde.

Es gibt keine Studie, die den Vorteil einer parenteralen Ernährung bei akuter Pankreatitis belegt hätte. Vielmehr weisen neuere Studien/Metaanalysen darauf hin, dass eine enterale Ernährung auf keinen Fall nachteilig ist, Behandlungsdauer und Liegezeiten senkt und einen günstigen Effekt auf die Entzündungskomplikationen der akuten Pankreatitis hat.

Orale Ernährung

- Wann immer ein Patient eine orale Nahrungszufuhr wünscht, und zu dieser in der Lage ist, sollte sie der enteralen Sondennahrung vorgezogen werden.
- Kostaufbau: Dieser sollte bei Beschwerdefreiheit zügig erfolgen. Für einen mehrstufigen, langsamen Kostaufbau gibt es keine fundierten Daten. Eine graduelle Steigerung der Fettzufuhr (Pankreasdiät Stufe 1–4), wie häufig praktiziert, führt nur zu einer Belastung des Patienten. Jeder 5. Patient erleidet ein Rezidiv unabhängig von der Kostform. Empfehlung: 2-Stufen-Konzept bestehend aus initial Tee und Zwieback, gefolgt von leichter Vollkost, fettreduziert.

- Die zusätzliche Gabe von Pankreasfermenten hat keinen Einfluss auf die Rezidivhäufigkeit nach akuter Pankreatitis, lindert aber die Symptome einer oftmals passageren, exokrinen Pankreasinsuffizienz.
- Eventuell auftretende Lipase, Amylase-Erhöhungen während des Kostaufbaus ohne klinische Symptomatik sollten nicht zu einer Unterbrechung des Kostaufbaus führen.
- Ob eine Antioxidanzien-Therapie nach einer akuten Pankreatitis die Rezidivhäufigkeit senken kann ist durch keine Studie belegt und kann derzeit nicht empfohlen werden.

Tipps für die Patienten

- Absolute Alkohol- und Nikotinkarenz ist einzuhalten.
- Bei familiärer Belastung mit akuten/chronischen Pankreatitiden auch an das Vorliegen einer hereditären Pankreatitis denken und gegebenenfalls eine diesbezügliche Diagnostik anstreben. Information unter www.pancreas.de.

9.8.2 Chronische Pankreatitis

Häufig schubweise verlaufende, meist nicht-infektiöse chronische Entzündung der Bauchspeicheldrüse, die mit fokalen Nekrosen, entzündlichen Infiltraten, Fibrose des Parenchyms, Steinbildung in den Gallengängen und der Bildung von Pseudozysten vergesellschaftet ist. Nach mehrjährigem Verlauf häufig Ausbildung einer exokrinen und/oder endokrinen Pankreasinsuffizienz.

! Bei schwer behandelbaren Rückenschmerzen immer an das Vorliegen einer chronischen Pankreatitis oder eines Pankreaskarzinoms denken.

Pathogenese und Ätiologie

- Ätiopathogenese nicht sicher geklärt. Subklinische Schübe, eine Nekrose-Fibrose Sequenz und eine chronische Entzündungsreaktion scheinen von Bedeutung zu sein.
- Ätiologie: Chronischer Alkoholkonsum (70–80 %) mehrjährig > 80 g Alkohol/d; hereditär (☞ Kap. 9.8.1), autoimmun, Hyperkalzämie und Hyperparathyreoidismus Chronische Pankreasgangobstruktion durch Narben, Strikturen, Tumoren, idiopathisch

! Die chronische Pankreatitis kann, insbesondere bei Jugendlichen, durch erbliche genetische Veränderungen hervorgerufen werden.
(Information: www.pancreas.de)

Klinik

- Oberbauchschmerzen, typischerweise gürtelförmig in den Rücken ausstrahlend
- Bei nur 10 % der Patienten ist die schmerzlose Malabsorption das erste Symptom
- Erbrechen, Übelkeit, Appetitlosigkeit, Gewichtsverlust
- Ikterus
- Diarrhö

! Die Symptomatik eines akuten Schubs einer chronischen Pankreatitis unterscheidet sich häufig nicht wesentlich von der einer akuten Pankreatitis.

Relevante Diagnostik und Therapieoptionen

Diagnostik

- Klinische Symptomatik, Evaluation einer Malnutrition
- Labor: Fettlösliche Vitamine?, Anämie?, Albumin/Präalbumin, Thiamin, Folsäure, Vitamin B_{12}, Zink, Selen, Kalzium, Magnesium
- Sonographie: Verkalkungen, Fibrosierungen, Zysten
- ERCP (sensitivste Methode, 3 Grade der Gangveränderungen), MRCP (in Evaluation)
- Spiral-CT (Detektion auch kleiner Verkalkungen/Steine, DD zwischen benignen, malignen und entzündlichen Veränderungen hier am besten möglich)
- Exokrine Funktionsstörung: Direkte (Sekretin-Pankreozymin-Test) und indirekte Methoden (Elastase und Chymotrtypsin; Pankreolauryltest, NBT-PABA Test, Stuhlfettbestimmung)
- Endokrine Funktionsstörung: Blutzucker nüchtern und postprandial, Blutzucker-TP, OGTT, Insulin und C-Peptid
- Bei langjährigem Verlauf Knochendichtemessungen zum Ausschluss einer Osteoporose bei Vitamin D Mangel

Laborparameter

- Die Höhe der Serumlipase/Serumamylase korreliert nicht mit dem Schweregrad eines akuten Schubs der chronischen Pankreatitis → ausgeprägte Fibrosierung mit konsekutiv verminderter Freisetzung von Enzymen kann vorliegen.
- Eine fehlende Lipase-/Amylaseerhöhung im Serum schließt einen akuten Schub einer chronischen Pankreatitis nicht aus.

Medikamentöse Therapie

- Bei exokriner Pankreasinsuffizienz ist eine lebenslange Behandlung mit Pankreasenzymen in Tabletten oder Kapselform zu den Mahlzeiten notwendig.
- Bei akutem Schub ☞ Kap. 9.8.1
- Bei endokriner Pankreasinsuffizienz wird eine Insulintherapie des pankreopriven Diabetes notwendig.
- Eine suffiziente Schmerztherapie erfolgt analog des WHO-Stufenschemas.

Ziele der Ernährungstherapie

- Behandlung der exokrinen Pankreasinsuffizienz
- Erkennen und Verhinderung einer dauerhaften Mangelernährung
- Verhinderung eines Vitaminmangels → frühzeitige Substitution
- Frühzeitiges Erkennen einer endokrinen Pankreasfunktionsstörung

Ernährungstherapeutische Maßnahmen

! Es gibt keine spezifische Pankreasdiät. Vorrangiges Ziel ist das Verhindern einer Mangelernährung sowie ein ausreichender Ersatz von Enzymen.

Bei der Ernährung von Patienten mit chronischer Pankreatitis gilt es zu bedenken, dass auf Grund der chronischen Schmerzen sowie der häufig vorhandenen exokrinen Pankreasinsuffizienz eine bereits eingetretene Mangelernährung durch eine weitere Nahrungsrestriktion verstärkt wird.

Energiebedarf

Mehrere kleine Mahlzeiten, insbesondere nach Kausch-Whipple Operation, sind zu bevorzugen.

! Generell besteht ein höherer Energiebedarf ca. 35 kcal/kg KG → orientierend ca. 2500–3000 kcal.

Fette und Fettverdauung

Die Wiederherstellung einer ausreichenden Fettverdauung ist das primäre Ziel:

- Trotz progredienter Fibrosierung des Gewebes tritt eine Maldigestion von KH und Eiweißen nur selten und erst sehr spät auf (Speichelamylase, mukosale Oligosaccharidasen, Proteolyse von Eiweißen im Magen, mukosale Peptidasen). Im Gegensatz zu den Disaccharidasen (KH) und Peptidasen (Eiweiße) gibt es keine ausreichenden mukosalen Enzymsysteme für die Fettverdauung.
- Bei chronischer Pankreatitis besteht regelhaft eine verminderte Bicarbonatsekretion → gestörte Neutralisierung des sauren Magensaftes im Duodenum → verminderte und extrem schnelle Inaktivierung der sezernierten Lipase (Inaktivierung der sezernierten Lipase bei pH-Wert von 4);
- Eine Erniedrigung des pH-Werts im Dünndarm führt zu einer Denaturierung von Gallensäuren → Malabsorption von Fetten.

Substitution von Vitaminen, Elektrolyten und Antioxidanzien

- Regelhaft besteht eine Protein-Mangel-Ernährung (PEM), die es zu berücksichtigen gilt
- Bei Steatorrhö besteht (Pankreasfunktionsausfall >90 %) ein Mangel an fettlöslichen Vitamine ADEK (40–70 %) → Notwendigkeit der parenteralen Substitution
- Bei Alkoholabusus Gefahr der Depletion von Thiamin, Folsäure sowie der Elektrolyte Magnesium, Kalzium, Zink und Selen beachten, des weiteren besteht eine gestörte Vitamin-B_{12}-Resorption (gestörte Freisetzung am R-Protein durch verminderte Bikarbonat Sekretion und Proteolyse)

CAVE

Gallensäureverlustsyndrom und Hyperoxalurie bei Patienten mit Steatorrhö mit der Gefahr einer Oxalatnephropathie. Genuss von sehr oxalsäurereichen Nahrungsmitteln einschränken: Rhabarber, Sellerie, Spinat, Mangold, Sauerampfer,

Sojabohnen, Rüben, Stachel-, Erd- und Himbeeren, Schokolade, Kakao, insbesondere auch Cola-Getränke, Xylit, Nüsse. 90 % der Oxalsäure wird endogen produziert, nur 10 % werden exogen zugeführt.

- Bei chronischer Pankreatitis besteht ein erhöhter Bedarf an Antioxidanzien → Zufuhr von frischem Obst und Gemüse. Eine dauerhafte medikamentöse Supplementierung kann auf Grund der derzeitigen Studienlage nicht empfohlen werden.

Pankreasenzymsubstitution

- Bei Pankreasenzymsubstitution auf Galenik achten: Normalerweise säurestabile Kapseln bei erhaltener Magenfunktion; Mikrokapseln oder Pellets sollten 2 mm DM (1,5–2,5 mm) aufweisen, da sonst zeitliche Dissoziation mit Nahrungsbrei. Bei Z.n. Magenresektion und/oder Säureblockade ist die Gabe von nichtsäuregeschützten Pankreasfermenten (Granulat) zu bevorzugen. Diese sind auch bei gastroduodenaler Passagestörung einzusetzen.
- Enzymsubstitution nicht nach starrem Schema, sondern vielmehr:
  - individuell angepasst (richtet sich nach a) entweder Stuhlfettgehalt oder praktischerweise b) klinisch nach der Stuhlkonsistenz
  - zu den Mahlzeiten (orientierend ca. 30 000 –50 000 U Lipase pro Hauptmahlzeit), die Einnahme sollte auch zu den Zwischenmahlzeiten erfolgen.
- Wichtig: Ausschluss sekundärer Ursachen bei fehlendem Ansprechen der Enzymsubstitution: Compliancestörung, Lambliasis, Sprue, bakterielle Überwucherung, falls operierter Magen Syndrom der zuführenden Schlinge.
- Eine Pankreasenzymsubstitution führt nicht zu einer Reduktion der Schmerzsymptomatik!
  - Pankreasenzymsubstitution bei Steatorrhö >14 g/24 h. Eine Fettrestriktion gilt als umstritten – die derzeit vorliegenden Studien konnten keinen Benefit nachweisen. Zudem gilt Folgendes zu bedenken: Physiologischerweise sinkt die Lipaseaktivität während der Dünndarmpassage auf 1 %. Bei chronischer Pankreatitis ist die Aktivität noch weiter eingeschränkt. Bei weiterer Fettrestriktion bestünde ein gänzliches Unvermögen Fette zur resorbieren → somit Progress der Mangelernährung). **Wichtig**: Verteilung der Fette auf mehrere Mahlzeiten und ausreichende Enzymsubstitution.

Tipps für die Patienten

- Viele kleine Mahlzeiten tägl. zuführen. Eine gesunde ausgewogene Kost nach Richtlinien der DGE ist ausreichend. Meiden von subjektiv unbekömmlichen Speisen → individuell unterschiedlich.
- Fettaufnahme je nach subjektiver Bekömmlichkeit (Durchfallneigung), eine generelle Fettreduktion sollte nicht erfolgen, jedoch sollte die Fettverteilung auf mehrere kleine Mahlzeiten angestrebt werden.
- Bei deutlicher Gewichtsabnahme und Fettstühlen trotz ausreichender Enzymsubstitution Ersatz langkettiger Triglyzeride durch MCT Fette (Ceres-Maragarine). Diese kann auch gut unter Speisen gemischt werden (Gemüse, Nudelgerichte,

Reis). Vorsicht: Langsamer Austausch da sich sonst sonst häufig Übelkeit, Erbrechen, Bauch- sowie Kopfschmerzen entwickeln können.

- MCT-Fette nicht zum Braten oder Backen verwenden (wie auch Olivenöl).
- Eine alleinige Zufuhr von MCT-Fetten führt zum Mangel an essentiellen FS (max. 40 %).
- Absolute Alkoholkarenz kann auch zur Linderung der Schmerzen beitragen.
- Bei Hyperoxalurie: Alle Nahrungsmittel enthalten Oxalsäure, meiden nur von sehr oxalatreichen Nahrungsmitteln gerechtfertigt (☞ oben).
- Die Menge der zugeführten Pankreasfermente unterliegt einer breiten individuellen Streuung und ist Abhängig von Zusammensetzung und Menge der zugeführten Nahrung.
- Pankreasenzyme stellen Medikamente dar. Ihre Gabe ist nahezu unbedenklich und nebenwirkungsfrei und bleibt auch nach den neuen Richtlinien für die Krankenkassen erstattungspflichtig.

9.8.3 Ernährung nach Pankreas-Operation

Eine Pankreas OP geht mit folgenden therapeutisch bedeutsamen endokrinen Veränderungen einher: Niedriger Insulinbedarf (0,3–0,45 IE tgl.), stark schwankende Blutglukosespiegel, ausgeprägte nächtliche Hypoglykämie, postprandial deutliche Erhöhung der BZ-Werte nach 40 min. Es sind mehrere Operationsformen mit unterschiedlich schweren Auswirkungen auf die exokrine und endokrine Pankreasfunktion:

- **Drainierende Operationsverfahren:**
  - Indikation: Zystendrainage bei Pankreaspseudozysten, Längsspaltung des Pankreas mit Pankreatikojejunostomie Seit-zu-Seit (Partington-Rochell) i. K. mit Pankreas-Linksresektion (Puestow)
  - Ernährungstherapie: ☞ Kap. 9.8.2. Meist keine darüber hinausgehende ernährungstherapeutischen Maßnahmen notwendig.
- **Duodenumerhaltende Pankreaskopfresektion** (H. G. Beger bzw. Modifikation: Limitierte DEPKR n. M. Büchler): Häufig Besserung der Pankreasfunktion zu beobachten
- **Kausch-Whipple-Operation:** Gefahr eines Früh- und Spät-Dumping-Syndrom (☞ Kap. 9.8). Keine magensaftresistenten Enzympräparate verwenden. Vit-B_{12}-Mangel, Mangelernährung häufiger da physiologische Magenfunktion gestört (u. a. fehlende Ghrelin-Sekretion ☞ Kap. 9.8.2). Gestörte pankreatiko-cibale Synchronität.
- **Pyloruserhaltende Whipple-Operation** (in Verbindung mit Pankreatikojejunostomie nach Frey): Wie bei chronischer Pankreatitis. Selteneres Auftreten von Mangelernährung als bei klassischer Kausch-Whippple-Operation.
- **Pankreaslinksresektion (in Verbindung m. Pankreatikojejunostomie nach Puestow):** Gefahr der endokrinen Pankreasinsuffizienz. Falls keine ausgeprägte chronische Pankreatitis vorbestehend exokrine Pankreasfunktionsstörung meist geringer ausgeprägt als bei rechts-reserzierenden Operationsverfahren.

- **Totale Pankreatektomie:** Operative Entfernung des gesamten Pankreas (selten). Hier kommt vor allem der guten postoperativen Einstellung des pankreopriven Diabetes mellitus eine zentrale Bedeutung zu. Cave: Glukagon-Mangel, geringe Gegenregulationsmöglichkeit mit Gefahr von Hypoglykämien. Meist nur Fettzufuhr von bis zu 100 mg/d bei maximaler Enzymsubstitution möglich. Erhöhte Schwierigkeit der Diabeteseinstellung bei pankreoprivem Diabetes.

! Postoperative Maßnahmen

- Operative Eingriffe am Pankreas können postoperativ zu einer Verbesserung der exokrinen und endokrinen Pankreasfunktion und konsekutiv zur Verbesserung des Ernährungszustandes führen. Es gilt, die gestörte pankreatiko-cibale Synchronität zu beachten.
- Im Regelfall muss der Verlust an Pankreasgewebe durch gesteigerte exokrine und endokrine Substitution ausgeglichen werden.

9.8.4 Pankreaskarzinom

Eher seltene aber hinsichtlich Krebstodesursache führende Erkrankung des Pankreas.

Pathogenese

- Ätiopathogenese nicht sicher geklärt
- Risikofaktoren:
  - Alter > 60 Lj.
  - Chronische Pankreatitis (ca. 15–25fach erhöhtes Risiko)
  - Hereditäre Pankreatitis mit autosomal-dominantem Erbgang, kationisches Trypsinogen Gen PRSS 1, Risiko 50–70fach erhöht.
  - Familiäre Häufung: Personen mit einem Verwandten ersten Grades mit Pankreaskarzinom haben ein 5fach erhöhtes Risiko selbst ein Pankreaskarzinom zu entwickeln, bei 2 Pankreaskarzinomen liegt das Risiko bei 9fach und bei 3 Verwandten bei 32fach.
  - Erbliche Tumorsyndrome wie z. B. Peutz-Jeghers-Syndrom, HNPCC
  - Tabakkonsum, insbesondere bei hereditärer Pankreatitis. Erst nach 15 Jahren Abstinenz normalisiert sich das Risiko. 27 % der Pankreaskarzinome könnten durch Verzicht auf das Rauchen vermieden werden.
  - Fettreiche Ernährung und Diabetes mellitus sind fragliche Riskofaktoren.
  - Unsicher: Alkoholkonsum, Kaffeegenuss, Gallensteinleiden, Übergewicht/Adipositas

Klinik

- Typischerweise initial symptomlos, die meisten Symptome sind Spätsymptome, ein schmerzloser Ikterus kann durchaus auch in frühen Stadien bei kleinen, im Papillenbereich gelegenen, Pankreaskarzinomen gefunden werden. Diese haben eine bessere Prognose.

- Bauchschmerzen bei 75 % der Patienten → meist fortgeschrittenes Stadium
- Rückenschmerzen → unabhängiger negativer prognostischer Faktor
- Völlegefühl durch myoelektrische Motilitätsstörung des Magens oder Duodenal-Kompression
- Frühe und ausgeprägte Gewichtsabnahme → Tumorkachexie, u. a. Zytokin-vermittelt

! Ein neu aufgetretener schmerzloser Ikterus ist hochverdächtig auf einen Pankreaskopftumor, der zu einem Verschluss des Ductus choledochus geführt hat.

Ziele der Ernährungstherapie

- Erkennen und Verhinderung einer dauerhaften Mangelernährung
- Die Zufuhr von ω-3-FS zeigten in einigen Studien positive Effekte hinsichtlich der Lebensqualität, Überlebenszeit und Gewichtsverlauf
- Behandlung einer exokrinen Pankreasinsuffizienz
- Verhinderung eines Mikronährstoffmangels
- Frühzeitiges Erkennen einer endokrinen Pankreasfunktionsstörung

Ernährungstherapeutische Maßnahmen

! Kardinalprobleme bei Pankreaskarzinom-Patienten sind die Schmerztherapie sowie der Gewichtsverlust. Der einzig kurative Heilungsansatz ist die Operation.

Im Wesentlichen gelten die Richtlinien zur Ernährung bei Tumorerkrankungen (☞ 9.18). Als Hintergrund der erschwerten Ernährungstherapie kann die massive Sekretion pro-inflammatorischer Zytokine gelten. Zusätzlich besteht häufig eine gestörte exokrine Pankreasinsuffizienz.

- Der Einsatz von mehrfach ungesättigten FS, insbesondere die Eicosapentaensäure, hat sich in mehreren Studien als günstig hinsichtlich des Verhinderns einer progredienten Gewichtsabnahme, in kleinen Studien auch hinsichtlich der Lebensqualität und des Überlebens erwiesen.
- Eine präoperativ durchgeführte enterale oder parenterale Zusatzernährung führt zu einer deutlichen Abnahme postoperativer Komplikationen.
- Ein vorrangiges Ziel der Ernährungstherapie ist die Verhütung oder Behandlung eines Energie- und/oder Nährstoffmangels, und damit die langfristige Sicherung der Nährstoffzufuhr.

Tipps für die Patienten

- Die Vorbeugung von Bauchspeicheldrüsenkrebs kann bisher nur in der Vermeidung der gesicherten Risikofaktoren (☞ oben) bei einer möglichst gesunden allgemeinen Lebensweise bestehen.
- 30 % d. F. sind auf Zigarettenrauchen zurückzuführen. Der Verzicht auf das Rauchen ist die wichtigste vorbeugende Maßnahme. Bei anhaltenden Rauchgewohnheiten werden bis zum Jahr 2020 etwa 627.000 Männer und 588.000 Frauen in der Europäischen Union ein Pankreaskarzinom entwickeln. Würden alle Raucher

sofort aufhören zu rauchen, würden in demselben Zeitraum 133.000 Männer und 43.000 Frauen weniger an Bauchspeicheldrüsenkrebs erkranken.

- Jede Methode, die Sie finden, sich ausgewogen und ausreichend zu ernähren, ist richtig!
- Wählen Sie Nahrungsmittel und Zubereitungsform individuell aus und richten Sie die Speisen auf dem Teller liebevoll an.
- Versuchen Sie, regelmäßig zu essen und planen Sie Zwischenmahlzeiten ein.
- Um ausreichend Vitalstoffe aufzunehmen, sollten Sie nährstoffreiche Nahrungsmittel bevorzugen: Vollkornbrot, Naturreis, Vollkornnudeln, Hülsenfrüchte. Verzehren Sie möglichst zu jeder Mahlzeit Gemüse und Obst. Nehmen Sie regelmäßig Milch und Milchprodukte zu sich.
- Achten Sie bei der Auswahl auf eine hohe Nährstoffdichte. Das bedeutet, Ihr Snack sollte auch bei kleiner Menge viele Nährstoffe enthalten: Milchmixgetränke (z.B. mit Sahne angereichert), Quark oder Joghurt (mit Früchten oder Nüssen), Vollkornkekse, Bananen, Studentenfutter, Nüsse, Trockenfrüchte,
- Obstkuchen, Knäckebrot oder Cracker schmecken gut und sind kalorienreich, wenn man sie mit pflanzlichen Brotaufstrichen wie beispielsweise Avocadocreme, Erdnussbutter oder Käse bestreicht.
- Geeignete Zwischenmahlzeiten sind auch so genannte Formeldiäten. Diese fertigen Trinknahrungen enthalten Energie und Nährstoffe in konzentrierter Form.

9.9 Nahrungsmittelunverträglichkeiten

9.9.1 Allergische Nahrungsmittelunverträglichkeiten: Nahrungsmittelallergien

Michael Weidenhiller, Martin Raithel

Pathologische Immunreaktion gegenüber Nahrungsmitteln bzw. Nahrungsmittelkomponenten oder anderen verschluckten (oral aufgenommenen) Allergenen (Pollen). Seltene Erkrankungen (2–3 % der Bevölkerung).

Unterschieden werden vier immunologische Reaktionstypen (hier nach Häufigkeit):

- Typ-I-Reaktion oder IgE-vermittelte Sofortreaktion (z.B. anaphylaktische Reaktion auf Erd- oder Haselnüsse)
- Typ-IV-Reaktion (zellulär vermittelt, Spättyp), die bei Lebensmitteln vergleichsweise häufiger auftreten als z.B. bei Heuschnupfen
- Typ-II-Reaktionen (antikörpervermittelte (IgG, IgM) zytotoxische Reaktionen; z.B. Goodpasture-Syndrom)
- Typ-III-Reaktionen (immunkomplexvermittelte Reaktionen, IgG; z.B. Arthus-Reaktion) scheinen Raritäten zu sein.

Besonderheiten:
- Pollenassoziierte Nahrungsmittel-Allergie (Reaktionen bei Lebensmitteln wie Haselnüssen, Kern- und Steinobst sowie Mehlen, die gemeinsame Allergene wie Pollen (von Birke, Erle, Hasel und Gräsern) haben und daher kreuzreagieren
- Nicht-immunvermittelte Reaktionen (☞ Kap. 9.9.2): Intoleranz, Pseudoallergie: pharmakologisch (Histamin), enzymatisch, Irritans (Sulfit), psychosomatisch (Aversion)

Ätiologie und Pathogenese
- Ursache unbekannt, teilweise mit Asthma und Heuschnupfen vergesellschaftet („Pollen-assoziierte Nahrungsmittel-Allergien"), z.T. mit einseitiger Ernährung, z.T. bereits bei Geburt bestehende Sensibilisierungen (IgE im Nabelschnurblut), teilweise Neusensibilisierung. Möglicherweise im Zusammenhang mit vermehrter Hygiene häufiger (Hygiene-Hypothese von Strachan) durch Wegfall von Parasiten.
- Durchbrechen der Toleranz, die üblicherweise im Magen-Darm-Trakt gegenüber allen Nahrungsmittelallergenen besteht oder gebildet wird (Hyopothese), eine Auslösung oder Verschlimmerung im Zusammenhang mit Sport („exercise-induced asthma") und Alkohol- oder ASS-Gebrauch ist beschrieben.

Klinik
Qualitative und quantitative Ausprägung der Symptome je nach Ausbreitungsgrad (Länge des beteiligten Magen-Darm-Abschnitts) und -tiefe (nur Mukosa oder auch tiefere Wandschichten betroffen):
- Gastrointestinal (meist): Meteorismus, Bauchschmerzen, Diarrhöen; aber auch Obstipation, Analekzem, Übelkeit, Aufstoßen, Sodbrennen; typischerweise orales oder pharyngeales Allergie-Syndrom, d.h. pelzige Zunge oder Rachen bei Genuss von Nüssen oder Äpfeln
- Extraintestinal: z.B. Fieber, Kopfschmerzen, Palpitationen, Luftnot, Rhinorrhö

Relevante Diagnostik und Therapieoptionen

Diagnostik

Anamnese
- Ernährungsanamnese: Beschwerden nach bestimmten Nahrungsmitteln, einseitige Ernährungsgewohnheiten aktuell oder früher (z.B. ausschließlich Fleisch und Pommes oder sehr stark eiweißbetonte Diäten bei Body-Buildern)
- Ernährungstagebuch über 3 Wochen. Wichtig: Patient muss in der linken Spalte Nahrungsaufnahme, Aktivitäten, Getränke, Medikamente und der rechten Spalte Beschwerden mit ungefährer Angabe der Uhrzeiten vermerken.
- Atopische Erkrankungen (z.B. Heuschnupfen oder Asthma bronchiale), mögliche Kreuzreaktionen (z.B. Birke/Erle/Hasel – Apfel/Nuss, Latex-Kiwi-Avocado- oder Sellerie-Beifuß-Gewürz-Syndrom)
- Ggf. Hilfe einer Diätassistentin und Vergleich der Nahrungsmengen mit durchschnittlichen Mengen
- Hinweise für versteckte Allergene (☞ Cave)

9

- Ggf. Intoleranzen von Histamin oder Salicylaten
- Schwierige Abgrenzung zu psychosomatischen Erkrankungen (sog. Somatisierungsstörungen)

Labor

- Leber- und Cholestaseparameter, Amylase, Lipase; Kreatinin, Harnstoff, Harnsäure; Triglyzeride, Cholesterin, Gesamt-Eiweiß; Serum-Elektrophorese, Blutsenkung, Differentialblutbild (Eosinophile und Monozyten), TSH, Zink
- Prick-Test auf Nahrungs- und Umweltallergene:
  - Häufigste Nahrungsmittelallergene („the big six": Ei, Milch, Nüsse und Erdnüsse, Mehle, Soja, Fisch (und Meeresfrüchte) sowie Fleisch (Schwein, Rind)
  - Vermutete Allergene von Patient oder Arzt: z. B. bei Heuschnupfen oder saisonaler Beschwerdezunahme
- Gesamt-IgE und spezifisches IgE

Apparative Diagnostik

- Ultraschall Abdomen und Schilddrüse, Endoskopie mit Stufenbiopsien (Eosinophihie? Sprue, Whipple, Lamblien)
- ggf. Dünndarm-Röntgen nach Sellingk
- H_2-Atemteste (Malabsorptionen von Laktose, Fruktose, Sorbit)

9

! Keine weitere Diagnostik ist erforderlich bei oralem oder pharyngealem Allergiesyndrom, bei eindeutig identifiziertem Auslöser und Beschwerdefreiheit unter Karenz, sowie bei Nikotin- und Alkoholabusus, Gebrauch anderer Medikamente.

Weitere ambulante Diagnostik

- Urin-Methylhistamin (UMH) im Sammelurin unter Vollkost (VK) und hypoallergener Kartoffel-Reis-Diät (HAK)
- Aufbaukost nach Beschwerdefreiheit unter HAK (☞ unten)
- Weitere immunologische Untersuchungen (ANA, IC, IC-Subspezifizierung, C1q-Esterase-Inhibitor)
- Cromoglycin-Test: Beschwerdefreiheit unter Cromoglycat in ansteigenden Dosen (beginnend mit 100 mg z.N., schrittweise Steigerung über 4 × 200 mg bis über 2 g/d)

Spezielle oder stationäre Diagnostik

- Koloskopie mit segmentaler Lavage, Biopsieentnahme zur ex-vivo-Testung (Mucosa-Oxygenation), intestinalem Prick (COLAP)
- Lymphozyten-Transformations-Test (LTT nach Jellinek)
- Doppelblinde orale Provokation („Gold-Standard")

Medikamentöse Therapie

- Cromoglicinsäure (beg. mit 100 mg z.N., schrittweise steigern auf 3 × 200 bis 4 × 400 mg/d, unter Umständen sind Tagesdosen über 2 g nötig)
- Antihistaminika, Ketotifen

In Ausnahmefällen bei stationärer Therapie Steroide: topisch (Budesonid, Budenofalk® oder Entocort®) oder systemisch, Immunmodulatoren wie Azathioprin (Azafalk®, Imurek®), andere Therapiemodalitäten (TNF-alpha-Antagonisten, Anabolika)

Ziele der Ernährungstherapie

- Therapie oder Prävention einer Mangelernährung
- Therapie oder Prävention der Symptomatik (Diarrhö, Malnutrition)
- Meiden des (relevanten) Allergens bei ansonsten ausgewogener Ernährung, um Ausbreitung der Sensibilisierung (i.S. eines sog. Epitope-spreading) zu verhindern
- Reduktion des Risikos einer Kalzium-(Milchprodukte), Eiweiß-(Milch, Fleisch) oder Vitaminunterversorgung (Obst, Gemüse)

Ernährungstherapeutische Maßnahmen

Alle Formen der Sensibilisierung entsprechend dem Rationalisierungschema (☞ Kap. 8.4.4).

Einfachsensibilisierungen

- Karenz („Eliminationsdiät") bei ansonsten ausgewogener Diät
- Aufbaukost zur Erprobung vertragener Ernährung. Beginn mit hypoallergener Kost nach folgenden Richtlinien:
  - Zunahme eines neuen Nahrungsmittels alle 3–5 Tage → Verharren auf einer Stufe 3–5 Tage, wenn das neue Nahrungsmittel vertragen wird → Zurückgehen auf die vertragene Stufe, wenn das neue Nahrungsmittel nicht vertragen wird.
  - Vermeiden von Nahrungsmitteln, die bekanntermaßen nicht vertragen werden, als hochallergen bekannt sind (siehe „big six" unter Diagnostik – Prick-Test).
  - Kochen aller Nahrungsmittel (Ausnahme: Kopfsalat)
    Stufe I: Kartoffeln, Reis, Wasser, Salz
    Stufe II: Lamm, Kopfsalat mit Zitronensaft
    Wechselweise Zunahme von:
    Energieträgern: Maismehl, ggf. Ersatzmehle (Kastanie, Hirse, Buchweizen, Amaranth)
    Gemüse: Karotten, Brokkoli, Blumenkohl, Erbsen
    Fleisch: Geflügel (Huhn, Pute), Wild (Kaninchen, Reh/Hirsch), Schwein
    Fisch (im Binnenland, an der Küste sind Fischallergien häufiger): Forelle, Rotbarsch, Kabeljau
    Fruchtkompott: Aprikose, Banane, Birne
  - Zusätzliche Karenz bei Malabsorption oder Intoleranz (☞ Kap. 9.9.2)
  - Einnahme von Probiotika (z.B. Lactobacillus GG wie LGG®, Saccharomyces cervisiae/boulardii (u.a. Perenterol®) oder E. coli Nissle 1917 (Mutaflor®)

Andere Formen der Sensibilisierung

Bei unbekanntem Allergen, Mehrfachsensiblisierungen, bei denen eine ausgewogene Diät nicht möglich ist, sowie bei Sensiblisierung gegen häufige oder Grundnahrungsmittel (z.B. Mehle):

Diätetische Maßnahmen: Zusätzliche Einnahme hypoallergener synthetischer Kost, z. B. Oligopeptiddiät wie Nutridrip® (Nestlé), Aminosäurendiät wie E028®

CAVE
Versteckte Allergene: Erdnüsse in Schokoladenpräparaten, Soja aus Futtermittel im Rindfleisch, Fischmehl als Hühnernahrung, Schimmelpilzsporen in Orangensaft.

Tipps für die Patienten

- Malabsorptionen (Laktose, Fruktose, Sorbit) treten wesentlich häufiger auf als Allergien, diese müssen zuerst abgeklärt werden, denn die Therapie ist in der Durchführung (Karenz) wesentlich einfacher.
- Der Histamin-Intoleranz liegt häufig eine Unverträglichkeit von Käse und Rotwein (mit Asthma-Anfällen) zu Grunde: hier müssen auch andere Nahrungsmittel gemieden werden (☞ Kap. 9.9.2).
- Nach konsequenter Meidung verlieren sich Nahrungsmittelallergien häufig. Ausnahmen: Allergien auf Erdnüsse (bleiben oft lebenslang).
- Bei Mehrfach-Allergien ist die Dauereinnahme von antiallergischen Medikamenten sinnvoll, um eine Mangelernährung zu verhindern.
- Bei anaphylaktischen Reaktionen Notfall-Set verschreiben:
  - Ampullen mit Cortison (z. B. Celestamine N liquidum®), H_1- und H_2-Blocker (z. B. Clemastin/Tavegil® und Ranitidin/Zantic®); Flüssigkeit im Mund schwenken (wird dort schnell aufgenommen)
  - Adrenalin-Spray (über internationale Apotheke) oder -Pen, z. B. Adrenalin Fastject®

9

9.9.2 Nicht-allergische Lebensmittelunverträglichkeiten: Malabsorptionen und Intoleranzen

Michael Weidenhiller

Unterschieden werden strukturell bedingte Lebensmittel-Unverträglichkeiten sowie funktionelle Lebensmittelunverträglichkeiten. Zu den strukturell bedingten Lebensmittelunverträglichkeiten gehören: Sprue ☞ Kap. 9.6.4, chron. Pankreatitis ☞ Kap. 9.8.2, Divertikel ☞ 9.6.9. Kurzdarm ☞ 9.6.11, bakterielle Überwucherung), die oft die physiologische Verdauung verhindern (Maldigestion). Funktionelle Lebensmittelunvertäglichkeiten ☞ Tab. 9.9-1.

Tab. 9.9-1 Einteilung der funktionellen LM-Unverträglichkeiten

Nicht-immunologisch		Immunologisch-allergisch
Enzymatisch (Malabsorption) ◆ Laktose ◆ Sorbit ◆ Fruktose	Pseudo-Allergien ◆ Pharmakologisch (Intoleranzen): Histamin, Endogene Amine, (Tyramin, Serotonin) Salicylate, Glutamat ◆ Nahrungsmittelzusatzstoffe Farbstoffe Konservierungsstoffe, z. B. Sulfit	◆ IgE-vermittelt (Sofort-Typ, Typ-I): z. B. allergische Sofort-Reaktion auf Erdnüsse ◆ Nicht IgE-vermittelt (verzögert, T-Zell-vermittelt): z. B. Verschlechterung einer Neurodermitis nach Verzehr eines allergenen Nahrungsmittels

Ätiologie und Pathogenese

Auslöser für Nahrungsmittelunverträglichkeit

- **Fruktose:** Bestandteil von Saccharose. Aufnahme über den Glut5-Transporter (induzierbar), der auch Sorbit transportiert. Nach Absorption erfolgt Metabolismus in der Leber zu Glukose. Bei unterschiedlichen Mengen an Fruktose (> 25–50 g) entwickeln sich Symptome.
- **Laktose:** Bestandteil der Milch (Kuhmilch ca. 4,5 %, Kondensmilch 9 %), Spaltung durch die Laktase im Bürstensaum, dadurch langsame Resorption. 7 % der dt. Bevölkerung und bis zu 95 % der Schwarzen und Indianer haben einen Laktasemangel.
- **Sorbit (E 420):** Häufig als Zuckeraustauschstoff (☞ Kap. 3.2.4) verwendet (z. B. in „Orbit"-Kaugummi oder in „Fishermen's friend"). Wie bei Fruktose erfolgt die Aufnahme über den Glut5-Transporter und Metabolismus in der Leber zu Glukose. Häufig entwickeln sich bereits ab 5 g Beschwerden.
- **Histamin:** Bakterielles Abbauprodukt (Decarboxylierung) von Histidin; enthalten in Käse (je reifer, desto mehr: Gouda, Camembert), Rotwein (je dunkler, desto mehr), Fisch (je älter/verdorbener, desto mehr; höhere Konzentrationen in mariniertem Fisch, z.B. Hering, Tunfisch, Makrele → Übergang zur Fischvergiftung), Sauerkraut, Tomaten, Spinat, Bananen, Schokolade. Histaminliberatoren (bewirken Freisetzung von Histamin): Erdbeeren, Ananas.
- **Salicylat:** Vorkommen in Rosinen (6,7 mg/100 g), Honig, Datteln, Mandeln, Orangen, Ananas (2,1 mg/100 g). Kartoffeln enthalten nur wenig (120 µg/100 g) Salicylat, werden aber in größeren Mengen als die anderen Lebensmittel verzehrt.
- **Sulfit (E 220–228):** Überbegriff für SO_2 (Schwefeldioxid), $NaHSO_3$, $KHSO_2$ (Bisulfite), $Na_2S_2O_5$, $K_2S_2O_5$ (= Metabisulfite) und Na_2SO_3 (Natriumsulfit). Wird seit Jahrhunderten verwendet zur Konservierung und um den Bräunungsprozess von angeschnittenem Obst oder Kartoffeln zu verhindern. In höheren Dosen (> 100 ppm) enthalten in (Weiß-)Wein, (hellen) Trockenfrüchten (wie Äpfel, Birnen), Sauerkraut, Zitronen-, Grapefruitsaft, Essig, Mixed Pickles, Maraschino-Kirschen.
- **(Natrium-)Glutamat (E 620–625):** Geschmacksverstärker, häufig in der chinesischen/ostasiatischen Küche verwendet, mitunter als die 5. Geschmacksquali-

tät „umami“ (neben salzig, bitter, sauer, süß) bezeichnet. Glutamat liegt im Körper physiologischerweise in hohen Konzentrationen vor (Aminosäure, exzitatorischer Transmitter, wichtiges Produkt im Intermediärstoffwechsel). Kommt auch natürlich in Lebensmitteln vor.

- **Weitere Farb- und Konservierungsstoffe:** Es existieren eine Reihe von Farb- und Konservierungsstoffen, auf die einzelne Personen reagiert haben [3].

Wirkmechanismen

- **Zucker-Malabsorption:** Malabsorption von Laktose, Fruktose, Sorbit ☞ Kap. 9.6.7
- **Laktose-Intoleranz:** ungenaue Bezeichnung für Laktose-Malabsorption ☞ Kap. 9.6.7
- **Histamin-Intoleranz:** Histamin ist ein Mediator, den Mastzellen bei allergischen Reaktionen freisetzen. Zusätzlich kommt es im Gift der Brennnesseln und Insekten (Bienen, Wespen) und zahlreichen Nahrungsmitteln vor. Wirkungen: Durch Vasodilatation Ödembildung, Konstriktion der Bronchien und Magen-Darm-Organe, gastrale Sekretionssteigerung. Histamin wird in der Darmschleimhaut durch das Enzym Diamin-Oxidase (DAO) abgebaut. Bei zu geringer Enzymausstattung oder Histaminüberangebot (verdorbener Fisch), wird Histamin resorbiert und führt zu systemischen Reaktionen (Urtikaria, Diarrhö, Tachykardie, Asthma bronchiale).
- **Salicylat-Intoleranz:** Salicylat wirkt analgetisch, antiphlogistisch (Aspirin), keratolytisch (Anwendung bei Psoriasis) und bakterizid (Auterhoff). Unverträglichkeiten von Salicylat sind in der Dermatologie seit langem bekannt und finden ihren Ausdruck in der sog. „FSK-Diät“ (Farbstoff-, Salicylat-, Konservierungsstoff-freie Diät).
- **Sulfit-Intoleranz:** Mechanismus nicht genau bekannt. Sulfit inaktiviert Thiamin (Vitamin B_1), was aber für die akute Unverträglichkeit keine Rolle zu spielen scheint. Inhalation während des Schluckakts kann Asthmaanfall induzieren.
- **Glutamat-Intoleranz:** Mechanismus unbekannt, möglicherweise infolge eines reduzierten enzymatischens Abbaus

Klinik

- **Kohlenhydratmalabsorption (Laktose, Fruktose, Sorbit):** Geringe Mengen der Zucker werden in der Regel toleriert, bei Überschreitung der Toleranzgrenze ausgeprägter Meteorismus, häufig auch für Beobachter auffällig (typisch ist, dass die Patienten postprandial den Gürtel oder Hosenknopf lösen müssen, nach Abgang von Winden deutliche Besserung). Bauchschmerzen, Diarrhöen
- **Laktose**-Intoleranz: (☞ Kohlenhydratmalabsorption)
- **Histamin-Intoleranz:** Kopfschmerzen (Migräne), verstopfte Nase, Asthma bronchiale, Tachykardien, Diarrhöen, generalisierter Juckreiz, Quincke-Ödem
- **Salicylat-Intoleranz:** Urtikaria, Asthma, Anaphylaxie, Angioödem, Bauchschmerzen, Diarrhöen
- **Sulfit-Intoleranz:** Asthma (Verschlimmerung v. a. bei steroidabhängigen Patienten), Flush, Urtikaria, Angioödem, Bauchschmerzen, hypertensive Krise

9

- **Glutamat-Intoleranz:** „China-Restaurant-Syndrom" mit vorübergehendem Brennen, Flush, Druck- und Taubheitsgefühl von Gesicht, Hals und oberem Brustkorb/Oberarmen

Relevante Diagnostik und Therapieoptionen

Diagnostik

- Anamnese, Eliminationsdiät
- **Malabsorptionen:**
- H_2-Atemteste: Produktion von H_2 nur durch mikrobiellen Abbau möglich.
- Vorgehen: Die H_2-Konzentration in der Ausatemluft wird nüchtern vor dem Test und nach Trinken einer Kohlenhydratlösung alle 10–20 Min. über 1–4 Std. bestimmt.
- Dosierungen: Laktose 50 g (entspricht 1 l Milch), Sorbit 5 g (entspricht 400 g Birnen oder 1 kg Äpfel)), Fruktose 25 g (entspricht 64 g Honig, 79 g Rosinen, 330 g Weintrauben)
- **Histamin-Intoleranz (Histamin-Provokation:** Vordiagnostik: EKG (Ausschluss Block), Lungenfunktion (Ausschluss Obstruktion); Test auf Intensiv-/Überwachungsstation in Intubationsbereitschaft mit Monitoring (Puls, RR, Atemfrequenz/SaO2, Peak-Flow) vor bis 3 h nach Gabe von 75 mg Histamin in Pfefferminztee, Kontrolle mit Plazebo (möglichst doppelblind)
- **Salicylat-Intoleranz:** i.w. klinische Testung durch Karenz salicylathaltiger Nahrungsmittel. Ein kommerzieller Test beurteilt die Leukotrien-Ausschüttung von Leukozyten in Heparin-Blut (www.talkingcells.de)
- **Sulfit-Intoleranz:**
- Prick-Test
- Fell-Test: Prinzip: Steigende Sulfit-Lösungen in den Mund nehmen, die Schleimhäute benetzen, danach ausspucken. Dosierung: beginnen mit 1 mg/l = 1 ppm, steigern auf 200 mg/l (hier reagiert jeder mit asthmat. Beschwerden)
- **Glutamat-Intoleranz:** Klinische Diagnose bei eindeutiger Symptomatik, ggf. Provokationstest

Therapie

Dosisreduktion, ggf. Meiden auslösender Nahrungsmittel.

Ziele der Ernährungstherapie

- Behebung/Vermeidung der Symptomatik (Diarrhö, Malnutrition)
- Malabsorptionen: Reduktion des Risikos einer Kalzium- (Laktose/Milchprodukte) und Vitaminunterversorgung (bei Fruktose und Sorbit)
- Salicylat-Intoleranz: Reduktion des Risikos einer mangelhaften Vitamin-C-Versorgung (Kartoffeln sind der Haupt-Vitamin-C-Lieferant der mitteleuropäischen Ernährung)
- Behebung von Mangelzuständen

Ernährungstherapeutische Maßnahmen

Malabsorptionen

- Dosisreduktion
- Meiden, v. a. sog. „zuckerfreier" oder „-armer" Produkte (Diabetes-Produkte!)
- Bei älteren Patienten: Laktose ist häufiger Bestandteil von Medikamenten → ggf. Zusatzinhaltsstoffe überprüfen
- Laktose: laktosefreie Milch und Joghurt („Laktosefrei" oder „-arm" ☞ Kap. 8.4.4)

Histamin

- Meiden histaminhaltiger Nahrungsmittel: Käse, Rotwein, Hefe-Bier, marinierter Fisch, Sauerkraut, Wurst (v. a. Salami), Essig.
- Bei starken Beschwerden, wie Tachykardie und Hypotonie, ist es nötig, auch Nahrungsmittel zu meiden, die histaminähnliche Substanzen (Serotonin, Tyramin) enthalten: Schokolade/Kakao, Erdbeeren, Zitrusfrüchte, Bananen, Ananas, Papaya, Himbeere, Birne, Kiwi, Nüsse.
- Evtl. ist es nötig, Medikamente zu meiden, die die DAO (das Histamin abbauende Enzym im Darm) hemmen: Acetylcystein, Ambroxol, Amitriptylin, Chloroquin, Clavulansäure, Isoniazid, Metamizol, Metoclopramid, Propafenon, Verapamil, Antihistaminika, bei Schwindel auch Scopolamin (Buscopan-Pflaster) und Dimenhydrinat (Vomex).
- Vitamin C erhöht die Aktivität der DAO.

Salicylat, Sulfit und Glutamat

- Salicylat: Meiden von ASS und stark salicylathaltigen Lebensmitteln
- Sulfit: Meiden von o. g. Lebensmitteln, ggf. Gabe von Anticholinergika (Atropin, Doxepin)
- Glutamtat: Meiden chinesischer/ostasiatischer Küche

Tipps für die Patienten

- Bei Mehrfach-Malabsorptionen an andere zu Grunde liegende Erkrankungen denken (z. B. Sprue, M. Crohn, Nahrungsmittelallergie).
- Fruktose und Sorbit werden über einen gemeinsamen Transporter aufgenommen. Bei Malabsorption des einen Zuckers darf auch der andere nur in einer geringeren Dosierung zugeführt werden.
- Bei starken Symptomen der Histamin-Intoleranz: Notfallbesteck verschreiben lassen (☞ Nahrungsmittelallergien).
- Bei älteren Patienten: Laktose ist häufiger Bestandteil von Medikamenten → bei persistierenden Beschwerden ggf. Zusatzinhaltsstoffe überprüfen.

9.10 Nierenerkrankungen

Roland Schäfer

9.10.1 Akutes Nierenversagen

Das akute Nierenversagen (ANV) ist als akute Abnahme der Nierenfunktion innerhalb von Stunden bis Tagen mit Anstieg des Serumkreatinins um 0,5 mg/dl bzw. um mehr als 50 % des Ausgangswertes, Abnahme der glomerulären Filtrationsrate um 50 % oder Auftreten einer Dialysepflichtigkeit definiert. Man unterscheidet eine oligurische Form (Urinmenge < 400–500 ml/d), eine anurische Form (Harnvolumen < 100–200 ml/d) und ein polyurisches Nierenversagen (Urinmenge > 3 l/d).

Pathogenese

- **Prärenales ANV:** Hypovolämie: Blutverluste, Diuretika, Erbrechen, Diarrhö, Schock, Blutdruckabfall (z. B. intraoperativ), Herzinsuffizienz, hepatorenales Syndrom
- **Intrarenales ANV:**
  - Akute Tubulusnekrose: Ischämisch durch Hypotonie, Schock, endo- oder exogene Toxine
  - Vaskulär: Nierenarterienembolie inkl. Cholesterinembolie, Nierenvenenthrombose
  - Erkrankungen kleiner Gefäße: Maligne Hypertonie, Vaskulitiden
  - Koagulopathie: Hämolytisch-urämisches Syndrom/thrombozytisch – thrombozytopenische Purpura
  - Rasch progrediente Glomerulonephritis, Goodpasture-Syndrom
  - Akute interstitielle Nephritis: Allergisch, medikamentös, Hantaviren, Leptospiren, Sichelzellenanämie, Multiples Myelom, Kryoglobulinämie, Sarkoidose, Sjögren-Syndrom, systemischer Lupus erythematodes, akute interstitielle Rejektion von Nierentransplantaten, Pyelonephritis
  - Toxisch: Chemikalien, Gifte, Hämo- und Rhabdomyolyse, Tumorlysesyndrom, Medikamente wie Anästhetika, Antibiotika, ACE-Hemmer, Immunsuppressiva, nicht steroidale Antirheumatika, Zytostatika, Kontrastmittel
  - Verlegung der Tubuli: Leichtketten, Oxalat, Urat
- **Postrenales ANV:**
  - Intraluminale und luminale Ursachen: Nephrolithiasis, Papillennekrose, Blutgerinnsel, Urethrastriktur
  - Extraluminale Ursachen: Retroperitonealfibrose, Tumore, Prostatavergrößerung
  - Funktionelle Ursachen: Blasenentleerungsstörung

Klinik

- Übelkeit, Müdigkeit, verminderte Vigilanz
- Oligurie, Anurie, Polyurie
- Erhöhter Blutdruck, Herzinsuffizienz, Herzrhythmusstörungen, Perikarditis
- Dyspnoe, Lungenödem, Pleuraergüsse, Ödeme
- Gastroenteritis

Relevante Diagnostik und Therapieoptionen

Diagnostik

- Anamnese: Grunderkrankungen, Medikamente, Beschwerden (Hämaturie, Kolik, Gelenkschmerzen), kürzliche oder aktuelle Infektionen
- Blut: Kreatinin, Harnstoff, Harnsäure, Kalium, Chlorid, Kalzium, Phosphat, CK, LDH, Fragmentozyten, Antikörperdiagnostik → Autoimmunerkrankungen, z.B. ANA, p- und c-ANCA, anti-Basalmembran-Antikörper, ASL, anti-DNAse-B, Komplementfaktoren (C_3 und C_4), BSG, CRP, Blutbild, Differentialblutbild, Blutgerinnung, Blutzucker, Infektionsserologien, Blutgase, Eiweißelektrophorese, Immunelektrophorese, Kryoglobuline
- Urin: Urinstatus, Urinsediment, spezifisches Gewicht, Osmolarität, Kreatinin, Harnstoff, Eiweiß, Differenzierung der Harnproteine, Immunelektrophorese, fraktionelle Natriumausscheidung (Urinnatrium × Serumkreatinin × 100 / Serumnatrium × Urinkreatinin, Werte < 1 % sprechen für ein prärenales ANV, Werte > 2 % für eine akute Tubulusnekrose)
- Sonographie, farbkodierte Duplexsonographie
- Echokardiographie, EKG
- Röntgen-Thorax
- Intraarterielle digitale Subtraktionsangiographie: Nachweis eines Gefäßverschlusses mit gleichzeitiger Intervention wie PTA oder Thrombolyse
- CT, MRT: Veränderungen im Retroperitonealraum und im kleinen Becken
- Nierenperfusionsszintigraphie: Nierendurchblutung, Seitendifferenz
- Nierenbiopsie: Glomerulonephrits, Transplantatabstoßung

Therapie

- Therapie der Grunderkrankung
- Behandlung des gestörten Wasserhaushaltes (Hyper-, Hypovolämie)
- Behandlung des gestörten Elektrolythaushaltes (Hyper-, Hypokaliämie, Hyper-, Hypokalziämie)
- Medikamente:
  - Diuretika, Mannitinfusion in der frühen Phase des ANV, evtl. Kalziumantagonisten (z.B. bei akuter Tubulusnekrose nach Nierentransplantation, Verminderung der Nephrotoxizität von Ciclosporin A, Prophylaxe des ANV durch Kontrastmittel)
  - Natriumbicarbonat bei Azidose, Hyperkaliämie, Rhabdomyolyse
- Nierenersatzverfahren

Ziele der Ernährungstherapie

- Vermeidung von Komplikationen durch den gestörten Wasser- und Elektrolythaushalt
- Beeinflussung des Proteinkatabolismus, der gestörten Lipolyse sowie der Insulinresistenz und der Glukoseintoleranz
- Ausreichende Energieversorgung

Ernährungstherapeutische Maßnahmen

Kostform

Akute postinfektiöse Glomerulonephritis: Salzarme Kost (3–4 g Kochsalz/d), bis die Gefahr der Ödembildung abklingt, eiweißarme Kost.

ANV:

- **Erforderliche Nährstoffzufuhr:**
  - Energie: 25–35 kcal/kg KG
  - Kohlenhydrate: 3–5 g (max. 7 g)/kg KG
  - Fett: 0,8–1,2 g (max. 1,5 g)/kg KG
  - Proteine: 0,6–0,8 g (max. 1,0 g)/kg KG bei fehlender Nierenersatztherapie, 0,8–1,2 g/kg KG bei Nierenersatztherapie, bei verstärktem Katabolismus 1,5 g/kg KG, davon 15–20 g (–40 g) essentielle Aminosäuren
  - Elektrolyte, Vitamine, bei längerer Nierenersatztherapie Spurenelemente und Mineralien (Magnesium, Phosphat, Selen)
- **Applikation:**
  - Möglichst enterale Ernährung, ggf. Ernährung über Sonden
  - Ggf. ergänzende oder vollständige parenterale Ernährung
  - Sog. Nephrolösungen bei parenteraler Ernährung enthalten essentielle Aminosäuren inkl. nicht essentieller Aminosäuren, die wie z. B. Tyrosin im Nierenversagen essentiell werden

9

Zu meidende Nahrungsmittel

- Bei Hyperkaliämie: Kaliumarme Kost ☞ Kap. 9.6.2
- Bei Oligurie/Anurie reduzierte Flüssigkeitszufuhr, bei Polyurie jedoch vermehrte Trinkmenge

Tipps für die Patienten

- Daran denken, dass Wasser auch in der normalen Nahrung, v. a. in Eis, Suppen, Soßen, Gelatine, Pudding, Joghurt, Obst und Gemüse enthalten ist
- Maßnahmen gegen Durst ☞ Kap. 9.10.2
- Geschmacksverbesserung bei salzarmer Kost ☞ Kap. 9.10.2

9.10.2 Chronisches Nierenversagen

Fortschreitende Abnahme der glomerulären, tubulären und endokrinen Nierenfunktion. Einteilung in verschiedene Stadien je nach Grad der glomerulären Filtrationsrate (GFR, Angabe in ml/min/1,73m^2) 1. Nierenschaden mit normaler oder erhöhter GFR (GFR ≥ 90), 2. Milde Einschränkung der GFR (GFR 60–89), 3. Mäßige Einschränkung der GFR (GFR 30–59), 4. Schwere Einschränkung der GFR (GFR 15–29), 5. Nierenversagen mit GFR < 15 bzw. Dialysepflichtigkeit.

Pathogenese

- Ursachen des chronischen Nierenversagens (CNV): Chronische Glomerulonephritis, Diabetes mellitus, chronische Pyelonephritis und interstitielle Nephritis, hereditäre Erkrankungen (Alport-Syndrom, polyzystische Nierenerkrankung), arterielle Hypertonie, Systemerkrankungen (systemischer Lupus erythematodes, Vaskulitiden), andere bzw. unbekannte Ursachen
- Ursachen der Mangelernährung bei chronischer Niereninsuffizienz: Verminderter Appetit, urämische Toxine, Depression, sozio-ökonomische Faktoren wie Isolation oder finanzielle Schwierigkeiten, Begleiterkrankungen, endokrine Störungen, metabolische Azidose, Verlust von Aminosäuren, Proteinen und Vitaminen an der Dialyse, Gastroparese, inadäquate Dialyse, MIA-Syndrom (Malnutrition, Inflammation, atherosklerotische kardiovaskuläre Erkrankungen), L-Carnitin-Mangel
- Veränderungen des Stoffwechsels: Proteinkatabolismus, gestörte Lipolyse und Fettresorption, Hypertriglyzeridämie, verminderte Glucosetoleranz, Insulinresistenz, sekundärer Hyperparathyreoidismus, metabolische Azidose

Klinik

- Allgemeinsymptome: Müdigkeit, verminderte Vigilanz, Appetitmangel, Kopfschmerzen, Konzentrationsstörungen, Pruritus, urämischer Foetor
- Gastrointestinale Symptome: Erbrechen, Durchfall, Ulzera, Blutungen
- Pulmonale Symptome: Luftnot, Lungenödem, Pleuritis
- Herz-, Kreislaufveränderungen: Hypertonie, Arteriosklerose, Herzrhythmusstörungen, Perikarditis
- Neuromuskuläre Symptome: Verminderte Vigilanz, Koma, Krampfanfälle, Psychose, Polyneuropathie, Muskelkrämpfe, Myopathie
- Hämatologische Veränderungen: Anämie, Thrombozytopenie, Thrombozytenfunktionsstörung, abgeschwächte Immunitätslage
- Renale Osteopathie: Knochen- und Gelenkschmerzen, pathologische Frakturen, Weichteilverkalkungen

Relevante Diagnostik und Therapieoptionen

Diagnostik

- Blut: Kalium, Kalzium, Phosphat, Kreatinin, Harnstoff, Harnsäure, Blutgase, Blutzucker, Blutbild, Parathormon, Eisen, Ferritin, Transferrin, Transferrinsättigung, Lipidstatus, ggf. L-Carnitin
- Urin: ☞ 9.10.1 einschließlich Protein, Glucose
- Kreatininclearance: Gemessen oder errechnet nach der Cockroft-Gault-Formel
- Sonographie: Nierengröße, Parenchymbreite, Zystennieren
- Weitere Diagnostik je nach Fragestellung: ☞ Kap. 9.10.1
- Spezielle Diagnostik zur Abschätzung des Ernährungsstatus (☞ Kap. 6.2–6.3): V.a. Bestimmung der Dialysequalität (kt/V) und der Protein nitrogen appearance (PNA)

Symptomatische Therapie

Nierenersatzverfahren: Hämodialyse, Peritonealdialyse

Medikamentöse Therapie

- Kaliumsenkende Therapie: Kationenaustauscher, Bicarbonat
- Phosphatbinder: Kalzium- oder aluminiumhaltige Phosphatbinder, Sevelamer
- Azidoseausgleich: Natriumbicarbonat
- Therapie des sekundären Hyperparathyreoidismus: Vitamin D_3 bzw. Calcitriol
- Therapie der Anämie: Eisensubstitution, Epoetin
- Flüssigkeitshaushalt: Diuretika

Ziele der Ernährungstherapie

- Verminderung des Progresses der Nierenerkrankung im Prädialysestadium
- Vermeidung von Komplikationen durch den gestörten Wasser- und Elektrolythaushalt
- Beeinflussung des Proteinkatabolismus, der gestörten Lipolyse sowie der Insulinresistenz und der Glucoseintoleranz
- Ausreichende Energieversorgung

Ernährungstherapeutische Maßnahmen

Kostform

- Ausgleich der Vitaminverluste (Tagesbedarf): Folsäure (1 mg), Niacin (20 mg), Pantothensäure (10 mg), Thiamin (1,5 mg), Vitamin B_2 (2 mg), Vitamin B_6 (10 mg), Vitamin B_{12} (4 µg), Vitamin C (100 mg)
- Spurenelementen (Tagesbedarf): Magnesium (200–300 mg), Zink (15 mg)
- Erforderliche Nährstoffzufuhr pro Tag bei CNV (Tab. 9.10-1)

CAVE

Unterschiedlichen Bedarf von Natrium, Kalium und Flüssigkeit bei verschiedenen Patienten, verschiedenen Begleiterkrankungen und in Abhängigkeit von verordneten Medikamenten wie z.B. Diuretika, Antihypertensiva, Phosphatbinder beachten.

Tab. 9.10-1 Erforderliche Nährstoffzufuhr pro Tag bei CNV

	GFR < 25 ml/min	Hämodialyse	Peritonealdialyse
Energie	• 35 kcal/kg KG für Patienten < 60 J. • 30–35 kcal/kg KG für Patienten 60 J.	• 35 kcal/kg KG für Patienten < 60 J. • 30–35 kcal/kg KG für Patienten ≥ 60 J.	• 35 kcal/kg KG für Patienten < 60 J. • 30–35 kcal/kg KG für Patienten ≥ 60 J.
Proteine	0,6–0,75 g/kg KG	1,2 (1,1–1,4) g/kg KG	1,2–1,3 (–1,5) g/kg KG
Natrium	1,8–2,5 g	1,8–2,5 g	1,8–2,5 g
Kalium	1500–2000 mg	2000–2500 mg	2000–2500 mg
Phosphat	600–1000 mg	Phosphat < 1000 mg	Phosphat <1000 mg
Flüssigkeit	Meist freie Trinkmenge	500–800 ml + Urinvolumen	300 ml + Ultrafiltrat + Urinvolumen

Applikation und intradialytische parenterale Ernährung ☞ Kap. 9.10.1 und 10.4.4

Erlaubte Lebensmittel

- **Proteine:** Proteinreiche Nahrungsmittel in Maßen, die Eiweißzufuhr sollte zur ½–⅔ biologisch hochwertiges Eiweiß wie Fleisch, Fisch, Milch, Milchprodukte und Eier enthalten
- Bei Notwendigkeit einer Proteinbeschränkung im Prädialysestadium: Sog. **Kartoffel-Ei-Diät** nach Kluthe und Quirin (biologisch hochwertiges Eiweiß mit 12–17 g Kartoffeln und Eiern im Verhältnis 3:2 und zusätzlichem Essen von Obst, Gemüse, eiweißarmem Brot) bzw. Schweden-Diät nach Bergström (16–20 g weniger hochwertiges Eiweiß und Einnahme von Tabletten mit essentiellen Aminosäuren) ☞ auch Kap. 8.3
- **Phosphatarmer Käse:** Brie, Camembert, Frischkäse, Mozzarella, Quark (☞ auch Kap. 8.3)
- **Wasserlösliche Vitamine:** ☞ oben
- **Fette:** 30–40 % der Energiezufuhr, Fettsäuren: Ungesättigte und gesättigte Fettsäuren im Verhältnis 1:1
- **Kohlenhydrate:** Ca. 45 % der Energiezufuhr (berücksichtigen, dass bei der Peritonealdialyse ca. 150–200 g Glukose entsprechend 600–800 kcal aufgenommen werden)
- **Ballaststoffe:** > 30 %

Zu meidende Nahrungsmittel

- **Kaliumreiche Kost:** Wenig Obst, Gemüse, Frucht- und Obstsäfte, Trockenfrüchte, Pilze, Nüsse, Joghurt, Milch, Schokolade, Marzipan, Erbsen, Linsen, Bohnen, Tomatenmark, Ketchup, Kartoffelfertigerzeugnisse, kein Kochsalzersatz aus Kaliumchlorid, Geflügel, Fisch, Fleisch, Sekt, Wein
- **Phosphatreiche Kost:** Wenig Hart-, Schmelz-, Kochkäse, Milch (auch Kondensmilch, Milchpulver, Milcherzeugnisse), Nüsse, Mandeln, Erdnussbutter, Haferflocken, Müsli, Vollkornprodukte, Hülsenfrüchte, Eigelb, Geflügel, Fisch, Fleisch (☞ auch Kap. 8.3)
- **Fettlösliche Vitamine:** Vitamin E ist meist nicht notwendig, Vitamin A und K sind kontraindiziert, Vitamin D_3 bzw. Calcitriol ☞ oben

Tipps für die Patienten

- **Kaliumarme Kost:** Kartoffeln und Gemüse klein schneiden, über Nacht in der 10-fachen Wassermenge wässern, Kochwasser mehrfach wechseln und zum Schluss abgießen (senkt den Kaliumgehalt um bis zu ⅔), Verwendung eines Milch-Sahne-Gemisches statt Milch bei der Speisezubereitung, Schmoren von Fleisch und Abgießen des Suds
- **Maßnahmen gegen Durst:** Kleine, schmale Trinkgefäße verwenden, Eiswürfel, gefrorenes Obst, Zitronen- oder Pfefferminzbonbons bzw. Zitronenstücke lutschen, den Mund mit kaltem Wasser spülen, Kaugummi ohne Zucker, wenig salzige und süße Kost, Medikamente zu den Mahlzeiten einnehmen, Getränke kühlen, einige Tropfen Zitronensaft in die Getränke geben, Räume mit trockener Luft meiden

- **Salzarme Kost**: Verwendung von Gewürzen und Kräutern, auf stark gesalzene Lebensmittel wie geräucherte und gepökelte Fleisch- und Fischwaren, Salzstangen, Käsegebäck, Salzgurken, Tomatenketchup, Brühwürfel, Fertigsuppen, Fertigsoßen und Fertiggerichte sowie auf zusätzliches Salzen beim Kochen und Essen verzichten

9.10.3 Nephrotisches Syndrom

Proteinurie über 3,0–3,5 g/d, erniedrigtes Serumalbumin, Ödeme, Hyperlipidämie.

Pathogenese

Ursachen: Glomerulonephritis, Stoffwechsel- und Systemerkrankungen, Infektionen, Medikamente, Erbkrankheiten, Malignome

Klinik

Ödeme durch Eiweißverlust, Infektanfälligkeit durch Immunglobulinmangel, Hyperlipidämie durch vermehrte Synthese von Lipoproteinen in der Leber, Thrombosen und Embolien durch Ausscheidung von Antithrombin-III und Fibrinogenerhöhung, Niereninsuffizienz

Relevante Diagnostik und Therapieoptionen

Diagnostik

- Serum: Elektrolyte, Gesamteiweiß, Eiweißelektrophorese, Kreatinin, Antithrombin-III, IgG, IgA, IgM, Lipidstatus, Blutgasanalyse
- Urin: Urinstatus, Urinsediment, spezifisches Gewicht, Eiweißausscheidung/d, Differenzierung der Harnproteine
- Weiteres: Spezielle Diagnostik zum Ausschluss einer Grunderkrankung

Medikamentöse Therapie

Diuretika gegen die Ödeme, Antibiotika und evtl. Gabe von Immunglobulinen bei Infekten, Lipidsenker, ACE-Hemmer und ggf. Angiotensin-II-Rezeptorantagonisten zur Senkung des intraglomerulären Drucks und der Proteinurie, Thromboseprophylaxe, Therapie der Grunderkrankung.

Ziele der Ernährungstherapie

- Verminderung der Ödeme
- Verminderung des Fortschreitens des nephrotischen Syndroms
- Verminderung der Hyperlipidämie und ihrer Komplikationen

Ernährungstherapeutische Maßnahmen

- **Salzrestriktion** auf max. 5 g/d
- Einschränkung der **Flüssigkeitszufuhr** in Abhängigkeit von der Ausprägung der Ödeme und des Stadiums der Niereninsuffizienz

- **Eiweißarme Kost:** 0,8 g/kg KG/d zuzüglich 1 g Protein pro Gramm Eiweiß im 24-h-Sammelurin
- **Energiebedarf:** 35 kcal/kg KG/d
- **Cholesterin-** und **fettarme Kost** zugunsten mehrfach ungesättigter Fettsäuren

! Unter der eingeschränkten Proteinzufuhr sollte eine engmaschige Kontrolle des Ernährungsstatus zur Vermeidung einer Malnutrition insbesondere bei weit fortgeschrittener Niereninsuffizienz erfolgen

Tipps für die Patienten

- Nähere Informationen zur Salz-, Flüssigkeits- und Proteinrestriktion: ☞ Kap. 9.10.2

9.10.4 Nierentransplantation

Postmortale oder Lebendnierenspende. Besonderheit: Präemptive Nierentransplantation vor Beginn einer Dialyse.

Pathogenese

Alle Erkrankungen, die zu einem akuten oder chronischen Nierenversagen bzw. auch zu einem nephrotischen Syndrom führen können.

Klinik

Probleme der Nierentransplantation können akute und chronische Abstoßungen, Infekte und erneutes akutes bzw. chronisches Nierenversagen sein.

Relevante Diagnostik und Therapieoptionen

Diagnostik

- Überwachung der Immunsuppression: Medikamentenspiegel
- Diagnostik bei Infekten: Urinstatus, Urinkultur, Röntgen-Thorax, Erregerdiagnostik
- Diagnostik bei erneuter Niereninsuffizienz: Ausschluss eines Rezidivs der Grundkrankheit im Transplantat
- Weitere mögliche Diagnostik: ☞ Kap. 9.10.1–9.10.3

Medikamentöse Therapie

- Immunsuppressive Medikamente zur Verhinderung oder Behandlung einer Abstoßung
- Behandlung von bakteriellen oder viralen Infekten
- Lipidsenker, orale Antidiabetika und Insulin, Harnsäure senkende Medikamente (Benzbromaron, Allopurinol) zur Behandlung der entsprechenden Stoffwechselstörung
- Therapie bei akutem oder chronischem Transplantatversagen bzw. einem nephrotischen Syndrom: ☞ Kap. 9.10.1–9.10.3

Ziele der Ernährungstherapie

- Aufrechterhaltung einer ausreichenden Immunsuppression durch Vermeidung von Interaktionen der Nahrung mit immunsuppressiven Medikamenten
- Verminderung von durch immunsuppressive Medikamente bedingten Stoffwechselstörungen wie Hyperglykämie, Hyperlipidämie, Hyperurikämie sowie Elektrolytveränderungen (Natrium, Kalium, Kalzium, Phosphat, Magnesium)
- Ernährungsziele bezüglich entsprechender Begleiterkrankungen wie arterielle Hypertonie, Hyperlipidämie, Hyperurikämie/Gicht, Diabetes mellitus
- Bei akutem oder chronischem Transplantatversagen bzw. nephrotischem Syndrom: ☞ Kap. 9.10.1–9.10.3

Ernährungstherapeutische Maßnahmen

- **Reduktion** einer kalorien-, cholesterin- und fettreichen Kost sowie von Alkohol.
- Zuckerfreie Produkte, mehrfach ungesättigte Fettsäuren (z.B. Oliven-, Distelöl), rohes Gemüse und Obst **bevorzugen.** Allerdings sind Einschränkungen in Abhängigkeit von der Nierenfunktion und einer evtl. Hyperkaliämie zu berücksichtigen.
- Johanniskraut kann die Wirksamkeit von Medikamenten (Cyclosporin A, Sirolimus) vermindern, die gleichzeitige Einnahme von Grapefruitsaft oder Multivitaminsaft mit Grapefruit kann die Blutspiegel von Cyclosporin A oder Tacrolimus stark erhöhen.

Tipps für die Patienten

- Regelmäßige Gewichtskontrolle, Aktivitätsplan bezüglich regelmäßiger körperlicher Bewegung
- Nähere Informationen zur Salz-, Flüssigkeits- und Proteinrestriktion ☞ Kap. 9.10.2

9.10.5 Urolithiasis

Bildung von Steinen im Nierenbeckenkelchsystem oder in den ableitenden Harnwegen. Steinzusammensetzung aus organischen (Harnsäure, Xanthin, Zystin, Mukoproteine) und anorganischen Stoffen (Kalzium, Phosphat, Oxalat).

Pathogenese

- Risikofaktoren: Schwitzen, geringe Flüssigkeitszufuhr, hereditäre oder andere Erkrankungen (M. Crohn, Sarkoidose, Hyperparathyreoidismus, renal tubuläre Azidose), Harnwegsinfekte, Tumorerkrankungen, Chemotherapien, fleisch-, eiweiß- und kochsalzreiche Nahrung, Medikamente, Übergewicht, anatomisch veränderte Harnwege
- Ungleichgewicht von Stein bildenden und kristallisationshemmenden Stoffen (Magnesium, Zitrat) → Übersättigung des Urins → Bildung von Kristallen und Aggregaten aus Uromukoid und Kristallen

Klinik

- Kolikartige Schmerzen im Rücken, in den Flanken, im Unterbauch evtl. mit Ausstrahlung in die Leiste, Hoden bzw. Schamlippen bei Steinen im unteren Harnleiter
- Mikro- oder Makrohämaturie, Dysurie
- Übelkeit, Erbrechen, Harnverhalt, reflektorisch bedingter Subileus
- Assoziierter Harnwegsinfekt

Relevante Diagnostik und Therapieoptionen

Diagnostik

- Serum: Kalzium, Phosphat, Magnesium, Harnsäure, Kreatinin, alkalische Phosphatase, Eiweißelektrophorese, Parathormon, Säurebasestatus
- Urin: Urinstatus, Urinsediment, Urinkultur, spezifisches Gewicht, ph-Wert, Kalzium, Phosphat, Natrium, Magnesium, Zitrat, Kreatinin, Harnstoff, Harnsäure, Oxalat
- Weitere Diagnostik: Sonographie, Abdomenleeraufnahme, Ausscheidungsurogramm, CT, MR-Urographie, Steinanalyse, Ausschluss von lithogenen Grunderkrankungen

Medikamentöse u.a. Therapieoptionen

Spasmolytika, Analgetika, Litholyse von Harnsäuresteinen, extrakorporale Stoßwellenlithotripsie, ureteroskopische Lithotripsie, Operation, Behandlung eines Harnwegsinfektes, spezifische medikamentöse Therapie (zur Harnalkalisierung, Harnansäuerung, Harnsäuresenkung, Phosphatbindung, Thiaziddiuretika bei Hyperkalziurie, Pyridoxin zur Hemmung der Oxalatsynthese)

9

Ziele der Ernährungstherapie

- Verminderung der Übersättigung des Harns
- Zufuhr ausreichender kristallisationshemmender Stoffe wie z.B. Magnesium (☞ unten)

Ernährungstherapeutische Maßnahmen

Kostform

- Trinkmenge über 2,5 l/d
- Kochsalzarme, ballaststoff- und vitaminreiche, vegetarisch dominierte Kost: Gemüse, Obst, Vollkornprodukte
- Kalziumgehalt in der Nahrung: 800–1000 mg/d
- Proteingehalt: 0,8–1,0 g/kg KG/d, mehr pflanzliches als tierisches Eiweiß
- In geringen Maßen erlaubt: Schwarzer Tee, Kaffee, Wein, Alkohol, Cola, Fruchtsäfte
- Harnneutrale Getränke (nur bei bestimmten Steinarten, ☞ unten): Blasen-, Nieren-, Kräuter- und Früchtetee, verdünnte Fruchtsäfte bzw. Zitrussäfte
- Harnalkalisierende Getränke (nur bei bestimmten Steinarten, ☞ unten): Natriumarme Mineralwässer mit einer Bicarbonatkonzentration über 1500 mg/l, Zitrussäfte wie Grapefruit- oder Orangensaft
- Harnansäuernde Getränke (nur bei bestimmten Steinarten, ☞ unten): Preiselbeer-, Apfelsaft

Steinspezifische Ernährung

- **Harnsäuresteine:**
- Alkalisierende Getränke (☞ oben) und alkalisierende Kost: Kartoffeln, Mehlspeisen, Gemüse, Früchte
- Purinarme Diät: Wenig Fleisch, Fisch, Geflügel, Innereien, Sardinen, Heringe, Bier, Schwarzbrot, Pilze, Erbsen (☞ auch Kap. 8.2.2)

> **Zu meidende Nahrungsmittel**
> Erzeugnisse aus Soja meiden, wenig Cola, Limonaden und Alkohol, zwei Tage in der Woche auf Fleisch- und Wurstprodukte verzichten

- **Kalziumoxalatsteine:**
- Wenig Milch, Milchprodukte, jedoch Orangensäfte erlaubt
- Oxalatarme Diät: Wenig Spinat, Rhabarber, Rote Bete, Zitrusfrüchte, Kiwi, Mangold, Nüsse, Mandeln, gehackte Pistazien, getrocknete Feigen, eingelegte grüne Oliven, Stachel- und Brombeeren, Petersilie, Schokolade, Pfefferminztee, schwarzer Tee, Kakao, kein Vitamin C
- Magnesiumhaltige Nahrungsmittel empfohlen: Kartoffeln, Reis, Haferflocken, Mineralwasser mit Magnesium
- **Kalziumphosphatsteine:** Einschränkung von Milch, Käse und anderen Milchprodukten, Mineralwasser, Bohnenkaffee, konservierten Fruchtsäften- und Zitrusfrüchten
- **Zystinsteine:**
- Flüssigkeitszufuhr: Mind. 3–4 l/d, alkalisierende Getränke (☞ oben)
- Eiweiß-, methionin- und zystinarme Kost: < 0,8 g Eiweiß/kg KG/d, 3–5 g Vitamin C/d
- **Infektsteine (Struvitsteine):** Harnansäuernde oder harnneutrale Getränke/Mineralwässer (☞ oben), keine ausschließlich vegetarische Ernährung, keine phosphatreichen Produkte im akuten Infekt
- **Xanthinsteine:** Viel trinken, Harnalkalisierung, purin- und proteinarme Kost

Tipps für die Patienten

- Daran denken, dass nicht nur genug getrunken wird, sondern die Flüssigkeitsaufnahme möglichst gleichmäßig über den Tag, auch nachts, verteilt wird.
- Bei Übergewicht keine rasche, sondern eine langsame, kontrollierte Gewichtsabnahme anstreben.
- Keine einseitige Ernährung , keine Abführmittel zuführen.
- Ungewohnte körperliche, aber auch seelische Belastungen vermeiden.

9.11 Schilddrüsenerkrankungen

Matthias Kraft, Andrea Schindler, Henri Wallaschofski

Der **Jodmangel** kann als weltweit häufigster Nährstoffmangel angesehen werden. Das Defizit geht bei unterschiedlichen Personengruppen mit einer Vielzahl von Erkrankungen einher:

- **Fetus und Neugeborene:** Struma des Neugeborenen, angeborene Schilddrüsenunterfunktion mit dem Vollbild des Kretinismus, erhöhte perinatale und kindliche Sterblichkeit, Entwicklungsverzögerungen, Taubheit im unteren Frequenzbereich
- **Kinder und Jugendliche:** Schilddrüsenvergrößerung (endemische Struma), Schilddrüsenunterfunktion (Hypothyreose), verminderte mentale Leistungsfähigkeit und verzögerte körperliche Entwicklung
- **Erwachsene:** Schilddrüsenvergrößerung +/- Knotenbildung (Struma diffusa/nodosa), Schilddrüsenunterfunktion mit Depressionen (v.a. auch im Senium), eingeschränkter geistiger Leistungsfähigkeit, Fertilitätsstörungen, erhöhte Rate an Aborten und Totgeburten

9.11.1 Endemische Struma diffusa/nodosa

9

Syn.: Knotenstruma, Kropf, Jodmangelstruma. Diffuse i.d.R. euthyreote Vergrößerung der Schilddrüse (Struma diffusa). Im Verlauf kommt es zur Ausbildung von Knoten, Verkalkungen und zystischen Läsionen (Struma nodosa). Das Auftreten zeigt eine enge Assoziation zu einem alimentären Jodmangel.

Etwa 1,6 Milliarden Menschen leben weltweit in Jodmangelgebieten, bei 200 Mio. ist der Jodmangel Ursache für einen Kropf. Der intrathyreoidale Jodmangel ist der entscheidende Faktor für die Entwicklung einer endemischen Struma. Daneben kennt man sporadische Fälle z.B. während Stillzeit, Pubertät, Gravidität und Klimakterium. Deutschland ist ein endemisches Jodmangelgebiet.

Pathogenese

Mehrere Faktoren begünstigen die Entwicklung einer Struma nodosa:

- Jodmangel, TSH (→ Hypertrophie), Wachstumsfaktoren wie IGF-1 und EGF (→ Hyperplasie)
- Strumigene Substanzen wie z.B. Kohlgemüse, Rüben, Rettich, Hirse, Süßkartoffeln, Mais, Senf, Nüsse, Bambussprossen. Sie vermindern die Jodaufnahme in die Schilddrüse (☞ Abb. 9.11-1) und können z.T. durch Erhitzen inaktiviert werden.
- Genetische Prädisposition (u.a. Mutation im TSH-Rezeptor und GS-α-Gen). Die Knoten sind meist monoklonalen, seltener polyklonalen Ursprungs.
- Die Häufigkeit der Strumainzidenz steigt in Abhängigkeit von Nitratbelastung.
- Auch Rauchen kann als Umweltfaktor durch seinen hohen Thiocynat-Gehalt zu einer verminderten Jodaufnahme in die Schilddrüse führen.

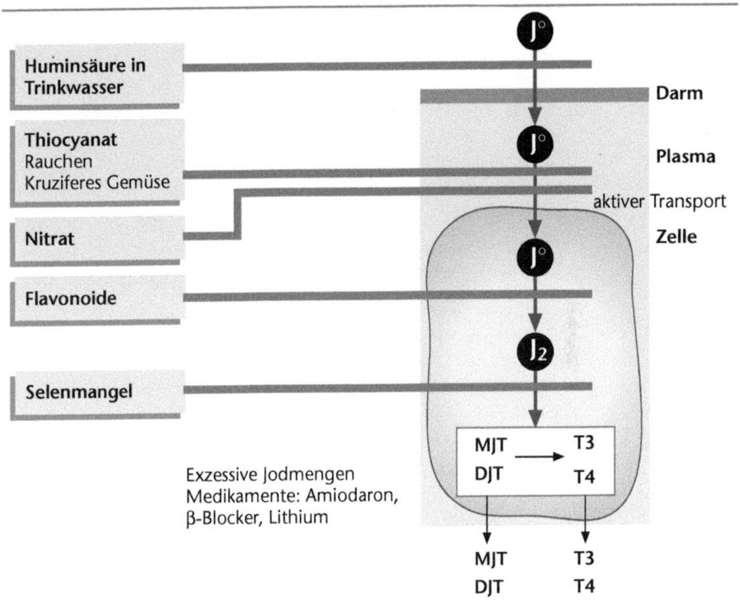

Abb. 9.11-1 Strumigene Noxen erhöhen den Jodbedarf

Klinik

In 50 % d.F. entdeckt durch Patienten selbst, in 50 % d.F. durch Verwandte oder Arzt. 71 % der Patienten haben subjektive Beschwerden:

- Unspezifische Symptome im Halsbereich (61 %), kosmetische Beschwerden (19 %)
- Dyspnoe (17 %)
- Angst vor einem Tumorleiden (17 %)

Relevante Diagnostik und Therapieoptionen

Diagnostik

- Inspektion und Palpation: Grad Ia: tastbar, nicht sichtbar, Grad Ib: tastbar, bei rekliniertem Kopf sichtbar, Grad II: sichtbar (normaler Kopfhaltung), Grad III: lokale Stauungs- und Kompressionszeichen
- Basales Labor: TSH, ggf. ergänzende Werte: fT3/fT4 und Autoantikörper (TPO-AK, TRAK)
- Ultraschall der Schilddrüse, ggf. Feinnadelpunktion
- Schilddrüsenszintigraphie, in Ausnahmefällen MRT (retrosternaler Anteil, Tumor?)

Therapie

Die **Prophylaxe** der Struma-Entwicklung (Tab. 9.11-1) steht im Vordergrund → ausreichende Jodzufuhr. Grundlage für die Benutzung von Jodsalz in Deutschland ist eine Verordnung aus dem Jahr 1989. Ein wesentlicher Fortschritt in der flächendeckenden Jodversorgung in Deutschland wurde durch die zweite Verordnung über jodiertes Speisesalz von 1993 erzielt → flächendeckende Jodversorgung in den alten und neuen Bundesländern deutlich gesteigert. Im Jahr 2001 wäre ein weiteres Jodmonitoring fällig gewesen, welches nicht erfolgte, aber von WHO gefordert wurde.

Tab. 9.11-1 Prophylaxe der Struma-Entwicklung (modifiziert nach [12])

Jahr	Verordnung
1983	1983 generelle Jodprophylaxe in neuen Bundesländern
1989	Jodsalz kann in Großküchen und zur Lebensmittelherstellung verwendet werden
1990	Anreicherung der Säuglingsnahrung mit KJO3
1991	Jodiertes Nitritpökelsalz
1993	Zweite Verordnung über jodiertes Speisesalz Lockerung der Deklarationspflicht
1996	Im Zutatenverzeichnis reicht „jodiertes Salz“ Kontrolle durch erstes Jodmonitoring BMG
1996	Jodsiege
1997	Futtermittelverordnung: 10 mg Jod/kg Futter

Tab. 9.11-2 Empfohlene tägliche Jodzufuhr

Altersklasse	Jodzufuhr (µg/d)
Säuglinge 0– < 11 Mon.	40–80
Kinder	
1 bis < 4 Lj.	100
4 bis < 9 Lj.	100–140
10 bis < 13 Lj.	200
Jugendliche/Erwachsene	180–200
> 51. Lj.	180
Stillende	260
Schwangere	230

Jodprophylaxe – Zufuhrempfehlungen

- **Zufuhrempfehlungen der DGE:** Die durchschnittliche Jodzufuhr/d und Kopf in Deutschland liegt bei 120 µg. Entsprechend der Zufuhrempfehlungen der DGE (200 µg) besteht somit eine Defizit von 60–80 µg täglich (☞ Abb. 9.10-2).
- **Kriterien für eine suffiziente Jod-Versorgung:** Ausgehend von den Zufuhrempfehlungen können Indikatoren herangezogen werden um eine bedarfsdeckende Jod-Versorgung in einer Region abschätzen zu können (☞ Tab. 9.10-3 und 9.10-4).

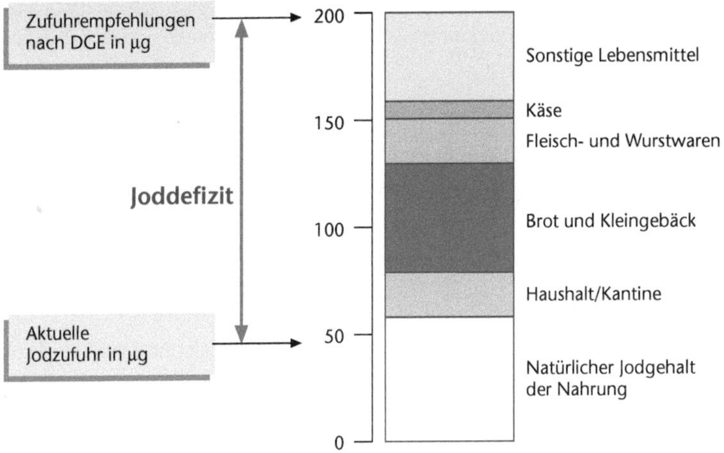

Abb. 9.10-2 Zufuhrempfehlungen für Jod/d

Tab. 9.11-3 Kriterien für eine suffiziente Jod-Versorgung (nach [12])

Indikator	Zielgruppe
Jodsalz (Akzeptanz)	Haushalte > 90 %
Kropf > Grad 0	Schüler (6–12 Lj.) < 5 %
SD-Volumen (> 97. Perzentile)	Schüler (6–12 Lj.) < 5 %
Jodurie (im Median)	Schüler > 10 µg/dl > 50 % > 10 µg/dl > 80 % > 10 µg/dl
TSH > 5 mU/L	Neugeborene < 3 %

Tab. 9.11-4 Kriterien für die Gradeinteilung des endemischen Jodmangels und einer Strumaendemie nach Schweregraden

	Jodmangel			
Methode	**Normal**	**Mild**	**Moderat**	**Schwer**
Palpation: Kropfprävalenz in %, 6–12. Lj.	<5	5–19,9	20–29,9	> 30
Sonografie: Prävalenz von Volumen > 95. Perzentile, 6.–12.- Lj.	<5	5–19,9	20–29,9	> 30
Mediane Iodurie bei Schulkindern und Erwachsenen in µg/l	100–200	50–99	20–49	<20
Prävalenz von **TSH Werten** > 5 mU/l bei Neugeborenen in %	< 3	3–19,9	20–39,9	>40

! Durch eine Beseitigung des Jodmangels kann langfristig die Entstehung von Jodmangelerkrankungen verhindert werden. Jodmangelerkrankungen sind überflüssig und vermeidbar.

Jodsubstitution bei Schilddrüsenerkrankungen

Die empfohlenen oberen Grenzwerte von 500 µg Jod/d sollte nicht überschritten werden. In diesen Zufuhrmengen ist eine ausreichende Sicherheit gegeben.

Ziele der Ernährungstherapie und spezielle Therapiemaßnahmen

Jodierte und jodreiche Nahrungsmittel

- Einsatz von jodiertem Speisesalz sollte nicht nur im Haushalt (maximal 20 µg Jod/d zusätzlich möglich), sondern auch in Großküchen und bei der Lebensmittelindustrie erfolgen. Eine ausreichende Jodversorgung durch die Nahrung kann nur durch den Einsatz von Jod in Futtermitteln gewährleistet werden.
- 2 ×/Wo. Seefisch (durchschnittliche Jod-Aufnahme bei mittlerem Fischkonsum in der Bevölkerung beträgt jedoch lediglich 18 µg Jod/d)
- Jodgehalt in Lebensmitteln (Auswahl Tab. 9.11-5): In geringen Mengen ist Jod in pflanzlichen sowie in tierischen Lebensmitteln weit verbreitet. Der Jodgehalt des Bodens ist regional unterschiedlich und in der Nahrung u.a. von der Auswahl der Futtermittel abhängig. In hoher Konzentration ist Jod z. B. enthalten in Meerestang, Meeresfischen, Schalentieren und Meeresalgen.

9

Tab. 9.11-5 Beispiele für Jodgehalt in Lebensmitteln

Lebensmittel	µg/100 g (dl)	Bedarfsdeckende Menge
Schellfisch	243	82 g
Kabeljau	20	166 g
Brokkoli	15	1,3 kg
Grünkohl	12	1,3 kg
Schweineleber	14	1,4 kg
Hühnerei	9,7	2,1 kg
Roggenbrot	8,5	2,4 kg
Weißbrot	5,8	3,4 kg
Edamer Käse	5	4 kg
Zitronensaft	5	4 l
Kartoffeln	3,8	5,3 kg
Vollmilch	7	2,9 l
Apfel	1,6	12,5 kg
Vollbier	0,7	28,6 l

! Zusätzliche Reduktion des Jodgehaltes je nach Zubereitung der Nahrung: Bei Fisch z. B. erfolgt eine Reduktion des Jodgehalts um 20 % durch Grillen/Frieren, um 58 % durch Kochen.

Zu meidende Nahrungsmittel

- Meiden einer einseitigen Ernährung mit kruziferem Gemüse wie Blumenkohl, Kohl, Rettich (Thiocyanat), Hirse (C-Glykosylflavon), Maniok (Linamarin).
- Rauchen (Thiocyanat) vermindert die Jodaufnahme in die Schilddrüse.

! Bei V. a. Schilddrüsenfunktionsstörung sollte vor der Jodsubstituierung eine weiterführende Diagnostik erfolgen.

- Durch eine normale, ausgewogene jodhaltige Kost kann eine Hyperthyreose nicht ausgelöst werden.
- Eine Substitution mit Jodtabletten (nicht Jodsalz) sollte bei Patienten mit **Autoimmunthyreopathien** nicht erfolgen. Das gleiche gilt für Patienten mit latenter oder manifester Hyperthyreose mit großer Struma > 50 ml und/oder relevanter Autonomie.
- Eine **Allergie** gegen elementares Jod gibt es nicht. Die Reaktionen auf eine Jodexposition werden bedingt durch eine Hapten-Bildung (Bindung des Jods an großmolekulare Stoffe), welche dann immunogen wirken (Röntgenkontrastmittel, Medikamente, Desinfektionsmittel). Seltene Nebenwirkungen einer Jodidsubstitution können in einer Jodakne bestehen bzw. in einer Verschlechterung der Dermatitis herpetiformis.
- Hohe Joddosen (>2000 µg/d; einmalige Jodgaben > 100 µg) können unter Umständen eine Hypothyreose induzieren (Wolff-Chaikoff-Effekt) → hohe intrathyreoidale Jodkonzentrationen hemmen Aufnahme von Jod in Schilddrüse und Sekretion von Schilddrüsenhormonen.

Autoimmunthyreopathien und Jod

Die Anhebung der Jodversorgung der Bevölkerung und der breite therapeutische Einsatz von Jodpräparaten wirft die Frage auf, ob Nebenwirkungen von diesen Maßnahmen zu erwarten sind.

- Bei präexistenten Erkrankungen insbesondere Autonomien kann bereits eine physiologische Menge von Jod den Übergang in eine klinisch manifeste Hyperthyreose bewirken. Vor der Jodsubstitution im Erwachsenenalter ist eine initiale SD-Untersuchung notwendig.
- Eine Induktion von Autoimmunthyreopathien besteht bei physiologischer Jodidsubstitution nicht. Eine Aktivierung wird für Dosen > 500 µg/d beschrieben.

Selen und Schilddrüse

- Die Zufuhr von Selen (☞ Kap. 2.3.9.) beeinflusst prinzipiell die Schilddrüsenfunktion bei Kindern, Erwachsenen und Intensivpatienten: Bisherige Daten zeigen nicht überzeugend, dass ein Selenmangel oder eine Selengabe bei Intensivpatienten die Schilddrüsenfunktion deutlich beeinflusst.
- Bei isoliertem Selenmangel, z. B. im Rahmen einer Phenylketonurie mit einer Niedrigprotein-Diät, findet sich eine gestörte periphere Schilddrüsenhormonkonversion bei jedoch normalem TSH basal sowie bei fehlenden klinischen Zeichen einer Hypothyreose.

- Bei kombiniertem Selen- und Jodmangel (wie z. B. Zentral Afrika) ist der Selenmangel evtl. verantwortlich für die Destruktion der Schilddrüse bei myxödematösen Kretins und die Entwicklung fetaler Hypothyreosen. Eine Selen-Supplementierung ist (nur in Verbindung mit einer Jod-Supplementierung) empfehlenswert.
- Es gibt Hinweise darauf, dass bei Patienten mit verminderter oder fehlender Schilddrüsenhormonproduktion (komplette SD-Hormon Substitution) durch eine Selen-Supplementierung eine Rezidivstrumaprophylaxe positiv beeinflusst (Annahme: verbesserte periphere Konversion von L-T4 zu L-T3 durch erhöhte Deiodasen-Aktivität konsekutiv verbessertes positives feedback auf die Hypophyse verminderter Anreiz auf das Schilddrüsenwachstum). Diesbezügliche Ernährungsempfehlungen können jedoch bislang auf Grund mangelnder Datenlage nicht ausgesprochen werden.
- In einer kürzlich publizierten Studie [4] konnte gezeigt werden, dass eine Selensubstitution (200 µg/d) bei Patienten mit einer autoimmunen Thyreopathie (Hashimoto-Thyreoiditis) zu einem signifikanten Abfall der Konzentration von Autoantikörpern (TPO-AK) führt. Ob dies in Zukunft therapeutische Konsequenzen haben könnte, muss in weiteren Studien belegt werden.

Tipps für die Patienten

- Selen lässt sich im Serum oder – als Maß für die langfristige Aufnahme – im Erythrozyten nachweisen. Haaranalysen zur Selenbestimmung sind ungeeignet, da die Ergebnisse durch Tönen, Färben und Haarpflegemittel verfälscht werden.
- Zum Selen-Bedarf gibt es bisher nur Schätzwerte: Für Erwachsene liegt der Wert bei 30 µg bis 70 µg Selen/d. Weil die zehnfach höhere Dosis bereits zu akuten Vergiftungserscheinungen führen kann, ist die Obergrenze auf 400 µg Selen/d festgelegt.
- Vergiftung: Ab 3,2 mg kann es zu einer akuten Intoxikation kommen, bei chronischer Einnahme können bereits 0,6 bis 0,8 mg Selen/d zu Vergiftungserscheinungen führen. Die Symptome reichen von knoblauchartigem Atemgeruch, Haarausfall, Durchfall und Verlust der Fingernägel bis hin zu Neuropathie Herzinsuffizienz und Leberzirrhose.
- Selenhaltige Nahrungsmittel (µg Selen/100 g): Paranüsse 100, Innereien 60, Fisch 30–70, Sojaprodukte 60, Eigelb 30, Fleisch 20, Getreide 10, Vollkornbrot 2
- Weitere Informationen erhältlich bei Arbeitskreis Jodmangel (☞ Kap. 12.5.3)

9.12 Osteoporose

Erika Baum

Systemische Erkrankung des Skeletts, die durch eine erniedrigte Knochenmasse und eine Verschlechterung der Mikroarchitektur des Knochens gekennzeichnet ist, mit der Folge einer Zunahme der Brüchigkeit und gehäuften Auftreten von Frakturen (WHO, Technical Report Series 843,1884). ***Osteopenie:*** *Erniedrigte Knochendichte im Bereich von –1 und –2,5 Standardabweichungen (SD) vom Mittelwert gesunder prämenopau-*

saler Frauen (T-Wert). ***Osteoporose:*** *Vorliegen einer Fraktur, ausgelöst durch ein inadäquates oder fehlendes Trauma und/oder einem T-Wert < –2,5 SD. Prävalenz: 7,7 % der Frauen in der Postmenopause haben Osteoporose, 5,3 % der Männer. → 6 Mio. Menschen in Deutschland.*

Pathogenese

- Nach einem raschen Anstieg der Knochenmasse im Jugendalter wird der höchste Stand (peak bone mass) im Alter von 20–30 Jahren erreicht. Pathogenetisch wird zwischen der **primären** (postmenopausalen Typ I oder senilen Typ II nach ([´##]) und der **sekundären** (krankheitsbedingten) Osteoporose unterschieden.

Ätiologie

Pathogenetisch heterogenes Geschehen mit folgenden auslösenden Faktoren:

- Hormonstatus: Katabol bzw. anabol wirkende Hormone, Vitamin-D-Hormon, Parathormon, STH, Sexualhormone (Östrogen). Bei Frauen sinkt die Knochendichte bei gleichzeitig steigendem Frakturrisiko ab dem 50. Lebensjahr exponentiell
- Ernährung, v. a. unausgewogenes Kalzium-Phosphat-Verhältnis
- Bewegungsmangel bzw. mangelnde Belastung der Knochen

Risiko- und Einflussfaktoren

Primäre Osteoporose

- Hohes Alter, bei Frauen sinkt die Knochendichte ab dem 50. Lebensjahr
- Geringes KG (BMI < 20 kg/m^2) bzw. Gewichtsverlust
- Genetische Belastung
- Genussmittel: Rauchen, Alkoholabusus, Kaffee und andere phosphatreiche Nahrungsmittel/Getränke (Cola!)
- Geringe Kalziumaufnahme (< 500–850 mg Kalzium/d), Verringerte Vitamin-D-Synthese
- Körperliche Inaktivität
- Frühe Menopause

! Fehlernährung und körperliche Inaktivität sind die wichtigsten beeinflussbaren Risikofaktoren.

Sekundäre Osteoporose

- Schwere Leber- und Nierenfunktionsstörungen
- Glukokortikoid-Therapie (insbesondere > 7,5 mg Prednisolon-Äquivalent für > 6 Mon.), Morbus Cushing, Antiepileptika, Heparin
- Manifeste Hyperthyreose, TSH-suppressive Therapie mit SD-Hormonen nach Menopause
- Malabsorptionssyndrome (v. a. Morbus Crohn, Z. n. Gastrektomie, Sprue)
- Chronische Polyarthritis und andere systemisch entzündliche Erkrankungen
- Primärer Hyperparathyreoidismus, Typ-1-Diabetes
- Z. n. Organtransplantation, Tumore, Mastozytose, Multiples Myelom

Klinik

- Größenabnahme (um > 4 cm) mit Änderung der Körperstatur, Rippen-Beckenabstand < 2 cm
- Deformitäten wie Rundrücken, Gibbus (Witwenbuckel), Vorwölbung des Abdomen und Hautfaltenbildung am Rücken (Tannenbaum-Phänomen), Schonhaltung, Myogelosen, Hohlkreuz
- Frakturen, v.a. Oberschenkelhals, distaler Radius, Rippen oder Wirbelkörper mit der Folge bleibender Deformierungen, Änderungen der Statik, Fehlbelastungen von Muskeln, Sehnen und Bändern. **Schmerzen** tauchen auf abhängig von Frakturen (akute Schmerzen) und/oder Verformungen mit Fehlbelastung des Bewegungsapparates (chronische Schmerzen)

! Trotz Beschwerde- und Schmerzfreiheit im Bewegungsapparat kann eine Osteoporose vorliegen.

Relevante Diagnostik und Therapieoptionen

Diagnostik

- Ernährungsanamnese: Mangelernährung, extreme Diäten, ausreichende Kalzium- und Vitamin-D-Versorgung, evtl. Hinweise auf eine vorliegende Laktoseintoleranz („Mochte schon als Kind keine Milch"), Sonnenlichtexposition
- Apparative Diagnostik und Labor: Indiziert bei radiologisch gesicherter Fraktur ohne adäquates Trauma, Verdacht auf sekundäre Osteoporose oder starke Risikofaktoren für Osteoporose:
  - Referenzwert: Mittlere Knochendichte und Standardabweichung junger erwachsener Frauen bzw. Männer (der höchste Stand an Knochendichte wird im Alter von 20–30 Jahren erreicht → T-Score)
  - Zuverlässigstes Messverfahren: DXA (Dual-X-Ray-Absorptiometry) für LWS und Schenkelhals (Wertigkeit von Ultraschall und quantitativem CT umstritten)
  - Osteoporose: T-Score unterhalb –2,5 SD vom Referenzwert. (Osteopenie: T-Score zwischen 1 und 2,5 SD)

Medikamentöse Therapie

- Basistherapie: Kombination von Kalzium und Vitamin D (☞ unten Abrechnungstipps)
- Bisphosphonate, selektive Östrogen-Rezeptor-Modulatoren (SERM), Strontium-Ranelat, mit Einschränkung Teriparatid, Reservetherapeutika: Fluorid (20 mg/d bioverfügbare Ionen), zu hohe Dosis erhöht Knochenbrüchigkeit trotz verbesserter Knochendichte, aktive Vitamin-D-Metabolite (Kalzitriol, α-Kalzidol), Kalzitonin

Therapieoptionen

- Interaktion zwischen Kalzium und Medikamenten ☞ Kap. 6.5
- Flankierende Maßnahmen sind eine ausreichende Schmerz- und Bewegungstherapie!
- Seit 01.04.2004 sind Kalziumverbindungen (mind. 300 mg Kalzium-Ion/ Dosiereinheit) und Vitamin D (freie oder fixe Kombination) rezeptierbar:
  - Als Basistherapie der manifesten Osteoporose über Ausnahmeliste (**Cave:** „manifeste" Osteoporose bisher nicht eindeutig definiert: Nachweis von Wirbelkörperfrakturen bzw. bereits bei verminderter Knochendichte (–2,5 SD-Abweichung) und zusätzliche Osteoporose-Risikofaktoren.
  - Nur zeitgleich zur Steroidtherapie bei Erkrankungen, die voraussichtlich einer mindestens 6-monatigen Steroidtherapie in einer Dosis von wenigstens 7,5 mg Prednisolonäquivalent bedürfen.
  - Nur bei Patienten mit Skelettmetastasen (zur Senkung der skelettbezogenen Morbidität gemäß Angabe in der jeweiligen Fachinformation des Bisphosphonates).

Ziele der Ernährungstherapie

- Erhaltung der Knochenmasse, -struktur und -funktion, Verbesserung der muskulären Funktion und Wirksamkeit medikamentöser und Bewegungstherapie
- Vermeidung der negativen Knochenbilanz durch ein ausgewogenes Verhältnis der Knochenan- und -abbaurate, insbesondere bei Frauen nach der Menopause
- Ernährungsumstellung: Vermeiden von „Kalziumfressern" wie phosphathaltigen Lebensmitteln, proteinreicher Kost, Genussmitteln und Kochsalz zugunsten von kalziumreicher Ernährung, kieselsäurehaltigen und Vitamin-D-reichen Nahrungsmitteln

Ernährungstherapeutische Maßnahmen

Prävention

- **Kalziumreiche Ernährung** bis zum 30. Lebensjahr, Bedarf während der Adoleszenz 1200 mg Kalzium

Kalziumzufuhr

Der absolute tägl. Kalziumbedarf unterscheidet sich je nach Altersstufe deutlich: Von 400 mg bei Neugeborenen bis zu1200 mg im Jugendlichen- und Erwachsenenalter. Die **durchschnittliche Kalziumzufuhr** beträgt in Deutschland nur ca. 500 mg (!), v. a. bei Frauen im Alter von 19–30 Jahren. Resorptionsquote: 30–40 %

- Vitamin-D-Zufuhr gewährleisten (v. a. bei älteren Patienten)
- Untergewicht vermeiden
- Ausreichende Bewegung, vorzugsweise im Freien (zusätzliche Vitamin-D-Synthese), evtl. flankierend Schmerztherapie
- Genussmittel: Mäßiger Alkoholkonsum (< 30 g/d), Verzicht auf Rauchen

Tab. 9.12-1 Empfehlungen für die Kalziumzufuhr (nach DGE)

Alter	Kalzium (mg/d)
Säuglinge	
0–4 Monate[1]	220
4–12 Monate[1]	400
Kinder	
1–4 Jahre	600
4–7 Jahre	700
7–10 Jahre	900
10–13 Jahre	1100
13–15 Jahre	1200
Jugendliche und Erwachsene	
15–19 Jahre	1200
19–25 Jahre	1000
25–51 Jahre	1000
51–65 Jahre[2]	1000
65 Jahre und älter[2]	1000
Schwangere[3]	1000
Stillende[4]	1000

[1] Hierbei handelt es sich um Schätzwerte; [2] bei Frauen werden 1500 mg empfohlen (DACH);
[3] Schwangere < 19 Jahre 1200 mg; [4] Stillende < 19 Jahre 1200 mg

9

! Es sollte ein Kalzium-Phosphat-Verhältnis von 1:1,0–1,2 angestrebt werden.

Einflussfaktoren der Kalziumaufnahme

- **Hemmung der Kalziumresorption:**
  - Phosphatreiche Lebensmittel (Wurst- und Schmelzkäsesorten; Softdrinks, z. B. Cola)
  - Oxalathaltige Nahrungsmittel (Schokolade, Kakao, Nuss-Nougat-Brotaufstrich, Rhabarber, Spinat, Mangold)
  - Phytate (Getreide)
  - Gerbsäuren (Kaffee, schwarzer Tee, einige Kräutertees)
  - Säurebildende Nahrungsmittel: Fleisch, Zucker, Kaffee, Weißmehle, auch säurebildende Milchprodukte
- **Steigerung der renalen Kalziumausscheidung:** Hohe Kochsalz- und Proteinzufuhr, Alkohol, Koffein, Azidose

Kalziumreiche Lebensmittel

☞ Tab. 9.12-2 und 9.12-3 (Mineralwässer)

- **Relativ kalziumreich:** Gemüsesorten wie Grünkohl, Brokkoli, Fenchel, Lauch (Nachteil: geringere Bioverfügbarkeit)
- **Sehr kalziumreich:** Milch und Milchprodukte, weitere Vorteile:
  - Kalzium-Phosphat-Verhältnis 1:1 (günstig für Biomineralisation)
  - Gute Bioverfügbarkeit (resorptionsfördernde Inhaltsstoffe Laktose und Vitamin D)
  - Kalziumgehalt der Milch nahezu unabhängig vom Fettgehalt
  - Alternativ Magermilchpulver (10 g enthalten 130 mg Kalzium)

– Auch Personen mit Laktoseintoleranz vertragen meist (fermentierte) Milchprodukte wie Kefir, Joghurt und gereiften Käse ohne gastrointestinale Beschwerden

! Die Kalziumzufuhr sollte auf mehrere Mahlzeiten über den Tag verteilt werden. Eine kalziumreiche Spätmahlzeit kann nächtliche Knochenabbauprozesse reduzieren.

Tab. 9.12-2 Kalziumgehalt in Lebensmitteln

Lebensmittelprodukte	Kalziumgehalt (mg pro Portion)
Milch/Milchprodukte	
200 ml (1 Glas) Milch, Dickmilch, Joghurt, Kefir	240
Buttermilch	173
1 Becher Joghurt	660
2 Scheiben (60 g) Emmentaler (45 % F.i.Tr.)	522
2 Scheiben (60 g) Edamer (30 % F.i.Tr.)	420
3 EL (30 g) Parmesan	380
1 Port. Mozzarella	210
1 Port. (60 g) Camembert (45 % F.i.Tr.)	40
1 Port. (40 g) Quark	36
Gemüse	
1 Port. (200 g) Grünkohl (roh)	424
1 Port. (200 g) Fenchel	218
1 Port. (200 g) Brokkoli	174
1 Port. (200 g) Porree	174
1 Port. (20 g) Gartenkresse (roh)	42
1 Bund (15 g) Petersilie	37
Brot	
2 Scheiben (100 g) Pumpernickel	55
2 Scheiben (100 g) Vollkornbrot	42
Obst	
1 Apfelsine (150 g, ohne Schale)	63
150 g Brombeeren	66
50 g Rosinen (2½ EL)	40
Nüsse	
50 g Mandeln	126
50 g Haselnüsse	113
Sonstiges	
1½ EL Sesamsamen	118
150 g Tofu	158
Fisch ist keine gute Kalziumquelle (150 g: 15–90 mg Kalzium), enthält aber viel Vitamin D!	

! Kalziumhaltiges Mineralwasser (> 150 mg Kalzium/l) kann zur Bedarfsdeckung beitragen, empfehlenswert sind auch mit Kalzium angereicherte Fruchtsäfte.

Tab. 9.12-3 Kalziumgehalt in Mineral- und Heilwässern

Quelle	Kalziumgehalt (mg/l)
Obenauer Löwensprudel	651
Rangauer life	617
St. Augustinus	585
St. Margareten	566
Contrex	486
Römerquelle Niederau	417
Rietenauer	412
Fortuna Quelle	380
Gerolsteiner	348
St. Gero Heilwasser	347
Luisen Brunnen	344
Rosbacher UrQuell	262

Faustregel: Um 1000 mg Kalzium aufzunehmen, reichen 0,5 l Milch und 40 g Emmentaler.

Tab. 9.12-4 Tagesbeispiele für eine ausreichende Kalziumzufuhr (1000 mg)

Lebensmittel	Kalzium in mg
¼ l Milch	300
2 Scheiben Tilsiter (30 % F.i.Tr., 60 g)	498
2 Scheiben Roggenvollkornbrot (100 g)	43
200 g Brokkoli	210
Kalziumzufuhr/d	***1051***

Lebensmittel	Kalzium in mg
1 Portion Nudelsalat (100 g)	27
3 EL geriebener Parmesankäse (30 g)	387
1 Ecke Camembert (30 % F.i.Tr., 50 g)	300
250 g Magerquark	230
300 ml Mineralwasser	100
Kalziumzufuhr/d	***1044***

Vitamin-D-Zufuhr

Bei unzureichender endogener Vitamin-D-Produktion (durch unzureichende Sonnenlichtexposition, nachlassende Fähigkeit der Haut zur Vitamin-D-Synthese bei Senioren, Niereninsuffizienz, entzündliche Darmerkrankungen) ist eine exogene Zufuhr erforderlich → Empfehlung: **800 IU Vitamin D_3/d.** Die obere Toleranzgrenze beträgt 50 mg/d, ansonsten Gefahr der Hyperkalziämie. Eine Vitamin-D-Supplementierung bei alten Patienten mit entsprechendem Mangel verringert auch die

Sturzhäufigkeit durch verbesserte muskuläre Funktion. Empfohlene Sonnenlichtexposition: 30 Min. tägl. Aufenthalt im Freien.

! Die Vitamin-D-Synthese ist im Winterhalbjahr infolge verminderter UVB-Strahlung im Sonnenlicht eingeschränkt.

Tipps für die Patienten

- Regelmäßige körperliche Bewegung mit Belastung des Bewegungsapparats, z. B. täglich 1 Std. Gehen oder intensivere Aktivitäten über entsprechend kürzere Zeit ausführen, wie z. B. Walking, Gymnastik, Fitnesstraining. Für die reine Prävention sind auch viele andere körperliche Aktivitäten je nach Vorliebe und Vorerfahrung hilfreich.
- Regelmäßige Sonnenlicht-Exposition mit durchschnittlich tägl. 30 Min. Aufenthalt im Freien sind ausreichend. Alternativ oder ergänzend Vitamin-D-reiche Nahrungsmittel (fettreicher Meeresfisch) zuführen oder Präparate bis max. 800 IU / d.
- Kalzium sollte täglich über den Tag verteilt (auch abends) in Form von kalziumreichen Nahrungsmitteln zugeführt werden. Milchprodukte, bestimmte Gemüse und Kräuter, kalziumreiches Mineralwasser, angereicherte Getränke oder Brause- bzw. Kautabletten. Der Bedarf variiert altersabhängig zwischen 1000–1500 mg.
- „Kalziumräuber" meiden: Hohe Eiweiß-, Kochsalz-, Phospat- oder Oxalatzufuhr oder Gerbstoffe und säurebildende Speisen (☞ oben), v. a. bei geringerer Kalziumversorgung.
- Vermeidung von Untergewicht, Nikotin und höherer Alkoholzufuhr.
- Bei Sturzneigung und bestimmten Grunderkrankungen oder Dauermedikamenten besteht ein erhöhtes Frakturrisiko. Hier sollte ärztlicher Rat und Abklärung gesucht werden.

9.13 Zahnkaries

Michael Miko

Zerstörung der Zahnhartsubstanzen durch ein nicht gegebenes Gleichgewicht zwischen Demineralisation und Remineralisation des Zahnschmelzes in Anwesenheit säurebildender Bakterien, die der Schmelzoberfläche anhaften.

Am weitesten verbreitete ernährungsbedingte Zivilisationskrankheit. Trotz Besserung der Zahngesundheit v. a. bei Kindern und Jugendlichen ist Karies in Deutschland mit hohen Kosten verbunden (ca. 10 Mrd. Euro / Jahr). Für alle Industrienationen gilt: Je geringer das Bildungs- und Sozialniveau, umso verbreiteter kariöse Zahnläsionen.

Pathogenese

Voraussetzung für die Entstehung von Zahnkaries sind kariogene Mikroorganismen in der Mundhöhle (v. a. Streptococcus mutans), die in der **Plaque** aus niedermolekularen Kohlenhydraten der Nahrung organische Säuren (v. a. Laktat) bilden (pH-Wert

↓ –3,5). Infolge der pH-Wert-Absenkung löst sich das Hydroxylapatit (bestehend aus Karbonaten, Spuren von Mg, Na, K und F) aus dem Zahnschmelz, wobei über eine Demineralisation der Zahnoberfläche langfristig das gesamte Dentin zerstört werden kann.

Ätiologie

Ursachen für **nichtkariöse** Zahnschädigungen sind: Störung der Zahnentwicklung, Dentalfluorose (kann in der Schmelzbildungsphase (bis ca. 8. Lj.) durch höhere Fluoridzufuhr entstehen), Zähneknirschen, Säureerosionen (gastroösophagealer Reflux, Bulimie, Konsum säurehaltiger Nahrungsmittel), Mangelernährung (Zöliakie, selten Rachitis).

Einflussfaktoren

- Art, Menge, Häufigkeit und Verweildauer von vergärbaren Kohlenhydraten in der Mundhöhle
- Häufige Zwischenmahlzeiten mit isolierten Kohlenhydraten: Glukose, Fruktose (finden sich häufig in diätetischen Lebensmitteln), Laktose, Invertzucker, Saccharose

Versteckte Zucker

- Zucker (Saccharose ☞ Kap. 9.12.1) ist aus technischen (u.a. preiswerter Füllstoff) und geschmacklichen Gründen in vielen industriell verarbeiteten Lebensmitteln, auch in vordergründig nicht süß schmeckenden Nahrungsmitteln (z.B. Tomatenketchup) enthalten und für den Verbraucher nicht ohne weiteres erkennbar.
- „Naturbelassene“ Nahrungsmittel (z.B. Honig, Banane) und „alternative“ Süßungsmittel (Rohzucker, Fruchtdicksäfte, Sirupe) sind wegen des niedermolekularen Kohlenhydratgehalts ebenfalls kariogen, haben wegen ihrer Klebrigkeit oft eine höhere Kariogenität als Zucker!
- Medikamente können Saccharose als Hilfsstoff enthalten.
- Die Deklaration „ohne Zucker“ bezieht sich ausschließlich auf Saccharose, d.h. Glukosesirup darf im Produkt enthalten sein!

- Lange Verweildauer von Nahrungsmitteln mit klebriger Konsistenz (z.B. Banane, Honig, Cornflakes)
- Säurehaltige Nahrungsmittel (z.B. Fruchtsäfte, Limonaden, Cola pH-Wert 3,4)
- Ungünstige Zusammensetzung und Menge der Plaques (Zahnbelag aus Mikroorganismen bis 70 %, körpereigenen Zellen, Nahrungsresten)

! Ungünstig ist das häufige Trinken von gesüßtem Kindertee und Fruchtsäften aus Saugflaschen → “nursing bottle syndrome“ (Schäden des Milchzahngebisses, v.a. der Frontzähne durch ständiges Nuckeln zuckriger und/oder säurehaltiger Getränke).

Tab. 9.13-1 Saccharosegehalt in ausgewählten Lebensmitteln

Lebensmittel	Saccharose (g/100g)
Banane	18
Honig	2,5
Ketchup	15
Frühstücksgetreide (Müsli)	-60 (!)
Kinder-Fruchtquark	15
Kinder-Joghurt	12
Cola	11

Ziele der Ernährungstherapie

- Wiederherstellung des lokalen Gleichgewichts zw. entkalkenden, sauren und neutralisierenden, remineralisierenden Komponenten im Speichel, v.a. durch basen- und ballaststoffreiche Kost
- Stabilisierung des Zahnschmelzes durch Zufuhr von Mineralstoffen (Remineralisierung): v.a. Kalzium, Phosphat und Fluorid
- Einschränkung des Verzehrs zuckerhaltiger Nahrungsmittel (s. Tab. 12.9-1)
- Einsatz von Zuckeraustauschstoffen, Süßstoffen (s. Kap. 3.2.)
- Einsatz von Fluoriden, z. B. Speisesalz, Tabletten
- Vermeidung von Plaques durch adäquate Zahnhygiene

Ernährungstherapeutische und spezielle Maßnahmen

Mundhygiene

- Regelmäßiges Zähneputzen mit fluoridhaltiger Zahnpasta (nicht unmittelbar nach den. Mahlzeiten) zur Vermeidung von Plaques.
- Regelmäßige und rechtzeitige zahnärztliche Versorgung zur Vermeidung des Fortschreitens von Karies, von Infektionen und Extraktionen.
- Kautätigkeit: regt Speichelfluss an, Remineralisierung durch Speichel (gesättigte Lösung mit Ca^2, F(-), P(-) Ionen, pH-Wert ca. 7,0).

„Zahngesunde" Ernährung

- **Fluoridreiche Lebensmittel** (☞ Tab. 9.12-2): Fisch und Meerestiere, insbesondere **Ölsardinen und Sprotten**, da Fluorid vorwiegend in den Gräten enthalten ist; **schwarze und grüne Teesorten** liefern in Abhängigkeit von der Aufgusszeit relativ viel Fluorid (bis zu 3 mg/l) bei hoher Bioverfügbarkeit.

Tab. 9.13-2 Fluoridgehalt in Lebensmitteln

Lebensmittel	Fluorid (mg/100 g verzehrbare Anteile)
Kabeljau	1,27
Seelachs (geräuchert)	0,90
Walnüsse	0,70
Ölsardinen	0,53
Bückling	0,36

Lebensmittel	Fluorid (mg/100 g verzehrbare Anteile)
Sojabohnen	0,29
Schweineleber	0,29
Rind, Filet	0,10
Roggen (Korn)	0,15
Radieschen	0,10
Karotten	0,04
Apfelsaft	0,01

- **Mineralwasser** hat eine mittlere Fluoridkonzentration von 0,58 mg/l (± 0,71 mg/l). Ein Fluoridgehalt > 1,5 mg/l muss mit „fluoridhaltig" gekennzeichnet werden. Bei Fluoridgehalt > 5 mg/l muss ein Warnhinweis vorhanden sein.
- **Meiden kariogener Lebensmittel,** insbesondere:
  - Zucker und Süßigkeiten (Alternative: Süßungsmittel, Zuckerersatz- und -austauschstoffe)
  - Zuckerhaltige („klebrige") Zwischenmahlzeiten
  - Säurehaltige Lebensmittel (Obst zu den Hauptmahlzeiten essen)
- **„Zahnfreundliche" Produkte:** Als Symbol zur Kennzeichnung zahnfreundlicher Süßwaren und anderer zahlreicher Produkte dient das sog. „Zahnmännchen mit Schirm". Darf verwendet werden, wenn das Produkt den pH-Wert in der Plaque innerhalb von 30 Min. nach Verzehr nicht unter 5,7 senkt. In der Regel enthalten diese Produkte wenig oder nicht kariogene Süßungsmittel, häufig wird Xylit eingesetzt.
- **Ballaststoffreiche** Ernährung zur Reinigung der Zähne und Anregung des Speichelflusses und ausreichende Zufuhr von Kalzium, Phosphat, Jod, Vitamine A, C und D, Proteine und Fettsäuren.

Aspekte des Fluorids

- **Antikariogene Wirkung** von Fluorid beruht auf folgenden Mechanismen:
  - Hemmung der Demineralisation und Förderung der Remineralisation durch Einbau in Apatitkristalle der Zahnhartsubstanz
  - Erhöhung der chemischen Widerstandsfähigkeit des Zahnschmelzes
  - Reduktion des Wachstums von Steptococcus mutans
  - Hemmung des Zuckerabbaus
- **Fluoridierung von Trinkwasser:** Die Karieshäufigkeit ist in Gebieten mit hohen natürlichen Trinkwasser-Fluoridkonzentrationen niedriger als in fluoridarmen Regionen. 90 % des Fluorid-Trinkwassergehaltes in Deutschland < 0,3 mg/Liter. Eine Trinkwasserfluoridierung kann die Kariesprävalenz senken, ist aber umstritten wegen unerwünschter Nebenwirkungen (Dentalfluorose: > 0,1 mg Fluorid/kgKG; toxische NW: > 1 mg Fluorid/kgKG; letale Dosis für Erwachsene: 32–64 mg Fluorid/kgKG).
- **Zufuhrempfehlungen:** Die DACH-Referenzwerte stimmen weitgehend mit den Angaben anderer wissenschaftlicher Gesellschaften (z. B. der Deutschen Gesellschaft für Zahn-, Mund- und Kieferheilkunde DGZMK) und Institute überein. Die Richt-

werte sollen eine optimale Kariesprophylaxe unter Vermeidung einer überhöhten Zufuhr gewährleisten. Je nach Altersgruppe werden unterschiedlich hohe Empfehlungen für die Fluoridzufuhr gegeben. Unter Berücksichtigung des Trinkwasserfluoridgehalts (90 % des Trinkwasser-Fluoridgehalts in Deutschland < 0,3 mg/Liter) wird generell eine Fluorid-Supplementierung durch Fluorid-Speisesalz oder Fluorid-Tabletten empfohlen.

Tab. 9.13-3: Richtwerte zur angemessenen und ergänzenden Fluoridzufuhr (DACH-Referenzwerte)

Alter	Angemessene Fluorid-Gesamtzufuhr (mg/Tag)	Empfohlene ergänzende* Fluoridzufuhr für Regionen mit < 0,3 mg, 0,3–0,7 mg Fluorid/l Trink-/Mineralwasser
Säuglinge		
0–4 Monate	0,25	0,25–0
4–12 Monate	0,5	0,25–0
Kinder		
1–4 Jahre	0,7	0,25–0
4–7 Jahre	1,1	0,5–0,25
7–10 Jahre	1,1	1,0–0,5
10–13 Jahre	2,0	1,0–0,5
Jugendliche/Erwachsene		
13–19 Jahre	M 3,2–F 2,9	1,0–0,5
Ab 20 Jahren	M 3,8–F 3,1	1,0–0,5
Schwangere	3,1	1,0–0,5
Stillende	3,1	1,0–0,5

Tab. 9.12-4 Deutsche Gesellschaft für Zahn-, Mund- und Kieferheilkunde DGZMK-Richtwerte

Säuglinge	
0–6 Monate	0
6–12 Monate	0,25–0
Kinder	
1– < 3 Jahre	0,25–0
3– < 6 Jahre	0,5–0,25
> 6 Jahre	1,0–0,5

- **Supplementierung:** Die ergänzende Fluoridzufuhr sollte vorzugsweise mit fluoridiertem Speisesalz (250 mg/kg) erfolgen. Wird weder fluoridhaltige Zahnpaste (ab Zahndurchbruch) noch fluoridiertes Speisesalz verwendet, soll eine Supplementierung mit Fluoridtabletten in altersentsprechender Menge erfolgen (ab dem 6. Monat). Zur Vermeidung einer Dentalfluorose im Kindesalter sollte bei einer Fluorid-Supplementierung die altersbezogene Empfehlung für die Fluoridzufuhr unbedingt beachtet werden, d.h. Berücksichtigung des Fluoridgehalts von Trinkwasser- und Mineralwasser.

Tipps für die Patienten

- Süße Zwischenmahlzeiten nur gering zuführen (völliger Verzicht auf Zucker ist unrealistisch!).
- Süßigkeiten am besten mit einer Hauptmahlzeit verzehren.
- Säurehaltige Getränke (Fruchtsaft, Limonade) im Rahmen einer Hauptmahlzeit, am besten verdünnt trinken.
- Verwendung von zuckerfreien Kaugummis.
- Sorgfältiges Kauen massiert das Zahnfleisch und beugt Entzündungen vor.
- Jährlich zahnärztliche Kontrollen (Kinder halbjährlich).

9.14 Hauterkrankungen

9.14.1 Neurodermitis (Atopisches Ekzem)

Thomas Werfel

Chronische oder chronisch-rezidivierende, nicht kontagiöse Hauterkrankung, dessen klassische Morphologie und Lokalisation altersabhängig unterschiedlich ausgeprägt ist und meist mit starkem Juckreiz einhergeht.

Pathogenese

- Polygenetischer Erbgang: Viele „Kandidatengene“ in Diskussion
- Unterschiedliche Triggerfaktoren: Nahrungsmittelallergene bei einer Untergruppe von Patienten, Inhalationsallergene, Infektionen, Hautreizung, psychischer Stress, Hormone

Klinik

- Ekzeme imponieren durch großflächige, umschriebene, entzündliche, jedoch nicht kontagiöse Hautveränderungen, die in der Regel auf die Epidermis und das obere Korium beschränkt sind. Variation von diskreten, umschriebenen Arealen bis zur flächenhaften Erkrankung des gesamten Hautorgans.
- Die Neurodermitis kann sich ganz unterschiedlich manifestieren und nach folgenden Kriterien eingeteilt werden:
- **Nach Verlauf:**
  - Akutes Ekzem: mit Rötung, Ödem, Bläschen, Blasen, Erosionen und Krusten
  - Chronisches Ekzem: mit Schuppung, Lichenifikation, Hyperkeratosen, Rhagaden
- **Nach Lokalisation:**
  - Im frühen Kleinkindesalter an den Wangen, dem behaarten Kopf (sog. Milchschorf) und an den Streckseiten
  - Nach dem 2. Lebensjahr: zunächst an den Gelenkbeugen und häufig am Gesäß
  - Beim Erwachsenen: neben den Gelenkbeugen häufig am Gesicht, Hals, Nacken, Schulter und Brust

- **Nach auslösenden Faktoren:**
  - Extrinsische Form der atopischen Dermatitis bei 50–80 % der Patienten mit Nachweis von IgE-vermittelten Sensibilisierung gegen Aeroallergene und/oder Nahrungsmittelallergene (z. T. in Assoziation mit einer Rhinokonjunktivitis allergica, einem allergischen Asthma bronchiale oder einer klinisch relevanten Nahrungsmittelallergie)
  - Intrinsischen Form: Klinisches Bild identisch, jedoch keine entsprechenden Sensibilisierungen
- **Nach Schweregraden:** Die Mehrheit der Patienten leidet unter einer leichteren Form der atopischen Dermatitis; je nach Lokalisation und Ausdehnung (bis hin zur Erythrodermie) sind auch schwere Formen möglich, die die Lebensqualität deutlich und langfristig mindern.

Relevante Diagnostik und Therapieoptionen

Diagnostik

- Anamnese: Inkl. der atopischen Eigen- und Familienanamnese
- Untersuchung des gesamten Hautorgans: einschließlich deren exakte Dokumentation unter Kenntnis der Prädeliktionsstellen und Differenzialdiagnosen
- Probebiopsie: Zur dermatohistopathologischen Untersuchung, nur im Einzelfall zur differenzialdiagnostischen Abgrenzung indiziert; **Cave:** andere Ekzemerkrankungen sind histologisch nicht sicher abgrenzbar
- Ermittlung von Auslösefaktoren: Ggf. mithilfe eines Juckreiz- und Kratztagebuchs. Nachweis von **Sensibilisierungen gegen Nahrungsmittel** (insbesondere bei schwer betroffenen Kindern) und **Inhalationsallergenen**, ggf. gegen kreuzreaktive Nahrungsmittel: spezifisches IgE (nicht IgG!) oder Pricktest. Wichtig: klinische Relevanz der Sensibilisierungen muss im Einzelfall z. B. mittels Karenz-und/oder Provokationstestungen individuell ermittelt werden.
- Evl. Epikutantestung mit „klassischen" Kontaktallergenen bei Patienten mit atopischer Dermatitis und klinischen Hinweisen auf eine zusätzliche allergische Kontaktdermatitis.

! Nahrungsmittel als Provokationsfaktoren

- Etwa die Hälfte der Säuglinge und Kleinkinder mit einem persistierenden Ekzem weist gleichzeitig eine Sensibilisierung gegen Nahrungsmittel auf.
- Eine klinisch aktuelle Allergie gegen Nahrungsmittelkomponenten (bei Kleinkindern vornehmlich gegen Kuhmilch und Hühnerei) ist nur bei einer Minderheit der Patienten nachweisbar. Eine diätetische Intervention bei Säuglingen und Kleinkindern mit atopischer Dermatitis ist nur dann gerechtfertigt, wenn die Aktualität einer Nahrungsmittelallergie eindeutig nachgewiesen wurde.
- Diagnostischer Algorithmus
- Der „Goldstandard" eines derartigen Nachweises besteht in der doppelblinden Plazebo- kontrollierten Provokation des verdächtigten Nahrungsmittels, die ggf. repetitiv, d. h. an mind. 3 aufeinander folgenden Tagen durchgeführt werden sollte. Nur so lassen sich Soforttypreaktionen, gemischte Reaktionen und

isolierte Ekzemreaktionen separat erfassen (☞ auch Positionspapiere der Deutschen Gesellschaft für Allergologie und Immunologie wird verwiesen [2]).
- Die Notwendigkeit einer diätetischen Intervention ist in aller Regel wegen eines günstigen natürlichen Krankheitsverlaufs mit einer zu erwartenden Toleranz gegenüber Nahrungsmitteln zeitlich begrenzt. In der Regel sollte die doppelblinde orale Provokation nach 1–2 Jahren nochmals durchgeführt werden.
- Bei hohem Sensibilisierungsgrad kann eine Abklärung der klinischen Relevanz von Nahrungsmitteln als Triggerfaktoren auch bei jugendlichen und erwachsenen Patienten mit atopischer Erkrankungen sinnvoll sein. Hier spielen insbesondere Birkenpollen-assoziierte Nahrungsmittelallergien eine Rolle.

Symptomatische Therapie

- Höchste Priorität hat die Behandlung des oft quälenden Juckreizes. Dafür stehen eine Vielzahl von symptomatisch wirksamen Medikamenten und Therapieverfahren zur Verfügung, die individuell auf den Patienten abgestimmt werden müssen.
- Äußerlich anwendbare, dem Hautzustand angepasste (austrocknende, halbfette oder fette) Externa mit antiinflammatorischen (Glukokortikoide, topische Calcineurininhibitoren), antibakteriellen (z.B. Triclosan) oder antipruritischen (z.B. Polidocanol) Wirkstoffen
- Systemisch wirksame Medikamente wie Antihistaminika, Glukokortikoide, bei schwer betroffenen Patienten ggf. Immunsuppressiva wie Cyclosporin A
- UV-Therapie (ab dem 12. Lebensjahr)
- Klimatherapie

Ziele der Ernährungstherapie

Besserung der Ekzeme durch gezielte Eliminationsdiäten. Auch Soforttypreaktionen können unabhängig oder abhängig vom Ekzemstatus eine Eliminationsdiät notwendig machen.

! Die Neurodermitis ist nicht notwendigerweise mit einer Nahrungsmittelallergie assoziiert! Es gibt keine Pauschaldiäten zur Behandlung der Neurodermitis!

Ernährungstherapeutische Maßnahmen

- **Kostform** bei atopisch prädisponierten Säuglingen und Kindern (wenn beide Eltern, die Mutter oder Geschwister an atopischen Krankheiten erkrankt sind) kann den Krankheitsverlauf positiv beeinflussen:
  - Stillen: Säuglinge, die in den ersten 4 Lebensmonaten konsequent gestillt wurden, entwickelten in einigen Studien seltener eine atopische Dermatitis als Säuglinge, die mit einer Kuhmilchformel ernährt wurden. **Extensivhydrolysatnahrungen** auf Kaseinbasis (sog. hypoallergene Formeln), die alternativ zum konsequenten Stillen eingesetzt werden können, sind effektiv
  - Breikost: bei Risikokindern nicht vor Ende des 4. Lebensmonats
- **Reduktion und Vermeidung individueller Provokationsfaktoren**, insbesondere Nahrungsmittelallergene wie Milch/-produkte, Ei/-produkte, Nüsse und Fisch

- **Allergen- und schadstoffarme Umgebung:** Hausstaubmilben, Pelz tragende Haustiere, Schimmelpilze, Verzicht auf Rauchen in der Wohnung und im Auto (schon während der Schwangerschaft)
- **Interdisziplinäre Schulung** mit besonderer Berücksichtigung der Ernährungstherapie bei Neurodermitis – für Kinder und Jugendliche gemäß den Vorschlägen der AG Neurodermitisschulung (AGNES), für Erwachsene gemäß den Vorschlägen der AG Dermatologische Prävention (ADP)

! Ein Wechsel der symptomatischen Behandlungsverfahren (☞ oben) kann nach Ablauf von bestimmten Zeiträumen (wie bei vielen chronischen Erkrankungen) günstig sein. Die spezielle Therapie wird durch eine stadiengerechte Lokaltherapie ergänzt.

Tipps für Patienten

- Patientenschulung: Aufgrund der Komplexität der Problematik in Bezug auf Nahrungsmittel als Schubfaktoren der Neurodermitis ist eine strukturierte Schulung sinnvoll (Informationen: AGNES e.V., Berlin, ☞ Kap. 12.5.3)
- Psychotherapeutische Maßnahmen können zum besseren Umgang der Betroffenen bzw. deren Eltern mit der Erkrankung beitragen.
- Qualifizierte Beratung vor Durchführung einer längerfristig angelegten Eliminationsdiät.

9

9.15 Erkrankungen der Atemwege

Ralf Ewert

Die COPD (chronisch obstruktive Erkankungen) wie das Lungenemphysem oder die chronische Bronchitis stellt weltweit eine der führenden Ursachen für die Morbidität und Mortalität der erwachsenen Bevölkerung dar. Häufigkeit: 1–2 % in der Altersgruppe 17–44 Jahre, 6–10 % bei über 45-jährigen mit Betonung des männlichen Geschlechts angegeben. Entzündliche oder irritative Noxen (z. B. inhalatives Zigarettenrauchen) führen zu strukturellen Veränderungen der Luftwege (Bronchien) und/oder des Lungengewebes → mukoziliäre Dysfunktion mit Destruktion des Flimmerepithels, vermehrte und veränderte Sekretproduktion (Dyskrinie), Zerstörung des Lungenparenchyms. Die erhöhte Atemarbeit einhergehend mit z. T. intestinaler Kongestion auf Grund einer pulmonalen Hypertonie mit Rückstauung sind Gründe für Inappetenz sowie vermehrten Kalorienbedarf.

Ernährungsstörungen treten fast regelhaft bei allen Lungenerkankungen (☞ auch Kap. 9.18, 9.21.3 und 10.8) auf. Nur selten sind diese mit Adipositas und Übergewicht assoziiert. Die klassische Ernährungsstörung des lungenkranken Patienten ist die Kachexie.

Pathogenese der Kachexie

Hauptmanifestationsort der Erkrankungen ist die Lunge. Störungen gehen mit Beteiligung von Kreislauf, Skelettsystem und Muskulatur einher. Die Kachexie/ Mangelernährung stellt eine solche systemische Reaktion dar und betrifft in Abhängigkeit der Schwere der Erkrankung bis zu 60 % aller COPD-Patienten. Epidemiologische Studien zeigen, neben der bekannten Abhängigkeit von lungenfunktionellen Einschränkungen auch einen signifikanten Zusammenhang zwischen reduziertem Ernährungszustand und dem Überleben von COPD-Patienten. Untergewicht reduziert dabei die mittlere Überlebenszeit. Daher wird verständlich, dass neuere Bewertungssysteme auch das Körpergewicht und die körperliche Leistungsfähigkeit, neben lungenfunktionellen Befunden, zur Berteilung der Überlebenswahrscheinlichkeit heranziehen [3].

Die Kachexie bei pulmonalen Erkrankungen ist multifaktoriell und wird durch folgende Prozesse unterhalten bzw. ausgelöst:

- **Veränderung des Energie-Stoffwechsels:** Pulmonale Veränderungen führen zur systemischen Inflammation (Anstieg zirkulierender Zytokine) → Induktion neurohormonaler, metabolischer und immunologischer Störungen. Auf zellulärer Ebene resultiert sog. „oxidativer Stress" [4] → reduzierte oxidative Kapazität mit Veränderung des Energie-Stoffwechsels in der Muskulatur (insbesondere der Phosphorylisierung der FS) → verminderte mechanische Effizienz.
- **Muskel-Atrophie:** Der Zytokin-induzierte Katabolismus ist bei pulmonalen Erkrankungen Usache für eine Reduktion der Muskelmasse um etwa 25 %. Die Muskelatrophie bei COPD betrifft überwiegend die Typ-IIb-Fasern (anaeroben Metabolismus, geringe Ausdauerleistung, hohe Kraftentwicklung). In der Extremitätenmuskulatur kommt es zur Verschiebung von Typ-I- zu Typ-II-Fasern → verminderte Ausdauer der Muskulatur. Im Zwerchfell dagegen nehmen die Typ-II-Fasern zugunsten von Typ-I-Fasern ab, was die Kraft des Zwerchfells verringert.
- **Gesteigerter Energie-Verbrauch:** Systemische Inflammation → Erhöhung des Ruheenergieumsatzes, Veränderung der Thermogenese. Unabhängig der zugrundeliegenden Störungen führt die Mehrzahl der Lungenerkrankungen, besonders bei Belastung zu einer erhöhten Atemarbeit und somit zusätzlich gesteigertem Energieverbrauch.
- **Verstärkende Faktoren der Kachexie:**
  - Inflammatorische Prozesse (☞ oben)
  - Verändertes Sättigungsverhalten, ggf. über Leptine vermittelt
  - Inappetenz: Gastrointestinale Kompression, Stauungsgastritis, gehäuft Infekte
  - Soziale Faktoren: Eingeschränkte mangelnde häusliche Versorgung oder Depressionen
  - Medikamente mit Erhöhung des Grundumsatzes (z. B. Theophyllin) oder Steigerung des Proteinkatabolismus (Kortikosteroide)

! Die Mangelernährung in Verbindung mit inflammatorischen Prozessen hat bei Patienten mit Lungenerkrankungen zur Folge, dass es zur Reduktion der Skelett- und Atemhilfsmuskulatur kommt. Klinisch erfasst wird dieser Zustand über die reduzierte körperliche Belastbarkeit. Die durch die pulmonale Störung bedingte vermehrte Atemarbeit, der erhöhte Ruhestoffwechsel und der zytokinvermittelte bzw. medikamenteninduzierte Katabolismus können letztlich zum Versagen der „Atempumpe" führen.

Klinik

Die Symptomatik entwickelt sich in Abhängigkeit der zugrundeliegenden Erkrankung. Leitsymptome:

- Luftnot, Husten und Auswurf
- Zyanose als Zeichen der unzureichenden Sauerstoffsättigung tritt häufig erst in Spätstadien bzw. bei körperlicher Belastung auf
- In fortgeschrittenen Krankheitsstadien respiratorische Globalinsuffizienz oder Cor pulmonale mit pulmonaler Hypertonie; infolge der Rechtsherzinsuffizienz periphere Ödeme, Aszites oder Synkopen

Relevante Diagnostik und Therapieoptionen

Diagnostik

Anamnese: Berufliche Schadstoffbelastungen, Rauchgewohnheiten (pack-years) und vorrangige Symptomatik. Zusätzlich Nahrungsaufnahme, Ernährungsstatus mit Hilfe des Body-Mass-Index (BMI), gesundheitsbezogene Lebensqualität (standardisierte Fragebögen) und körperliche Belastbarkeit.

- **Basisdiagnostik:**
  - Erfassung des Ernährungsstatus ☞ Kap. 6.2.1
  - Analyse der Lungenfunktion: Spirometrie, Bodyplethysmografie mit Diffusionsmessung, Blutgasanalyse, Bestimmung des muskulären Atemantriebes. Bei obstruktiver Ventilationsstörung „Spasmolyse"-Reaktion notwendig. Bei unauffälliger Lungenfunktion, aber typischer Symptomatik (verschiedene Asthmaformen, exogen-allergische Alveolitis) sollte ggf. inhalative Provokation erfolgen. Durchführung eines 6-Min.-Gehtests oder Spiroergometrie.
  - Röntgenthoraxaufnahme in zwei Ebenen
- **Weiterführende Diagnostik:**
  - Thorakale Computertomographie (Spiraltechnik, high-resolution Technik), MRT
  - Transthorakale Echokardiografie, Flexible Bronchoskopie mit Materialgewinnung für weiterführende Diagnostik (Erreger, Histologie)

! Die Diagnostik des Ernährungszustandes bei Patienten mit pulmonalen Erkrankungen richtet sich auf die Gewichtserfassung im Verlauf, die reduzierte Muskelmasse und intrinsische Veränderungen der Muskulatur.

Symptomatische Therapie

- Bei **hypoxämischen Patienten** soll entsprechend der gültigen Empfehlungen eine Sauerstofflangzeittherapie erfolgen. Ob diese Therapie die Energiebereitstellung verbessert ist unklar, jedoch sind positive Trainingseffekte auch unabhängig einer Sauerstoffgabe möglich [5, 6].

- **Lokale** und **systemische Inflammationen** sind gezielt zu behandeln, jedoch sind andererseits die Nebeneffekte der Medikamente zu berücksichtigen (z. B. orale Kortikosteroidgaben bei COPD nur entsprechend der GOLD-Kriterien [7].

Ziele der Ernährungstherapie

Erhöhung der körperlichen Belastbarkeit durch gezielte Ernährung und muskuläre Konditionierung der Patienten, da die aussschließliche spezifische Therapie der pulmonalen Erkrankung bei chronischen Prozessen häufig nur zur kurzzeitigen Besserung von Parametern der Lungenfunktion führt. Ausnahme: Infektionen wie die Tuberkulose.

Ernährungstherapeutische Maßnahmen

Kostformen

- **COPD-Patienten:** Empfohlen wird entgegen des Rationalisierungsschemas (☞ Kap. 8) eine **fettreiche** (55 % der Nahrung) und **kohlenhydratarme** (28 % der Nahrung) orale Kost über > 3 Wo., welche zu einer signifikanten Verbesserung der Lungenfunktion führt [2]. Ursache: Kohlenhydratreiche Ernährung → erhöhte CO_2-Produktion → gesteigerte Atemarbeit. Aktuell finden sich jedoch auch Hinweise, dass COPD-Patienten nach Aufnahme fettreicher Nahrung eine vermehrte Dyspnoe aufweisen. Auch verlängert sich die Magenpassage und die Motilität des Zwerchfells wird eingeschränkt. Konsens: Größere Energiemengen innerhalb kürzester Zeit belasten die Patienten stärker.
- **Supplimentierende Ernährung:** Üblicherweise bestehen keine Verdauungs- oder Resorptionsstörungen, so dass nach der Ernährungsberatung eine supplimentierende Ernährung (Trinknahrung, Sondenernährung) erfolgen kann, was allein über Wo. durchgeführt zur Gewichtszunahme führt. Diese hochkalorische, fettreiche Kost soll eine ausreichende Energiebereitstellung ermöglichen.

! Errechnung des Energiebedarfs bei COPD

Nach modifizierter Harris-Benedict-Formel (Energiebedarf = Ruheenergieumsatz × Aktivitätsfaktor), wobei der Ruheenergieumsatz nach folgender Formel bestimmt wird:

- Frauen: 515 + (14,1 × KG in kg + 1,85 × Größe in cm) – (4,68 × Alter in Jahren)
- Männer: 952 + (11,5 × KG in kg + 5 × Größe in cm) – (6,78 × Alter in Jahren)

Als Aktivitätsfaktor gilt 1,3 bei bettlägrigen, 1,5 bei mäßig aktiven und 1,7 bei aktiven Patienten.

Die Supplementierung von **Antioxidanzien**, als Vitamin C oder E bzw. in Früchten und Gemüsen oder Fischöl (ω-3-FS) oder anderer Ergänzungsstoffe kann trotz teilweise positiver Befunde hinsichtlich der Beeinflussung einer COPD nicht generell empfohlen werden.

Enterale Ernährung

Eine Indikation zur enteralen Ernährung besteht bei jedem Patienten mit pulmonal bedingter Kachexie, wobei keine spezifischen Kontraindikationen bestehen [1].

Ernährung und Langzeitbeatmung

Der Zusammenhang zwischen Malnutrition und respiratorischer Muskeldysfunktionen ist bei Patienten mit einer Langzeitbeatmung gut belegt. Bei beatmeten Patienten bestehen aus praktischen Erwägungen Limitationen hinsichtlich Kalorienmenge und Portionsgröße sowie Verteilung über den Tag. Substratoxydation und Ventilation sind intrinsisch miteinander verbunden und die mit der Mahlzeit auftretende Dyspnoe und Beeinträchtigung der Ventilationsreserven limitieren die KH-Zufuhr. Fettreiche Nahrungsergänzungen, die nicht äquikalorisch hoch kohlenhydratreich sind, weisen gehäuft eine Zunahme der Dyspnoe postprandial auf.
Spezifisch bei langzeitbeatmeten Patienten ist die häufig eingeschränkte Schluckfunktion, v. a. bei Cuff-Tracheostomie-Tuben (Tracheostomie kann Schluckakt behindern, Ösophaguskompression, verminderte Larynxmotilität). Bei Anwendung ungeblockter Kanülen muss jedoch das Risiko einer Aspiration oder Pneumonie berücksichtigt werden. Die nichtinvasive (Masken-) Beatmung könnte eine wesentliche Alternative zur Tracheostomie darstellen. Hier jedoch Probleme durch Aerophagie → Indikation zur PEG-Anlage bei langzeitbeatmeten Patienten großzügig stellen.

Tipps für die Patienten

- Zur Vermeidung der postprandialen Luftnot häufige kleine, hochkalorische Mahlzeiten einnehmen.
- Eine PEG, wenn auch nur zeitweise, erleichtert die ausreichende Energiezufuhr und kann durch die einfache Handhabung selbständig genutzt werden.
- Die Wirksamkeit der Veränderung bei der Ernährung kann unter häuslichen Bedingungen einfach anhand des Verlaufes des Körpergewichts bestimmt werden.
- Jede Ernährungsberatung ist nur erfolgreich und sinnvoll mit dauerhafter ausreichender Selbstorganisation des Patienten nach stationärem Aufenthalt.

9.16 Rheumatische Erkrankungen

Olaf Adam

Symptomatologischer Gruppenbegriff für schmerzhafte und funktionsbeeinträchtigende Zustände des Muskel-Skelett-Systems unter Einschluss der sie begleitenden oder auch isoliert auftretenden Vorgänge in anderen Organsystemen.

Klassifikation

Die rund 450 Krankheitsbilder und -bezeichnungen werden uneinheitlich klassifiziert:
- Entzündlich-rheumatische Erkrankungen
- Nicht-entzündlich rheumatische Erkrankungen der Weichteile

- Degenerative Veränderungen der Gelenke und der Wirbelsäule
- Erkrankungen des Bindegewebes
- Osteoporose (☞ Kap. 9.11), Stoffwechselerkrankungen, z. B. Gicht (☞ Kap. 9.5)

Selbst in dieser, an der Ätiopathogenese orientierten Klassifikation, finden sich innerhalb der einzelnen Gruppen Krankheitsbilder, die sowohl medikamentös wie auch ernährungstherapeutisch unterschiedliche Maßnahmen erfordern.
Alle rheumatischen Erkrankungen haben wahrscheinlich eine erbliche Grundlage. Zur Manifestation der Erkrankung führt erst ein weiterer auslösender Faktor.
Morphologisch werden Mono- (1 Gelenk), Oligo- (2–4 Gelenke) und Polyarthritiden (> 4 Gelenke) unterschieden. Das Befallsmuster (Lokalisation der Arthritis) ist hinweisend auf die Art der Erkrankung

Leitsymptome

Leitsymptome sind bei den Gruppen (☞ Kap. 9.16.1 – 9.16.5) angegeben. Sie ergeben sich aus der Anamnese, sie ist in 80 % wegweisend [2]. Die Fragen richten sich v. a. nach Art und Lokalisation des Schmerzes:

- **Art und Lokalisation des Schmerzes:**
  - Wo: Gelenk-, Weichteil, Mono- (Gicht, reaktive oder septische Arthritis), Oligo-, Polyarthritis (rheumatoide Arthritis, reaktive Arthritis, Infektarthritis, peripherer Bechterew etc.)?
  - Was ging voraus: Darm-, Urogenital-Infektion (reaktive Arthritis, Colitis), Verletzung und Fieber (septische Arthritis)?
  - Wie: Wechselnd (Fibromyalgie), wandernd (RA, rheumatisches Fieber, Lyme-Borreliose, Morbus Whipple, chronische Gicht), Anlaufschmerz, ohne Ruheschmerz (Arthrose, Spondylarthrose), Ruheschmerz und Morgensteifigkeit (Entzündungsrheuma, rheumatoide Arthritis), nächtliche Schmerzen im Schulter-/Beckengürtel (Polymyalgia rheumatica), sekundenlanger, kurzer und scharfer Schmerz (meist keine organische Ursache), Schwellung und möglicherweise Überwärmung des betroffenen Gelenkes (Arthritis), Keine sichtbare Veränderung (Arthralgie).
  - Wie lässt sich der Schmerz bessern? Wärme (Arthrosen), Kälte (Arthritiden)
- **Spondylarthropathien:**
  - Tiefsitzende, nächtlich betonte Kreuzschmerzen? (Sacroiliitis)
  - Abgelaufene Infektionen des Magen-Darm-Trakts, Urogenital-Trakts, im Hals-Nasen-Ohren-Bereich? (reaktive Arthritiden), Augenentzündung, Sehstörung? Hautausschläge bei sich selbst oder in der Familie (Psoriasis)?
- **Polyarthritiden (keine Ausschlussdiagnostik):**
  - Ähnliche Erkrankungen in der Familie (z. B. RA, Kollagenosen, Psoriasis)
  - Allgemeinsymptome wie Müdigkeit, Fieber, Nachtschweiß, Gewichtsabnahme, Schlafstörungen, Konzentrationsstörungen, Haarausfall, Sonnenempfindlichkeit? Muskelschwäche u. a.? (Mischkollagenosen, Lupus erythematodes)
  - Infektionen wie z. B. Hepatitis, EBV, HIV, Pavoviren (para-/postinfektiöse Polyarthritis)
  - Weiße Finger oder Zehen bei Kälte (Raynaud-Syndrom, Kollagenosen, Lupus erythematodes)

- Trockene Schleimhäute (Sicca-Symptomatik bei rheumatoider Arthritis, Lupus erythematodes, Kollagenosen)

Begleitsymptome

Begleitsymptome sind bei Autoimmun-Erkrankungen häufig, da es sich um Systemerkrankungen handelt und können sich an folgenden Organen manifestieren:

- **Hals-Nasen-Ohren:** Entzündungen z. B. bei Morbus Wegener, Polychondritis Beheçet
- **Augen:**
  - Konjunktivitis z. B. bei Morbus-Reiter, rheumatoider Arthritis, Sjögren-Syndrom
  - Iritis und Uveitis bei Spondylarthropathien
  - Skleritis, Episkleritis z. B. bei Vaskulitiden, rheumatoider Arthritis
- **Schilddrüse:** Autoimmun-Thyreoiditis bei Kollagenosen u. a.
- **Lunge:** Asthma, Pleuritis, Fibrose, Fleckschatten bei Vaskulitiden oder Tuberkulose, Kollagenosen
- **Herz:** Perikarditis, Myokarditis bei rheumatoider Arthritis, systemischem Lupus erythematodes
- **Gastro-intestinal:** Ulkus durch Medikamente; Durchfall bei Infektionen (Reaktive Arthritis), chronisch bei entzündlichen Darmerkrankungen, Flatulenz und Durchfall: bei endemischer Sprue, Laktoseintoleranz, kollagene Colitis
  Gluten-Antikörper sind bei entzündlich-rheumatischen Erkrankungen häufig, die nicht unbedingt mit einer endemischen Sprue einhergehen müssen. Dennoch sind Zöliakie, Laktose- und Fruktoseintoleranz, wie auch der Disaccharidasenmangel bei Patienten mit Autoimmunerkrankungen häufiger als in der Normalbevölkerung.
- **Leber:** Hyperbilirubinämie bei Kollagenosen, Vaskulitiden, Nebenwirkung von Medikamenten
- **Niere:** Renale Hypertonie, Glomerulonephritis, Hämaturie bei Kollagenosen, Vaskulitiden u. a., zusätzlich Schmerzen bei Nierensteinen
- **Uro-genital:** Ausfluss, Brennen (z. B. reaktive Arthritis, septische Arthritis)

9.16.1 Entzündlich-rheumatische Erkrankungen

Synonym: Entzündungsrheuma, Krankheitsbilder: rheumatoide Arthritis, Juvenile chronische Arthritis, Reaktive Arthtritiden, Lyme-Borreliose, Bakterielle/virale Begleitarthritis, Spondylarthritiden, Spondylitis ankylosans, Arthritis psoriatica, Arthritis bei entzündlichen Darmerkrankungen.

Pathogenese

Leitsymptome Rheumatoide Arthritis (RA)

- Schwellung und Schmerzen (oft symmetrisch) an mindestens 2 Gelenken (meist Fingergrundgelenke)
- Morgensteifigkeit

- Humorale Entzündungszeichen
- Röntgenzeichen: Gelenknahe Mineralsalzminderung, Gelenkerosionen
- Allgemeinsymptome (Müdigkeit, Fieber, Leistungsknick)
- Rheumaknoten, Rheumafaktor in etwa 70 % positv

Ätiologie

- Als auslösende Faktoren für RA werden diskutiert: Genetische Disposition (HLA DR 4) plus unbekanntes Agens, z. B. Retro-Virus oder Zellbestandteil. Es handelt es sich um eine Fehlsteuerung des Immunsystems, die zu einer perpetuierten Immunreaktion führt [7]. Diese ist multifaktoriell durch zelluläre und humorale Komponenten gesteuert: Immunkompetente Zellen werden vermehrt gebildet, reichern sich im betroffenen Gewebe (Gelenke, Organe, Gefäßsystem, Stützgewebe) an und setzen Mediatoren (Eicosanoide, Cytokine, Chemokine) frei [5].
- Diese Reaktionen zielen spezifisch oder unspezifisch auf die Elimination des als fremd erkannten Gewebes ab. Die erfolglose Beseitigung resultiert in der perpetuierenden Entzündungsreaktion.
- Immer mehr Hinweise legen einen Zusammenhang zwischen entzündlich-rheumatischen Erkrankungen und Darmerkrankungen nahe. Dies gilt für Morbus Bechterew, die Begleitarthritis bei Colitis ulcerosa Morbus Crohn und die reaktive Arthritis.

Klinik

Verlauf

Chronisch: Häufigste Verlaufsform bei entzündlich-rheumatischen Erkrankungen, Spontanremissionen von unterschiedlicher Dauer sind möglich.

- **Fulminant:** Plötzlich einsetzend und schnell eskalierend (bei bestimmten Formen der rheumatoiden Arthritis)
- **Chronisch progredient:** Zunehmende Verschlechterung, schwer therapierbar
- **Schubweise progredient:** Verschlechterung des Allgemeinzustands bei jedem Schub
- **Benigne:** Geringe Einschränkung nach langjährigem Verlauf

Symptomatik

☞ auch oben: Leit- und Begleitsymptome

Relevante Diagnostik und Therapieoptionen

Diagnostik

- **Basisdiagnostik** (Labor): Blutbild und Differentialblutbild, Leberenzyme, CRP oder BKS Eisen, Ferritin
- **Spezialdiagnostik**: Immundiagnostik entsprechend dem klinischen Befund. ANA bei Kollagenosen und Lupus erythematodes (bei positivem Befund Bestimmung der ENA), SS-A/Ro, SS-B/La bei Systemische Sklerose, Sklerodermie und SLE, MCTD, snRNP bei Mixed connective tissue diseases, Scl-70 bei Sklerodermie, Sm bei SLE: Bei Vaskulitiden: Rheumafaktor, Antikörper gegen citrulinierte Proteine, Anti-Neutrophilen-Cytoplasma-Antikörper (ANCA)

- Bei V.a. Spondylarthropathien evtl. HLA-B27
- **Weitere diagnostische Optionen:**
  - Synovia-Analyse: Immer erforderlich bei V.a. septische Arthritis (sowie Anfertigung eines Gram-Präparates und einer bakteriologischen Untersuchung), anzuraten bei unklarer Arthritis zum Ausschluss einer kristall-induzierten Arthropatie. Beurteilt werden Aussehen, Farbe, Viskosität, Zellzahl und Vorhandensein von Kristallen [11].
  - Sonographie des Gelenks: Beurteilung des Gelenkergusses, der Synovialmembran, des periartikulären Gewebes
  - Röntgendiagnostik: Gelenkspaltweite, gelenknahe Osteoporose (entzündlicher Rheumatismus) gelenknahe Zysten (entzündlicher Rheumatismus, Gicht), Gelenkdeformierungen (degenerativer Rheumatismus)
  - Kernspin (NMR): Gelenkerguss, Proliferation der Synovialis, Gelenkknorpel

Medikamentöse Therapie

- **Standardtherapie:** Nicht-steroidale Antirheumatika werden bedarfsgemäß gegeben. Gastrointesinale Nebenwirkungen können durch häufige kleine Mahlzeiten (6 × tägl.) und durch Verzicht auf unverträgliche Nahrungsmittel (☞ leichte Vollkost) und Genussmittel (Rauchen, Alkohol) vermieden bzw. gebessert werden.
- **Glukokortikoide:** Initial meist erforderlich, werden absteigend dosiert. Möglichst kurze Behandlungszeit (Osteoporose, M. Cushing). Ernährungstherapie (☞ Osteoporoseprävention: von Beginn an bei jeder länger als 2 Wo. dauernden Therapie erforderlich)
- **Immunmodulierende Therapie** (synonym: Basistherapie, DMARD = Disease-Modifying-Anti-Rheumatic-Drug). Wird möglichst sofort nach Diagnosesicherung begonnen, um die Progression der Krankheit zu verlangsamen. Therapeutika: Methotrexat mit/oder Hydrochloroquin, Leflunomid oder Ciclosporin, Reservetheraputika: Antikörper (z.B. TNF-α-Antikörper, Interleukin). NW: Häufig Inappetenz, dadurch Vitamin-B-, -C- und Kalziumunterversorgung.

Ziele der Ernährungstherapie

- Entzündungshemmende Diät mit Modifikation der Fettzufuhr
- Ein Nahrungsbestandteil oder ein Stoff aus der Umwelt kann einen Schub der Erkrankung auslösen. Zwischen 10–35 % der Patienten sind nahrungsmittelsensitiv [1, 8]; nach dem Verzehr der auslösenden Nahrungsmittel kommt es zu einer Verschlechterung innerhalb von 4–10 Std. Diese Zusammenhänge bedürfen einer genauen Überprüfung durch Karenz und Reexposition (☞ Tab. 9.16-1).
- Übergewicht und Untergewicht beseitigen, Normalgewicht anstreben.
- 40 % der Patienten weisen eine Fehl- oder Mangelernährung auf: Vollwertigkeit der Kost durch Ernährungsprotokoll prüfen.
- Osteoporoseprophylaxe

Tab. 9.16-1 Nahrungsmittel, die von Patienten als möglicherweise schubauslösend bezeichnet wurden. Mehrfachnennungen waren möglich (geändert nach [8]).

Nahrungsmittel	% der Patienten	Nahrungsmittel	% der Patienten
Fleisch: Schwein (39) + Rind (32) + Lamm (17)	88	Grapefruit	24
Eier	32	Tomaten	22
Milch	37	Erdnüsse	20
Käse	24	Rohrzucker	20
Butter	17	Zitrone	17
Mais	57	Soja	17
Weizen	54	Kaffee	32
Hafer	37	Malz	27
Roggen	32		

Ernährungstherapeutische Maßnahmen

Für entzündlich-rheumatische Erkrankungen bietet das Rationalisierungsschema 2000 der DGE eine konkrete Ernährungstherapie [10], deren Wirkung aber erst nach zwei Monaten zu erwarten ist und über sechs Monate zunimmt. Die Komponenten sind: ω-3-Fettsäuren, Verminderung der Arachidonsäure, evtl. Antioxidanzien und Spurenelemente. Bei erfolgreicher Ernährungstherapie können langsam zuerst nichtsteroidale Antirheumatika, dann Glukokortikoide und später möglicherweise Basistherapeutika eingespart werden.

9

! Bei Therapiebeginn kann die Ernährungstherapie die medikamentöse Therapie auf keinen Fall ersetzen.

Kostform

Zu empfehlen

- Vollwertige Kost nach den Richtlinien der DGE, bei der die Prinzipien einer entzündungshemmenden Ernährung berücksichtigt werden. Die **entzündungshemmende Kost** in Form einer vermehrten Zufuhr von ω-3-FS wird erreicht durch:
  - Erhöhten Fischkonsum (EPA), initial Einnahme von Fischölkapseln (900 mg EPA/d)
  - Verwendung von Ölen mit einem hohen Anteil an α-Linolensäure
  - Verminderung der Arachidonsäure durch lacto-vegetabil orientierte Kost (pro Woche nicht mehr als 2 Fleischmahlzeiten und 2 Eier, tägl. fettarme Milch(-produkte) entsprechend ½ l Milch)
- **Schonende Zubereitung** zum Erhalt der Spurenelemente (v.a. Selen, empfohlene Zufuhr 100 µg/d), Vitamin C (100 mg/d) und Vitamin E (100 mg/d) [3]
- ☞ auch www.epamax.de
- **Osteoporose-Prophylaxe** (sollte von Anfang an erfolgen):
  - Kalziumzufuhr von 1200 mg/Tag
  - Bewegung an der frischen Luft ohne Gelenkbelastung
  - Bei Einschränkung der Vitamin-D-Synthese (an das Haus gebundene Patienten, Immobilität, Patienten über 70 Jahre) Supplementierung mit 5–10 mg Vitamin D_3 [6]

- Therapie der Osteoporose: Bisphosphonate (☞ auch Kap. 9.12)
- **Zu meiden:** Phytate, Oxalate und Phosphor können Kalzium im Darm komplexieren und damit seine Resorption vermindern. Kalzium sollte deshalb nicht gleichzeitig mit Nahrungsmitteln, die diese Substanzen in größeren Mengen enthalten, eingenommen werden. Die Zufuhr von Kalziumsupplementen ist über mehrere Stunden zu verteilen, um die Resorption zu verbessern.

Zu meidende Kostform und Nahrungsmittel

- Übermäßige Zufuhr tierischer Produkte
- Fleischverzicht ist unnötig, arachidonsäurearme Varianten sind zu bevorzugen, wie z. B. artgerecht gehaltenes Wild, Geflügel; Fleisch von Planzenfressern enthält weniger Arachidonsäure als das von carnivoren (Raubtiere) oder omnivoren (Schwein) Tieren.
- Bei Nahrungsmittel-Sensitvität den auslösenden Nährstoff meiden.

Ernährungsberatung

- Ernährungsprotokoll über 7 relevante Tage anfertigen. Kontrolle und ggf. Korrektur der Umsetzung der Ernährungsempfehlungen. Die ausreichende Befolgung der Ernährungsrichtlinien kann durch die Bestimmung des Arachidonsäure/ Eicosapentaensäure-Quotienten in den Cholesterinestern des Plasmas kontrolliert werden [4].
- Wenn sich anamnestisch Hinweise auf eine Nahrungsmittel-Sensitivität ergeben, wird eine zweimonatige Karenz des fraglichen Nahrungsmittels empfohlen. In dieser Zeit führt der Patient ein Beschwerdeprotokoll. Danach erfolgt eine zweimonatige Reexposition. Erst wenn das dabei geführte Ernährungs- und Beschwerdeprotokoll eindeutige Zuordnung erlaubt, kann ein pathogenetischer Zusammenhang angenommen werden. Die Bestimmung von Lymphozytenantikörpern oder anderen Allergie-Testen (Scratch-Test, Prick-Test) liefern keine verlässlichen Ergebnisse.

Symptomatische Therapie

- Prävention der **Osteoporose:** Gelingt nur bei ausreichender körperlicher Aktivität. Krankengymnastik, Gruppengymnastik, Sportarten ohne Belastung der Gelenke wie Radfahren, Bodengymnastik
- Physiotherapie, z. B. lokale Kälteapplikation beim **entzündlichen Gelenkrheumatismus;** Lymphdrainage bei **Lymphödem**, Massagen bei **Myogelosen**, Elektrotherapie und Ergotherapie; letztere ist für den Funktionserhalt der Gelenke besonders wichtig.
- Orthopädische Mittel (Einlagen, Gehhilfen, Toilettensitzerhöhung) und ergotherapeutische Hilfsmittel (Besteck, Greifhilfen) sollten frühzeitig eingesetzt werden.
- **Psychosoziale Therapie:** Viele Patienten bedürfen frühzeitig der Hilfe, besonders allein stehende Personen. Die körperliche Belastbarkeit ist eingeschränkt, darauf muss der Patient Rücksicht nehmen, um sich vor Überforderung zu schützen. Das Selbstwertgefühl der Patienten, die Partnerbeziehung und die Angst vor der Zukunft bedürfen häufig einer fachärztlichen (psychologischen) Beratung.

9

- **Coping-Strategien:** Relaxationstherapien sind besonders **bei muskulären Problemen** angezeigt, sinnvoll können auch konzentrative Bewegungsübungen (Yoga, Thai-Chi, Chi-Gong usw.) sein. Akupressur und Akupunktur werden häufig angewendet, sind aber von fraglichem Nutzen.

Tipps für die Patienten

- Wichtig ist die dauernde und kompetente Betreuung durch einen verständnisvollen Arzt, möglichst mit Zusatzbezeichnung Rheumatologie.
- Aufklärung des Patienten über die Art und die Prognose der Erkrankung.
- Mehr als 80 % der Patienten suchen eine Besserung durch alternative Therapiemaßnahmen und Ernährungsformen. Gespächsangebote und Informationen können helfen den Einsatz der effizienten Pharmakotherapie nicht zu verzögern und Mangelernährung vorzubeugen.
- Einnahme von Supplementen (Kalzium, Selen, Vitamin E kommen in Frage), eine Beratung durch den behandelnden Arzt ist erforderlich.
- Phytotherapeutika (Boswelliasäure, Brennesselextrakt) haben in klinischen Untersuchungen eine Wirksamkeit gezeigt. Für die meisten der anderen Präparate liegen keine wissenschaftlich fundierten Untersuchungen vor.

9.16.2 Degenerative Gelenk- und Wirbelsäulenerkrankungen

Degenerative Veränderungen der Gelenke und der Wirbelsäule. Synonym: Verschleißrheuma, z. B. Arthrosen, Spondylosis deformans.

Pathogenese

Primäre Arthrose

Ursache ist unbekannt; deutliche Heredität bestehen v. a. für die Polyarthrose und die Fingerpolyarthrose (Heberden-, Bouchard-, Rhizarthrose).

Sekundäre Arthrose

- **Metabolisch** bedingt: Ochronose, Akromegalie, Hämochromatose oder Ablagerungen von Kalziumpyrrophosphat (Pseudogicht)
- **Anatomisch** bedingt: Erkrankungen der Epiphysenfuge, Fehlbildungen der Hüfte, der Wirbelsäule usw.
- **Traumatisch** bedingt:
  - Durch gleichförmige Belastung, berufsbedingt z. B. bei Parkettlegern, Handarbeitern
  - Knorpelverletzung: Gonarthrose nach Meniskusverletzungen oder Kreuzbandriss
  - Hypermobilität
  - Verminderung der Chondrozytenaktivität, Stimulation der Osteoblasten (z. B. hormonell)

- Übergewicht ist eindeutig mit Arthrosen des tragenden Skeletts (z.B. Gonarthrose) assoziiert. Eine Gewichtsabnahme vermindert das Risiko, wie die Framinghamstudie gezeigt hat [9].
- **Entzündlich:** Durch Entzündungen im Gelenk kommt es zum Knorpelabbau (Proteoglykane). Bei einer septischen Arthritis kann dies binnen zwei Tagen erfolgen.

Klinik

Leitsymptome (☞ auch oben: Leit- und Begleitsymptome)

- Anlaufschmerz und Belastungsschmerzen
- Besserung während des Tages

Relevante Diagnostik und Therapieoptionen

Diagnostik

- Basisdiagnostik: Anamnese, Röntgen, immunologische Parameter sind nur in fraglichen Fällen erforderlich
- Spezialdiagnostik:
  - Synovia-Analyse: geringe Zellzahl, monozytäre Zellen, hohe Viskosität im chronischen Stadium. Bei einer aktivierten Arthrose kann eine höhere Zellzahl vorliegen
  - Sonographie: Darstellung der Osteophyten und des Gelenkergusses
  - Röntgendiagnostik: Gelenkspaltverschmälerung, subchondrale Sklerosierung, Osteophyten, subchondrale Cysten, Einbrüche in der Gelenkkontur
  - Weiterführende Diagnostik: zur Therapieüberwachung können Knorpelabbauprodukte (Prolin) und so genannte AGEs (Advanced glycation end products) gemessen werden.

Medikamentöse Therapie

- Nicht-steroidale Antirheumatika, Analgetika
- Intraartikuläre Injektion von kristallinen Steroiden, Hyaluronsäure
- Opioide
- Evtl. Antidepressiva und Anxiolytika zur Verstärkung der Analgetikawirkung

Ziele der Ernährungstherapie

- Normalisierung des Körpergewichts: Arthroseschmerzen werden deutlich gebessert durch Gewichtsreduktion bei Übergewicht.
- Prävention und Therapie einer Osteoporose (☞ 9.16.1 Ziele der Ernährungstherapie)
- Muskelrelaxation und Kollagenbildung fördern durch ausreichende Zufuhr von Magnesium und Zink.
- Bei aktivierten Arthrosen oder Fingerpolyarthrose Anwendung der entzündungshemmenden Ernährung (☞ Kap 9.16.1 Ernährungstherapeutische Maßnahmen).

9

Ernährungstherapeutische Maßnahmen

Kostform

Die Möglichkeiten der diätetischen Beeinflussung der Arthrose sind insgesamt begrenzt. Die Kost sollte den Richtlinien der DGE für eine vollwertige Ernährung (☞ Kap. 5.1.1) entsprechen. Zu empfehlen ist eine ausreichende Zufuhr nachfolgender Nährstoffe:

- Vitamine E und C
- Spurenelemente Zink und Selen
- Knochenrelevante Substanzen (Kalzium, Phosphor, Vitamin D, Glucosamin, Chondroitin)

Symptomatische Therapie

- **Schmerzlinderung** (☞ oben: medikamentöse Therapie): Aktive Bewegung vermindert langfristig die Schmerzen. Teilnahme an Gruppenunterricht wird wegen der besseren Motivation bevorzugt. Bewegung niemals gegen den Schmerz (Schmerz ist Warnsymptom!) durchführen, Gelenkführung ohne Gelenkbelastung. Insgesamt ist der Schmerz nicht mit dem Ausmaß der Arthrose korreliert. Besserung wird zusätzlich erreicht durch:
  - Wärmeanwendungen (warmes Bad, Fango, Heukissen)
  - Wandern mit Gehstöcken (Nordic Walking)
  - Lokale externe Therapie (Salben, Einreibungen)
- **Funktionsverbesserung** kann durch orthopädische Maßnahmen (Einlagen, Orthesen), Rückenschule, physikalisch-therapeutische Maßnahmen einschließlich Hilfsmittel und Ergotherapie erreicht werden.
- Psychosoziale Umstände spielen eine Rolle. Deshalb **Abbau von Depressionen und Ängsten**. Sozialengagement fördern, Erhöhung des Selbstwertgefühls anstreben, Möglichkeiten der Sozialfürsorge (z. B. Essen auf Rädern) besprechen.

9.16.3 Kollagenosen, Lupus erythematodes

Kollagenosen: Oberbegriff für Erkrankungen des Bindegewebes durch Autoimmunprozesse evtl. mit Organbeteiligung. Lupus erythematodes (LE): eine Autoimmunerkrankung mit Bildung von Autoantikörpern v. a. gegen Antigene der Zellkerne (sog. Antinukleäre Antikörper ANA) oder andere Zellbestandteile.

Pathogenese

- Genetische Disposition: Die Zwillingsforschung hat gezeigt, dass zum erblichen Hintergrund immer ein auslösender Faktor hinzukommen muss, der aber bisher nicht identifiziert werden konnte.
- Als Auslöser bzw. Verstärker werden virale, bakterielle, chemische oder physikalische Faktoren diskutiert:
  - Virusinfektionen führen zur Freilegung von möglicherweise antigen wirksamen Zellbestandteilen

- Auslösung eines Schubs durch Sonnenlichtexposition. Sonnenlicht bewirkt die vermehrte Bildung von Sauerstoffradikalen in Zellen mit nachfolgender Freisetzung antigener Zellbestandteile durch Apoptose
- Bestimmte Nahrungsmittel, Nährstoffe und Medikamente können als Antigene wirken

Klinik

Die Erkrankungen verlaufen meist in Schüben, wobei weder die Ursache noch die verlaufsbestimmenden Faktoren eindeutig bekannt sind. Die Symptome sind sehr unterschiedlich ausgeprägt:

- Unspezifische Gelenkschmerzen (Arthralgien), wie sie auch bei Virusinfekten auftreten können
- Arthritiden (Gelenkschwellungen), die im Gegensatz zur rheumatoiden Arthritis niemals zur Gelenkzerstörung führen
- Hauterscheinungen (Schmetterlingserythem, Vaskulitiden)
- Nervenerkrankungen (Gehirnbeteiligung, periphere Neuritiden, Sehstörungen)
- Magen-Darm-Störungen, besonders häufig beim systemischen Lupus erythematodes, bei Mischkollagenosen, Sklerodermie oder Sicca-Syndrom mit folgenden Symptomen:
  - Motilitätsstörung der Speiseröhre (Ösophagus), häufig einhergehend mit Refluxösophagitis: Sodbrennen, Aufstoßen und Erbrechen
  - Gastritiden, sowohl durch die Krankheit als auch durch Medikamente (nicht-steroidale Antirheumatika, Immunsuppressiva) mit Schmerzen im Oberbauch etwa eine halbe Stunde nach dem Essen (fehlen oft bei Einnahme von Schmerzmitteln); Appetitlosigkeit, Unwohlsein und Völlegefühl
  - Malabsorption und Malassimilation unterschiedlicher Ausprägung, Laktoseintoleranz, Disaccharidasemangel und Glutensensitivität (häufiger als in Allgemeinbevölkerung)
- Allgemeinsymptome: Abgeschlagenheit, depressive Verstimmung, Leistungsschwäche und reduzierter Allgemeinzustand

Relevante Diagnostik und Therapieoptionen

Diagnostik

Laboruntersuchungen ☞ Kap. 9.16.1

Medikamentöse Therapie

Hemmung der Immunreaktion durch Cortison und Immunsuppressiva, richtet sich nach der Schwere der Erkrankung und der Organmanifestation:

- Blander Verlauf: NSAR oder eine Basistherapie mit Chloroquin(derivaten).
- Schwerer Verlauf: Kontinuierliche Steroidmedikation, ggf. als Stoß während einer akuten Phase, ev. zusammen mit Immunsuppresiva (Azathioprin oder Cyclophosphamid)
- Diskoider Lupus: Lokaltherapie mit steroidhaltigen Salben oder Basistherapie mit Chloroquin

Die übrigen Beschwerden bedürfen einer symptomatischen Therapie, z.B. Protonenpumpen-hemmer bei Gastritis.

Ziele der Ernährungstherapie

- Eine entzündungshemmende Diät (☞ Kap. 9.16.1 Ernährungstherapeutische Maßnahmen) kann versucht werden. Verlässliche Studien hierzu liegen nicht vor.
- Normalgewicht anstreben
- Osteoporoseprophylaxe
- Nahrungsmittelunverträglichkeit ausschließen
- Ausgleich der Nährstoffaufnahme aufgrund der o.g. Magen-Darm-Störungen.

Ernährungstherapeutische Maßnahmen

☞ auch Kap. 9.16.1

Kostform

Es gibt keine definierte Kostform für Kollagenosen, deshalb richten sich die Empfehlungen nach den individuellen Beschwerden: Malassimilation, Malabsorption, Laktoseintoleranz, Glutensensitivität etc. Eine Intoleranz (Laktose, Fruktose, Disaccharide) kann sich im Verlauf der Krankheit neu entwickeln, besonders wenn eine Therapie mit immunsuppressiven Substanzen oder mit Antibiotika (im Rahmen eines bakteriellen Infektes) durchgeführt wurde.

Zu empfehlen

- **Für alle Verlaufsformen:**
  - Vollwertige Kost nach den Regeln der DGE (☞ Kap. 5.1.1)
  - Prophylaxe der Osteoporose von Anfang an erforderlich (☞ Kap. 9.16.1, Ernährungstherapeutische Maßnahmen)
- **Individuelle Maßnahmen:**
  - Bei Arthritiden entzündungshemmende Kost (☞ Kap. 9.16.1)
  - Bei Malassimilation häufige kleine Malzeiten, leichte Vollkost, Berücksichtigung der individuellen Intoleranzen
  - Ösophagusmotilitätsstörung: Intensives Kauen, Meiden von raschem Essen, Nachtrinken
  - Refluxösophagitis ☞ Kap. 9.6.1
  - Gastritis: Vermeiden unverträglicher Nährstoffe, z.B. Alkohol, Nikotin, Verteilung der Nährstoffzufuhr auf sechs Mahlzeiten
  - Malassimilation, Malabsorption, Laktoseintoleranz, Fruktoseintoleranz, Disaccharidasemangel, Glutensensitivität

Zu meiden

- Hohe Zufuhr gesättigter Fettsäuren und Arachidonsäure (tierische Produkte), da Arachidonsäure der Präcursor pro-entzündlicher Eicosanoide ist.
- Bei nahrungsmittelsensitiven Patienten ist das entsprechende Nahrungsmittel zu meiden.

- ◆ Auslöser eines induzierten LE können sein:
  - Alfaalfa, eine Luzernenart: gelangt als Frischkostkeimlinge und in Form von Supplementen zum Verzehr, z. B. Präparat „Fields of Green“
  - Prista, eine Kohlenstoffverbindung, die im Lebertran von Haifischen, aber auch in geringeren Mengen in Sardinen, Herings- und anderen Fischölen vorkommt
  - Medikamente, z. B. Azulfidine

Symptomatische Therapie

☞ auch Kap. 9.16.1

Tipps für die Patienten

- Der wechselvolle Verlauf verunsichert den Patienten, der dauernd zwischen Hoffnung und Verzweiflung schwankt. Wichtig sind:
  - Dauernde und kompetente Betreuung durch einen verständnisvollen Arzt
  - Begleitende und kompetente Unterstützung durch einen Ernährungstherapeuten, da die wechselnden Beschwerden auch auf die Unverträglichkeit von Nährstoffen zurückzuführen sind.
- Arzt und Ernährungstherapeut sollten sowohl mit der entsprechenden Kostform auf die Beschwerden des Patienten eingehen als auch das Problem der Nahrungssupplemente, Phytotherapeutika und anderer naturheilkundlicher Mittel ansprechen. Dadurch haben sie die Möglichkeit, gegen unsinnige Therapieformen anzugehen und die langfristig erforderliche Therapie nicht zu unterbrechen.
- Patienten mit Kollagenosen können zahlreiche Antikörper (z. B. Glutenantikörper) aufweisen, ohne dass klinisch eine entsprechende Erkrankung vorliegt.

9.16.4 Fibromyalgie

Die Fibromyalgie ist die häufigste Erkrankung des nicht-entzündlichen Weichteilrheumatismus. Betroffen sind v. a. Frauen im beginnenden Klimakterium.

Pathogenese

Ätiologie weitgehend unbekannt.

Klinik

- ◆ Chronische, wechselnde Schmerzen in allen vier Quadranten (rechts und links, oben und unten), diffus in den Muskeln (der Patient kann nicht mit einem Finger darauf zeigen, sonder streicht mit der flachen Hand über das schmerzende Gebiet)
- ◆ Ausgeprägte Druckempfindlichkeit bestimmter Sehnenansätze (18 Tender Points) bei Druck lässt sich eine Ausstrahlung in oder eine Kontraktur der dazugehörigen Muskeln auslösen (Trigger Points), ein Phänomen, das als pathognomonisch angesehen wird.
- ◆ Depressive Stimmungslage, Müdigkeit und Schlafstörungen
- ◆ Nahrungsmittelunverträglichkeit (Milchzucker, Gluten, Fettintoleranz, Malassimilation und Malabsorption) häufiger als in der Allgemeinbevölkerung

- Gelenkbezogene Symptome bei einem weiteren Drittel der Patienten, Mischformen zur Rheumatoiden Arthritis möglich. Besonders diese Patienten sprechen auf eine anti- inflammatorische Ernährung an.

Relevante Diagnostik und Therapieoptionen

Diagnostik

Die Diagnose basiert auf dem Vorhandensein der Druckschmerzpunkte (Tender Points): 11 der typischen 18 Schmerzpunkte der Sehnenansätze müssen positiv sein.

Medikamentöse Therapie

- Bei Depression und evtl. zur Schmerzdistanzierung niedrig dosierte trizyklische Antidepressiva
- Analgetika und Antirheumatika sind meist ineffektiv.
- Steroide sind kontraindiziert.

Ziele der Ernährungstherapie

Es sind keine einheitlichen ernährungstherapeutischen Maßnahmen bekannt. Ein Teil der Patienten spricht auf eine anti-inflammatorische Ernährung an (☞ auch Kap 9.16.1). Häufiger als in der Allgemeinbevölkerung bestehen Nahrungsmittelunverträglichkeiten mit Blähungen, Durchfallneigung, Abdominalbeschwerden. Die Nahrungsmittelunverträglichkeiten sind mit einer veränderten Funktion des Magen-Darm-Trakts verbunden.

Ernährungstherapeutische Maßnahmen

Maßnahmen zur Muskelentspannung (Wärmeanwendungen, krankengymnastische Dehnübungen, Unterwassergymnastik,), körperliche Aktivität, psychosomatische Verfahren wie z. B. Autogenes Training, Bio-feedback.

Tipps für die Patienten

- Langfristige und konsequente Führung des Patienten mittels Physiotherapie, medikamentöser Therapie und Psychotherapie.
- Information über den Verlauf der Krankheit (chronisch, aber nicht untherapierbar, keine Gefährdung des Lebens, der Gelenke und Muskeln).
- ☞ www.epamax.de

9.17 Mangelernährung

Gudrun Zürcher

Der Begriff „Mangelernährung" bezeichnet in der deutschsprachigen Literatur eine nicht bedarfsdeckende Zufuhr an Nährstoffen und die daraus folgenden Veränderungen des Ernährungszustandes bzw. der Körperzusammensetzung (☞ Kap. 6.2 und 6.3). Diese Definition ist nicht gleichbedeutend mit dem in der angloamerikanischen Litera-

tur verwendeten Begriff „Malnutrition" (☞ unten), mit dem er häufig gleichgesetzt wird.

9.17.1 Definitionen

Da es derzeit keine verbindlichen Definitionen zur Bezeichnung klinisch relevanter Ernährungsstörungen gibt, wird auf die in der DGEM-Leitlinie „Enterale Ernährung – verwandte Einteilung für die verschiedenen Formen einer Fehlernährung" zurückgegriffen (☞ Tab. 9.17-1).

- „Fehlernährung": Umfasst den Begriff „Unterernährung" sowie den der „Mangelernährung"
- Mangelernährung: Bezeichnet den „krankheitsassoziierten Gewichtsverlust", den „Eiweißmangel" sowie den „spezifischen Nährstoffmangel"

Tab. 9.17-1 Definition der Fehlernährung nach DGEM-Leitlinie enterale Ernährung [7]. Der Begriff Fehlernährung erfasst ausschließlich Mangelzustände, nicht aber die Überernährung. Diese ernährungsmedizinische Einteilung der Fehlernährung stellt ein klinisch führendes Defizit in den Vordergrund und ist so in der klinischen Praxis Grundlage für eine gezielte Diagnostik und Therapie.

Fehlernährung („nutritional deficiencies")	
Unterernährung („undernutrition") = Verringerte Energiespeicher	**Mangelernährung** („malnutrition") ◆ Krankheitsassoziierter Gewichtsverlust („unintended weight loss wasting"): Signifikanter Gewichtsverlust mit Zeichen der Krankheitsaktivität ◆ Eiweißmangel („protein deficiency"): Verringerung des Körpereiweißbestandes ◆ Spezifischer Nährstoffmangel („specific nutritional deficiency"): Defizit an essentiellen Nährstoffen (Wasser, essentielle FS, Mineralstoffe, Spurenelemente, Vitamine)

9.17.2 Klinik

Bei einem Patienten können mehrere Formen einer Fehlernährung gleichzeitig vorliegen. In der Literatur finden sich zahlreiche weitere Begriffe zur Beschreibung einer Fehlernährung, die in der klinischen Praxis häufig falsch angewendet werden:

- **Kachexie** (griech. „schlechter Zustand"): Unscharfer, v. a. bei Patienten mit Tumorerkrankungen und chronischer Herzinsuffizienz verwendeter Begriff. Im klinischen Alltag häufig zur Bezeichnung einer extremen, krankheitsbedingten Fehlernährung verwendet.
- **Kwashiorkor** (westafrikan. „Roter Knabe"): Ursprünglich schwerer, weitgehend mit den Mehlnährschäden (Eiweißmangeldystrophie infolge eines abrupten Milchersatzes durch Mehlprodukte) identischer Eiweiß- und Vitaminmangelzustand bei älteren Säuglingen und Kleinkindern in tropischen Entwicklungsländern. In

Europa wird als Kwashiorkor ein Fehlernährungstyp bei Erwachsenen bezeichnet mit ausreichender Energie- und unzureichender Eiweißaufnahme. Gewicht und Muskelmasse sind evtl. noch normal, die viszerale Proteinsynthese deutlich vermindert, erniedrigte Serum-Albuminspiegel, ausgeprägte, generalisierte Ödeme.

- **Marasmus** (griech. „Schwach werden"): Sammelbegriff für verschiedene Mangelzustände durch primär verminderte Energieaufnahme. Es liegt ein ausgeprägter Gewichtsverlust mit Verlusten von Körperzell- und Körperfettmasse vor, im fortgeschrittenen Stadium Atrophie innerer Organe. Niedrig normaler Albuminspiegel, keine Ödeme.
- **Wasting** (engl. „Schwund"): Im weiteren Sinn Verfall, Kräfteverfall mit Gewichtsverlust, im engeren Sinn als „muscle wasting" fortgeschrittener Muskelabbau. Feststehender Begriff bei AIDS als „wasting syndrom" = unbeabsichtigter Gewichtsverlust > 10 % und chronische Diarrhö (> 1 Monat) oder anhaltende Schwäche und Fieber, die sich ursächlich nur auf die HIV-Infektion zurückführen lassen.
- **Protein-Energie-Malnutrition** (engl. „protein-energy-malnutrition"): Keine einheitliche Definition; Hinweis, dass bei fortgeschrittener Fehlernährung zum Verlust von Fettmasse ein Verlust von Muskel- und Körperzellmasse bzw. ein Mangel an viszeralen Proteinen kommt.
- **Sarkopenie:** Verlust an Muskelmasse bei längerer körperlicher Inaktivität und Bettlägerigkeit.

Häufigkeit und Risikofaktoren

Die Ausprägung einer Fehlernährung wird durch konstitutionelle, nicht krankheitsabhängige und krankheitsbedingte Faktoren bestimmt, außerdem durch die Hospitalisierung selbst. Dies erklärt die interindividuellen Unterschiede und auch die Varianz von Fehlernährung bei unterschiedlichen Patientenkollektiven. Eine individuelle Evaluation der im Einzelfall bestehenden Form und Ursache einer Fehlernährung ist daher notwendig.

- **Häufigkeit:** Je nach der Patientenstruktur sind 20–50 % der Klinikpatienten fehlernährt. Bis zu ¾ der stationären Patienten werden während des Krankenhausaufenthalts fehlernährt und erleidet somit eine Verschlechterung ihres Ernährungszustandes.
- **Risikogruppen:** Alte Menschen, Frauen, allgemeinmedizinische und internistische Patienten sowie auch Patienten in Lehrkrankenhäusern (viel Diagnostik und somit Nüchternphasen, wenig Zeit für den Patienten) im Vergleich zu Patienten in regionalen Krankenhäusern.

Ursachen

Die multifaktoriellen Ursachen müssen im Einzelfall individuell im Rahmen einer ausführlichen Eigen- aber auch Fremdanamnese des Patienten erhoben werden (☞ Tab. 9.17-2). Sie sind die Basis für die danach gewählte Diagnostik zur Festlegung der Art der Fehlernährung und damit auch für die notwendige Therapie.

Tab. 9.17-2 Ursachen einer Fehlernährung

Allgemeine Faktoren	◆ Appetitlosigkeit ◆ Geschmacks- und Geruchsstörungen ◆ Übelkeit und Erbrechen ◆ Diarrhö / Steatorrhö ◆ Atemnot ◆ Schmerzen ◆ Niedriger oder erhöhter Energie- und Nährstoffbedarf ◆ Schlechter Zahnstatus ◆ Schluckstörungen ◆ Maldigestion / Malabsorption ◆ Immobilität ◆ Unselbstständigkeit beim Essen ◆ Alkohol- und Nikotinkonsum ◆ Mehrfachmedikation
Krankheitsbezogene Faktoren	◆ Gastrointestinale Erkrankungen ◆ Endokrine Erkrankungen ◆ Herz- und Lungenerkrankungen ◆ Krebserkrankungen ◆ Leber- und Nierenerkrankungen ◆ Zerebrale Erkrankungen ◆ Psychiatrische Erkrankungen ◆ Rezidivierende Infektionen ◆ Komplikationen ◆ Multimorbidität
Hospitalisierungsbedingte Faktoren	◆ Häufige Nüchternphasen ◆ Art der Therapie ◆ Krankenhausessen ◆ Kostformen mit Einschränkungen ◆ Langer Krankenhausaufenthalt
Soziale Faktoren	◆ Isolation ◆ Finanzielle Probleme

Folgen

Ein Verlust an Körpermasse mit Änderungen der Körperzusammensetzung (☞ Kap. 6.2) sowie ein Verlust an Organmasse führen zu Störungen physiologischer Funktionen. Zahlreiche Untersuchungen belegen den Einfluss einer Fehlernährung auf die individuelle Prognose des Patienten. So steigert eine progrediente Fehlernährung die Morbidität, erhöht die Komplikationsrate, senkt die individuelle Therapietoleranz, die Immunkompetenz, die allgemeine physische und psychische Verfassung und erhöht die Mortalität eines Patienten. Sie verlängert zudem den Krankenhausaufenthalt und erhöht die individuell entstehenden Gesundheitskosten.

9.17.3 Diagnostik

Erhoben werden müssen Normal- und Grenzwerte folgender diagnostischer Parameter (☞ Tab. 9.17-3 sowie Kap. 6.1–6.3).

Tab. 9.17-3 Diagnostische Maßnahmen zur Erfassung und Klärung der Ursachen einer Fehlernährung

Art der Fehlernährung	Zielgröße zur Erfassung	Maßnahme zur Diagnostik	Maßnahme zur Klärung der Ursache
Unterernährung	Fettmasse	◆ BMI (kg/m²) ◆ Trizepshautfaltendicke (mm)	◆ Erfassung der Nahrungsaufnahme ◆ Diagnostik der Malassimilation ◆ Bestimmung des Ruheenergieverbrauchs
Mangelernährung			
Krankheitsassoziierter Gewichtsverlust	Gewichtsveränderungen	Quantifizierung der unbeabsichtigten Gewichtsveränderung nach Morrison und Hark bzw. nach Naber et al. (☞ Tab. 9.17-4)	◆ Bestimmung der Krankheitsaktivität (☞ unten) ◆ Erfassung der Nahrungsaufnahme ◆ Diagnostik der Malassimilation ◆ Bestimmung des Ruheenergieverbrauchs
Eiweißmangel	Somatischer (Muskelmasse) und viszeraler (Plasmaeiweiß-Konzentrationen) Körpereiweißbestand	Erfassung der Muskelmasse: ◆ Armmuskelfläche (AMA in mm²) ◆ Kreatininhöhen-Index (mg/24 h) ◆ Erfassung der viszeralen Proteinsynthese: Bestimmung verschiedener Serumproteine	◆ Erfassung der Nahrungsaufnahme ◆ Serum-Albuminspiegel
Spezifischer Nährstoffmangel	Symptomatik des Patienten (☞ Tab.9.17–5)	◆ Anamnese ◆ Klinische Untersuchung ◆ Gezielte Untersuchungen, z. B. klinisch-chemische Untersuchungen, Funktionstests	◆ Erfassung der Nahrungsaufnahme ◆ Diagnostik der Malassimilation

Unterernährung

- **Basisdiagnostik:** Zielgröße zur Erfassung der Unterernährung ist die Fettmasse, die bei anhaltender Unterernährung reduziert ist, mittels Body-Mass-Index (BMI in kg/m² ☞ Kap. 6.2): Er hat eine enge Beziehung zum prozentualen und absoluten Fettgehalt des Körpers. Eine weiterführende Diagnostik ist angezeigt bei schlanken und untergewichtigen Personen und Unterschreiten eines BMI von 18,5 kg/m² bei Erwachsenen und der 10. Perzentile bei Kindern und Jugendlichen.

◆ **Weiterführende Diagnostik:**
- THF (☞ auch Kap. 6.2): Als Maß für das subkutane Fettgewebe; ein signifikanter Fettmassenverlust besteht bei einer Trizepshautfalte unter der 10. Perzentile.
- Zur Klärung der Ursachen: Quantitative und qualitative Erfassung der Nahrungsaufnahme, gastroenterologische Diagnostik (Malassimilation?) sowie einer Bestimmung des Ruheenergieverbrauchs mittels indirekter Kalorimetrie oder durch Abschätzen mittels verschiedener Formeln.

! Sowohl die Werte des BMI als auch des THF werden beeinflusst durch den Hydrationsstatus des Körpers: Bei Wassereinlagerungen bei noch normalem BMI bzw. einer THF kann bereits eine Unterernährung vorliegen.

Mangelernährung

Krankheitsassoziierter Gewichtsverlust

Zielgröße zur Erfassung des krankheitsassoziierten Gewichtsverlusts sind ungewollte Gewichtsveränderungen und die Krankheitsaktivität.

Gewichtsveränderungen

Die Quantifizierung der Gewichtsveränderung nach Morrison und Hark [3] bzw. nach Naber et. al [6] hat den Vorteil, sich nicht streng auf ein 6- oder 3-Monats-Intervall zu beziehen (☞ Tab. 9.17-4). Damit werden auch folgende Patientengruppen beachtet:

- Patienten, die in den letzten 6 Monaten gewichtsstabil waren
- Patienten, die an Gewicht zugenommen haben, deren aktuelles Gewicht aber noch unter ihrem stabilen Ausgangsgewicht liegt.

Ein unbeabsichtigter Gewichtsverlust über 10 % in den vergangenen 6 Monaten ist mit einem ungünstigen klinischen Verlauf eines Patienten verbunden. Bei Tumorpatienten und Patienten mit COPD ist der Gewichtsverlust ein von der Schwere der Erkrankung unabhängiger Risikofaktor.

Tab. 9.17-4 Graduierung des unbeabsichtigten Gewichtsverlustes (nach Pirlich [7])

Nach Morrison und Hark [3]		
Zeitraum	Signifikanter Gewichtsverlust	Schwerer Gewichtsverlust
1 Woche	1–2 %	> 2 %
1 Monat	5 %	> 5 %
3 Monate	7,5 %	> 7,5 %
6 Monate	10 %	> 10 %
12 Monate	> 20 %	> 20 %
Nach Naber et al. [6]		
Signifikanter Gewichtsverlust = aktuelles Gewicht < 90 % des „üblichen Gewichts" (übliches Gewicht: Stabiles Gewicht in einem längeren Zeitraum, mind. 6 Mon. vor der Evaluation)		

Krankheitsaktivität
Diese wird bestimmt durch Klärung der Ursachen.
- Allgemeine Zeichen: Unbeabsichtigter Gewichtsverlust (evtl. ausschließliches Zeichen der Krankheitsaktivität), Fieber, Nachtschweiß, Leistungsminderung, Schmerzen
- Laborparameter: v.a. Serum-Albumin (auch als eigenständiger prognostischer Parameter bei vielen Erkrankungen), aber auch Akut-Phase-Proteine:
  - Unauffällig: Albumin > 40 g/l
  - Grenzwertig: Albumin 35–40 g/l
  - Vermindert: Albumin 30–35 g/l
  - Stark vermindert: Albumin: < 30 g/l
  - Akut-Phase-Proteine: z.B. C-reaktives Protein (CrP) für kurzfristige Änderungen

Niedrige Albuminkonzentrationen gehen mit einem Verlust von Körperzellmasse und mit einer hohen Krankheitsaktivität einher. Bei der Beurteilung von Serumalbuminkonzentrationen sind die Syntheseleistung der Leber, der Flüssigkeitshaushalt und Eiweißverluste als unabhängige Einflussgrößen zu berücksichtigen.

Eiweißmangel

9

Zielgröße zur Erfassung eines Eiweißmangels ist der Körpereiweißbestand, die Muskelmasse als somatische und die Plasma-Eiweißkonzentrationen als viszerale Proteinspeicher. Eiweißmangel führt zum Verbrauch somatischer Proteinspeicher, so dass Plasma-Eiweißkonzentrationen und damit die viszeralen Eiweißspeicher zunächst zu Lasten der Muskulatur aufrechterhalten werden.

Symptome und diagnostische Parameter
Mit Eiweißmangel assoziierte Symptome: Muskelschwäche, Muskelatrophie, Ödeme, Aszites, Wundheilungsstörungen, Dekubitus, Alopezie und Hepatomegalie. Zur Diagnostik werden folgende Parameter erhoben:
- Erfassung der **Muskelmasse:**
  - Armmuskelfläche (= arm muscle area, AMA in m^2) unter der 10. Perzentile
  - Kreatininhöhen-Index (mg/24 h) unter 80 %. Zu berücksichtigende Einflussfaktoren auf die Kreatininausscheidung im Urin: Niereninsuffizienz, fleischfreie Kost (führen zu erniedrigt er Kreatininausscheidung), fleischreiche Kost, hohe körperliche Aktivität, Fieber, Infektionen und Trauma (führen zu erhöhter Kreatininausscheidung) Messfehler: Häufige Fehlerquellen im klinischen Alltag sind Urinsammelfehler.
- Erfassung der **viszeralen Eiweißsynthese:** Bestimmung verschiedener Serumproteine (☞ unten). Beeinflussende Faktoren sind Ernährung, Krankheitsaktivität, bestimmte Erkrankungen und Hydratationsstatus. Krankheitsbedingte Veränderungen können z.B. so groß sein, dass die Proteinkonzentrationen zur Bestätigung der Diagnose Mangelernährung nicht spezifisch genug sind.
  - Serumalbuminspiegel geben einen Hinweis auf einen Eiweißmangel. Prä-Albumin wird bei seiner kürzeren Halbwertszeit derzeit aber bevorzugt. Andere Serumproteine wie Transferrin, retinolbindendes Globulin und CHE werden zur Basisdiagnostik nicht empfohlen.

– Andere Serumproteine wie Transferrin und retinolbindendes Globulin werden zur Basisdiagnostik nicht empfohlen.

Wichtige Maßnahme zur Klärung der Ursachen eines Eiweißmangels ist die quantitative und qualitative Erfassung der Nahrungsaufnahme.

Spezifischer Nährstoffmangel

Zielgröße zur Erfassung spezifischer Nährstoffmängel – Mangel an essentiellen Nährstoffen: Wasser, essentielle FS, Mineralstoffe, Spurenelemente, Vitamine – ist die Symptomatik des Patienten. Nährstoffdefizite zeigen sich in Form charakteristischer klinischer Symptome (☞ Tab. 9.17-5).

Tab. 9.17-5 Auswahl klinischer Symptome, die auf einen spezifischen Nährstoffmangel hinweisen können

Klinischer Befund	Mögliches Ernährungsdefizit
Hautveränderungen	
Punktförmige Hautblutungen	Vitamin A, C
Purpura (Unterhautblutungen)	Vitamin C, K
Pigmentation	Niacin
Geringer Turgor	Wasser
Ödeme	Eiweiß, Vitamin B_1
Blässe	Folsäure, Eisen, Biotin, Vitamin B_{12}, B_6
Dekubitus	Eiweiß, Energie
Seborrhöische Dermatitis	Vit. B_6, Biotin, Zink, essentielle FS
Schlechte Wundheilung	Vit. C, Eiweiß, Zink
Mund und Lippen	
Glossitis	Vit. B_2, B_6, B_{12}, Niacin, Eisen, Folsäure
Gingivitis	Vitamin C
Anguläre Fissuren, Stomatitis	Vit. B_2, Eisen, Eiweiß
Cheilose	Niacin, Vit. B_2, B_6, Eiweiß
Blasse Zunge	Eisen, Vit. B_{12}
Atrophische Papillen	Vit. B_2, Niacin, Eisen
Augen	
Blasse Konjunktiva	Vit. B_{12}, Folat, Eisen
Nachtblindheit, Keratomalazie	Vit. A
Photophobie	Zink
Neurologisch	
Desorientiertheit, Verwirrung	Vit. B_1, B_2, B_{12}, Wasser
Depression Lethargie	Biotin, Folsäure, Vitamin C
Schwäche, Lähmung der Beine	Vitamin B_1, B_6, B_{12}, Pantothensäure
Periphere Neuropathie	Vitamin B_2, B_6, B_{12}
Ataktischer Gang	Vitamin B_{12}
Hyporeflexie	Vitamin B_1
Zuckungen, Krämpfe	Vit. B_6, Kalzium, Magnesium
Sonstiges	
Durchfall	Niacin, Folat, Vit. B_{12}
Appetitlosigkeit	Vitamin B_{12}, B_1, C
Übelkeit	Biotin, Pantothensäure
Müdigkeit, Apathie	Energie, Biotin, Magnesium, Eisen

Bei ausgeprägtem Mangel treten je nach Nährstoff typische Veränderungen auf. In frühen Stadien des Mangels sind die Symptome jedoch relativ unspezifisch. Häufig besteht auch eine Kombination mehrerer Nährstoffdefizite, so dass Symptome nicht immer eindeutig einem Nährstoffdefizit zugeordnet werden können.
Eine ausführliche Anamnese und klinische Untersuchung einschließlich einer quantitativen und qualitativen Erfassung der Nahrungsaufnahme (z.B. Essprotokoll über mindestens 3 Tage) geben Hinweise auf die Art möglicher Nährstoffdefizite. Diese können durch gezielte Untersuchungen, z.B. Mineralstoff-, Spurenelement- und Vitaminbestimmungen, Bestimmungen der Knochendichte, verifiziert werden.

Weiterführende Diagnostik

Eine differenzierte Messung der Körperzusammensetzung kann im Hinblick auf die Abgrenzung der verschiedenen Fehlernährungstypen und auch im Hinblick auf das Ausmaß des jeweils bestehenden Problems weiterführen. Für die klinische Praxis müssen die „Methoden" einfach und kostengünstig sein. Zur Verfügung stehen die Anthropometrie (☞ Kap. 6.2.2), der Kreatinin-Index (☞ Kap. 6.3.2) und die bioelektrische Impedanzanalyse (BIA ☞ Kap. 6.3.2).

Fazit

Der Oberbegriff „Fehlernährung" umfasst alle klinisch relevanten Ernährungsdefizite. Insbesondere bei fortschreitendem krankheitsassoziiertem Gewichtsverlust muss mit zusätzlichen Ernährungsdefiziten gerechnet werden. Umgekehrt besteht eine enge Beziehung zwischen Krankheitsschwere und Fehlernährung. Zur Erfassung der verschiedenen Formen der Fehlernährung sind aufgrund der unterschiedlichen Zielgrößen auch unterschiedliche Maßnahmen zur Diagnostik notwendig. Deshalb lässt sich auch mit einem globalen Marker des Ernährungsstatus wie dem BMI eine Fehlernährung bei Krankheit nicht ausschließen. Schließlich sind die Ursachen einer Fehlernährung individuell und multifaktoriell und bedürfen einer individuellen Evaluation. Aufgrund der hohen Prävalenz der Fehlernährung in der Klinik und der Bedeutung der Fehlernährung für die individuelle Prognose eines Patienten ist es sinnvoll auf der Basis der dargelegten Definitionen und Diagnoseparameter einen klinikinternen Standard zur problemorientierten Erfassung einer Fehlernährung festzulegen, um frühzeitig adäquat ernährungsmedizinisch intervenieren zu können.

9.18 Onkologische Erkrankungen

Peter Holzhauer, Heide Koula-Jenik

9.18.1 Prävention

Epidemiologische Beobachtungen zeigen einen Zusammenhang zwischen einzelnen Nahrungsmittelgruppen bzw. Zubereitungsformen und der Entstehung maligner Tumore. Nach einer Einschätzung des American Institute for Cancer Research und des World Cancer Research Fund könnten 30–40 % aller malignen Erkrankungen durch eine entsprechende Ernährungs- und Lebensweise (☞ Empfehlungen) verhindert werden.

Empfehlungen zur Prävention

Folgende Empfehlungen zur Risikosenkung haben das National Cancer Institute (NCI) und das American Institute for Cancer Research (AICR) in dem Werk „Food, Nutrition and the Prevention of Cancer: a global perspective" herausgegeben:

Lebensstil

- Vorwiegend pflanzliche Kost mit verschiedenem Gemüse, Obst, Hülsenfrüchten und wenig verarbeiteten stärkereichen Grundnahrungsmitteln (Vollkornprodukte, Kartoffeln) zuführen.
- KG im Normbereich (BMI = 19–25 kg/m^2) halten; Gewichtsschwankungen von mehr als 5 kg im Erwachsenenalter vermeiden.
- Körperliche Betätigung steigern; bei überwiegend sitzender beruflicher Tätigkeit tägl. 1 Std. leicht (z. B. zügig spazieren gehen) und 1 Std. in der Woche stark körperlich belasten.
- Alkohol (ist Genussmittel, kein Getränk!) möglichst meiden; ansonsten täglich auf zwei alkoholische Getränke für Männer und eines für Frauen begrenzen, auf Rauchen möglichst verzichten.

Auswahl der Lebensmittel

- 3–5 Portionen (400–800 g) Gemüse oder Obst tägl., Gemüse bevorzugen
- Maximal 2–3 Portionen (200 g) Fleisch pro Woche bzw. 80 g pro Tag; Geflügel, Fisch und Wild bevorzugen; gepökeltes Fleisch möglichst völlig meiden
- 5–7 Portionen (600–800 g) wenig verarbeitete Vollkornprodukte (Brot, Nudeln, Reis, Müsli), Hülsenfrüchte und Kartoffeln tägl., Verzehr von raffiniertem Zucker bzw. Süßigkeiten einschränken.
- Fettzufuhr auf unter 30 % der der Gesamtenergie senken, v. a. Fette tierischer Herkunft einschränken, auf versteckte Fette in Wurst, Käse, Gebäck und Süßwaren achten.
- Pflanzliche Öle mit einfach ungesättigten FS bevorzugen, z. B. Rapsöl oder Olivenöl.

Umgang mit Lebensmitteln

- Salzzufuhr limitieren (< 6 g/Tag); lieber auf frische Kräuter und Gewürze zurückgreifen.
- Lebensmittel, die lange bei Zimmertemperatur gelagert worden sind, verwerfen insbesondere sichtbar verschimmelte oder verfaulte Lebensmittel.
- Verderbliche Lebensmittel im Kühlschrank aufbewahren oder einfrieren.
- Gemüse und Obst immer gründlich waschen; äußere Blätter entfernen; die Schale zusätzlich mit einem trockenen Tuch abreiben.

- Niedrige Zubereitungstemperaturen wählen, nur selten in direkter Flamme gegrilltes Fleisch sowie gepökeltes oder geräuchertes Fleisch essen; verkohlte Lebensmittel grundsätzlich verwerfen.

Supplemente / Nahrungsergänzungsmittel

Sind bei ausgewogener Ernährung zur Krebsvorbeugung nicht notwendig; kein Ersatz für eine gesunde Ernährung mit einem hohen Gemüse- und Obstkonsum, da vermutlich das Zusammenspiel der gesamten Inhaltsstoffe (Sekundäre Pflanzenstoffe ☞ Kap. 2.5) die vorbeugenden Effekte hervorruft; bisher gibt es keine ausreichenden Daten für die Einnahme von Einzelsubstanzen; Ausnahme: bei nachgewiesenem Mangel gezielt ausgleichen.

! Die unkontrollierte Einnahme von hoch dosierten Einzelnährstoffen kann sogar negative Folgen haben und das Krebsrisiko erhöhen.

Tipps für Patienten

Zu bevorzugende und zu meidende Lebensmittel

- Vorwiegend **pflanzliche Kost** mit viel verschiedenem Gemüse, Obst, Hülsenfrüchten und stärkereichen Grundnahrungsmitteln empfehlen. Auf einen geringen Verarbeitungsgrad (z.B. Vollkornbrot, Vollkornreis, Vollkornnudeln, Müsli) achten. **Cave:** Viele vermeintlich gesunde Frühstückszerealien enthalten viel Zucker und wenig Ballaststoffe, deshalb Müsli am besten selber mischen.
- Tägl. **3–5 Portionen** (1 Portion = eine Hand voll) verschieden farbiges Gemüse oder Obst essen. Gemüse ist dabei zu bevorzugen. 1 Glas Gemüse- oder Obstsaft darf eine Portion ersetzen. Gemüse und Obst abwechselnd roh und gekocht essen.
- Maximal 2 Portionen **Fleisch / Woche** (Geflügel und Wild bevorzugen) zuführen und 1–2-mal / Woche Fisch (Portion etwa 200 g), geräucherten Fisch eher seltener
- Mind. 1,5–2 l **Flüssigkeit** / d, geeignet sind kalorienfreie Getränke wie Mineralwasser und Kräuter-, Früchte- oder grüner Tee.
- **Alkohol** nur selten trinken; nicht als Getränk, sondern als Genussmittel betrachten! Frauen sollten nicht mehr als 10 g, Männer 20 g / d zu sich nehmen (20 g Alkohol entsprechen etwa 0,5 l Bier, 0,25 l Wein oder 0,06 l Weinbrand).
- An **Fett** sparen, v.a. Fette tierischer Herkunft einschränken, die sich häufig in Wurst, Käse, Gebäck und Süßwaren verstecken.
- Für die warme Küche **Öle mit einfach ungesättigten FS** bevorzugen, z.B. Rapsöl oder Olivenöl. Für Salate und die kalte Küche sind auch Öle mit mehrfach ungesättigten FS geeignet, z.B. Weizenkeimöl oder Sonnenblumenöl. **Cave:** Diese Öle sind besonders empfindlich, deshalb nur in kleinen Mengen und in dunklen Flaschen kaufen und kühl lagern!
- Auf **körperliche Bewegung** achten, d.h. 3–4-mal / Woche moderate sportliche Aktivitäten. Versuchen, die Bewegung tägl. in den Alltag einzubauen. Lieber das Fahrrad als das Auto nehmen, Rolltreppen und Fahrstühle meiden, gezielt kleine Spaziergänge machen, v.a. Bewegung an der frischen Luft tut dem Körper und der Seele gut.

Lagerung und Zubereitung

- Keine Lebensmittel essen, die lange bei **Zimmertemperatur gelagert** worden sind, insbesondere keine sichtbar verschimmelten oder verdorbenen Lebensmittel. Leicht verderbliche Lebensmittel im Kühlschrank aufbewahren oder einfrieren
- **Gemüse und Obst** immer gründlich waschen, die äußeren Blätter entfernen, die Schale zusätzlich mit einem trockenen Tuch abreiben
- Nur selten in direkter Flamme gegrilltes **Fleisch** sowie gepökeltes oder geräuchertes Fleisch essen. Fette nur kurz erhitzen und nicht über 180 °C (es darf nicht verrauchen). Grundsätzlich alte Fettreste aus der Pfanne entfernen. Verkohlte Lebensmittel, z. B. Fleisch oder Toast, grundsätzlich verwerfen.

9.18.2 Therapie bei Tumorpatienten

Die ernährungsmedizinische Betreuung von Krebspatienten ist zentraler Bestandteil im multimodalen Therapiekonzept, auch wenn durch eine Ernährungstherapie allein keine Heilung bewirkt werden kann und eine wesentliche Beeinflussung des Tumorwachstums unwahrscheinlich ist. Der Ernährungszustand hat jedoch Einfluss auf eine Vielzahl klinisch relevanter Parameter wie Morbidität, Therapietoleranz, Immunstatus und Komplikationsrate. Für den Patienten ist der Ernährungszustand, v. a. hinsichtlich Lebensqualität und Allgemeinbefinden ein wichtiger Faktor und steht für ihn und die Familie häufig im Mittelpunkt.

! Schwerkranke Patienten sind besonders für Wunderheiler oder viel versprechende Außenseiterdiäten offen. Deshalb benötigen sie möglichst frühzeitig eine fachkundige Ernährungsberatung.

Mangelernährung

Ein ungewollter Gewichtsverlust ist häufig der erste Hinweis auf eine bereits bestehende Tumorerkrankung. So weisen 50–80 % der Krebspatienten bereits zum Zeitpunkt der Diagnosestellung einen ungewollten Gewichtsverlust auf, der bei 16 % der Patienten mehr als 10 % beträgt. In ihrer schlimmsten Form wird die Mangelernährung bei Tumorpatienten auch als Tumorkachexie bezeichnet.

Kennzeichen der Mangelernährung

- Anorexie (Fehlen des Antriebs zur Nahrungsaufnahme) und frühzeitiges Sättigungsgefühl
- Asthenie (Schwäche)
- Gewichtsverlust (Fettgewebe und Muskulatur)
- Anämie und Müdigkeit
- Ödeme
- Geschwächte Abwehrfunktion
- Verminderte motorische und mentale Funktionen
- Reduzierte Aufmerksamkeit
- Verminderte Lebensqualität

Ursachen der Mangelernährung

Die Ursachen sind letztendlich noch nicht geklärt: Im multifaktoriellen Geschehen kombinieren sich verminderte Energie- und Nährstoffaufnahme (exogener Hungerzustand) und Stoffwechselveränderungen auf Basis spezifischer humoraler und inflammatorischer Reaktionen (endogener Hungerzustand).

- **Veränderungen im Stoffwechsel:**
  - Proteinstoffwechsel: Erhöhter Proteinumsatz und Muskelproteinabbau bei gleichzeitiger Verringerung der Proteinsynthese in der peripheren Muskulatur (kein Proteinspareffekt)
  - Fettstoffwechsel: Verlust an Körperfettmasse als Folge einer hohen Lipolyse- und Fettoxidationsrate (durch Glukosezufuhr nicht zu unterbrechen)
  - Kohlenhydratstoffwechsel: Erhöhter Glukose-Umsatz und erhöhte Glukoneogenese aus AS und Laktat bei gleichzeitig eingeschränkter Glukose-Oxidation und gesteigerter Laktatproduktion
- **Vermutliche Mediatoren der Tumorkachexie:**
  - Inflammatorische Zytokine wie TNFa, Interleukin-1, Interleukin-6 und Interferon-g, sowie Leukemia Inhibitory Factor (LIF) und Ciliary Neurotrophic Factor (CNTF)
  - Von Tumorzellen sezernierte Proteine wie Proteolysis Inducing Factor (PIF) und Lipid Mobilizing Factor (LMF).

9

! Der Aufbau von Körpersubstanz bei bereits bestehender Mangelernährung ist schwierig, deshalb immer frühzeitig ernährungsmedizinisch intervenieren.

Folgen der Mangelernährung

- Reduzierter Allgemeinzustand und verminderte Lebensqualität
- Erhöhte Komplikationsraten (OP, Chemo- oder Strahlentherapie)
- Erhöhte Morbidität und Mortalität
- Einschränkung der Therapietoleranz
- Verschlechterung des Immunstatus, Wundheilungsstörungen
- Verminderte Hemmung der Tumorprogredienz
- Zunehmende Immobilität und soziale Isolation
- Müdigkeit und Abgeschlagenheit

! Eine Mangelernährung verschlechtert damit letztendlich die Prognose des Patienten und kann die Durchführung einer notwendigen, adäquaten Therapie verhindern.

Energie- und Nährstoffbedarf

Energiebedarf

- Der Gesamtenergiebedarf ist trotz erhöhten Ruheenergiebedarfs nicht erhöht (adaptive Abnahme der körperlichen Aktivität).
- Selten ist eine tägl. Energiezufuhr von mehr als 35 kcal/kg KG notwendig.
- Stark hyperkalorische Ernährungstherapie nicht mehr üblich; stattdessen Nährstoffrelationen an die metabolischen Veränderungen anpassen.

Nährstoffbedarf

Grundlage der Dosierung an Makro- und Mikronährstoffen sind derzeit noch die für gesunde Personen angegebenen Empfehlungen der Fachgesellschaften (ASPEN 2002). Zu beachten sind die Stoffwechselveränderungen (metabolisch adaptierte Ernährung):

- Gesundes Gewebe: Erhöhte Lipidoxidation und gesteigerte Utilisation exogen zugeführter Fette → Fettanteil von über 35 % der Gesamtenergiezufuhr empfehlenswert (Auswahl der Fette: bisher nur vorläufige Antworten möglich; günstig scheinen Fischöl und MCT-Fette zu sein)
- Tumorzellen: Deckung des Energiebedarfs bevorzugt durch Glukose. **Cave:** unabhängig vom Angebot!
- Eiweißbedarf erhöht: 1,2–1,5 g/kg KG
- Mikronährstoffe: Minimum = Zufuhrempfehlungen für die künstliche Ernährung gesunder Personen (→ künstliche Ernährung); **Cave:** industriell gefertigte Infusionslösungen (3-Kammer-Beutel, Standardbeutel) enthalten zwar meist Elektrolyte, aber keine Vitamine, Mineralstoffe und Spurenelemente!

! Diese Besonderheiten des Stoffwechsels bei Karzinompatienten legen es nahe, im Ernährungsregime Fett auf Kosten der KH anzureichern und viel Protein zuzuführen.

Medikamentöse Therapie

Tab. 9.18-1 Übersicht über die medikamentöse Therapie bei Tumorpatienten.

Präparat	Postulierte Wirkung	Outcome
Megestrolazetat, (160–) 480–800 mg/d	• Appetitsteigerung • NW!	Anstieg: Appetit, Gewicht, Fettmasse, Wasser, indifferent BCM
Medroxyprogesteron, +1000–2000 mg/d	• Appetitsteigerung • NW!	Anstieg: Appetit, Gewicht, Fett, Wasser, indifferent BCM
Pentoxyfyllin	TNF α-Antagonismus	Kein sicherer Benefit
Dronabinol, 7,5 mg/24 h	Appetitsteigerung	• Gewichtsanstieg nicht signifikant • LBM (Lean body Mass)
Cyproheptadien	Appetitsteigerung	Gewichtsanstieg fraglich
Oxandrolon, 0,2–0,25 mg kg KG/d	Anabolikum FDA zugelassen	Anstieg: Appetit, Gewicht, LBM
Omega-3-FS, 6 g/d	Zytokinproduktion sinkt, LMF und PIF sinkt	Gewichtsanstieg, bei Pankreaskarzinom verlängerte ÜLR
Ibuprofen + Megestrol, (1200 mg/480 mg)	Unklar	Gewichtsanstieg

Ziele der Ernährungstherapie

- Stabilisierung und Verbesserung des Ernährungszustands
- Steigerung des Appetits/Verbesserung der Nahrungsaufnahme
- Erreichen einer besseren körperlichen Leistungsfähigkeit
- Steigerung der Mobilität/Vermeidung von Immobilität
- Verbesserung des Allgemeinbefindens und der Lebensqualität

- Erhalt der sozialen Integrität
- Besseres Ansprechen auf Chemo- bzw. Strahlentherapie
- Geringere subjektive Beschwerden durch Chemo- bzw. Strahlentherapie
- Verminderung der Komplikationsrate (Infektionen etc.)
- Weniger Komorbiditäten und Senkung der Kosten

! Wesentliches Ziel der Ernährungstherapie bei Tumorpatienten ist es, den Ernährungszustand zu stabilisieren und eine weitere Verschlechterung aufzuhalten oder zu verzögern. Dabei ist eine Ernährungstherapie immer frühzeitig einzuleiten.

Ernährungstherapeutische Maßnahmen

Stufenplan der Ernährung für Tumorpatienten
Orale Ernährung:
- Vollkost bzw. leichte Vollkost als abwechslungsreiche Wunschkost, d.h. Berücksichtigung von Aversionen und Präferenzen
- Adaptierte Vollkost, Anpassung durch spezielle Zubereitungsmethoden, z.B. passiert, flüssig
- Spezielle Nährstoffzusammensetzung, z.B. laktosefrei, mit MCT-Fetten
- Vollkost mit Zusatznahrung (bilanzierte Trinknahrungen, Supplemente)

Künstliche Ernährung:
- **Enterale Ernährung** (auch als heimenterale Ernährung): ☞ Kap. 10.2
- **Parenterale Ernährung** (auch als heimenterale Ernährung): ☞ Kap. 10.3

9

Indikationen für orale Ernährungsformen

Normale orale Ernährung
- Grundsätzlich so lange wie möglich beibehalten (stärkt das psychische und soziale Wohlbefinden)
- Individuelle Ernährungsgewohnheiten und krankheits- bzw. therapiebedingte Gegebenheiten (z.B. Appetitlosigkeit, Geschmacksveränderungen, Übelkeit) berücksichtigen (adaptierte Wunschkost)
- Maßnahmen (☞ Tipps für die Patienten)

Trinknahrung
☞ auch Kap. 10.2, 10.3, 12.3 und 12.4
Ist trotz individueller Ernährungsmodifikationen eine normale orale Ernährung nicht mehr ausreichend möglich, erfolgt als nächste Maßnahme Zusatznahrungen, z.B. Getränke, Suppen oder Joghurts; spezielle Zusammensetzungen und Geschmacksrichtungen möglich. **Cave:** Regelmäßig überprüfen, ob Kaloriendefizit ausreichend ausgeglichen werden kann.

! Bei allen oralen Ernährungsformen muss eine normale Funktion des Magen-Darm-Trakts gewährleistet sein und die psychische Bereitschaft zum Essen bestehen.

Indikationen für enterale Ernährung

- Wenn orale Ernährungsformen nicht ausreichen, um Gewichtsverlust aufzuhalten. Die enterale Ernährung ist komplikationsärmer und kostengünstiger, und sie fördert die normale Verdauungsphysiologie.
- Selbst eine kurzfristige enterale Ernährung über eine PEG kann zu einer wesentlichen Verbesserung des Ernährungszustandes und der Therapietoleranz beitragen, v. a. bei Patienten mit grenzwertigem oder reduziertem Zustand vor der Durchführung einer aggressiven Chemo- und/oder Strahlentherapie

Indikationen für parenterale Ernährung

- Eine parenterale Ernährung ist notwendig z. B. bei stenosierenden Tumoren des Gastrointestinaltrakts bzw. bei vorliegender Übelkeit, Erbrechen, Völlegefühl, Durchfällen, Schleimhautentzündungen oder frühzeitigem Sättigungsgefühl.
- **Cave:** Ist bereits ein zentraler Zugang (Portanlage) für die Therapie vorhanden, dann ist die parenterale Versorgung evtl. der enteralen vorzuziehen (Einzelfallentscheidung); v. a. bei kurzfristiger Therapie ist es nicht sinnvoll, einen weiteren Zugang für die enterale Ernährungstherapie zu legen

! Ein aufklärendes Gespräch mit dem Patienten ist bei künstlichen Ernährungsformen unerlässlich. Es sollte immer darauf hingewiesen werden, dass es sich bei der künstlichen Zusatzernährung nicht um eine „letzte Maßnahme“ handelt, sondern diese dazu geeignet ist, den Organismus zu stärken und einer Therapie zugänglicher zu machen.

Tipps für die Patienten

Appetitlosigkeit

- Mehrere kleine Mahlzeiten (auch nachts) zuführen.
- Starke Essensgerüche vermeiden.
- Nur zwischen den Mahlzeiten trinken.
- Mahlzeiten appetitlich anrichten (auch passierte Kost).
- Appetitanregende Getränke zuführen.
- Lebensmittel nach Lust, nicht nach gesundheitlichen Aspekten aussuchen.

Gewichtsverlust

- Mehrere kleine Mahlzeiten (auch nachts) zuführen.
- Mahlzeiten mit Kalorien anreichern (Butter oder Sahne).
- Bei Milchprodukten vollfette oder sahnige Varianten auswählen.
- Kalorienangereicherte Zwischenmahlzeiten, z. B. Trinknahrung, zu sich nehmen.
- Möglichkeiten einer supportiven Ernährungstherapie (enteral, parenteral) mit dem Arzt besprechen.

Übelkeit/Erbrechen

- Starke Essensgerüche vermeiden.
- Langsam essen und trinken.
- Gründlich kauen.

- Viele kleine Mahlzeiten zuführen.
- Sehr fetthaltige und süße Lebensmittel meiden.
- Trockene Nahrungsmittel wie Toast, Knäckebrot oder Kekse essen (morgens vor dem Aufstehen besonders gut).
- Oberkörper beim Essen hoch lagern.
- Nach dem Essen Zähne putzen oder Pfefferminztee trinken.
- Flüssigkeits- und Elektrolytverluste ausgleichen.
- Bei Kau- und Schluckbeschwerden:
  - Kühle Speisen können Schmerzen lindern.
  - Krümelige Lebensmittel meiden oder einweichen.
  - Gut geeignet sind weiche, milde Lebensmittel (Cremesuppen, Joghurt).
  - Butter/Sahne im Essen erleichtert das Schlucken.
  - Bittere und saure Lebensmittel meiden.
  - Speisen pürieren.
  - Kohlensäurehaltige Getränke meiden.

Mundtrockenheit

- Wasserhaltige Lebensmittel bevorzugen (Obst, Suppen, Milchprodukte).
- Häufig kleine Schlucke trinken.
- Pfefferminz- und Zitronentee regen den Speichelfluss an.
- Saure Bonbons oder Zitrusfrüchte zwischendurch.

Durchfall

- Reichlich Flüssigkeit trinken (2,5–3 l).
- Fette/blähende Kost meiden.
- Pektinreiches Obst essen (Apfel, Banane, Möhre).
- Gut sind Reis- und Haferschleim, schwarzer Tee (5 Min. gezogen).
- Kaliumreiche Lebensmittel (Bananen) essen.
- Sauermilchprodukte statt frischer Milch zuzuführen.
- Bei Laktoseintoleranz auf Sojamilch zurückgreifen.
- Alkohol, Kaffee und kohlensäurereiche Getränke meiden.

Obstipation

- Viel trinken.
- Ballaststoffreiche Lebensmittel bevorzugen.
- Bei isolierten Ballaststoffen (Kleie, Leinsamen) unbedingt auf ausreichende Flüssigkeitszufuhr achten.
- Körperliche Bewegung.
- Vorsichtige Bauchmassagen durchführen.
- Bei hartnäckiger Verstopfung Ursachen vom Arzt abklären lassen.

CAVE

Verstopfung (Obstipation) ist die häufigste und hartnäckigste Nebenwirkung einer Schmerztherapie mit Opioiden (v. a. Kodein oder Morphin). Symptome reichen von Völlegefühl, Inappetenz, Übelkeit und Erbrechen bis hin zum Ileus und beeinträchtigen deutlich die Lebensqualität des Patienten. Systemische Behandlung mit Laxanzien erforderlich.

9.19 HIV-Infektionen und AIDS

Matthias Kraft, Markus Lerch

Mangelernährung stellt bei HIV-Patienten eine heterogene Gruppe von Ursachen dar, die es zu erkennen gilt und die entweder als Lipodystrophie-Syndrom und/oder als Wasting-Syndrom imponieren: Gewichtsverlust von mehr als 10 % bezogen auf Ursprungsgewicht (über 3 Mon.) einhergehend mit Fieber und/oder Diarrhö und/oder Asthenie ohne erkennbare Ursache. DD: Ausschluss einer infektiösen Genese sowie psycho-organischer Ursachen.

! Der Gewichtsverlust im Rahmen einer HIV-Erkrankung kann nicht nur in Kilogramm gemessen, sondern muss im Kontext der Lebensqualität sowie der körperlichen und geistigen Aktivität gesehen werden.

Pathogenese

Wasting Syndrom

- Gewichtsverlust > 10 % + Fieber oder Diarrhö. DD: Laktatazidose unter HAART
- Erhöhte Aktivität katabol wirksamer Zytokine und Hormone bei Regulationsstörungen des Immunsystems. Proteinkatabolismus wie bei Sepsis. Gesteigerte Oxidation und Speicherung von Triglyzeriden, Cholesterol meist erniedrigt. **Ätiologie** bislang noch nicht gänzlich geklärt:
- Unerkannte opportunistische Infektionen
- HIV-induzierte Organschädigung (Gastrointestinaltrakt, Nervensystem)
- Zu berücksichtigen: Medikamenten-Nebenwirkungen mit folgender Symptomatik:
  - Appetitlosigkeit, Erbrechen und Übelkeit (z.B. durch Zidovudin, Didanosin, Co-Trimoxazol, Erythromycin, Clarithromycin, Sulfadiazin)
  - Orale Ulzera (z.B. durch Zalcitabin)
  - Geschmacksstörungen (z.B. durch Zidovudin, Ritonavir)
  - Diarrhö (z.B. durch Protease-Inhibitoren, NtRTI, diverse Antibiotika)
  - Depression mit verminderter Nahrungsaufnahme (z.B. durch Efavirenz)

Lipodystrophie-Syndrom

Verlust subkutanen Fettgewebes i.G. zum Wasting Syndrom mit vornehmlich Muskelabbau.

Lipoatrophie und Lipohypertrophie bestehen nebeneinander. **Ätiologie:** Antiretrovirale Therapie mit HAART → Vermehrung des metabolisch aktiven viszeralen Fettgewebes, Lipolyse des subkutanen Fettgewebes → Dysfunktion des Fettgewebes.

Mögliche Ursachen:
- Vorübergehende Inhibition von Glut-4 → reversible Insulinresistenz
- Verminderte SREBP-1 Expression → verminderter PPAR-γ Expression → gestörte Adipozyten Differenzierung und vermehrte Apoptose
- Vermehrte Expression und Sekretion von TNF-α und IL-6 in Adipozyten
- Insulinresistenz führt zur Erhöhung der freien FS

! Neben dem Wasting Syndrom spielen vielfältige Veränderungen des Stoffwechsels bei Patienten mit HIV im Rahmen einer HAART (highly active antiretroviral therapy) eine wichtige Rolle, die es zu erkennen und zu therapieren gilt.

Klinik

Häufig unspezifischer Symptome, stadienabhängig:
- **Kategorie A:**
  - Akute HIV-Krankheit: mononukleos-ähnliches Bild
  - Latenzstadium
  - Generalisierte Lymphadenopathie: persistierende Lymphknotenschwellung > 3 Mon.
  - Häufig mit Seborrhoischer Dermatitis
- **Kategorie B:** Nicht AIDS definierende Infektionen
- **Kategorie C:** AIDS definierende Krankheiten
- **Ernährungsmedizinisch relevante Symptome:**
  - Orale und ösophageale Erkrankungen mit Dysphagie oder Odynophagie
  - Zahnfleischerkrankungen, Magenentleerungsstörungen mit Völlegefühl
  - Diarrhö, Laktoseintoleranz, Malabsorption / Maldigestion
  - Fieber, Dyspnoe, Antriebslosigkeit, mangelnde Bewegung
  - Soziales Umfeld, Drogenkonsum

9

Relevante Diagnostik und Therapieoptionen

Diagnostik

- Sorgfältige Anamnese und Klinik; HIV-spezifische Diagnostik: AK-Nachweis HIV 1 und 2 (Suchtest und Bestätigungstest in einer Blutprobe, Bestätigung in einer zweiten Blutprobe); HIV-Isolierung, Nukleinsäurenachweis-Test; Virusquantifizierung (Verlaufs- und Prognoseparameter); Bestimmung der CD4-Zellzahl (+ Viruslast zur Entscheidung der Therapieindikation)
- Alkoholismus und Drogenkonsum als Ursache der Mangelernährung erkennen
- Evaluation psychischer und sozialer Ursachen (Deprivation, Depression)
- Ausschluss Organmanifestation: Zerebrale Manifestationen als Ursache der Mangelernährung, z. B. HIV-assoziierte Enzephalopathie (HAE), multifokale Leukoenzephalopathie, Toxoplasmose, Lymphome
- Gastroenterologische Diagnostik bei Mangelernährung:
  - Opportunistische Infektionen
  - Exokrine Pankreasinsuffizienz, akute Pankreatitis (z. B. bei disseminierter CMV-Infektion, Tbc, häufig induziert durch Medikamente)

- Laktoseintoleranz
- Magenentleerungsstörung
- ◆ Diagnostik zum Ausschluss endokrinologischer Störungen:
- Basal Hyperkortisolismus: Erhöhter Ruheenergieumsatz bei jedoch verminderter Stimulierbarkeit der Nebennierenrinde unter Stress
- NNR-Insuffizienz: Primär (z.B. Ketoconazol)/ sekundär (z.B. Methadon, ZNS-Infektion); Autoptisch weisen 11 % der Patienten mit AIDS/ARC (AIDS-related complex) eine Nekrose der Adenohypophyse auf
- Hypogonadismus häufig bei Männern → bei Nachweis Therapieindikation (☞ unten)
- „Non-thyroidal illness" (low-T3 Syndrom durch verminderte Konversion)
- Störungen des Glukosestoffwechsels (insbesondere auch im Rahmen von Pentamidin-Inhalationen/Infusionen → zytolytischer Effekt auf Beta-Zellen des Pankreas, initial Hypoglykämie, bei progredienter Destruktion später Hyperglykämie)

Spezifische Ernährungsdiagnostik

- ◆ KG routinemäßig alle 2–3 Mon.: Verlust > 5 % leichte, > 10 % schwere Mangelernährung (Wasting)
- ◆ Erfassung des Ernährungszustands (☞ Kap. 6.2), insbesondere durch Ernährungsprotokoll
- Wesentlich fettfreie Körpermasse (lean body mass), Körperzellmasse (BCM)
- BIA: Phasenwinkel und BCM sind unabhängige Prognosekriterien bei HIV
- ◆ Labor: U.a. Albumin, Präalbumin, Triglyzeride, Cholesterin, Nüchternblutzucker/ OGTT, Hormonparameter

! Neben der basalen HIV-Diagnostik sollte bei Patienten mit HIV-Infektion und Mangelernährung eine kausale Ursache erkannt werden, da diese einer spezifischen Therapie zugänglich ist.

Medikamentöse Therapie

- ◆ Antiretrovirale Substanzen: Nukleosidische reverse Transkriptase-Hemmer (NRTI), Nukleotid-analoge reverse Transkriptase-Inhibitoren NtRTI), nicht-nukleosidische reverse Transkriptase-Hemmer (NNRTI) , Protease-Inhibitoren (PI), Fusionsinhibitoren
- ◆ Meist Kombination aus 3 antiretroviralen Substanzen zur Vermeidung von Resistenzen. Die hoch-aktive antiretrovirale Therapie (HAART) besteht i.d.R. aus 2 NRTI sowie 1 NNTI
- ◆ Nachgewiesener Hypogonadismus beim Mann → Testosteron-Substitutionstherapie; lean body mass steigt, verbessertes Wohlbefinden; keine Indikation bei Frauen (dort Anstieg der Fettmasse, Gefahr der Virilisierung)

Medikamente zur Therapie des Wasting-Syndroms
Spezifische Medikamente sind in Deutschland von den Krankenkassen nicht offiziell für die Indikation Wasting-Syndrom zugelassen. In Studien mit meist kleinen Fallzahlen haben sich folgende Substanzen als mehr oder minder wirksam erwiesen:

- Anti-inflammatorische Therapie: Ketotifen 4–8 mg → Gewichtsanstieg; Thalidomid 100 mg/d → Gewichtsanstieg, meist durch Wassereinlagerung, gefährliche NW, teratogen!
- 9-Tetrahydrocannabinol (Dronabinol): 5 mg/d → Anstieg von Gewicht und Appetit
- Megestrol-Acetat: 400–800 mg/d, Anstieg von Appetit und Gewicht (hauptsächlich durch Erhöhung der Fettmasse) (**Cave:** Signifikante glukokortikoide Aktivität → Cushing, gestörte Glukosetoleranz bis hin zur Insulinresistenz, wirkt anti-androgen, Impotenz)
- rGH (rekombinantes Wachstumshormon): 6 mg s.c./d, sehr teuer, häufig Wassereinlagerung zumindest zu Beginn der Therapie, Verschlechterung einer diabetischen Stoffwechsellage
- Anabolika: Nandrolon 100 mg/Wo. i.m., Oxandrolon 15–20 mg/d

Ziele der Ernährungstherapie

- Vorrangiges Ziel: Erkennen von Ernährungsproblemen, Beseitigung bereits eingetretener Mangelzustände (Mikronährstoffe, Antioxidanzien)
- Frühzeitige Evaluation: BMI < 21 kg/m^2; Gewichtsverlust > 5 % in 3 Mon.
- Prävention einer Mangelernährung und einer einseitigen Ernährung
- Ausreichende Kalorienzufuhr zur Deckung des gesteigerten Ruheenergieumsatzes
- Erhöhung der Körperzellmasse zum Zwecke einer vermehrten Ausdauerfähigkeit

! Eine gesunde Ernährung muss auch im Kontext der Prävention gesehen werden → Immunität/körpereigene Abwehrkräfte.

Ernährungstherapeutische Maßnahmen

- Bislang liegen keine gesicherten Daten hinsichtlich des Vorteils einer spezifischen Makronährstoffzusammensetzung vor. Günstig ist jedoch eine Proteinzufuhr 1,2 g/d in stabilen Phasen der Erkrankung, 1,5–1,8 g/d in akuten Phasen, Ziel positive N-Bilanz.
- In Frühstadien: Ernährungsberatung; Hinweis auf hochkalorische ausgewogene Kost; Berücksichtigung individueller Intoleranzen; **Cave:** Frischgemüse/-obst → Hinweis auf Immunsuppression
- Frühzeitige Erfassung einer **Mangelernährung:**
  – Bei progredientem Gewichtsverlust trotz Ernährungsberatung → orale Trinknahrung (nährstoffdefiniert, selten chemisch definiert) als Supplement (zumindest für eine begrenzte Zeit, zunächst 6 Wo.)

- Bei nachgewiesenem Mangelzustand: Supplementierung von Vitaminen und Mikronährstoffen; der Nutzen einer generellen Substitution, insbesondere hoch dosiert, ist durch die derzeitige Studienlage nicht belegt
- Bislang kein eindeutiger Vorteil einer immunmodulierenden Zusatznahrung
- Parenterale/enterale Ernährung: Künstliche Ernährung, wenn konservative Maßnahmen erfolglos. Indikation nicht zu spät stellen, da sonst Kachexie nicht mehr reversibel. Individuelle Beratung des Patienten. Enterale Therapie bevorzugen. **Cave:** Immunsuppression → Lokalinfektionen erhöht

◆ Laktoseintoleranz ☞ Kap. 9.6.5
◆ Magenentleerungsstörung ☞ Kap. 9.6.1
◆ Insulinresistenz und Dyslipidämie bei Lipodystrophie-Syndrom

Vorsicht vor Alternativdiäten mit Heilungsanspruch → Gefahr der Induktion einer Mangelernährung oder zusätzlicher psychischer Belastungen auf Grund von Einschränkungen der Lebensqualität.

Tipps für die Patienten

- Gesunde Lebensführung anstreben.
- Psychosoziale Hilfe in Anspruch nehmen.
- Vermeiden einer Mangelernährung als zusätzlicher resistenzmindernder Faktor.
- Prophylaxe opportunistischer Infektionen und effektive antiretrovirale Therapie.

9

9.20 Essstörungen

Friederike Potreck-Rose

Psychische Störungen in 3 großen Untergruppen, die diagnostisch voneinander abzugrenzen sind: Anorexia nervosa, Bulimia nervosa, Binge Eating Disorder. Es erkranken v. a. Mädchen und Frauen im Alter zwischen 14–35 Jahren; Männer sind weitaus seltener betroffen. Die verschiedenen Formen können im Verlauf einer Erkrankung fließend ineinander übergehen. Oft entwickelt sich aus einer Anorexia nervosa eine Bulimia nervosa und aus der Bulimia nervosa eine Binge Eating Disorder. Selten geht die Entwicklung in die entgegen gesetzte Richtung.
In Abb. 9.20-1 sind die Untergruppen in den 2 zentralen Dimensionen „KG“ (Körpergewicht) und „Kontrolle des Essverhaltens“ zu einander in Beziehung gesetzt. Patientinnen mit Anorexia nervosa haben definitionsgemäß Untergewicht. Patientinnen mit Bulimia nervosa sind meist normalgewichtig mit allerdings z. T. erheblichen Gewichtsschwankungen. Patientinnen mit Binge Eating Disorder sind i. d. R. übergewichtig. Auch bei dieser Gruppe treten häufig erhebliche Gewichtsschwankungen auf. Die Kontrolle des Essverhaltens ist generell bei allen Störungsgruppen niedrig ausgeprägt. Lediglich der restriktive Typ der Anorexia nervosa weist durchgängig hohe Kontrolle des Essverhaltens auf. Diese Gruppe erreicht und hält das Untergewicht ausschließlich durch strenges Fasten.

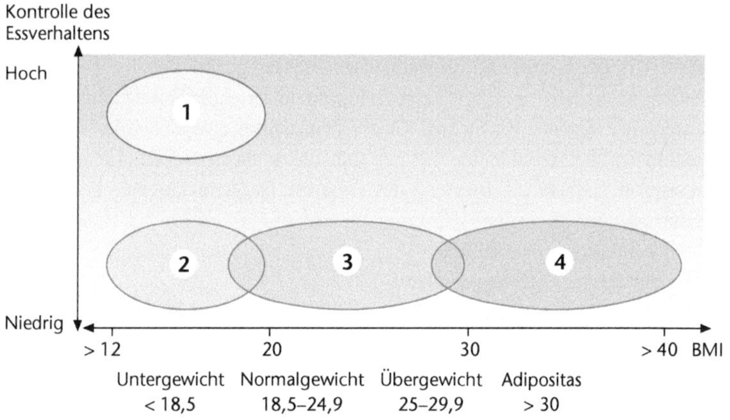

Abb. 9.20-1 Zusammenhang zwischen Kontrolle des Essverhaltens, Essstörungen und Gewicht. 1 = Anorexia nervosa, restriktiver Typ; 2 = Anorexia nervosa, bulimischer Typ; 3 = Bulimia nervosa; 4 = Binge Eating Disorder

9.20.1 Ätiologie und Leitsymptome

Ätiologie und Pathogenese

Die Ätiologie der Essstörungen ist unbekannt. Es gibt eine Reihe von Erklärungsmodellen, die alle einen Beitrag zum Verständnis der Pathogenese leisten, sich jedoch nicht gegenseitig ausschließen, sondern ergänzen.

- **Kognitive Modelle:** Im Mittelpunkt steht die Annahme dysfunktionaler Kognitionen zu Figur, körperlicher Attraktivität und Essen, die die effektive Selbstkontrolle bei der Nahrungsaufnahme stören.
- **Psychobiologische Modelle:** Im Mittelpunkt steht die Wechselwirkung zwischen Ernährung und Emotionsregulation; Grundannahme ist, dass Mangelernährung eine Reihe von biologischen und psychologischen Veränderungen hervorruft, die im Sinne eines Teufelskreises wirken.
- **Genetische Modelle:** Postuliert werden hohe Konkordanzraten für Anorexia nervosa und Bulimia nervosa bei eineiigen Zwillingen sowie ein erhöhtes Risiko für Angehörige 1. Grades.
- **Soziokulturelle Modelle:** Im Mittelpunkt steht die hohe Bedeutung eines extrem schlanken Figurideals für Frauen als Zeichen von Erfolg und Attraktivität zusammen mit der Beobachtung der sehr viel höheren Prävalenz von Essstörungen in westlichen Industriegesellschaften und bei Frauen.
- **Systemische Modelle:** Essstörungen werden im Kontext familiärer Beziehungen gesehen, in denen das Essen und die körperliche Attraktivität einen besonders hohen Stellenwert einnehmen und zum zentralen Austragungsort für Konflikte werden.

- **Psychodynamische Modelle:** Sie fokussieren auf innerpsychische Konflikte, bei denen die symbolische Bedeutung von Essen und körperlicher Attraktivität eine zentrale Stellung für die Autonomieentwicklung einnehmen.
- **Traumamodelle:** Mittelpunkt ist die Annahme früher körperlicher oder sexueller Traumatisierungen und daraus resultierender Störungen der Körperwahrnehmung und Körperakzeptanz.

Alle Modelle kommen für spezifische Teilbereiche zu empirisch belegten Aussagen über einzelne Mechanismen der Entstehung und Aufrechterhaltung von Essstörungen. Sie können jedoch alle nicht den Anspruch erschöpfender und spezifischer Erklärung für die Entstehung einer Essstörung geltend machen. So gilt beispielsweise für das gegenwärtig sehr populäre Traumamodell, dass Frauen und Männer mit gestörtem Essverhalten zwar signifikant häufiger als gesunde Vergleichsgruppen Opfer körperlicher oder sexueller Gewalt sind. Jedoch ist der Anteil von sexuell traumatisierten Personen in Patientengruppen mit Essstörungen nicht signifikant größer als in Patientengruppen mit anderen psychischen Störungen. Insofern kann eine Spezifität für die Entwicklung einer Essstörung nach Traumatisierung nicht behauptet werden.

Leitsymptome

Leitsymptome aller Essstörungen

- **Diätverhalten:** Intermittierende, zum Teil massive Nahrungsrestriktion, Vermeidung von kalorienreichen Nahrungsmitteln, Kalorienzählen
- **Essanfälle:** Ungewöhnlich große Mengen, die hastig verzehrt werden, manchmal kleinere Mengen, die subjektiv als Essanfall bewertet werden
- **Maßnahmen zur Gewichtskontrolle:** Diäten oder einzelne Fastentage, selbstinduziertes Erbrechen, exzessive körperliche Aktivität, Substanzgebrauch (Laxanzien, Diuretika, Appetitzügler)
- **Überbewertung von Aussehen, Figur und Gewicht:** Häufiges Wiegen, Minderwertigkeitsgefühle bei Gewichtszunahme, sozialer Rückzug bis zur vollständigen Meidung der Öffentlichkeit
- **Emotionale Beeinträchtigung:** Scham- und Schuldgefühle wegen exzessivem Essen, Verleugnung des Ausmaßes der Erkrankung, übermäßige gedankliche Beschäftigung mit Nahrungsaufnahme und Essenszubereitung
- **Körperliche Folgen der Mangelernährung:** Endokrinologisch-metabolisches Syndrom, kardiovaskuläre Beeinträchtigung, Haut-, Haar- und Bindegewebsveränderungen.

Psychopathologische Symptome

- **Affektive Störungen:** Emotionale Labilität, Gereiztheit, depressive Episoden, Suizidgedanken
- **Störungen der Impulskontrolle:** Unkontrollierbares hastiges Essen, exzessiver Alkoholkonsum, Selbstverletzung, Stehlen
- **Ängste** vor Gewichtszunahme, vor sozialen Situationen, vor bestimmten Nahrungsmitteln

- **Zwänge:** Rituale zur Nahrungszubereitung und Nahrungsaufnahme, Waschzwänge
- **Sexuelle Störungen:** Inappetenz, Promiskuität
- **Mangel an Selbstwertgefühl:** Ohnmachts- und Insuffizienzgefühle, Aufschieben und Meiden von beruflichen Verpflichtungen
- **Störungen der sozialen Beziehungen:** Vermeiden von Essen in sozialen Situationen, sozialer Rückzug in Partnerschaft, Familie und Bekanntenkreis.

9.20.2 Anorexia nervosa

Absichtlich herbeigeführter Gewichtsverlust bis zu ausgeprägtem Untergewicht. Gebräuchliche Synonyme: Anorexie, (Pubertäts-)Magersucht. Altersgruppe mit dem höchsten Erkrankungsrisiko: 14–35 Jahre, insgesamt mit einer Lebenszeitprävalenz von 0,5–1,0 %. In Risikogruppen wie Balletttänzerinnen oder Leistungssportlerinnen deutlich höhere Prävalenz. Frauen aus höheren sozioökonomischen Schichten haben ein höheres Erkrankungsrisiko. Alter bei Erkrankungsbeginn 2-gipfelig, im Mittel ca. 14. Lj. u. 18 Lj. Geschlechterverteilung Frauen:Männer etwa 12:1.

DD: Gewichtsverlust (Tumorerkrankungen, endokrine, gastro-intestinale, infektiöse Erkrankungen). Psychiatrische Erkrankungen (Anpassungsstörungen, insbesondere Trauerreaktionen oder Traumatisierungen, depressive Störungen, affektive Psychosen, Abhängigkeitserkrankungen)

Subgruppen der Anorexia nervosa

- **Restriktiver Typ:** Ohne aktive Maßnahmen zur Gewichtsabnahme wie Erbrechen oder Abführen; verwandte Begriffe: asketische oder passive Form der Anorexia nervosa
- **Bulimischer Typ:** Mit aktiven Maßnahmen zur Gewichtsabnahme wie Erbrechen oder Abführen; i.d.R. treten Essanfälle mit anschließendem Erbrechen auf. Verwandte Begriffe: aktive Form der Anorexia nervosa, Anorexia nervosa vom Binge Eating Typ

In den vergangenen Jahrzehnten ist die asketische Form der Anorexia nervosa seltener geworden, der bulimische Typ tritt dagegen häufiger auf.

I.d.R. wird der Schweregrad der Erkrankung, insbesondere das Ausmaß des Untergewichts von den Patientinnen vor sich selbst verleugnet und gegenüber Dritten verschleiert oder verheimlicht. Dazu gehören auch eine Reihe von „Tricks", besorgte Angehörige oder Ärzte, über das Gewicht und die verzehrten Nahrungsmittel zu täuschen. Beispielsweise trinken die Patientinnen vor dem Wiegen große Flüssigkeitsmengen, verstecken Gewichte in der Kleidung oder sie lassen einen Teil des Essens unter dem Tisch oder in den Taschen verschwinden.

Klinik

- **Selbst herbeigeführter Gewichtsverlust** durch anhaltende Diät oder Fastentage und eine oder mehrere der folgenden Maßnahmen: Selbstinduziertes Erbrechen, selbstinduziertes Abführen, exzessive körperliche Aktivität, Schlafentzug, Substanzgebrauch (Laxanzien, Appetitzügler, Diuretika). Untergewicht (☞ Tab. 9.20-1): KG mind. 15 % unter dem erwarteten Gewicht oder BMI (kg/m^2) ≤ 17,5. Für Kinder und Jugendliche werden BMI-Perzentiltabellen verwendet.

- **Psychopathologische Symptome** (☞ Kap. 9.20.1): Körperschemastörung, die sich äußert in krankhafter, kaum zu korrigierender Furcht, zu dick zu sein oder zu werden. Sie geht einher mit einer Verzerrung der eigenen Körperwahrnehmung (sich selbst am ganzen Körper oder an einzelnen Körperteilen dicker wahrnehmen als objektiv messbar ist).
- **Somatische Folgeerscheinungen:** Infolge des Untergewichts und der oft extrem einseitigen Ernährung treten körperliche Symptome auf, die die Patientinnen oft selbst nicht im Zusammenhang mit dem bestehenden Untergewicht und der Mangelernährung sehen:
  Endokrine Störung: Bei Frauen Amenorrhö, bei Männern Libido- und Potenzverlust
- **Internistische Erkrankungen:** Störungen des Magen-Darm-Trakts, insbesondere Verdauungsstörungen und persistierendes Völlegefühl, Nierenfunktionsstörungen, Mineral- und Vitaminmangelzustände, Elektrolytstörungen, Störungen des Herz-Kreislauf-Systems (v. a. Bradykardie, Hypotonie), Anämie, Osteoporose, Ödeme
- **Zahnschäden:** Erosion des Zahnschmelzes, Zahnfleischentzündungen, Rhagaden und Ulzera an der Mundschleimhaut
- **Hautveränderungen:** Trockene Haare, Haarausfall, trockene Haut, Uhrglasnägel, Lanugobehaarung (Flaumhaar)

Tab. 9.20-1: BMI-Grenzwerte
(☞ auch www.myBMI.de – hier können BMI-Werte berechnet und gespeichert werden, für Kinder sind Perzentilgrenzen hinterlegt)

Erwachsene	
Größe in cm	**BMI 17,5 in kg**
150	39,4
155	42,0
160	44,8
165	47,6
170	50,6
175	53,6
Mädchen	
Alter in Jahren	**BMI: 5. Perzentilwert (kleinere Werte bedeuten Untergewicht)**
8	13,6
10	14,0
12	14,8
14	15,8
16	16,8
18	17,5

Die **Patientinnen** klagen häufig über vegetativ bedingte Beschwerden wie Kälte- und Hitzeempfindlichkeit, Schwindelgefühl, Konzentrationsmangel, Verstopfung oder Durchfall, Völlegefühl oder Sodbrennen, Bauchschmerzen.
Komplikationen: Bei lange bestehender Anorexia nervosa mit deutlichem Untergewicht und nicht hormonell substituierter Amenorrhö erhöhtes Risiko von: Infertilität, irreversibler Osteoporose, Knochenfrakturen. Darüber hinaus besteht ein erhöhtes Risiko für kardiovaskulär bedingte Todesfälle im Vergleich zur Altersgruppe.

Diagnostik

Anamnese (☞ Klinik oben und Leitsymptome Kap. 9.20.1) und körperliche Untersuchung (☞ Kap. 9.20.5).

Verlauf und Prognose

- Bei stationär psychotherapeutisch behandelten Patientinnen ist die Mortalität in einem Beobachtungszeitraum von 15–20 Jahren im Vergleich zur Referenzpopulation um das 5–10fache erhöht; dabei sind alle Todesfälle erfasst, die direkt oder indirekt mit der Anorexia nervosa in Verbindung gebracht werden können. Häufige Todesursachen: infektiöse Erkrankungen, plötzlicher Herztod, Nierenversagen, Suizid
- Chronische körperliche Krankheiten, die auf das Untergewicht und die Mangelernährung zurückzuführen sind, treten häufig auf und sind sehr oft Behandlungsanlass.
- Völlige oder weitgehende Remission im Langzeitverlauf von 12–20 Jahren bei 60–70 %, allerdings Fortbestehen des gestörten Essverhaltens ohne manifeste Essstörung bei etwa 50 %.

Komorbidität

Häufig depressive Störungen von mittlerer bis schwerer Ausprägung; Zwangserkrankungen, Persönlichkeitsstörungen vom Borderline-Typ, seltener Angststörungen.

9.20.3 Bulimia nervosa

Essattacken mit meist wahllosem Verschlingen großer Nahrungsmengen in kurzer Zeit. Anschließend Selbstvorwürfe und Schamgefühle. Gebräuchliche Synonyme: Bulimie, Ess-Brech-Sucht, Bulimarexie. In der Anamnese findet sich häufig eine Anorexia nervosa. Altersgruppe mit dem höchsten Erkrankungsrisiko: 17–35 Jahre, insgesamt mit einer Lebenszeitprävalenz von 1–2 %. Frauen aus höheren sozioökonomischen Schichten haben ein höheres Erkrankungsrisiko. Alter bei Erkrankungsbeginn im Mittel ca. 17 Jahre. Geschlechterverteilung Frauen:Männer etwa 10:1.
DD: Erkrankungen, die Erbrechen oder Essanfälle auslösen können (ZNS-Tumoren, endokrine und gastro-intestinale Erkrankungen). Psychiatrische Erkrankungen (Anpassungsstörungen und depressive Störungen, die mit einer Steigerung des Appetits verbunden sind, affektive Psychosen).

Klinik

- **Essanfälle** und andauernde Beschäftigung mit dem Thema Essen sowie Gier nach Nahrungsmitteln:
  - Während eines Essanfalls werden ungewöhnlich große Mengen von Nahrungsmitteln hastig verzehrt, die i. d. R. anschließend erbrochen werden.
  - Die Patientinnen selbst erleben oft auch das Verzehren kleiner Mengen von Nahrungsmitteln, die sie sich nicht erlaubt oder geplant hatten, als Essanfall. Sie leiden v. a. unter dem Gefühl, das Essen nicht kontrollieren zu können, und hören oft erst auf, wenn sie gestört werden oder tatsächlich alle verfügbaren Nahrungsmittel verzehrt sind. Sie verheimlichen die Störung oft selbst gegenüber den nächsten Bezugspersonen und achten sehr darauf, bei den Essanfällen nicht beobachtet zu werden.
- **Gewichtsreduzierende Maßnahmen:** Selbstinduziertes Erbrechen, selbstinduziertes Abführen, Substanzgebrauch (Laxanzien, Diuretika, Schilddrüsenpräparate), Diäthalten oder Fastentage
- **Psychopatholgische Symptome** (☞ auch 9.20.1): Übersteigerte Angst vor Gewichtszunahme mit der überbewerteten Idee eines hohen Schlankheitsideals
- **Somatische Folgeerscheinungen:** Störungen des Magen-Darm-Trakts, insbesondere Verdauungsstörungen, Magenerweiterung, gelegentlich Magenrupturen, Verletzungen des Rachens durch gewaltsam induziertes Erbrechen, Nierenfunktionsstörungen, Mineral-Vitaminmangelzustände, Elektrolytstörungen, Ödeme, Störungen des Herz-Kreislauf-Systems (v. a. Herzrhythmusstörungen), Zahnschäden (Erosion des Zahnschmelzes, Zahnfleischentzündungen, Rhagaden und Ulzera an der Mundschleimhaut), vergrößerte oder entzündete Ohr- und Zahnspeicheldrüsen; Zyklusstörungen

! Typisches Beispiel für einen Essanfall

1 Packung Toastbrot mit 250 g Schinken und 200 g Scheibletten, 1 l Vanilleeis mit einer Flasche Schokosauce, 1 l Cola Light, 1 Tüte Gummibärchen, 1 Dose Ravioli (kalt), 1 l Limonade, 500 ml Rote Grütze mit 500 ml Pudding.
Dauer ca. 2 Std., Erbrechen während dieser Zeit 2 ×

Diagnostik

Anamnese (☞ Klinik oben sowie Leitsymptome Kap. 9.20.1) und körperliche Untersuchung (☞ Kap. 9.20.5).

In den diagnostischen Kriterien wird das Gewicht nicht berücksichtigt. I.d.R. haben die Patientinnen Normalgewicht, je nach Ausprägung der Erkrankung, d.h. in Abhängigkeit von der Häufigkeit der Essanfälle und dem Erbrechen leicht darunter, häufiger jedoch darüber im Bereich von leichtem Übergewicht. Das von den Patientinnen angestrebte eigene Idealgewicht liegt i. d. R. etwa 5 kg unter dem tatsächlichen Gewicht, selbst wenn die Patientinnen normalgewichtig sind.

Verlauf und Prognose

- Insgesamt deutlich günstigere Prognose als bei Anorexia nervosa. Bei stationär psychotherapeutisch behandelten Patientinnen ist die Mortalität in einem Beobachtungszeitraum von 5 Jahren geringer als 1 %. Todesfälle, die direkt in Verbindung mit der Erkrankung stehen, sind sehr selten und gehen auf Ersticken an Erbrochenem, Magenrupturen, Herzversagen zurück.
- Völlige oder weitgehende Remission im Langzeitverlauf von 5–10 Jahren bei 50–80 %, Fortbestehen einer Bulimia nervosa oder Binge Eating Disorder bei 20 %.

Komorbidität

Depressive Störungen von mittlerer bis schwerer Ausprägung; Persönlichkeitsstörungen vom Borderline-Typ, Abhängigkeitserkrankungen.

9.20.4 Binge Eating Disorder

Essanfälle, die an mind. 2 Tagen/Wo. für mind. 6 Mon. auftreten. Die Menge muss deutlich größer sein als die normalerweise in vergleichbarer Zeit verzehrte Nahrungsmenge. Gebräuchliche Synonyme: Esssucht, Fresssucht, Hyperphagie. Wegen uneinheitlicher Forschungslage und unterschiedlicher Kriterien derzeit nur schwer und mit Vorbehalt einzuschätzen: Altersgruppe mit dem höchsten Erkrankungsrisiko: 20–30 Jahre. Insgesamt mit einer Lebenszeitvalenz von 2–3 %. In klinischen Populationen Adipöser liegt die Prävalenz im Mittel bei ca. 30 %. Alter bei Erkrankungsbeginn 2-gipfelig: im Mittel ca. 24. Lj. u. 45. Lj. Geschlechterverteilung Frauen:Männer etwa 1,5:1.

DD : Mit Hyperphagie einhergehende Erkrankungen (Affektive Störungen, endokrinologische Erkrankungen). Tritt die Binge Eating Disorder zusammen mit Adipositas auf, sind alle Erkrankungen zu berücksichtigen, die Übergewicht verursachen können.

Klinik

- **Essanfälle** mit mind. 3 der folgenden Charakteristika:
  - Wesentlich schneller essen als normal; essen bis zu einem unangenehmen Völlegefühl; essen ohne Hunger
  - Heimlich essen
  - Ekel- oder Schuldgefühle wegen des übermäßigen Essens
- **Gewichtsreduzierende Verhaltensweisen:** Keine unangemessenen kompensatorischen Verhaltensweisen, die zur Vermeidung der Gewichtszunahme dienen (kein Erbrechen, kein übermäßiger Sport)

Diagnostik

Anamnese (☞ Klinik oben sowie Kap. 9.20.1) und körperliche Untersuchung (☞ 9.20.5).

In den diagnostischen Kriterien wird das Gewicht nicht berücksichtigt. I.d.R. sind die Patientinnen übergewichtig im gesamten Spektrum vom Übergewicht bis zur Adipo-

sitas permagna (☞ Tab. 6.3-2). Anders als bei der Bulimia nervosa haben die Patientinnen kein ausgesprochen schlankes Körperideal, leiden jedoch unter ihrem Aussehen und ihren als unkontrolliert erlebten Essanfällen stark und isolieren sich deshalb oft.
Die Binge Eating Disorder wird derzeit im ICD 10, Kap. 5, nicht als eigenständige diagnostische Kategorie geführt. Sie ist entweder als atypische Bulimia nervosa oder als nicht näher bezeichnete Essstörung zu klassifizieren.

DD: Bulimia nervosa und Binge Eating Disorder

Während die Anorexia nervosa aufgrund ihres Gewichtskriteriums leicht von der Bulimia nervosa abzugrenzen ist, ist dies bei der Bulimia nervosa und der Binge Eating Disorder nicht möglich. Für das Vorliegen einer Binge Eating Disorder sprechen die folgenden Merkmale:

- Essanfälle ohne regelmäßige Kompensationsversuche, d.h. kein Erbrechen, kein übermäßiger Sport, selten Laxanzienabusus
- Weniger ausgeprägte Kontrolle des Essverhaltens insgesamt, d.h. weniger Nahrungsrestriktionen, mehr Phasen mit ausgeglichenem Essen, Essen mit Genuss möglich
- Vorstellung zum Figurideal nicht extrem unter dem Normalgewicht
- KG eher oberhalb des Normalgewichts.

Verlauf und Prognose

Bisher noch wenig bekannt.

- Bei spontanem Verlauf nach Ablauf eines Jahres ca. 30–50 % Spontanremission
- In klinischer Stichprobe mit psychotherapeutischer Behandlung nach 6 Jahren 80 % ohne Diagnose einer Essstörung, allerdings weiter bestehende Adipositas.

Komorbidiät

Adipositas etwa 30–40 %; depressive Störungen von leichter bis mittlerer Ausprägung.

9.20.5 Begleitende Diagnostik bei Essstörungen

☞ auch Kap. 9.20.1 (Leitsymptome), Kap. 9.20.2 (Anorexia nervosa), Kap. 9.20.3 (Bulimia nervorsa) und Kap. 9.20.4 (Binge Eating Disorder).

Körperliche Untersuchung

Die körperliche Untersuchung ist wegen der zahlreichen medizinischen Komplikationen insbesondere bei seit längerem bestehenden Essstörungen besonders wichtig:

- Anthropometrie (☞ Kap. 6.3): Größe, Gewicht, Blutdruck
- Internistische Untersuchung: Thorax, Abdomen, Gefäßstatus, Mundhöhle, Speicheldrüsen, Hautoberfläche

- Neurologische Untersuchung: Gedächtnis, Konzentration, Stand, Gang, Feinmotorik, Sensibilität, Muskeleigenreflexe, autonomes Nervensystem
- EKG
- Labor: Blutbild, BSG, Elektrolyte, Nierenstatus, Leberstatuts, Amylase, Urinstatus, TSH
- Gynäkologische Untersuchung bei neu aufgetretener Amenorrhö, Dysmenorrhö oder anderen Zyklusstörungen
- Zahnärztliche Untersuchung bei häufigem Erbrechen über längere Zeit

In Tab. 9.20-2 sind die wichtigsten Merkmale aller Essstörungen zusammengestellt. Sie kann als Checkliste zur Orientierung benutzt werden, um die diagnostische Zuordnung zu erleichtern.

Tab 9.20-2 Checkliste zentraler Merkmale von Essstörungen

Merkmal	Anorexia nervosa (Restriktiver Typ)	Anorexia nervosa (Bulimischer Typ)	Bulimia nervosa	Binge Eating Disorder
Gewicht	Untergewicht	Untergewicht	Schwankt um Normalgewicht	Schwankt um Normal- oder Übergewicht
Essanfälle	Nein	Ja	Ja	Ja
Erbrechen	Nein	Ja	Ja	Nein
Substanzgebrauch	Meist ja	Meist ja	Häufig	Selten
Exzessiver Sport	Meist ja	Meist ja	Selten	Sehr selten
Zyklusstörungen	Ja	Ja	Häufig	Meist unauffällig
Angestrebtes Figurideal	Deutlich weniger als BMI 17	Deutlich weniger als BMI 17	Etwa BMI 17–18	Etwa BMI 19–20
Restriktives Essverhalten	Immer, stark ausgeprägt	Sehr häufig, stark ausgeprägt	Sehr häufig, stark ausgeprägt	Wechselnd, mittelgradig ausgeprägt
Gemiedene Nahrungsmittel	Sehr viele	Sehr viele	Sehr viele	Viele

Subklinische Essstörungen

Im subklinischen Bereich besteht eine hohe Verbreitung und Variabilität von grenzwertig pathologischem Essverhalten in der Normalbevölkerung, ohne dass insgesamt eine hohe psychosoziale oder psychische Beeinträchtigung gegeben ist.

- Weit verbreitet, v. a. bei Frauen zwischen 15 und 30 Jahren sind restriktives Essverhalten, häufiges Diäthalten bei Normalgewicht.
- Weit verbreitet in der Bevölkerung sind gelegentliche Essanfälle, gelegentliches selbst induziertes Erbrechen.

9.20.6 Therapie der Essstörungen

Psychotherapie

Essstörungen sind komplexe Erkrankungen, die je nach Schweregrad unterschiedlicher Behandlungsintensität bedürfen. Bei manifesten, seit mehr als 6 Mon. bestehenden Essstörungen ist i.d.R. eine psychotherapeutische Behandlung indiziert. Spontanremissionen werden zwar immer wieder berichtet, jedoch kommt es häufig in späteren Lebensphasen zu einem Wiederaufleben der Störung, so dass davon auszugehen ist, dass eine fachgerechte psychotherapeutische Behandlung die Sekundärprävention unterstützt.

Die Veränderungsmotivation ist zentral für eine erfolgreiche Therapie, jedoch bei den Patientinnen sehr unterschiedlich ausgeprägt. Bei **Anorexia nervosa** liegt häufig eine extreme Krankheitsverleugnung vor, die es manchmal lediglich erlaubt, die medizinische Versorgung zu sichern, jedoch zunächst keinen psychotherapeutischen Zugang ermöglicht. Bei **Bulimia nervosa** und **Binge Eating Disorder** verhindern oft massive Scham- und Schuldgefühle die Inanspruchnahme von medizinischer oder psychotherapeutischer Hilfe. Erstes Ziel jeder Beratung muss es daher sein, die Patientinnen für die Risiken der Erkrankung zu sensibilisieren, den Krankheitswert der Störung zu unterstreichen und behutsam auf eine positive Behandlungsmotivation hinzuarbeiten. Die nachfolgende Tabelle 9.20-3 gibt eine Übersicht über die Behandlungsstufen in aufsteigender Intensität und erläutert ihre Besonderheiten.

Tab. 9.20-3 Behandlungsstufen, ihre Indikationen und besonderen Merkmale

Behandlungsstufe	Indikation und Merkmale
Informationsvermittlung über Zeitschriften, Bücher, Internet	Bei subklinischen Essstörungen: ◆ Vorteil der geringen Schwelle bei Inanspruchnahme ◆ Förderung der Veränderungsmotivation Sensibilisierung für die Risiken der Störung
Beratung durch Ärzte, Psychologen, Ökotrophologen, Beratungsstellen	Bei subklinischen Essstörungen: ◆ Vergleichsweise geringe Schwelle ◆ Sensibilisierung für die Risiken der Störung ◆ Förderung der Veränderungsmotivation ◆ Vermittlung einer Psychotherapie
Ambulante Psychotherapie	Bei kurz dauernden und gering bis mittelgradig ausgeprägten Essstörungen: ◆ Zur poststationären Behandlung von schweren Essstörungen ◆ Behandlungsintensität 1–2 Std./Wo. ◆ Schwelle für die Inanspruchnahme wird unterschiedlich wahrgenommen, vergleichsweise hoch wegen der notwendigen Eigeninitiative bei der Suche eines Behandlungsplatzes
Teilstationäre Therapie in Tagesklinik	Bei länger bestehenden und schweren Essstörungen: ◆ Zur poststationären Behandlung ◆ Hohe Behandlungsintensität durch ganztägiges Therapieprogramm; nachts und an Wochenenden keine Versorgung

Behandlungsstufe	Indikation und Merkmale
Stationäre psychotherapeutische Behandlung	Bei länger bestehenden und schweren Essstörungen: ◆ Bei schwerwiegender Komorbidität ◆ Bei destruktiven sozialen Beziehungen im nahen Umfeld ◆ Hohe Behandlungsintensität durch ganztägiges Therapieprogramm
Stationäre Behandlung auf geschlossener psychiatrischer Station oder Intensivstation	Bei Suizidalität oder medizinischer Gefährdung: ◆ Hohe medizinische oder psychiatrische Behandlungsintensität ◆ Niedrige psychotherapeutische Behandlungsintensität ◆ Vergleichsweise große Einschränkung der Autonomie, ist abzuwägen gegen die akute Gefährdung

Hierarchie der Therapieziele psychotherapeutischer Behandlung

- **Abwendung von Lebensgefahr:** Medizinische Maßnahmen, ggf. stationäre Behandlung, enterale und parenterale Ernährung
- **Einbindung in ein Therapieprogramm:** Kontinuierliche psychotherapeutische Behandlung, Kooperation mit Internisten oder Ernährungsmedizinern, ggf. weitere Fachärzte (Gynäkologen, Endokrinologen oder Zahnärzten) hinzuziehen.
- **Wiederaufbau eines angemessenen Essverhaltens:** Ggf. Gewichtsrestitution, Ziel ist ein kalorisch adäquates, gut strukturiertes und ausgewogenes Essverhalten bewusst zu machen und aufzubauen, um die biologischen und psychologischen Konsequenzen von Mangelernährung aufzuheben.
- **Modifikation dysfunktionaler Annahmen im Bereich Figur und Gewicht:** Die Überbetonung einer idealen Figur und eines sehr schlanken Körperideals erhält oft das ungünstige Essverhalten aufrecht und beeinflusst nachhaltig negativ das Selbstwertgefühl.
- **Aufbau von Verhaltensfertigkeiten:** Häufig liegen Defizite vor in Problemlösefertigkeiten, in der Regulation von Emotionen und innerer Spannung sowie hinsichtlich der sozialen Kompetenz.
- **Spezifische Behandlung komorbider psychischer Störungen:** Effektive Behandlung der Essstörung allein führt zwar meist auch zur Reduktion der generellen Symptombelastung, jedoch nicht zur Reduktion der spezifischen Belastung durch andere psychische Störungen. Deshalb müssen diese gesondert behandelt werden.
- **Unterstützung beim Erreichen individueller Ziele:** Häufig steht die Entwicklung einer Essstörung in Zusammenhang mit dem Scheitern an spezifischen Lebensaufgaben oder Entwicklungsschritten. Deshalb ist es wichtiges Ziel der Psychotherapie, die Patientinnen bei den für die jeweilige Lebensphase anstehenden Entwicklungsschritten zu unterstützen.

Die Therapie beginnt bei den Zielen mit hohen Prioritäten und geht kontinuierlich zu den niedrigen Prioritäten über. Die Arbeit in den einzelnen Stufen muss nicht vollständig abgeschlossen sein, um auch Therapieziele aus der nächsten Stufe angehen zu können. Klassische Therapiebausteine sind Informationsvermittlung, Ernäh-

rungs- und Gewichtsmanagement, kognitive Therapie, Emotionsregulation, Regulation von Nähe und Distanz in Beziehungen, Training sozialer Kompetenz.
Die Behandlung sollte wegen ihrer spezifischen Anforderungen an Ernährungs- und Störungswissen durch Psychologische Psychotherapeuten, in Psychotherapie ausgebildete Fachärzte oder in Fachkliniken erfolgen, die sich auf die Behandlung von Essstörungen spezialisiert haben. Hinweise finden sich inzwischen zahlreich in der Fachliteratur oder auf den folgenden Internetseiten: (www.bzga.de; www.ab-server.de; www.bundespsychotherapeutenkammer.de, Therapeutensuche aufrufen).

Indikation zur stationären psychotherapeutischen Behandlung

- Schwere Essstörungen, die mit vergleichsweise niedriger ambulanter psychotherapeutischer Dosis nicht erfolgreich behandelt werden können
- Mehrere gescheiterte ambulante Therapieversuche
- Zusätzlich zur Essstörung bestehende psychische Erkrankung, die eine hohe Intensität psychotherapeutischer Behandlung erfordert
- Stark verstrickte oder destruktive Familien- oder Alltagsbeziehungen, die zunächst nur durch räumliche Distanz gelockert werden können
- Mangel an Verfügbarkeit von angemessenen ambulanten psychotherapeutischen Angeboten.

9

9.20.7 Somatische Therapie

Behandlungsleitlinien bei medizinischer Gefährdung

Die Behandlungsleitlinien der American Psychiatric Association Work Group on Eating Disorders (2000) definieren folgende Werte als Gefahrenindikatoren für kardiale Komplikationen und bedrohliche Elektrolytstörungen:

- Bradykardie mit Herzfrequenz < 40 / Min.
- Blutdruck < 90 / 60 mm / Hg
- Nüchternblutzucker < 60 mg / dl
- Kalium < 3,0 mmol / l
- Hypothermie < 36,0 °C
- Andere wesentliche Beeinträchtigungen der Funktion der Niere, der Leber oder des Herzens
- Untergewicht < 15,0 BMI

Chronisch untergewichtige Patientinnen können in Einzelfällen an die Dysfunktionen und Störungen so weit adaptiert sein, dass trotz des Erreichens dieser Grenzwerte keine akute vitale Bedrohung gegeben ist. In solchen Fällen sind die Vor- und Nachteile einer stationären Behandlung abzuwägen, insbesondere dann, wenn wenig Aussicht besteht, damit zu einer langfristigen Besserung der Störung beizutragen.

Suizidalität

Bei akuter Suizidalität ist eine Indikation für die Aufnahme in eine geschlossene psychiatrische Station gegeben. Die oft bestehende chronische Suizidalität ist sorgfältig abzuklären. Sie erfordert in jedem Fall eine engmaschige psychotherapeutische Behandlung, vorzugsweise stationär.

Psychopharmakotherapie

- **Anorexia nervosa:** Kaum kontrollierte Studien zur ausschließlichen Wirksamkeit von Psychopharmaka. Pharmakotherapie insgesamt der Psychotherapie unterlegen, allerdings gelegentliche Erfolge mit Serotonin-Wiederaufnahmehemmern (SSRI). Zu beachten: Meist bilden sich die depressiven Symptome durch Gewichtsrestitution zurück. Persistiert die Depression, kann antidepressive Medikation sinnvoll sein. Allerdings sind SSRI, trizyklische Antidepressiva und MAO-Inhibitoren bei mangelernährten Patienten möglicherweise weniger wirksam; trizyklische Antidepressiva können die Neigung zu Herzrythmusstörungen und Verstopfung verstärken [2, 6, 7].
- **Bulimia nervosa/Binge Eating Disorder:** Signifikante Effekte bei plazebokontrollierten Pharmakostudien für Imipramin, Disimipramin, Fluoxetin, Sertralin, Citalopram und Fluvoxamin. Allerdings sind in Vergleichsstudien alle psychotherapeutischen Behandlungsansätze den pharmakologischen überlegen; die Rückfallquote nach Beendigung einer Pharmakotherapie ist höher als nach einer Psychotherapie. [7]. Keine kontrollierten Studien zu Sibutramin bei Binge Eating Disorder, jedoch Hinweise, dass die Symptombelastung reduziert und Gewicht gesenkt wird [3]. Zu beachten: SSRI müssen höher dosiert werden als bei depressiven Erkrankungen, um eine Wirkung zu erzielen.

9.20.8 Patientinnen mit Essstörungen in der Arztpraxis

Körperliche Symptome als Hilferuf

Bei Anorexia nervosa ist die Krankheitsverleugnung ein wesentliches Merkmal der Störung. Deshalb finden Anorexie-Patientinnen häufig nicht den Weg in psychotherapeutische Behandlung, ohne dass langwierige Motivationsarbeit geleistet wird oder erheblicher Druck von Seiten naher Bezugspersonen ausgeübt wird. Bei Bulimie- und Binge-Eating-Patientinnen verhindern die Scham- und Schuldgefühle das Eingeständnis sich selbst und anderen gegenüber, an einer schwerwiegenden Erkrankung zu leiden.

Inanspruchnahme therapeutischer Hilfe

In allen Fällen sind es oft körperliche Beschwerden, die Anlass zu einem Arztbesuch gegeben und somit zumindest auch die Möglichkeit eröffnen, indirekt Hilfe zu erhalten. Wenn die vorgebrachten körperlichen Beschwerden ohne entsprechenden organischen Befund bleiben oder wenn der Befund auf eine deutliche Mangelernährung und möglicherweise Erbrechen hinweist, dann kann es für die Patientinnen sehr hilfreich und entlastend sein, direkt angesprochen zu werden auf eine möglicherweise bestehende Essstörung. Oft ist es sinnvoll, sehr direkt nach einzelnen Symptomen wie Essanfällen oder Erbrechen zu fragen. Auch wenn das Thema zunächst schambesetzt ist, tritt erfahrungsgemäß doch eine erhebliche emotionale Entlastung ein, wenn die lange bestehenden quälenden Symptome als Zeichen einer Erkrankung betrachtet werden können und nicht auf der Ebene der „lästigen, verwerflichen Angewohnheiten" bleiben. Für Bulimie- und Binge-Eating-Patienten kann die Offenbarung ihres lange gehegten Geheimnisses den ersten Anstoß geben, sich therapeutische Hilfe zu suchen. Ein erster Schritt kann manchmal darin bestehen, sich in Ratgeberbüchern oder im Internet (www.bzga.de; www.ab-server.de) zu informieren (☞ Kap. 12.5.3, 12.7).

Hinweisende Symptome

In der **internistischen** oder **gynäkologischen Praxis** können auffälliges Untergewicht, häufige Gewichtsschwankungen um mehr als 3 Kilogramm und Übergewicht, das nicht auf eine organische Erkrankung zurückzuführen ist, auf das Vorliegen einer Essstörung hinweisen. Auch hier kann ein Gespräch die Motivation von Patientinnen positiv beeinflussen, therapeutische Hilfe in Anspruch zu nehmen. Mögliche Themen: Ursachen von Gewichtsproblemen, direkte Fragen nach der Häufigkeit von Essanfällen und anderen Symptomen, Aufklärung über die große Verbreitung von Essstörungen sowie über ihren Krankheitswert mit Risiken und Folgeerkrankungen.

Manchmal sind es nur **unspezifische Symptome** wie Erschöpfung, Konzentrationsschwierigkeiten, Symptome, wie sie auch bei einer leichten oder mittelgradigen Depression auftreten können, die auf eine Essstörung hinweisen können, wenn gleichzeitig noch andere geringfügige körperliche Veränderungen zu beobachten sind: trockene oder unreine Haut, ungepflegt wirkende Zähne, Schwellungen im Gesicht, Ödeme oder geplatzte Äderchen an den Augen. In solchen Fällen sollte mit gezielten Fragen nach Symptomen abgeklärt werden, ob eine Essstörung vorliegt.

Besorgte und verzweifelte Bezugspersonen

Insbesondere Mütter von anorektischen oder bulimischen Jugendlichen suchen Rat in der Arztpraxis, weil ihre eigenen Versuche, auf die Töchter einzuwirken, erfolglos geblieben sind. Fast immer weigert sich die Jugendliche, den Schweregrad ihrer Erkrankung und die dadurch entstehende Belastung für sie selbst und für die Familie anzuerkennen und medizinische oder therapeutische Hilfe in Anspruch zu nehmen. Und fast immer trifft der Versuch, das erkrankte Mädchen zur Behandlung zu bringen, auf erbitterten Widerstand. Oft ist es tatsächlich der einzige Weg, über den konsequenten Hinweis auf die Notwendigkeit ärztlicher Maßnahmen die jungen Patientinnen zur Behandlung zu bewegen. Auch wenn es zunächst nicht so aussieht, wirkt es oft langfristig, die Jugendlichen immer wieder über die medizinischen Risiken ihres Untergewichts und die Folgeerkrankungen zu informieren und sie gegebenenfalls auch mit notwendigen drastischen medizinischen Maßnahmen zu konfrontieren. Oft schöpfen die verzweifelten Eltern schon Hoffnung, wenn sie die Mädchen in regelmäßiger medizinischer Behandlung wissen und dadurch die erhöhte Aufmerksamkeit für die körperlichen Risiken gegeben ist. Tatsächlich ist die medizinische Versorgung durch einen Arzt oft „der Fuß in der Tür" zur langfristigen psychotherapeutischen Behandlung.

9.21 Ernährungstherapie in der Pädiatrie

9.21.1 Durchfallerkrankungen im Säuglings- und Kindesalter

Angeliki Pappas

Diarrhö: Erhöhung der Stuhlfrequenz und/oder Verminderung der Stuhlkonsistenz bzw. Erhöhung der Gesamtstuhlmenge (Norm bei Kindern: 5–10 g/kg/Tag), infektbedingt.

Akute Gastroenteritis

Gastroenteritis: Ungleichgewicht zwischen Synthese und Verlust von reifen Enterozyten und unreifen Kryptenzellen.

Erreger:
- Viren: Rotaviren (häufigste Ursache infektiöser Enteritiden weltweit), Adeno-, Norwalk- und Calici-Viren
- Bakterien: z. B. Campylobacter jejuni, Salmonellen, Shigellen, Yersinia enterocolitica, verschiedene E. coli
- Parasiten: z. B. Giardia lamblia, Entamoeba histolytica, Cryptosporidium

Pathogenese

- **Virale Genese:** Zellzerstörung durch intrazelluläre Replikation, Mukosaabflachung in 18 Std., Verlust absorptiver Zellen mit sekretorisch-osmotischer Diarrhö, Mukosaerholung in 5–10 Tagen
- **Bakterielle Genese:** Adhäsion von Erregern und Kolonisation der Dünndarmoberfläche, Invasion und Toxinproduktion

Klinik

Unterschieden werden nach Ausmaß der Dehydratation: Leichte Gastroenteritis (Dyspepsie), mittelschwerer Verlauf, schwerer Verlauf (Toxikose). Die Dehydratation ist in 70 % d. F. isoton, in 10 % d. F. hypoton, in 20 % d. F. hyperton (☞ Tab. 9.21-1).

! Flüssigkeits- und Elektrolytverluste sind abhängig vom Erreger.

Tab. 9.21-1 Exsikkosegrade

Grad	Verlust an Körpergewicht	Symptome
Leicht	5 %	Keine oder geringe
Mittel	5–10 %	Hautturgor vermindert, Schleimhäute trocken, Augen leicht haloniert, leichte Tachypnoe und Tachykardie
Schwer	> 10 %	Schlechter AZ, stehende Hautfalten, ausgetrocknete Schleimhäute, hohes Fieber, Somnolenz oder Krampfanfall, Zeichen des Volumenmangelschocks, eingefallene Fontanelle

Relevante Diagnostik- und Therapieoptionen

Diagnostik

- Bei V.a. Virusinfektion mit Ausnahme von endemischen Fällen, z.B. im Krankenhaus keine Erregersuche notwendig
- Bei schwerem Verlauf mit starker Exsikkose: Mikrobiologische Stuhluntersuchung, Erregersuche, Labor (z.B. Elektrolyte, Hkt, BGA), Toxinsuche
- Bei septischer Form: Blutkultur

Medikamentöse Therapie

- **Motilitätshemmende Medikamente** wie Loperamid oder Adsorbenzien wie Carbo medicinalis sind im Kindesalter nicht empfohlen, da Symptomatik und Ausmaß des Flüssigkeitsverlustes nicht mehr beurteilbar sind.
- **Lyophilisierte Hefen** wie Saccharomyces boulardii, Wirkung nicht belegt
- **Probiotika** wie Laktobazillus können Schwere des Verlaufs mildern und Dauer der Erkrankung verkürzen
- **Antibiotika** indiziert bei schweren Verläufen bakterieller Ursache, Auswahl je nach nachgewiesenem Erreger
- **i.v.-Therapie:** Indiziert bei sehr jungen oder sehr leichten Säuglingen, persistierendem Erbrechen sowie bei Bewusstseinseinschränkungen / Schock.
- **Therapie bei speziellen Formen:**
  - Pseudomembranöse Kolitis: Schwere Antibiotika-assoziierte Diarrhöen oder pseudomembranöse Kolitis durch toxinproduzierendes Clostridium difficile bei Kindern selten, erhöhtes Risiko bei onkologischen Patienten mit Granulozytopenie.
    Therapie: Absetzen der auslösenden Medikamente (nach Möglichkeit), Vancomycin oder Metronidazol für ca. 10 Tage
  - Postenteritisches Syndrom: Persistierende Diarrhö länger als 14 Tage im Anschluss an Enteritis. Pathogenese: durch Schädigung der Darmschleimhaut mit konsekutiver Intoleranz für Disaccharide (Enzymmangel durch Zottenverlust), mit vermehrter Aufnahme von Kuhmilcheiweiß → vorübergehende Intoleranz oder Entstehung von Allergie; Störung der lokalen Immunität und konsekutiv bakterielle Überwucherung.
    Therapie: Bei Säuglingen Muttermilch, bei nicht-gestillten extensiv hydrolysierte Säuglingsnahrung, bei Klein- / Schulkindern Milchverzicht für ca. 3–4 Wochen

9

Ziele der Ernährungstherapie und ernährungstherapeutische Maßnahmen

Ziele der Ernährungstherapie sind eine Rehydrierung und ein stufenweiser Nahrungsaufbau. Der Ausgleich von Flüssigkeits- und Salzverlust ist abhängig von Erreger und Krankheitsverlauf (z.B. Cholera → Hohe Salzverluste! Sekretorische Diarrhö): Der Flüssigkeitsverlust bestimmt den Grad der Exsikkose (☞ Tab. 9.21-2).

Tab. 9.21-2 Grad der Exsikkose

Flüssigkeitsverlust [ml/kg/d]	Exsikkose
80	5 %
150	5–10 %
250	≥ 10 %

Der Flüssigkeitsbedarf lässt sich nach folgender Faustformel berechnen: Grundbedarf ab 3 kg KG. Bsp.: Kind mit 35 kg: 1000 + 500 + 300 = 1800 ml/d. Zuschläge: Fieber ca. 5 ml/kg/ °C, auch bei starkem Schwitzen, Hyperventilation (☞ Tab. 9.21-3).

Tab. 9.21-3 Faustformel für den Flüssigkeitsbedarf

kg KG	Flüssigkeitsbedarf
Für die ersten 10 kg	100 ml/kg/d
Für die nächsten 10 kg	50 ml/kg/d
Ab dem 20. kg	20 ml/kg/d

9

Rehydrierung

Verabreicht werden je nach Schwere der Erkrankung orale Rehydratationslösungen oder bei Elektrolytentgleisung Glukoselösungen (Tab. 9.21-4).

- **Orale Rehydratationslösungen (ORL):** Kommerzielle Fertigmischungen in Deutschland mit verschiedenen Rezepturen erhältlich
  - Indikation: Bei leichter Exsikkose
  - Voraussetzung: > 3.–6. Lebensmonat, kein übermäßiges Erbrechen, keine Elektrolytentgleisung
  - In den ersten 6 Std. (Rehydratationsphase) Ersatz des geschätzten Flüssigkeitsverlusts. Wenn noch Dehydrierungszeichen vorhanden sind, erneut 4–6 Std. rehydrieren, bei Nichtansprechen oder Verschlechterung → i.v.-Therapie

! Häufig kleine Volumina mit dem Löffel verabreichen oder gefrorene ORL als Eiswürfel lutschen lassen.

- **Präparate auf Glukosebasis** (☞ Tab. 9.21-4): Das WHO-Konzept orientiert sich an Verlusten bei Cholera oder Infektionen mit enterotoxigenem E. coli, für „europäische Infektionen". Zu bevorzugen sind die Empfehlungen der European Society for Paediatric Gastroenterology/Hepatology and Nutrition (ESPGHAN).

Tab.9.21-4 Präparate auf Glukosebasis

Zusammensetzung (mmol/l)	WHO-Konzept	ESPGHAN	Elotrans®	GES 60®	Oralpädon 240
Natrium	90	60	90	60	60
Kalium	20	20	20	20	20
Chlorid	80	> 25	80	50	60
Hydrogencarbonat	–	0	0	30	0
Zitrat	10	10	10	0	10
Glukose	110	74–111	111	110	90
Glukose [g/l]	–	13,3–20	20	19,8	16,2
Osmolarität [mOsm/l]	–	200–250	311	270	240

Realimentation

- Muttermilch-ernährte Säuglinge können parallel zur ORL weiter gestillt werden.
- Bei nicht-gestillten Kindern erfolgt die Realimentation nach 6 Std., bei schweren Verläufen 10–12 Std. nach Beginn der Rehydrierung mit ORL (☞ oben) mittels ORL und verdünnter Milchnahrung (zunächst in der Zubereitung 2:1, dann 1:1, später nach Verträglichkeit 2:1).
- Säuglinge ab dem 7. Monat erhalten ORL und Milchnahrung, evtl. „Heilnahrung" (Präparate mit polymeren Kohlenhydraten wie Reis- oder Karottenschleim), allerdings keine neuen, vor dem Durchfall noch nicht verabreichten Proteine!
- Kleinkinder bekommen altersgemäße Nahrungsmittel mit polymeren Kohlenhydraten (z.B. Reis, Kartoffeln, Banane, Zwieback), stufenweiser Nahrungsaufbau bis zur anfangs fettreduzierten Normalkost.

Für die Verlaufskontrolle sind die Parameter Allgemeinbefinden und Gewichtszunahme wichtiger als die Stuhlbeschaffenheit (☞ auch Kap. 8.4.1).

Chronische Diarrhö

Mehr als 3 Stühle/d für länger als 3 Wochen (☞ auch Kap. 9.6.4 und Kap. 9.21.3). Wichtig ist eine genaue Anamneseerhebung, zudem Klinik und Alter des Kindes beachten, um nur die absolut notwendige (Differenzialdiagnose ☞ Tab. 9.21-5 und 9.21-6) durchzuführen!

Tab. 9.21-5 Differenzialdiagnose chronische Diarrhö

Ursache	Alter	Klinik	Wichtigste Diagnostik
Infektionen	Jedes	Fieber, Umgebungserkrankungen	Stuhluntersuchung
Postinfektiöse Malabsorption	Jedes	Anamnese, wässrige Diarrhö	Stuhl auf Erreger, H_2-Atemtest Laktose
IgE-vermittelte Nahrungsmittel-Allergie	Jedes	Wässrige Diarrhö, Erbrechen, blutige Stühle, okkulte Blutverluste	Anamnese, RAST, Pricktest, Karenz/Exposition
Laktoseintoleranz	Jedes	Gedeihen und AZ normal, Meteorismus, Bauchschmerzen	H_2-Atemtest Laktose

9

Ursache	Alter	Klinik	Wichtigste Diagnostik
Fruktose-Malabsorption	Ab 6. Mon.	Gedeihen gut, Meteorismus	H_2-Atemtest Fruktose
Zystische Fibrose	Jedes	Fettstühle, Gedeihstörung, Pulmonale Affektion	Schweisstest, Fäkale Pankreaselastase/Chymotrypsin, DNA-Analyse
Zöliakie	Ab 6. Mon.	Gedeihstörung, vorgewölbtes Abdomen, Appetitlosigkeit	Gliadin- und Endomysium-Antikörper, Dünndarmbiopsie
M. Crohn	Ab Schulkind	Bauchschmerzen, extraintestinale Symptome, Gedeihstörung, Blut/Schleim im Stuhl	Entzündungsparameter, Endoskopie, Röntgen
Colitis ulcerosa	Ab Schulkind	Tenesmen, Blut/Schleim im Stuhl	Entzündungsparameter, Endoskopie
Irritables Kolon des Kleinkindes („Toddler´s diarrhea“)	13 J.	Guter AZ, hyperaktive Kinder, Wechsel Obstipation/Diarrhö, pos. Familienanamnese	Ausschlussdiagnose, Labor unauffällig
Bakterielle Dünndarmbesiedlung	Alle	Malabsorption, Gedeihstörung	H_2-Atemtest (Transitzeit), Duodenalsekret auf pathologische Keime
Enkoprese (Paradoxe Diarrhö)	Ab Säugling	Anamnestisch Obstipation, übel riechender Stuhl, keine Gedeihstörung	Rektale Untersuchung, Rö.-Abdomenübersicht: stuhlgefülltes Kolon
Medikamentennebenwirkung	Alle	Antibiotika, Laxanzien	Anamnese, Auslassversuch

Tab. 9.21-6 Differenzialdiagnose chronische Diarrhö – seltene Ursachen

Ursache	Alter	Klinik	Wichtigste Diagnostik
Immundefekte (AIDS, IgA-Mangel)	Jedes	Rez. Infekte, Fieber, z. T. Malabsorption	Immunologische Befunde
Schwachmann-Syndrom	Jedes	Fettstühle, Minderwuchs, Dysostosen, Neutropenie	Pankreasfunktion, Chymotrypsin
Acrodermatitis Enteropathica	Säugling	Periorale und perianale Dermatitis, Haarausfall	Zink im Serum
Chloriddiarrhö	Neugeborenes	Wässrige Diarrhö, Dehydratation, Alkalose	E´lyte, BGA, E´lyte im Stuhl
Glukose-Galaktose-Malabsorption	Neugeborenes	“Intraktable” wässrige Diarrhö, Azidose, Gedeihstörung	H_2-Atemtest
Abetalipoproteinämie	Neugeborenes/Säugling	Fettstühle, großes Abdomen, neurologische Manifestationen	Cholesterin, Triglyzeride, Dünndarmbiopsie
Fehlbildungen	Neugeborenes/Säugling	Erbrechen, großes Abdomen, Gedeihstörung	Röntgen mit Kontrastmittel
Adrenogenitales Syndrom	Neugeborenes	Erbrechen, Gedeihstörung, Virilisierung	Elektrolyte, 17-OH-Progesteron
Hormonaktive Tumore (z. B. Neuroblastom)	Jedes	Wässrige Diarrhö, Flush	Hypokaliämie, Hypochlorämie, Vanillinmandelsäure im Urin

Formen der akuten Diarrhö

Partielle Malabsorptionssyndrome

Selektive Resorptionseinschränkung für bestimmte Nahrungsstoffe oder molekular definierter Resorptionsdefekt der Mukosa:

- Pathogenese: Osmotische Diarrhö mit Nachweis von reduzierenden Substanzen im Stuhl, die nach bakterieller Degradierung kurzkettige FS, z. B. Milchsäure, bilden.
- Diagnostik: pH-Wert im Stuhl (sauer?), reduzierende Substanzen im Stuhl?, H_2-Atemtest, Enzymaktivität in Duodenalbiopsat
- Klinik:
  - **Milchunverträglichkeit** nach dem Abstillen mit lebenslanger Persistenz → adulte Form eines **Laktasemangels** (DD sekundäre Laktoseintoleranz) nach Infektionen oder Dünndarmentzündungen (Zottenschädigung), häufig auch bei Zöliakie-Patienten
  - **Fruktose-Malabsorption** durch verminderte Aktivität des GLUT5-Transporters im Bürstensaum der Enterozyten. Bauchkrämpfe, Blähungen und Durchfall nach fruktose- und sorbithaltigen Nahrungsmitteln (DD sekundäre Form bei Dünndarmerkrankungen)
- Therapie: Vorübergehende oder lebenslange Meidung der unverträglichen Kohlenhydrate

Nahrungsmittelallergie

Immunologisch vermittelte Reaktion auf Nahrung oder Nahrungszusätze. Nach Kuhmilch am häufigsten auf Hühnerei, Fisch und Nüsse. Durch Kochen und Backen Veränderung der allergenen Eigenschaften → dann oft verträglich

- Klinik und Diagnostik: ☞ Kap. 9.9
- Therapie: Alimentäre Prävention ☞ Kap. 8.4.3 und 8.4.4

Chronisch entzündliche Darmerkrankungen (CED)

Colitis ulcerosa, Morbus Crohn und eine Gruppe nicht klassifizierbarer Kolitisformen; Prävalenz 0,5–1 auf 1000 Kinder, Anteile für beide Haupterkrankungen etwa gleich; Bei 40 % Manifestation vor dem 20. Lj., 20 % vor dem 14. Lj. Pathogenese: ☞ Kap. 9.6.5

- **Colitis ulcerosa:** Prognose abhängig von Ausdehnung und durchgeführter Therapie, maligne Entartung im Kindesalter bedeutungslos, erst nach 20- bis 30-jähriger Krankheitsdauer relevant.
  - Klinik: Außer den typischen Symptomen Gedeihstörung
  - Diagnostik: ☞ Kap. 9.6.5, Wachstumskontollen, bei den meisten Patienten p-ANCA im Serum nachweisbar DD andere CED, infektiöse Kolitis
  - Therapie: ☞ Kap. 9.6.5
- **Morbus Crohn:** Segmentaler Befall vom Mund bis Anus. Prognose: Abhängig von Frühdiagnose und durchgeführter Ernährungstherapie sowie medikamentöser Behandlung. Wachstumsverlauf und Pubertätsentwicklung gut beobachten!
  - Klinik: ☞ Kap. 9.6.5. Außer den typischen Symptomen Wachstumsstillstand und Pubertätsverzögerung

- Diagnostik: DD ☞ Kap. 9.6.5. Wachstumskontollen, DD Appendizitis, Tumor, chronische Darminfektionen, rezidivierende funktionelle Bauchschmerzen, andere CED
- Medikamentöse Therapie: Antibiotika wie Metronidazol und Ciprofloxacin bei bakteriellen Überwucherungen, Fisteln, Perianalbefall. Bei Komplikationen chirurgische Eingriffe.
- **Ernährungstherapie:**
  Vermeiden von raffiniertem Zucker, gehärteten Fetten und Fertigprodukten
  Bei Stenosen ballaststoffarm, bei Laktoseintoleranz laktosearm
  Bei Untergewicht und Kleinwuchs: 150 % des altersentsprechenden Energie-Tagesbedarfs evtl. über orale Sonde
  Evtl. parenterale Ernährung über ZVK
  Unter ausschließlicher Ernährung mit hochkalorischer (Sonden-)Kost, z. B. Modulen über mind. 2 Monate (ohne Begleitmedikation) Remission erreichbar.

9.21.2 Angeborene Stoffwechselerkrankungen

Angeliki Pappas

Ernährungstherapie bei Stoffwechselerkrankungen bedeutet eine reduzierte oder modifizierte Zufuhr des Nährstoffs, dessen Abbauweg gestört ist. Die therapeutische Diät sollte eine altersgerechte und normale Ernährung der Säuglinge und Kinder gewährleisten und eine physiologische Entwicklung ermöglichen. Diese Diäten sind lebenslang durchzuführen mit Anpassung an den Nährstoffbedarf in den verschiedenen Entwicklungsphasen. Therapeutische Einstellung und Kontrollen in Stoffwechselzentren werden empfohlen!

Phenylketonurie (PKU)

Autosomal-rezessiv erblicher Abbaudefekt von Phenylalanin (Phe) zu Tyrosin (Tyr). Bei der klassischen Form (Defekt der Phenylalaninhydroxylase) werden 3 Formen unterschieden in Abhängigkeit von der Restaktivität der Phenylalaninhydroxylase (PAH). Sonderform: PKU in der Schwangerschaft.
DD: Mangel an Cofaktor Tetrahydrobiopterin (BH4), Inzidenz in Deutschland 1:6.600

Pathogenese

Störung im Ab- und Umbau (Oxidation) der Aminosäure Phenylalanin zu Tyrosin durch Enzymdefekt der Phenylalaninhydroxylase. Es kommt zu einem Phenylalaninstau und zu vermehrter Bildung von Phenylbrenztraubensäure, die über den Harn ausgeschieden wird → mäuseartiger Körpergeruch. Die nicht abbaubare Aminosäure im Blut führt zu neurotoxischen Erscheinungen.

Klinik

- Bei ⅓ der Betroffenen im Säuglingsalter epileptische Enzephalopathie, die in eine Grand-mal-Epilepsie übergeht. In der weiteren Entwicklung Mikrozephalie, extrapyramidale Störungen, psychotische Störungen mit Erregung, Hyperaktivität, Destruktivität, Autoaggression, aber auch Depression
- Ekzematoide Dermatitiden und Pigmentarmut der Haut und Haare
- Im Erwachsenenalter zusätzliche neurologische Schäden mit Lähmungen und Pyramidenbahnläsionen

CAVE
Bei frühzeitiger Diagnose (Neugeborenen-Screening-Test) und Behandlung werden geistige Behinderung und Epilepsie vermieden!

Relevante Diagnostik und Therapieoptionen

Diagnostik

- Bestimmung der Aminosäuren im Plasma (Phe↑, Tyr n-↓), **Neugeborenen-Screening**, da sofortige Diäteinleitung die Patienten vor Schäden bewahrt
- Bei erhöhtem Phe-Wert bis zu 600 µmol/l (10 mg %) → milde Hyperphenylalaninämie, nicht diätpflichtig
- **Mutationsanalyse** kann Hinweise geben auf Schweregrad der Erkrankung
- Häufigkeit laborchemischer Untersuchungen und empfohlene **Serum-Phe-Konzentration** (Tab. 9.21-7)

9

Tab. 9.21-7 Empfohlene Serum-Phe-Konzentration

Alter	Häufigkeit	Dosierung
< 1 Jahr	Alle 1–2 Wochen	0,7–4,0 mg/dl
1–9 Jahre	Alle 2–4 Wochen	0,7–4,0 mg/dl
10–15 Jahre	Alle 4 Wochen	0,7–15,0 mg/dl
> 15 Jahre	Alle 2–3 Monate	< 20 mg/dl

Medikamentöse Therapie

☞ Ernährungstherapie

Ziele der Ernährungstherapie

Vermeidung des toxischen Phe-Spiegel und Substitution genügend essentieller AS (Tyr), um eine normale geistige und körperliche Entwicklung zu ermöglichen.

Ernährungstherapeutische Maßnahmen

Empfohlen wird eine Kostform mit definiertem Gehalt an AS (☞ Kap. 8.4.3), zusätzlich sollte geachtet werden auf die Ermittlung der individuellen Phe-Toleranz unter Serum-Kontrollen und Aufstellung eines detaillierten Diätplans:

Phenylalanin (Phe)
Phenylalanin ist in allen natürlichen Eiweißprodukten vorhanden! Eiweißreiche Lebensmittel wie Fleisch, Fisch, die meisten Milchprodukte, Getreide und Hülsenfrüchte sind deshalb ungeeignet. Die Kosten für Phe-freie Flaschennahrung und AS-Mischungen werden von den Krankenkassen erstattet.

- **Reduktion der Phenylalanin-Zufuhr** und **Aminosäuren (AS)-Supplementierung:**
  - Begrenzte Auswahl an berechneten Mengen natürlicher eiweißarmer Lebensmittel: ausgewählte Gemüse, Obst, Kartoffeln, Reis, evtl. Sahne
  - Als Energieträger eiweißarme Spezialprodukte: eiweißarmes Mehl, Brot, Gebäck, Teigwaren
  - Auf ausreichend Zucker- und Fettzufuhr achten!
  - Einnahme einer Phe-freien und Tyr-angereicherten AS-Mischung, nach dem Säuglingsalter müssen bis zu 80 % des Eiweißbedarfs durch eine synthetische Eiweißquelle gedeckt werden!
  - Im Säuglingsalter nach Möglichkeit Muttermilch (ca. ½–⅔ des Nahrungsbedarfs orientiert am Therapieziel Phe-Spiegel) und ergänzend Phe-freie Formulanahrung, z. B. PKU 1-Mix® verwenden
  - Lebenslange Diät für Patienten mit klassischer PKU, aber Lockerung nach Abschluss der Hirnreife
- **Katabole Stoffwechsellagen**, z. B. bei Infektionskrankheiten, mangelnde Aminosäuren- und/oder Energiezufuhr verursachen einen Anstieg des Phe-Spiegels → vorübergehend besonders strenge Diät ratsam!
- Bei **maternaler PKU** Embryopathie mit geistiger Retardierung, Mikrozephalie, Minderwuchs, Herzfehlern und anderen Fehlbildungen möglich → der mütterliche Phe-Spiegel muss bereits vor Eintreten der Schwangerschaft bei 2–6 mg/dl liegen!

Tipps für die Patienten

- Zu meiden sind phenylalaninreiche Nahrungsmittel: Fleisch, Wurst, Schinken, Fisch, Eier, Milch, Joghurt, Käse, Quark. Ferner handelsübliches Brot, Gebäck, Haferflocken, übliche Nudeln, Nüsse, Schokolade, Milcheis mit Eizusatz. Light-Produkte mit phenylalaninhaltigem Aspartam.
- Zuzuführen sind phenylalaninrarme Nahrungsmittel, wie z. B. Obst und Gemüse (Äpfel, Birnen, Wassermelonen, Blattsalat, Gurken, Tomaten, Möhren, Kürbis), phenylalaninarmes Brot, Marmelade, phenylalaninarme Nudeln sowie Kekse, phenylalaninarmes Mehl.
- Zu bilanzieren (Abwiegen, Tabelle) ist die Zufuhr folgender Nahrungsmittel: Kartoffeln, Pommes frites, Reis und eiweißhaltige Gemüsesorten (z. B. Hülsenfrüchte, Kohl, Artischocken), Bananen, Sahne, Fruchteis.
- ☞ auch Arbeitsgemeinschaft für pädiatrische Stoffwechselstörungen (APS)

Galaktosämie

Autosomal-rezessiv vererbte Störungen im Abbau der Galaktose und dadurch vermehrtes Vorkommen von Galaktose im Blut, 3 mögliche Enzymdefekte betreffend. Galaktokinase Inzidenz 1:40.000–1:100.000; Galaktose-1-Phosphat-Uridyltransferase (GALT: Inzidenz 1:40.000, „klassische Form"; UDP-Galaktose-4-Epimerase: sehr selten.

Pathogenese

Verschiedene Mutationen des GALT-Gens. Durch Defekte der Galaktokinase oder Galaktose-1-Phosphat-Uridyltransferase Erhöhung der freien Galaktose im Blut nach Zufuhr von Milch und Milchprodukten. Bei Defekt der Galaktose-1-Phosphat–Uridyltransferase oder UDP-Galaktose-4-Epimerasemangel → Erhöhung von Galaktose-1-Phosphat. Anreicherung von Galaktosemetaboliten und Schädigung von Leber, Niere, ZNS, Ovar, Linse.

Klinik

- **Galaktokinasemangel:** Leitsymptom Katarakt, bereits in der 3.–5. Lebenswoche. Bei sofortiger milchfreier Ernährung reversibel
- **Klassische Galaktosämie** bereits in den ersten Lebenstagen Erbrechen, Hypoglykämien mit Krampfanfällen, Lethargie und Koma, Nierenschädigung, sepsis-ähnlich beim Neugeborenen, Leberfunktionsstörung. Später auch Hepatomegalie, Katarakt, zunehmende mentale Retardierung, Ataxie, Tremor, ovarielle Dysfunktion (hypergonadotroper Hypogonadismus)
- **UDP-Galaktose-4-Epimerasemangel:**
  - Periphere Form (Defekt nur in Erythro- und Leukozyten, nicht in Hautfibroblasten und Lebergewebe) → Patienten meist asymptomatisch
  - Generalisierte Form → Symptome ähnlich der klassischen Galaktosämie

Relevante Diagnostik und Therapieoptionen

Diagnostik

- **Galaktokinasemangel:** Galaktose im Blut (Neugeborenen-Screening), im Urin vermehrte Ausscheidung von Galaktose und Galaktitol
- **Klassische Galaktosämie:**
  - Im Neugeborenen-Screening Bestimmung der freien Galaktose oder Gesamtgalaktose (Voraussetzung: begonnene Milchfütterung)
  - In den Erythrozyten Galaktose-1-Phosphat ↑↑
  - Im Urin vermehrte Galaktose als reduzierende Substanz nachweisbar
  - Diagnosesicherung durch Enzymaktivitätsbestimmung der Galaktose-1-Phosphat-Uridyltransferase in den Erythrozyten
  - Molekulargenetische Untersuchungen (auch pränatal)
- **UDP-Galaktose-4-Epimerasemangel:** Erfassung im Neugeborenen-Screening bei Erhöhung der Gesamtgalaktose

Medikamentöse Therapie

☞ Ernährungstherapie

Ziele der Ernährungstherapie

- Lebenslange laktosefreie und galaktosearme Diät ☞ Kap. 8.4.3
- Sofortige Unterbrechung der Galaktosezufuhr bei klinischem Verdacht → lebensrettend!
- Natürlicherweise hohe endogene Galaktoseproduktion im intermediären Stoffwechsel (1–2 g/d), damit höher als bei strenger Diät in der Nahrung enthaltene Menge (250–300 mg/d) → derzeit therapeutisch nicht beeinflussbar
- Vollständig galaktosefreie Ernährung durch den Gehalt an freier und gebundener Galaktose in fast allen Lebensmitteln nicht durchführbar!
- In Milch, vielen Milchprodukten und einigen tierischen Innereien große Mengen an Laktose und Galaktose in β-glykosidischer Bindung → wird leicht im Darm zu freier Galaktose abgespalten. Daher strikt zu meiden!
- In Getreide, Obst und Gemüse geringe Mengen an freier Galaktose und Galaktose in α-glykosidischer Bindung → müssen bei Diät nicht berücksichtigt werden
- Optimierte Mischkost mit entsprechenden **Galaktose-Richtwerten** ☞ Tab. 9.21-8

Tab. 9.21-8 Galaktose-Richtwerte

Personengruppe	Galaktose-Zufuhr in mg/d
Säuglinge	50 (–200)
Kleinkinder	150 (–200)
Schulkinder	200 (–300)
Jugendliche	250 (–400)
Erwachsene	300 (–500)

Für Säuglinge keine Muttermilch, sondern laktosefreie Sojamilch aus Sojaprotein-Isolat (z. B. Humana SL) verwenden.

CAVE

Versteckte Galaktose-Quellen, z. B. in Wurst, Instant-Produkten, Fertiggerichten, Süßwaren oder auch Medikamenten.

Ernährungstherapeutische Maßnahmen

- **Supplementierung** von Kalzium, Vitamin D, Niazin, Folsäure, Riboflavin, Fluorid, Jod, Zink evtl. notwendig
- **Substitution** mit galaktosefreien hormonellen Sequenzpräparaten bei weiblichen Patienten mit ovarieller Insuffizienz
- **Ziel:** Erythrozyten Gal-1-P < 5 mg/dl, Normwert 0–0,3 mg/dl – erreichbarer Wert für Patienten unter Restriktionsdiät ab dem 2. Lebensjahr ca. 2–4 mg/dl

Hereditäre Fruktoseintoleranz (HFI)

Autosomal-rezessive vererbte Abbaustörung im Fruktosestoffwechsel durch Mangel an Ketose-1-phosphat-aldolase, Aktivitätsverlust von Fruktose-1-Phosphat-Aldolase B. Inzidenz 1:20.000.

Pathogenese

Häufige Mutation A149P am Aldolase-Gen; Anreicherung von Fruktose-1-Phosphat und intrazellulärer Verlust von ATP und GTP, Hemmung der Glykogenolyse → Hypoglykämien

Klinik

- Symptome mit Aufnahme fruktosehaltiger (saccharosehaltiger) Lebensmittel → Manifestation typischerweise im Säuglingsalter mit Beginn der Beikost oder bei Zufütterung saccharosehaltiger Folgemilch
- Schwere der klinischen Symptome umso ausgeprägter je jünger das Kind und je größer die aufgenommene Fruktosemenge
- Akute Symptomatik: Gastrointestinale Beschwerden und Hypoglykämien mit Übelkeit, Erbrechen, Blässe, Schwitzen, Zittern, Lethargie, Krampfanfällen
- Bei fortgesetzter Fruktosezufuhr Gedeihstörung und progrediente Leberfunktionsstörung sowie renal-tubulärer Schaden
- Schnelle Erholung bei Fruktose-Elimination
- Natürliche Aversion gegen fruktosehaltige Speisen/Süßigkeiten, kein Karies! → Selbstschutz, führt manchmal zur Verzögerung der Diagnosestellung!

Relevante Diagnostik und Therapieoptionen

Diagnostik

- Nachweis des renal-tubulären Schadens im **Urin**: ↑ Glukose, Albumin, Eiweiß, positive Reduktionsprobe
- Nach Normalisierung der Leberfunktion unter kontrollierten Bedingungen **intravenöser Fruktosetoleranztest**:
  - Gabe von 200 mg/kg i.v.
  - Bei HFI Glukose und Phosphat ↓↓ im Blut, Harnsäure und Magnesium ↑↑
- Diagnosesicherung: Aktivitätsmessung von Fruktose-1,6-Diphosphataldolase in Lebergewebe oder Dünndarmbiopsat
- Mutationsanalyse (3 häufige Mutationen) möglich

Medikamentöse Therapie

☞ Ernährungstherapie

Ziele der Ernährungstherapie und spezielle Maßnahmen

Empfohlen wird eine fruktosereduzierte Kostform (☞ Kap. 8.4.3), zusätzlich sollte geachtet werden auf:

- Vermeidung von Hypoglykämien!
- Verzicht auf Saccharose, Sorbit
- Evtl. Supplementierung von Vitaminen

CAVE

Versteckte Fruktose-Quellen: Medikamente, Fertigprodukte, Säuglingsmilch.

Glykogenosen

Autosomal-rezessive Defekte (bis auf Typ VI → X-chromosomal) des Glykogenstoffwechsels mit pathologischer Speicherung (z.B.Hepatomegalie) und entsprechenden Organfunktionsstörungen (z.B. Hepathopathie, Myopathie). Hypoglykämien! Häufigkeit aller 8 Formen in Europa 1:25.000, am häufigsten Typ Ia und VI.

Pathogenese

- Glykogenose Typ I: Defekte der Glukose-6-Phosphatase → keine Umwandlung von Glukose-6-Phosphat (Glu-6-P) in Glukose:
  - Blockierung von Glukoneogenese und von Glykogenolyse → Anhäufung von Glu-6-P und anderen Glykolyseintermediaten → Stimulation des oxidativen Pentoseweges und der Glykolyse → Laktat ↑↑ und Fettsäuren ↑↑, → **Hyperlaktatämie** und **Hypertriglyzeridämie**
  - **Hyperurikämie** durch gesteigerte Produktion und durch verminderte renale Elimination
- Um Blutzucker normal zu halten, sind die Patienten vollständig abhängig von regelmäßiger oraler Aufnahme von Glukose oder Glukosepolymeren (Maltodextrin, Stärke).
- Bei Normoglykämie Normalisierung dieser Stoffwechselwege.

9

Klinik

- **Typ I (Morbus v. Gierke):**
  - Meist erste Auffälligkeit durch hypoglykämischen Krampfanfall im Alter von 3–6 Monaten
  - Hypoglykämien, Laktatazidämie, Hyperurikämie, Hyperlipidämie
  - Hepato- und Nephromegalie, puppenhaftes Aussehen, Wachstumsrückstand, Leberadenome, Nierenveränderungen, polyzystische Ovarien
- **Typ I b** kombiniert mit Neutropenie und rezidivierenden chronischen Infekten und Entzündungen, auch Morbus Crohn-ähnliche Darmerkrankung
- **Spätkomplikationen:**
  - Auch bei optimaler Therapie ab Adoleszenz Risiko der Nierenfunktionsstörung bei Glomerulosklerose
  - Risiko der Osteoporose bei Hyperlaktatämie und chronischer Niereninsuffizienz
  - Leberadenome möglicherweise durch häufige Hyperglukagonämie bei BZ < 70 mg/dl → Kontrolle mittels Sonografie und CEA/Fetoprotein α
  - Bei adoleszenten Mädchen polyzystische Ovarien

Relevante Diagnostik und Therapieoptionen

Diagnostik

- Laborkonstellation: ↓ Glukose, ↑ Laktat, ↑ Triglyzeride, ↑ Harnsäure, (↑) Transaminasen
- Oraler Glukosetoleranztest: Abfall der Laktatwerte
- Glukagon (50 µg/kg) → postresorptiver Blutglukoseabfall unbeeinflusst, Blutlaktatwert steigt an

- Diagnosesicherung: Mutationsnachweis im Glu-6-Phosphatase-Gen
- Enzymatische Analytik (Aktivität von Glu-6-Phosphatase) im Leberbiopsat

Medikamentöse Therapieoptionen

- Allopurinol zur Normalisierung des Harnsäurespiegels
- Bei Typ I b zusätzliche Therapie mit humanem Granulocyte colony-stimulating factor (G-CSF)

Ziele der Ernährungstherapie

- Vermeidung von Hypoglykämien und sekundären Stoffwechselveränderungen durch kontinuierliche Kohlenhydratzufuhr
- Weitgehende Vermeidung von Laktose, Galaktose, Saccharose und Fruktose, um Laktatproduktion möglichst niedrig zu halten

Ernährungstherapeutische Maßnahmen

Empfohlen wird eine galaktose- und fruktosereduzierte Kostform (☞ Kap. 8.4.3), zusätzlich sollte auf eine kontinuierliche Kohlenhydratzufuhr geachtet werden durch:

- Mahlzeiten alle 2–3 Std., später alle 3–4 Std. einnehmen.
- Langsam resorbierbare Kohlenhydrate (Maltodextrin, Stärke) bevorzugen
- Kontinuierliche, nächtliche Magentropfinfusion (Dextrinlösung), Beginn möglichst kurz nach der letzten Tagesmahlzeit, ca. 10 Stunden Dauer. Zeitabstand zur ersten Tagesmahlzeit nicht > 15 Min.

CAVE

Bei Anlegen der Nahrungspumpe mit äußerster Sorgfalt vorgehen. Die Sicherung mit Warnsystemen wird empfohlen, denn durch plötzliche Reduktion der Kohlenhydratzufuhr kann rasch eine Hypoglykämie auftreten.

- Individuellen KH-Bedarf durch Blutzuckerprofile ermitteln.
- Abends ungekochte Maisstärke („langsames Kohlenhydrat mit Depoteffekt") einnehmen, allerdings ist diese Maßnahme erst nach der Pubertät ausreichend zuverlässig.

Maisstärke mit 1,75–2,5 g/kg KG, Mischung unmittelbar vor Anwendung im Verhältnis 1:2 von Stärke zu Wasser, um den Depoteffekt (Aufquellen erst im Magen) voll auszunutzen!

Tab. 9.21-9 Durchschnittlicher Glukosebedarf bei Typ I

Alter	Glukosebedarf (g/kg KG/h)
0–1 Jahr	0,45–0,50
1–6 Jahre	0,40–0,45
6–14 Jahre	0,30–0,40
> 14 Jahre	0,20–0,25

Familiäre Hypercholesterinämie

Autosomal-kodominante Störung: LDL-Rezeptor nicht vorhanden oder funktionsuntüchtig
Inzidenz homozygote Form 1:1.000.000 mit 6–10facher LDL-Konzentration; Inzidenz Heterozygotie ca. 1:500

Pathogenese und Klinik

- Pathogenese: (☞ auch Kap. 9.2.1) Funktionsstörung der LDL-Rezeptoren → rezeptorvermittelte Aufnahme von LDL beeinträchtigt
- Klinik: Frühzeitige Atherosklerose, familiäre Infarkthäufung; Xanthome und Xanthelasmen, Arcus corneae, verdickte Sehnen, z. B. Achillessehne

Relevante Diagnostik und Therapieoptionen

- Diagnostik: Laborkonstellation – ↑ Cholesterol (heterozygot ca. 300 mg/dl, homozygot > 600 mg/dl), ↓ HDL, normale Triglyzeride; Mutationsanalyse
- Medikamentöse Therapie: Anionenaustauscher einschleichend (Colestyramin-Enddosis 0,2–0,4 g/kg in 2–3 Dosen), Sitosterin (1–6 g/Tag), Fibrate, HMG-CoA-Reduktasehemmer

Ziele der Ernährungstherapie

Bei Gesamt-Cholesterol > 220 mg/dl, normalem HDL (> 35 mg/dl):
- LDL-Cholesterol: 130–150 mg/dl: Kontrolle innerhalb von 2 Jahren
- LDL-Cholesterol: > 150 mg/dl: Cholesterolarme Diät
- LDL-Cholesterol: > 190 mg/dl: Trotz Diät bzw. > 160 mg/dl und positive Familienanamnese medikamentöse Therapie erwägen
- LDL-Cholesterol: >250 mg/dl: Überwachung in Stoffwechselzentrum empfohlen

Ernährungstherapeutische Maßnahmen

- Diät: Energie dem Alter angepasst! Cholesterol < 200 mg/d, Fettanteil 30–35 % der Energie, Fettsäuremuster: Einfach ungesättigte FS > 10 %, MUFS 7–10 %, gesättigte und transFS < 10 % der Energie
- Bei Homozygoten: Diät, Medikamente (☞ oben) und Plasma-Austausch oder LDL-Apherese

Methylmalonazidurie (MMA) und Propionazidurie (PA)

Organoazidopathien = Störungen im Intermediärstoffwechsel → Stau von Carbonsäuren. Funktionsstörung der Metylmalonyl-CoA-Mutase (MCM) bei MMA und der Propionyl-CoA-Carboxylase (PCC) bei PA: Häufigkeit aller MAA 1:50.000; Häufigkeit der PA ca. 1:50.000. Weitere Organoazidopathien: Isovalerianazidurie, 3-Methylglutaconazidurien etc.

Pathogenese

- MCM = mitochondriales Vitamin-B_{12}-abhängiges Enzym, Akkumulation von Methylmalonsäure

- PCC = Biotin-abhängiges Enzym, **Propionyl-CoA** wird beim Abbau von Isoleuzin, Valin Methionin, Threonin, ungeradzahligen Fettsäuren, der Cholesterolseitenketten und auch von Darmbakterien gebildet, Propionyl-CoA hemmt Citratzyklus und andere Enzyme

Klinik

- **Propionazidurie (PA):**
  - Manifestation meist nach wenigen Lebenstagen unspezifisch mit Appetitlosigkeit, Trinkschwäche, rezidivierendem Erbrechen, Dehydratation, Gewichtsverlust und Muskelhypotonie
  - Dann neurologische Symptomatik mit Dyspnoe, Somnolenz, Apathie, Krampfanfällen, Koma sowie schwere metabolische Azidose mit Hyperammonämie
  - Weiterer Verlauf: Mentale Retardierung, extrapyramidale Bewegungsstörungen, Osteoporose
- **Methylmalonazidurie (MMA):**
  - Foudroyante Verläufe wie bei Propionazidurie
  - Milde Verläufe mit Entwicklungsretardierung, Gedeihstörung
  - Weiterer Verlauf: Mentale Retardierung, extrapyramidale Bewegungsstörungen, Osteoporose, progressive Niereninsuffizienz

Relevante Diagnostik und Therapieoptionen

- Diagnostik:
  - Pathognomonische Metabolite im Urin: u.a. Methylzitrate, 3-Hydroxypropionsäure, Propionsäure und Methylmalonsäure
  - Karnitin ↓, ↑ Propionylkarnitin, Aminosäuren im Plasma: ↑ Glycin und Alanin
- Medikamentöse Therapie: Metronidazol (10 mg/kg) und/oder Colistin an 10 Tagen/Monat → ↓ enterale Propionsäure bei der Propionazidurie

Ziele der Ernährungstherapie

- Durch ausreichend Energie- und Nährstoffzufuhr katabole Zustände mit Bildung toxischer organischer Säuren vermeiden.
- Individuelle Einstellung, um geringste Bildung an toxischen Säuren und ausreichend Eiweiß für normale körperliche und geistige Entwicklung zu gewährleisten.
- Sekundär entstehendes Karnitindefizit ist zu substituieren (50–100mg/kg/d).

Ernährungstherapeutische Maßnahmen

- Häufig auftretende Trink- und Essprobleme erfordern evtl. eine Magensonde.
- Reduktion von natürlichem Eiweiß auf bedarfsdeckende Menge (im Durchschnitt 1,5–0,6 g/kg); Lebensmittelauswahl: Neben eiweißfreien Lebensmitteln wie Kartoffeln, Reis, Gemüse, Obst als Basislebensmittel, Ergänzung durch kleine Mengen tierischer Lebensmittel, z. B. Sahne, Frischkäse, Wurst.
- **Nahrungsergänzung** mit einer valin-, isoleuzin-, methionin- und threoninfreien Aminosäurenmischung plus Vitamine, Mineralstoffe und Spurenelemente (30–50 % des Eiweißbedarfs synthetischen Ursprungs, evtl. Gabe von L-Isoleucin oder/

und L-Valin; evtl. Gabe von Vitamin B_{12} bei der Methylmalonazidurie.
Im **Säuglingsalter** sollte ca. ⅔ der Gesamtnahrung aus Muttermilch oder Formulanahrung, zusätzlich eiweißfreier Spezialnahrung plus valin-, isoleucin-, methionin- und threoninfreien Aminosäurenmischung bestehen.
- Bei **Stoffwechselentgleisungen**, z. B. durch fieberhafte Infekte oder Diätfehler → Reduktion der Eiweißzufuhr unter Kontrolle der AS im Blut auf ein Minimum und Erhöhung der Energiezufuhr um > 10 %.
Bei **schweren Entgleisungen** mit Hyperammonämie, Azidose und evtl. Koma → sofortige Unterbrechung der Eiweißzufuhr und Gabe von Glukose, Fett, Insulin und Karnitin.

LCAT-Mangel

Verminderte Lecithin-Cholesterin-Acyltransferin-Aktivität, die zu erhöhtem Anteil freien Cholesterins und erniedrigtem Anteil der Cholesterinester führt. 3-Hydroxy-Azyl-CoA-Dehydrogenase langkettiger Fettsäuren; Beispiel aus der Gruppe der Defekte der Fettsäureoxidation, durch Gendefekte 16 verschiedener Enzyme sowie zweier Transportproteine → Leitsymptom: hypoketotisches Koma mit akuter neurologischer Symptomatik.

Pathogenese

- LCAT (Lecithin-Cholesterin-Acyltransferin) ist Teil des mitochondrialen trifunktionalen Proteins an der inneren Mitochondrienmembran, katalysiert im β-Oxidationszyklus der langkettigen CoA-Fettsäuren die 3 auf die initiale Azyl-CoA-Dehydrogenierung folgenden Reaktionsschritte
- Mangelnde Energieproduktion während Fastenperioden (Ketone ↓), verminderte Fastentoleranz
- Mangel an mitochondrialem freiem CoA durch Akkumulation aktivierter Zwischenprodukte
- Anstau langkettiger toxischer Azylkarnitine

Klinik

- Manifestation durch Stoffwechselentgleisung bei verlängerter Nüchternphase, z. B. perioperativ oder durch fieberhaften Infekt
- Muskuläre Symptomatik: Belastungsintoleranz, Myalgien, Rhabdomyolysen
- Kardiomyopathie
- Retinitis pigmentosa
- Neuropathie
- Koma, plötzlicher Tod

Relevante Diagnostik und Therapieoptionen

- **Diagnostik:**
- – Labordiagnostik aus der akuten Entgleisung: Hypoglykämie mit (Laktat-)Azidose und Ketonkörper ↓↓ und freie Fettsäuren im Serum ↑↑
- – Organische Säuren im Urin: Dicarbonsäuren

- Azylkarnitine ↑, spezifische pathologische
- Mutationsanalyse, häufige Mutation E510Q
- ◆ Medikamentöse Therapie: ☞ Ernährungstherapie

Ziele der Ernährungstherapie

- ◆ Vermeidung von hypoketotischem Koma
- ◆ Vermeidung von Fastenperioden
- ◆ Ausreichende Ernährung für adäquates Gedeihen.

Ernährungstherapeutische Maßnahmen

- ◆ Vermeidung von Nüchternperioden:
- Säuglinge nicht länger als 6–7 Std.
- Kinder max. 8 Std.
- ◆ Einschränkung der Gesamtfettzufuhr auf 20–30 % der Energie, individuell angepasst Gabe von MCT-Öl (☞ Kap. 2.1.3)
- ◆ Ausreichende Energiezufuhr und Zufuhr essentieller langkettiger FS
- ◆ Vermeidung kataboler Stoffwechselsituationen
- ◆ Häufige kleine KH-reiche Mahlzeiten über den Tag verteilt
- ◆ Einnahme einer KH-haltigen Spätmahlzeit, evtl. nächtliche Magentropfsonde oder abends ungekochte Maisstärke („langsames Kohlenhydrat mit Depoteffekt")

9.21.3 Mukoviszidose/zystische Fibrose (CF)

Angeliki Pappas

Häufigste vererbbare Stoffwechselerkrankung der weißen Population infolge eines Gen-Defekts auf Chrom. 7 für das CFTR-Protein; verschiedene Ausprägungsgrade und Verlaufsformen. Vorkommen in der weißen Bevölkerung homozygot 1:2.000–2.500, in der schwarzen Bevölkerung 1:17.000. Die Heterozygotenfrequenz in der weißen Bevölkerung 1:20–25.

Pathogenese

Hervorgerufen durch einen Gen-Defekt (häufigste Mutation an der Stelle 508) für das „Cystic fibrosis transmembrane regulator"-Protein, einem Regulatorprotein des Chlorid-Transports → durch die Zellmambran mit konsekutive Erhöhung der Viskosität von Körpersekreten. Durch veränderte Zusammensetzung der Sekrete – alle exokrinen Drüsen sind betroffen – Abflussstörung, chronische Entzündungsreaktion mit zystisch-fibrotischer Umwandlung der Gewebe mit Auswirkungen auf verschiedene Organsysteme:

- ◆ **Schweißdrüsen:** Erhöhte Chloridkonzentration
- ◆ **Bronchien:** Gestörte mukoziliäre Clearance, bronchiale Obstruktion
- ◆ **Intestinal:** Hochvisköses Sekret mit niedrigem pH, intestinale Obstruktion

- **Pankreas:** Progressive exokrine und später auch endokrine Insuffizienz durch Obstruktion der Ausführungsgänge
- **Galle** : Erhöhte Viskosität mit veränderter Salzkomposition, Cholestase, Leberzirrhose
- **Genital:** Verödung der Vasa deferentia

Klinik

Charakteristische Symptome

- Pulmonal: Zeichen der chronischen Hypoxämie (Trommelschlägelfinger/ Uhrglasnägel)
- Intestinal: Maldigestion, Dystrophie/Mangelgedeihen
- Schweiß: Erhöhte Natriumchloridkonzentration

Weitere Symptome

- Pulmonal: Rezidivierende Bronchitiden und Pneumonien, chronischer produktiver Husten, Bronchiektasen, Infektion mit Problemkeimen wie Staphylococcus aureus, Haemophilus influenzae, Pseudomonas aeruginosa, Burkholderia cepacia, allergische Reaktion bei Aspergillus-Besiedlung
- Nasennebenhöhlen: Sehr häufig Pansinusitis, Polyposis nasi
- Pankreas: Kongenital bei 80 %, bei 90–95 % mit zunehmendem Alter exokrine Pankreasinsuffizienz → Maldigestion, Steatorrhö, Dystrophie
- Intestinal: Mekoniumileus (10–15 % der Neugeborenen mit CF), später „distales intestinales Obstruktionssyndrom" (DIOS), Invagination, Volvulus, gastroösophagealer Reflux, Cholestase

CAVE

Jedes Neugeborene mit Mekoniumileus muss auf CF untersucht werden!

Komplikationen und Spätfolgen

- Atelektasen, Pneumothorax und Hämoptysen: Bei fortschreitender Lungenerkrankung
- Inhalationsallergien und Asthma: V.a. durch Besiedlung der Bronchiektasen durch Aspergillus
- Rechtsherzversagen und Rhythmusstörungen: Bei fortgeschrittener Lungenerkrankung
- Salzverlust/Exsikkose: Bei hohen Temperaturen oder fieberhaften Erkrankungen evtl. hoher Elektrolytverlust durch Schweiß → hypochlorämische Alkalose
- Sekundärer Diabetes mellitus („cystic fibrosis related diabetes mellitus"): Bei fortgeschrittener Pankreasfibrose durch Insulinmangel, verzögerte Insulinfreisetzung, periphere Insulinresistenz, Therapie: Evtl. Glibenclamid, Insulin
- Ileus: Bei Neugeborenen durch Mekonium, später „DIOS"
- Rektumprolaps: V.a. bei Kleinkindern, bei ca. 20 % der Patienten
- Biliäre Leberzirrhose: Kann zu portaler Hypertension und Ösophagusvarizenblutung führen, nach Lungenerkrankung zweithäufigste Todesursache
- Infertilität: Bei Männern durch Azoospermie bei Störung der Vasa deferentia
- Kyphose: U.a. Thoraxdeformierungen als Folge der chronischen Ateminsuffizienz.

Relevante Diagnostik und Therapieoptionen

Diagnostik

- **Schweißtest:** Pilocarpin-Iontophorese, Mindestschweißmenge 100 mg, deshalb im Säuglingsalter oft schwer durchführbar. Positiv bei Na- und Cl-Konzentrationen > 60 mEqu/l, 3 positive Tests zur Diagnosesicherung gefordert!
- **Potentialdifferenzmessung** an Nasen- und Rektumschleimhaut
- **Fäkale Pankreaselastase:** Zur Prüfung der exokrinen Pankreasfunktion
- **Trypsinogen im Blut:** In den ersten Lebensmonaten bei den Betroffenen erhöht, als Neugeborenen-Screeninguntersuchung geeignet

Medikamentöse Therapie

- Verdauungsfördernde Präparate wie Prokinetika (z. B. Domperidon), H_2-Antagonisten, z. B. Ranitidin, Protonenblocker (z. B. Omeprazol), Antazida oder Entschäumer (Polymethylsiloxan)

Ziele der Ernährungstherapie

- Da Nährstoffaufbereitung, Energieausschöpfung und basaler Energieverbrauch gestört sind, ist das primäre Ziel den Energie- und Nährstoffbedarf in den physiologischen Bereich zu bringen oder dem Mehrbedarf anzupassen.
- Etablierung und Aufrechterhaltung eines guten Ernährungszustandes, der mit einer besseren Prognose korreliert.

Ernährungstherapeutische Maßnahmen

Der CF-Kranke benötigt erheblich mehr Energie, allein schon für die verstärkte Atemarbeit. Die Lunge beansprucht beim klinisch Kranken die Hälfte der Grundumsatzenergie (normalerweise 10–15 %). Außerdem sind erhöhte Verluste zu berücksichtigen, z. B. durch Sputum oder Steatorrhö! (☞ Kap. 9.15). Die chronische Hypoxie senkt den Nutzungsgrad der Energiegewinnung aus Nahrungssubstraten. Andere „energiemindernde" Probleme sind Lebererkrankung, Diabetes mellitus sowie pathologisches Essverhalten.

Der Energiebedarf des CF-Kranken wird definiert als Produkt aus basaler metabolischer Rate (BMR nach WHO-Formel) und einem Faktor, der nach dem Erkrankungsgrad (Aktivitätswert) und der Lungenfunktion (LUFU-Wert) ermittelt wird (☞ Tab. 9.21-10).

Tab. 9.21-10 Lungenfunktion (LUFU-Wert)

Aktivität	Faktor
Bettlägerigkeit	1,3
Eingeschränkte körperliche Aktivität	1,5
Normale körperliche Aktivität	1,7
Lungenfunktion	
FEV1 > 80 %	0,1
FEV1 40–79 %	0,2
FEV1 < 40 %	0,3

Kontrollparameter wie Längensollgewicht (LSG), Body Mass-Index (BMI) oder der fettfreien Körpermasse (LBM = lean body mass) sollten kontinuierlich bestimmt werden. Der verstärkte Energiebedarf resultiert in einem Nährstoffmangel: Proteine, fettlösliche Vitamine, NaCl.

Kostform

Den tägl. Nahrungsbedarf in 5–6 Mahlzeiten einteilen, die einzelne Pankreatin-Dosis soll im ersten Viertel der Mahlzeit eingenommen werden!

Supplementierung

- **Pankreasenzyme:** Zur Optimierung der Pankreasenzymdosis Stuhlfettbilanz unter Nahrungsprotokoll oder Bestimmung des Stuhlchymotrypsins entsprechend Fettanteil der Mahlzeiten in Pellets, Mikropellets oder Mikrotabletten (☞ 9.8):
  - Säuglinge: 1000–2000 Lipase-Einheiten/100 ml Milchmahlzeit
  - Klein- und Schulkinder, Erwachsene: 2000–3000 Lipase-Einheiten/g Nahrungsfett
  - Erwachsene: Tägl. Substitution 250.000–600.000 Einheiten Lipase. **Cave:** Bei exzessiv hoher Enzymdosis (mehrere Millionen Lipase-Einheiten/d) Gefahr der fibrosierenden Kolonopathie
- **Wasserlösliche Vitamine:** Die einfache bis doppelte Tagesdosis eines Folsäure enthaltenden Multivitaminpräparates. **Cave:** Multivitaminpräparate enthalten 300–400- i. E. Vitamin D/Tagesdosis – mitberechnen!
- **Fettlösliche Vitamine:** ☞ Tab. 9.21-11

Tab. 9.21-11 Fettlösliche Vitamine bei gut eingestellter Verdauung

	Alter	Gabe/d	Alter	Gabe/d
Vit. A	< 2 Jahre	1000–2000 E	> 2 Jahre	5000 E
Vit. D	< 1 Jahr	1000 E	> 1 Jahr	400 E
Vit. E	< 1 Jahr	10 mg/kg	1–4 Jahre	100 mg
Vit. K	< 1 Jahr	2–3 mg/Woche	4–10 Jahre	200–400 mg

! Bei schlecht eingestellter Verdauung/Cholestase ist eine Erhöhung erforderlich!

- **Kochsalz**: Bei starkem Schwitzen nötig, Ergänzung mit salzhaltigen Nahrungsmitteln, wie z. B. Salzstangen, gesalzenen Nüssen, Oliven oder natriumhaltigen Mineralwässern möglich
- **Taurin** 30 mg/kg/d und **Ursodesoxicholsäure** 10–20 mg/kg/d zur Verbesserung der Fettresorption

Energie- und Nährstoffzufuhr

Der Stufenplan basiert auf dem Längensollgewicht (LSG %) = Körpergewicht/ Gewichtsmedian für Körpergröße × 100; Norm 85–110 %

- **Bei LSG (Längen-Soll-Gewicht) > 90 %:**
  - Energie: 100–110 DGE (der DGE-Empfehlung)
  - Fett: 35 %, davon 5 % mehrfach ungesättigte Fettsäuren (MUFS)
- **Bei LSG < 90 % → Diätberatung:**
  - Energie: 130 % DGE
  - Fett: 35–40 % davon 5 % MUFS
  - Fett- und wasserlösliche Vitamine supplementieren
  - Nährstoffdefinierte hochkalorische Diäten oral
- **Bei LSG < 85 %:** Hochkalorische, nährstoffdefinierte oder semi-elementare Diäten bevorzugt über PEG, evtl. auch dauersondiert
- **Bei Säuglingen:** Muttermilch (evtl. Protein und NaCl-Supplementierung)
- **Pubertät:** Unterschiedliche Zunahme der LBM bei Jungen und Mädchen beachten!

Nach AG Ernährung Mukoviszidose (☞ Kap. 12.5.3)

! Energiebedarf: Basale metabolische Rate × (Aktivitätsfaktor + Lufu-Faktor)

9

- **Kohlenhydrat-Nährmittel** als Zuckerersatz, z. B. Maltodextrin 19®, oder Fett-Kohlenhydrat-Nährmittel, z. B. Duocal®
- Bei **Leberzirrhose/Pfortaderhochdruck** und Shunt-Operation: Eiweißzufuhr kontrollieren (1–1,5 g/kg KG und Tag) und evtl. reduzieren
- **Für Säuglinge:** Semielementardiäten-Spezialmilch
- **Hochkalorische Zusatzkost (Hyperalimentation)** ist prophylaktisch ab dem Säuglingsalter möglich (wird nicht durch die Krankenkassen übernommen), therapeutisch bei Untergewicht, Mangelgedeihen, schwerer Lungenerkrankung und erhöhtem Energiebedarf durch Physiotherapie oder Sport.
  Durchführung:
  vermehrte Nahrungsaufnahme und Ergänzung normaler Kost durch Nahrungsbausteine: energiereiche Snacks, Shakes; bei LSG < 85 %: zusätzlich industriell gefertigte Nahrung nährstoffdefinierte bilanzierte, trinkfertige Diäten, fett-dominant oder nährstoffdefinierte unbilanzierte Ernährung („Sportlerdiäten")
- Sonden, z. B. transkutan-gastral gelegte (PEG) und Gabe von nährstoffdefinierter Sondendiät, semielementarer Diät, Elementardiät
- Parenterale Gabe über periphere oder zentralvenöse Zugänge (Ports)

Für die Zusatznahrung gilt:
- Muss enzymsubstituiert werden ☞ Kap. 9.8
- Bei insulinpflichtigem Diabetes Broteinheiten beachten! ☞ Kap. 9.3
- Bei Leberzirrhose Eiweißzufuhr beachten! ☞ Kap. 9.7

Tipps für die Patienten

Die Patienten sollten dauerhaft in Spezialambulanzen von einem Team aus Kinderärzten, Pneumologen, Gastroenterologen, Ernährungsberatern, Physiotherapeuten und Psychologen behandelt werden. Die Prognose wird dadurch verbessert!

10 Klinische Ernährung

Inhalt

10.1 Grundlagen

Edward Shang

Prinzipiell ist die klinische Ernährung von der normalen Ernährung oder Diätetik zu unterscheiden. Bei der klinischen Ernährung ist der Patient auf eine Aufnahme von künstlich gefertigten Substraten und/oder eine künstliche Zufuhr von Nährstoffen angewiesen. D.h., mit Hilfe der klinischen Ernährung soll eine drohende oder eine manifeste Mangelernährung behandelt werden. Somit ist die klinische Ernährung als medizinisch indizierte Therapie zu werten. Hierfür wird die normale Ernährung mit künstlich hergestellten Supplementen ergänzt. Sollte diese Kombination den Bedarf nicht decken, kann auch eine totale künstliche Ernährung durchgeführt werden.

! Eine enterale oder parenterale Ernährung kann bei mangelernährten Patienten prä-, peri- und postoperativ die Morbidität signifikant senken.

Die klinische Ernährung wird unterteilt in **enterale Ernährung** (oral oder durch enterale Sonde) und **parenterale Ernährung** (wird über intravenöse Katheter zugeführt). Da es sich bei der enteralen/parenteralen Ernährung um eine artifizielle Ernährung handelt, müssen die Substrate alle notwendigen Mikro- und Makronährstoffe (AS, Fette, KH, Vitamine, Spurenelemente) enthalten. Idealerweise liegen diese Nährstoffe in bilanzierter Form vor. Die Energie wird durch KH, Fette und Proteine in einem vorgegebenen Verhältnis bereitgestellt. Um die Indikation zu einer klinischen Ernährung stellen zu können, muss eine drohende oder manifeste Mangelernährung erkannt bzw. objektiviert sein.

10.1.1 Kennzeichen der Mangelernährung

Formen und Einteilung

Die Mangelernährung muss von der sog. Unterernährung (Definition: verringerte Energiespeicher) differenziert werden (verschiedene Formen der Mangelernährung ☞ Kap. 9.17). Die Mangelernährung selbst kann sinnvoll in 3 Gruppen unterteilt werden (☞ auch Tab. 9.17-3):

- **Krankheitsassoziierter Gewichtsverlust:** Signifikanter Gewichtsverlust mit Zeichen der Krankheitsaktivität
- **Eiweißmangel:** Verringerung des Körpereiweißbestands
- **Spezifischer Nährstoffmangel:** Defizit an essentiellen Nährstoffen (Vitamine, Spurenelemente, Mineralien, Wasser, Fettsäuren)

Zur Erkennung einer Mangelernährung kann man sich verschiedener klinischer Scores bedienen (z. B. SGA, NRS 2002, MNA, MUST).

Diagnostik

Subjective Global Assessment (SGA)

Einfacher Score SGA [5] zur Einschätzung des Ernährungszustands bei ambulanten und stationären Patienten. Dieser Score wurde evaluiert [1, 2, 4] und wird derzeit auch von der DGEM in ihren Leitlinien [10] empfohlen.

Der SGA wird in Anamnese und körperliche Untersuchung (☞ unten) unterteilt. An Hand dieser Parameter schätzt der Untersucher den Ernährungszustand des Patienten subjektiv ein. Die Hauptkriterien hierbei sind der Gewichtsverlust, verminderte Nahrungszufuhr, Verlust von subkutanem Fettgewebe und Muskelschwund. Es erfolgt dann eine Graduierung in:

- **SGA A:** Gut ernährt
- **SGA B:** Mäßig mangelernährt bzw. Verdacht auf Mangelernährung
- **SGA C:** Schwer mangelernährt

Die **Anamnese** mit Hilfe des Erhebungsbogens erfasst folgende Parameter:

- **Gewichtsveränderungen** (innerhalb der letzten 6 Mon.):
  - < 5% des KG = geringer Verlust
  - 5–10% = potentiell bedeutsamer Verlust
  - > 10% = signifikanter Verlust

  Gewichtsverlust innerhalb der letzten 2 Wo. mit anschließender Konstanz ist positiver als andauernder Gewichtsverlust
- **Nahrungszufuhr:**
  - Keine Änderung
  - Änderung, seit wann?
  - Art der Ernährung (oral, enteral, Supplemente, usw.)
- **Gastrointestinale Symptome:** Übelkeit, Erbrechen, Diarrhö. Zu achten ist auf die Qualität und Zeitspanne der Symptome: < 2 Wo. sind geringer zu bewerten
- **Leistungsfähigkeit:**
  - Voll leistungsfähig, eingeschränkt leistungsfähig
  - Gehfähig bzw. bettlägerig
  - Metabolischer Bedarf
  - Hoher Stress (z.B. blutige Diarrhö bei akutem Schub CED), niedriger Stress (z.B. latente Infektion, Malignom)

Die körperliche Untersuchung erstreckt sich auf folgende Bereiche:

- Verlust von subkutanem Fett (Anthropometrische Messung von Trizeps, Brust)
- Verlust von Muskelmasse (Anthropometrische Messung des Deltoideus, Quadrizeps)
- Ödem, Aszites

Nutritional risk screening (NRS 2002)

Der NRS [9] ist ein evaluierter Screening Score. Der derzeit von der European Society of Parenteral and Enteral Nutrition (ESPEN) empfohlene Score [9] dient zur raschen Evaluierung einer drohenden oder manifesten Mangelernährung und leitet daraus eine Ernährungstherapie-Empfehlung ab. Der NRS ermittelt den Ernährungszustand und den Grad des Stressmetabolismus (☞ Tab.10.1-1). Anhand eines Beurteilungsrasters (☞ Abb. 10.1-1) lässt sich rasch das Risiko einer Mangelernährung feststellen.

10

Tab. 10.1-1 Nutritional risk screening (NRS 2002) Erhebungsbogen

Ernährungszustand	
Grad 0	Kein oder geringer Gewichtsverlust in 3 Mon.
Grad 1	◆ Gewichtsverlust > 5% in 3 Mon. ◆ Nahrungsaufnahme 50–70% der gewohnten Menge während der letzten Wo.
Grad 2	◆ Gewichtsverlust > 5% in 2 Mon. oder ◆ BMI = 18,5–20,5 und beeinträchtigter Allgemeinzustand oder ◆ Nahrungsaufnahme 25–50% der gewohnten Menge während der letzten Wo.
Grad 3	◆ Gewichtsverlust > 5% in 1 Mon. oder ◆ BMI < 18,5 und beeinträchtigter Allgemeinzustand oder ◆ Nahrungsaufnahme weniger als 25% der gewohnten Menge während der letzten Wo.
Stressmetabolismus	
Grad 0	Keine Erkrankung
Grad 1	◆ Chronische Erkrankungen, akute Komplikationen, Leberzirrhose, COPD, solide Tumoren / Strahlentherapie ◆ Kleinere chirurgische Eingriffe (z. B. Oberschenkelfraktur, Hüftfraktur, Cholezystektomie, laparoskopische Eingriffe)
Grad 2	◆ Pneumonie, geriatrische Langzeitpatienten, akute chronisch entzündliche Darmerkrankung, akutes Nierenversagen, Schlaganfall, Leukämien / Chemotherapie ◆ Große chirurgische Eingriffe, z. B. Kolonresektion, Gastrektomie, Leberresektion, Ileus
Grad 3	Schädel-Hirn-Trauma, schwere Infektion (Sepsis, SIRS), Knochenmarkstransplantation, schwere Verbrennung, Intensivpatienten mit APACHE Score > 10

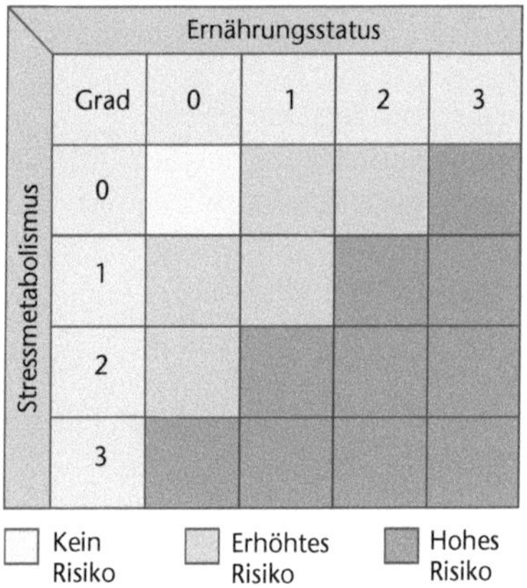

Abb. 10.1-1 NRS 2002 Risikoschema

Minimal Nutrition Assessment (MNA)

Der MNA [7] ist ein Score zur Erhebung des Ernährungszustands des älteren Menschen. Er ist evaluiert [7, 11] und wird bevorzugt in der Geriatrie eingesetzt. Der MNA gliedert sich in eine Voranamnese und Anamnese. Werden von den sechs Fragen der Voranamnese 12 oder mehr Punkte erzielt, liegt keine Mangelernährung vor.

Bei weniger als 12 Punkten in der Voranamnese werden die 12 Fragen der Anamnese erhoben, um dann eine weitere Differenzierung der Mangelernährung vorzunehmen:

- 17–23,5 Punkte: Risikobereich für Unterernährung
- < 17 Punkte: Schlechter Ernährungszustand

Zur Objektivierung einer Mangelernährung dienen neben dem Verlauf von KG und BMI laborchemische Blutanalysen (Albumin, Präalbumin, Triglyzeride, Cholesterin, Lymphozytenzahl, Vitamin- und Spurenelementstatus), indirekte Kalorimetrie (☞ Kap. 6.3.2) und Messung der Körperzusammensetzung (Anthropometrie, BIA ☞ Kap. 6.3.2).

! Die Feststellung einer Mangelernährung anhand objektiver Parameter gestaltet sich häufig als sehr schwierig. Z. B. kann durch Einlagerung von Wasser im parazellulären Raum (Ödem) bei gleichzeitigem Verlust von Körperzellmasse ein konstantes KG vorgetäuscht werden. Der Verlust von Körperzellmasse ist, je nach Größe des Verlusts, aber als drohende oder manifeste Mangelernährung zu sehen.

Es ist daher wichtig zu wissen, welche Parameter zur Objektivierung einer Mangelernährung herangezogen werden können und wo die Schwachstellen einer Methode zu finden sind (☞ Kap. 6.3.2).

10.1.2 Zu berücksichtigende Parameter

Nährstoff-, Energie- und Flüssigkeitsbedarf

Zur Berechnung und Durchführung einer künstlichen Ernährung muss man den individuellen Bedarf an Energie, Nährstoffen und Flüssigkeit berechnen.

Nährstoffbedarf

Richtwerte für die Nährstoffzufuhr werden in den DACH-Referenzwerten von den Ernährungsfachgesellschaften definiert [3]. Diese Referenzwerte gelten nur für Gesunde und die orale Ernährung, Abweichungen bestehen v. a. bei der parenteralen Ernährung.

Energiebedarf

! **Energiebedarf**

- Der Richtwert für den Energiebedarf eines normalgewichtigen Mannes (Alter 25–51 Jahre, Größe 176 cm, Gewicht 74 kg) beträgt 2400 kcal/d, für die gleichaltrige Frau (Größe 164 cm, Gewicht 59 kg) 1900 kcal/d. Der Energiebedarf sollte zu 55% aus KH, zu 30–35% aus Fett und zu 10–15% aus Eiweiß gedeckt werden.
- **Definitionen der Energieumsätze:**
  - **Der Grundumsatz BEE (basal energy expenditure)** umfasst die Energie, die im Wachzustand zur Aufrechterhaltung der Homöostase erforderlich ist. Er kann nur unter standardisierten Bedingungen mittels indirekter Kalorimetrie ermittelt werden. Er wird nach Harris-Benedict liegend, nüchtern und in körperlicher Ruhestellung und indifferenter Umgebungstemperatur bei gesunden Probanden bestimmt.

- **Der Ruheenergieumsatz REE (Resting energy expenditure)** ist vergleichbar mit dem Grundumsatz, wird aber unter weniger standardisierten Bedingungen gemessen. Der Patient ist zwar auch in Ruhe und unter Nahrungskarenz, Tageszeit und derzeitige Behandlungsbedingungen (Schmerzen) werden aber nicht berücksichtigt.
- **Der Gesamtumsatz EE (energy expenditure)** setzt sich aus Grundumsatz und den zusätzlichen energetischen Leistungen zusammen. Er ist abhängig von Geschlecht, Alter, Nahrungsaufnahme, Klima, Körpertemperatur, hormonellem Zustand (Wachstum, Gravidität, usw.) und körperlicher Aktivität.

Grundumsatz und Gesamtenergieverbrauch

Der Grundumsatz und Gesamtenergieverbrauch hängen von verschiedenen Faktoren wie Alter, Geschlecht, Temperatur, der metabolischen Situation und dem Aktivitätsfaktor ab. Zur Berechnung von Grundumsatz und Gesamtenergieverbrauch werden zurzeit mehrere Algorithmen verwendet (Berechnung ☞ Tab. 10.1-2).

CAVE

Die üblichen Algorithmen zur Berechnung des BEE und REE sind für extremes Unter- und Übergewicht nicht geeignet.

Tab. 10.1-2 Berechnung des Grundumsatzes und des Energieverbrauchs.

Harris und Benedict Formel für den Grundumsatz (BEE)
◆ BEE (männl.) = 66 + (13,7 × kg) + (5 × l) – (6,8 × A)
◆ BEE (weibl.) = 655 + (9,6 × kg) + (1,8 × l) – (4,7 × A)
Long Formel für den Energieverbrauch (EE)
◆ EE (männl.) = [66,47 + (13,75 × kg) + (5 × l) – (6,76 × A)] × AF × TF
◆ EE (weibl.) = [655,1 + (9,56 × kg) + (1,85 × l) – (4,68 × A)] × AF × TF

kg = KG in kg, l = Körperlänge in cm, A = Alter in Jahren, AF = Aktivitätsfaktor (1,2 = bettlägerig, 1,3 = nicht bettlägerig), TF = Traumafaktor (1,2 = kleine OP, 1,35 = schweres Trauma, 1,6 = Sepsis, 2,1 = schwere Verbrennung)

Besonderheiten des Stoffwechsels

Mangelernährte Patienten sind kranke Patienten. Sie unterliegen meist einem pathologischen Stoffwechsel. Dieser Stoffwechsel ist nicht mit dem Hungerstoffwechsel gleichzusetzen. Bei Schwer- oder Tumorkranken ist ein Gewichtsverlust zu verzeichnen, der durch eine Erhöhung der Fettoxidation sowie des Energieverbrauchs und einer simultanen verminderten Fettspeicherung zu erklären ist. Daraus resultiert ein Verlust des KG, der zum größten Teil aus Reduktion der Fettmasse hervorgerufen wird. Der Verlust an KG unterliegt einer großen interindividuellen Varianz. Allerdings sind v. a. einige Tumorentitäten, wie das Pankreas- und Ösophaguskarzinom [6, 8], mit einem ausgeprägt hohen Verlust von KG vergesellschaftet.

Die durch eine ausgeprägte Katabolie ausgelöste Tumorkachexie ist mit nutritiven Maßnahmen nur sehr schwer zu beeinflussen. Eine Hyperalimentation ist strikt zu vermeiden, da sie nur zu einer Erhöhung der Morbidität führt [12].

Flüssigkeitsbedarf

Patienten mit einer klinischen Ernährung sind nicht nur auf eine künstliche Zufuhr von Nährsubstraten angewiesen, sondern meist auch auf eine bedarfsdeckende Flüssigkeitssubstitution.

! Der tägliche Gesamtbedarf an Flüssigkeit setzt sich zusammen aus dem Basisbedarf, d.h. den durchschnittlich benötigten Mengen bei normaler Stoffwechsellage und dem zusätzlichen Korrekturbedarf, der ungewöhnliche Verluste berücksichtigt.
Gesamtbedarf = Basisbedarf + Korrekturbedarf.

Der Basisbedarf an Wasser beträgt beim Erwachsenen ca. 30 ml/kg KG. Der Korrekturbedarf umfasst alle, im Basisbedarf nicht berücksichtigten Verluste. Die zusätzlichen Verluste über Niere, Lunge, Haut, Magen-Darmtrakt müssen streng bilanziert werden. In die Bilanzierung werden ebenfalls Verluste über Wunden, Drainagen, Stomata und Fisteln mit einbezogen.
Zu beachten ist der zusätzliche Verlust an Wasser bei Erhöhung der Körpertemperatur über 37 °C, z.B. bei Fieber. Hier gilt: Erhöhung der Körpertemperatur um 1 °C = 500 ml/m^2 Körperoberfläche Mehrbedarf.
Die Körperoberfläche wird hierbei nach Dubois berechnet (KO [m^2] = $\text{Gewicht}^{0,425} \times \text{Größe}^{0,725} \times 0{,}0071$).
Es gilt die Formel: X °C × 500 ml × KO m^2. Beispiel: Größe 1,76 cm, Gewicht 65 kg, 1,78 m^2 KO, Erhöhung der Körpertemperatur um 1 °C auf 38 °C, 1 × 500 × 1,78 = 890 ml.

Verluste in den „dritten Raum", also in Form eines Ödems, Körperhöhlen (z.B. Pleuraerguss) oder Verschiebungen in den Darm beim Ileus sind schwer bilanzierbar, müssen aber in die Gesamtbilanz mit einbezogen werden. Sollte anhand der Gesamtbilanz die Flüssigkeitszufuhr nicht ausreichend sein, muss diese zusätzlich oral oder über eine enterale Sonde oder parenteral substituiert werden.

Auswahl des passenden Zugangs

Für die Durchführung einer klinischen Ernährung ist meist ein passender Zugang in Form einer Sonde oder eines Katheters notwendig. Die Auswahl des richtigen Zugangs für eine klinische Ernährung (☞ auch Kap. 10.2.3 und 10.3.3) ist von einigen Faktoren abhängig:

- Der Zugang muss sicher sein, darf kaum Komplikationsmöglichkeiten bieten und muss eine gute praktische Handhabbarkeit gewährleisten.
- Der enterale ist dem parenteralen Zugang vorzuziehen.
- Zugangsweg muss Patienten-Compliance berücksichtigen. Zudem sollte der Zugang wenig stigmatisierend sein.

! Der Patient muss über die Notwendigkeit sowie die Vor- und Nachteile einer klinischen Ernährung und des notwendigen Zugangs aufgeklärt werden.

Komplikationen

Enterale Ernährung

Die Häufigkeit der Komplikationen liegt bei 8–30% d. F. Der Komplikationsvorsorge dienen eine adäquate Indikationsstellung, strenge Einhaltung der Kontraindikationen sowie die Schulung von Patient und Personal und die Einhaltung der etablierten Standards und Pflegerichtlinien.

Material und Vorrichtungen

- **Materialermüdung** aufgrund des Einsatzes von Polyurethan oder Silikonkautschuk sind selten. Zur Vermeidung Ritsch-Ratsch-Klemme an verschiedenen Katheterlokalisationen abwechseln befestigen.
- **Burried-Bumper-Syndrom** ausgelöst durch zu starken Zug der inneren Halteplatte und zu starke Adaptation der äußeren Halteplatte. Bei jedem Verbandswechsel der PEG sollte diese zum Vorschieben nach intern mobilisiert werden zur Verhinderung des Einwachsens.

Lokale und systemische Komplikationen

- **Subjektive abdominale Symptome:** Patienten klagen in den ersten Tagen nach Beginn der Sondenapplikation über Erbrechen, Diarrhö, Obstipation, Übelkeit oder Meteorismus. Die Symptome sind vorübergehend und gut kontrollierbar.
- **Lokale Wundinfektionen** durch lokale aseptische Maßnahmen, täglichen Verbandswechsel. Maßnahmen: Wundabstrich im Verdachtsfall, 2 × tägl. vornehmen, sterile Wundverbände unter lokalen Antiseptika anlegen, ggf. Hydrogel-Pflaster.
- **Pneumoperitoneum:** Bei bis zu 50% d. F. tritt ein Pneumoperitoneum auf. Mögliche passagere Probleme:
  - Peristomale abdominale Schmerzen mit leichten Temperaturen und passagerer Leukozytose innerhalb der ersten Tage nach PEG-Anlage
  - Bei peristomalem Austritt des Mageninhalts häufiger Verbandswechsel mit Y-Kompresse zur Vermeidung einer feuchten Kammer

Die Differenzierung von Sondenkost und eitrigem Sekret ist gelegentlich schwierig. Deshalb Abstrich zur weiteren Verifizierung vornehmen.

- **Schwere Komplikationen:** Blutungen, Abszessbildungen, Peritonitis erfordern Vorgehen nach etablierten interventionell endoskopischen oder chirurgischen Richtlinien.
- **Langzeitkomplikationen:** Sondenokklusionen, Perforationen mit konsekutiver Leckage aus der Sonde bzw. dem Sondenansatz, Ausbildung einer Zellulitis

! Langzeitkomplikationen können durch individuelle Sondenpflege und sorgfältigem Umgang mit der Sonde meist effektiv vermieden werden.

Applikationsfehler

- Zu schneller Kostaufbau
- Zu große Volumina
- Zu hohe oder zu geringe Sondenkosttemperatur
- Bakterielle Kontamination
- Inadäquate Sondenpflege und mangelhaftes Spülen der Sonde
- Flüssigkeitsmangel, Ballaststoffmangel
- Zu hohe Osmolalität
- Individuell inadäquate Sondenkostform

Parenterale Ernährung

Metabolische Komplikationen entstehen durch fehlerhafte Ernährungsplanung und -durchführung sowie durch mangelhafte Überwachung der Ernährungstherapie. Folgende metabolische Nebenwirkungen können auftreten:

- Hyper-/Hypoglykämie (☞ Kap. 10.4.2)
- Hypertriglyzeridämie
- Hyperkapnie, Störungen des Säure-Basen-Haushalts
- Refeeding-Syndrom (☞ Kap. 10.4.2)
- Störungen im Vitamin- und Spurenelementhaushalt
- Unverträglichkeitsreaktionen
- Metabolische Knochenerkrankung bei parenteraler Langzeiternährung
- Hepatische Komplikationen: Steatosis hepatis, Cholestase, Sludge, Cholelithiasis, nicht alkoholische Steatohepatitis

10.1.3 Formen der künstlichen Ernährung

Wann enteral, wann parenteral?

Prinzipiell ist die enterale einer parenteralen Ernährung vorzuziehen [6]. Nur bei Kontraindikationen für eine enterale Ernährung oder Patientenwunsch (muss auf dem Rezept begründet sein), oder wenn ein schnelles ernährungstherapeutisches Ziel erreicht werden muss (z.B. präoperativ), soll eine parenterale Ernährung durchgeführt werden.

Die Kombination beider Ernährungsformen ist allerdings häufig sinnvoll (Tab. 10.3-1). Ist eine enterale Ernährung nicht bedarfsdeckend durchführbar, muss eine parenterale Ergänzung erfolgen.

! Eine enterale/parenterale Kombinationsernähung ist in Planung und Durchführung aufwändiger als eine Monotherapie. Insbesondere in der Umstellungsphase, von z.B. parenteral zu enteral, ist in kurzen Zeitabständen ein kombiniertes sowie bedarfsdeckendes, enterales und parenterales Ernährungsregime zu erstellen. Dies bedeutet, den Gesamtbedarf des Patienten zu errechnen und auf ein enterales und parenterales Regime anteilsmäßig zu verteilen. Dies setzt aber auch voraus, dass kontrolliert werden muss, ob jeweils enteral und parenteral der errechnete Bedarf gedeckt wurde.

Tab. 10.1-3 Kombination enterale (EE) und parenterale Ernährung (PE)

Indikation	Begründung
Kurzdarm	EE nicht bedarfsdeckend
Darmpassagestörung	EE nicht bedarfsdeckend
Umstellung PE auf EE	◆ EE anfänglich nicht bedarfsdeckend ◆ Langsamer überlappender Aufbau EE
Präoperative Ernährung	◆ EE nicht bedarfsdeckend ◆ Schnelles Ansprechen PE
Postoperative Ernährung	EE nicht bedarfsdeckend
Anorexie	◆ EE nicht bedarfsdeckend ◆ Schnelles Ansprechen PE
Schluckstörung	EE nicht bedarfsdeckend während des Schlucktrainings, begleitend PE
High-output Stoma / Fistel	◆ EE nicht bedarfsdeckend ◆ Ausgleich hoher Verluste via PE

Standardregime oder individuelle Rezepturen?

Bei der Planung einer künstlichen Ernährung erfolgt zunächst eine individuelle Bedarfsberechnung. Anhand dieser Bedarfsberechnung muss dann entschieden werden, wie dieser Bedarf gedeckt werden kann.

Bei der enteralen Ernährung spielen individuelle Rezepturen keine Rolle, da für jeden Bedarf eine bilanzierte Trink- oder Sondennahrung erhältlich ist. Zwischenzeitlich sind zur Durchführung einer parenteralen Ernährung neben den Einzelkomponenten (Glukose, AS, Fettemulsionen) auch sog. All-in-One-Beutelsysteme und Mehrkammersysteme im Handel. Zur Durchführung einer parenteralen Ernährung (☞ Tab. 10.1-4) können drei verschiedene Methoden gegenübergestellt werden:

- Infusion der Einzelkomponenten nach individuellem Plan
- Infusion eines aus Einzelkomponenten hergestellten All-in-One-Beutels (Compounding) nach individuellem Plan
- Infusion eines industriell gefertigten Beutels nach individuellem Plan (nur begrenzt lagerbar)

Die meisten der industriell gefertigten Mehrkammer-Beutel werden in verschiedenen Zusammensetzungen (Energiedichte, AS-Komposition, Verhältnis KH:Fett) angeboten (☞ Tab. 10.3.2 und Kap. 12.3-12.4). Angesichts der großen Variabilität des Angebots an All-in-One-Beuteln lassen sich mehr als 90% aller Patienten mit einer hohen Qualität und niedrigen Kosten parenteral ernähren.

! Die Entscheidung, welches Therapieregime zu Anwendung kommen soll, muss nach folgenden Kriterien entschieden werden: Durchführbarkeit und Praktikabilität, Hygiene und Sicherheit, Kostenaspekt.

10.2 Enterale Ernährung

Ralf-Joachim Schulz, Edward Shang

10.2.1 Indikationen und Kontraindikationen

Prinzipiell ist die Indikation für eine künstliche Ernährung immer dann zu stellen, wenn der Patient mit einer normalen Nahrungszufuhr nur teilweise oder gar nicht bedarfsdeckend zu ernähren ist.

! Indikationen der künstlichen Ernährung

- **Reduktion der Nahrungsaufnahme durch eine gestörte Magen-Darmpassage:** Dysphagie, Obstruktion, Ileus, Darmparalyse, Magenentleerungsstörung, intestinale Anastomoseninsuffizienz
- **Ungenügende Nahrungsaufnahme:** Nahrungskarenz, Inappetenz, Übelkeit, Demenz, Koma, Apoplex, schweres Schädel-Hirntrauma, Analgosedierung, künstliche Beatmung, Bewusstseinseintrübung, Kaustörung, Anorexie
- **Malabsorption / Maldigestion:** Kurzdarmsyndrom, hohe enterale Fistel, High output Stoma, Sprue
- **Konsumierende Erkrankungen:** Tumorerkrankungen, M. Crohn, Colitis ulcerosa, TBC, Untergewichtige mit Mukoviszidose, chronisch terminale Niereninsuffizienz unter eiweißarmer Ernährung

10

Indikationen für eine enterale Ernährung sind:

- Drohende oder manifeste Mangelernährung
- Wenn der Patient mit einer normalen Nahrungszufuhr nur teilweise oder gar nicht bedarfsdeckend zu ernähren ist (☞ Tab. 10.2-1).

Kontraindikationen für eine enterale Ernährung sind:

- Wenn eine enterale Ernährung oral oder via intestinaler Sonde nicht möglich ist (manifester Ileus, gewünschte Nüchternheit, Malresorption)
- Erwünschte Nahrungskarenz
- Gastrointestinale Blutungen
- Subileus
- Fisteln
- Stenosen
- Akute schwere Pankreatitis mit Komplikationen.

Tab. 10.2-1 Indikationen enterale Ernährung

Indikation	Medizinischer Grund	Zu beachten
Tumorerkrankungen	Konsumierende Erkrankung	Tumorkachexie
Prä-, Peri-, postoperative Ernährung	Drohende oder manifeste Mangelernährung	Senkung der Morbidität

Indikation	Medizinischer Grund	Zu beachten
HNO-Tumoren	Konsumierende Erkrankung	Nahrungspassage nicht möglich
Schweres Schädel-Hirn-Trauma	Drohende oder manifeste Mangelernährung	Mangelnde Nahrungsaufnahme
Apoplex	Drohende oder manifeste Mangelernährung	Kau-, Schluckstörung
Bewusstlosigkeit, Koma	Drohende oder manifeste Mangelernährung	Mangelnde Nahrungsaufnahme
Bewusstseinseintrübung	Drohende oder manifeste Mangelernährung	Kau-, Schluckstörung, Gefahr der Aspiration
Künstliche Beatmung	Drohende oder manifeste Mangelernährung	Mangelnde Nahrungsaufnahme
SEPSIS, SIRS	Konsumierende Erkrankung	Postaggressionsstoffwechsel
Morbus Crohn, Colitis ulcerosa	Konsumierende Erkrankung	Mangelnde Nahrungsaufnahme, Malabsorption
Demenz	Drohende oder manifeste Mangelernährung	Mangelnde Nahrungsaufnahme
Mukoviszidose	Konsumierende Erkrankung	Erhöhter infektionsassoziierter Energiebedarf
Schwere Verbrennung	Konsumierende Erkrankung	Hoher Eiweißverlust
High-output Stoma/Fistel	Konsumierende Erkrankung	Hoher Verlust an Substrat, Flüssigkeit
Anorexie	Drohende oder manifeste Mangelernährung	Mangelnde Nahrungsaufnahme
Terminale Niereninsuffizienz u. eiweißarme Ernährung	Drohende oder manifeste Mangelernährung	Eiweiß- und Flüssigkeitsrestriktion
Akute Pankreatitis	Drohende oder manifeste Mangelernährung	Maldigestion, Passagestörung
Dekubitus	Drohende oder manifeste Mangelernährung	Eiweißmangel, sonstige Dekubitusbehandlung
Kurzdarm	Drohende oder manifeste Mangelernährung	Mangelnde Nahrungsresorption, Vitaminmangel

10.2.2 Substrate der enteralen Ernährung

Der **Energiegehalt** für Standardnahrung sollte bei 1 kcal/ml liegen. Es sollte nur soviel Nahrung verabreicht werden, wie der Patient verstoffwechseln bzw. oxidieren kann (normokalorische Ernährung). Es müssen zwei Patientengruppen hinsichtlich künstlicher Ernährung unterschieden werden, der nicht akutkranke Patient, der akutkranke Patient.

- **Nicht akutkranker Patient:** Stoffwechsel ist im Wesentlichen nicht gestört, die Verwertung der Nährstoffe nicht wesentlich beeinträchtigt, geschätzter Energieumsatz nach Harris-Benedict mit Aktivitätsfaktor von 1,1–1,3:
  - Immobiler Patient: 20–25 kcal/kg KG/d
  - Mobiler Patient: 25–35 kcal/kg KG/d

- **Akutkranker Patient:** Veränderung des Stoffwechsels im Sinne eines Postaggressionssyndroms bzw. SIRS, der Energieumsatz entspricht Ruheumsatz multipliziert mit „Stress-Faktor".

! Nährstoffzufuhr
- Die Zufuhr einzelner Nährstoffe darf Verwertungs- bzw. Oxidationsmöglichkeit nicht überschreiten → Labormonitoring.
- Die zusätzliche Gabe von Nährstoffen (Untergewicht) in Verbindung mit Bewegungstherapie ist empfehlenswert, um den gewünschten Effekt auf Körpergewicht und Muskelmasse zu erzielen. Korrektur der Elektrolytzufuhr nach Bedarf.

Protein

- **Charakteristika:** Die Proteine sollten hochwertig und hitzestabil sein, eingesetzt werden Casein und Sojaeiweiß.
- **Bedarf:** 15–20% der Gesamtenergie sollten in Form von intakten Proteinen, Polypeptiden und/oder Oligopeptiden zugeführt werden. Prinzipielle Zufuhr: 1–1,5 g/kg KG/d, max. 2 g/kg KG/d.

Kohlenhydrate

- **Charakteristika:** Grundbestandteil ist Maisstärke, aus der durch partiell enzymatische Hydrolyse ein Gemisch aus Mono-, Di-, Oligo- und Polysacchariden und Maltodextrin entsteht. Eingesetzt werden neben Maltodextrin auch Inulin und Polydextrose (Kondensationsprodukt aus Glukose, Sorbitol und Zitronensäure).
- **Bedarf:** 35–60% der Gesamtenergie sollten in Form von Polysacchariden und/oder Disacchariden zugeführt werden max. 5 g/kg KG/d.

Fette

- **Charakteristika:** Eingesetzt werden MCT- und LCT-Fette. Durch LCT-Fette werden dem Körper essentielle, mehrfach ungesättigte Fettsäuren (Linol- und Linolensäure) zugeführt. MCT-Fette gewährleisten eine höhere Energiedichte der Nahrung (wirken allerdings geschmacksverschlechternd), sie werden Gallensäure-unabhängig resorbiert. Fettemulsionen liegen in verschiedenen Verhältnissen LCT:MCT vor.
- **Bedarf:** 0,8–1,5 g/kg KG/d, max. 1,8 g/kg KG/d.

Flüssigkeit

Ein Teil der benötigten Flüssigkeit kann über die enterale Ernährung zugeführt werden. Nur 75–80% des Volumens der Nährlösung besteht aus Flüssigkeit, d.h. enterale Ernährungslösungen decken nicht den Flüssigkeitsbedarf. Der fehlende Flüssigkeitsbedarf sollte in Form von stillem Wasser verabreicht werden.

Ballaststoffe

Der Einsatz von Ballaststoffen in der Sondennahrung ist umstritten. Experimentelle Daten deuten auf positive Effekte zur Vermeidung von Diarrhö und Obstipation. Die Evidenz für den Einsatz schwerverdaulicher Saccharide in der Sondenkost ist ungenügend.

10.2.3 Ernährungstherapeutisches Vorgehen

Ist eine quantitativ und qualitativ adäquate Nahrungszufuhr nicht mehr gewährleistet, muss eine individuelle Ernährungsberatung mit einer auf den Patienten abgestimmten Ernährungsmodifikation erfolgen. Erfolgt keine Verbesserung des Ernährungszustands trotz konsequenter Umsetzung der Maßnahmen, sind Trink- und Sondennahrungen einzusetzen.

> Zurzeit sind mehr als 30 Geschmacksrichtungen in Form von Suppen, Getränken oder Joghurts als vollbilanzierte und proteinreiche oder hochkalorische Trink- oder Zusatznahrung erhältlich.

Minimale enterale Ernährung

- **Charakteristika:** Ziel ist, die Unterstützung der gastrointestinalen Funktion und Integrität, wenn eine volle enterale Ernährung nicht möglich ist. Sie deckt nicht den Nährstoffbedarf des Patienten, sondern soll ein Minimum an Nährsubstraten zur Erhaltung der intestinalen Funktion bereitstellen.
- **Indikationen:** Auch bei paralytischem Ileus und bei Reflux-Magen bis 1200 ml/d möglich.
- **Besonderheiten:** Applikation einer ausschließlich glukose- bzw. aminosäurehaltigen Infusionslösung ist nicht empfehlenswert.

Formen der enteralen Ernährung

Nährstoffdefinierte Diäten (NDD)

- **Charakteristika:** Enthalten hochmolekulare Nährstoffe (intakte Proteine, Polysaccharide, Triglyzeride), entsprechen den ernährungsphysiologischen Kriterien einer Normalkost, sind standardisiert vollständig und bedarfsdeckend. Sind Lactose-, purin-, glutenfrei erhältlich. Osmolarität: < 400 mosmol/l.
- **Makro- und Mikronährstoffe:** KH: 45–65 Energie%, Fette: 25–35 Energie%, Proteine: 15–22 Energie%. Empfohlene Menge an Vitaminen und Spurenelementen ist bei einer Zufuhr von ca. 1500 kcal/d gedeckt.
- **Energiedichte:** 1–1,5 kcal/ml

! Nährstoffdefinierte Diäten werden meist nach langsamem Kostaufbau und bei kontinuierlicher Zufuhr auch jejunal verabreicht.

Modifizierte NDD

- **Charakteristika:** Eingesetzt bei speziellen Stoffwechselsituationen (z.B. Stressstoffwechselsituationen), enthalten Zusätze wie z.B. Glutamin, ω-3-FS, Arginin, Nukleotide
- **Makro- und Mikronährstoffe:** KH: Glukoseersatzstoffe (Fruktose), Fette bis 50 % MCT-Anteil: 55 % Anteil an Gesamtenergie, Proteine: Peptide, Hydrolysat, AS
- **Energiedichte**: 1,5–2 kcal/ml

Chemisch definierte Diäten (CDD)

Chemisch definierte Diäten bedürfen keiner Digestionsfunktion und nur minimaler Resorptionsleistung. Sie bestehen aus niedermolekularen Nährstoffen (freie AS und/oder Oligopeptide, Disaccharide, MCT), sie sind ballaststofffrei. Unterschieden werden elementare Diäten und Peptiddiäten:

- **Elementare Diäten:** Enthalten freie AS, sind nur für wenige Indikationen erhältlich (angeborene Stoffwechselerkrankungen, schwere Eiweißallergien). Nachteile bestehen in der hohen Osmolarität. Oligopeptide werden besser resorbiert als freie AS.
- **Peptiddiäten:** Enthalten Oligopeptide; sie werden nur bei wenigen Indikationen eingesetzt:
  - Falls NDD nicht toleriert wird
  - Bei Intensivpatienten mit tiefer jejunaler Sondenlage, wenn NDD nicht toleriert wird
  - Evtl. bei akuter Pankreatitis
  - Hochgradig beeinträchtigter Resorptionsleistung
  - Nach prolongierter enteraler Nahrungskarenz
  - M. Crohn mit Fistelbildung

Enterale Immunonutrition

Charakteristika: Der Zusatz von immunmodulierenden Substanzen (Fischöl, Arginin, Nukleotide) zur Sondenkost definiert die sog. Immunonutrition (☞ auch Kap. 10.8). Die DGEM gibt in ihrer Leitlinie Enterale Ernährung Intensivmedizin die folgenden Empfehlungen zum Einsatz der Immunonutrition:

- Chirurgische Patienten (kritisch-krank mit Sepsis): Nicht empfohlen (DGEM, Grad A)
- Verbrennungspatienten: Aufgrund unzureichender Datenlage keine Empfehlung möglich
- Nicht-chirurgische Patienten mit schwerer Sepsis (APACHE II > 15): Nicht empfohlen (DGEM, Grad B)
- Nicht-chirurgische Patienten mit leichter Sepsis (APACHE II < 15): Immunonutrition empfohlen (Grad B)

10.3 Parenterale Ernährung

Ralf-Joachim Schulz, Edward Shang

10.3.1 Indikationen und Kontraindikationen

Die parenterale Ernährung ist indiziert (☞ Tab. 10.3-1) bei drohender oder manifester Mangelernährung, wenn der Patient mit einer normalen und/oder einer enteralen Nahrungszufuhr nur teilweise oder gar nicht bedarfsdeckend zu ernähren ist. Zudem, wenn ein schneller ernährungstherapeutischer Effekt erzielt werden soll. Kontraindikationen: Wenn enterale Ernährung oral oder via intestinaler Sonde möglich ist oder bei mangelnder Patientencompliance (im ambulanten Bereich → Homecare ☞ Kap. 10.6).

! Nach deutschem Recht liegt die Verordnungs- bzw. Therapiehoheit ausschließlich beim behandelnden Arzt.

Tab. 10.3-1 Indikationen parenterale Ernährung

Indikation	Medizinischer Grund	Zu beachten
Tumorerkrankungen	Konsumierende Erkrankung, EE nicht möglich/nicht erwünscht	Tumorkachexie
Präoperative Ernährung	Drohende oder manifeste Mangelernährung, EE nicht möglich	Senkung der Morbidität
Schweres Schädel-Hirn-Trauma	Drohende oder manifeste Mangelernährung, EE nicht möglich	Mangelnde Nahrungsaufnahme
Bewusstlosigkeit, Koma	Drohende oder manifeste Mangelernährung, EE nicht möglich	Mangelnde Nahrungsaufnahme
Bewusstseinseintrübung	Drohende oder manifeste Mangelernährung, EE nicht möglich	Kau-, Schluckstörung, Gefahr der Aspiration
Künstliche Beatmung	Drohende oder manifeste Mangelernährung, EE nicht möglich	Mangelnde Nahrungsaufnahme,
SEPSIS, SIRS	Konsumierende Erkrankung, EE nicht möglich	Postaggressionsstoffwechsel
Morbus Crohn, Colitis ulcerosa	Konsumierende Erkrankung, EE nicht möglich	Mangelnde Nahrungsaufnahme, Malabsorption
Mukoviszidose	Konsumierende Erkrankung, EE nicht möglich	Erhöhter infektionsassoziierter Energiebedarf
Schwere Verbrennung	Konsumierende Erkrankung, EE nicht möglich	Hoher Eiweißverlust
High-output Stoma/Fistel	Konsumierende Erkrankung	Hoher Verlust an Substrat, Flüssigkeit

Indikation	Medizinischer Grund	Zu beachten
Anorexie	Drohende oder manifeste Mangelernährung, EE nicht möglich	Mangelnde Nahrungsaufnahme
Akute Pankreatitis	Drohende oder manifeste Mangelernährung, EE nicht möglich	Maldigestion, Passagestörung
Kurzdarm	Drohende oder manifeste Mangelernährung	Mangelnde Nahrungsresorption, Vitaminmangel

10.3.2 Substrate der parenteralen Ernährung

Aminosäuren

- **Indikationen:** Spezielle Aminosäuregemische für bestimmte Krankheitsbilder, z. B. Nieren- oder Lebererkrankungen
- **Bedarf:** Eiweißminimum: 0,8–1,0 g/kg KG/d → zur Aufrechterhaltung der normalen Syntheseleistung; Steigerung nach metabolischen Erfordernissen auf 1,5–2,0 g/kg KG /d
- **Verwertung:**
  - Optimale Verwertung der zugeführten AS ist nur bei gleichzeitiger Gabe von Energieträgern gewährleistet.
  - Stickstoff-Kalorien-Verhältnis: 1:100 bis 1:130

! Infusionsgeschwindigkeit max. 0,1 g AS/kg KG/h. Vorsicht bei angeborenen AS-Stoffwechselstörungen.

10

Kohlenhydrate

Glukose

- **Indikationen:** Ist Hauptenergielieferant und stellt heutzutage das Substrat zur Deckung des Kohlenhydratstoffwechsels dar.
- **Bedarf:** Glukose wird von allen Organen verstoffwechselt, Basisbedarf: 150–180 g Glukose ≅ 2–3 g/kg KG/d
- **Verwertung:** Aufgrund der begrenzten Glukoseoxidationsrate darf die Zufuhrrate von 4–5 g/kg KG/d nicht überschritten werden.

! Infusionsgeschwindigkeit: 0,25 g/kg KG/d.

Nicht-Glukose-Kohlenhydrate (Xylit)

- **Indikationen:** Xylit wurde früher eingesetzt zur geringen Beeinflussung des Glukosestoffwechsels, zur Senkung der hepatischen Glukoseproduktion aus AS und Harnstoffproduktion v. a. in der Postaggressionsphase bei bestehender relativer Insulinresistenz. Der mögliche erhöhte Anfall von Lactat und Oxalat unter Xylitinfusionen sowie die fehlende direkte Möglichkeit der Messung im klinischen Alltag haben den Einsatz stark eingeschränkt. Zudem wird Xylit über die Leber verstoffwechselt, die in ihrer Funktion bei Postaggresionszuständen oft eingeschränkt oder maximal belastet ist.

- **Bedarf:** Gesicherter Bedarf besteht nicht!
- **Verwertung:** Max. Metabolisierungsrate für Xylit: 0,37 g/kg KG/h
- **Fruktose und Sorbit:** Ihr Einsatz ist heutzutage nicht mehr gerechtfertigt. Hinzu kommt ein Risiko für eine hereditäre Fruktoseintoleranz von 1:20.000.

! Infusionsgeschwindigkeit: 0,125 g/kg KG/d.

Fette

- **Indikationen:** Hauptenergieträger, der heutzutage als Basis einer Deckung des Energiebedarfs in der künstlichen Ernährung gilt.
- **Verfügbare Lösungen:**
  - 10–20%ige Fettemulsionen auf Basis verschiedener Öle (Sojabohnen-, Oliven-, Kokosnussöl)
  - LCT/MCT-Gemische oder strukturierte Triglyzeride. Reine LCT-Lösungen weisen erhöhte Komplikationsraten bei der langzeitparenteralen Ernährung auf.
  - Höherprozentige Fettemulsionen bevorzugen wegen des günstigeren Emulgator-Triglyzerid-Verhältnisses
  - Gleichzeitige Versorgung mit ungesättigten FS
  - Spezielle Fettemulsionen mit ω-3-FS
- **Bedarf:** 0,5–1,5 g/kg KG/d
- **Kontraindikationen:** Schock, gestörte Mikrozirkulation, Hypoxie und metabolische Azidose, Hypertriglyzeridämie, Thrombozytopenie, Z. n. Massivtransfusion

! Infusionsgeschwindigkeit: Da Fette nicht osmotisch wirksam sind, gibt es keine Richtwerte. Sie können auch problemlos über periphere Venen gegeben werden.

Vitamine und Spurenelemente

- **Vitamine:** Standardisierte Substitution als Mischpräparat in Form der täglichen Einmalgabe (Übersicht ☞ Kap. 12.5.3). Kombination von 2 Ampullen: Wasserlösliche Vitamine in lyophilisierter Form, fettlösliche Vitamine als Fettemulsion.
- **Spurenelemente:** Zink, Eisen, Kupfer, Selen, Mangan, Chrom, Molybdän, Iod, Fluor: Tägliche Gabe eines Spurenelementpräparates (Übersicht ☞ Kap. 12.4.5).

Elektrolyte

Natrium, Kalium, Magnesium, Calcium, Phosphat, Chlorid sind in Nährlösungen bereits enthalten, individuell zusätzlicher Bedarf mittels Elektrolytkonzentrat substituieren. Der Bedarf variiert individuell in Abhängigkeit der Grunderkrankung, bestimmt durch Art der parenteralen Ernährung. Elektrolyte nur unter Kontrolle der Serumelektrolytkonzentrationen verordnen.

! Kalium und Phosphat

- Zu Beginn einer Glukoseinfusion steigen Kalium- und Phosphatbedarf durch Glukose/Insulin-vermittelten Kalium- und Phosphateinstrom in die Zellen
- Kalium- und Phosphatgaben reduzieren bei eingeschränkter Nierenfunktion

10.3.3 Ernährungstherapeutisches Vorgehen

Die parenterale Ernährung erlaubt eine kontinuierliche Zufuhr der Substrate. Die Dosierung ist schrittweise über Tage zu steigern. Je nach Indikation erfolgt die Wasser- und Elektrolyt-, Makro- und Mikronährstoffzufuhr durch Stufentherapie:

- Stufe 1: Flüssigkeitssubstitution, allenfalls Minimalzufuhr an KH
- Stufe 2: Hypokalorische Ernährung
- Stufe 3: Normokalorische Ernährung

Stufe 1 und 2 werden meist auf Normalstationen bei folgenden Voraussetzungen eingesetzt: Stabile Stoffwechsellage, komplikationsloser Verlauf, unkomplizierte Patienten.

Als Nährlösungen sind Substrate einzeln oder kombiniert applizierbar; komplette Nährlösungen enthalten alle drei Makronährstoffe; Osmolalität beachten. Komplettlösungen können aus Einzelbausteinen zu einer All-in-One-Lösung gemischt werden; Zwei- und Dreikammerbeutel liegen als Fertiglösungen mit unterschiedlichen Osmolalitäten und Volumina vor, das Mischen der Beutel erfolgt direkt vor Applikation. Vorteile: Gleichmäßige Substratzufuhr, verbessertes Monitoring, weniger Arbeitsaufwand, geringere Kontaminationsgefahr für Zwei- und Dreikammerbeutel. In mehr als 90% der klinischen Alltagssituationen lassen sich hiermit vollständig parenterale Ernährungskonzepte (☞ Tab. 10.3-2) verwirklichen.

! Bei Intensivpatienten kann der individuelle Bedarf einzeln errechnet und als All-in-One-Infusion appliziert werden.

Tab. 10.3-2 Regime der parenteralen Ernährung

Regime	Vorteil	Nachteil
Einzelkomponenten	100% individuelle Ernährung, immer erhältlich	Drei verschiedene Schlauchsysteme, Personenaufwand für Infusionsbaum, höhere Materialkosten, höhere Keimkontaminationsmöglichkeit
Compounding All-in-one-Beutel	100% individuelle Ernährung, praktische Handhabung mit nur einem Beutel, niedrige Kontaminationsmöglichkeit	Hohe Compoundingkosten, Verwerfen von nicht verbrauchten Beuteln, zeitlicher Verzug bis Herstellung des Beutels
Industrieller Mehrkammer-Beutel	Niedrige Kosten, Praktische Handhabung mit nur einem Beutel, niedrige Kontaminationsmöglichkeit, immer erhältlich, zu über 90% der Indikationen einsetzbar	Keine 100% individuelle Ernährung möglich

Vorgehen bei parenteraler Ernährung

- Die parenterale Ernährung muss der individuellen metabolischen Situation angepasst werden.
- Bei individueller parenteraler Ernährung sollte der Energiebedarf mit indirekter Kalorimetrie ermittelt werden.
- Bei stark über- oder untergewichtigen Patienten sollte eine einschleichende und energetisch zurückhaltende parenterale Ernährung erfolgen unter Einhaltung und Kontrolle der Verlaufsparameter wie z. B. Glukose und Triglyzeride.
- Die Energiezufuhr bei Übergewicht ist am Sollgewicht zu orientieren, bei Untergewicht am Istgewicht unter Berücksichtigung des Therapieziels mit evtl. langsamer Steigerung der Kalorienzahl (Monitoring der Gesamtstoffwechselsituation).

Stufe 1

Erzielt werden eine kurzfristige Flüssigkeitssubstitution (Flüssigkeit und Elektrolyte) sowie die Deckung des Basisbedarfs an KH. Die Stufe 1 ist angezeigt bei folgenden Indikationen:

- **Monotherapie** bei mittleren und größeren Eingriffen mit verzögertem Kostaufbau von 3–4 d
- **Aufbautherapie** für notwendige längerfristige normoenergetische parenterale Ernährung, zur Überbrückung der Phase der Glukoseverwertungsstörung während der ersten 2–4 d, schrittweise Steigerung der Energiezufuhr
- **Substitutionstherapie** bei frühpostoperativer enteraler bzw. jejunaler Sondenernährung gewährleistet ausreichende Zufuhr an AS während des mehrtägigen Aufbaus der enteralen Ernährung
- **Kurzfristige perivenöse Ernährung** muss individuell entschieden werden.
- **Bedarf:** Ausschließliche Zufuhr von Flüssigkeit und Elektrolyten in Verbindung mit niedrigdosierten Kohlenhydratsubstitution ist für kurze Perioden ausreichend.
- **Flüssigkeitsbedarf:** 30–40 ml/kg KG/d in Form von Elektrolytinfusionslösungen peripher substituieren.

Stufe 2

Das hypokalorische Konzept wird eingesetzt zur kurzfristigen Substitution (☞ Stufe 1) und bei zusätzlichem Bedarf an AS:

- **Bedarf:** Stufe 1 + Zufuhr an AS (1,0 g/kg KG/d)
- Für die optimale Verwertung der AS sind 2 g Glukose/kg KG/d notwendig.

! 2–3 l Kombinationslösung tägl. bestehen aus 3,5% AS (70–105 g) + 5% KH (Xylit, Glukose 100–150 g).

Stufe 3

Das normokalorische Konzept sieht einen kombinierten Einsatz von KH-AS-Gemischen mit Fettemulsionen durch ZVK vor. Als Konzept der Langzeiternährung ist es bei folgenden Indikationen angezeigt:

- Mehr als siebentägige Nahrungskarenz
- Ausgedehnte und wiederholte operative Eingriffe, v. a. bei mangelernährten Patienten
- Kurzdarmsyndrom
- Peritonealkarzinose mit Subileus

! Bedarf: 0,8–1,0 g AS / kg KG / d + 4,5 g Glukose / kg KG / d + 35–40% Fett.

10.4 Anwendungsgebiete und Indikationen

10.4.1 Peri- und postoperative Ernährung

Arved Weimann

Stellenwert der per- und postoperativen Ernährung

Metabolisch und ernährungsmedizinisch stehen die Vermeidung längerer Phasen der Nüchternheit und die frühest mögliche orale / enterale Nahrungszufuhr im Vordergrund. Rasche Rekonvaleszenz nach viszeralchirurgischen Eingriffen (Enhanced Recovery after Surgery = ERAS) ist die Voraussetzung für eine auch ökonomisch gebotene Senkung der Krankenhausverweildauer. Insbesondere nach Koloneingriffen ist das sog. „Fast-Track"-Konzept zum Maßstab für das postoperative Management geworden. Beeinträchtigend für eine frühe Rekonvaleszenz sind:

- Übelkeit, Völlegefühl und Erbrechen
- Darmatonie
- Schmerz
- Müdigkeit und Schwäche.

Ungünstig sind:

- Unzureichende und verzögerte Mobilisierung
- Schmerztherapie mit Opiaten
- Zu lang belassene Magensonden
- Orale Nahrungskarenz [1, 2].

Eine frühe postoperative Wiederherstellung der gastrointestinalen Passage kann auch durch eine unkritische perioperative Flüssigkeits- und Elektrolytzufuhr verhindert werden [3]. So sind Grundlagen der multimodalen Rehabilitation:

- Perioperativ sparsame Volumenzufuhr
- Adäquate Schmerztherapie, v. a. mittels epiduraler Anästhesie unter Minimierung der Gabe von Opioiden
- Gabe von Antiemetika und Peristaltika

10

- Frühest möglicher oraler Kostaufbau
- Vollmobilisierung [1, 2], idealerweise bereits wenige Std. nach der Operation.

Für solche Patienten besteht keine Indikation zur künstlichen Ernährung. Entscheidend für den Erfolg des Konzepts ist die Kooperation des Patienten, dem das Programm im Vorfeld sehr sorgfältig erläutert werden muss.

Präoperative Ernährung

Die folgenden Empfehlungen zur präoperativen künstlichen Ernährung fußen v.a. auf den aktuellen Leitlinien der Deutschen Gesellschaft für Ernährungsmedizin e.V. (DGEM) für enterale Ernährung: Chirurgie und Transplantation [5].

- **Indikation:** Bei gegebener Indikation sollte die **enterale Zufuhr** vorgezogen werden und zur Vermeidung nosokomialer Infektionen möglichst prästationär erfolgen. Für Tumorpatienten, auch ohne Zeichen der Mangelernährung, wird vor großen viszeralchirurgischen Operationen (z.B. Ösophagusresektion, Gastrektomie, partielle Duodenopankreatektomie) der Einsatz einer Trinknahrung mit immunmodulierenden Substraten (Arginin, ω-3-FS und Ribonukleotide) für die Dauer von 5–7 Tagen empfohlen. Nach einer aktuellen retrospektiven Analyse der Universität Augusta/Georgia kann ein ökonomischer Nutzen dieser Intervention schon bei einer jeweiligen Infektionsrate über 3,2% erwartet werden [15].
- **Durchführung:** Eine enterale Ernährung wird üblicherweise bis zum Abend vor der Operation durchgeführt. Von Patienten ohne besondere Risikofaktoren für eine Magenentleerungsstörung kann auch 2 Std. vor der Operation ein Glukosedrink oral eingenommen werden. Hier konnte eine Verminderung der postoperativen Glukoseresistenz gezeigt werden. Es bestehen Hinweise, dass sich der Trunk auch günstig auf das postoperative Wohlbefinden auswirkt [16, 17].

Postoperative Ernährung

Generell ist postoperativ eine Unterbrechung der Nahrungszufuhr nicht erforderlich. Mit der oralen Zufuhr kann in den meisten Fällen bereits Std. nach der Operation begonnen werden [18]. Ein frühzeitiger oraler bzw. enteraler Kostaufbau führt zur Verminderung des Risikos einer Infektion und wirkt sich günstig auf die Krankenhausverweildauer aus. So sollte eine länger bestehende Nahrungskarenz möglichst vermieden werden.

Der orale Kostaufbau muss sich v.a. nach der Toleranz des Patienten richten. Auch nach Anastomosen an Kolon und Rektum kann ab dem ersten postoperativen Tag mit der oralen Nahrungszufuhr begonnen werden. Für Anastomosen am oberen Gastrointestinaltrakt ist für die ersten Tage die enterale Zufuhr über eine distal der Anastomose liegende Sonde zu empfehlen.

Eine nicht ausreichende Nahrungszufuhr für mehr als 14 Tage ist mit einer erhöhten Letalität assoziiert. Die **Indikation** zur künstlichen Ernährung besteht bei folgenden Patienten:

- Patienten mit Mangelernährung
- Patienten ohne Zeichen der Mangelernährung, sofern perioperativ voraussichtlich mehr als 7 Tage keine orale oder mehr als 14 Tage eine nicht bedarfsdeckende Kost

(< 60% des Bedarfs) möglich ist [5]. Hier wird ohne Verzögerung der Beginn einer enteralen Ernährung empfohlen [5].

Enterale Ernährung

- **Indikation:** Von einer postoperativen enteralen Sondenernährung profitieren v.a. Patienten, bei denen nach großen Hals- und viszeralchirurgischen Tumoroperationen (Larynx-, Pharynxresektion, Ösophagusresektion, Gastrektomie, partielle Duodenopankreatektomie) oder schwerem Polytrauma die orale Kalorienzufuhr frühestens nach einigen Tagen begonnen werden kann.
- **Durchführung:** Bei diesen Patienten wird die Schaffung eines geeigneten Sondenzugangs, z.B. einer Feinnadelkatheterjejunostomie (FKJ) oder transkutan (Perkutane Endoskopische Gastrostomie = PEG) empfohlen. Mit der Sondenernährung sollte möglichst innerhalb von 24 Std. unter Zufuhr geringer Mengen (5–10 ml/h) begonnen werden.
  Für die praktische Durchführung der enteralen Ernährung wird eine langsame Steigerung auf max. 50 ml/h innerhalb der ersten 4 Tage in 10–20-ml-Schritten/d unter Beobachtung der Toleranz anhand von Sondenrückfluss und Distension empfohlen. Es sollten hochmolekulare (ballaststoffreiche) Diäten unter ausreichender Flüssigkeitszufuhr zum Einsatz kommen. Gerade bei Intensivpatienten sind strenge Kontrollen des Abdomens und der Peristaltik insbesondere bei Zufuhrraten über 40 ml/h erforderlich. Bei hämodynamischer Instabilität wird die sofortige Reduktion der Zufuhrraten (auf 10–20 ml) als „minimal enteral feeding" angeraten. Ggf. ist ein vorübergehender Stopp erforderlich (DGEM-Arbeitsgruppe Chirurgie [18].

Immunonutrition: Der Einsatz von immunmodulierenden Sondennahrungen (enthalten Arginin, ω-3-FS und Ribonukleotide) wird für Patienten, die nach großen hals- und viszeralchirurgischen Tumoroperationen (Larynx-, Pharynxresektion, Ösophagusresektion, Gastrektomie, partielle Duodenopankreatektomie) oder schwerem Polytrauma enteral ernährt werden, empfohlen (☞ Kap. 10.8). Wahrscheinlich ist die postoperative Gabe immunmodulierender Sondennahrung bei unkompliziertem Verlauf für eine Dauer von 5–7 Tagen ausreichend [5]. Ein signifikant günstiger Einfluss auf die Wundheilung wurde kürzlich bei Patienten nach Gastrektomie gezeigt [24].

Wiederholte Messungen des Ernährungsstatus (Minimum BMI) sowie die Erfassung der quantitativen Nahrungsaufnahme sind nicht nur für die präoperativ identifizierten Risikopatienten unerlässlich. Nach viszeralchirurgischen Tumoroperationen kann auch eine Ernährungsberatung sinnvoll sein.

Parenterale Ernährung

Die Indikation zur total parenteralen Ernährung besteht nur bei absoluten **Kontraindikationen für eine enterale Ernährung**. Diese sind:

- Darmobstruktion mit relevanter Passagestörung
- Schwerer Schockzustand mit Kreislaufinstabilität

In allen anderen Fällen wird der Versuch einer enteralen Ernährung empfohlen. Gegebenenfalls sollte zur Deckung des Kalorienbedarfs die künstliche Ernährung kombiniert enteral und parenteral erfolgen.

Kombiniert enterale/parenterale Ernährung

- **Indikation:** Die kombiniert enterale/parenterale Ernährung ist bisher nicht ausreichend in vergleichenden kontrollierten Studien evaluiert worden. So ist die fehlende Evidenz in einer kürzlich publizierten Metaanalyse aufgrund der schlechten Datenqualität sehr kritisch zu bewerten [19]. Die kombinierte Ernährung wird in den DGEM-Leitlinien überall da empfohlen, wo der Kalorienbedarf durch eingeschränkte Toleranz nicht adäquat gedeckt werden kann [20].
- **Durchführung:** Hierbei können zur bestmöglichen Standardisierung die von der Industrie angebotenen Zwei- (KH, AS) und Dreikammerbeutel (KH, AS und Fette) zum Einsatz kommen. Wesentliche Vorteile sind die einfache Handhabung mit erheblicher Zeitersparnis und das wesentlich geringere Kontaminationsrisiko.

Poststationäre Ernährung

Bei Risikopatienten nach großen Oberbaucheingriffen wegen Tumor bzw. manifester Mangelernährung kann auch nach der Entlassung aus der Klinik eine **enterale Ernährung** mit Trinklösung oder Sondennahrung fortgesetzt werden. So sollte eine intraoperativ platzierte Feinnadelkatheterjejunostomie bei Entlassung oder Verlegung in die Rehabilitationseinrichtung nicht unkritisch entfernt werden. Es empfiehlt sich, bei diesen Patienten die enterale Ernährung auch poststationär zusätzlich zur oralen Kost, z. B. mit 500 oder 1000 Kalorien/d über Nacht bis zur Stabilisierung des Ernährungsstatus, zu verabreichen. Bei Patienten mit Ösophagusresektion und besonders kollarer Anastomose können häufig erst nach einigen Wo. auftretende narbige Strikturen eine orale Ernährung behindern. Deswegen ist für diese Patienten auch für den Fall der Beendigung der enteralen Ernährung das Belassen der FKJ für mindestens 6 Wo. zu empfehlen. Vorteile einer enteralen poststationären Ernährung sind bisher v. a. für die Erholung des Körpergewichts und Parameter der Lebensqualität gezeigt worden [21, 22, 23].

Verlaufskontrolle des Ernährungsstatus

Bei kritischen Patienten ist der BMI zur Verlaufskontrolle des Ernährungsstatus und des Erfolgs einer ernährungsmedizinischen Intervention häufig nicht geeignet. Hier hat sich die Messung der Körperzusammensetzung mit der Bioelektrischen Impedanzanalyse (BIA) als vorteilhaft erwiesen. Die Methode ist einfach durchführbar. Trotz häufiger Kritik an den in der Methodensoftware enthaltenen Formeln zur Berechnung von Extrazellulär- und Körperzellmasse, welche v. a. in Kollektiven Gesunder erstellt wurde, ist der intraindividuelle Aussagewert der BIA im Verlauf hoch. Unter Umgehung der Formeln kann der aus den Widerständen berechnete Phasenwinkel als solider Parameter für den Zellanteil und das Verhältnis von Extrazellulär-/Körperzellmasse betrachtet werden.

Poststationäre Versorgungskonzepte

Die Verlagerung vieler perioperativer ernährungsmedizinischer Maßnahmen in den ambulanten Bereich fordert neue Konzepte in der Zusammenarbeit zwischen Klinik und niedergelassenen Ärzten mit der Schnittstelle in der Ernährungsambulanz [24]. Die ernährungsmedizinische Kompetenz niedergelassener Ärzte verbessert sich zunehmend. Im früheren als „Leipziger Modell" bekannt gewordenen Vorgehen versorgte der Klinikarzt die Patienten auch zu Hause. Zeitgemäß ist die Zusammenarbeit mit niedergelassenen Ernährungsmedizinern im Verbund mit Hausarzt und Home-Care Service. Hier müssen mit Unterstützung der Krankenkassen in den nächsten Jahren integrierte Versorgungsmodelle entwickelt werden.

10.4.2 Intensivmedizin

Sigrun Friesecke

Die künstliche Ernährung ist ein wichtiger Baustein im Therapiekonzept kritisch kranker Patienten. Bei der Verordnung sind verschiedene Schritte zu bedenken – die Überprüfung von Kontraindikationen für eine Ernährung, die Überprüfung von Kontraindikationen für eine enterale Ernährung, die Ermittlung des Substrat- und Energiebedarfs sowie die Auswahl der Präparate.

Substrat – und Energiebedarf

Der Substrat- und Energiebedarf ist beim Intensivpatienten nicht nur vom Körpergewicht abhängig (☞ Kap. 10.1.2), sondern ganz wesentlich auch von der Art und Schwere der Erkrankung (☞ Kap. 10.4.3) sowie vom Erkrankungsstadium:

- In der **Phase der akuten Aggression,** also in den ersten 12–24 Std. nach Operation, Trauma, Reanimation, Schock ist das Stoffwechselziel des Organismus die Substratmobilisation und Energiebereitstellung in einer lebensbedrohlichen Situation. Eine exogen zugeführte Nahrung wird nicht verwertet, daher besteht keine Indikation zur Ernährung.
- In der folgenden **Postaggressionsphase** bewirken das Überwiegen der antiinsulinären Stresshormone und die hohen Zytokinspiegel (IL 1 und TNF bewirken Insulinresistenz, hemmen die Insulinfreisetzung und steigern die hepatische Glukoneogenese) Hyperglykämie, negative N-Bilanz und Hypertriglyzeridämie. In dieser Situation ist eine Standardernährung nicht sinnvoll, da die Verwertungskapazität reduziert ist. Die Substratzufuhr muss vielmehr sorgfältig an die reduzierte Verwertungskapazität angepasst werden. Einfache Steuerparameter sind der BZ und die Triglyzeridkonzentration.
- Die **Reparationsphase** beginnt, wenn die Ursache des Stresses behoben ist. Die Stresshormonspiegel sind normalisiert, anabole Prozesse sind gesteigert. In dieser Phase ist die Verwertungskapazität normal, es besteht ein erhöhter Bedarf an exogenen Energiesubstraten.

Zusätzlich ist der Substrat- und Energiebedarf abhängig von Organinsuffizienzen und spezifischen Krankheitsbildern (☞ unten).

Bedarf an Makro- und Mikronährstoffen, Flüssigkeitsbedarf

Vitamine und Spurenelemente

Vitamine und Spurenelemente sollen dem Intensivpatienten tägl. zugeführt werden.

- **Bedarf** (☞ Richtlinien der DGEM): Bei einer enteralen Ernährung mit 2000 kcal ist der Bedarf mit den meisten Sondenpräparationen gedeckt. Bei teilweise oder vollständig parenteraler Ernährung müssen die Vitamine zusätzlich zugeführt werden, Spurenelemente sind zum Teil in einigen Lösungen für die parenterale Ernährung enthalten. Für die parenterale Vitaminsubstitution wird meist ein Multivitaminpräparat verwendet.
- **Monitoring:** Ein Routine-Monitoring wird nicht empfohlen, ein klinischer Verdacht auf einen Mangel sollte aber natürlich abgeklärt werden.

> Keines der eingesetzten Multivitaminpräparate enthält Vitamin K, deshalb muss dieses bei langer ausschließlich parenteraler Ernährung substituiert werden. Vorbestehende Mängel sind zusätzlich zu substituieren.
> Bei Alkoholikern ist von Vitamin-B_1-Mangel auszugehen und tägl. 100 mg Thiamin zusätzlich zu geben.

Immunologisch interessante Präparate

Selen

- Selen wirkt als Radikalfänger. Selenmangel bewirkt eine Verminderung der Immunfunktion.
- Sinnvoll erscheint die Zufuhr bei erhöhter Radikalbildung, also bei Patienten mit Sepsis oder Ischämie-Reperfusion.
- Datenlage: Studie zeigte Verminderung der Mortalität bei internistischen Intensivpatienten. Ergebnisse der prospektiven SIC-Studie zum Einsatz von Se bei SIRS mit APACHE III-Score > 70 sind in naher Zukunft zu erwarten.

Glutamin

Glutamin ist in kommerziellen parenteralen Lösungen nicht enthalten, da es chemisch nicht stabil ist. Zufuhr als Dipeptid-Zusatz möglich.

- Glutamin ist quantitativ wichtige AS, bei kritischer Erkrankung essentiell werdend. In der Katabolie bevorzugtes Energiesubstrat von Lymphozyten, Makrophagen, Darm-Epithel, somit besteht ein erhöhter Bedarf beim kritisch Kranken. Ein Glutaminmangel bewirkt:
  - Verminderung der Immunfunktion
  - Verminderung der Integrität der Darmmukosa
  - Verminderte antioxidative Kapazität über Glutathion-Mangel
- Sinnvoll erscheint die Supplementierung beim kritisch Kranken mit ausgeprägter Katabolie.

- Datenlage: Die bisher vorliegenden Studien zur einer Glutaminsupplementierung beim kritisch Kranken ergeben einen Trend zu reduzierter Mortalität (RR 0,77, 95–5-CI 0,57–1,03) und Infektinzidenz (RR 0,86, 95%CI 0,68–1,08) bei einer Dosis von > 0,2 g/kg/d.

ω-3-Fettsäuren (FS)

- Mehrfach ungesättigte FS sind essentiell für den Organismus. Welches Verhältnis von ω-6- zu ω-3-FS für den Intensivpatienten optimal ist, kann derzeit noch nicht gesagt werden. Sicher ist in den meisten Fällen ein Verhältnis von 7:1, wie es in den auf Sojaölbasis hergestellten Lösungen besteht, zu hoch.
- Eine evidenzbasierte Empfehlung kann aufgrund fehlender Daten nicht gegeben werden.

Auswahl der Präparate für die parenterale Ernährung

Wählt man Fertiglösungen mit All-in-one-Lösungen, die AS und Glukose oder sogar Fett, KH und AS enthalten (all-in-one), muss man diese Nährstoffe in dem fixen, von der Lösung vorgehaltenen Verhältnis zueinander applizieren. Wenn also eine Reduktion der KH-Zufuhr nötig ist, reduziert man gleichzeitig die Zufuhr der AS, obwohl das nicht gewünscht ist. Die Verwendung von solchen Komplettlösungen wird in einer stabilen Stoffwechselsituation in der Reparationsphase möglich sein.

Für die Ernährung in der Postaggressionsphase, in der eine eingeschränkte Glukosetoleranz besteht, deren Ausprägung noch dazu im Verlauf wechseln kann, ist die getrennte Zufuhr der Nährstoffe zu empfehlen, so dass eine freie Anpassung an die akute Stoffwechselsituation des Patienten möglich ist.

Relevante Nebenwirkungen und Komplikationen der künstlichen Ernährung

Hyperlimentation

Durch die nicht an die Verwertungskapazität angepasste Zufuhr kann eine Hyperalimentation (Hyperglykämie, Hypertriglyzeridämie) auftreten:

- **Pathophysiologische Folgen:** Immunsuppression (verminderte Makrophagenaktivität), Proinflammation, vermehrter oxidativer Stress, Steatosis hepatis
- **Klinische Folgen:**
  - **Prognoseverschlechterung** bei Patienten mit Apoplex oder Myokardinfarkt. Eine Hyperglykämie nach ischämischem oder hämorrhagischen Insult ist assoziiert mit einer 2- bis 3-fach erhöhten Mortalität.

    Die Meilensteinstudie von van den Berghe zeigte, dass die Mortalität des Intensivpatienten bei Erhalten von Normoglykämie (BZ 80–110 mg/dl) signifikant niedriger ist als bei höherem BZ. Normoglykämie verringerte zudem die Inzidenz von Bakteriämie, akutem Nierenversagen, critical-illness-polyneuropathy und Transfusionsbedarf. Bereits ein BZ zw. 110 und 150 mg/dl zeigte keinerlei Benefit hinsichtlich der genannten Morbiditätsparmeter.

    Erforderliche Maßnahmen: Normoglykämie einhalten. Wenn dies mit normaler Insulinmenge (z. B. 4 E/h) nicht möglich ist, Glukosezufuhr reduzieren.

– **Refeeding-Syndrom:** Wird in den ersten Tagen künstlicher Ernährung bei schwerer bereits bestehender Mangelernährung beobachtet. Ursache ist die plötzliche Glukosezufuhr mit Insulinausschüttung, die eine Verschiebung von Kalium, Phosphor und Magnesium nach intrazellulär bewirkt mit nachfolgender Phosphatverarmung mit Atemmuskelschwäche und Hypokaliämie bedingten Herzrhythmusstörungen. Zudem besteht eine ausgeprägte Na- und Wasser-Retention. Tödliche Verläufe werden selten gesehen.
  Erforderliche Maßnahmen: Nur 15 kcal/kg Istgewicht zu Beginn, max 100 g/d KH, Phosphat-Substitution, Na-Restriktion auf 1,5 g/d, engmaschiges Monitoring.

Komplikationen bei parenteraler Ernährung

- **Komplikationen durch ZVK:** Katheterinfektion durch tägliche Inspektion der Einstichstelle; bei Auftreten von Fieber Katheterinfektion in der Differentialdiagnose bedenken; Katheterthrombose, Komplikationen bei Anlage des ZVK.
- **Komplikationen durch fehlende gastrointestinale Zufuhr:** Mukosaatrophie mit Gefahr der bakteriellen Translokation, Sludgebildung in der Gallenblase, Cholezystolithiasis, akalkulöse Cholezystitis: Erforderliche Maßnahme: Minimale enterale Ernährung, falls möglich.

Komplikationen bei enteraler Ernährung

- **Demaskierung einer intestinalen Ischämie:** Eine drohende Mesenterialischämie ist nicht immer voraussehbar. Bei Auftreten von Hypotonie, abdominellem Schmerz oder Reflux-Zunahme auch an diese schwere Komplikation denken.
- **Reflux** mit der Gefahr der Aspiration. Prophylaxe: Bei Gabe der Sondenkost Oberkörper, wenn möglich, grundsätzlich hoch lagern. Erforderliche Maßnahme: Versuch mit Prokinetika, jejunale Zufuhr
- **Diarrhö:** Erforderliche Maßnahmen:
  - Versuch mit langsamerer/geringerer Zufuhr
  - Versuch mit kontinuierlicher Zufuhr
  - Versuch mit anderer Kost (geringere Osmolarität, laktosefreie Kost)
  - Ausschluss anderer Ursachen, insbesondere pseudomembranöse Kolitis
  - In besonderen Fällen: Oligopeptidkost, MCT Fette
- **Schleimhautulzera** in Ösophagus oder Magen, Dekubiti an der Nase durch die nasogastrale Sonde
- Komplikationen beim **Legen der Sonde** (Fehllage, Schleimhautverletzung)

Kontraindikationen für eine Ernährung bei intensivmedizinischen Patienten

- **Schock,** weil für die Verstoffwechselung jeglicher Nahrung Energie nötig ist, die im Schock in der Peripherie unzureichend zur Verfügung steht.
- **Azidose** mit pH < 7,20
- **Hyperosmolarer Zustand:** Z. B. hyperosmolares Coma diabeticum
- **Aggressionsstoffwechsel:** Erste Stunden nach akutem Ereignis, wie Trauma, Reanimation, Operation

- **Schwere Mangelernährung** (BMI < 16): Kontraindikation für sofortige vollkalorische Ernährung wegen der Gefahr des Refeeding-Syndroms
- **Kontraindikationen für enterale Ernährung:**
  - Gestörte intestinale Perfusion: Schock, mesenteriale Ischämie
  - Gestörte Passage: Ileus, nicht beherrschbarer Durchfall oder Erbrechen
  - Andere akute Erkrankungen oder Traumata des Gastrointestinaltrakts (akute GI-Blutung)
  - Gestörte Vigilanz, wenn ungesicherter Atemweg (Aspirationsgefahr)

CAVE

- Fehlende Darmgeräusche sind keine Kontraindikation für enterale Ernährung, da sie nicht eine fehlende Dünndarmfunktion anzeigen.
- Magenatonie mit hohem Reflux ist keine Kontraindikation für enterale Ernährung, sondern nur für gastrale Zufuhr → Anlage jejunaler Sonde.

10.4.3 Spezielle intensivmedizinische Indikationen

Sigrun Friesecke (SIRS und Sepsis, akutes Nierenversagen, Lebererkrankungen, Erkrankungen der Lunge)

Ralf-Joachim Schulz (Hypovolämisch-hämorrhagischer Schock, Verbrennungen, Transplantation, Pankreaserkrankungen, Erkrankungen der Lunge)

Hypovolämisch-hämorrhagischer Schock

- **Formen der künstlichen Ernährung:** Im Rahmen des hämorrhagischen Schocks ist eine künstliche Ernährung primär nicht indiziert. Vorrangiges Ziel besteht in der ausreichenden Volumensubstitution, Erythrozytengabe sowie im Ausgleich des Verlusts an gerinnungsaktiven Substanzen.
- **Makro- und Mikronährstoffbedarf:**
  - Für die initiale Volumentherapie erscheinen 6% Dextran-60-Lösungen und mit 6% Hydroxyäthylstärke Lösungen am besten geeignet. Die volumenwirksame Halbwertszeit liegt bei 4–6 bzw. 3–8 Std.
  - Freie Flüssigkeit wie G5%-Lösungen oder physiologische Elektrolytlösungen sind nicht volumenwirksam und in dieser Situation als eher ungünstig einzustufen.
- **Flüssigkeitsbedarf:** Nach Bilanzziel und führender Klinik.

Verbrennungen

- **Formen der künstlichen Ernährung:**
  - Der Energiebedarf muss allgemein um das 1,2–1,5fache des REE erhöht werden. Bei der Berechnung muss aufgrund der erheblich gestiegenen Gewichtung des Faktors „Körperoberfläche“ zwischen Neugeborenen, Kindern, Jugendlichen, Erwachsenen und Senioren unterschieden werden. Eine exakte Einstellung ist bei

diesen Patienten bei oft länger bestehender Indikation für eine parenterale Ernährung durch die indirekte Kalorimetrie indiziert. Diese Messungen sollten bei stark schwankenden Bedarfssituationen regelmäßig erfolgen.
- Eine begleitende enterale Ernährung sollte schon aus Gründen der Erhaltung der physiologischen Darmfunktion und der Ulcusprophylaxe durchgeführt werden.

◆ **Energiebedarf:** 25–35 kcal/kg KG/d

◆ **Makro- und Mikronährstoffbedarf:**
- Der Proteinbedarf ist wegen des erhöhten transcutanen Proteinverlusts und Verbrauchs stark erhöht. Der optimale Bereich liegt bei 1,5–2 g AS/kg KG in individuell gemischten bzw. zusammengestellten parenteralen Ernährungen. Eine höhere Gabe als 2 g wird nicht empfohlen. Der weitere Proteinverlust kann nur durch Proteingaben in Form von Albumin und Frischplasma kompensiert werden.
- Der Kohlenhydratbedarf muss dem deutlich erhöhten Proteinkatabolismus angepasst werden, um der sonst nachfolgenden Glukoneogenese entgegenzuwirken. Er sollte bei mindestens 60% der Gesamtenergiedeckung liegen und kann in bis zu 4–5 g/kg KG für kurze Zeit eingestellt werden. Für längere parenterale Ernährung sollten 3–4 g/kg KG eingestellt werden. Wie weit der Bedarf der glukoplastischen AS dadurch aber tatsächlich gesenkt werden kann, ist jedoch weiterhin nicht belegt.
- Fettbedarf: Der Energiebedarf ist bei Verbrennungen besonders kritisch, da es bei diesen Patienten durch eine gesteigerte endogene Lipolyse, eine endogene De-novo-Synthese aus KH und einer verminderten Syntheseleistung (Proteine/Harnstoff) der Leber zu einer erhöhten Leberverfettung kommen kann. Es sollte eine Mischfett (MCT/LCT) Emulsion mit max. 1–1,2 g Fett/kg KG benutzt werden.
- Vitamine und Spurenelemente werden bei diesen Patienten in unterschiedlich gesteigertem Umfang substituiert werden müssen. Praktikabel sind eine Standardsubstitution mit Kombivitamin-Präparaten und eine zusätzliche Antioxidanzientherapie mit Vitamin C und Spurenelementen wie besonders Selen und Zink. Ein Monitoring dieser erwähnten Substanzen ist aber bei fehlender Stabilität (Vitamin C) oder einem nicht möglichen intrazellulärem Monitoring (Selen und Zink) nicht möglich.

◆ **Flüssigkeitsbedarf:** Richtet sich nach der Bilanzvorgabe und dem transcutanen Flüssigkeitsverlust.

SIRS und Sepsis

◆ **Veränderungen des Stoffwechsels:**
- Typisch ist eine gestörte Glukosetoleranz mit resultierender Hyperglykämie trotz erhöhter Insulinsekretion. Sie ist Folge einer gesteigerten hepatischen Glukoneogenese und einer relativen oder absoluten Insulinresistenz der Zellen durch Zytokineffekt und ein Überwiegen der antiinsulinären Hormone (z. B. Katecholamine oder Cortisol).
- Der Anteil der Fettsäurenoxidation nimmt parallel zur Abnahme der Glukoseoxydation mit zunehmender Krankheitsschwere zu. Die Utilisation der Triglyzeride lässt sich durch keine Glukosegabe unterdrücken. Die Störung des Triglyzeridstoff-

wechsels beim SIRS wird durch eine Aktivitätsminderung der endothelialen Lipoproteinlipase verursacht. Damit ist eine Abnahme der muskulären Metabolisierung von Fettsäuren verbunden.
- Muskeleiweiß wird zudem vermehrt abgebaut (Katabolie), es dienst als AS-Quelle für die Synthese von Akut-Phase-Proteinen und Glukose.

- **Formen der künstlichen Ernährung:** In dieser sehr komplexen Stoffwechselsituation verbunden mit starken Schwankungen der Oxidationsraten, Enzymaktivitäten und des pH-Werts muss eine künstliche Ernährung sehr genau bilanziert und überwacht werden. Eine flexible Anpassung an unterschiedliche und rasch wechselnde Verwertungskapazitäten des Organismus ist möglich bei getrennter Gabe von AS, Fett und KH als Einzelinfusionen. Studien haben andererseits gezeigt, dass individuell zusammengesetzte Mehrkomponenten-Lösungen zu höheren Fehlerraten bei Personal, klinischen Komplikationen und höheren Kosten führen können. Eine enterale Ernährung soll innerhalb der ersten 24 Std. begonnen werden, wenn keine Kontraindikationen (☞ oben) bestehen.
- **Energiebedarf:** Der Energiebedarf wird stark vom aktuellen Krankheitsstadium geprägt. Energiebedarfserhöhungen von 55% bei schweren Infektionen sind hierbei nicht selten in der indirekten Kalorimetrie zu messen. Andererseits findet sich beim septischen Schock ein Bedarf, der lediglich dem Grundumsatz entspricht.
- **Makro- und Mikronährstoffbedarf:**
  - Glukose initial 100 g/d, vorausgesetzt BZ < 180 mg/dl, steigern nach Stoffwechselsituation, aber nur so, dass Normoglykämie mit sinnvoller (z.B. nicht mehr als 4 i.E./h) Insulindosis erhalten bleibt.
  - Fett: 0,5–1 g/kg/d, je nach metabolischer Situation (☞ oben)
  - AS: 1,2–1,5 g/kg/d
  - Vitaminzufuhr tägl., entsprechend der Zufuhrempfehlung der DGEM. **Cave:** Verlust bei Nierenersatzverfahren (☞ Kap. 10.4.4).
  - Intravenöse Glutaminsupplementierung (Dipeptidlösung) bei ausschließlich parenteraler Ernährung ist vorteilhaft. Optimale Dosis nicht bekannt, > 0,2 g/kg/d nach Metaanalyse besser als < 0,2 g/kg/d
  - Selensubstitution von mind. 50 μg/d ist vorteilhaft.
  - Therapieansätze mit Xylit zur Verringerung der Glukoneogeneserate aus Alanin und der Harnstoffsyntheserate sind nur in Tiermodellen als Umgehungsmöglichkeit der Glukoseverwertungsstörung belegt und wegen des fehlenden Monitorings und der in diesen Situationen oft überforderten hepatischen Metabolisierung nicht zu empfehlen.
  - Der verwertbare Substratbedarf wird durch Triglyzeridspiegel, Lactat und Glukose im Serum ermittelt und die Infusionsgeschwindigkeit kontinuierlich daran angepasst.
  - Merke: Bei refraktärem Schock keine Ernährung, nur Glukosegabe bei Hypoglykämie
- **Flüssigkeitsbedarf:** Auch der Flüssigkeitsbedarf muss individuell ausgehend von der Grundrechnung 30 bis 40 ml /kg KG angepasst werden. Oft wird aber übersehen, dass erhöhte Flüssigkeitsgaben bei septischen Verläufen nur zur Verlagerung in das Interstitium führen und erhebliche Folgekomplikationen verursachen.

Transplantation

Der **Energiebedarf** beträgt wie bei den übrigen postopartiven Verläufen nach größeren Eingriffen bei REE × 1,3. Die begleitende **parenterale und enterale Therapie** sollte in den Händen von erfahrenen Ernährungsteams liegen!

Lebertransplantation

- **Formen der künstlichen Ernährung:** Unmittelbar postoperativ hat sich die parenterale Ernährung begleitet von geringer enteraler Ernährung mit Immunonutrition (☞ Kap. 10.9) bewährt. Im Durchschnitt wird diese 9–12 Tage benötigt.
- **Energiebedarf:** Der Energiebedarf beträgt wie bei den übrigen postoperativen Verläufen nach größeren Eingriffen: Grundumsatz × 1,3.
- **Makro- und Mikronährstoffbedarf:**
  - Am 1. postoperativen Tag sollte nur 0,3–0,5 g/kg KG/24h an AS gegeben werden. KH sollten bis 3 g/kg KG/24h gegeben und Fette primär vermieden werden.
  - In der weiteren Steigerung am 3.Tag sollten 80% der Kalorien aus KH gedeckt werden und AS auf 1–1,7 g/kg KG gesteigert werden.
  - Es sollten nur max. 50% der Fetteanteile durch LCT-Fette gedeckt werden. Hierfür eignen sich MCT/LCT Fettlösungen oder auch auf Olivenöl basierende Fettlösungen.
  - Bei der Berechnung des AS- und des individuellen Stickstoffbedarfs hat sich die Bestimmung des Serumharnstoffspiegels bzw. der Harnstoff-Stickstoffausscheidung bewährt.
- **Flüssigkeitsbedarf:** 30–40 ml/kg KG /24h

Nierentransplantation

- **Formen der künstlichen Ernährung:**
  - Die parenterale Ernährung orientiert sich in Bezug auf den Anteil an AS an dem Ausmaß der Niereninsuffizienz. Als Monitoringparameter gelten hier Kreatininclearence, Retentionswerte (Harnstoff und Kreatinin).
  - Zusätzlicher enteraler und oraler Nahrungsaufbau kann direkt postoperativ begonnen werden.
  - Es besteht eine klare Indikation für Speziallösungen mit individueller Zusammensetzung. Herkömmliche Standardlösungen sind direkt postoperativ nicht einsetzbar.
- **Energiebedarf:** Der Energiebedarf beträgt wie bei den übrigen postoperativen Verläufen nach größeren Eingriffen: Grundumsatz × 1,3
- **Makro- und Mikronährstoffbedarf:**
  - KH: 1–3 g/kg KG/d
  - Einschleichend kann die parenterale AS-Therapie mit 0,4–0,6 g/kg KG/24h begonnen werden und gemäß der Nierenfunktion gesteigert werden.
  - Fette: 1 g/kg KG/d
- **Flüssigkeitsbedarf:** Richtet sich nach der Bilanzvorgabe.

Dünndarmtransplantation

- **Formen der künstlichen Ernährung:** Die Resorptionskapazität des Dünndarms ist deutlich in den ersten Tagen eingeschränkt und wird von einem massiven Dünndarmödem begleitet. Während der ersten postoperativen Wo. besteht eine absolute parenterale Ernährungspflicht, die aber bereits vom 1. postoperativen Tag mit einer enteralen Sondennahrung transduodenal begleitet wird.

- **Energiebedarf:**
  - Der Energiebedarf beträgt wie bei den übrigen postoperativen Verläufen nach größeren Eingriffen: Grundumsatz × 1,3.
  - Wie bei allen initialen Therapieansätzen sollte die parenterale Ernährung mit der Hälfte des tatsächlichen Bedarfs begonnen werden und erst bei guter Verträglichkeit am 2. postoperativem auf Grundumsatz × 1,3 angehoben werden.
- **Makro- und Mikronährstoffbedarf:** Die parenterale Ernährung kann aus einer Standardinfusion eines fertigen Dreikammerbeutels bestehen und sollte den Glukose und Triglyzeridspiegeln angepasst werden.
- **Flüssigkeitsbedarf:** Richtet sich sehr nach dem enteralen Flüssigkeitsverlust und der Bilanzvorgabe, v. a. unter nephrotoxischen Immunsuppressiva.

Lungentransplantation

- **Formen der künstlichen Ernährung:** Perioperativ sollte eine reduzierte Fettapplikation von 0,5 g/kg/KG/24h empfohlen werden. Eine hohe Fettsäurekonzentration kann, so wird diskutiert, durch Förderung der Prostaglandinsynthese die pulmonale Vasodilatation erhöhen und die pulmonale hypoxische Vasokonstriktion abschwächen.
- **Energiebedarf:** Der Energiebedarf beträgt wie bei den übrigen postoperativen Verläufen nach größeren Eingriffen: Grundumsatz × 1,3.
- **Makro- und Mikronährstoffbedarf:**
  - KH: 1–3 g/kg KG/d
  - Die Fettzufuhr kann langsam auf Konzentrationen von 1,5 g/kg KG/24h gesteigert werden, was einer Standard-Fertigbeutelmischung entspricht. Erst in der Weaningphase vom Respirator kann zur Verbesserung des RQ ein erhöhter Fettanteil von bis zu 50% empfohlen werden. Perioperativ ist eine reduzierte Fettapplikation von 0,5 g/kg/KG/24h zu empfehlen. Eine hohe Fettsäurekonzentration kann, so wird diskutiert, durch Förderung der Prostaglandinsynthese die pulmonale Vasodilatation erhöhen und die pulmonale hypoxische Vasokonstriktion abschwächen.
  - Proteine: 1,2–2 g/kg KG/d
- **Flüssigkeitsbedarf:** Unterliegt zum Teil erheblichen Schwankungen, sollte aber dem Bedarf sehr engmaschig angepasst werden. Ein Richtwert kann hier nicht angegeben werden.

10

Nierenerkrankungen – akutes Nierenversagen (ANV)

Metabolische Folgen: Proteinkatabolie, Lipolyse vermindert (betrifft nicht nur LCT, sondern auch MCT), gestörte Glukosetoleranz und Insulinresistenz, einige nichtessentielle AS werden essentiell infolge des gestörten renalen AS-Metabolismus. Liegt das ANV nicht isoliert vor, sondern ist es Teil eines Multiorganversagens, muss sich die optimale Nährstoffzufuhr auch an der kritischen Erkrankung orientieren.

- **Makro- und Mikronährstoffbedarf:**
  - Glukose: Je nach Stoffwechsel, mit 1–2 g/kg/d beginnen. **Cave:** Hyperglykämie!

- Fett: 0,5–1g /kg/d
- AS: Speziell zusammengesetzte AS-Lösung, adaptiert an den geänderten AS-Metabolismus im Nierenversagen (Nephro-Lösung) muss beim ANV nicht verwendet werden. Der AS-Verlust durch Nierenersatztherapie muss berücksichtigt werden: Über Dialyse 2 g/h, über CVVH 0,2 g/l Filtrat → 0,2 g/kg/d zusätzlich geben. Das ergibt für das ANV bei kritischer Erkrankung einen Bedarf von 1,2–1,5 g/kg/d, für das ANV bei stabilem Patienten mit nur geringer Katabolie 1,0–1,2 g/kg/d.
- Enterale Ernährung: Bei nur teilweiser Deckung des Energiebedarfs können über diese Route Standardpräparate verwendet werden. Bei vollkalorischer enteraler Ernährung ergibt sich evtl. ein Problem durch die hohe Flüssigkeits- und Kaliumzufuhr, dann sollten spezielle Nephro-Sondenkost-Präparate mit höherer Energiedichte und reduziertem Kaliumgehalt verwendet werden.
- Vitaminzufuhr tägl., entsprechend der Zufuhrempfehlung der DGEM. **Cave:** Verlust über Ersatzverfahren: Gabe der Vitamine nach Dialyse, bei CVVH wasserlösliche Vitamine alle 12 Std. in der empfohlenen Tagesdosis zuführen. **Cave:** Vitamin C nicht > 200 mg/d (Gefahr der sekundären Oxalose).
- Spurenelemente jeden 2. Tag entsprechend der Zufuhrempfehlung (hohe Eiweißbindung, keine Elimination durch Ersatzverfahren). Ausnahme: Selen; tägliche Gabe vorteilhaft.

Lebererkrankungen

Wenn zunehmende Zeichen einer Dekompensation auftreten, wie z.B. erhöhte Ammoniakwerte, rasche Aszitesbildung und eine hepatische Enzephalopathie Gard III–IV, sollte eine spezielle adaptierte Therapie erfolgen. Die parenterale Ernährung langsam beginnen unter engmaschiger Kontrolle der Enzephalopathie, Ammoniakwerte und Triglyzeridspiegel.

- **Energiebedarf:** ☞ Kapitel 9.7.1
- **Makro- und Mikronährstoffbedarf:**
- Bei hepatischer Enzephalopathie Grad III–IV Gabe von AS auf Werte von 0,4–0,6 g/kgKG/24h einschränken. Zusätzlich muss eine Gabe von verzweigtkettigen AS erfolgen. Die intestinale Ammoniakfreisetzung ist unter der enteralen Ernährung höher als bei der parenteralen Ernährung.
- Es besteht keine Kontraindikation für Fette, die in einer Konzentration von 0,8 bis 1,2 g/kgKG/24h infundiert werden sollten. Auch hier sollten MCT/LCT oder Olivenöl-Mischungen bevorzugt eingesetzt werden.
- Es besteht ein erhöhter Bedarf von wasserlöslichen Vitaminen.
- **Akutes Leberversagen/Leberzirrhose:** Metabolische Folgen und Auswahl der Präparate ☞ Kap. 9.7.7
- Fett: MCT-haltige Fettpräparationen bevorzugen (weniger Stoffwechselaufwand für MCT-Verwertung, zudem Carnitin-unabhängig).
- AS: Hepar-Lösung mit gesteigertem Anteil verzweigtkettiger AS kann verwendet werden, der Nutzen wird kontrovers diskutiert. Bei sich verschlechternder hepatischer Enzephalopathie unter Ernährung mit normaler AS-Lösung den Einsatz einer Heparlösung erwägen (Grad 3–4).

- KH: Kein Xylit oder xylithaltige Mischlösungen einsetzen.

! Sog. Koma-Lösungen enthalten fast nur verzweigtkettige AS; sie dienen nicht der Ernährung, sondern der Therapie einer hepatischen Enzephalopathie.

- Vitaminsupplementierung ist wichtig, Vitamin K muss zusätzlich gegeben werden, da es in parenteralen Multivitaminpräparaten nicht enthalten ist.
- Spurenelemente: Oft besteht ein Zinkmangel → Zink mit 50–100 µmol/l supplementieren.
- Frühe enterale Ernährung anstreben.

! Bei gleichzeitig vorhandener Leber- und Niereninsuffizienz bestimmt die Leber das Ernährungsregime.

Pankreaserkrankungen

Nur bei Passagestörung oder schwerer Pankreatitis mit Komplikationen ist eine parenterale Ernährung erforderlich. Diese kann durch einen Standard-Dreikammerbeutel mit Fettsäuren erfolgen. Intravenös gegebenes Fett stimuliert das exokrine Pankreas **nicht**. Ein häufig vorliegender paralytischer Ileus kann die primär enterale Ernährung bei mittelschwerer oder schwerer Pankreatitis limitieren. Sie sollte über Jejunalsonden erfolgen, obgleich neuer Daten auch die Applikation via Magensonde nicht ausschließen.

Es ist nicht gesichert, ob bei Mangelernährung der Verlauf oder der Ernährungszustand kurzfristig durch Ernährungstherapie beeinflusst werden kann. Eine enterale Ernährung ist bei nicht ausreichender oraler Ernährung, bei schwerer nekrotisierender Pankreatitis in Kombination mit parenteraler Ernährung möglich.

- **Akute Pankreatitis:** Der Flüssigkeitsbedarf ist deutlich erhöht und beträgt meist mehr als 40 ml/kg KG/24h. Ziel ZVD 8–12, oder Hämatokrit < 38 anstreben.
- **Leichte bis mittelschwere akute Pankreatitis:** Keine spezifische Ernährungstherapie, wenn der Patient in 5–7 Tagen wieder essen kann.
  - Frühe enterale Ernährung unter parenteraler Ernährung anstreben, die Lipase ist kein Entscheidungskriterium, klinische Einschätzung und Ileussymptomatik sind führend.
  - Parenterale Zufuhr von Elektrolyten und Flüssigkeit
  - Oraler Kostaufbau bei Schmerzrückgang
  - Jejunale Sondennahrung bei anhaltenden Schmerzen > 5 Tage ohne Kostaufbau
- **Schwere akute Pankreatitis:**
  - Frühe enterale Ernährung (binnen 48 Std.) verbessert den Verlauf. Ist eine enterale Ernährung nicht möglich, parallel zur niedrigvolumigen, jejunalen Sondennahrung parenterale Ernährung durchführen
  - Niedermolekulare Sondennahrung (kontinuierliche Verabreichung) empfohlen, Zufuhr < 25 ml/h, Steigerung nach Verträglichkeit

Krankheiten der Lunge

- **ARDS:** Falls eine enterale Ernährung zumindest teilweise möglich ist, sollte eine mit ω-3-FS und Antioxidanzien angereicherte Sondennahrung appliziert werden (Empfehlung der DGEM, Grad B). Diese Empfehlung beruht auf einer Studie, bei der die Verwendung einer (nicht kommerziell erhältlichen) Lösung, die Eikosapentaensäure, Linolensäure und Antioxidanzien enthielt, aber kein Glutamin oder Arginin das Outcome von 98 (auswertbaren) ARDS-Patienten hinsichtlich Beatmungsdauer, Intensiv-Verweildauer und Inzidenz von Organversagen verbessern konnte.
- **Chronisch-respiratorische Insuffizienz:**
  - Bei Fettverbrennung ist der RQ geringer als bei Glukoseverbrennung. Beim chronisch-hyperkapnischen Patienten kann also mit Steigerung des Fettanteils an der Gesamtenergie die nötige CO_2-Elimination verringert werden (☞ Kap. 9.15).
  - Empfehlung: 50% der Nicht-Eiweiß-Kalorien als Fett zuführen, d. h. dass pro 2,25 g KH 1 g Fett gegeben wird. Bsp: Bei einer Energiezufuhr von 30 (35) kcal/kg/d 1,3–1,4 (1,6–1,7) g Fett/kg/d und 3–3,25 (3,6–4) g Glukose/kg/d.

10.4.4 Nicht-intensivmedizinische Indikationen

Ralf-Joachim Schulz (Krankheiten der Lunge, HIV-Erkrankungen, Pankreaserkrankungen, Lebererkrankungen, Erkrankungen des Gastrointestinaltrakts, Lebererkrankungen, Erkrankungen der Nieren)

Elke Veenaas (intradialytische Ernährung)

10

Krankheiten der Lunge

- **Formen der künstlichen Ernährung:** Bei chronischen Lungenerkrankungen und speziell bei Mukoviszidose bestehen auch für die parenterale Ernährung einige Besonderheiten.
- **Bedarf an Makronährstoffen:**
  - Der Energiebedarf ist meist durch die vermehrte Atemarbeit und die oft begleitenden chronischen und akuten Infektionen deutlich erhöht. So sollte der REE mit 1,3 bis 1,5 korrigiert werden.
  - In Bezug auf die Fettlösungen in den parenteralen Ernährungen sollte der Anteil bei mind. 25–35% liegen.
  - Die Fette sollten aus MCT/LCT mit hohem Fischölanteil oder mindestens einer Olivenölbasis bestehen, da die Prostaglandinsynthese gesteigert ist und durch LCT-Fette noch weiter unterstützt wird.
- **Bedarf an Mikronährstoffen:** Bei längerer parenteraler Ernährungspflicht sollte der Anteil der Antioxidanzien kontinuierlich substituiert und kontrolliert werden. **Cave** Vitamin-E-Überdosierung!

HIV-Erkrankungen

- **Formen der künstlichen Ernährung**: Energiebedarf liegt bei 30 kcal/kg KG/24h oder REE × 1,5. Für eine parenterale Ernährung spricht die oft begleitende Malabsorption mit Mangelernährung und AIDS-Waisting-Syndrom. Die Malabsorption ist oft durch opportunistische Erreger, Laktasemangel, Pankreasinsuffizienz, HIV-Enteropathie und antiretrovirale Therapie bedingt.
- **Bedarf an Makro- und Mikronährstoffen:**
  - Es findet sich ein erhöhter Proteinbedarf, dem mit Konzentrationen von 1,2–1,5 g/kgKG/24h Rechnung getragen werden muss. Eine spezielle Makronährstoffempfehlung ist nicht evidenzbasiert.
  - Es besteht regelhaft erhöhter Bedarf an antioxidativen Mikronährstoffen (☞ Kap. 9.17). Multivitaminpräparate sind meist ausreichend.

Pankreaserkrankungen – chronische Pankreatitis

- **Orale Ernährungstherapie und Supplementierung:** > 80% Behandlung mit Pankreasenzymen, 10–15% benötigen orale Supplemente
- **Sondenernährung:**
  - Sondenernährung ist bei ca. 5% indiziert, wenn orale Ernährung mit Enzymsupplementation nicht ausreicht.
  - Kontinuierliche Applikation einer hoch- oder niedermolekularen Sondennahrung über Nacht mit jejunaler Sonde wird empfohlen, je nach Grad der Steatorrhö und Grad der Mangelernährung.

Erkrankungen des Gastrointestinaltrakts

Morbus Crohn

Bei bis zu 85% der Patienten liegt eine Malnutrition (☞ Kap. 9.17) vor. Folgende Mangelzustände sind zu beachten: Anämie, Eisen, 25-OH-Vitamin-D, Vitamin K, Folsäure, Vitamin B_{12}, Magnesium, Kalzium, Selen. Bei präoperativer Mangelernährung (Serumalbumin <30g/l) besteht ein erhöhtes Risiko auf postoperative Komplikationen.

- **Formen der künstlichen Ernährung:**
  - Eine parenterale Ernährung ist angezeigt bei toxischem Krankheitsgeschehen, schwerer Malabsorption (Kurzdarmsyndrom), hochgradiger Stenose, Subileus und Ileus.
  - Die enterale Ernährung kann zur Unterstützung des Ernährungszustands dienen.
- **Energiebedarf:** 25–30 kcal/kg KG/24h
- **Makro- und Mikronährstoffbedarf bei parenteraler Ernährung:**
  - Fertig-Standardlösung im All-in-One System (Dreikammer-Mischbeutelsystem)
  - Kohlenhydrate: Keine speziellen Empfehlungen, Orientierung an Blutzucker
  - Fette: Orientierung an Serum-Triglyzeridspiegel
  - Aminosäuren sind das führende Substrat: 1,2–1,6 g/kg KG/24h
  - Primär sollte auch ein akuter Schub mit leichter Vollkost oder bei hohem Bedarf mit transjejunal gegebener ballaststoffreicher Standardsondennahrung therapiert werden.

- **Makro- und Mikronährstoffbedarf bei enteraler Ernährung:**
  - Trinknahrung/Sondennahrung: Trinknahrung: 600 kcal/d, Sondenernährung bei höherem Kaloriendefizit, Zugangsweg: Transnasal, PEG; kontinuierlich Applikation bevorzugen.
  - Niedermolekulare Sondennahrung: Kein signifikanter Unterschied in der Wirkung zwischen nieder- und hochmolekularen Sondennahrungen, Standardnahrung (hochmolekular) als Therapie der Wahl, Niedermolekulare Sondennahrung wird nicht empfohlen.
- **Flüssigkeitsbedarf:**
  - Behandlung des akuten Schubs: Trink- und Sondennahrung wirksam, allerdings ist die medikamentöse Therapie mit Kortikosteroiden effektiver; die enterale Ernährung ist indiziert bei Nichtdurchführbarkeit der Kortikosteroidtherapie. Kombinierte Therapie bei Mangelernährung/entzündlichen Stenosen
  - Remission: Trinknahrung bei Hinweisen auf persistierende intestinalen Entzündungen vorteilhaft; Dauer der Remission und Rezidivraten nach Induktion durch enterale Ernährung vergleichbar mit Kortikosteroidtherapie.

Colitis ulcerosa

- **Formen der künstlichen Ernährung:** Der Einsatz enteraler Ernährungslösungen ist derzeit nicht bewiesen und wird nicht empfohlen.
- **Energiebedarf:** 25–30 kcal/kg KG/24h
- **Makro- und Mikronährstoffbedarf (parenteral):**
  - Fertig-Standardlösung im All-in-One System (Dreikammer-Mischbeutelsystem), Aminosäuren sind das führende Substrat: 1,2–1,6 g/kg KG/24h.
  - Primär sollte auch ein akuter Schub mit leichter Vollkost oder bei hohem Bedarf mit transjejunal gegebener ballaststoffreicher Standardsondennahrung therapiert werden.
- **Therapie des akuten Schubs:**
  - Enterale Ernährung zur Therapie des akuten Schubes nicht empfohlen.
  - Einfluss auf Entzündungsaktivität in der akuten Phase nicht belegt.
  - Wert spezifischer Substrate (Gln, ω-3-FS) nicht belegt.
- **Remissionserhaltung:** Keine gesicherten Daten für die Wirksamkeit einer speziellen Diät oder Ernährungstherapie

Kurzdarmsyndrom

- **Formen der künstlichen Ernährung:** Enterale Ernährung zur Optimierung des Ernährungszustands, Verbesserung der Restdarmfunktion (Adaptation), Reduktion der Diarrhöen, Steigerung der Lebensqualität
- **Post-OP, Hypersekretionsphase:** Sicherstellung der Nährstoffzufuhr ausschließlich parenteral
- **Adaptationsphase:**
  - Nicht bedarfsdeckende kontinuierliche Sondenernährung empfohlen, um intestinale Adaptation in Abhängigkeit vom enteralen Flüssigkeitsverlust zu gewährleisten

- Enterale Ernährung als Unterstützung der noch nicht bedarfsdeckenden oralen Kost
- **Erhaltungsphase:** Trink- und Sondennahrung ist indiziert, wenn normaler Ernährungszustand durch orale Kost nicht aufrecht zu erhalten ist

Lebererkrankungen

Kompensierte Lebererkrankungen

- **Formen der künstlichen Ernährung:** Primär sollte eine entereale Ernährung über eine Magensonde erfolgen. Auch die Präsenz von Ösophagusvarizen stellt keine Kontraindikation für eine Magensondenanlage dar. Bei schwerer Leberinsuffizienz kontinuierliche Ernährung über 24 h wegen der eingeschränkten oder gar vollständig aufgehobenen endogenen Glukoneogenese durchführen.
- **Energiebedarf:** Der Energie bedarf liegt vergleichbar mit Intensivpatienten bei ca. 25–30 kcal / kgKG / 24h.
- **Makro- und Mikronährstoffbedarf:**
- Es besteht ein erhöhter Bedarf an wasserlöslichen Vitaminen bis zu einer verdoppelten Tagesdosis.
- Bei einer Hyperlaktatämie über >2,0 mmol / l kann ein Versuch mit einer Thiamingabe von 200 mg i.v. unternommen werden.
- **Flüssigkeitsbedarf:**
- Eine Flüssigkeitsrestriktion besteht nicht. Es kann daher zunächst eine Standardlösung mit einem Dreikammerbeutel eingesetzt werden.
- Flüssigkeitsrestriktion auf 1000 ml nur bei Zeichen der Überwässerung (Dilutionshyponatriämie und Aszites).

Alkoholische Steatohepatitis und Leberzirrhose

- **Formen der künstlichen Ernährung:** Hochmolekulare Trink- und Sondennahrungen
- **Energiebedarf:**
- Bei Aszites ist hohe Energiedichte vorteilhaft
- Gesamtkalorienzufuhr: 35–40 kcal / kg KG / d, Eiweißzufuhr: 1,2–1,5 g Protein / kg KG / d
- **Makro- und Mikronährstoffbedarf:**
- Bei rasch aufgetretenem Leberversagen mit Enzephalopathie Grad III–IV sollte zunächst eine reine Glukosegabe unter Erhaltung des Mindestbedarfs erfolgen. Es können Konzentrationen von max. 4 g / kg KG / 24h Glucose unter Kontrolle der Glucoseverwertung infundiert werden.
- Fett: Sollte mind. 1 g/Kg KG/d betragen und den KH vorgezogen werden.
- Proteine: Angestrebte N-Zufuhr bei hepatischer Enzephalopathie durch Nährlösungen mit verzweigtkettigen AS decken
- **Flüssigkeitsbedarf:** Primär keine Einschränkung.

Erkrankungen der Nieren

Kompensierte Niereninsuffizienz

- **Formen der künstlichen Ernährung:** Hier erfolgt eine Nierenspeziallösung parenteral mit 0,5–1 g/kgKG/24h mit speziell adaptierter Nierenersatzlösung. Wegen der Verwertungsstörungen und der hohen Osmolarität sollte die Therapie langsam und gut kontrolliert erfolgen.
- **Energiebedarf:** Der Energiebedarf beträgt wie bei den übrigen postoperativen Verläufen nach größeren Eingriffen: Grundumsatz × 1,3
- **Makro- und Mikronährstoffbedarf:** ☞ Kap. 9.16
- **Flüssigkeitsbedarf:** Die Flüssigkeitsbilanz sollte engmaschig kontrolliert werden und die parenterale Infusionslösung mit hoher Osmolarität und geringem Volumen gegeben werden.

Nierenerkrankungen unter Nierenersatztherapie

- **Formen der künstlichen Ernährung:**
  - Unter chronischen Nierenersatzverfahren ist dem Verlust an verschiedenen Substraten (Laktat, Zitrat, Glukose, AS, Vitamine, L-Carnitin, Elektrolyte, Proteine, Hormone) Rechung zu tragen. Grundprinzip: Flüssigkeits- und Kaliumrestriktion
  - Beachtung von Kalziumverlusten: Konsequente Prophylaxe eines sekundären/tertiären Hyperparathyreoidismus → kalziumhaltige Phosphatbinder
  - Bei Malnutrition primär Diätempfehlung, falls kein Erfolg orale Supplementierung. Hierbei Berücksichtigung, dass Elementardiäten meist veraltet und Nährstoff definierte Diäten (NDD) in diesem Falle günstiger sind. Supplemente möglich (☞ Kap. 12.5.3). Im wesentlichen sind als Nahrungsergänzung alle Präparate einsetzbar mit wesentlich besserer geschmacklicher Toleranz
- **Energiebedarf:** Es besteht ein Bedarf von > 35 kcal/kg KG/24h.
- **Bedarf an Makronährstoffen:**
  - Kohlenhydrate: Keine spezifischen Vorgaben
  - Eiweiß: 1,1–1,4 g/kg KG/24h (1,5 für Peritonealdialyse). Der Dialyse bedingte Verlust von Aminosäuren sollte mit 0,2 g/kg KG/24h ausgeglichen werden. Bei Nierenversagen besteht eine verminderte Volumen- und Elektrolyttoleranz mit Verwertungsstörungen von Nährstoffen.
  - Fette: Keine spezifischen Vorgaben
- **Flüssigkeitsbedarf:** 800 ml + Harnvolumen

Intradialytische parenterale Ernährung (IDPN) bei Dialysepatienten

Die Malnutrition dialysepflichtiger Patienten ist ein häufig auftretendes, aber immer noch zu wenig beachtetes Problem. So belegen verschiedene Studien, dass bei 20–50% aller Dialysepatienten ein reduzierter Ernährungszustand und bei 5–10% der Patienten eine hochgradige Mangelernährung zu finden ist [1, 2].

Malnutrition: Ursachen und Folgen

Die Malnutrition bei chronischer Dialyse ist z. B. durch folgende Faktoren bedingt:

- Urämie
- Dialyseassoziierte Faktoren (Nährstoffverluste: wasserlösliche Vitamine, AS)
- Diätetische Restriktionen
- Gastrointestinale Erkrankungen
- Mulitmedikation
- Psychosoziale Faktoren

Die Folgen einer schweren Malnutrition bei Dialysepatienten sind gravierend, Studien zeigen Korrelationen zwischen einem reduziertem Ernährungszustand und der Gesamtüberlebensrate [3]. Zur Vermeidung einer Malnutrition (☞ Kap. 9.17) des Hämodialysepatienten ist es wichtig, regelmäßig den Ernährungszustand des Patienten zu erfassen und bei einer beginnenden Verschlechterung frühzeitig zu intervenieren. Es stehen verschiedene Therapieansätze zur Verfügung. Als erste Maßnahme sollte immer die Beseitigung der Ursache stehen. Daneben ist eine ausführliche und individuelle Ernährungsberatung des Patienten sinnvoll, um die Möglichkeiten einer oralen Ernährungstherapie voll auszuschöpfen. Reichen die oralen Ernährungsempfehlungen nicht mehr aus, können Nährstoffsupplemente bzw. Trinkzusatznahrungen Abhilfe schaffen. Sind auch diese Maßnahmen zur Vermeidung bzw. zur Beseitigung der Malnutrition nicht ausreichend, sollte eine intradialytische parenterale Ernährung eingesetzt werden [4].

Durchführung der IDPN

Die IDPN ist eine parenterale Ernährung, die während der laufenden Dialysebehandlung im Behandlungszentrum infundiert wird. In der Regel läuft die IDPN 3 × wöchentl. für ca. 4 Std.

Die vorgegebene Dialysezeit, die zur Verabreichung der IDPN zur Verfügung steht, begrenzt gleichzeitig die Nährstoffmenge, die der Patient bekommen kann. So ist die IDPN ein Kompromiss zwischen der erforderlichen Nährstoffmenge und der zeitlichen Limitierung der Dialysetherapie, in der die Infusion gegeben wird. V. a. die Gabe von Glukose und Fett muss moderat gehalten werden, um Stoffwechselentgleisungen zu vermeiden.

Indikationen: Drohende oder manifeste Malnutrition; wenn durch orale oder enterale Ernährungsintervention der Ernährungszustand nicht zu verbessern ist [7].

- Die IDPN wird in der Regel als individuelle Ernährungslösung industriell unter Reinraumbedingungen hergestellt. Sie muss daher gekühlt gelagert werden und hat eine begrenzte Haltbarkeit. Vor Verabreichung der IDPN beim Patienten sollte die Ernährungslösung aus dem Kühlschrank entnommen und an die Raumtemperatur angepasst werden. Je nach Bedarf werden nun in aseptischen Arbeitsschritten die Additive wie Vitamine und Spurenelemente in den entsprechenden Zuspritzport eingespritzt.
- Die IDPN-Ernährungslösung wird pumpenunterstützt an den venösen Schenkel (Blasenfänger) angeschlossen.

- Das Volumen der IDPN-Ernährungslösung muss zu der Ultrafiltrationsrate summiert werden. Dies beeinträchtigt den Patienten aber nicht, da das filtrierte Volumen gleichzeitig infundiert wird und es hierdurch zu keiner kardiovaskulären Belastung kommt.

Die IDPN ist keine Langzeittherapie. Sie kann kurzfristig bei drohender oder manifester Mangelernährung eingesetzt werden und nach Verbesserung des Ernährungszustands wieder abgesetzt werden.

Monitoring und Komplikationen

Da es sich bei der IDPN um eine parenterale Ernährung handelt, ist auch hier ein umfangreiches Monitoring unumgänglich. Wegen der speziellen Stoffwechselsituation des Dialysepatienten sollte v. a. auf Blutglukose, Plasmatriglyzeride und Serumelektrolyte geachtet werden (☞ parenterale Ernährung, Monitoring, Komplikationen).

Der Energiebedarf muss individuell errechnet werden. Die IDPN kann vollständige Energiezufuhr nicht gewährleisten, sie hat lediglich supportiven Charakter.

IDPN-Ernährungslösung

Die IDPN-Ernährungslösung entspricht in ihrer Zusammensetzung einer parenteralen Ernährung. Sie enthält die Makronährstoffe AS, Fette und KH. Elektrolyte sind in der Regel nicht enthalten, können jedoch bei Bedarf der Lösung zugesetzt werden. Weitere Additive wie wasserlösliche Vitamine, Carnitin, Spurenelemente oder ω-3-FS können ebenfalls bei bestehenden Indikationen der Ernährungslösung individuell zugegeben werden. Um den Patienten nicht unnötig zu belasten, sollte das Volumen der IDPN möglichst gering gehalten werden.

- **Makro- und Mikronährstoffe:** Das übliche Ernährungsregime der IDPN enthalten etwa 450–1000 kcal bei einem Volumen von 350–900 ml. Die Auswahl des geeigneten Ernährungsregimes richtet sich dabei nach dem Körpergewicht des Patienten, welches die maximale Zufuhrrate der Nährlösung begrenzt und der vorhandenen Dialysezeit in der die Infusion gegeben werden kann. Maximaldosierungen:
  - AS 0,1 g/kgKG/h: Dialysebedingt kommt es zu Verlusten von etwa 10–15 g je Dialysesitzung. Die Elimination der Aminosäuren ist während der IDPN um ca. 6–10% erhöht [6]. Um diese Verluste auszugleichen, sollte in dem IDPN-Ernährungsregime ein entsprechend erhöhter Aminosäureanteil enthalten sein.
  - Fette 0,15 g/kgKg/h
  - KH 0,25 g/kgKG/h [5,6]
- **Flüssigkeitsbedarf:** Der Flüssigkeitsbedarf kann pauschal nicht angegeben werden, da interindividuell deutliche Schwankungen. Meist bestimmt das Compounding die minimale mögliche Flüssigkeitsmenge, d.h. die Löslichkeit der Makro- und Mirkonährstoffe muss gewährleistet sein.

10.5 Applikationstechniken und pflegerische Aspekte künstlicher Ernährung

Michaela Brandstätter, Ralf-Joachim Schulz

Ein wesentlicher Bestandteil, der zum Gelingen der enteralen und parenteralen Ernährungstherapie beiträgt, ist der richtige Umgang und die Pflege der Sonden- bzw. Kathetersysteme, Nährlösungen, Sondenkost und Trinknahrung. Viele Komplikationen und Probleme lassen sich durch einfache pflegerische Maßnahmen vermeiden oder leicht beheben.

10.5.1 Enterale Ernährungstherapie

Die Auswahl der Sonde bezüglich Länge, Durchmesser und Lumen ist abhängig von der Applikationsart, dem Zustand des Patienten und der Dauer der enteralen Ernährung (☞ Abb. 10.5-1). Ist abzusehen, dass eine enterale Ernährung länger als 20 Tage dauern wird, und/oder bestehen bereits Schleimhautmazerationen in der Nase, sollte z.B. an eine PEG Anlage gedacht werden. Nach der Indikationsstellung zur enteralen Ernährungstherapie erfolgt die Auswahl eines geeigneten Sondensystems.

- **Voraussetzung:** Stabile Stoffwechsellage, Funktionsfähigkeit des Gastrointestinaltrakts, Einverständnis und Compliance des Patienten
- **Vorteile:**
  - Physiologischer Applikationsweg
  - Komplikationsarm durch den geringen Überwachungsvorgang und kostengünstig
  - Vermeidung einer Zottenatrophie, Aufrechterhaltung der Mukosa-Barriere im Dünndarm
  - Infektions- und Sepsisprophylaxe

10

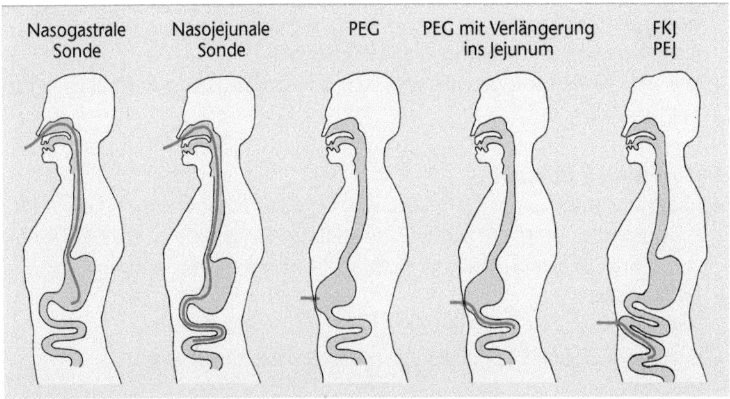

Abb. 10.5-1 Schema Zugangswege enterale Ernährungssonden

Eine frühe minimale enterale Ernährung des kritisch Kranken kann die intestinale Barriere schützen und bakterielle Translokationen vermeiden.

Transnasale Sondensysteme

Transnasale Sondensysteme sind Sonden, die durch die Nase, seltener durch den Mund, in den Magen oder in das Jejunum vorgeschoben werden. Die Anlage dieser Sonde ist eine ärztliche Tätigkeit und kann bei Bedarf auch an das Pflegepersonal delegiert werden.

Nasogastrale Sonden

- **Charakteristika:** Standard der enteralen Ernährung, Bolus oder kontinuierliche Applikation möglich, zudem aufgrund des großen Lumens Applikation zur Sondennahrung und zur Drainage des Mageninhalts geeignet
- **Indikationen:** Passagere Schluckstörungen oder Stenosen durch Raumforderungen im Orophyrynx, Operationen in der Halsregion (Neck-Dissection)
- **Kontraindikationen:** Primär keine Kontraindikationen, auch Ösophagusvarizen sind zunächst keine Kontraindikation. Cave aber bei Ösophagusvarizen Grad III und IV und bei Zenker-Divertikel.
- **Voraussetzung:** Ungestörte ösophageale Passage
- **Vorteile:** Nicht-invasive einfache Sondenanlage (sog. „Bed-side Methode"), dünnlumige gut verträgliche Sonden
- **Nachteile:**
  - Fremdkörpergefühl im Rachenraum, Husten-/Würgereiz, erschwerter oraler Nahrungsaufbau
  - Reduzierte Anfeuchtung der Atemluft
  - Herabgesetzter Reinigungsmechanismus der Nase
  - Gefahr einer Refluxösophagitis
  - Aspirationsgefahr durch ein Offenhalten des unteres Ösophagussphinkters
  - Gefahr von Druckulzera im Nasen-Rachenbereich, Ösophagus, Magen
  - Gefahr der Dislokationen
  - Behinderte Schluckrehabilitation und Esstherapie
  - Kosmetische Nachteile gegenüber perkutanen Sondensysteme durch Stigmatisierung des Patienten

Nasojejunale Sonden

- **Charakteristika:** Einlumige Sonden sind angezeigt bei stoffwechselstabilen Patienten bzw. zur Langzeiternährung, mehrlumige Sonden für enterale Ernährung und gastrale Dekompensation/gastrale Applikation von Arzneimitteln.
- **Indikationen:**
  - Isolierte gastrale Motilitätsstörungen
  - Intensivpatienten mit beeinträchtigter gastraler/intestinaler Motilität
  - Pankreatitis
- **Nachteile:** Häufiges Spülen notwendig → 10–20 ml alle 3–4 Std., nur kontinuierliche, pumpengesteuerte Applikation möglich, langsamer Ernährungsbeginn

- **Komplikationen:** Hoher Reflux, hohe Aspirationsgefahr
- **Kontraindikationen:** Keine explizit beschrieben

Mehrlumige Naso-gastro-jejunale Sonden

- **Charakteristika:** Zwei- oder Dreilumensonde mit einem jejunalen und einem oder zwei gastralen Lumina
- **Indikationen:**
  - Um mit einer Sonde simultan früh jejunal eine Sondennahrung zu beginnen und gleichzeitig eine Dekompression des Magens zu erreichen
  - Gute Kontrolle einer Dislokation des jejunalen Lumens in den Magen durch ein auf Dekompression geöffneten Magenlumens
  - Gute Kontrolle von Reflux
  - Verringertes Aspirationsrisiko
- **Nachteile:** Deutlich erhöhte Kosten, jejunales Lumen mudd unter Röntgendurchleuchtung oder endoskopisch platziert werden, großer Durchmesser der Sonde
- **Komplikationen:** Dislokation des jejunalen Lumens
- **Kontraindikationen:** Keine explizit beschrieben

Anlage einer transnasalen Sonde

Vorbereitung

- Aufklärung über Maßnahmen und Einverständnis des Patienten einholen. Demonstration der Sondenanlage
- Medizinische Voraussetzungen: Nahrungskarenz von vier Stunden, Mund-, Rachen-, Zahnhygiene, Reinigung der Nase

Material

- Händedesinfektionsmittel, Einmalhandschuhe, Abwurfbehälter, Tuch zum Schutz der Patientenkleidung, bei Bedarf lokal anästhesierendes Rachenspray
- pH-Indikatorpapier zur Bestimmung des pH-Werts des Magensekrets
- Stethoskop zur Auskultation bei notwendig werdender Luftinsufflation
- Zwei geeignete Sonden aus Polyurethan, Silikonkautschuk, evtl. gekühlt oder mit Mandrin. Lumen. Länge und Material der Sonde sind abhängig von Körperlänge, Alter, Gewicht des Patienten.
- 10-ml-Einmalspritze zur Aspiration von Mageninhalt oder Luftinsufflation
- Hautfreundliche Pflasterstreifen zur Fixierung der Sonde, schmale Pflastersteifen oder wasserfesten Stift zur Markierung der Sondenlänge
- Wasser zum Anfeuchten der Sondenspitze und ein Glas Wasser, um dem Patienten das Schlucken beim Einführen der Sonde zu erleichtern.

Durchführung

- Patienten vorbereiten und Vorgang erklären.
- Bei Bedarf lokal anästhesierendes Rachenspray applizieren, Einwirkungszeit beachten.

- Einzuführende Sondenlänge abmessen: Sonde von der Nase zum Ohrläppchen, dann zu einem in der Mitte zwischen Bauchnabel und Sternumspitze gelegenen imaginären Punkt führen; einzuführende Sondenlänge markieren.
- Tuch zum Wäscheschutz auf den Oberkörper des Patienten legen.
- Hände desinfizieren und Einmalhandschuhe anziehen.
- Patient mit erhöhtem Oberkörper lagern oder bequeme sitzende Position einnehmen lassen.
- Sonde anfeuchten und über die Nase einführen, sobald sie etwas über die Nasenlänge eingeführt ist, Wasser als Schluckhilfe anbieten, zum Schlucken auffordern, evtl. Kopf zur Brust beugen, um eine bessere Ösophaguspassage zu erreichen, die Sonde vorsichtig und doch zügig bis zur Markierung vorschieben; ggf. wird ein vorhandener Mandrin vorsichtig entfernt. Dabei die Sonde gut mit einer Hand fixieren, um ein unbeabsichtigtes Entfernen zu vermeiden.
- Bei Hustenreiz Sonde sofort wieder entfernen, da die Gefahr einer Fehlplatzierung in die Trachea besteht.
- Sondenlage mittels pH-Bestimmung des aspirierten Mageninhaltes prüfen, ggf. Luftinsufflation in den Magen und Hörprüfung mittels Stethoskop.
- Sonde ohne Zugwirkung im Nasenlumen und ohne Abknickung der Sonde mit hautschonendem Pflaster unterhalb oder an der Nase und auf der Wange des Patienten fixieren.
- Benutzte Materialien entsorgen.
- Dokumentation: Datum, Sondenlage, Sondenlänge, Sondenart, Charrière (CH), Nasenseite, Einführtiefe der Sonde (kann man an der Graduierung an der Sonde ablesen)

Die intestinale Anlage der transnasalen Sonden erfolgt meist endoskopisch, wobei die Sonde wie oben beschrieben über die Nase eingeführt wird. Im Magen wird über die Fasszange des Gastroskops das Sondenende an die gewünschte Stelle im Intestinum, optimalerweise hinter das Treitz-Band, vorgeschoben. Die sicherste Methode zur Bestimmung der Sondenlage ist die radiologische Überprüfung der korrekten Sondenlage.

Nachsorge/Pflege

- Korrekte Sondenlage durch Aspiration von Magensekret kontrollieren. Die Sondenlage nach jedem Sondenlegen bzw. -wechsel, vor jeder Nahrungs- oder Flüssigkeitszufuhr, bei gelöstem Fixierungspflaster, nach Erbrechen und Würgen überprüfen. So lässt sich die Gefahr einer Aspiration mindern.
- Die Sondeneintrittstelle mit einem wasserfesten Stift markieren.
- Die Sonde mit Pflaster an der Wange und hinter dem Ohr fixieren, um Dislokationen zu vermeiden; dieses tägl. wechseln, um Druckstellen zu vermeiden.
- Tägl. Nasenpflege mit Watteträgern, isotonischer Kochsalzlösung und Nasensalbe (z. B. Bepanthen®).

Bei Neuanlage einer Sonde sollte – wenn möglich – das andere Nasenloch verwendet werden.

Perkutane Sondensysteme

Perkutane endoskopische Gastrostomie (PEG)

Unter perkutanen Sondensystemen versteht man die perkutane endoskopisch kontrollierte Gastrostomie (**PEG** ☞ Abb. 10.5-2), die PEG mit intestinalem Schenkel (**Jet-PEG**), die perkutane endoskopische Jejunostomie (**PEJ**), Austauschsysteme (**Button** und **Gastrotube**), operativ platzierte perkutane Sondensysteme (**Pexact®**) und die Feinnadelkatheterjejunostomie (**FKJ**).

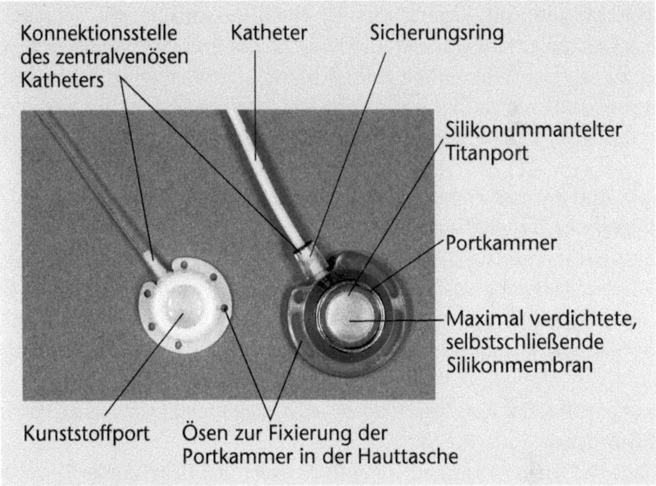

Abb. 10.5-2 Portkatheter

PEG-Implantation

Die PEG-Implantation ist etablierter Goldstandard für transkutane Sonden. Die Ernährung kann 12–24 Std. nach der PEG-Anlage beginnen.

- **Indikationen:** Geeignet zur Langzeiternährung > 20 Tage
- **Kontraindikationen:** Peritonitis, Gerinnungsstörungen, Wundheilungsstörungen, Ileus, akutes Abdomen, Sepsis
- **Vorteil:** Zur Anlage einer PEG-Sonde ist kein operativer Eingriff notwendig, sie ist somit eine komplikationsarme Implantation zur Langzeittherapie der enteralen Ernährungstherapie. Die Sonde muss bei richtiger Pflege nicht gewechselt werden. Sie hat durch die innere Halteplatte eine relative Sicherheit gegenüber unabsichtlicher Entfernung. Die kosmetischen Vorteile überwiegen gegenüber transnasalen Ernährungssonden. Der (endoskopische) Wechsel auf ein Austauschsystem (Button, Gastrotube) ist 4–8 Wo. nach der nach Anlage einer PEG-Sonde bei einem vollständig ausgeheilten Gastrostoma möglich.
- **Nachteil:** Die sichtbaren Teile der Sonde können als „Entstellung“ empfunden werden.

Die PEG-Implantation erfolgt meist im Rahmen eines stationären Aufenthalts, ist aber auch als ambulanter Eingriff möglich.

Patientenvorbereitung

- Überprüfung von Blutbild und Gerinnungsstatus
- Einhaltung einer Nahrungskarenz von 8–12 Std.
- Absetzen von H-Blocker, Antazida und Protonenpumpenhemmer 24 Std. vor dem Eingriff, um die Magensäureproduktion zu normalisieren. Die Magensäure stellt eine natürliche Barriere gegen Keime dar.
- Soweit möglich zur Keimreduzierung Mund-Rachenraum mit antiseptischen Lösungen spülen (z. B. Hexoral®, Octenisept®). Zahnreinigung vornehmen.
- Bei männlichen Patienten mit Bauchbehaarung diese mit einer Schere lediglich kürzen, nicht rasieren. Eine Rasur verursacht Läsionen der Haut, die eine Infektion begünstigen. Der Bauchnabel sollte vor dem Eingriff gereinigt werden.

PEG-Anlage mit der Fadendurchzugsmethode nach Keymling

- **Pflegerische Vorbereitung:**
  - Chirurgische Händedesinfektion, steriler Schutzkittel und Mundschutz.
  - OP-Gebiet, falls erforderlich rasieren, Fixieren der Hände des Patienten zur Sicherung der Sterilität, Lagerung des Patienten auf dem Rücken, Anschließen des Überwachungsmonitors auf Sauerstoffsättigung, Notfallwagen in Bereitschaft halten.
  - Assistenzeinteilung des Pflegepersonals, eine Pflegekraft instrumentiert steril.
- **PEG-Anlage:**
  - Prämedikation mit Analgosedierung, Gastroskopie mit Diaphanoskopie
  - Desinfektion des OP-Gebiets und steriles Abdecken
  - Lokalanästhesie, anschließend Stichinzision mit Skalpell
  - Punktionsnadel wird platziert, der Mandrin herausgezogen und der Faden in das Antrum bzw. Jejunum gebracht
  - Fixieren der Sonde am Faden
  - Ziehen der Sonde durch den Ösophagus ins Antrum durch die Bauchdecke bis zu einem leichten Widerstand
  - Zusammensetzen der einzelnen Teile, pudern der Schnittstelle, Verband, Fixieren der Sonde
  - Durchspülen von NaCl 0,9 %
  - Mitgeben von Benutzeranweisungen
- **Nachsorge des Patienten:** Verbandswechsel mit Nachstellen des Anpressdrucks der PEG 24 Std. nach Anlage
- Notwendige **pflegerische Tätigkeiten** sind die Schmerzbeobachtung des Patienten, die Lagekontrolle der Sonde und der Verbandswechsel. Um eine gute Adaptation der Magenwand an die Bauchwand zu unterstützen und eine sichere Abdichtung des Stomakanals zu erreichen, ist die erste Fixierung mit leichtem Zug der äußeren Halteplatte erst nach 24 Std. zu lösen. Danach Sonde lockern. Bei jedem weiteren Verbandswechsel wird sie nur leicht angezogen. Die äußere Zugbelastung

der Sonde darf nicht zu groß sein, da sonst Drucknekrosen an Bauch- und Magenwand verursacht werden und eine Ischämie der Magenwand mit evtl. nachfolgendem Buried-Bumper-Syndrom (Einwachsen der inneren Halteplatte) hervorrufen können.

Eine adäquate **Nachsorge** des Patienten erleichtert den Wundschmerz und trägt dazu bei, Komplikationen zu vermeiden.

- Nach dem Eingriff zunächst Bettruhe einhalten lassen und Patient bequem lagern.
- Regelmäßige Kontrolle der Vitalzeichen und des Verbands auf Blutungen und Auffälligkeiten. Adäquate Schmerztherapie bei Wundschmerzen.
- Erst wenn der Patient wieder ausreichend wach ist und nach der palpatorischen Kontrolle des Abdomens durch den Arzt, kann er wieder Flüssigkeit und Nahrung zu sich nehmen. Die Verabreichung von Flüssigkeit ist nach einer unkomplizierten PEG- Anlage nach ärztlicher Anordnung schon nach 4–6 Std. möglich. Sondenkost kann anschließend nach ärztlicher Anordnung und guter Verträglichkeit der Flüssigkeit nach einem individuellen Aufbauplan verabreicht werden.

Die Gabe von Flüssigkeit und Sondenkost sollte v. a. bei mangelernährten Patienten – je nach Verträglichkeit – so früh wie möglich, aber auch so vorsichtig wie möglich begonnen werden.

Verbandswechsel

Die Zugentlastung der Sonde erfolgt im Rahmen des ersten Verbandswechsels 24 Std. nach der Implantation. Weitere Verbandswechsel erfolgen in der 1. Wo. tägl., anschließend bei reizloser Wunde 2 × wöchentl. und bei Bedarf.

- **Material:** Unsterile Handschuhe, Hände- und Hautdesinfektionsmittel, sterile Handschuhe, 4 sterile Kompressen zum Reinigen und Abdecken, 1 sterile Schlitzkompresse, sterile isotone Kochsalzlösung zum Entfernen von Verkrustungen, Stretchpflaster, Abwurfschale.
- **Durchführung der Verbandspflege:**
  - Türe und Fenster schließen, um ein Aufwirbeln von Keimen zu vermeiden.
  - Hände waschen, Hände desinfizieren.
  - Kompressenpäckchen auf einer sauberen Arbeitsfläche öffnen.
  - Verband entfernen, Sonde aus der Halterung lösen, äußere Halteplatte zurückschieben.
  - Hände desinfizieren.
  - Austrittsstelle der PEG mit Desinfektionsmittel einsprühen (Einwirkzeit beachten), von innen nach außen reinigen und desinfizieren (bei entzündetem Stoma Desinfektion von außen nach innen), Verkrustungen vorsichtig mit steriler isotoner Kochsalzlösung lösen.
  - Sonde sowie Halteplatte reinigen und desinfizieren.
  - Sonde ca. 3–4 cm in den Magen vorschieben, anschließend so weit zurückziehen, bis der leichte Widerstand der inneren Halteplatte spürbar ist.
  - Um das Entstehen einer feuchten Kammer zu vermeiden, wird eine Schlitzkompresse um das trockene Stoma gelegt und die äußere Halteplatte wird über die

Kompresse geschoben, Sonde in der Halterung fixieren, Halteplatte mit der zweiten Schlitzkompresse abdecken, Klebeverband anlegen.
- Sonde mit einem Pflaster (z.B. Secu-Tape® Pflaster) auf dem Verband, aber nicht auf der Haut fixieren.
- Verbrauchsmaterialien entsorgen, Hände desinfizieren, Dokumentation.

JET-PEG (Jejunal-tube-through-PEG)

- **Charakteristika:** Großlumige PEG-Sonden bieten die Möglichkeit, durch das weite Lumen eine dünnerlumige Sonde über den Magen in den Dünndarm vorzuschieben. Die Ernährung kann direkt nach der Positionierung begonnen werden. Über eine bereits gelegte gastrale PEG wird endoskopisch eine weitere Sonde in den Dünndarm platziert. Der Verbandswechsel erfolgt wie bei der gastralen PEG, nur darf die Sonde nicht gedreht werden, da sonst der intestinale Schenkel disloziert. Die Lockerung der äußeren Halteplatte erfolgt durch sehr vorsichtiges Vor- und Zurückziehen.
- **Indikationen:** Magenentleerungsstörung, subtotale Stenose im proximalen Duodenum
- **Kontraindikationen:** In der Literatur keine beschrieben
- **Vorteile:** Durch die Platzierung der Sonde in den Dünndarm ist eine frühe postoperative Ernährung möglich. Bei Magenentleerungsstörungen, unstillbarem Erbrechen oder Übelkeit, z.B. unter Chemotherapie, kann der Magen umgangen werden. Patienten mit hohem Aspirationsrisiko profitieren gleichfalls von einer jejunalen Sondenlage.
- **Nachteile:** Intestinale Sonden können vom Dünndarm zurück in den Magen dislozieren. Durch das enge Sondenlumen kommt es häufiger zu Sondenokklusionen. Eine falsche Handhabung der Jet-PEG und Verwechslungen des intestinalen mit dem gastralen Y-Ansatz führen zu vermeidbaren Schwierigkeiten. So ist z.B. darauf zu achten, dass Protonenpumpenhemmer nicht intestinal verabreicht werden, da sie ihre Wirkung nur bei direkter gastraler Gabe entfalten können.
- **Nahrungsbeginn:** Die Zufuhr von Flüssigkeit und Sondenkost kann unmittelbar nach einer komplikationsfreien Anlage erfolgen.

Perkutane endoskopische Jejunostomie (PEJ)

Bei der PEJ wird das Jejunum durch die Bauchdecke punktiert und die PEG-Sonde (Standard Sonden z.B. Freka® PEG-Set) direkt ins Jejunum platziert. Dies erfordert einen in der endoskopischen Platzierung erfahrenen Arzt, da die Sonde schwieriger zu legen ist.

Nahrungsbeginn: Wie bei der intestinalen Sonde kann nach komplikationsloser Anlage bereits nach wenigen Stunden mit der pumpenassistierten Gabe von Flüssigkeit begonnen werden. Wichtig ist, dass die Flüssigkeitszufuhr und der Nahrungsaufbau im Gegensatz zur gastralen Ernährung sehr langsam erfolgen müssen. Begonnen wird je nach Resorptionsleistung des Darms mit maximal 25–50/ml/h. Diese Dosis wird nach dem klinischen Verlauf und bei guter Verträglichkeit in den darauf folgenden Tagen gesteigert.

Pflege von JET-PEG und PEJ

Um einen dauerhaften Einsatz und eine komplikationsfreie Liegedauer zu gewährleisten, ist eine Pflege nach Standard unbedingt erforderlich. Die Versorgung des Gastrostomas und die Sondenpflege erfolgen gleich wie der „Verbandswechsel bei einer PEG-Sonde“ (☞ oben) und „Spülen von Sondensystemen“ (☞ unten).

Sachgerechte Pflege der PEG

- Bevor nach der PEG-Anlage die erste Verabreichung von Wasser erfolgen kann, Verband auf Nachblutung und Auffälligkeiten überprüfen, eine Palpation des Abdomens vornehmen (Arzt) und den Patienten nach Schmerzen befragen.
- Wasser kann nach ca. 6 Std., Sondenkost bei guter Verträglichkeit in Folge appliziert werden.
- Veränderungen im Wundbereich dem Arzt melden und dokumentieren.
- Duschen ist bei reizloser Wunde ohne Verband 1 Wo., Baden ca. 2 Wo. nach Implantation der PEG möglich.
- Bei geschlossener Sonde wird die Schlauch-Klemme geöffnet, um Materialermüdung und somit Leckagen an der Sonde vorzubeugen.
- Sondenansatz bei Bedarf mit weicher Zahnbürste reinigen.
- Bei jejunalen Sonden zur Ernährung (Jet-PEG) ist eine kontinuierliche Nahrungszufuhr notwendig, Kennzeichnung der Sondenschenkel beachten (I = intestinal, G = gastral).
- Bei operativ implantierter PEG erfolgt das Zurückschieben der Sonde in den Magen nur nach Rücksprache mit dem Chirurgen.

Defekte Ansätze der perkutanen Sonden können problemlos ausgetauscht werden. Entsprechende Reparatursets werden von Herstellern angeboten.

Sondenaustauschsysteme

Buttonsysteme (☞ Abb. 10.5-3) und Gastrotubes (☞ Abb. 10.5-4) sind Zweitsysteme zur Platzierung nach vorheriger Anlage einer PEG-Sonde. Austauschsysteme können in einem gut ausgebildeten und reizlosen Stomakanal 4 Wo. nach der Erstanlage einer PEG-Sonde eingesetzt werden. Bei Patienten mit einer gestörten Wundheilung, z. B. unter Chemo- oder Kortisontherapie, ist es zwingend notwendig, die vollständige Abheilung des Stomakanals abzuwarten, um Komplikationen zu vermeiden.

Indikationen und Komplikationen

- **Vorteile:** Durch ihren hautnahen Verschluss haben Buttonsysteme kosmetische Vorteile. Sie ermöglichen eine größere Mobilität und können ohne Verband getragen werden. Der Gastrotube kann auch im Rahmen eines chirurgischen Eingriffs platziert werden. Eine Entfernung beider Systeme ist ohne Endoskopie möglich.
- **Nachteile:** Durch mögliche Ballondefekte ist die Haltbarkeit von Buttonsystemen und Gastrotubes deutlich geringer. Verabreichung von Sondenkost, Spülen und Medikamentenapplikation sind beim Button nur über eine zusätzliche Schlauchverlängerung möglich.

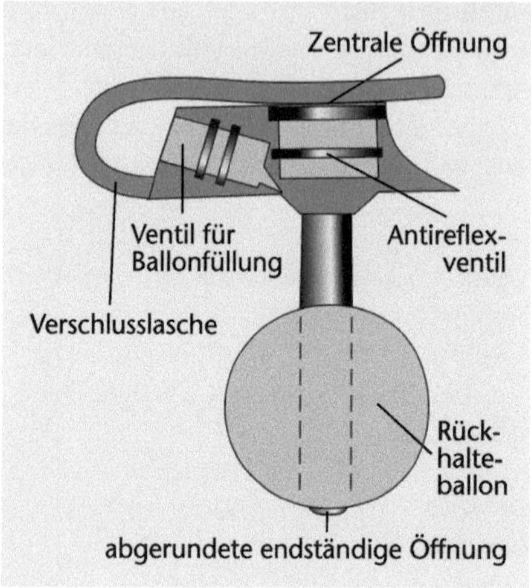

Abb. 10.5-3 Button

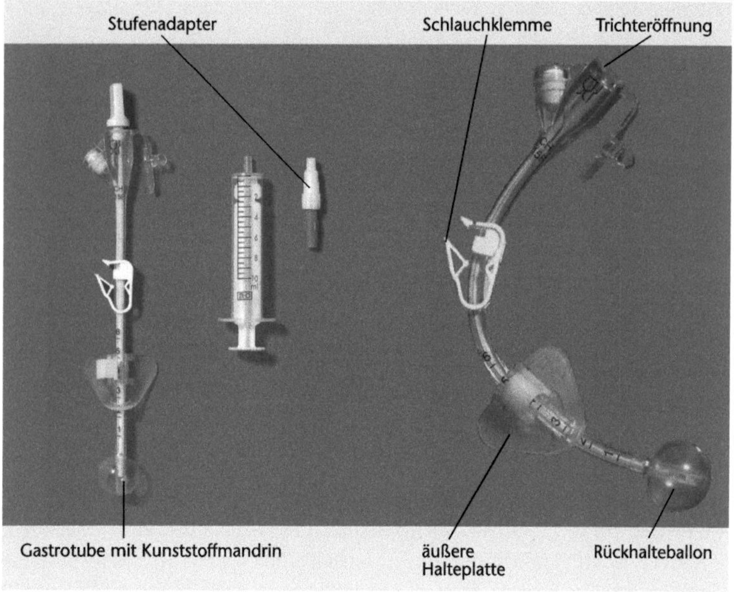

Abb. 10.5-4 Gastrotube

- **Nahrungsbeginn:** Mit der Nahrungsapplikation kann unmittelbar nach der Anlage begonnen werden.

Durchführung

Funktionsprüfung des Buttonballons

- Der Rückhalteballon des Buttons besteht aus einer sehr dünnen Silikonhaut. Körperwärme und das feine Material bedingen eine permanente Diffusion einer kleinen Menge Flüssigkeit (ca.1–2 ml) aus dem Ballon in den Magen. Deshalb die Wasserblockade im Abstand von 4 Wo. und bei Anzeichen eines lockeren Sitzes der Sonde auch bei Bedarf überprüfen. Durchgeführt wird die Kontrolle des Füllvolumens durch den Arzt, spezialisiertes Pflegepersonal oder durch geschulte Patienten und Angehörige.
- Das Austauschsystem muss bei der Überprüfung gut fixiert sein, um ein Herausrutschen und eine falsche Platzierung zu vermeiden. Bevor der Patient diese Maßnahmen selbst durchführen kann, erfolgt eine ausführliche Schulung durch spezialisiertes Pflegepersonal. Nach ausführlichen Erklärungen wird am Modell geübt, bevor unter Aufsicht zum ersten Mal die Wasserblockade des Buttons erneuert wird.

Pflege eines Austauschsystems

- Austauschsystem vor und nach jeder Nahrungs- und/oder Medikamentenapplikation mit mind. 20 ml Wasser spülen, bei kleinen Kindern entsprechend weniger Flüssigkeit verwenden.
- Die äußere Halteplatte des Gastrotubes lösen und wie beim Button die Stoma-Umgebung tägl. mit warmen Wasser und milder Waschlotion reinigen.
- Stoma und äußere Halteplatte (Gastrotube) gut abtrocknen lassen, um eine feuchte Kammer zu vermeiden.
- Button/Gastrotube tägl. drehen, um die Beweglichkeit im Stoma zu erhalten und Hautirritationen zu vermeiden.

Wechsel eines Button-Systems oder Gastrotubes

- Bei geplatztem Rückhalteballon rutscht der Button/Gastrotube aus der Magenfistel heraus, das System muss ausgetauscht werden.
- Da sich das Stoma innerhalb kurzer Zeit verschließt, dem Patienten ein Ersatzsystem geben.
- Steht kein neues System zur Verfügung, wird der alte Button/Gastrotube in das Stoma eingeführt, mit Pflaster fixiert und der behandelnde Arzt unverzüglich aufgesucht. Auf diese Weise lässt sich eine Verengung der Magenfistel vermeiden.
- Defekte Ventile können ebenso einen Buttonwechsel erforderlich machen.

Der Wechsel des Button-Systems erfolgt durch den Arzt oder erfahrenes Pflegepersonal.

Direktpunktionssysteme des Magens

Für Patienten mit Passagestörungen des oberen Gastrointestinaltrakts, z. B. bei hochgradigen Stenosen bei Ösophaguskarzinom, steht ein Direktpunktionsset (z. B. Freka

Pexact®) zur Verfügung. Spätestens 30 Tage nach der Platzierung muss diese Ballonsonde auf ein Austauschsystem gewechselt werden.
- Pflege und Versorgung entsprechen in der 1. Wo. nach Anlage denen einer PEG-Sonde.
- Im weiteren Verlauf, nachdem die Fäden nach 7–10 Tagen entfernt wurden, erfolgt die Pflege von Button und Gastrotube.

Operative Ernährungssonden – Feinnadelkatheterjejunostomie

Die Implantation einer FKJ-Sonde (☞ Abb. 10.5-5) erfolgt immer im Rahmen eines operativen Eingriffs in das distale Jejunum, z. B. im Rahmen einer Gastrektomie.

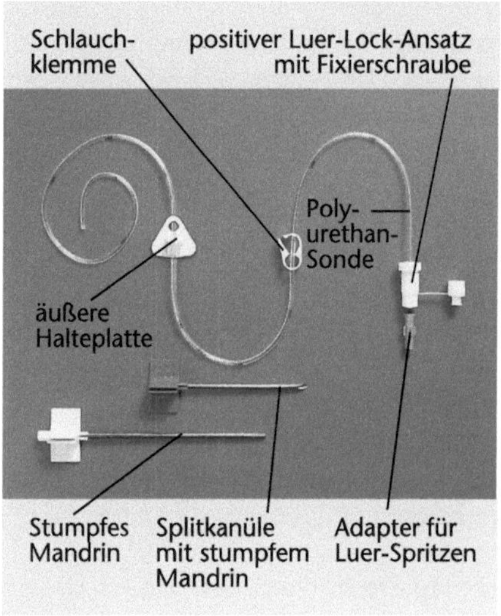

Abb. 10.5-5 FKJ Sonde

Indikationen und Komplikationen

- **Charakteristika:** Katheter, der intraoperativ gelegt wird, in der Dünndarmwand getunnelt wird und bei Beendigung der Therapie problemlos gezogen werden kann.
- **Indikationen:** Wie bei PEJ und Magensonde.
- **Kontraindikationen:** Keine absolute Kontraindikation, bei sehr mobilen oder unruhigen Patienten ist eine Dislokation leiht möglich.
- **Vorteil:** Keine Verletzungsgefahr des Nasen-Rachenraums; durch die intraoperative Anlage einer FKJ-Sonde ist eine frühe postoperative enterale Ernährung möglich. Der Eingriff erfolgt generell im Rahmen einer abdominalen Operation.
- **Nachteil:** Invasiver Eingriff; bedingt durch das kleine Lumen des Katheters und bei nicht fachgerechter Pflege, besteht die Gefahr der Sondendislokation und -okklusion.

- **Nahrungsbeginn:** Der Nahrungsbeginn ist abhängig von der begleitenden Operation und Grunderkrankung und wird vom Chirurgen festgelegt. Ebenso wie bei der PEJ- und JET-PEG-Sonde sind hier die kontinuierliche Sondenkostapplikation und ein behutsamer Nahrungsaufbau zwingend notwendig.

Pflege

- Der tägl. Verbandswechsel erfolgt nach den Regeln einer aseptischen Wundversorgung.
- Mit einem sterilen Watteträger vorsichtig die Unterseite der äußeren Halteplatte reinigen. Besonders beachtet werden muss, dass die äußere Halteplatte immer mit Nähten auf der Bauchdecke fixiert ist, da diese Sonde nicht mit einer inneren Halteplatte gesichert ist. Die FKJ-Sonde darf auf keinen Fall bewegt oder mobilisiert werden, da sie dadurch in die freie Bauchhöhle dislozieren kann.
- Um die Einstichstelle gut beurteilen zu können, die äußere Halteplatte ca. 1 cm neben dieser an der Bauchdecke mit Nähten fixieren.
- Duschen ist nach einem reizlosen Abheilen des Stomas ohne Verband möglich.
- Das sorgfältige Spülen der Sonde ist ein entscheidender Faktor für eine komplikationsfreie Liegedauer.
- Meist wird die Sondenokklusion durch die nicht fachgerechte Gabe von Medikamenten verursacht.
- Ein Austausch der Sonde ist immer mit einem erneuten operativen Eingriff verbunden.
- Neben dem Verbandswechsel der FKJ ist die Wundversorgung der Laparotomienaht notwendig.

Spülen der Sondensysteme und Verabreichung von Arzneimittel

- Das Spülen der transnasalen und perkutanen Sonden dient der Sondenpflege und wird durchgeführt, um einer Okklusion der Sonde vorzubeugen. Wird die Sonde vorübergehend nicht genutzt, wird sie 1 × tägl. gespült.
- Ist eine orale Medikation möglich, können Medikamente nach fachgerechter Vorbereitung problemlos über die Sonden verabreicht werden, vorausgesetzt die Medikamente in fester Form dürfen in eine sondengängige Suspension verändert werden. Hersteller stellen Medikamententabellen zur Verfügung. Je dünner die Sonde ist, desto vorsichtiger müssen Medikamente verabreicht werden. Auf ein sorgfältiges Spülen ist zu achten, um Okklusionen zu vermeiden. Immer auf Herstellerhinweise achten oder Rat beim Apotheker einholen.
- **Material und Durchführung:**
  - Medikament in flüssiger Form oder Tabletten einzeln zerkleinert und komplett in Wasser aufgelöst, Kapseln mit Pellets oder Granula öffnen und Inhalt trocken über den Trichteradapter applizieren.
  - 20 ml Spritze, Adapter für Luer-Spritzen, Trichteradapter, Wasser zum Vor- bzw. Nachspülen.
  - Jedes Medikament muss separat verabreicht werden, dazwischen mit mind. 20 ml Wasser, abschließend nochmals mit 20 ml Wasser spülen.

! Retardtabletten bzw. -kapseln eignen sich nur eingeschränkt für die Applikation über die Sonde, da Galenik und Wirkung verändert werden.

Pflegerische Maßnahmen bei Komplikationen

Lokale Infektionen der Sondenaustrittsstelle

Zeichen einer lokalen Infektion an der Sondeneintrittsstelle bei PEG, PEJ, FKJ und Austauschsystemen sind Rötung, Schwellung, Überwärmung, Schmerzen und Sekretbildung (anfangs wässrig, später eitrig). Das frühzeitige Erkennen von Infektionen im Bereich des Stomas ist ein entscheidender Faktor für die wirksame Behandlung und Vermeidung von septischen Komplikationen. Um lokale Infektionen zu verhindern, ist auf eine regelmäßige Haut- und Stomapflege zu achten:

- Nach Sondenanlage erfolgt der Verbandswechsel tägl. Erst bei reizlosem Stoma genügt der Verbandswechsel 2–3 × wöchentl. Bei bereits vorhandener lokaler Infektion ist ein tägl. bzw. mehrmals tägl. trockener Verbandswechsel notwendig.
- Zu Hause kann vorsichtiges Duschen des Stomas mit lauwarmem Wasser mit anschließendem gutem Abtrocknen das Abheilen einer lokalen Infektion fördern.
- Antibiotische Salbenverbände sind zu vermeiden, sie besitzen nur ein enges Wirkungsspektrum und fördern die Resistenzentwicklung. Zudem haben diese Salben nur eine Wirkdauer von 6 Std., sodass ein Verbandswechsel 3 × tägl. erfolgen müsste.
- Die dauerhafte Anwendung von Polyvidon-Jod-haltigen Salben führt zur Schädigung des Sondenmaterials und einer Verklebung des Sondenlumens.
- Bei immer wiederkehrenden Problemen an eine Pflasterunverträglichkeit bzw. Allergie denken; ggf. auf hypoallergenes Verbandsmaterial umstellen.

Sondenkomplikationen

Okklusionen

Durch fehlerhafte Verabreichung von Sondenkost und Medikamenten können bei allen Sondensystemen Okklusionen auftreten. Sachgerechte Verabreichung der Medikamente und regelmäßiges Spülen der Sonde beugen dieser Komplikation vor, lassen sich aber auch dadurch nicht immer vermeiden.

- Niemals mit kleinlumigen Spritzen freispülen, sie üben einen zu hohen Druck aus. Wirkungsvoller ist der Versuch, das Sondenlumen durch Aspiration zu öffnen.
- Auch ein Kneten der Sonde löst den Sondeninhalt und erleichtert das Beseitigen der Okklusion. Versuche mit einem Mandrin das Sondenlumen zu öffnen, stellen ein großes Perforationsrisiko dar.

Materialdefekte

Materialdefekte lassen sich meist durch einfache pflegerische Maßnahmen vermeiden.

- Um Materialermüdungen vorzubeugen, Schlauchklemme in den Nahrungspausen und bei geschlossener Sonde geöffnet lassen.
- Durch antiseptische (jodhaltige) Salben kann das Material spröde werden.
- Knickstellen und Perforationen lassen sich verhindern, indem beim Abklemmen stets eine andere Sondenstelle gewählt wird.

- Sondenzubehör wie äußere Halteplatte, Schraubverschlüsse und Schlauchklemme lassen sich bei Defekten einfach und schnell ersetzen.

Applikationssysteme

Die Industrie bietet eine Vielzahl von Flaschen- und Beutelsysteme an. Diese Systeme besitzen meist eine Zuspritzmöglichkeit für die Verabreichung von Medikamenten.

- Bei Verabreichung von Nahrung ist aufgrund drohender bakterieller Kontamination ein Wechsel der Systeme alle 24 Std. erforderlich.
- Gürtel-, Beuteltaschen oder Rücksäcke ermöglichen eine mobile Sondenernährung des Patienten.
- Die Sondenspitze kann gastral oder intestinal liegen, davon abhängig ist die Applikationsart der Sondenkost. Der langsame vorsichtige Nahrungsaufbau trägt zur besseren Akzeptanz und Verträglichkeit der Kost bei und erfolgt schrittweise nach einem vorher festgelegten Sondenkost Aufbauplan.

Schwerkraftsysteme

Die Sondenkostbehältnisse wie Flaschen oder Beutelsysteme werden mit einem Schlauchsystem verbunden und an einem Infusionsständer aufgehängt. Aufgrund des Höhenunterschieds, des entstehenden Gefälles und der Schwerkraft fließt die Nahrung in die Sonde. Die Zufuhrgeschwindigkeit wird über eine Rollenklemme reguliert. Die Kontrollfunktion dieser Rollenklemme ist nicht genau auszuführen und gewährleistet keine dauernde Einhaltung der exakten Zufuhrgeschwindigkeit. Bei guter Verträglichkeit beträgt die Einlaufgeschwindigkeit beim erwachsenen Patienten ca. 500 ml in 30 Min. Für Kinder kommt die Schwerkraftapplikation wegen der Ungenauigkeit und der Gefahr des unkontrollierten Einlaufens von Sondennahrung nicht in Betracht.

Ernährungspumpen

Ernährungspumpen ermöglichen eine exakte Nahrungsapplikation und bei Bedarf auch sehr langsame Förderraten. Nur so kann eine gleichmäßige Zufuhr einer bestimmten Nahrungsmenge gewährleistet werden. Bei den meisten Pumpen ist eine Einstellung von Nahrungszufuhr per Bolus, intermittierende sowie kontinuierliche Nahrungszufuhr möglich.

Bolusgabe

Die Bolusgabe ist eine portionsweise Verabreichung von Sondenkost. Die intermittierende Verabreichung als Bolus erfolgt in einzelnen Portionen über den Tag verteilt. Sie erfordert die Intaktheit des Magenreservoirs ohne Magenentleerungsstörung. Es dürfen nur maximal 250 ml innerhalb 20 Min. verabreicht werden. In der tägl. Praxis wird unter Bolusapplikation eine definierte Menge an Sondenkost mit einer Blasenspritze aus der Hand in den Magen zugeführt. Eine zu rasche Applikation der Nahrung kann zu Regurgitation, Reflux und Aspiration führen, zudem können eine Überfüllung des Magens und des Darmlumens sowie eine schmerzhafte Überdehnung der Darmwand auftreten. Bei jejunaler Sondenlage ist diese Applikationsform grundsätzlich kontraindiziert.

Die nicht korrekt verabreichte Bolusapplikation ist in der Praxis oft risikobehaftet. Wenn eine Bolusapplikation erwünscht ist, sollte diese pumpengesteuert erfolgen.

- **Vorteile der Bolusapplikation:**
  - Physiologische Art der Ernährung, das Magenreservoire wird genutzt
  - Portionierte Nahrungszufuhr
  - Freiräume in der Ernährungstherapie, nahrungsfreie Zeit für Behandlungsmaßnahmen, Therapie und Freizeit
- **Nachteile der Bolusapplikation:**
  - Aspirationsgefahr
  - Zu rasche Nahrungszufuhr bei nicht korrekter Verabreichung
  - Ungenaue Dosierung
  - Mögliche gastrointestinale Unverträglichkeiten wie Diarrhö
  - Ausgeprägte Blutzuckerschwankungen bei Patienten mit Diabetes mellitus
  - Nur für gastrale Ernährung geeignet
  - Höheres Kontaminationsrisiko

Pflegerische Maßnahmen bei Komplikationen nach ärztlicher Anordnung

Durch eine zu schnelle, zu kalte und nicht indikationsgerechte Verabreichung von Sondenkost kann es zu Problemen wie Völlegefühl, Durchfall, Meteorismus, Flatulenz, Übelkeit und Erbrechen kommen. Ein entscheidender Faktor ist ein langsamer behutsamer Kostaufbau. Je länger der Patient vor der Verabreichung der Nahrung nüchtern war oder parenteral ernährt wurde, desto vorsichtiger muss der Kostaufbau erfolgen.

Dem Pflegenden obliegt die Überwachung und Dokumentation der Nahrungszufuhr, die Pflege der Sonden- bzw. Überleitsysteme und die Krankenbeobachtung.

10.5.2 Parenterale Ernährungstherapie

Bei der parenteralen Ernährungstherapie unterscheidet man zwischen der peripher-venösen und der zentralvenösen Applikation von Nährlösungen. Bei der peripherve-nösen Infusion ist es möglich, Infusionslösungen bis zu einer Osmolarität von ca. 800 mosm/l zu verabreichen, ohne die Venenwand zu schädigen. Diese wird als kurzfristige Ernährungsüberbrückung eingesetzt, bis eine enterale oder orale Nahrungsaufnahme möglich ist.

Die Pflegenden verantworten die Pflege der Kathetersysteme und die Überwachung der Infusionstherapie. Der Umgang mit den Kathetersystemen erfordert ein breites Wissen, um eine Therapie fachgemäß durchführen zu können, Probleme frühzeitig zu erkennen und Komplikationen zu vermeiden.

Peripher-venöser Zugang

Der peripher-venöse Zugang sollte bei Flüssigkeitssubstitution und nur, wenn eine kurzzeitige Ernährung (bis zu 3 Tagen) vorgesehen ist, genutzt werden. Zuvor abwägen, ob nicht nur eine parenterale Flüssigkeitssubstitution ausreicht.

- Für kurzfristige Infusionsbehandlung eignen sich diverse Kunststoffkanülen, die aufgrund guter Gewebeverträglichkeit auch längere Zeit in der Vene belassen werden können.
- Der Durchmesser der Kanülen bestimmt wesentlich die Flussrate, begrenzt die zu applizierende Infusionsmenge.
- Reizungen und Thrombophlebitiden an den peripheren Venen können durch Infusion von hyperosmolaren Infusionslösungen und durch das Kunststoffmaterial entstehen. Zu bevorzugen sind aufgrund der besseren Venenverträglichkeit industriell vorgefertigte, niedrig-osmolare (< 300 mosm/l) Nährlösungen für das peripher-venöse Blutsystem und der Standardeinsatz von Teflon- und Polyurethan-Materialien.
- Ausreichend große Vene wie die Vena basilica oder Vena cephalica wählen (Verdünnungseffekt).

! Für kurzzeitige Flüssigkeit- und Elektrolytausgleich reichen oft die peripheren Venen des Handrückens. Die Punktion erfolgt nach Stauung der Venen am Oberarm, Entfettung und Desinfektion der Einstichstelle. Nach Punktion des Gefäßes wird der kleine Katheter über die Metallnadel in die Vene eingeführt.

Zentral-venöser Zugang

10

Der zentral-venöse Zugang kann über verschiedene Zugangswege und Systeme erreicht werden. Die Gemeinsamkeit aller verwendeten Systeme besteht in der zentral-venösen Lokalisation der proximalen Katheteröffnung in einer zentralen Vene nahe des rechten Vorhofs. Die Zugänge können passager oder für eine längere Verweildauer angelegt werden. Der zentralvenöse Katheter ist eine unentbehrliche Voraussetzung für die Durchführung der parenteralen Ernährung sowohl im Rahmen der Intensivbehandlung als auch der prä- und postoperativen Infusionstherapie.

- Kathetersysteme, die für eine längere Verweildauer bestimmt sind, können einen externen Zugang (ZVK) oder einen subkutan gelegenen Zugang (Port) besitzen.
- Technisch einfacher ist der Zugang über eine direkte Punktion einer peripheren Armvene (V. basilica, V. cephalica) in der Ellenbeuge ☞ Tab. 10.5-1.
- Gängige Osmolaritäten: Mehr als 1000–1200 mosm/l; infundierte Lösungen werden nach Gabe über den ZVK bei Mündung in die Vena cava superior, bzw. kurz vor dem rechten Vorhof mit einem großen Blutvolumen gemischt und somit ein chemischer Reiz auf die Intima verhindert.

Tab. 10.5-1 Auswahl der Katheterarten

Katheterart	Kathetermaterial	Luminat-	Lumendurchmesser	Anmerkungen
Katheter ohne Tunnelung: ◆ **Centrasil** (Baxter, Deerfield, IL) ◆ **C-PICS** (Cook, Bloomington, IN) ◆ **Per-Q-Cath** (Gesco, San Antonio, TX)	◆ Silikon ◆ Silikon-Elastomer ◆ Polyurethan	1–3	23–16 Gauge	Erhältlich als zentral einführbare subclavikuläre Katheter und periphere PICC-Modelle (Austrittsstelle in der Ellenbeuge). Diese Katheter werden i.A. in eine Vene in weniger als 2,5 cm Entfernung von der Einstich-/Austrittsstelle eingeführt.
Getunnelter Katheter: ◆ **Hickman Broviac** (Davol/Bard, Salt Lake City, UT) ◆ **Reaf** (Quinton, Seattle, WA) ◆ **Groshong** (Davol/Bard)	Silikon	1–3	◆ 1,0–3,2 mm Außendurchmesser ◆ 0,6–1,5 mm Innendurchmesser	Besitzt über eine Strecke von ca. 10 cm einen Tunnelung. Austrittsstelle normalerweise zw. Brustwarze und Sternum. Alle haben einen Dacron-Cuff ca. 2,5–5 cm entfernt von der Austrittsstelle zur Sicherung des Katheters und Minimierung des Infektionsrisikos.
Implantierter Port: ◆ **Port-A-Cath** (Pharmacia Deltec, St. Paul, MN) ◆ **Infuse-A-Port** (Strato, Beverly, MA) ◆ **S.E.A. Port** (Harbor Medical, Jaffrey, NH) ◆ **OmegaPort** (Norfolk Medical, Skokie, IL) ◆ **P.A.S. Port** (Pharmacia Deltec)	Silikon, Polyurethan	1–2	◆ 1,5–4,6 mm Außendurchmesser ◆ 1,0–1,6 mm Innendurchmesser	Silikon-Scheidewand in Plastikumhüllung, Edelstahl- oder Titan-Port. Für Zugang von oben, von der Seite oder aus allen anderen Richtungen. Als zentralvenöser oder peripherer Katheter erhältlich. Ausgestattet mit Hubernadeln
◆ **Intraport®** (Fresenius-Kabi)		1	1,0–1,3	Portgehäuse aus bioaktiver Aluminiumoxid-Keramik. Bajonettverschluss zur sicheren Konnektierung bei der Implantation von Portgehäuse und Katheter.

Zugangswege zur Vena cava superior

◆ Idealerweise sollte das proximale Ende eines zentralen Katheters in der Vena cava superior unmittelbar vor ihrer Einmündung in den rechten Vorhof liegen. Der Zugang zur Vena cava superior kann über folgende Venen erfolgen: V. basilica und Vena cephalica, V. subclavia, V. jugularis externa und interna, V. brachiocephalica, V. saphena magna und V. femoralis.

◆ Zur Anlage eines zentralen Venen-Katheters stehen die Direktpunktion, Punktion in Seldingertechnik und die Venenfreilegung zur Verfügung.

– Häufigste Punktion: Seldingertechnik. Vorteil: Großlumiger Katheter wird über eine kleine Gefäßeinstichstelle eingeführt.

- Direktpunktion und Venensektion werden heutzutage nur noch selten und in speziellen Situationen (Verletzungen, Thrombosierung) durchgeführt.
- Generell sind beim Legen eines zentralvenösen Katheters zur Vermeidung der meistgefürchteten Komplikation, der Kathetersepsis, bei jedem elektivem Cava-Katheterismus aseptische Verhältnisse zu fordern.
- Zur Risikominderung und Vermeidung von Komplikationen sollte ein standardisiertes Prozedere eingehalten werden. Dazu gehört auch, dass die Platzierung von intravasalen Kathetern durch geübtes Personal oder unter Anleitung von geübtem Personal durchgeführt werden sollte

Grundregeln zur Platzierung zentral venöser Katheter

- Klare und strenge Indikationsstellung
- Venenwandverträgliches Kathetermaterial
- Wahl des Zugangs mit der geringsten Infektionsrate (Vena jugularis interna)
- Entfetten, Enthaaren und sorgfältige Desinfektion der vorgesehenen Punktionsstelle im weiten Umkreis
- Zur Desinfektion sind Mittel mit bakterizider, fungizider und sporozider Wirkung vorzuziehen.
- Steriles Abdecken der Punktionsstelle
- Sterile Handschuhe, Mundschutz, Mütze und Kittel unabhängig von der Benutzung eines geöffneten oder geschlossenen Punktionssystems
- Vor der Punktion ist eine Lokalanästhesie bei wachem Patienten empfehlenswert.
- Atraumatische Punktionen, schonendes Einführen, Blutaspiration und röntgenologische Lagekontrolle
- Verhinderung von intravasalen Katheterbewegungen durch sichere, aber gegen Embolien schützende Fixation
- Sorgfältige Katheterpflege mit täglicher Kontrolle der Einstichstelle auf Blutungen und Entzündungszeichen.
- Häufiger Wechsel des Infusionsbestecks
- Möglichst unter aseptischen Kautelen durchgeführte Manipulationen am Katheteransatz
- Regelmäßige Desinfektion der Ansatzstücke nach Manipulation am Katheter
- Entfernung des Katheters zum optimalen Zeitpunkt (eine maximale Verweildauer ist nicht festgelegt)
- Automatischer Katheterwechsel zur Vermeidung von infektiösen Komplikationen ist bei begrenzter Anzahl der Zugangsmöglichkeiten nicht empfehlenswert.

Direkte Punktion einer peripheren Armvene

- Gering invasive Technik, die auch auf Allgemeinstationen gut durchgeführt werden kann. Es wird dazu meistens ein Einmalpunktionsset verwendet. Die Vortherapie durch eine Lokalanästhesie wird oft empfohlen, birgt jedoch den Nachteil, dass die

Vene unter schlechten Palpations- und Sichtverhältnissen durch die Quaddelung des Gewebes schlechter lokalisierbar ist.

- Für die Punktion der oberflächlichen Armvenen bieten sich die Vena basilica und Vena cephalica an.
- Grundsätzlich ist darauf hinzuweisen, dass die Vena basilica (medial) zu bevorzugen ist, da die Vena cephalica, die lateral in der Ellenbeuge liegt, rechtwinklig in die Vena subclavia einmündet, und die Katheter sich von dort manchmal nicht vorschieben lassen.
- Es können auch dünnere Polyurethan-Katheter mit einem kleinen Port (P.A.S.-Port) verwendet werden. Diese Katheter werden durch die Vena basilica oder Vena cephalica eingeführt. Ihr Weg im Körper wird mittels einer elektromagnetischen Einheit verfolgt, wodurch die Röntgenkontrolle beim Legen des Katheters nicht mehr notwendig ist. Somit kann dieser Katheter auch ambulant im Bett oder in der Praxis gelegt werden.
- Inzwischen gibt es diese Katheterart auch als externe Variante (PICC-Catheter), die eine neue Art von halbstarren, weniger thrombogenen Zentralvenenkathetern darstellen, die durch eine periphere Vene eingeführt werden können. Sie können für solche Patienten nützlich sein, die nur relativ kurz- bis mittelfristig einen zentralvenösen Zugang benötigen, oder für Patienten, bei denen die Schaffung eines zentralvenösen Zugangs besonders erschwert ist, z. B. bei ausgedehnten Tumoren der Brustwand, Tracheostomie.

Punktion der Vena subclavia

- Vena subclavia bietet aufgrund ihrer bindegewebigen Fixierung und ihres auch im Schock nicht kollabierten Lumens die günstigste Voraussetzung für eine schnellstmögliche perkutane Punktion.
- Infraklavikuläre Punktion: Problemlosester und schnellster Zugangsweg. Punktiert wird medial der Medioklavikularlinie, dicht unterhalb der Clavicula.
- Zur Punktion Patient in leichte Kopftieflage bringen und Kopf des Patienten zur kontralateralen Seite drehen. Dies hat den Vorteil des erhöhten Füllungsdrucks im venösen System mit besserer Punktionsmöglichkeit und leichterer Aspirationsmöglichkeit über die Punktionskanüle.

Die supraklavikuläre Punktion – Zugangsort: laterale Ansatzpunkt des M. sternocleidomastoideus an Clavicula – hat sich gegenüber der infraklavikulären Punktion wegen der sehr großen Gefahr einer Pleurafehlpunktion und einer möglichen Schädigung des Plexus brachialis nicht durchgesetzt und ist nur in Ausnahmefällen zu empfehlen.

Punktion der Vena jugularis interna

Die perkutane Punktion der Vena jugularis interna zur Platzierung eines oberen Hohlvenenkatheters gilt als günstigster Zugang zur Vena cava superior:

- Zur Punktion Patient in 15–20° Trendelenburgposition lagern, um eine gute Venenfüllung zu erreichen und eine Luftembolie zu vermeiden.

- Die rechte Jugularvene bevorzugen. Sie hat ein etwas größeres Kaliber als die linke, verläuft absolut gerade und stellt die kürzere, direkte Verbindung zur Vena cava superior dar.

Punktion der Vena jugularis externa

Sollte es aufgrund von anatomischen Veränderungen nicht möglich sein, einen Zugang über die Vena jugularis interna zu erreichen, kann auch die Vena jugularis externa gewählt werden.

- Die Punktion erfolgt bei Kopftieflagerung und des zur Gegenseite gedrehten Kopf etwa in der Mitte des M. sternocleidomastoideus oder etwas distal dieses Punkts.
- Das Vorschieben des Katheters in die Vena cava superior ist bei der Wahl dieses Zugangs häufig erschwert durch die oben genannten Venenklappen und Abweichungen des Katheters in oberflächliche Venen, so dass sich diese Methode, wie bereits erwähnt, nur in Ausnahmefällen empfiehlt.

Wechsel und Pflege der Kathetersysteme

Pflegerische Maßnahmen nach ärztlicher Anordnung

Jeder Katheterwechsel, meist verursacht durch septische oder mechanische Komplikationen, belastet den Patienten. Pflegende haben dafür zu sorgen, die Patienten vor infektiösen Komplikationen zu schützen und die Funktion der Katheter zu erhalten. Durch Manipulationen am Katheter, an der Katheteraustrittsstelle, den Konnektionsstellen und den Infusionslösungen kann es zu Kontaminationen kommen. Aseptisches Arbeiten ist ein entscheidendes Element in der Vermeidung von katheterassoziierten, infektiösen Komplikationen. Um die Funktionalität der Katheter zu erhalten und Komplikationen zu vermeiden, ist es notwendig, die folgenden Hinweise zu beachten:

- Keine Blutabnahmen am Katheter während parenteraler Ernährungstherapie vornehmen.
- Strengstes aseptisches Arbeiten am Katheter und bei der Vorbereitung der Nährlösungen.
- Sorgfältige Katheterpflege durch regelmäßiges Spülen mit steriler Kochsalzlösung vor, nach und zwischen verschiedener Gabe von Medikamenten und Infusionslösungen.

Verbandswechsel

Voraussetzungen für einen fachgerechten Verbandswechsel sind eine genaue Patienteninformation.

- Türen und Fenster sind während des Verbandswechsels geschlossen zu halten.
- Hände bergen ein hohes Übertragungsrisiko für Keime, deshalb auf eine gute Pflege der Hände und eine fachgerechte Händedesinfektion achten. Auf das Tragen von Schmuck und Uhren verzichten. Der Arbeitsplatz muss so keimarm wie möglich vorbereitet werden, um auch hier ein Kontaminationsrisiko so gering wie möglich zu halten.

- Alle benötigten Materialien liegen in Griffnähe, um ein Verlassen des Arbeitsplatzes zu vermeiden.
- Auf unnötiges Sprechen verzichten, um auch hier nosokomiale Infektionen zu vermeiden. Während Erkältungen von Pflegenden und/oder Patienten wird ein Mundschutz empfohlen. Auch hier Sprechen meiden, da durch die dabei entstehenden Feuchtigkeitströpfchen der Schutz schnell seine Wirkung verliert.

Händedesinfektion

- Vor jedem Verbandswechsel und Kontakt mit dem Katheter eine hygienische Händedesinfektion durchführen: 3–5 ml Hautdesinfektionsmittel zwischen den Handflächen und Fingern verreiben, bis es eingetrocknet ist, dabei Daumen und Handaußenflächen nicht vergessen.
- Ein besonderes Augenmerk auf die Pflege der Hände legen, um ein Austrocknen der Haut zu verhindern.

Verbandsmaterial

Die Auswahl des Verbandmaterials richtet sich nach der Beschaffenheit der Einstichstelle: Feucht, trocken, blutig oder entzündet. Es bestehen drei verschiedene Möglichkeiten, einen fachgerechten Verband anzulegen.

- **Steriler Wundschnellverband:** Nach zweimaliger Desinfektion des Hautareals von der Eintrittsstelle des Katheters sterilen Wundschellverband aufkleben. Katheter in die Klebefläche einpassen. Durch den Verband wird die Kathetereintrittsstelle tägl. vorsichtig palpiert. Der Wechsel des Wundverbandes erfolgt bei Bedarf oder spätestens jeden 2 Tag.
- **Kompressenverband:**
  - Bei kritischen Wundverhältnissen und lokaler Infektion der Kathetereintrittsstelle kann ein Verband mit sterilen Kompressen sinnvoll sein. Nach der Hautdesinfektion kleine Kompresse (5 × 5 cm) falten und unter die Kathetereintrittsstelle legen, eine ungefaltete Kompresse darüber legen und abschließend mit Klebefolie fixieren.
  - Die Kompresse kann mehr Wundsekret aufnehmen als der Wundschnellverband. Die Kompressengröße kann auch variiert werden. So kann vom Klebeverband strapazierte Haut entlastet werden. Ein Verbandswechsel erfolgt tägl. und bei Bedarf.
- **Transparentpflaster:**
  - Die Verwendung steriler transparenter Verbände erlaubt eine direkte Inspektion und Beurteilung der Kathetereintrittsstelle. Bei trockenen nicht entzündeten Einstichstellen sollten Folienverbände verwendet werden.
  - Empfohlen werden nur Transparentverbände, die wasserdampfdurchlässig sind. Beim Aufkleben des Verbands darauf achten, dass keine feuchte Kammer unter der Transparentfolie entsteht und der Verband faltenfrei anmodelliert wird. Ein Wechsel erfolgt nach 5 Tagen.
  - Alle Verbände besitzen nur ein geringes mechanisches Rückhaltevermögen bei Zugbelastung.

- **Katheterzügel:** Da Langzeitkatheter mit externem Segment trotz Dacron-Manschette nur ein geringes Rückhaltevermögen besitzen, ist es sinnvoll, einen Katheterzügel anzubringen. Die Anwendung sollte fern der Kathetereintrittstelle und außerhalb des Verbandes erfolgen. Diese Plasterstreifen sind meist unsteril und bergen dadurch ein potentielles Infektionsrisiko.

Verbandswechsel bei Verweilkanüle

- Patienten über den Vorgang aufklären.
- Arbeitsfläche richten, Materialien vorbereiten (Desinfektionsmittel, sterile Kompressen, Folien oder -Stretchverbände).
- Hände waschen und Hände gemäß Hygienevorschriften desinfizieren.
- Bei Entfernen des alten Verbands nicht an der Kanüle ziehen, Dislokationen vermeiden, die Kanüle mit einer Hand fixieren, alten Verband im Abwurfbehälter entsorgen.
- Hände desinfizieren.
- Punktionsstelle auf Entzündungszeichen kontrollieren, Punktionsstelle desinfizieren.
- Folien- oder Stretchverband anlegen.
- Wird die Verweilkanüle nicht benutzt, eine Kompresse überlappend anlegen und mit einer Mullkompresse umwickeln, um ein „Hängenbleiben“ an Kleidungsstücken zu verhindern.
- Dokumentation vornehmen.

Verbandswechsel bei Broviac®/Hickman®- und Groshong®-Katheter

- Desinfektionsmittel, Abwurfbehälter, unsterile und sterile Handschuhe, sterile Kompressen, sterile anatomische Pinzette, transparente Folienverbände oder einzelne sterile Kompressen und Pflaster (z.B. Fixomull®) bereitlegen.
- Aufklärung des Patienten.
- Arbeitsfläche richten. Hände waschen, Hände desinfizieren, unsterile Handschuhe anziehen.
- Bei Entfernen des alten Verbands nicht am Katheter ziehen, Verband im Abwurfbehälter entsorgen.
- Hände desinfizieren, sterile Handschuhe anziehen.
- Katheteraustrittsstelle auf Entzündungszeichen und mögliche Dislokationen des Katheters kontrollieren.
- Katheter an der Austrittsstelle vor dem Verbandswechsel (evtl. mit einer Kompresse umwickelten Klemme) festhalten, Desinfektion der Punktionsstelle, den Katheter mit Zuhilfenahme einer sterilen Pinzette und einer sterilen Kompresse reinigen. Achtung: nicht am Katheter ziehen!
- Sterilen, fachgerechten Folienverband anlegen, Zugentlastung durch Katheterzügel.
- Dokumentation vornehmen.

Verbandswechsel und Punktion des Portkatheters

Vor jeder Portpunktion ist es wichtig, die Funktion des Kathetersystems zu überprüfen. Dabei wird der Patient befragt, ob es seit der letzten Punktion Hinweise für eine Katheterembolisation gibt. Warnsignale können sein: Brustschmerzen, Kurzatmigkeit, Herzschmerzen oder lokale Reizungen wie Rötung, Schwellung, Schmerzen und Druckempfindlichkeit. Bei Verdacht muss der Port röntgenologisch überprüft werden. Die Portpunktion ist eine ärztliche Tätigkeit, kann aber an Pflegende delegiert werden.

Vorbereitende Maßnahmen

- Adäquate Arbeitsfläche, steriles Tuch; Infusionsset, eventuell Partikelfilter, 10 ml Einmalspritzen, sterile NaCl Ampullen à 10 ml, Aufziehkanülen, sterile Handschuhe, Hände- und Hautdesinfektionsmittel, Verbandmaterial (Folien- oder Pflasterverband, sterile Kompressen und Pflaumentupfer), Portnadel, Fixierstreifen, Abwurfbehälter bereitlegen.
- Nach sorgfältiger Aufklärung des Patienten erfolgt die Lagerung des Patienten so, dass ein optimaler Zugang zur Punktionsstelle gewährleistet ist. Bei starker Körperbehaarung die Punktionsstelle rasieren. Auf eine streng aseptische Arbeitsweise achten.

– Um den Punktionsschmerz zu reduzieren, lokal anästhesierende Salbe (z. B. Emlapflaster®) 30 Minuten vor der Punktion auf die geplante Punktionsstelle auftragen.
– Hände waschen.
– Patienten bequem sitzend oder liegend lagern, Oberkörper freimachen und den Kopf auf die Port abgewandte Seite drehen lassen.
– Geeignete Nadellänge wählen.
– Hygienische Händedesinfektion durchführen.
– Hautareal über Port ausreichend desinfizieren, auf die korrekte Einwirkzeit des Desinfektionsmittels achten
– Arbeitsfläche mit sterilem Tuch abdecken, darauf Portnadel, Spritzen, Kanülen, Handschuhe und Verbandsmaterial steril ablegen. NaCl 0,9%-Ampullen mit Desinfektionsmittel absprühen, Einwirkzeit beachten und mit steriler Kompresse öffnen und in Reichweite des sterilen Tuches abstellen.
– Hautareal über Port nochmals mit Desinfektionsmittel absprühen und eine sterile Kompresse auflegen.
– Hände desinfizieren, sterile Handschuhe anziehen, NaCl steril aufziehen, Spritze mit der Portnadel konnektieren und das System entlüften.
– Heparinlösung (nach ärztlicher Anordnung), falls anschließend keine Infusion erfolgt, ebenfalls steril aufziehen und ablegen.
– Sterile Kompresse mit wischender Bewegung von der Porteinstichstelle entfernen.

Portkatheterpunktion

- Die Erstpunktion kann theoretisch direkt nach der Implantation erfolgen, bei Schmerzen und Schwellung wird die Punktion erst nach Anordnung des Chirurgen nach ca. 7 Tagen durchgeführt.

- Punktionssystem ergreifen, Schutzkappe von der Nadel entfernen. Mit Zeigefinger und Daumen der nicht dominanten Hand die Haut über der Portmembran straffen, den Patienten tief einatmen und die Luft anhalten lassen. Die Portkammer über einer Rippe (schwierig bei adipösen Patienten) fixieren und nun den Port mit der Portnadel im 90°-Winkel zur Membran punktieren, Patienten zum Weiteratmen auffordern.
- Die Nadel soll mit Gefühl bis auf den Boden der Kammer geführt werden. **Cave:** Bei zu heftiger Punktion auf den Metalluntergrund kann sich die Nadel verbiegen, was zur Hakenbildung führen kann.
- Nach der Punktion der Membran die Nadel nicht schräg halten oder bewegen, andernfalls könnte ein Flüssigkeitsaustritt oder eine Beschädigung der Membran verursacht werden.
- Durch spürbaren Widerstand Überprüfung des korrekten Sitzes, die Nadel kann sich eventuell noch in der Silikonmembran befinden.
- Überprüfung der richtigen Lage der Nadel (mit angeschlossenen Infusionssets) durch Einspülen von Kochsalzlösung. Evtl. die Klemme des Infusionssets schließen.
- Fixierung des Infusionssets mit einem einfachen Klebeverband oder einem Folienverband. Die Nadel (mit angeschlossenen Infusionssets) kann, je nach Herstellerhinweis, ca. 3–5 Tage im Port verbleiben.
- **Injektion/Infusion:**
  - Hände waschen und desinfizieren.
  - Katheterkonnektion desinfizieren, mit 10 ml steriler Kochsalzlösung 0,9% spülen, mit vorbereiteter Injektion/Infusion konnektieren. Aus hygienischen Gründen Anschlussstelle mit steriler Kompresse umwickeln.
  - Während des Spülens die Porttasche beobachten und bei der Katheterbahn auf Schwellungen zu achten, den Patienten befragen ob er Brennen, Schmerzen oder Unbehagen verspürt.
- **Ziehen der Portnadel:**
  - Materialien bereitstellen (Desinfektionsmittel, Handschuhe, sterile Kompressen, Wundverband, Abwurfbehälter), 20 ml Spritze mit Kochsalzlösung 0,9%, 2 ml (200 IE) Heparinlösung nach ärztlicher Anordnung
  - Verband abnehmen, Hände waschen und eine hygienische Händedesinfektion durchführen.
  - Katheterkonnektion desinfizieren und in „No-Touch" Technik mit 10 ml NaCl-0,9% spülen, Heparinspritze aufsetzen.
  - Portkörper mit zwei Fingern fixieren, den Patienten tief einatmen lassen und bitten, die Luft anzuhalten.
  - Heparinlösung einspritzen, dabei während der Injektion der letzten 0,5 ml einen positiven Druck aufrechterhalten (durch leichten Druck auf den Spritzenstempel). Dies ist sehr wichtig, um zu verhindern, dass Blut in den Katheter zurückfließen und den Katheter später okkludieren kann. Nadel langsam ziehen, um den Patienten und sich selbst vor Stichverletzungen zu schützen (Nadel sitzt sehr fest in der Portmembran). Patienten auffordern, weiter zu atmen.

- Sprühdesinfektion der Einstichstelle, anschließend mit einem kleinen Pflaster abdecken. Bei liegendem Infusionsset muss der Port vor und nach jeder Infusion gespült und nach jeder Infusion neu geblockt werden. Falls das Infusionsset temporär nicht genutzt wird, sollte es alle 24 Std. gespült werden. Bei ruhendem Katheter ist eine Spülung mit steriler Kochsalzlösung 0,9% alle 4 Wo. notwendig.

Hinweise
Grundsätzlich keine Spritzen verwenden, die ein kleineres Volumen als 10 ccm haben. Mit kleinlumigen Spritzen kann ein sehr hoher Druck im Portsystem aufgebaut werden. Hier reicht schon die Handkraft aus, um einen Portkatheter, der nicht durchgängig ist, platzen zu lassen.

- Spülen des Ports mit anschließendem Heparinblock (nach ärztlicher Anordnung): In der Fachwelt herrschen z.Z. verschiedene Meinungen und Empfehlungen zur Blockung eines Katheters (Port-, Broviac®/Hickman®- oder Groshong® Katheters) mit Heparinlösung (Cave: Heparin induzierte Thrombopenie HIT) und deren Dosierung oder Spülung und Blockung nur mit steriler Kochsalzlösung 0,9%. Die Entscheidung liegt immer bei dem therapieverantwortlichen Arzt. Allerdings gibt es in der Literatur für den Einsatz von Heparinen keine Begründung. Zudem gibt es in Deutschland keine Zulassung der Heparine für dieses Anwedungsgebiet.
- Spülen der Kathetersysteme (Broviac®-Hickman®-Groshong® sowie Portkatheter): Das routinemäßige Spülen jedes Katheterlumens ist notwendig, um ihn durchgängig zu halten und um Okklusionen zu vermeiden. Der Katheter wird nach jeder Medikamentengabe, vor sowie nach jeder Infusion mit 20 ml steriler physiologischer Kochsalzlösung gespült und geblockt. Hat der Katheter mehr als einen externen Katheterkonnektor, muss jedes Katheterlumen wie ein eigenständiger Katheter behandelt werden. Wird der Katheter temporär nicht verwendet, wird jeder Schenkel tägl. mit 10–20 ml NaCl-0,9% gespült und Portkatheter alle 4 Wo. punktiert und ebenfalls mit 20 ml steriler physiologischer Kochsalzlösung gespült und geblockt.

Komplikationen
Besonderes Augenmerk gilt der Vermeidung von Komplikationen. Jede zusätzliche oder unnötige Manipulation an den Infusionsbeuteln und den Konnektionsstellen sollten vermieden werden. Durch die heutige Technik der Zwei- und Dreikammerbeutel oder der individuell hergestellten Nährlösungen hat sich die Vorbereitung vereinfacht. Bei Einhaltung von Standards und einem strikt aseptischen Arbeiten kann das Infektionsrisiko auf ein Minimum reduziert werden.

Infektiöse Komplikationen
Kathetersysteme sind Eintrittspforten in das sterile Körperinnere mit der Möglichkeit der Keimbesiedlung von außen. Prädilektionstellen sind Austrittstelle des Venenkatheters aus der Haut und die Katheteröffnungen. Katheterinduzierte Infektionen zählen zu den häufigsten Komplikationen und beruhen häufig auf einer unsachgemäßen Handhabung der Kathetersysteme. Als weitere Ursachen für septische Komplika-

tionen kommen kontaminierte Nährlösungen (AS, KH und Fette stellen einen optimalen Nährboden für Keime dar) und Infusionssysteme in Frage.

- **Systemische Katheterinfektion:** Fieberschübe, Schüttelfrost, Unwohlsein und Grippesymptome kurz nach Anschluss der Infusion. Besteht der Verdacht einer Kathetersepsis sollte die Benutzung des Katheters unterbrochen werden, um ein weiteres Einschwemmen der Erreger zu vermeiden, ein Arzt ist dann umgehend zu verständigen. Den Keimnachweis sichert eine Blutkultur.
- **Lokale Katheterinfektionen:** Schmerzhafte Rötungen an der Eintrittstelle des Katheters. Im Anfangsstadium lassen sich diese durch häufigen Verbandswechsel bis zu 3 × tägl. lindern, wobei Salbenverbände vermieden werden sollten. Septische Komplikationen können durch eine sorgfältige Schulung des Patienten und der betreuenden Personen in der aseptischen Arbeitsweise minimiert werden, falls er sich im heimparenteralen Bereich selbst versorgt.

Mechanische Komplikationen

Zu den mechanischen Komplikationen zählt die Katheterokklusion, die durch regelmäßiges Spülen (☞ Kap. 10.5.1) einfach vermieden werden kann. Dislokationen der Katheter ereignen sich oft schon durch die Katheterimplantation. Das „Pinch-off-Syndrom" kann eintreten, wenn der Katheter über die Vena subclavia eingelegt ist und der Katheter zwischen der 1. Rippe und dem Schlüsselbein eingeklemmt wird. Materialermüdung und Katheterbruch, oft verursacht durch eine falsche Handhabung der Katheter, zählen ebenfalls zu häufigen mechanischen Komplikationen. Beim Portkatheter kann es durch fehlerhafte Portpunktionen zu Leckagen oder einer Paravasatbildung mit anschließender Aufschwemmung der Portkammer kommen.

- **Häufige Komplikationen beim Portkatheter:** Portinfektion, Portverschlusssyndrom, Diskonnektion, Paravasat, Portdislokation
- **Häufige Komplikationen beim Broviac®-, Hickman®-, und Groshong®-Katheter:** Katheterinfektion, Okklusion, Katheterbruch / Materialermüdung

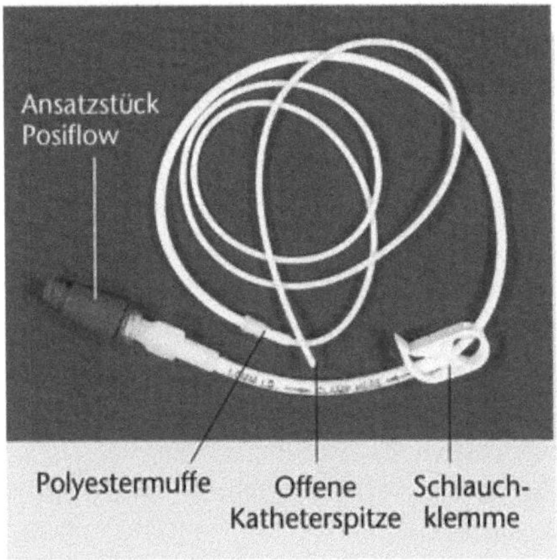

Abb. 10.5-6 Hickman®-Katheter

Applikationssysteme

Die Zufuhr der parenteralen Ernährung kann über Schwerkraftsysteme mit integrierten Tropfenzählern oder mittels Infusionspumpe erfolgen. Die Schulung nach dem Medizinproduktgesetz erfolgt nach dessen gesetzlichen Bestimmungen.

10.6 Heimenterale und parenterale Ernährung

Ralf-Joachim Schulz

Das bei vielen Erkrankungen bestehende Problem der Mangelernährung (☞ Kap. 9.17) kann mit der ambulanten Ernährung und Betreuung effizient gelöst und somit auch die Erkrankung besser und effektiver behandelt werden. Die Patienten können früher in die häusliche Versorgung entlassen werden und ggf. die Ernährung eigenständig durchführen. **Ziele der ambulanten Versorgung:**

- Adäquate Versorgung der Patienten mit bedarfsdeckenden Mengen an Nährstoffen, Vitaminen, Elektrolyten und Spurenelementen
- Vermeidung eines Hungerzustands mit Folgen von Infektionen und Tod,
- Behebung manifester und drohender Mangelzustände
- Beschleunigte Rehabilitation bzw. Reduktion der Komplikationen im postoperativen Verlauf
- Unkomplizierter Verlauf bei chronischen Erkrankungen
- Gesteigerte Therapietoleranz bzw. verminderter Arzneimittelverbrauch
- Verbesserung der Lebensqualität im Rahmen der Erkrankungssituation

10.6.1 Organisation und Koordination der Patientenversorgung

Die Indikation sollte unter ethisch gerechtfertigten und klinischen Gründen betrachtet werden. Dabei ist das Vorgehen sehr von der Einzelsituation und den Erfahrungen des Verordnenden abhängig. Wichtig ist die rechtzeitige Abklärung der Ernährungsform (enterale, parenterale Ernährung). Im Einzelfall muss ein Betreuer für die Einwilligung hinzugezogen werden.

Organisation

Das Ernährungsregime einschließlich der organisatorisch-logistischen Schritte sollte noch in der behandelnden Klinik erfolgen. Festgelegt und durchgeführt werden:

- Dauer: Beginn der Ernährungstherapie und Sicherstellung über einen längeren Zeitraum, ausschließen bestehende Kontraindikationen
- Anlage eines dauerhaften und kosmetisch für den Patienten und seine Umgebung zu akzeptierenden Zugangswegs zur Verabreichung der Nährlösungen, Überwachungsmöglichkeiten festlegen.

- Effektivität der Maßnahmen sicherstellen durch enge Vernetzung zwischen Klinikarzt, Hausarzt, Ernährungsfachkräften, ambulantem Pflegedienst und Apotheke bzw. Herstellerfirma mit klarer Verteilung der Kompetenz- und Verantwortungsbereiche.

Koordination der Patientenversorgung

An der ambulanten Ernährung sind neben dem betreuenden Arzt professionelle Anbieter beteiligt:

- **Aufgaben des betreuenden Arztes:**
  - Koordination der ambulanten Ernährungstherapie; er behält die Verordnungshoheit über Indikationsstellung und Maßnahmen der Ernährungstherapie
  - Einleitung der organisatorischen Schritte in Zusammenarbeit mit dem Sozialdienst vor Ort, den Pflegediensten und den Home-Care-Organisationen und Durchführung einer Verlaufserklärung
  - Erklärt zudem den Angehörigen oder Pflegekräften in der betreuenden Einrichtung weitere Schritte und Besonderheiten der jeweiligen Therapieform. Der Arzt sollte von Pflegefachkräften, Ernährungsberatern und Ernährungswissenschaftlern unterstützt werden.
- **Vor-Ort-Einrichtungen** können konsiliarisch tätig sein, frühzeitig die Anlage von geeigneten Zugangswegen für die spätere ambulante Versorgung veranlassen und die weitere häusliche Betreuung vorbereiten.
- **Professionelle Anbieter** erleichtern zunehmend außerhalb der Klinik das Patientenmanagement und übernehmen durch Serviceleistungen in Bezug auf Pflege, Lieferservice der Nahrung und durch technischen Support einen wichtigen Teil der Koordination und Versorgung.

10.6.2 Durchführung der ambulanten Ernährung

Damit eine ambulante Ernährung erfolgreich durchgeführt werden kann, müssen folgende Faktoren berücksichtigt werden.

- **Zustand des Patienten:**
  - Medizinisch stabiler Zustand muss gegeben sein, es ist kein weiterer Krankenhausaufenthalt notwendig.
  - Mentaler Status und Verhalten des Patienten; bei Unselbständigkeit Versorgung durch eine pflegende Institution veranlassen.
  - Einwilligung und Kooperationsbereitschaft des Patienten und seiner Angehörigen zur Durchführung der Maßnahme einholen bzw. sicherstellen.
  - Transparenz für Indikation, Qualitätsmanagement und Kosten/Einsparungseffekte aufzeigen.
  - Sachgemäße Schulung und Aufklärung, um Ängste zu mindern und die Motivation zu steigern.
- Klare **therapeutische Strategien** für die unmittelbare Zukunft formulieren.
- Sichere **Infusionslösungen**

Planung und Überwachung

Erstellt werden muss vor der Entlassung des Patienten ein individueller Therapieplan, zudem müssen regelmäßige Kontrolltermine (1 × monatl.) in der im Klinikum zuständigen Institution oder durch Hausbesuche durch im ambulanten Bereich arbeitende Fachkräfte vereinbart werden.

Kontrollparameter

Folgende relevanten klinische Parameter und Laborparameter sind zu erheben:

- **Klinische Kontrollparameter:** KG, Durstgefühl, Stuhlfrequenz und -konsistenz, Flüssigkeitsbilanz, Bioelektrische Impendanzanalyse
- **Laborparameter:**
  - Hämoglobin, Hämatokrit
  - Serumharnstoff und Kreatinin
  - Serumkalium, -natrium, -phosphat
  - Gesamteiweiß, Albumin
  - Leberenzyme (SGPT, SGOT, AP)
  - Cholesterin, Triglyzeride
  - Transferrin
  - Retinolbindendes Protein
  - Serummagnesium, -zink, -selen
  - Vitamin A, D, E, K

Aufklärung über Maßnahmen

- Auf den Patienten abgestimmtes Schulungsprogramm zur Vorbereitung einer ambulanten Ernährung zusammenstellen. Individuelle Beratung zum patientenspezifischen Ernährungsregime (Applikationsart, Applikationsgeschwindigkeit, Aufbau der Nährlösung) durchführen und über Applikationssysteme (PEG, FKJ und Port) aufklären.
- Pflege der Einstichstelle für die Ernährungslösung (Verbandwechsel, Verabreichen von Medikamenten, Reinigung der Applikationssysteme)
- Applikationstechnik zeigen
- Maßnahmen der Eigenkontrolle (Flüssigkeitszufuhr und -ausfuhr, Gewicht, Inspektion der Kathetereintrittsstelle) erklären
- Aufklärung über Verhaltensregeln bei Komplikationen

Dokumentation

- Regelmäßige Besuchsberichte der Fachpflegekräfte mit detaillierten Angaben über Gesundheits- und Ernährungsstatus nach Pflegerichtlinien
- Regelmäßige Dokumentation von Ernährungsparametern und Wundverhältnissen
- Aufklärung und Integration der Angehörigen in das gesamte ambulante Ernährungskonzept
- Frühzeitiges Erkennen von Komplikationen und ggf. Einweisung zur stationären Behandlung

10.7 Besonderheiten der bilanzierten Ernährung bei pädiatrischen Patienten

Frank Jochum, Christoph Fusch

Im Vergleich zu „Erwachsenenmedizin" müssen die verschiedenen Maßnahmen der Diätetik bei Patienten der Kinder- und Jugendmedizin öfter und nachhaltiger eingesetzt werden. Das liegt an den besonderen physiologischen Verhältnissen der Kinder in ihren verschiedenen Alters- und Reifestufen, die dazu führen, dass es leichter als bei Erwachsenen zu einer Imbalanz des Flüssigkeits-, Elektrolyt- oder Nährstoffhaushaltes kommt.

- Neben der reife- und altersabhängigen Physiologie der Kinder wird die Durchführung von bilanzierter Ernährung durch die besondere Heterogenität der Patienten der Kinder- und Jugendmedizin erschwert (z.B. variiert das Körpergewicht der in diesem Fachgebiet behandelten Patienten zwischen < 400 g, bis >100 kg).
- Zusätzlich ist der Bedarf der verschiedenen Nahrungsbestandteile reife-, alters- und wachstumsabhängig.
- Hinzu kommen die physiologischen Besonderheiten von Früh- und Reifgeborenen und die Anpassungsvorgänge nach der Geburt.

10.7.1 Physiologische Besonderheiten

Es erscheint sinnvoll, zum besseren Verständnis der Ernährungsstrategien für Kinder die physiologischen Besonderheiten pädiatrischer Patienten zu betrachten. Hieraus kann ein Teil der Strategien zur bilanzierten Ernährung abgeleitet werden, da sie den Wasser-, Elektrolyt- und Nährstoffbedarf der verschiedenen Alterstufen verständlich machen.

Wasser-, Elektrolyt-, und Nährstoffbedarf

Kinder

- **Energie und Nährstoffbedarf:** Der Energie- und Nährstoffbedarf von pädiatrischen Patienten ist bezogen auf das Körpergewicht höher als beim Erwachsenen. Grund dafür ist u.a. die erhöhte körperliche Aktivität von Kindern gegenüber Erwachsenen sowie das Körperwachstum [3].
- **Wassergehalt** (☞ Abb. 10.7-1): Der Gesamtwassergehalt des Körpers nimmt von ca. 90% bei einem unreifen Frühgeborenen bis auf unter 60% beim Erwachsenen mit zunehmendem Lebensalter ab [8, 18].
- **Flüssigkeitsumsatz** (☞ Abb. 10.7-2): Wegen der hohen Perspiratio insensibilis (unreife Epidermis), im Vergleich zum Körpervolumen große Körperoberfläche [4] und der Unreife der Niere (verminderte Konzentrationsfähigkeit [17]) ist der Flüssigkeitsumsatz bei Kindern höher als beim Erwachsenen [9].

Früh- und Termingeborene

Bei Früh- und Termingeborenen stellt die bedarfsgerechte Versorgung mit Flüssigkeit und anderen Nahrungssubstraten im Vergleich zu älteren Kindern eine besondere Herausforderung dar. Mit der Umstellung des Stoffwechsels, der renalen Regulation und des Nährstoffbedarfs nach der Geburt, sowie der initial hohen Perspiratio kommt es zu einer Zunahme des Flüssigkeits- Nährstoff- und Energiebedarfs von Tag zu Tag. Darum sind für diese besondere Situation tägliche Anpassungen der Zufuhrempfehlungen notwendig. Hinzu kommen die unreifebedingten Besonderheiten von Früh- und Neugeborenen. Diese machen spezielle Ernährungsempfehlungen für Neugeborene notwendig. Hierin wird die Zeit nach der Geburt in drei Phasen eingeteilt in der jeweils andere Zielpunkte für die bilanzierte Ernährung der Neonaten definiert sind:

Phase I – Anpassung (1.–5. Lebenstag)

- **Physiologische Besonderheiten:** Perspiratio ↑. Verlust von extrazellulärer Flüssigkeit und Elektrolyten. Das Ende wird durch den Zeitpunkt des maximalen Gewichtsverlustes charakterisiert.
- **Ziele der Flüssigkeits- und Elektrolytzufuhr:**
  - Kontraktion des Extrazellulärraumes (ohne Beeinträchtigung des Säure Basen-Status, des intravasalen Flüssigkeitsvolumens oder der kardiovaskulären Funktion)
  - Negative Nettobilanz für Natrium von 2–5 mmol/kg/d für die ersten postnatalen Lebenstage
  - Erhaltung normaler Elektrolyt-Spiegel im Serum
  - Ausreichende Diurese (Vermeidung einer Oligurie (<0,5–1,0 ml/kg/h) für länger als 12h) und Temperaturregulation durch Supplementation einer ausreichenden Flüssigkeitsmenge sicherstellen.

Phase II – Stabilisation (5.–7. Lebenstag)

- **Physiologische Besonderheiten:** Die Kontraktion des Extrazellulärraumes ist beendet. Die Konzentrationsfähigkeit der Nieren ermöglicht zunehmend konzentrierten Urin.
- **Ziele der Flüssigkeits- und Elektrolytzufuhr:**
  - Auffüllen der vorangegangenen Elektrolytverluste
  - Ersatz der aktuellen Flüssigkeits- und Elektrolytverluste; enteraler Nahrungsaufbau

Phase III – Stabiles Wachstum (ab 7. Lebenstag)

- **Physiologische Besonderheiten:** Komplette enterale Nahrung wird toleriert. Ziel ist das Erreichen von Wachstum nahe den intrauterinen Wachstumsraten.
- **Ziele der Flüssigkeits- und Elektrolytzufuhr:**
  - Ersatz der Wasser und Elektrolytverluste
  - Ausreichende Wasser- und Elektrolytzufuhr zum Aufbau neuer Gewebe entsprechend der intrauterinen Wachstumsraten

Orte und Regulationsmechanismen des Wasser- und Elektrolythaushalts

Verteilungsräume / Kompartimente / Elektrolytspeicher

Die Verteilung der Körperflüssigkeit auf die verschiedenen Körperkompartimente unterliegt einer altersabhängigen Variabilität und ist nach der Pubertät auch geschlechtsabhängig. Parallel zur Abnahme des Gesamtkörperwassergehaltes (vgl. oben) kommt es zu einer Flüssigkeitsabnahme im extrazellulären Kompartiment und zur gleichzeitigen Zunahme der Flüssigkeitsmenge im intrazellulären Raum. Hieraus lässt sich ableiten, dass Neugeborene über höhere Körperspeicher für Natrium, Chlorid und geringere Speicher für Kalium im Vergleich zu älteren pädiatrischen Patienten verfügen.

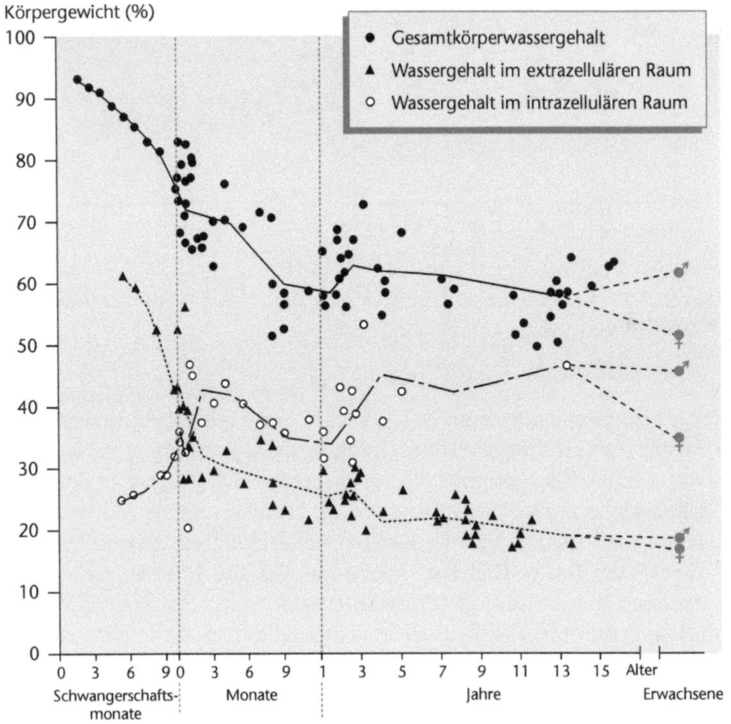

Abb. 10.7-1 Wassergehalt und Verteilung auf die verschieden Körperkompartimente in Abhängigkeit vom Lebensalter und Geschlecht aus [8]

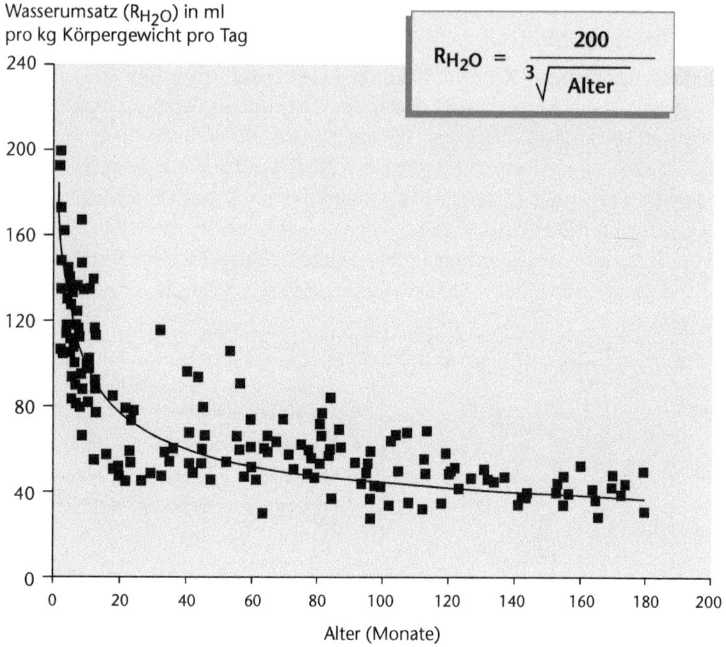

Abb. 10.7-2 Wasserumsatz pro Kilogramm Körpergewicht und Tag in verschiedenen Lebensaltern [10]

Regulationsmechanismen des Wasser- und Elektrolythaushalts

- **Nieren:** Die Niere steht im Fokus der nachgeburtlichen Anpassungs- und Reifungsvorgänge. Bei Reifgeborenen steigt die glomeruläre Filtrationsrate in der ersten Lebenswoche an [2, 7, 12, 15] und erreicht Erwachsenenwerte nach etwa zwei Lebensjahren [1, 17]. Auch die Konzentrationsfähigkeit der Niere ist reduziert (Unreife des distalen Nephrons [5, 6, 16] ☞ Abb. 10.7-3). Neugeborene haben darum ein erhöhtes Risiko eines Volumenverlustes mit dem Urin wenn ein Missverhältnis zwischen der Molenlast und der Konzentrationsfähigkeit der Niere auftritt.
- **Hormonelle Faktoren:** Die Renin-Angiotensin-Aldosteron- (RAAS), und Arginin-Vasopressin-Systeme (AVP, ADH) sind bereits in frühem Gestationsalter reif. Die Unreife der Niere ist der limitierende Faktor für alle oben beschriebenen Regulationsmechanismen [2, 13].

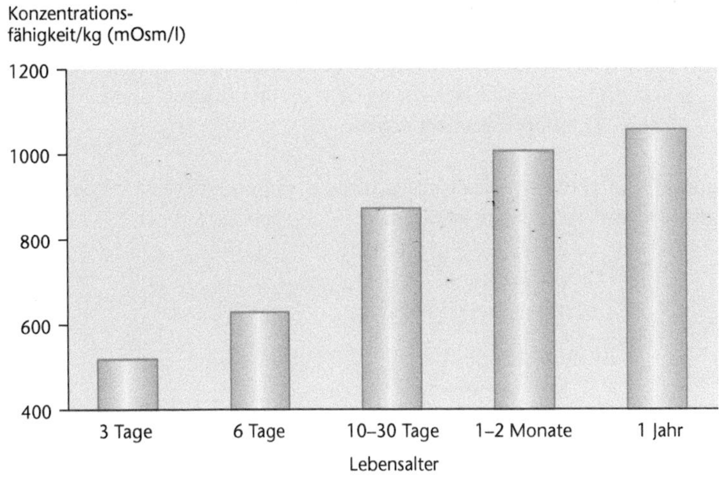

Abb. 10.7-3 Entwicklung der Konzentrationsfähigkeit der Neugeborenenniere im ersten Lebensjahr (aus [14])

10.7.2 Besonderheiten der Durchführung

Die Physiologie von pädiatrischen Patienten führt dazu, dass im Vergleich zu Erwachsenen ein größeres Flüssigkeitskompartiment mit einem höheren Flüssigkeitsumsatz mit schwächeren Regulationsmachanismen reguliert wird. Im gewichteten Vergleich mit adulten Patienten haben Kinder kleinere Elektrolyt- und Nährstoffspeicher. Daraus resultiert, dass es bei Kindern schnell zu Imbalanzen der Flüssigkeits-, Elektrolyt- und Nährstoffspeicher kommt.
Aus diesen Gründen muss eine bilanzierte Ernährung bei Kindern folgende Aspekte berücksichtigen und gewährleisten:

- Bedarfsangepasste Zufuhr von Wasser, Elektrolyten und Nährstoffen. Hierbei muss der altersabhängige Bedarf der verschiedenen Altersstufen berücksichtigt werden.
- Engmaschigeres Monitoring erforderlich als bei Erwachsenen

Bei gesunden älteren Kindern fallen die physiologischen Besonderheiten weitaus weniger ins Gewicht als bei Neugeborenen und Kleinkindern. Die Belastung des Wasser-, Elektrolyt-, oder sonstigen Stoffwechsels führt aber auch bei älteren Kindern schneller an die Grenzen der Kompensation, als bei Erwachsenen (mit reifen Regulationsmechanismen, großen Körperspeichern und im Vergleich zu Kindern reduziertem Stoffwechsel). Darum sind auch die nicht so offensichtlichen Besonderheiten älterer pädiatrischer Patienten für den klinischen Alltag wichtig und keinesfalls zu vernachlässigen.

! Kinder sind keine kleinen Erwachsenen

- Die Strategien für die (parenterale) Ernährung von pädiatrischen Patienten unterscheiden sich signifikant vom Vorgehen bei Erwachsenen.
- Keinesfalls können die Bedarfsempfehlungen für Erwachsene umgerechnet auf kg/KG auf Kinder angewandt werden.

Ausführliche aktuelle Abhandlungen über ernährungsrelevante physiologische Besonderheiten von Kindern werden unter [11, 19] publiziert.

10.8 Immunonutrition

Arved Weimann

Eine Schädigung der intestinalen Barriere mit nachfolgender Beeinträchtigung der darmassoziierten Immunabwehr (GALT) und systemischer Aktivierung einer Entzündungskaskade gilt als Auslöser der Sepsis und als Motor des Multiorganversagens. Mit dem Ziel, diese Mechanismen zu durchbrechen, hat die sog. „Immunonutrition" oder „Pharmakonutrition" für den akut Kranken Bedeutung erlangt. Sie ist zu verstehen als immunmodulierende Anreicherung einer enteralen oder parenteralen Ernährung mit den Zielen:

- Erhalt der intestinalen Mukosabarriere
- Stimulation der Immunabwehr
- Abschwächung der systemischen Entzündungsreaktion

10.8.1 Formen der Immunonutrition

Experimentelle Daten belegen:

- Die **enterale Ernährung** bewirkt eine Stimulation der IgA-Sekretion in der Darmwand. Sie führt im Gegensatz zur parenteralen zu einer besseren Immunabwehr gegenüber viralen respiratorischen Infekten [9]. Eine frühe enterale Zufuhr kann bereits als „Immunonutrition" betrachtet werden.
- Die **parenterale Ernährung** destabilisiert durch vermehrte Bildung von gamma-Interferon die intestinale Barriere und fördert zusätzlich die Adhäsion von neutrophilen Granulozyten.

Die weitere Supplementierung zur Immunmodulation ist für folgende Substrate klinisch untersucht worden: **Arginin, Glutamin, ω-3-FS, Ribonukleotide, Antioxidanzien** und **Synbiotika.** Zu den Wirkmechanismen im Einzelnen ☞ unten.

Indikationen

Für die **enterale Immunonutrition** ist in vielen Studien eine **Kombination** aus Arginin, ω-3-FS und Ribonukleotiden, zum Teil ergänzt durch Glutamin, untersucht worden. Bei der Analyse und den Empfehlungen hat es sich als sinnvoll erwiesen, zwischen elektiven chirurgischen Patienten und kritisch Kranken zu unterscheiden [5]. Mehrere Metaanalysen haben für eine derart supplementierte Diät **günstige Auswirkungen beim chirurgischen Patienten** bezüglich der Outcome-Parameter Morbidität und Krankenhausverweildauer gezeigt [5, 12]. Die Analyse einer multizentrischen US-Datenbank hat zusätzlich ökonomische Vorteile ergeben, sofern die Infektionsrate einer chirurgischen Klinik über 3,2% liegt [5]. Im speziellen wurde nach Gastrektomie eine verbesserte Anastomosen-, Bauchdecken- und Wundheilung nachgewiesen [3]. So wird der perioperative Einsatz in den Leitlinien der Deutschen Gesellschaft für Ernährungsmedizin e.V. im Einklang mit einer US-Expertenkonferenz für folgende Patientengruppen empfohlen [19]:

- Mangelernährte Patienten mit Tumoroperationen
  - Im Bereich von Kopf und Hals
  - Im Oberbauch (Ösophagusresektion, Gastrektomie, partielle Duodenopankreatektomie)
- Traumapatienten
- Für Patienten ohne Mangelernährung wird vor großen Tumoroperationen eine präoperative Einnahme als Trinknahrung für 5–7 Tage empfohlen [19].

Kontraindikationen

Für **kritisch kranke Patienten** mit Sepsis ist die Studienlage nicht eindeutig. In den kanadischen Leitlinienempfehlungen von 2003 wird vom Einsatz dieser Substratkombination abgeraten, da bei schwer Kranken auch ungünstige Auswirkungen nicht ausgeschlossen werden können. Hierbei wird v.a. das unter Arginineinwirkung entstehende Stickstoffmonoxid (NO) kritisch diskutiert [6, 11]. Andererseits weisen weitere Ergebnisse auf einen möglichen Mangel an NO während der Sepsis [10]. Ungünstige Wirkung der ω-3-FS könnte auch die Verstärkung einer Immunsuppression durch die antiinflammatorische Wirkung sein. Leider stehen derzeit keine einfachen „Bedside“-Tests zur Einschätzung des Immunstatus zur Verfügung. Auch wenn erste Daten bei Lebertransplantierten einen Einsatz günstig erscheinen lassen, kann der Einfluss einer immunmodulierend supplementierten Ernährung bei Transplantationspatienten derzeit nicht ausreichend beurteilt werden [15].

10.8.2 Immunmodulierende Substrate

Glutamin

- **Stoffklasse:** Bedingt essentielle AS
- **Funktion:** Stickstofflieferant, Energiesubstrat für Zellen mit hoher mitotischer Aktivität, Steigerung der Proteinsynthese, zytoprotektiv durch Stimulation der Synthese von Heat Shock Proteinen, Präkursor des antioxidativen Glutathion
- **Wirkung:** Stabilisierung der Mukosabarriere, Steigerung der Immunantwort, Zytoprotektion
- **Indikationen / Kontraindikationen**
  - Parenterale Gabe: Patienten, die mangelernährt, kritisch krank und nicht adäquat enteral ernährbar sind [Arbeitsgruppe Chirurgie und Transplantation der DGEM, 20].

Die Supplementierung ist v.a. für die parenterale Applikation als Dipeptidlösung in mehreren randomisierten klinischen Studien untersucht worden. In den Metaanalysen [6, 14, 8] zeigen sich klare Vorteile v.a. für die Verringerung der Infektionsrate und der Krankenhausverweildauer. Die Aussage wird dadurch relativiert, dass in vielen Studien elektiv chirurgische Patienten mit Kolonresektion eingeschlossen wurden. Diese könnten nach heutiger Auffassung im „Fast Track" rascher oral / enteral ernährt werden.
- Enterale Gabe: als Monosubstanz ist v.a. für Trauma- und Verbrennungspatienten belegt [6, 4].
- Kombiniert enterale / parenterale Zufuhr: ist bisher nicht untersucht worden.

Arginin

- **Stoffklasse:** Bedingt essentielle AS
- **Funktion:** Steigerung der Proteinsynthese, Stickstoffdonor für die NO-Bildung, Steigerung der zytolytischen Aktivität von Killerzellen
- **Wirkung:** Stabilisierung der Mukosabarriere, Steigerung der Immunantwort, Förderung der Wundheilung
- **Indikationen / Kontraindikationen:** Als Monosubstanz nicht ausreichend untersucht, in Kombination mit ω-3-FS und Ribonukleotiden perioperativ bei großen viszeralchirurgischen Operationen. Bei septischen Patienten kontraindiziert.

ω-3-Fettsäuren

- **Stoffklasse:** Langkettige mehrfach ungesättigte Fettsäure
- **Funktion:** Vermehrte Bildung von weniger inflammatorisch wirksamen Leukotrienen und Prostaglandinen, Aktivierung natürlicher Killerzellen und Makrophagen
- **Wirkung:** Antiinflammation, Steigerung der Immunabwehr durch T-Zellfunktion
- **Indikationen / Kontraindikationen:** Als Monosubstanz bei kritisch Kranken und ARDS, in Kombination mit ω-3-FS und Ribonukleotiden perioperativ bei großen viszeralchirurgischen Operationen. In Kombination bei septischen Patienten kontraindiziert.

Ribonukleotide

- **Stoffklasse:** Bestandteil der RNS
- **Funktion:** Stimulation der Zellproliferation und -differenzierung von T-Lymphozyten
- **Wirkung:** Steigerung der Immunantwort
- **Indikationen / Kontraindikationen:** Als Monosubstanz nicht ausreichend untersucht, in Kombination mit ω-3-FS und Ribonukleotiden perioperativ bei großen viszeralchirurgischen Operationen. In Kombination bei septischen Patienten kontraindiziert.

Glyzin

- **Stoffklasse:** Bedingt essentielle AS
- **Funktion:** Verhindert u.a. Kalziumeinstrom in die Zelle

- **Wirkung:** Antiinflammation, Zytoprotektion
- **Indikationen / Kontraindikationen:** Klinisch nicht ausreichend untersucht.

Antioxidanzien (Selen, Vitamine C und E)

- **Stoffklasse:** Spurenelement, Vitamine
- **Funktion:** Verhindern antioxidativ die Bildung reaktiver Sauerstoffradikale
- **Wirkung:** Antiinflammation, Zytoprotektion
- **Indikationen / Kontraindikationen:** Für den akut Kranken wurden die verfügbaren Daten zur klinischen Anwendung von antioxidativen Mikronährstoffen v. a. Selen und Vitaminen in einer Metaanalyse zusammengefasst [7]. Hierbei zeigte sich die parenterale Applikation als günstiger. Insgesamt konnte v. a. bei Gabe von Selen eine signifikante Reduktion der Letalität festgestellt werden. In einer großen randomisierten Studie ist für die Applikation von Vitamin C parenteral und Vitamin E enteral eine verminderte Inzidenz des Auftretens eines Multiorganversagens gezeigt werden [13].

Synbiotika

- **Stoffklasse:** Probiotika mit Laktobazillen und Präbiotika mit Faserstoffen [1].
- **Funktion:** Erhalt des ökologischen Milieus im Colon
- **Wirkung:** Zielen direkt auf das „ökologische" Milieu und die Stabilisierung der Mukosabarriere
- **Indikationen / Kontraindikationen:** Für die sog. „Ökoimmunonutrition" mit Laktobazillen und Fasern konnte klinisch eine günstige Beeinflussung der Infektionsrate sowohl bei Patienten nach großen Oberbaucheingriffen wegen Tumor als auch nach Lebertransplantation gezeigt werden [16, 17]. Auch die Kombination von Glutamin und Präbiotika hat sich bei Patienten nach Schädel-Hirn-Trauma als günstig erwiesen [2].

10

10.9 EDV-gestützte Datenerfassung

Edward Shang

Die Bearbeitung von notwendigen Daten in großer Menge wird zusehends ein großes Problem. Insbesondere die Dokumentation von Langzeitverläufen wird im Rahmen der internen, externen Qualitätskontrolle und dem DRG System immer wichtiger und wird vom Gesetzesgeber gefordert.

! Im Jahre 1999 wiesen nur insgesamt 7 von 47 deutschen Ernährungsteams eine lückenlose Langzeitdokumentation nach [1,2].

- **Vorteile EDV-gestützter Datenerfassung:** Folgende Gründe machen eine EDV-Unterstützung sinnvoll: Speicherung großer Datenmengen, schnellerer Zugriff und

Datenauswertung/Abrechnung, platzsparende Archivierung, schneller Datentransfer, Vernetzung, DRG, Therapiehilfe, Zeit-/Personalersparnis

- **Nachteile: EDV-gestützter Datenerfassung:** Problematische Datensicherheit, Systemkompatibilität, begrenzte Langzeitarchivierung

10.9.1 Voraussetzungen adäquater Datenerfassung

Für eine gute EDV-Lösung müssen einige Anforderungen erfüllt sein: Sie sollte systemunabhängig und anwenderfreundlich sein sowie Module zur Patientendatenverwaltung, Leistungserfassung und zur Erfassung der Therapiemaßnahmen und zudem Möglichkeiten zur Datenauswertung und vernetzten Kommunikation anbieten.

Systemunabhängigkeit und Anwenderfreundlichkeit

- Die EDV-Lösung sollte unter allen gängigen Betriebssystemen, wie z. B. MS Windows, UNIX usw. arbeiten können. Ebenfalls muss die Ablage der eingegebenen Daten unabhängig von diversen Datenbankformaten möglich sein. Eine Programmversion für die Arbeit mit einem Handheld ist sehr hilfreich und als Option zu sehen.
- Eine übersichtliche Eingabemaske beschleunigt nicht nur das Arbeiten am Bildschirm, sondern beugt auch einer raschen Ermüdung vor. Eine schnelle Menüwahl wird durch eine Auswahl an übersichtlichen Buttons erleichtert. Ein logischer Aufbau der einzelnen Arbeitsebenen vereinfacht den Ablauf der notwendigen Arbeitsschritte. Die ambulante Arbeit kann durch eine Programmversion für einen Handheld verbessert werden.

10

Möglichkeiten der Datenverwaltung und Leistungserfassung

- Die anfallenden Patientendaten sind in Fixdaten (Stammdaten) und variablen Daten zu unterscheiden (Tab. 10.9-1).

Tab. 10.9-1 Fix- und variable Daten einer EDV-gestützten Erfassung

Fixdaten	Variable Daten
◆ Name ◆ Adresse ◆ Geburtsdatum ◆ Patientennummer ◆ Größe ◆ Diagnose ◆ Anamnese ◆ Stoffwechselstörungen ◆ Unverträglichkeiten, Allergien ◆ Zugangswege	◆ Gewicht, BMI ◆ Laborchemie ◆ BIA-Messung ◆ Anthropometrie ◆ Kalorimetrie ◆ Laborchemie ◆ Darmpassage ◆ Unverträglichkeiten

- Eine gut erfasste Leistungsdokumentation macht eine interne und externe Qualitätskontrolle möglich. Die Leistungserfassung muss sich an DRG-Kriterien orien-

tieren. Die Leistungserfassung soll folgende Punkte beinhalten, um eine rasche Quartalsabrechnung zu ermöglichen:
- Untersuchungsleistungen (körperliche Untersuchung, Laborchemie, BIA, Anthropometrie, Kalorimetrie)
- Beratungsleistungen
- Therapieleistungen

Möglichkeiten der Erfassung der Therapiemaßnahmen und Datenauswertung

- Eine standardisierte und Guideline-konforme Ernährungstherapie kann durch ein in ein EDV System integriertes Therapiemodul ermöglicht werden. In diesem Therapiemodul werden Ernährungsempfehlungen und eine Produktdatenbank hinterlegt und können dann unter Berücksichtigung der Patientendaten zu einer Therapieempfehlung berechnet werden (Abb. 10.9-1).

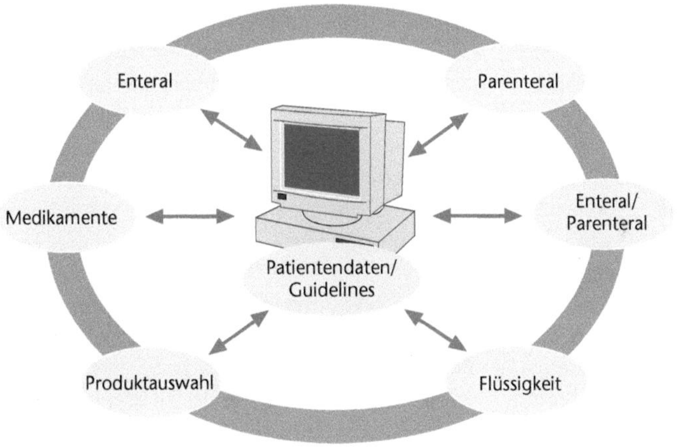

Abb. 10.9-1 Therapiemodul

- Die Datenauswertung muss rasch und unabhängig von verschiedenen Datenbankformaten sein. Ein schneller Zugriff auf einzelne klinische Daten, aber auch komplexe Gruppenauswertungen werden durch ein gutes EDV-System ermöglicht. Als Option ist die Möglichkeit einer wissenschaftlichen Datenauswertung zu fordern.
- Um eine rasche Kommunikation, ohne Datenverlust aufbauen zu können, muss eine Vernetzung möglich sein. Die Kommunikation kann über Zugriffberechtigungen reguliert und abgesichert werden. Mit einer passenden Softwarelösung können die verschiedensten Interessenten und Anwender miteinander sogar online miteinander kommunizieren.

10.10 Ethische und rechtliche Aspekte zur künstlichen Ernährung

Konrad Stolz

Medizinethisch und juristisch im Sinne des grundgesetzlich garantierten Selbstbestimmungsrechts kommt einem „informed consens" eine besondere Bedeutung zu. Eine künstliche Ernährung durch Nasen- oder Magensonde ist ein Eingriff in die körperliche Integrität des Patienten und bedarf – wie jede ärztliche Maßnahme – nach vorheriger Aufklärung der Einwilligung des Patienten. Die Einwilligung kann formlos mündlich erklärt werden oder sich folgerichtig aus den Gesamtumständen ergeben. Aus Beweisgründen ist eine formularmäßige schriftliche Erklärung (mit individuellen Zusätzen) zu empfehlen. Voraussetzung für eine rechtswirksame Einverständniserklärung ist die Einwilligungsfähigkeit des Patienten.

10.10.1 Indikationen und Kontraindikationen

- **Indikation:** Eine künstliche Ernährung, ob enteral oder parenteral, kommt in Frage, wenn sie medizinisch angezeigt (☞ auch Kap. 10.1–10.3) ist und nicht nur der Erleichterung der Pflege dient. Es ist bekannt, dass in Pflegeheimen PEG-Sonden gelegt werden, obwohl die betroffenen Patienten – wenn auch nur mit fremder Hilfe – noch auf natürlichem Weg Nahrung und Flüssigkeit zu sich nehmen können.
- **Kontraindikationen:**

– Sterbender Patient: Steht der Tod wegen irreversiblen Versagens einer oder mehrerer vitaler Funktionen in wenigen Tagen oder Stunden bevor, darf der Arzt nach den „Grundsätzen der Bundesärztekammer zur ärztlichen Sterbebegleitung" (s. Lit.) Maßnahmen zur Verlängerung des Lebens unterlassen oder nicht weiterführen, wenn diese nur den Todeseintritt verzögern würden. In dieser Situation kann nur noch symptomorientierte lindernde Behandlung und Sterbebegleitung geleistet werden.

– Einwilligungsunfähiger Patient: Befindet sich ein Patient noch nicht im Sterben, hat jedoch dessen Grundleiden einen irreversiblen tödlichen Verlauf genommen, darf und muss eine künstliche Ernährung unterbleiben, wenn dies seinem in einer Patientenverfügung geäußerten Willen entspricht. Dies hat der Bundesgerichtshof in seiner Entscheidung vom 17. März 2003 (XII ZB 2/03) grundsätzlich festgestellt.

! Wenn eine künstliche Ernährung entsprechend dem Willen, dem mutmaßlichen Willen des Patienten oder in seinem wohlverstandenen Interesse nicht begonnen oder abgebrochen wird, ist die ärztliche Behandlung des Patienten dennoch bis zu seinem Tod im Sinne einer palliativtherapeutischen Symptomkontrolle weiterzuführen.

10.10.2 Aspekte bei Einwilligungsfähigkeit

Einwilligungsfähig ist ein Patient, wenn er – nach ärztlicher Aufklärung – Art, Bedeutung und Tragweite einer künstlichen Ernährung erfassen, das Für und Wider der Maßnahme abwägen und seinen Willen zu bestimmen vermag. Einwilligungsfähigkeit wird manchmal auch als Einsichts- und Steuerungsfähigkeit oder als Entscheidungsfähigkeit – bezogen auf ärztliche Maßnahmen – bezeichnet. Ob ein Patient einwilligungsfähig ist, hat in erster Linie der behandelnde Arzt zu beurteilen. Im Zweifelsfall kann ein psychiatrisches Gutachten eingeholt werden.

! Einwilligungsfähigkeit ist nicht gleichzusetzen mit Geschäftsfähigkeit, sie kann trotz genereller Geschäftsunfähigkeit bezüglich der verhältnismäßig einfachen Fragestellung einer künstlichen Ernährung gegeben sein.

Lehnt ein einwilligungsfähiger Patient nach ärztlicher Aufklärung eine künstliche Ernährung ab, obwohl er auf natürlichem Wege keine Nahrung mehr zu sich nehmen kann und es dem ärztlichen Rat widerspricht, muss diese Entscheidung respektiert werden. Das **Recht** des Patienten **auf freie Selbstbestimmung** hat Priorität gegenüber dem ärztlichen Heilauftrag.

! Eine künstliche Ernährung gegen den Willen des einwilligungsfähigen Patienten ist in keinem Fall zulässig!

Sonderfall: minderjährige Patienten
Minderjährige Patienten sind zwar geschäftunfähig (bis 7 Jahre) bzw. beschränkt geschäftsfähig (bis 18 Jahre), sie können jedoch rechtswirksam in eine ärztliche Maßnahme einwilligen, sofern sie über die für die anstehende Entscheidung erforderliche Verstandesreife verfügen. Dies kann, je nach Entwicklung, schon ab dem 12–14. Lebensjahr der Fall sein. Sind die Minderjährigen nicht einwilligungsfähig, entscheiden die Sorgeberechtigten, in der Regel die Eltern.

10.10.3 Aspekte bei Einwilligungsunfähigkeit

Notfall

Kann bei bewusstlosen oder aus anderen Gründen nicht einwilligungsfähigen Patienten mit dem Beginn der künstlichen Ernährung nicht abgewartet werden, bis eine stellvertretende Einwilligung eines Bevollmächtigten, gesetzlichen Betreuers oder vertretungsberechtigten Angehörigen (☞ unten) eingeholt werden kann, darf der Arzt die medizinisch vital indizierte Maßnahme auch ohne Patientenerklärung im Sinne des **„in dubio pro vita"** durchführen.
Anders wäre zu entscheiden, wenn sich ein entgegenstehender Wille des Patienten aus einer entsprechenden Patientenverfügung ergeben würde (☞ unten).

Kein Notfall

Muss mit der künstlichen Ernährung nicht sofort begonnen werden, ist nach vorheriger ärztlicher Aufklärung die **Einwilligung eines Stellvertreters** einzuholen. Als Stellvertreter kommen in Betracht:

- **Bevollmächtigte** (Vollmacht für Gesundheitsangelegenheiten): Meist Personen aus dem Angehörigen- oder Freundeskreis
- **Gesetzliche Betreuer** (mit Aufgabenkreis Gesundheitssorge): Angehörige, ehrenamtlich oder beruflich tätige Personen
- **Gesetzlich vertretungsberechtigte Angehörige:** Ehegatten, Kinder, Eltern des Patienten

Unterschiedliche Reaktionen des Stellvertreters:

- **Der Stellvertreter stimmt der künstlichen Ernährung zu**, es sei denn, der Patient hätte sich in einer Patientenverfügung dagegen ausgesprochen (s. u.). Bei einer stellvertretenden Einwilligung wird keine zusätzliche Genehmigung des Vormundschaftsgerichts benötigt, da es sich bei einer künstlichen Ernährung um keinen „gefährlichen" Eingriff im Sinne des § 1904 BGB handelt.
- **Verweigert der Stellvertreter** mit nicht nachvollziehbarer Begründung **die Einwilligung zur künstlichen Ernährung**, kann das Vormundschaftsgericht angerufen und um eine Entscheidung ersucht werden.

Gibt es noch keinen Stellvertreter, sollte beim Vormundschaftsgericht die Bestellung eines gesetzlichen Betreuers angeregt werden. Das Gericht kann innerhalb von Tagen durch einstweilige Anordnung einen vorläufigen Betreuer bestellen oder – falls dies zu lange dauern würde – durch „einstweilige Maßregel" der künstlichen Ernährung zustimmen.

Sonderfall: Anwendung von Zwang

Falls sich der **einwilligungsunfähige Patient** gegen die künstliche Ernährung zur Wehr setzt, darf mit Erlaubnis des Betreuers oder des Bevollmächtigten Zwang angewendet werden, wenn die Maßnahme unerlässlich ist und die eingesetzten Mittel verhältnismäßig sind (Bienwald, W. 1999, § 1904 Rz. 24). Je größer und akuter die Gefahr bei Unterlassen einer Ernährung wäre, umso mehr Zwang darf angewendet werden. Dies gilt natürlich nur, falls der Patient sich in einer Patientenverfügung nicht grundsätzlich gegen eine künstliche Ernährung ausgesprochen hat (s.u.). Sind dauerhaft freiheitsentziehende Maßnahmen (z.B. Fixierungen) zur Sicherstellung der Ernährung notwendig, muss eine vormundschafts-gerichtliche Genehmigung gem. § 1906 Abs. 4 BGB eingeholt werden.

10.10.4 Stellenwert der Patientenverfügung

Es gibt rechtlich unterschiedliche Vorgehensweisen, wenn eine Patientenverfügung vorliegt oder nicht, ein Stellvertreter vorhanden ist oder nicht.

Vorhandene Patientenverfügung

Ablehnung der künstliche Ernährung

- **Kein Stellvertreter vorhanden:** Der Arzt darf künstliche Ernährung in eigener Verantwortung unterlassen bzw. beenden. Im Zweifel beim zuständigen Vormundschaftsgericht Bestellung eines Betreuers anregen.
- **Stellvertreter vorhanden:** Der Arzt darf mit Zustimmung des Stellvertreters eine künstliche Ernährung unterlassen bzw. beenden.

Unterschiedliche Interpretation der Patientenverfügung

- **Arzt möchte künstlich ernähren, Stellvertreter lehnt dies ab:** In diesem Fall muss der Stellvertreter das Vormundschaftsgericht anrufen und um Zustimmung zu seiner Entscheidung ersuchen. Bis zur Entscheidung des Gerichts wird die künstliche Ernährung begonnen bzw. fortgesetzt.
- **Stellvertreter befürwortet künstliche Ernährung, Arzt lehnt sie ab:** In diesem Fall sollte der Arzt die Maßnahme beginnen bzw. fortsetzen und eine gerichtliche Entscheidung herbeiführen.

Ohne Patientenverfügung

! Grundsätzlich gilt: Ist kein Stellvertreter vorhanden, sollte der Arzt beim Vormundschaftsgericht die Bestellung eines gesetzlichen Betreuers anregen.

Ermittlung des mutmaßlichen Willens

In dieser Situation ist der **mutmaßliche Wille** des Patienten zu ermitteln, der sich individuell aus dessen Lebensentscheidungen, Wertvorstellungen und Überzeugungen ergeben kann.

Unterschiedliche Interpretation des mutmaßlichen Willens

- **Arzt und Stellvertreter interpretieren übereinstimmend** den mutmaßlichen Willen im Sinne einer Ablehnung künstlicher Ernährung: sie unterbleibt bzw. wird beendet.
- Arzt und Stellvertreter interpretieren den mutmaßlichen Willen unterschiedlich:
  - Arzt möchte künstlich ernähren, Stellvertreter lehnt dies ab:
    In diesem Fall ruft der Stellvertreter das Vormundschaftsgericht an und bittet um Zustimmung zu seiner Entscheidung. Bis zur Entscheidung des Gerichts wird künstliche Ernährung begonnen bzw. fortgesetzt.
  - Stellvertreter befürwortet künstliche Ernährung, Arzt lehnt sie auf Grund des mutmaßlichen Willens des Patienten ab: Arzt sollte die Maßnahme beginnen bzw. fortsetzen und gerichtliche Entscheidung herbeiführen.

Nicht feststellbarer mutmaßlicher Wille

Kann bei einem Patienten weder ein tatsächlicher - z. B. aus einer Patientenverfügung ersichtlicher - noch ein mutmaßlicher Wille ermittelt werden, muss im Sinne **des Wohls des Patienten** nach folgenden Kriterien entschieden werden:

- Eine künstliche Ernährung entspricht dem Interesse des Patienten.
- Einschätzung von Risiko, Nebenwirkungen und langfristigen Folgen:
  - Der Arzt berät sich mit dem Stellvertreter, um eine möglichst einvernehmliche Entscheidung für oder gegen eine künstliche Ernährung zu erreichen.
  - Arzt und Stellvertreter interpretieren das Interesse des Patienten unterschiedlich: Arzt möchte künstlich ernähren, Stellvertreter lehnt dies ab: Stellvertreter ruft das Vormundschaftsgericht an und bittet um Zustimmung zu seiner Entscheidung. Bis zur Entscheidung des Gerichts wird die künstliche Ernährung begonnen bzw. fortgesetzt.

Ernährungsberatung und Qualitätssicherung

11

Inhalt

11.1 Ernährungsberatung

Marion Burkard

Beratung ist eine freiwillige und kurzfristige Beziehung zwischen zwei oder mehreren Personen, in der Berater desorientierten Klienten Hilfe zur Selbsthilfe anbieten.
Beratung will Entscheidungs- und Handlungshilfen zur Erreichung selbst bestimmter Ziele vermitteln mit dem übergeordneten Ziel, den Menschen in seiner gesamten Entwicklung zu fördern. Es geht um Beratung im Sinne von gemeinsam erörtern, nicht im Sinne von einen Ratschlag erteilen. Eine einheitliche Theorie der Beratung existiert nicht. Je nach therapeutischer Schulrichtung unterscheidet man die psychodynamische, klientenzentrierte, verhaltensbezogene oder entwicklungsbezogene Beratung. Später wird v. a. auf die klientenzentrierte Beratung eingegangen, da diese im Rahmen der Ernährungsberatung die wesentliche Grundlage bildet.

11.1.1 Allgemeine Grundsätze

- **Indikationen:** Für eine Beratung müssen folgende Voraussetzungen gegeben sein:
  - Einsicht des Betroffenen in seine Probleme
  - Überschaubarkeit der Probleme
  - Mindestmaß des Betroffenen an Flexibilität im Denken und Handeln (kognitive Kompetenz)
- **Kontraindikationen:**
  - Der Betroffene kann seine Probleme nicht erkennen oder formulieren (mangelnde Motivation oder emotionale Ansprechbarkeit).
  - Beratungsvorschläge können nicht umgesetzt werden (mangelnde Intelligenz, körperliche Einschränkungen, Lebenssituation).
  - Es bestehen andere komplexe und situationsabhängige Störungen des Betroffenen.

11

! Durch zu viel Beratung fühlen sich Betroffene eher desinformiert und verunsichert.

- **Ziele der Ernährungsberatung:**
  - Information und Aufklärung sorgen dafür, dass erworbene Erkenntnisse, z. B. über vollwertige Ernährung, in konkretes Verhalten umgesetzt werden.
  - Eingehen auf lust- und unlustbetonte Erlebnisse des Betroffenen, um den Klienten gefühlsmäßig anzusprechen.
  - Trainieren neu erworbener Verhaltensmodifikationen in Kursen (Schulung), um dauerhaft gesundheitsbewusstes Ernährungsverhalten zu realisieren. Dabei ist der Zeitrahmen so zu wählen, dass eine stabile Einstellungs- und Verhaltensmodifikation erreicht werden kann.
- **Schwerpunkt der Ernährungsberatung:** Primäre Prävention; um erstmaliges Auftreten von Krankheiten zu verhüten; sie orientiert sich an Risiko- und Schutz-

faktoren, um Widerstandsfähigkeit zu stärken; Bezieht Verbesserung der Lebensbedingungen, Umwelt und Person-Umwelt-Bezug in Präventionsstrategien ein

Der Beratungsprozess

Der Problemlösungsprozess lässt sich in 6 verschiedene Phasen aufteilen, die jedoch nur idealtypisch aufeinander folgen:

- **Problembewusstsein und Definition des Problems** im Rahmen des Erstgesprächs schaffen; Ziel ist die Bereitschaft des Klienten zu wecken, um eine Änderung des Essverhaltens auszuprobieren.
- **Problemanalyse:** Klient und Berater suchen nach tieferen Ursachen der Ernährungsprobleme (oft Klient-Umwelt-Interaktion). Suchverfahren sind: Beratungsgespräche, Protokollformulare (über Mengen und Essgewohnheiten sowie Empfindungen) und Testverfahren (auch Labortests). Innovative Denkanstöße geben und neue Perspektiven in der Problembetrachtung aufzeigen.
- **Finden von Lösungsalternativen:** Handlungsalternativen ermöglichen, eine von mehreren Lösungen zu wählen bzw. zu variieren. Konsequenzen der Alternativen werden besprochen. Zieldefinition der Veränderungen ist Teilschritt des Prozesses; wichtig für Planung und Wirkung der Ernährungsberatung.
- **Der Entschluss** für eine Lösung sollte eine Zielhierarchie beinhalten und berücksichtigen, welche Ziele vom Klienten leichter bzw. schwerer zu realisieren sind. Rationale und irrationale Überlegungen berücksichtigen.
- **Ausführung:** Eine Maßnahmenplanung ist außerordentlich wichtig: Erläutert konkret, auf welche Weise Verhaltensziele zu erreichen sind: Beispiele zu konkreten Lebensmitteln, Zeitpunkt des Verzehrs, Zubereitungsmöglichkeiten etc. Ist die Handlung erfolgreich verlaufen, kann das nächste Zwischenziel geplant werden, wenn nicht, erfolgt eine Korrektur des Lösungsplans.
- **Bewertung:** Die Evaluation der Qualität oder Effektivität der Handlungen prüft, ob Gesundheitszustand und Lebensqualität sich verbessert haben. Als Erfolg gelten günstige, zufriedenstellende oder befriedigende Ergebnisse. Optimale Lösungen sind in der Praxis selten (☞ Kap. 9.1 Adipositas, diätetische Therapiemaßnahmen).

Das Beratungsgespräch

Das Beratungsgespräch dient der Interaktion. Wechselseitige Verständigung erfolgt über Sprechen, Zuhören und Verstehen. Die Sprache als wesentliches Werkzeug der Ernährungsberatung soll:

- **Konkret sein,** d.h. konkrete Handlungen besprechen und konkrete Lebensmittel (keine Nährstoffe) empfehlen.
- **Knapp sein,** damit Empfehlungen sich einprägen.
- **Einfach sein:** Die Quintessenz auf das Wesentliche beschränken. „Wenn" und „aber" verringern den Merkeffekt.
- **Erklärend sein:** Wirkungs- und Funktionszusammenhänge mittels einfacher Modelle verständlich machen.

- **Fremdwortfrei sein:** Fachausdrücke, die in der Umgangssprache unscharf verwendet werden, behindern den Informationstransport.
- **Gegliedert sein:** Empfehlungen und Informationen nach Wichtigkeit abstufen und trennen.
- **Interessant sein:** Nur dann entsteht die notwendige Aufnahmebereitschaft, schafft Motivation.
- **Persönlich sein:** Persönliche Aspekte schaffen gefühlsmäßige Bereitschaft zur Auseinandersetzung und fördern das Engagement.

Klientenzentrierte Gesprächsführung

Diese von Carl Rogers entwickelte Methode der nicht direktiven (Diagnose-Rezept-Modell), sondern partnerschaftlichen (Partizipationsmodell) bzw. non-direktiven (Counseling-Modell) Gesprächsführung ermöglicht ein helfendes, klientenbezogenes Gespräch, problemorientiert, mit permanentem Verständnis und ausgeprägtem Mitfühlen. Der Gesprächsanteil des Ratsuchenden soll mehr als 50% betragen. Das **aktive Zuhören** umfasst:

- Blickkontakt und zugewandte Körperhaltung, Nicken und zum Fortfahren ermuntern; Pausen zulassen.
- Sich in die Gefühls- und Gedankenwelt des Patienten hineinfühlen; Gefühle, Gedanken, Schlussfolgerungen, Handlungen nicht bewerten, vielmehr zeigen, was man verstanden hat. Nachfragen, wenn man etwas nicht verstanden hat und wenn z. B. die Gedanken, Gefühle völlig fremd sind.
- Ambivalenzen oder Widersprüche benennen; durch Fragen zum Konkretisieren oder Ausgestalten anregen; Zusammenfassen, zur Klärung beitragen, auf den Punkt bringen.
- Nicht diskutieren, was besser oder schlechter ist, sondern versuchen zu akzeptieren, dass der Patient so ist, wie er ist. Sich nicht verstellen, wo es nicht gelingt, den Patienten zu verstehen oder zu akzeptieren – offen darüber reden.
- Gefühle ansprechen, die der Patient zeigt, aber nicht verbal ausdrückt – meistens ist dies ein Hinweis darauf, dass der Patient sich öffnen möchte.

Provokativer Gesprächsstil

Die Methode des provokativen Gesprächsstils (ProSt®) von Frank Farrelly ist das exakte Gegenteil zur klientenzentrierten Gesprächsführung. Ziel ist, keine Lösungen anzubieten, sondern die Eigenverantwortung, Mündigkeit und Kompetenz der individuellen Lebensgestaltung wieder herzustellen. Die Methode soll den Berater entlasten und die Burn-out-Gefahr verringern.

- Der Berater/Therapeut unterbricht den Klienten, hört nicht länger zu als er mag, zeigt durch Mimik und Gestik, was er denkt. Die **non-verbale Kommunikation** muss bei dieser Methode eindeutig positiv sein. Humorvolle Kommunikation soll Distanz zum aktuellen Problem schaffen und dadurch neue Sichtweisen und Verhaltensänderungen ermöglichen.

- Der Berater/Therapeut zielt mit seinen Formulierungen und Überzeichnungen auf innere Widerstände des Ratsuchenden, provoziert Widerspruch und weckt dadurch neue Ressourcen zur Veränderung,
- Persifliert, globalisiert und karikiert das Weltbild und die absurden Ideen des Klienten, z.B. „am besten Sie gehen nicht mehr einkaufen oder lassen sich nicht mehr einladen, dann hat es mit den Versuchungen ein Ende."

Voraussetzung: Beratungskompetenz, Menschenkenntnis, „guter Draht" zum Ratsuchenden, Wertschätzung und liebevoller Umgang miteinander.
Tabus: Sarkasmus, verletzende Bemerkungen

Der Berater – Anforderungen und Qualitäten

Der Berater hört aufmerksam zu und hält sich mit Interpretationen und Ratschlägen bewusst zurück (klientenzentrierte Gesprächsführung).

Soziale und kommunikative Fähigkeiten

Folgende Fähigkeiten sollte ein Berater mitbringen:

- **Offene Kommunikation:** Beinhaltet den Austausch sprachlicher und nichtsprachlicher Mitteilungen (Gestik, Mimik, Körpersprache)
- **Nonverbale Strategien zur Kontaktverbesserung:** Entspannte Körperhaltung, offene Gestik, interessierter Gesichtsausdruck, ständiger Blickkontakt, geduldiges Zuhören (klientenzentriert)
- **Verbale Strategien:** Neutrale Intonation, weder Drohung noch Billigung, emotional entspannt mit sanfter Stimme bei gemäßigter Geschwindigkeit sprechen.

Beraterqualitäten

Der Klient möchte den Berater als Menschen erleben, nicht nur als Träger einer Berufsrolle (Transparenz, transparency). Persönliche Verantwortung und ein Gefühl der Verbundenheit mit den Problemen des Klienten (Verpflichtung, commitment) verbessert die subjektive Qualität des Beraters. Auch die Einsatzbereitschaft (engagement) fördert beim Klienten Motivation und Mitarbeit. Zurückhaltung (containment), gekennzeichnet durch Takt, Rücksichtnahme und Unaufdringlichkeit gegenüber Klienten zeugt von nötigem Respekt.

Die **Effektivität** der Ernährungsberatung hängt maßgeblich von der Fachkompetenz des Beraters und dessen Persönlichkeit ab. Zur Vermittlung und Umsetzung von Ernährungswissen gehören fundierte psychologische Kenntnisse. Regelmäßige Erfolgskontrollen steigern die Wirksamkeit. Erfolgreiche Berater zeichnen sich dadurch aus, dass sie

- Offen und akzeptierend ihren eigenen Erfahrungen gegenüber sind
- Sich ihrer eigenen Werte und Überzeugungen bewusst sind
- Fähig sind, tiefe Beziehungen zu anderen zu entwickeln
- Fähig sind, sich selbst gegenüber zu erlauben, von anderen so gesehen zu werden, wie sie tatsächlich sind
- Persönliche Verantwortung für ihr eigenes Verhalten akzeptieren
- Ein realistisches Anspruchsniveau entwickelt haben.

11.1.2 Praktische Umsetzung von Ernährungsempfehlungen

Im Rahmen der Prävention informiert die Ernährungsberatung über Grundlagen bedarfsgerechter Ernährung auf der Basis einer vollwertigen Ernährung nach den 10 Regeln der Deutschen Gesellschaft für Ernährung (DGE ☞ auch Kap. 5.1.1).

Ernährungsverordnung – Stationäre Ernährungsempfehlungen

Die Ernährungsverordnung formuliert Qualitätsnormen gemäß den Kost- und Diätformen des Rationalisierungsschemas (☞ Kap. 8) für eine rationelle Produktion, rationelle Verordnungen und rationelle Effektivitätskontrolle.

Die Verordnung muss vom Arzt unter objektiver Kontrolle des Diäterfolgs anhand verbindlicher Maßnahmen umgesetzt werden. Die Indikation diätetischer Maßnahmen basiert auf der Diagnostik (Labordaten) und dem Befinden des Patienten/der Grunderkrankung (Visite). Danach erfolgt die Beauftragung der Krankenschwester zur schriftlichen Anforderung an die Diätküche. Eine Modifikation diätetischer Maßnahmen erfolgt in Anlehnung an den Krankheits-/Therapieverlauf. Assistenz der Verordnung, Kontrolle ernährungstherapeutischer Maßnahmen und präventive Beratung/Schulung von Patienten erfolgt über Diätassistentin/Ökotrophologin.

Vor mehr als 20 Jahren wurden von der DGE Empfehlungen zur Krankenhausernährung ausgearbeitet. Es gibt erschwerte Bedingungen zur Umsetzung:

- Standardportionen müssen möglichst den Bedarf aller Patienten decken
- Mehrere Altersgruppen berücksichtigen (19–65 Jahre)
- Empfehlungen für essentielle Nährstoffe sind an Maximalwerten orientiert
- Energiezufuhr orientiert sich am Durchschnittswert (2000 kcal/d)
- Erhöhter Nährstoffbedarf vieler Patienten
- Geringer Appetit

11

! Eine genauere Ermittlung des Nährstoffbedarfs nach Altersgruppe kann mit Hilfe der „Referenzwerte für die Nährstoffzufuhr“ der Deutschen, Österreichischen und Schweizerischen Gesellschaft für Ernährung erfolgen (DACH-Referenzwerte). Je nach Erkrankung und Schweregrad muss der Bedarf individuell mit entsprechenden Zuschlägen bzgl. Gesamtenergie und einzelner Nährstoffe individuell berechnet werden.

Diätküche Großverpflegung/Gemeinschaftsverpflegung (GV)

Die Speisenplanung verknüpft ernährungsphysiologische Forderungen und präventivmedizinische Erkenntnisse mit Ernährungsgewohnheiten. Zudem müssen die Rezepturen der spezifischen Situation der GV angepasst sein, wobei als Basis gilt: leicht verfügbare, preiswerte Lebensmittel, mediterrane Kost.

- **Mindestvoraussetzungen für die Zusammenstellung von Rezepten:**
  - Langjährige Erfahrungen, fachliche Kompetenzen zur Entwicklung GV-geeigneter und schmackhafter Rezepturen

- Genaue Kenntnisse der GV-spezifischen Nährstoffempfehlungen zur Rezepturkonzeption, Detailkenntnisse GV-spezifischer Lebensmittelangebote zur Optimierung von Kosten, Qualität der Speisen und Personaleinsatz (Convenience-Produkte)
- Souveräne Beherrschung der Technik bzw. genaue Kenntnisse der Produktabläufe zur Umsetzung von fettarmen, vitaminschonenden und sensorisch ansprechenden Rezepturen bzw. minimale Nährstoff- und Geschmacksverluste durch kurze Standzeiten der Speisen am Band oder auf Station
- Schriftliche Aufbereitung und Dokumentation aller wesentlichen Aspekte
- Schulungen aller Beteiligten, Idealismus bzw. Motivation aller Mitarbeiter durch adäquate Unternehmensphilosophie, volle Unterstützung durch die Verwaltung
- Informationsaustausch mit Ärzten und Pflegepersonal

◆ **Ökonomische, ökologische, hygienische Einflussfaktoren:**
- Wirtschaftliche und ökologische Betriebsführung: Warenbeschaffung, Warenverbrauch, Vorbereitung, Zubereitung, Speisenlogistik, Energieeinsatz, Entsorgung
- Hygienesicherheit in der Speisenproduktion: Lebensmittelhygieneverordnung (LMHV), Hazard Analysis Critical Control Points (HACCP – Lebensmittelhygienerichtlinie)
- Qualitätsmanagement in der Speisenproduktion durch Qualitätssicherung
- Zeitgerechte Produktion der Kostformen und Belieferung der Stationen: Anpassung an den Versorgungszyklus der Einrichtung, Nutzung unterschiedlichster Speisenportionier- und -verteilungssysteme
- Pflege aller Informationssysteme: Küche, Patient, Pflegedienst, Arzt, Verwaltung
- Umsetzung von Beratungs- Schulungs- und Betreuungskonzepten nach autorisierten / strukturierten Leitlinien und Standards

Voraussetzungen einer wissenschaftlich abgesicherten Patientenernährung

◆ **Prozesssteuerung und Monitoring:**
- Vermeiden unerwünschter Qualitätsabweichungen: Jedes Lebensmittel exakt definieren, für Lieferanten Art und Weise der Anlieferung der Lebensmittel festlegen (z. B. Zuschnitt, Portionsgröße, Verpackung, Frischegrad), Herstellung nach Rezepturen vorgeben, z. B. Backwaren, Brot – Ersatzlebensmittel benennen.
- Vermeiden unerwünschter Schwankungsbreiten im Portioniervorgang: kalibrierte Portioniergeräte für jedes Lebensmittel und jede Menükomponente, Gewährleistung nährstoffschonender Garprozesse: für jedes Lebensmittel individuelle Garmachungsart, Gargerät, Garzeit, Gartemperatur, Garbeginn und -ende.

◆ **Dokumentation (PC-gesteuert):**
- Bestellvordrucke, Mengenrezepturen, Anrichterezepturen, Produktionsanweisungen, Kellenpläne, Nährstoffanalysen
- Visuelle Arbeitshilfen: Fotos, Handlungsskizzen, Flussdiagramme

◆ **Inhalte des Schulungsprogramms:** Grundlagen der Krankenhausernährung (☞ Kap. 8), Grundlagen der Ernährungslehre, Physiologie, Pathophysiologie, ernährungsphysiologische Bedeutung der Lebensmittel, Küchentechnologie, Prozessablaufschulung in Theorie und Praxis

- **Patientenaufklärung** erfolgt durch Ärzte, Pflegepersonal, Diätassistenten/Ökotrophologen
- **Schriftliches Informationsmaterial:** Selbsterstelltes Info-Material, aid- oder DGE-Broschüren, klinikeigenes Fernsehen, Vorträge, um Grundzüge gesundheitsbewusster Ernährung zu präsentieren und zur Umstellung der bisherigen Ernährungsgewohnheiten ermutigen.

11.1.3 Qualitätssicherung und Qualitätsmanagement in der Ernährungsberatung

Qualitätssicherung

Diese erfolgt durch den gesetzlichen Auftrag an die DGE zur Qualitätssicherung der Inhalte von Ernährungsberatung, durch das Rationalisierungsschema (☞ Kap. 8) im Rahmen der klinischen Diätetik. Es existieren keine gesetzlichen Regelungen hinsichtlich Verbraucher- und Patientenschutz vor Irreführung durch unqualifizierte und unseriöse Ernährungsberatung und -therapie, und keine allgemein gültigen Richtlinien zur Qualitätssicherung der Berufsausübung.

- **Struktur-, Prozess- und Ergebnisqualität:** Informationen situationsgerecht vermitteln, Methoden unter Berücksichtigung individueller Ressourcen (intellektuelle, sozio-kulturelle, finanzielle) des Ratsuchenden einsetzen
- **Rahmenbedingungen der Beratung:** Beratungsambiente (Räumlichkeiten, Atmosphäre, Störfaktoren), Ausstattung (Technik, Geräte), Erscheinungsbild des Beraters (Kleidung, Auftreten)
- **Gesprächsform und Gesprächsprozess:** Erstgespräch (Diagnoseerfassung, Anamnese, Zielsetzung, kurz- und langfristig), Beratungsgespräche (Auswertung und Besprechung von Ernährungsprotokollen, Erläuterung von Korrekturen, Informationsvermittlung, Erstellung von Patientenmaterialien (Erstellung von Diätplänen, teilweise PC-gestützt),Förderung der Eigenkompetenz (Empowerment), im Prozessverlauf: Qualitätskontrolle (Labordaten), Motivationsgespräche (positive Verstärkung erfolgreicher Veränderungen), Rückfallprophylaxe (Besprechung von Misserfolgen), konkrete Zielsetzung zum nächsten Termin, Abschlussgespräch (Stabilisierung der Korrekturen, Langzeitkontrolle und -ziele).

Berichterstattung, Dokumentation, Administration

- **Abschlussbericht:** Arztbrief, Krankenkasse, sonstige beteiligte Therapeuten
- **Rechnungserstellung:** Barzahlung (nach jedem Termin), Abrechnungsmodalitäten mit Krankenkassen
- **Evaluation:** Ergebnis (statistisch, laboranalytisch) bewerten
- **Patientenzufriedenheit:** Erstellung von Fragebögen

Leitlinien der DGE zur ambulanten Ernährungsberatung (von Übergewichtigen)

- **Voraussetzungen:**
  - Ein behandelnder **Arzt** muss über ausreichende klinische Erfahrung verfügen. Wesentliches Qualitätsmerkmal: Zusatzausbildung auf der Basis des Curriculums Ernährungsmedizin der BÄK.
  - Eine **Ernährungsfachkraft** muss über folgende Voraussetzungen verfügen: Entweder Diätassistentin oder studierte/r Ernährungsberaterin/in Diplom-Ökotrophologe/in mit praktischer Erfahrung in Betreuung entsprechender Patienten
    Ernährungsfachkräfte sollten das Curriculum Ernährungsberatung der DGE (bzw. des VDOE) durchlaufen haben.
- **Aufgaben:**
  - Medizinische Eingangsuntersuchung und Indikationsstellung durch den behandelnden Arzt
  - Patientenschulung muss strukturiert erfolgen, Gruppensitzungen sollen regelmäßig stattfinden
  - Multidisziplinäre Therapiekonzept: Ernährungs-, Verhaltens- und Bewegungstherapie ggf. zusätzlich gewichtssenkende Medikamente
  - Regelmäßige Verlaufskontrolle inklusive Dokumentation: Datendokumentation und Auswertung der Therapie inklusive systematischer Erfassung anthropometrischer Parameter (Größe, Gewicht, BMI), biochemischer Variablen (Blutfett-Cholesterinwerte), Status von Komorbiditäten (Diabetes mellitus, Hyperlipidämie, Bandscheibenschäden), Parameter der Lebensqualität
- **Medikamenteneinnahme und Therapieverlauf:**
  - Dokumentationsdauer: Mind. 1 Jahr, möglichst 2–3 Jahre. Erfolgskriterien: 1 Jahr nach Therapiebeginn bei mindestens 50% der Teilnehmer wenigstens 5%, bei mindestens 20% der Teilnehmer 10% Gewichtsreduktion, gleichzeitig Verbesserung von mit Adipositas assoziierten Risikofaktoren (Hypertonie, Dyslipoproteinämie, Diabetes mellitus).
  - Erfolgreiches Langzeitmanagement zur Verbesserung des Gesundheitsverhaltens (regelmäßige körperliche Bewegung, gesund erhaltende Ernährung) und der Lebensqualität
  - Therapiedauer beträgt mind. 6–12 Monate

Qualitätsmanagement

Instrumente zur Verbesserung der Prozessqualität sind das Patienten-Assessment und die Auftragsklärung.

Das Patienten-Assessment

Tab. 11.1-1 Das Patienten-Assessment – Beispiel ältere Typ-2-Diabetiker

Leitfragen	Senso-Motorik	Soziales Umfeld	Frühdemenz (HOPS)
Probleme	Sehbehinderung, Bewegungseinschränkung	Familiensituation Wohnsituation und Versorgung, Versorgung bei Krankheit	Schulbarkeit, Fähigkeit, Verhaltensänderungen zu leisten, Therapiegefährdung
Abgefragte Fähigkeiten	Beobachtung je einer Kalt- und Warmmahlzeit ◆ Kann er alles essen? ◆ Wie lange dauert die Mahlzeit? ◆ Wird regelmäßig alles gegessen? ◆ Beobachtung einer Fußpflege, Fußpflegetechnik ◆ Selbstgefährdung ◆ Beobachtung von Insulin-Injektionen ◆ BZ-Messung	Essanamnese: Werktag/Sonntag 5 Schlüsselfragen: ◆ Allein lebend? ◆ Wer kann BZ messen und Insulin spritzen? wer versorgt bei Krankheit? ◆ Wer sieht täglich nach dem Patienten? ◆ Wer hat Zugang zur Wohnung?	Prüfung der 9 Leitmerkmale nach Risse: ◆ Affektlabilität ◆ Umschweifiges Denken ◆ Erloschene Eigenanregbarkeit bei erhaltener Fremdanregbarkeit ◆ Merkfähigkeitsstörungen ◆ Sensorische Übererregbarkeit ◆ Charakterzuspitzung ◆ Erhaltene Fassade ◆ Bewusstseinsklarheit

- **Zielgröße:** Nur exakt das im Assessment erfassen, was Therapie/Schulung verunmöglichen oder behindern kann.
- **Vorteile:**
  - Erfassung fehlender Fähigkeiten und Potenziale, die dem Erfolg des Therapie-Selbstmanagements im Wege stehen
  - Realitätsangepasste Bewertung der Schulungsergebnisse
  - Vermeidung überzogener Schulungsanforderung
  - Dokumentation eines Verlaufsvergleichs
- **Zeitrahmen/Erfassung:**
  - Das Assessment kann in mehreren Etappen durch unterschiedliche Therapeuten durchgeführt werden.
  - Erfassen des Verhaltens bei Mahlzeiten kann bei Hausbesuchen oder in der Klinik beim Buffet erfolgen – mindestens über 3 Tage.
  - Assessment-Protokoll 1 × jährl. bei Patienten über 65 Jahre.

Auftragsklärung

Vor jeder Schulung braucht es eine umfassende Beratung und Auftragsklärung. Die Haltung des Therapeuten muss neutral und offen sein, damit der Patient sich frei entscheiden kann.

- ◆ **Strukturierte Beratung:**
  - Erfahrungen des Patienten genau beschreiben lassen: was hat bisher funktioniert/nicht funktioniert? Größtes Problem ist die Patientenbeschwerde wörtlich nehmen, der größte Wunsch: die Lösungsidee wörtlich nehmen.
  - Klären, was der Patient zu einer mündlichen Entscheidung im Kontext des zu besprechenden Problems noch für Informationen braucht und ihm diese wertfrei zur Verfügung stellen.
- ◆ **Umgang mit verschiedenen Patiententypen:**
  - **„Der Besucher"** hat kein Krankheitsproblem, keine Idee, was er ändern will, wird häufig geschickt → geringe Erfolgsaussichten in der Schulung
    Umgang: Komplimente, zu erneutem Besuch einladen, beraten, Beschwerde?
  - **„Der Klagende":** Hat ein Problem/Krankheitsbewusstsein, aber keine Idee, was er ändern will, Hauptanliegen: dass seine Klage erhört wird → geringe Erfolgsaussichten in der Schulung.
    Umgang: Beschwerde vage → Beschwerde konkretisieren, beraten, lässt die Beschwerde eine Lösung überhaupt zu? Wenn ja → wird der Kläger zum Kunden.
  - **„Der Kunde"** hat ein Problem und eine Idee, was er ändern will, handelt eigenverantwortlich → erfolgreicher Patient.
    Umgang: Lösungsidee vage → Lösungsidee konkretisieren, beraten, ist die Lösungsidee von Patient und Arzt realisierbar? Wenn ja → Auftragsabwicklung in der Therapie. Überprüfung, ob Auftrag sinngemäß bearbeitet wurde. Wenn ja →Therapie weiter fortführen. Wenn nein, Prozess wiederholen.

11.1.4 Patientenführung und Compliance

Erfolgreiche ernährungsmedizinische Interventionen erfordern professionelle, interdiszipinäre Kooperation. Ernährungsteams sollten sich aus Ärzten, Ernährungswissenschaftlern, Diätassistenten, Pflegepersonal, Psychologen und Apothekern zusammensetzen. Ziel ist die Unterstützung des Patienten in seiner Bereitschaft (Compliance) gesundheitsfördernde Maßnahmen zu initiieren und umzusetzen sowie gesundheitsschädigende Maßnahmen zu unterlassen oder zu vermeiden.

! Compliance setzt bereits bei der Motivation an und nicht erst beim beobachteten Verhalten.

Wege zur Sicherung der Compliance

Compliance wird in der Regel verhindert durch ein einseitiges, autoritäres Arzt-Patienten-Verhältnis, bei dem der Arzt beurteilt, entscheidet und agiert, und der Patient Anordnungen ausführen soll, anstatt seine Belange autonom zu steuern. Ursachen für Non-Compliance des Therapeuten bzw. Berater und Klienten sind:

- ◆ **Berater/Therapeut:** Non-Professionalität, z.B. „intuitiv" betriebene Beratung, rigide Maßnahmen, überhöhtes Anspruchsniveau, Überangebot an Informationen, Aussparung psychosozialer Funktionen des Essens, reine Zielvermittlung ohne Vermittlung adäquater Methoden

- **Ratsuchender/Klient:** Nachlässige Haltung gegenüber der eigenen Gesundheit, falsche Einschätzung der eigenen Anfälligkeit für Krankheiten, Gedankenlosigkeit, Bequemlichkeit, Nachlässigkeit, Unwilligkeit, Angst vor Verlust von vertrauten Gewohnheiten und Bedürfnisbefriedigungen.

Ein Wandel des Arzt-Patienten-Verhältnisses vom hierarchischen zum kooperativen Verhältnis kann durch folgende Maßnahmen erzielt werden:

- Stärkung der Stellung des Patienten und seiner aktiven Mitwirkung durch Aufklärung, Information und Schulung im praktischen Handeln
- Förderung der Selbststeuerungskompetenz und des Selbstbehauptungswillens des Patienten gegenüber dem medizinischen Experten
- Aufzeigen alternativer Perspektiven, die nicht nur Verzicht bedeuten
- Prüfen, ob Maßnahmen oder Empfehlungen durchführbar sind und ob der Patient über das notwendige Wissen oder erforderliche Fähigkeiten verfügt
- Genaue Analyse evtl. vorhandener Barrieren.

Das Beratungsmodell des Empowerment

Wer gesund sein will, muss lernen, Veränderungen zu bewirken, und zwar hinsichtlich seines eigenen Verhaltens und seiner sozialen Beziehungen und organisatorischen Strukturen, die sein Leben beeinflussen. Empowerment bedeutet, dem Patienten dabei zu helfen, seine eigenen Ziele zu definieren, begründete Entscheidungen zu fällen („informed choices") und seine Ziele umzusetzen.

- Der **Kerngedanke** lautet: „Jeder Mensch entscheidet für sich selbst". Empowerment trägt der Tatsache Rechnung, dass Menschen sich entwickeln und verändern, und will den Patienten nicht von Zielen überzeugen oder diese unterstellen. Vielmehr setzt es an bereits vorhandenen Motiven des Betroffenen an. Im Gespräch sollen Ziele, Wünsche und Wertvorstellungen des Patienten erfasst werden.
- **Innere Haltung:** Der Berater lässt sich auf Motive und Sichtweisen des Patienten ein und versucht nicht, diese mit seinen Zielen zu manipulieren. Der Patient wird ganzheitlich in seinem Lebenszusammenhang und der Innenperspektive wahrgenommen. Die umfassende innere Motivationslage wird erfragt, um Ziele und Wichtiges im Leben zu verstehen, und Perspektiven anzubieten, die zu dem Motivationsgeflecht passen.
- **Prinzip der Gesprächsführung:**
  - Fragen stellen, aktiv zuhören; unterstützen, Gedanken zu artikulieren, zu klären und zueinander ins Verhältnis zu setzen.
  - Bei vorhandenen Motiven ansetzen, ohne sie zu verändern; mit dem Patienten seine Ziele und Prioritäten herausarbeiten, ihn anregen, selbst nach Lösungsmöglichkeiten zu suchen.
  - Fachliche Informationen geben, die für die Interessen des Patienten bedeutsam sind; Handlungsalternativen aufzeigen, die dem Patienten bei der Realisierung seiner Ziele helfen können.
  - Entscheidungsprozesse fördern und unterstützen, indem Vor- und Nachteile aus der Sicht des Betroffenen erörtert werden.

- **Grenzen setzen:**
  - Als unterstützender Experte eigene Grenzen wahren und Interessen schützen, die zum Erhalt der Arbeitsfähigkeit notwendig sind
  - Wichtiger Bestandteil von Empowerment: Spielregeln einfordern und den Einsatz von ideellen oder materiellen Gütern begrenzen.

11.1.5 Das Prinzip der flexiblen Kontrolle

Eine verhaltenstherapeutische Bedingung zur wirksamen Veränderung des Essverhaltens ist die Unterscheidung einer rigiden von einer flexiblen Kontrolle (☞ auch Kap. nnn).

Rigide Kontrolle des Essverhaltens

Merkmale rigider Kontrollmaßnahmen zielen darauf ab, unerwünschtes oder riskantes Verhalten total zu vermeiden. **Merkmale rigider Maßnahmen** (☞ auch Kap. 6.4):

- Geringfügige, diätetisch bedeutungslose „Verletzungen" der Vorgaben führen zum Zusammenbruch der Vorsatzplanung. Die Gegenregulation besteht in einer unkontrollierten Nahrungsaufnahme; Selbstkommentar: „Jetzt ist auch alles egal".
- Orientierung am Alles-oder-Nichts-Prinzip: „Ab morgen", „nur noch", „nie wieder"
- Häufige, aber kurzfristige Diätmaßnahmen
- Diätphasen wechseln ab mit Phasen, in denen nicht aufs Gewicht geachtet wird.
- Radikale Maßnahmen wie starke Einschränkung der Nahrungszufuhr, völliger Verzicht bzw. Verbot bestimmter Lebensmittel, feste Diätpläne, starre Essschemata
- Verzehr von Lebensmitteln, die nicht schmecken, solange sie kalorienarm sind.

! Es wird als Kunstfehler bezeichnet, wenn professionelle Ernährungsberatung dem Patienten zu rigiden Maßnahmen rät oder zulässt, dass dieser sich selbst solche vorgibt → mit rigider Kontrolle steigt die Störbarkeit des Essverhaltens an.

Flexible Kontrolle des Essverhaltens

Flexible Kontrollmaßnahmen ermöglichen die Nutzung des gesamten Verhaltensspielraums und versuchen, die Einhaltung einer bestimmten Menge an Lebensmitteln oder Getränken über einen größeren Zeitraum zu ermöglichen.

- **Merkmale flexibler Maßnahmen:**
  - Orientierung am Mehr-oder-weniger-Prinzip – abgestufte Maßnahmen
  - Gewichtskontrolle wird als zeitlich längerfristige Maßnahme und permanente Aufgabe verstanden.
  - Moderate Maßnahmen wie sich Süßigkeiten in begrenzten Mengen gönnen, ausgleichen, wenn bei einer Gelegenheit zuviel gegessen wurde; Bevorzugung kalorien- und fettreduzierter Lebensmittel, wobei auch andere Lebensmittel gegessen werden.

- **Förderung der flexiblen Kontrolle:**
  - Kognitive Umstrukturierung: Management des Essverhaltens als langfristige und lebenslange Perspektive, als Lernprozess, aus Fehlern lernen: „Ausrutscher“, „Rückfall“
  - Flexible Essregeln formulieren: Zeitraum festlegen: ca. 1 Woche, Anzahl/Menge festlegen, Spielräume definieren
  - Umgang mit „Regelüberschreitungen“ trainieren.

11.2 Patientenschulung

Marion Burkard

Eine Patientenschulung bei chronisch erkrankten Patienten ermöglicht, technische und pharmakologische Neuerungen so zu nutzen, dass sie zu Verbesserung der Behandlungsqualität führen. Aspekte der Patientenschulung sind grundsätzlich auch auf Beratung anwendbar.

11.2.1 Voraussetzungen

Der Ernährungsberater sollte didaktische Beratungskomponenten in der täglichen Beratungspraxis beachten:

- **Was:** Schulungsinhalte
- **Wer:** Kompetente Schulungskraft
- **Warum/Wozu:** Ziele
- **Womit:** Medien
- **Mit wem:** Patienten
- **Wann/Wo:** Rahmenbedingungen
- **Wie:** Methoden

11

Die 7 Aspekte lassen sich in zwei Gruppen unterteilen, in **Entscheidungsfelder** (was, warum/wozu, wie, womit) und **Bedingungsfelder** (wer, wann/wo, mit wem).

Schulungsinhalte, Kompetenz und Ziele

Die Schulungsinhalte werden maßgeblich von der zugrunde liegenden Krankheit bestimmt. Fachkompetente Sicherheit ist entscheidend, um Lerninhalte methodisch und patientengerecht zu präsentieren. Die folgenden Schulungsaspekte bauen auf diesem Fundament auf.

Die Schulungskraft sollte besondere didaktische Fähigkeiten und notwendige fachliche Kompetenz aufweisen. Erscheinungsbild und aktueller Gesundheitszustand (Erkältung, Heiserkeit) beeinflussen den Schulungserfolg.

Die Ziele geben die Richtung vor. Grob- und Feinziele dienen als Grundlage zur Planung einzusetzender Medien und anzuwendender Methoden. Drei Lernzielbereiche, die jeweils unterschiedliche Ebenen ansprechen, kommen für Zielformulierungen in Betracht:

- **Kopf:** Bezieht sich auf die kognitive, intellektuelle Ebene, auf fachlich-rationale Ziele, die Wissen, Verstehen und Denken betreffen
- **Herz:** Meint die affektive, emotionale Ebene. Ist auf Einstellungen, Interessen, Werte, Vertrauen und Aufmerksamkeit ausgerichtet
- **Hand:** Bezieht sich auf die psychomotorische bzw. Handlungsebene. Konkretes Handeln und menschliche Fähigkeiten stehen im Vordergrund. (Lesen, Schreiben, Kochen etc.)

Medien und Lernmittel sollten auf die Zielgruppe bezogen und ausreichend vorhanden sein; z. B. Overhead-Projektor, Flipchart, Tafel, Metaplan, Filme, Schaubilder, Modelle, Spiele, Schreibutensilien, Demonstrationsmaterial, Begleitliteratur, Broschüren. Sie unterstützen das Handeln, wenn Ziele und Methoden definiert sind und werden in allen Phasen der Schulung eingesetzt zur:

- Einstimmung, Problemstellung und Motivation
- Information, Erarbeitung, Darbietung
- Auswertung, Zusammenfassung, Systematisierung
- Übung, Vertiefung, Anwendung, Erweiterung.

Patienten

Fokus der Schulung, die patientengerecht aufbereitet sein muss, sind die Patienten. Gesundheitszustand, geistige und motorische Fähigkeiten sowie Lernmotivation sind zu berücksichtigen. Oberstes Ziel: Empowerment des Patienten, d.h. die Schulung soll Patienten befähigen, Gelerntes durchzuführen und im alltäglichen Leben anzuwenden. Während der Schulung durchläuft der Patient 5 Stufen, die zu beachten sind:

- Was gesagt worden ist, hat er oft nicht gehört.
- Was der Patient gehört hat, hat er oft nicht begriffen.
- Wenn der Patient es begriffen hat, ist er nicht automatisch damit einverstanden.
- Wenn der Patient mit den Ausführungen einverstanden ist, heißt es nicht, dass er sich entsprechend verhält.
- Wenn der Patient sich einmal an Gelehrtes hält, heißt dies nicht, dass er sich auch zukünftig daran halten wird.

Rahmenbedingungen

Die Rahmenbedingungen können physiologischer und psychologischer Natur sein, und Erfolg oder Misserfolg einer Schulung maßgeblich bestimmen.

- **Schulungsraum:** Gute Erreichbarkeit gewährleisten, Einrichtung und Ausstattung bedarfsgerecht gestalten (bei bestehenden Begleiterkrankungen adäquate Sitzvorrichtungen schaffen), Lichtverhältnisse angepasst gestalten (nicht zu hell, nicht zu dunkel)
- **Schulungsplanung:**
  - Organisation: Schulung im klinischen Bereich mit dem behandelnden Team abstimmen (keine Untersuchungen bzw. Anwendungen zur gleichen Zeit) und zu

einem Zeitpunkt stattfinden lassen, der hohe Konzentration des Patienten gewährleistet (nicht nach dem Mittagessen oder während Besuchszeit).
- Bekanntgabe: Schulungshinweise (schriftlich) bei Aufnahme erteilen, auf Stationen deutlich sichtbar machen, zusätzlich von Pflegepersonal und Ärzten erteilen lassen (diese möglichst in die Schulung einbinden).
- Liege-/Verweildauer mit Schulungsdauer in Einklang bringen, da die Schulung integraler Bestandteil der Therapie ist.

- Die Gruppengröße sollte nicht zu groß oder zu klein sein, die optimale Größe liegt bei 8–10 Teilnehmern.
- Altersunterschiede sollten nicht zu groß sein, um Interessen- und Generationskonflikte zu vermeiden.

Die Methoden

Dienen der Vermittlung von Lerninhalten und umfassen Gesprächstechniken und -strategien, sowie Argumentations- und Fragetechniken.

- **Gesprächstechniken** dienen dem Verständnis: Kurze Sätze sprechen, wichtige Informationen hervorheben und wiederholen, Fremdworte meiden, Fachbegriffe erklären, langsam und deutlich sprechen.
- **Gesprächsstrategien** beschreiben einzelne Gesprächsschritte und ergeben nacheinander eine Gesprächsordnung. Die Konsequenz sind angestrebte Handlungsschritte, z. B. EIVANBA – das 7-Schritte-Gespräch: 1. Einstimmung, 2. Interessenweckung (Einführung), 3. Vertrauensfestigung, 4. Angebot (Durchführung), 5. Nutzen, 6. Bedürfnisweckung (Aufruf zur Aktion), 7. Ausführung.
- **Argumentationstechniken** unterstützen die Argumente im Hinblick auf Einstellung, Meinung, Motivation, Verhalten und Handeln des Patienten. Argumentationsblock: z. B. Behauptung – Argument (Beweis) – Beispiel – Zusammenfassung.
- **Fragetechniken** geben Denkanstöße, schaffen Problembewusstsein, regen zum Gespräch an, zeugen von Interesse, fordern Reaktionen und Entscheidungen, fördern den Austausch und lockern Schulung auf. Es gibt u. a. Einstimmungs- und Entspannungsfragen, rhetorische und provokative Fragen, Suggestiv-, Bestätigungs- und Kontrollfragen.
- **Günstige Fragetypen:**

- Offene Fragen ermöglichen dem Patienten, seinen Zustand und seine Beschwerden mit eigenen Worten zu schildern.
- Offene, ungerichtete Fragen setzen voraus, dass der Patient bereit und fähig ist, von sich aus offen zu antworten. Offene, gerichtete Fragen können dem Patienten helfen, Hemmungen und Widerstände zu überwinden, sie deuten an, dass das angeschnittene Thema etwas allgemein Übliches ist oder dass damit verbundene Schwierigkeiten häufig sind.
- Gezielte Fragen fordern den Patienten auf, sich zu einem bestimmten Punkte zu äußern; ermöglichen aber, dies mit eigenen Worten zu formulieren.

- **Bedingt günstige Fragetypen:**
  - Geschlossene Fragen müssen mit Ja oder Nein oder mit einer vorgegebenen Antwort beantwortet werden und schränken die Schilderungsmöglichkeiten des Patienten ein, sie können der Klärung eines Sachverhaltes dienen.
  - Indirekte Fragen lassen offen, wer antwortet, können bei Hemmungen oder geringer Redebereitschaft von Patienten eingesetzt werden.
- **Eher ungünstige Fragetypen:**
  - Suggestivfragen lassen den Patienten wenig Möglichkeiten sich zu äußern, da die erwartete Antwort bereits suggeriert wird.
  - Mehrfachfragen sprechen mehrere Punkte gleichzeitig an, stören die Struktur des Gespräches, tragen zu Unklarheiten bei.
  - Warum-Fragen konfrontieren den Patienten mit seinen Aussagen und seinem Verhalten, können als Vorwurf aufgefasst werden, wecken Abwehr, Widerstand und Verleugnung.

Paraphrasieren: Die Technik dient der Ermittlung, ob Aussagen des Patienten verstanden wurden. Dabei werden Aussagen mit eigenen Worten wiederholt oder umschrieben. Der Patient kann so erkennen, wie Aussagen wahrgenommen wurden, Missverständnisse können ausgeräumt werden.

11.2.2 Durchführung

Die Patientenschulung als komplexe Interventionsstrategie beinhaltet folgende Teilbereiche: Wissensvermittlung, Wahrnehmungsschulung, Selbstkontrollstrategie, Reizkontrolltechniken, Soziales, Fertigkeitstraining.
Vor Beginn der Schulung ist zu klären, welche Ziele mit der Patientenschulung erreicht werden sollen. Zur Durchführung der Patientenschulung gibt es Lehrpläne (Curricula), in denen die Lernziele, Lerninhalt/Verhalten des Unterrichtenden, Unterrichtsmaterialien sowie Zeiten festgelegt werden. Die Curricula sind lernzielorientiert, Konzepte mit reformpädagogischem Ansatz fehlen ☞ Empowerment.

11

Lernziel-Pyramide

Unterteilung in: Leitziel, Richtziel, Grobziel und Feinziele. Beispiel: Lernbereich Insulin spritzen:

- Leitziel: Gesundheit und Lebensqualität als Werte vermitteln.
- Richtziel: Patienten sollen ihr Insulin selbstverantwortlich spritzen.
- Grobziel: Patienten sollen ihr Insulin fachgerecht spritzen.
- Feinziele: Die Patienten sollen genau 10 IU Insulin aufziehen, wissen, dass Insulin in das Fettgewebe unter die Haut gespritzt wird, sich selbst Insulin spritzen.

Die Lernziel-Elemente

Präzise formulierte Lernziele bestehen aus folgenden Elementen: **Inhalt:** was? **Bedingung:** Wer, wann, wie, wo? **Handlung:** Was muss der Patient wann und wie gut können? Beispiel: Der insulinspritzende Diabetiker (Bedingung) soll das Bedienen des Blutzucker-Messgerätes (Inhalt) praktisch durchführen (Handlung).

Gründe für präzise Lernziele:

- Lernziele helfen bei der Auswahl und Planung der Inhalte, der Materialien und des jeweiligen Unterrichtsvorgehens.
- Lernziele sind erreichbar, beobachtbar, logisch und eindeutig formuliert.
- Lernziele dienen der Qualitätskontrolle, um zu beurteilen, ob das Verhalten den festgelegten Lernzielen entspricht.

11.3 Qualitätssicherung in der Ernährungsmedizin

Ralf-Joachim Schulz

11.3.1 Definitionen

Die Qualitätssicherung umfasst die Festlegung der Qualifikationen (Aus-, Fort- und Weiterbildung) von Ernährungsfachkräften und eine Abgrenzung von spezifischen Aufgabenfeldern. Unterschieden werden die Begriffe

- Strukturqualität (materielle, organisatorische und persönliche Rahmenbedingungen)
- Prozessqualität (Arbeitsabläufe, Behandlungsprozesse)
- Ergebnisqualität (Veränderung des Gesundheitszustands, Verbesserung der Prozessqualität).

Die Qualitätssicherung dient zum einen der Gewährleistung einer qualifizierten Ernährungsberatung und Ernährungstherapie in Klinik und Praxis und zum anderen der Sicherstellung der Information und Aufklärung über den Stellenwert der Ernährungsmedizin im Rahmen der Bildung und Erwachsenenbildung.

11.3.2 Dimensionen der Qualitätssicherung in der Ernährungsmedizin

Morbiditäts- und Mortalitätsstatistiken zeigen, dass zivilisationsbedingte Erkrankungen deutlich und permanent ansteigen. Die damit verbundenen Kosten (☞ Kap. 1.1.1) könnten durch eine entsprechende qualitätsgesicherte Ernährungstherapie sowie präventive Aspekte der Ernährungsmedizin deutlich gesenkt werden. Zudem stellen ein nahezu unüberschaubares, zu jeder Zeit verfügbares Lebensmittelangebot, Übergewicht und Adipositas bei Kindern und Erwachsenen, schwindende Kenntnisse über Lebensmittel und deren Zubereitung sowie ein Wandel der Esskultur im Rahmen eines gesellschaftlichen Umbruchs die Herausforderungen im Bereich Ernährung dar, die bewältigt werden müssen.

Klinische Ernährungstherapie

Stationäre Versorgung

- **Festlegung der oralen Ernährung:**
  - Kostformen und ihrer Zusammensetzung
  - Kontrollmaßnahmen der Qualität der Krankenhausernährung
  - Engmaschige visuelle und sensorische Prüfungen sowie Prüfungen der vorgegebenen Portionsgrößen: Nährstoffberechnung, chemische Analysen von Vollkost und Diäten
- **Festlegung der Ernährungsformen hinsichtlich künstlicher Ernährung:**
  - Zusätzliche orale Trinknahrung
  - Zusätzliche oder ausschließliche enterale Ernährung
  - Zusätzliche oder ausschließliche enterale Ernährung
  - Kombination aus enteraler und parenteraler Ernährung

Poststationäre Versorgung – Home Care

§ 135a SGB V Absatz 2 verpflichtet „Vertragsärzte, zugelassene Krankenhäuser sowie Erbringer von Vorsorgeleistungen oder Rehabilitationsmaßnahmen ...sich an einrichtungsübergreifenden Maßnahmen der Qualitätssicherung zu beteiligen, die insbesondere zum Ziel haben, die Ergebnisqualität zu verbessern" sowie „einrichtungsintern ein Qualitätsmanagement einzuführen und weiterzuentwickeln."

- Gesicherte Zusammenarbeit zwischen Klinik und poststationärem Versorgung
- Rechtzeitige und adäquate Überleitung des Patienten aus der Klinik in die poststationäre Versorgung
- Dokumentation der poststationären Versorgung: Dokumentation der Patienteninformation, Dokumentation des Allgemeinzustandes, Follow-up-Monitoring, Kontrolle der Mikronährstoffe, Kontrolle der notwendigen Pflegemaßnahmen

Ernährungstherapie und Ernährungsberatung

Aufgaben

Ernährungstherapie ist die ernährungstherapeutische Beratung und Betreuung bei Erkrankungen auf ärztlicher Verordnung. **Ernährungsberatung** (☞ auch Kap. 11.1.3) wird heute in vielfältiger Weise interpretiert und angeboten. Beratungsleistungen werden in einer Beratungsstelle, Arztpraxis, Apotheke, aber auch z. B. in der Volkshochschule, im Fitnessstudio oder Wellnesshotel angeboten. Die **qualifizierte Ernährungsberatung** dient der nachhaltigen Änderung und Verbesserung von Ernährungsverhalten und der Prävention ernährungsmitbedingter Erkrankungen ohne ärztliche Weisung. Qualifizierte Ernährungsberatung ist ausschließlich den gesicherten wissenschaftlichen Erkenntnissen zur Erhaltung und Wiederherstellung der Gesundheit der Bürger verpflichtet. Sie geschieht produktneutral und ist nicht an Werbung und / oder Verkauf von Produkten gekoppelt. Es darf nicht die Gefahr bestehen, dass die Ernährungsberatung zum Spielball unterschiedlichster Marktinteressen oder für kommerzielle Ziele missbraucht wird. Transparenz in diesem Bereich ist daher vordringlich.

In beiden Fällen sind hohe Anforderungen an die Inhalte und den Beratungsprozess zu stellen. Fachwissenschaftliche, methodische und didaktische Qualifikationen sind ebenso notwendig wie Kenntnisse über Qualitätssicherung und Evaluation sowie die Verwendung fachlicher und methodischer Standards. Kontinuierliche Fortbildung ist zur Sicherung der Qualität unverzichtbar.

Institutionen

Um verschiedene Aufgabenfelder zu charakterisieren und notwendige Qualifikationen für die jeweiligen Tätigkeiten zu definieren, wurde ein Koordinierungskreis auf Bundesebene gebildet, der sich aus Vertretern der folgenden Institutionen zusammensetzt: Deutsche Gesellschaft für Ernährung e. V. (DGE), Institut für Qualitätssicherung in der Ernährungstherapie und Ernährungsberatung (QUETHEB) e.V., Berufsverbände der Diätassistenten e. V. (VDD) und Diplom-Oecotrophologen e.V. (VDOE), Verband für Unabhängige Gesundheitsberatung (UGB) e.V. Deutschland, aid infodienst Verbraucherschutz, Landwirtschaft, Ernährung e.V., Landfrauen im Bayerischen Bauernverband, Deutsche Akademie für Ernährungsmedizin (DAEM), IKK Bayern, Sebastian-Kneipp-Akademie für Gesundheitsbildung im Kneipp-Bund e.V. und dem Netzwerk Gesunde Ernährung.

11.3.3 Rechtliche Vorgaben für Qualitätssicherung in der Ernährungsmedizin

Derzeit orientiert man sich bei der Anbieterqualifikation im Bereich qualifizierter Ernährungsberatung und Ernährungstherapie auch an den Ausbildungsanforderungen, wie sie derzeit in den „Gemeinsamen und einheitlichen Handlungsfeldern und Kriterien der Spitzenverbände der Krankenkassen zur Umsetzung von § 20 Abs. 1 und 2 SGB V“ (in der jeweils aktuellen Fassung) formuliert sind.
Dazu werden folgende Fachkräfte benötigt:
Ernährungsmediziner

- Oecotrophologen / Ernährungswissenschaftler (Diplom / Bachelor / Master)
- Diplom-Ingenieure Ernährungs- und Hygienetechnik
- Diätassistenten

Diese verfügen über eine gültige Zusatzqualifikation für Ernährungsberatung gemäß Curriculum der Deutschen Gesellschaft für Ernährung e.V. (DGE) zum Ernährungsberater / DGE, Ernährungsmedizinischen Berater / DGE oder mit der Zertifizierung durch die Standesorganisationen (VDOE, VDD), und / oder durch den Nachweis der Registrierung beim Institut für Qualitätssicherung in der Ernährungstherapie und -beratung e. V. (QUETHEB) sowie Ärzte mit gültigem Fortbildungsnachweis gemäß Curriculum Ernährungsmedizin der Bundesärztekammer und / oder dem Nachweis der Registrierung beim Institut für Qualitätssicherung in der Ernährungstherapie und -beratung e. V. (QUETHEB)“.

11.3.4 Durchführung der Qualitätssicherung

Klinische Ernährungstherapie

- **Personalspezifische Voraussetzungen:**
  - Nennung eines ernährungsbeauftragten Arztes im stationären und ambulanten Bereich
  - Leistungsgerechte Vergütung von Diagnose und Schulung im stationären Bereich
- **Diagnostische und therapeutische Voraussetzungen:**
  - Etablierung eines standardisierten Ernährungsassessments im Aufnahmestatus des Patienten in der Klinik
  - Einrichtung von Ernährungsteams
  - Evidenz-basierte Therapien mit standardisierter Diagnostik (BMI, Albumin, etc.)
  - Klare Richtlinien zum interdisziplinären Handeln unter Hinzuziehen eines Stoffwechselspezialisten
  - Einheitliche Richtlinien für enterale und parenterale Ernährung in der Klinik
  - Einbindung in die Arzneimittelkommission hinsichtlich der Auswahl der stationären Ernährungssubstrat/lösungen
- **Dokumentation:**
  - Dokumentation über Effektivität der ernährungstherapeutischen Maßnahmen bei Aufnahme und Entlassung
  - Kontrollierte Studien über Effekt von Ernährungsmaßnahmen
- **Pflegerische Voraussetzungen:** Katheterkomplikationen müssen unter einem definierten Katheterpflegestandard stehen, Pflege ist durchzuführen durch zertifizierte Krankenschwestern/-pfleger der häuslichen Krankenpflege mit standardisierter Dokumentation von:
  - Katheter-assoziierte Sepsis
  - Exit-site Infektion
  - Tunnelinfektion
  - Porttascheninfektion
  - Katheterokklusion
  - Mechanische Port-/Katheterverletzung
  - Katheterdislokation

Ernährungsberatung und Ernährungstherapie

Erforderliche Maßnahmen

- **Medizinische Anamnese/Diagnostik** und die Empfehlung für eine Ernährungsberatung oder die Verordnung einer Ernährungstherapie erfolgen durch einen (Ernährungs-) Mediziner.
- **Ernährungsphysiologische und ernährungspsychologische Anamnese** (Ernährungsverhalten, Lebensmittelauswahl, Tageskost, Eigenverantwortung und Gesundheitsbewusstsein) werden durch eine Ernährungsfachkraft vorgenommen.
- **Psychologische und psychosoziale Diagnostik** erfolgt ggf. zusätzlich durch einen Psychologen/Psychotherapeuten mit Schwerpunkt Verhaltenstherapie in interdisziplinärer Zusammenarbeit.

- **Therapieziele** aus medizinischer Sicht werden durch einen (Ernährungs-) Mediziner ggf. in Absprache mit anderen Therapeuten wie Ernährungsfachkräften und/oder Psychotherapeuten festgelegt.
- Therapiepläne zur **Ernährungskorrektur** und zur nachhaltigen Verbesserung des Ernährungsverhaltens werden durch eine Ernährungsfachkraft in Kooperation mit dem behandelnden Arzt und ggf. anderen Therapeuten erstellt. Sie beziehen das persönliche Lebensumfeld, den Lebensstil und die Lebensqualität des Patienten mit ein.
- **Langzeitbetreuung bzw. Nachbetreuung:** Da eine Ernährungskorrektur bzw. nachhaltige Ernährungsumstellung meist mit einer Lebensstiländerung einhergehen muss, ist eine Langzeitbetreuung erforderlich und ggf. eine Nachbetreuung in Kooperation zwischen Ernährungsfachkraft und behandelndem Arzt. Insbesondere gilt dies bei Adipositas und Präadipositas, da dies chronische Krankheiten/Störungen mit einer hohen Rezidivrate sind.

Checkliste: Einzelmaßnahmen

- **Erstgespräch:**
- Kontextklärung (Patient/Therapeut)
- Sichtung der ärztlichen Diagnose
- Anamnese (Erfassungsmethoden)
- Persönliches Gespräch (Protokoll)
- Patientendaten (Personalbogen)
- Labordaten (Kopie, Arztbogen)
- Ernährungsdaten (Ernährungsanamnesebogen)
- Zielfestlegung, gemeinsam durch Patient und Therapeut: voraussichtliche Beratungsdauer und Kosten festlegen / Kostenvoranschlag, Anleitung zur Führung eines Ernährungsprotokolls (Protokollbogen)
- **Auswertungen, Analysen, Vorbereitungen:**
- Auswertung des Ernährungs-/Essprotokolls (Analysebogen)
- Nährwertanalysen (PC-Programme)
- Beratungsinhalte methodisch und didaktisch vorbereiten (Patientenmaterialien)
- Evtl. Erstellung eines Diätplanes (PC gestützt / Software)
- Planung der weiteren Gespräche (Inhalte, Methode)
- **Beratungsgespräche** (basierend auf Auswertung von Anamnese und Ernährungsprotokollen): Beratung zu Essverhalten, Lebensmittelauswahl, Ernährungsphysiologie, Lebensführung, Lebensqualität, Informationsvermittlung (z.B. inhaltliche Standards der DGE), Stärkung von Motivation und Eigenkompetenz, Anleitung zur Selbstverantwortung
- **Betreuungsgespräche:** Erfahrungen mit den Maßnahmen hinterfragen, d.h.:
- erste Erfolge/Misserfolge kontrollieren (Protokollieren)
- Stärkung von Motivation und Eigenkompetenz
- evtl. Zwischenanamnese (Evaluierungsbogen)
- neue Labordaten

- **Abschlussgespräch:** Erfolg/Misserfolg diskutieren und dokumentieren: Trend Labordaten, Patientenzufriedenheit, Zielerreichung, Fernzielformulierung, Motivation

11.3.5 Ernährungsmedizinische Leitlinien

Leitlinien sind „systematisch entwickelte Aussagen zur Unterstützung der Entscheidungsfindung von Ärzten und ggf. anderen Gesundheitsberufen sowie Patienten für eine angemessene Vorgehensweise bei vorgegebenen Gesundheitsproblemen". Leitlinien entstehen nach einem definierten, erzielten, jedoch nachvollziehbarem Konsens multidisziplinärer Expertengruppen zu bestimmten Vorgehensweisen in der Medizin. Ernährungsmedizinische Leitlinien:

- beinhalten Zielsetzungen und explizit ausformulierte Entscheidungshilfen
- werden erst wirksam, wenn die Empfehlungen bei der individuellen Patientenversorgung berücksichtigt werden: Nationale und internationale Leitlinien müssen bezüglich Anwendbarkeit begutachtet und ggf. angepasst werden

Grundlagen medizinischer Leitlinien

- **Bewertungsfaktoren:**
  - Systemische Auswahl und Bewertung der Evidenz (Evidenzgrade und -typen)
  - Strukturierte Konsensfindung
  - Orientierung am Ergebnis für den Patienten
  - Abwägung von Nutzen und Risiken
  - Nachvollziehbarkeit des Versorgungsablaufs
- **Qualität:**
  - Berücksichtigung der Bewertungsfaktoren bei der Entwicklung der Leitlinien
  - Durchführbarkeit der Leitlinien in der Praxis
  - Günstige Beeinflussung der Versorgung
- **Aufgaben:**
  - Förderung vorhandener klinischer Ressourcen
  - Informationsübermittlung an die Öffentlichkeit
  - Bestandteil des Qualitätsmanagements im Gesundheitswesen
  - Wertung von umfangreichem Wissen zu speziellen Versorgungsproblemen
  - Erklärung und Klärung gegensätzliche Standpunkte
  - Hilfestellung bei der Entscheidungsfindung über angemessene und effektive Betreuung

! Leitlinien sollten in jeder Klinik als Standard für Diagnostik und Therapie eingesetzt werden, um langfristig Kosten und Liegezeiten zu senken.

Klinisch relevante Leitlinien

Aktuelle ernährungsmedizinische Leitlinien

- Deutsche Gesellschaft für Ernährungsmedizin (DGEM): Leitlinie Enterale Ernährung Teil 1 und 2, erschienen im Jahr 2003, wurde zur Europäischen Leitlinie ausgebaut, Leitlinie Parenterale Ernährung wird derzeit verfasst ☞ http://dgem.de/
- Deutsche Gesellschaft für Kinderheilkunde und Jugendmedizin (DGfKJ): Leitlinie „Adipositas im Kindes- und Jugendalter“
- Deutsche Gesellschaft für Ernährung (DGE): Qualitätskriterien für die ambulante Adipositastherapie“ ☞ http://dge.de. Die DGE ist neben der DGEM, DAEM und der Deutschen Adipositasgesellschaft nur mitbeteiligt bei Erstellung der „Qualitätskriterien für die ambulante Adipositastherapie.
- European Society for Clinical Nutrition and Metabolism (ESPEN): insgesamt 5 ernährungsmedizinisch relevante Leitlinien ☞ http://www.espen.org/Education/guidelines.htm
- American Society for Parenteral and Enteral Nutrition (ASPEN): Standards für die klinische Praxis, nur mit Passwort zugänglich ☞ http://www.nutritioncare.org/homelink.asp?Link=www.nutritioncare.org/profdev/stnds.html

Aktuelle Leitlinien für Diagnostik und Therapie

- Ärztlichen Zentrums für Qualität in der Medizin (ÄZQ): Leitlinien- nformations- und Fortbildungsprogramm „Leitlinien-In-Fo“, enthält u.a. eine Zusammenfassung nationaler und internationaler Leitlinien verschiedener Bereiche ☞ http://www.aezq.de
- Arbeitsgemeinschaft der Wissenschaftlichen Medizinischen Fachgesellschaften (AWMF): Derzeit sind 151 wissenschaftliche Fachgesellschaften aus allen medizinischen Bereichen angeschlossen, die AWMF enthält eine vollständige Leitlinien-Datenbank ☞ http://www.uni-duesseldorf.de/AWMF/
http://www.leitlinien .de.
- Guidelines International Network (G-I-N), internationaler Zusammenschluss von Leitlinien-Agenturen ☞ http://www.g-i-n.net/
- Clinical Practice Guidelines wurden in den USA von der AHRQ (Agency for Healthcare Research and Quality) gefördert und unterstützt; eingestellt aufgrund geringer Akzeptanz der Nutzer, „National Guideline Clearinghouse“ sammelt und publiziert Leitlinien unterschiedlicher Organisationen ☞ http://www.ah, http://www.guideline.gov/rq.gov/
- „Scottish Intercollegiate Guidelines Network (SIGN)“ erarbeitet und publiziert unter spezifischen Bedingungen des staatlichen Gesundheitswesens in Großbritannien Leitlinien ☞ http://www.sign.ac.uk/guidelines/
- New Zealand Guidelines Group hat eine „Guideline Library“ mit rund 30 Leitlinien zusammengestellt ☞ http://www.nzgg.org.nz/
- Canadian Medical Association stellte ein Infobase auf zu Clinical Practice Guidelines (CPG) ☞ http://mdm.ca/cpgsnew/cpgs/index.asp, http://www.cma.ca/index.cfm/ci_id/121/la_id/1.htm

Übersichten und Tabellarien

12

Inhalt

Tab. 12.1-1 Empfohlene Zufuhr an Vitaminen (DACH-Referenzwerte). In Klammern angegeben sind die Werte für Frauen bzw. Mädchen.

Personengruppe	Vit. A Retinol mg Äquivalent/d	Vit. D	Vit. E Tocopherol mg Äquivalent/d	Vit. K µg/d	Vit. C mg/d	Vit. B_1 mg/d	Vit. B_2 mg/d	Niacin mg Niacin-Äquivalent	Vit. B_6 mg/d	Folsäure µg Äquivalent/d	Vit. B_{12} µg/d	Pantothensäure mg/d	Biotin µg/d
0 bis unter 4 Monate	0,5	10	3	4	50	0,2	0,3	2	0,1	60	0,4	2	5
4 bis unter 12 Monate	0,6		4	10	55	0,4	0,4	5	0,3	80	0,8	3	5–10
1 bis unter 4 Jahre	0,6	5	6 (5)	15	60	0,6	0,7	7	0,4	200	1,0	4	10–15
4 bis unter 7 Jahre	0,7		8 (8)	20	70	0,8	0,9	10	0,5	300	1,5		
7 bis unter 10 Jahre	0,8		10 (9)	30	80	1,0	1,1	12	0,7		1,8	5	15–20
10 bis unter 13 Jahre	0,9		13 (11)	40	90	1,2 (1,0)	1,4 (1,2)	15 (13)	1,0	400	2,0		20–30
13 bis unter 15 Jahre	1,1 (1,0)		14 (12)	50	100	1,4 (1,1)	1,6 (1,3)	18 (15)	1,4		3,0	6	25–35
15 bis unter 25 Jahre	1,1 (0,9)		15 (12)	70 (60)	100	1,3 (1,0)	1,5 (1,2)	17 (13)	1,6 (1,2)				30–60
25 bis unter 51 Jahre	1,0 (0,8)		14 (12)			1,2 (1,0	1,4 (1,2)	16 (13)	1,5 (1,2)				
51 bis unter 65 Jahre			13 (12)	80 (65)		1,1 (1,0)	1,3 (1,2)	15 (13)					
Ab 65 Jahre		10	12 (11)			1,0	1,2	13	1,4 (1,2)				
Schwangere	1,1	5	13	60	110 (ab 4.Mo.)	1,2	1,5	15	1,9	600	3,5	6	
Stillzeit	1,5		17		150	1,4	1,6	17			4,0		

12.1 Hauptnährstoffe

Die biologische Aktivität der einzelnen Vitamin-A-Derivate wird in IE (Internationale Einheit) oder Retinol-Äquivalent (RÄ) angegeben: 1 mg RÄ = 1 mg Retinol = 6 mg β-Carotin = 12 mg andere Provitamin-A-Carotinoide: 1 IE = 0,3 μg Retinol. Unterschiedliche Wirkungen der Vitamin-E-Verbindungen werden mit dem Tocopherol-Äquivalent (TÄ) oder internationale Einheiten (IE) angegeben. 1mg TÄ = 1,49 I.E 1 IE = 0,67 mg TÄ. Der Niacinbedarf hängt von der Tryptophanzufuhr ab: 1 NÄ = 1 mg Niacinäquivalent = 60 mg Tryptophan

Tab. 12.1-2 Empfohlene Zufuhr an Mineralstoffen (DACH-Referenzwerte). In Klammern angegeben sind die Werte für Frauen bzw. Mädchen.

Personengruppe	Ca mg/d	Mg mg/d	Na mg/d	K mg/d	P mg/d
Säuglinge					
0 bis unter 4 Monate	220	24	100	400	120
4 bis unter 12 Monate	400	60	180	650	300
1 bis unter 4 Jahre	600	80	300	1000	500
4 bis unter 7 Jahre	700	120	410	1400	600
7 bis unter 10 Jahre	900	170	460	1600	800
10 bis unter 13 Jahre	1100	230 (250)	510	1700	1250
Jugendliche und Erwachsene					
13 bis unter 15 Jahre	1200	310	510	1900	1250
15 bis 19 Jahre	1200	400 (350 bzw. 310)	550	2000	1250
Älter als 19 J.	1000	350 (300)			700
Schwangere	1000	310	–550	2000	800
Stillzeit		390	–		900

Tab. 12.1-3 Empfohlene Zufuhr an Spurenelementen (DACH-Referenzwerte). In Klammern angegeben sind die Werte für Frauen bzw. Mädchen.

Personengruppe	Zn mg/d	Fe mg/d	J μg/d	Se μg/d	Cu mg/d	Fl mg/d
Säuglinge						
0 bis unter 4 Monate	1,0	0,5	40	5–15	0,2–0,6	0,25
4 bis unter 12 Monate	2,0	0,8	80	7–30	0,6–0,7	0,5
Kinder und Jugendliche						
1 bis unter 4 Jahre	3,0	8	100	10–40	0,5–1,0	0,7
4 bis unter 7 Jahre	5,0	10	120	15–45		1,1
7 bis unter 10 Jahre	7,0	10	140	20–50	1,0–1,5	
10 bis unter 13 Jahre	9 (7)	12 (15)	180	25–60		2,0
13 bis unter 15 Jahre	9,5 (7)	12 (15)	200			3,2 (2,9)

Personengruppe	Zn mg/d	Fe mg/d	J µg/d	Se µg/d	Cu mg/d	Fl mg/d
Jugendliche und Erwachsene						
15 bis unter 19 Jahre	10,0 (7)	12 (15)	200 (ab 51 J. 180)	30–70	1,0–1,5	3,2 (2,9)
19 bis unter 25 Jahre		10 (15)		30–70	1,0–1,5	3,8 (3,1)
25 und älter		10		30–70	1,0–1,5	3,8 (3,1)
Schwangere	10	30	230	30–70	1,0–1,5	3,1
Stillzeit	11	20	260	–	–	–

12.2 Lebensmitteltoxine

☞ auch Kap. 4.4. Zusätzlich zu den dort aufgelisteten Lebensmitteltoxinen sind die folgenden Mykotoxine zu unterscheiden.

Tab. 12.2-1 Weitere lebensmittelrelevante Toxine

Mycotoxin	Bildner	Vorkommen	Wirkung
Alternariol	*Alternaria-Species*	Hirse, Pekannüsse, Tomaten, Kartoffeln, Früchte, Gewürze	Schwach mutagen, fötotoxisch, teratogen, karzinogen
Altertoxine	*Alternaria-Species*	Hirse, Pekannüsse, Tomaten, Kartoffeln, Früchte, Gewürze	Schwach mutagen, fötotoxisch, teratogen, karzinogen
Byssochlaminsäure	*Byssochlamys fulva (Syn. Paecilomyces variotii)*	Obstsäfte	Blutungen
Citrinin	*Pen. citrinum u. a. Penicillium spp., Asp. terreus*	Reis, Gerste, Mehl, Bohnen, Tomaten, Erdnüsse	Nephrotoxisch, neurotoxisch, hepatotoxisch, teratogen, mutagen
Citreoviridin	*Asp. terreus, Pen. citreoviride, Pen. miczynskii, Pen. manginii, Pen. smithii, Eup. ochrosalmoneum*	Reis, Fleischerzeugnisse	Neurotoxisch, nephrotoxisch, hepatotoxisch
Cyclopiazonsäure	*Pen. aurantiogriseum (Syn. Pen. cyclopium), Pen. griseofulvum, Pen. camembertii, Pen. puberulum, Asp. flavus, Asp. tamarii*	Mehl, Bohnen, Futtermittel, Fleischprodukte, Erdnüsse, Camembert, Mais	Hepatotoxisch, neurotoxisch, karzinogen, „Turkey X Disease“
Fumonisine	*Fus. moniliforme*	Mais	Hepatotoxisch, Speiseröhrenkrebs, Leukoenzephalopathie
Islanditoxin	*Pen. islandicum*	Reis	Hepatotoxisch
Luteoskyrin	*Pen. islandicum*	„gelber“ Reis, Futtermittel	Hepatotoxisch, karzinogen
Kojisäure	*Asp. oryzae*	fermentierte asiatische Lebensmittel auf Getreidebasis (Koji, Sake, Miso, Shoyu, Ktjap u. a.)	Hepatotoxisch

12

Mycotoxin	Bildner	Vorkommen	Wirkung
Maltoryzin	*Asp. oryzae*	Malzkeime, fermentierte asiatische Lebensmittel auf Getreidebasis	Hepatotoxisch
Moniliformin	*Fus. moniliforme, Fus. proliferatum, Fus. avenaceum, Fus. culmorum*	Mais, Gerste, Weizen	Ödeme im Darmtrakt, Blutungen in den Eingeweiden
Mycophenolsäure	*Pen. roqueforti*	Edelschimmelkäse	unbekannt
Penicillinsäure	*Pen. martensii, Pen. viridicatum, Pen. aurantiogriseum, Asp. alutaceus, Eupenicillium spp., Petromyces spp.*	Reis, Mehl, Bohnen, Futtermittel, Mais	Hepatotoxisch, nephrotoxisch, karzinogen, teratogen
PR-Toxin	*Pen. roqueforti*	Edelschimmelkäse	Unbekannt
Psoralene	*Sclerotinia sclertiorum*	Gemüse (Sellerie)	Dermatotoxisch, mutagen, Nekrosen
Roquefortin	*Pen. roqueforti*	Edelschimmelkäse	unbekannt
Rubratoxin	*Pen. rubrum, Pen. purpurogenum*	Getreide	Hepatotoxisch, teratogen
Sporidesmine	*Pithomyces chartarum*	Raygras	Hepatotoxisch, dermatotoxisch
Sterigmatocystin	*Asp. versicolor, Asp. sydowii, Eurotium amstelodami, Bipolaris spec. u. a.*	Gewürze, Futtermittel, Mais, Reis, Weizen, Erdnüsse, Kaffee; durch *carry over* in Milch und Käse	Nephrotoxisch, hepatotoxisch, teratogen, mutagen
Tenuazonsäure	*Alternaria-Species*		Schwach mutagen, fötotoxisch, teratogen, karzinogen
Trichothecene (Deoxynivalenol, Nivalenol, Diacetoxyscirpenol, T-2-Toxin, HT-2-Toxin, Vomitoxin, Roridin A, Verrucarin A, Verrucarol u. a.)	*Fus. sporotrichioides, Fus. sambucinum, Fus. graminearum, Fus. culmorum, Trichoderma viride, Gliocladium spp., Trichothecium roseum, Stachybotrys spp., Myrothecium roridum, Myr. verrucaria u. a.*	Getreide, Bohnen, Obst, Gemüse	Immunotoxisch, embryotoxisch, neurotoxisch, zytotoxisch, teratogen, Alimentäre toxische Aleukie (ATA)
Viomellein	*Asp. ochraceus, Asp. alutaceus, Pen. aurantiogriseum, Pen. viridicatum, Pen. crustosum*	Getreide	Hepatotoxisch
Xanthomegnin	*Pen. viridicatum, Pen. aurantiogriseum, Pen. crustosum, Asp. melleus, Asp. ochraceus, Trichophyton megninii*	Getreide, Futtermittel, Fleisch und Fleischerzeugnisse	Hepatotoxisch, nephrotoxisch
Zearalenon (F-2-Toxin)	*Fus. gramineum, Fus. culmorum, Fus. avenaceum, Fus. nivale, Fus. equiseti*	Mais, Weizen, Bohnen, Reis, Futtermittel, Nüsse	Als Östrogen wirksam

12

12.3 Präparatelisten enterale Ernährung

12.3.1 Sondennahrung Flasche

Tab. 12.3-1 Sondennahrung (Flasche): Übersicht Standardnahrungen hochmolekulare, nährstoffdefinierte Nahrungen

Bezeichnung	Pfrimmer Nutricia		Fresenius		Novartis		Nestlé		Abbott (siehe Pack)	Braun	
Normkalorisch, ohne Ballaststoffe	Biosorb Sonde	12 × 500 ml/500 ml	Fresubin original	12 × 500 ml/500 ml	Isosource Standard	12 × 500 ml/500 ml	salvimulsin ISO	12 × 500 ml/500 ml	Alle Produkte als Kunststoffbehälter RTH (RTH= ready to hang)	Nutricomp Standard	12 × 500 ml/500 ml
Normkalorisch, mit Ballaststoffen	Biosorb MultiFibre	12 × 500 ml/500 ml	Fresubin original fibre	12 × 500 ml/500 ml	Isosource Faser	12 × 500 ml/500 ml	salvimulsin PLUS	12 × 500 ml/500 ml	–	Nutricomp Standard Fibre	12 × 500 ml/500 ml
Hochkalorisch, ohne Ballaststoffe	Biosorb 1500	12 × 500 ml/500 ml	Fresubin energy	12 × 500 ml/500 ml	Isosource Energy	12 × 500 ml/500 ml	–		–	Nutricomp Energy	12 × 500 ml/500 ml
Hochkalorisch, mit Ballaststoffen	Biosorb 1500 Multi-Fibre	12 × 500 ml/500 ml	Fresubin energy fibre	12 × 500 ml/500 ml	Isosource Energy Faser	12 × 500 ml/500 ml	–		–	–	
Besonderheiten	–		–		Isosource Mix	12 × 500 ml/500 ml	–		–	–	

Tab. 12.3-2 Sondennahrung (Flasche): Übersicht Spezialnahrungen

Bezeichnung	Pfrimmer Nutrica		Fresenius		Novartis		Nestle		Abott	Braun	
Hochmolekulare, nährstoffmodifizierte Nahrungen											
MCT-reiche N.	Biosorb MCT	12 × 500 ml/ 500 ml	Fresubin HP Energy	12 × 500 ml/ 500 ml	Isosource MCT (Pulver)	10 × 480 g/ 6 × 80 g	–		–	Nutricomp MCT	12 × 500 ml/ 500 ml
Niedermolekulare Nahrungen											
Oligopeptid-Diäten	Peptisorb	12 × 500 ml/ 500 ml	Survimed OPD	12 × 500 ml/ 500 ml	–		Salvimulsin PEPTID	12 × 500 ml/ 500 ml	–	Nutricomp Peptid	12 × 500 ml/ 500 ml

Tab. 12.3-3 Sondennahrung (Flasche): Übersicht krankheitsspezifische Nahrungen

Indikation	Pfrimmer Nutrica		Fresenius		Novartis		Nestle		Abott	Braun	
Diabetes mellitus	Diason	12 × 500 ml/ 500 ml	Diben	12 × 500 ml/ 500 ml	Nova-source Diabetes	12 × 500 ml/ 500 ml	Salvimulsin G	12 × 500 ml/ 500 ml	–	Nutricomp Diabetes	12 × 500 ml/ 500 ml
Decubitus	Cubison	12 × 500 ml/ 500 ml	–		–		–		–	–	
Immunodiäten	–		Reconvan	12 × 500 ml/ 500 ml	Impact	12 × 500 ml/ 500 ml	–		–	Nutricomp Immun	12 × 500 ml/ 500 ml
			Intestamin	12 × 500 ml/ 500 ml							
Nieren-insuffizienz	Renilon Pulver	850 g	Survimed renal	12 × 6 St/ 6 St	–		–		–	-	
Chron. Lungen-erkrankung	–		–		–		Modulen lipid	12 × 500 ml/ 500 ml	–	–	

Tab. 12.3-3 Sondennahrung (Flasche): Übersicht krankheitsspezifische Nahrungen (Fortsetzung)

Indikation	Pfrimmer Nutrica		Fresenius		Novartis		Nestle	Abott	Braun	
Tumoren	–		Supportan	12 × 500 ml/ 500 ml	–		–	–	–	
Intensiv	–		–		–		–	–	Nutricomp Intensiv	12 × 500 ml/ 500 ml
Gastrointestinale Unverträglichkeiten	Surogat D	12 × 500 ml/ 500 ml	Fresubin soya	12 × 500 ml/ 500 ml	Novasource G.I. Control	12 × 500 ml/ 500 ml	–	–	–	
Erhöhter Eiweißbedarf	–		–		Isosource Protein	12 × 500 ml/ 500 ml	–	–	–	
Einschleichphase	–		–		Novasource Start	12 × 500 ml/ 500 ml	–	–	–	

12.3.2 Sondennahrung Pack

Tab. 12.3-4 Sondennahrung (Pack): Übersicht Standardnahrungen

Bezeichnung	Pfrimmer Nutricia Nutrison Pack		Fresenius Easy Bag	Novartis Flexibag	Nestlé Dripac Flex	Abbott Kunststoffbehälter	Braun Nutricomp Bag
Hochmolekulare, Nährstoffdefinierte Nahrungen							
Niederkalorisch, ohne Ballaststoffe	Nutrison L.EN.	8 × 1000 ml/1000 ml	–	–	–	–	–

Bezeichnung	Pfrimmer Nutricia Nutrison Pack		Fresenius Easy Bag		Novartis Flexibag		Nestlé Dripac Flex		Abbott Kunststoffbehälter		Braun Nutricomp Bag	
Niederkalorisch, mit Ballaststoffen	Nutrison L.EN. Multi-Fibre	8 × 1000 ml/1000 ml	Fresubin 1200 complete	5 × 1500 ml/ 1500 ml	–		Sondalis 0,75 Plus	6 × 1000 ml/ 1000 ml bzw. 12 × 500 ml/ 500 ml	–		–	
Normkalorisch, ohne Ballaststoffe	Nutrison Standard	8 × 1000 ml/ 1000 ml	Fresubin original	8 × 1000 ml/ 1000 ml bzw. 15 × 500 ml/ 500 ml	Isosource Standard	8 × 1000 ml/ 1000 ml bzw. 15 × 500 ml/ 500 ml	Sondalis Iso	6 × 1000 ml/ 1000 ml bzw. 12 × 500 ml/ 500 ml	Osmolite Abbott	15 × 500 ml/ 500 ml	Nutri-comp Standard	15 × 500 ml/ 500 ml
Normkalorisch, mit Ballaststoffen	Nutrison Multi-Fibre	8 × 1000 ml/ 1000 ml	Fresubin original fibre	5 × 1500 ml/ 1500 ml bzw. 8 × 1000 ml/ 1000 ml bzw. 15 × 500 ml/ 500 ml	Isosource Faser	8 × 1000 ml/ 1000 ml bzw. 15 × 500 ml/ 500 ml	Sondalis Plus	4 × 1500 ml/ 1500 ml bzw. 6 × 1000 ml/ 1000 ml bzw. 12 × 500 ml/ 500 ml	Osmolite mit BS Jevity	15 × 500 ml/ 500 ml 8 × 1000 ml/ 15 × 500 ml/ 500 ml	Nutri-comp Standard Fibre	15 × 500 ml/ 500 ml
Hochkalorisch, ohne Ballaststoffe	Nutrison Energy	8 × 1000 ml/ 1000 ml	Fresubin energy	8 × 1000 ml/ 1000 ml bzw. 15 × 500 ml/ 500 ml	Isosource Energy	8 × 1000 ml/ 1000 ml bzw. 15 × 500 ml/ 500 ml	Sondalis Energy	6 × 1000 ml/ 1000 ml bzw. 12 × 500 ml/ 500 ml	Osmolite HiCal	15 × 500 ml/ 500 ml	Nutri-comp Energy	15 × 500 ml/ 500 ml
Hochkalorisch, mit Ballaststoffen	Nutrison Energy Multi-Fibre	8 × 1000 ml/ 1000 ml	Fresubin energy fibre	8 × 1000 ml/ 1000 ml bzw. 15 × 500 ml/ 500 ml	Isosource Energy Faser	8 × 1000 ml/ 1000 ml bzw. 15 × 500 ml/ 500 ml	–		Jevity Plus Jevity HiCal	15 × 500 ml/ 500 ml 15 × 500 ml/ 500 ml	–	
Besonderheiten	–		–		Isosource Mix	8 × 1000 ml/1000 ml bzw. 15 × 500 ml/500 ml	–		–		–	

12

Tab. 12.3-5 Sondennahrung (Pack): Übersicht Spezialnahrungen

Bezeichnung	Pfrimmer Nutricia Nutrison Pack		Fresenius Easy Bag		Novartis Flexibag		Nestlé Dripac Flex		Abbott Kunststoffbehälter		Braun Nutri-comp Bag
Hochmolekulare, Nährstoffmodifizierte Nahrungen											
MCT-reiche Nahrung	Nutrison MCT	8 × 1000 ml/ 1000 ml	Fresubin HP Energy	8 × 1000 ml/ 1000 ml bzw. 15 × 500 ml/ 500 ml	Isosource MCT (Sondenn. in Pulverform)	10 × 480 g/ 6 × 80 g	–		Osmolite Plus	15 × 500 ml/ 500 ml	–
Niedermolekulare Nahrungen											
Oligopeptid-Diäten	Peptisorb	8 × 1000 ml/ 1000 ml	Survimed OPD	15 × 500 ml/ 500 ml	–		Peptamen	6 × 1000 ml/ 1000 ml bzw. 12 × 500 ml/ 500 ml	–		–

Tab. 12.3-6 Sondennahrung (Pack): Übersicht krankheitsspezifische Nahrungen

Indika-tionen	Pfrimmer Nutricia Nutrison Pack		Fresenius Easy Bag		Novartis Flexibag		Nestlé Dripac Flex		Abbott Kunststoffbehälter		Braun Nutricomp Bag	
Diabetes mellitus	Diason	8 × 1000 ml/ 1000 ml	Diben	5 × 1500 ml/ 1500 ml bzw. 8 × 1000 ml/ 1000 ml bzw. 15 × 500 ml/ 500 ml	Nova-source Diabetes	8 × 1000 ml/ 1000 ml bzw. 15 × 500 ml/ 500 ml	Sondalis G	4 × 1500 ml/ 1500 ml bzw. 6 × 1000 ml/ 1000 ml bzw. 12 × 500 ml/ 500 ml	Glucerna	15 × 500 ml/ 500 ml	Nutri-comp Diabetes	15 × 500 ml/ 500 ml
	Diason L.EN	8 × 1000 ml/ 1000 ml										
Decubitus	Cubison	8 × 1000 ml/ 1000 ml	–		–		–		Promote / –mit BS	15 × 500 ml/ 500 ml	–	

Indikationen	Pfrimmer Nutricia Nutrison Pack		Fresenius Easy Bag		Novartis Flexibag		Nestlé Dripac Flex		Abbott Kunststoffbehälter		Braun Nutricomp Bag
Immunodiäten	–		Reconvan	15 × 500 ml/ 500 ml	Impact	15 × 500 ml/ 500 ml	Crucial	12 × 500 ml/ 500 ml	Perative	15 × 500 ml/ 500 ml	–
					Impact Glutamine	15 × 500 ml/ 500 ml					
Tumoren	–		Supportan	8 × 1000 ml/ 1000 ml bzw. 15 × 500 ml/ 500 ml	–		–		–		–
Niereninsuffizienz – Dialysephase	Nutrison Concentrated	8 × 500 ml/ 500 ml			–		–		Nepro Abbott	15 × 500 ml/ 500 ml	–
Chron. Lungenerkrankung /ARDS	–		–		–		–		Pulmocare Abbott	15 × 500 ml/ 500 ml	–
									Oxepa	15 × 500 ml/ 500 ml	
Milcheiweißunverträglichkeit	Nutrison Soya	8 × 1000 ml/ 1000 ml	–		–		–		–		–
Einschleichphase	Pre Nutrison	8 × 1000 ml/ 1000 ml	–		Novasource Start	15 × 500 ml/ 500 ml	–		–		–

12

Tab. 12.3-6 Sondennahrung (Pack): Übersicht krankheitsspezifische Nahrungen (Fortsetzung)

Indikationen	Pfrimmer Nutricia Nutrison Pack		Fresenius Easy Bag	Novartis Flexibag		Nestlé Dripac Flex		Abbott Kunststoffbehälter	Braun Nutricomp Bag
Gastrointestinale Unverträglichkeiten	Nutrison L.EN. Soya Multi-Fibre	8 × 1000 ml/ 1000 ml	–	Novasource G.I. Control	8 × 1000 ml/ 1000 ml bzw. 15 × 500 ml/ 500 ml	–		–	–
Erhöhter Eiweißbedarf	Nutrison Protein Plus	8 × 1000 ml/ 1000 ml bzw. 8 × 500 ml/ 500 ml	–	Isosource Protein	15 × 500 ml/500 ml	Sondalis HP Plus	4 × 1500 ml/ 1500 ml bzw. 6 × 1000 ml/ 1000 ml bzw. 12 × 500 ml/ 500 ml	–	–
	Nutrison Protein Plus Multi Fibre	8 × 1000 ml/ 1000 ml bzw. 8 × 500 ml/ 500 ml							

12.3.3 Trinknahrung

Tab. 12.3-7 Trinknahrung: Übersicht Standardnahrungen

Bezeichnung	Pfrimmer Nutricia		Fresenius		Novartis		Nestlé		Abbott		Braun	
Hochmolekulare, Nährstoffdefinierte Nahrungen												
Normkalorisch, ohne BS	Biosorb Drink	30 × 200 ml/ 200 ml	Fresubin original Drink	30 × 200 ml/ 200 ml bzw. 12 × 500 ml	Isosource Standard	12 × 500 ml/ 500 ml	salvimulsin ISO	12 × 500 ml/ 500 ml	–		Nutricomp Standard	20 × 200 ml/ 12 × 500 ml
Normkalorisch, mit BS	–		Fresubin original fibre Müsli	12 × 500 ml/ 500 ml	–		–		–		Nutricomp Standard Fibre	12 × 500 ml
Hochkalorisch, ohne BS	Biosorb Energie	30 × 200 ml/ 3 × 200 ml	Fresubin energy Drink	30 × 200 ml/ 200 ml	Resource Energy Drink	24 × 200 ml/ 200 ml	Clinutren 1.5	6 × 4 × 200 ml/ 4 × 200 ml	Ensure Plus Drink	27 × 200 ml/ 200 ml	–	
	Fortifresh	30 × 200 ml/ 200 ml			Resource Energy Shake	175 ml			Ensure Plus Fresh	27 × 220 ml/ 220 ml		
Hochkalorisch, mit BS	Bioplus	30 × 200 ml/ 3 × 200 ml	Fresubin energy fibre Drink	30 × 200 ml/ 200 ml	Resource 2.0 Faser	24 × 200 ml/ 200 ml	Clinutren 1.5 Soup	6 × 4 × 200 ml/ 4 × 200 ml	Enrich Plus Drink	27 × 200 ml/ 200 ml	–	
							Clinutren 1.5 Fibre	6 × 4 × 200 ml/ 4 × 200 ml				

12

Tab. 12.3-7 Trinknahrung: Übersicht Standardnahrungen (Fortsetzung)

Bezeichnung	Pfrimmer Nutricia		Fresenius		Novartis		Nestlé		Abbott		Braun	
Eiweißreiche Ergänzungsnahrung	Fortimel	30 × 200 ml/ 3 × 200 ml	Fresubin protein energy Drink	30 × 200 ml/ 200 ml	Isosource Protein	12 × 500 ml/ 500 ml	Clinutren HP ENERGY	6 × 4 × 200 ml/ 4 × 200 ml	Promote	15 × 500 ml/ 500 ml	–	
					Resource Protein Drink	24 × 200 ml/ 200 ml			Promote m. BS	15 × 500 ml/ 500 ml		
					Meritene flüssig	24 × 250 ml/ 250 ml						
Energiereiche Ergänzungsnahrung	Fortijuce	30 × 200 ml/ 200 ml	Provide-Xtra Drink	30 × 200 ml/ 200 ml	Resource Fruit Drink	24 × 200 ml/ 200 ml	Clinutren Fruit	6 × 4 × 200 ml/ 4 × 200 ml	Enlive	27 × 220 ml/ 220 ml	-	
Pulver Nahrung	Dilsana zum Trinken	6 × 500 g/ 500 g bzw. 6 × 400 g/ 400 g (neutral)	–		Palenum	6 × 450 g/ 450 g	–		–		Nutri-Vital Energy	1000 g
Brei	Dilsana zum Essen	6 × 450 g/ 450 g	–		Resource 7 Korn Instant Brei	2 × 300 g	Clinutren Additions	6 × 300 g (Katalog) 6 × 500 g/ 500 g (Lauer)	–		–	

Bezeichnung	Pfrimmer Nutricia		Fresenius		Novartis		Nestlé		Abbott		Braun	
					Mehrkorn Früchtebrei	600 g	Clinutren Mix	6 × 450 g/ 450 g				
					Resource Instant Menue	350 g	Clinutren Cereal	12 × 400 g/ 400 g				

Tab. 12.3-8 Trinknahrung: Übersicht Spezialnahrungen

	Pfrimmer Nutricia		Fresenius		Novartis		Nestlé		Abbott	Braun	
Hochmolekulare, Nährstoffmodifizierte Nahrungen											
MCT-reiche Trinknahrung	–		–		Isosource MCT	10 × 480 g/ 6 × 80 g	salvimulsin ENERGY	12 × 500 ml/ 500 ml	–	Nutricomp MCT	12 × 500 ml
Niedermolekulare Nahrungen											
Oligopeptid-Diäten	–		Survimed instant	12 × 6 Tassen/ 6 × 64 g	–		Peptamen Cup	6 × 4 × 200 ml/ 4 × 200 ml	–	–	
Schluckpropleme	Quick & Dick	12 × 225 g/ 225 g bzw. 3 × 20 × 12,6 g	Thick + Easy	12 × 225 g/ 225 g/ 100 × 9 g	Resource Thickened Drink	24 × 200 ml/ 200 ml/1 l	Clinutren Instant Thickener	6 × 300 g/ 300 g	–	–	
					Resource Thickenup	227 g					

Tab. 12.3-9 Trinknahrung: Krankheitsspezifische Nahrungen

Indikationen	Pfrimmer Nutricia		Fresenius		Novartis		Nestlé		Abbott		Braun	
Diabetes mellitus	Diasip	30 × 200 ml/200 ml	Diben Drink	30 × 200 ml/200 ml	Novasource Diabetes	24 × 250 ml/250 ml bzw. 12 × 500 ml/500 ml	Clinutren G	6 × 4 × 200 ml/4 × 200 ml	Glucerna	15 × 500 ml/500 ml	Nutricomp Diabetes	20 × 200 ml/12 × 500 ml
					Resource Diabetes Drink	24 × 200 ml/200 ml	Salvimulsin G	12 × 500 ml/500 ml				
Decubitus	Cubitan	30 × 200 ml/200 ml	–		–		–		Promote	15 × 500 ml/500 ml	–	
									Promote m. BS	15 × 500 ml/500 ml		
Immunodiäten	–		–		Oral Impact	6 × 5 × 74 g/5 × 74 g	–		–		–	
Leberinsuffizienz	–		Fresubin hepa	12 × 500 ml/500 ml	–		–		–		Nutricomp Hepa	12 × 500 ml

Indikationen	Pfrimmer Nutricia		Fresenius		Novartis		Nestlé		Abbott		Braun
Niereninsuffizienz-Prädialysephase	Renilon 4.0	5 × 6 × 125 ml/6 × 125 ml	Survimed renal	12 × 6 Beutel/6 Beutel	–		–		Suplena	24 × 237 ml/237 ml	–
	Renilon Pulver	850 g									
Niereninsuffizienz-Dialysephase	Renilon 7.5	5 × 6 × 125 ml/6 × 125 ml	–		–		–		Nepro Abbott	15 × 500 ml/500 ml	–
Chron. Lungenerkrankungen/COPD	Respifor	5 × 6 × 125 ml/6 × 125 ml	–		–		modulen lipid	12 × 500 ml/500 ml	Pulmocare Abbott	15 × 500 ml/500 ml	–
Mukoviszidose	Skandishake Mix	8 × 6 × 85 g/6 × 85 g	Calshake	6 × 7 Beutel/7 Beutel	–		–		–		–
Tumoren	Forticare	5 × 6 × 125 ml/6 × 125 ml	Supportan Drink	30 × 200 ml/200 ml	Resource Support	24 × 200 ml/200 ml	–		ProSure	27 × 240 ml/240 ml	–
M. Crohn	Elemental 028 Extra	18 × 250 ml/250 ml	–		–		Modulen IBD	12 × 400 g/400 g	–		–

Indikationen	Pfrimmer Nutricia		Fresenius	Novartis		Nestlé	Abbott	Braun
Gastrointestinale Unverträglichkeiten	–		–	Novasource GI. Control	12 × 500 ml/ 500 ml	–	–	–
Operationsvorbereitung	Nutricia preOp	30 × 200 ml/ 200 ml	–	–		–	–	–

12.3.4 Pädiatrie

Tab. 12.3-10 Übersicht: Sondennahrung

	Pfrimmer Nutricia		Fresenius	Novartis	Nestlé	Abbott	Braun	Hipp
Hochmolekulare, Nährstoffdefinierte Nahrungen								
Normkalorisch, ohne Ballaststoffe	Infantrini	24 × 100 ml	–	–	–	–	–	–

	Pfrimmer Nutricia		Fresenius		Novartis		Nestlé		Abbott		Braun	Hipp	
Niederkalorisch, mit Ballaststoffen	Nutrini L. EN Multi-Fibre	12 × 500 ml/ 500 ml	–		–		–		–		–	Trink- und Sondennahrung	6 × 500 ml/ 500 ml
Normkalorisch, ohne Ballaststoffe	Nutrini	12 × 200 ml/ 200 ml	–		Iso-source Junior	15 × 500 ml/ 500 ml bzw. 24 × 250 ml/ 250 ml	Clinutren Junior (Pulver)	12 × 400 g/ 400 g	–		–	–	
	Tentrini	12 × 500 ml/ 500 ml											
Normkalorisch, mit Ballaststoffen	Nutrini Multi-Fibre	12 × 200 ml/ 200 ml	Frebini original fibre	15 × 500 ml/ 12 × 500 ml/500 ml	–		–		PediaSure	15 × 500 ml/ 500 ml	–	–	
	Tentrini Multi-Fibre	12 × 500 ml/ 500 ml											
Hochkalorisch, ohne Ballaststoffe	Nutrini Energy	12 × 200 ml/ 200 ml	–		–		Clinutren Junior (Pulver)	12 × 400 g/ 400 g	PediaSure Plus	15 × 500 ml/ 500 ml	–	–	
	Tentrini Energy	12 × 500 ml/ 500 ml											
Hochkalorisch, mit Ballaststoffen	Nutrini Energy Mullti-fibre	12 × 200 ml/ 200 ml	–		–		–		–		–	–	
	Tentrini Energy Mullti-fibre	12 × 500 ml/ 500 ml											

12

Tab. 12.3–11 Übersicht Trinknahrungen und Spezialnahrungen

	Pfrimmer Nutricia		Fresenius		Novartis		Nestlé		Abbott		Braun	Hipp	
Trinknahrungen													
Hochkalorisch, ohne Ballaststoffe	–		Frebini energy Drink	30 × 200 ml/200 ml	Isosource Junior	15 × 500 ml/500 ml bzw. 24 × 250 ml/250 ml	Clinutren Junior	12 × 400 g/400 g	PediaSure Plus	15 × 500 ml/500 ml	–	–	
Hochkalorisch, mit Ballaststoffe	Bioni Multi-Fibre	10 × 3 × 200 ml/3 × 200 ml	Frebini energy fibre Drink	30 × 200 ml/200 ml	–		–		PediaSure	15 × 500 ml/500 ml	–	Trink- und Sondennahrung	6 × 500 ml/500 ml
Spezialnahrungen													
Oligopeptidnahrung	Neocate (SHS)	400 g/4 × 400 g/8 × 400 g	–		–		Peptamen Junior (flüssig)	12 × 500 ml/500 ml	–		–	–	
	Neocate Advanced (SHS)	1000 g/30 × 100 g/6 × 1000 g					Peptamen Junior (Pulver)	12 × 400 g/400 g					
	Scandi-Shake Mix	8 × 6 Beutel/6 Beutel	Calshake	6 × 7 Beutel/7 Beutel	–		–		–		–	–	
	Heparon Junior	400 g	–		–		–		–		–	–	

12.4 Präparatelisten parenterale Ernährung

12.4.1 Aminosäuren

Tab. 12.4-1 Aminosäurelösungen in spezifischer Zusammensetzung und für spezielle Indikationen

Produkt	Firma	Volumen (ml)
Aminosäurelösungen ohne Kohlenhydrate mit Elektrolyten		
Aminofusin 10% plus	Baxter	500
Aminoplasmal 10% E	Braun	500 Glasflasche
Aminoplasmal 12,5% E	Braun	500
Aminoplasmal 15% E	Braun	500
Aminoplasmal 5% E	Braun	500
Aminoplasmal PO-10%	Braun	500 Glasflasche
Aminosteril plus	Fresenius Kabi	500
Intrafusin 10% E	Baxter	500
Intrafusin 15% E	Baxter	500
Intrafusin 7,5% E	Baxter	500
Aminosäurelösungen bei Lebererkrankungen		
Aminofusin 5% Hepar	Baxter	500
Aminoplasmal Hepa-10%	Braun	500
Aminosteril N-Hepa 8%	Fresenius Kabi	500
Hepar 10%	Baxter	500
Salviamin Hepar 6%	Baxter	500
Aminosäurelösungen bei Nierenerkrankungen		
Aminomel Nephro Salvia	Baxter	500 Glasflasche
Nephrotect	Fresenius Kabi	500 Glasflasche
Aminosäurelösungen für pädiatrische Patienten		
Aminopäd 10%	Baxter	250
Aminoven infant 10%	Fresenius Kabi	250

12.4.2 Kohlenhydratlösungen

Tab. 12.4-2 Kohlenhydratlösungen ohne und mit Elektrolyten

Produkt	Firma	Volumen (ml)
Reine Glukoselösungen ohne Elektrolyte		
Glucose 20 Pfrimmer	Baxter	500
Glucose 40 Pfrimmer	Baxter	500
Glucose 50 Pfrimmer	Baxter	500
Glucose 20	Braun	100
Glucose 40	Braun	100
Glucose 50	Braun	100
Glucose 70	Braun	500
Glucosteril 10%	Fresenius Kabi	250

Produkt	Firma	Volumen (ml)
Glucosteril 20%	Fresenius Kabi	500
Glucosteril 40%	Fresenius Kabi	500
Glucosteril 50%	Fresenius Kabi	500
Glukoselösungen mit Elektrolyten		
Glucose 12 E Pfrimmer	Baxter	500
Glucose 24 E Pfrimmer	Baxter	500
Glucose 40 E Pfrimmer	Baxter	500

12.4.3 Lipidemulsionen

Tab. 12.4-3 Lipidemulsionen

Produkt	Firma	Volumen (ml)
ClinOleic 20%	Baxter	500
Deltalipid 10%	Delta-Pharma	500
Deltalipid 20%	Delta-Pharma	500
Intralipid 10%	Baxter	500
Intralipid 20%	Baxter	500
Intralipid 30%	Baxter	250
Lipofundin MCT 10%	Braun	500
Lipofundin MCT 20%	Braun	500
Lipofundin N 10%	Braun	500
Lipofundin N 20%	Braun	500
Lipovenös (MCT) 10%	Fresenius Kabi	500
Lipovenös (MCT) 20%	Fresenius Kabi	500
Lipovenös 10% PLR	Fresenius Kabi	500
Lipovenös 20% PLR	Fresenius Kabi	500
Lipovenös 30% PLR	Fresenius Kabi	250
Omegaven	Fresenius Kabi	100
Salvilipid 10	Baxter	500
Salvilipid 20	Baxter	500
Structolipid 20%	Fresenius Kabi	500

12.4.4 Mehrkammerbeutel

Tab. 12.4-4 Kombinationslösungen Zweikammerbeutelsysteme

Produkt	Firma	Volumen (ml)
AKE 4 GX	Fresenius	1000
Aminomix 1	Fresenius	1000
Aminomix 2	Fresenius	1000
Aminomix 3	Fresenius	1000
Aminomix 4	Fresenius	1000
Aminomix 5	Fresenius	1000

Produkt	Firma	Volumen (ml)
Clinimix 3,5 G-E	Baxter	2000
Clinimix 4,5 G-E	Baxter	2000
Clinimix 5,0% G-E	Baxter	2000
Combiplasmal 3,5%	Braun	500
Combiplasmal 4,5%	Braun	1000
Intramin G	Baxter	1000
Nutriflex basal	Braun	2000
Nutriflex combi	Braun	2000
Nutriflex peri	Braun	1000
Nutriflex plus	Braun	1000
Periamin G	Baxter	500
Periplasmal 3,5%G	Braun	1000
Periplasmal 3,5%XE	Braun	1000

Tab. 12.4-5 Kombinationslösungen Dreikammerbeutelsysteme

Produkt	Firma	Volumen (ml)
StructoKabiven	Fresenius	1970
Kabiven	Fresenius	2000
Kabiven peripher	Fresenius	2400
StructoKabiven peripher	Fresenius	1904
Nutriflex Lipid basal	Braun	1875
Nutriflex Lipid peri	Braun	1875
Nutriflex Lipid plus	Braun	1875
Nutriflex Lipid plus ohne E-lyte	Braun	1875
Nutriflex Lipid spezial	Braun	1875
Nutriflex Lipid spezial ohne E-lyte	Braun	1875
Oliclinomel 2,2%	Baxter	2000
Oliclinomel 3,4%	Baxter	2000
Oliclinomel 4%	Baxter	2000
Oliclinomel 5,0%	Baxter	2000

12.4.5 Mikronährstoffpräparate und Speziallösungen

Tab. 12.4-6 Vitaminpräparate für parenterale Ernährung

Produkt	Firma	Volumen (ml)
Cernevit	Baxter	10
FrekaVit fettlöslich (+Vit. K)	Fresenius Kabi	10
FrekaVit wasserlöslich	Fresenius Kabi	10
Multibionta N	Merck	10
Soluvit	Baxter	10
Vitalipid Adult (+Vit. K)	Baxter	10
Vitalipid Infant (+Vit. K)	Baxter	10

Tab. 12.4-7 Spurenelemente für parenterale Ernährung

Produkt	Firma	Volumen (ml)
Addel N	Baxter	10
Tracitrans plus	Fresenius Kabi	10
Tracutil	Braun	10

Tab. 12.4-8 Glutaminsupplementierung

Produkt	Firma	Volumen (ml)
Dipeptamin	Fresenius Kabi	50
Glamin	Baxter	500

12.5 Aus- und Weiterbildung

12.5.1 Zeitschriften und Literaturrecherche

Hinsichtlich weiterführender Literatur kann empfohlen werden, Suchmaschinen zu benutzen, welche Ihnen jederzeit zumindest in „abstract-form" wichtige Hinweise auf die derzeitig neusten Erkenntnisse im Bereich der Ernährungsmedzin auf Forschungsebene liefern. Hierbei hat sich die online Suche über folgende Adresse bewährt, welche alle seriösen Zeitschriften auf dem medizinischen Sektor beinhaltet. Unter der web-Adresse: www.ncbi.nlm.nih.gov können alle Zeitschriften in der Abstract-Form einsgesehen werden. Hierzu bedarf es der Eingabe des/der jeweiligen Suchbegriffe in Englisch. Alternativ kann jedoch auch unter den gängigen deutschsprachigen Suchmaschinen, wie zum Beispiel www.google.de, eine deutschsprachige Suche erfolgen. Für weitere Fragen stehen Ihnen die Herausgeber des Buchs (Adressen ☞ vorne) jederzeit gerne zur Verfügung.

Eine Auflistung aller sich mit ernährungsmedizinischen Fragen beschäftigenden Zeitschriften würde den Umfang dieses Buches sprengen und wenn veröffentlicht nur rudimentär sein.

12.5.2 Fachgesellschaften

Tab. 12.5-1 Deutschsprachige Fachgesellschaften

Fachgesellschaft	Hyperlink (URL)
Arbeitsgemeinschaft Klinische Ernährung (AKE) - Österreich	http://www.ake-nutrition.at/
Arbeitskreis für „Künstliche Ernährung" KH der St. Pölten – Österreich	http://www.ernaehrungskreis.at/index.htm
BDEM: Berufsverband Deutscher Ernährungsmediziner	http://www.bdem.de/
DAEM: Deutsche Akademie für Ernährungsmedizin	http://www.daem.de/
DEBInet – Deutsches Ernährungsberatungs- und -informationsnetz	http://www.ernaehrung.de/
DESAGA: Stiftung – Institut für Ernährungsmedizin	http://www.desaga.de/frame_5.htm
Deutsche Gesellschaft für Verdauungs- und Stoffwechselkrankheiten	http://www.dgvs.de/
DGE: Deutsche Gesellschaft für Ernährung	http://www.dge.de
DGEM: Deutsche Gesellschaft für Ernährungsmedizin	http://www.dgem.de
Die Gesellschaft für Ernährungsmedizin und Diätetik e.V	http://www.ernaehrungsmed.de/
Schweizerische Vereinigung für Ernährung (SVE)	http://www.sve.org/

Tab. 12.5-2 Internationale Fachgesellschaften

Fachgesellschaft	Hyperlink (URL)
ASCN The American Society for Clinical Nutrition	http://www.faseb.org/asns
ASPEN American Society for Parenteral and Enteral Nutrition	http://www.clinnutr.org
ESPEN: European Society for Parenteral and Enteral Nutrition	http://www.espen.org
ISPEN: The Indian Society for Parenteral and Enteral Nutrition	http://www.hostindia.com/ispen/index.asp
PENSA: Parenteral and Enteral Nutrition Society of Asia	http://www.pensa.org/

12.5.3 Selbsthilfegruppen und patientenorientierte Interessenverbände

Erkrankungen des Gastrointestinaltrakts

Magenerkrankungen

Gastro Liga e.V.: Deutsche Gesellschaft zur Bekämpfung der Krankheiten von Magen, Darm, Leber und Stoffwechsel sowie von Störungen der Ernährung e.V., Internet: www.gastro-liga.de
International Foundation for Functional Gastrointestinal Disorders, IFFGD, PO Box 170864, Milwaukee, WI 53217-8076, USA, Tel: 001/414/9 64 17 99, Fax: 001-414-964-7176, Internet: www.iffgd.org, E-Mail: iffgd@iffgd.org

Chronisch Entzündliche Darmerkrankungen

Bundesverband Deutsche Morbus Crohn/Colitis ulcerosa Vereinigung (DCCV) e.V., Paracelsusstr. 15, 51375 Leverkusen, Tel.: 02 14/8 76 08-0, Fax: 02 14/8 76 08 88, E-Mail: info@dccv.de, Internet: www.dccv.de
CED-Arbeitsgruppe der Uni Münster, Albert-Schweitzer-Str. 33, 48149 Münster Tel.: 0251/83-47661, Fax: 0251/83-47570, Internet: http://ced.uni-muenster.de
CED-Hilfe e.V. – Hilfe bei chronisch entzündlichen Darmerkrankungen, Fuhlsbüttler Str. 401, 22309 Hamburg, Tel.: 0 40/63 23 74 05, Fax: 0 40/63 70 89 94, E-Mail: ced-hilfe@t-online.de, Internet: www.ced-hilfe.de
Celiac disease & gluten-free diet support page, Internet: www.celiac.com
Colitis ulcerosa und Morbus Crohn Portal, Internet: www.colitis-crohn-portal.de, E-Mail: admin@colitis-crohn-portal.de
Deutsche Zöliakie-Gesellschaft (DZG) e.V., Filderhauptstr. 61, 70599 Stuttgart, Tel.: 07 11/45 45 14, Fax: 07 11/4 56 78 17, E-Mail: info@dzg-online.de, Internet: www.dzg-online.de

Darmerkrankungen, Reizdarm

Deutsche Ileostomie-Colostomie-Urostomie-Vereinigung, (Deutsche ILCO e.V.), Landshuter Straße 30, 85356 Freising, Tel.: 0 81 61/93 43-01, -02, Fax: 0 81 61/93 43-04, E-Mail: info@ilco.de, Internet: www.ilco.de
Deutsche Reizdarmselbsthilfe e. V., Mörikeweg 2, 31303 Burgdorf, Tel.: 0 51 36/89 61 06, Fax: 0 51 36/87 36 62, Internet: www.reizdarmselbsthilfe.de, E-Mail: reizdarm@aol.com
Kompetenznetz Darmerkrankungen, Internet www.kompetenznetz-ced.de
Schweizerische Interessengemeinschaft für Zöliakie, Internet www.zoeliakie.ch
RDS-Forum.de, Steffen Ebert, Stoppelberger Str. 14, 35625 Hüttenberg, Internet: www.rds-forum.de, E-Mail: info@rds-forum.de

Lebererkrankungen

Bundesarbeitsgemeinschaft Leber e.V. c/o Deutsche Leberhilfe e.V., Luxemburger Str. 150, 50937 Köln, Tel.: 02 21/2 82 99 80, Fax: 02 21/2 82 99 81, E-Mail: info@leberhilfe.org, Internet: www.bag-leber.de

Deutsche Leberhilfe e.V., Luxemburger Str. 150, 50937 Köln, Tel.: 02 21/2 82 99 80, Fax: 02 21/2 82 99 81, E-Mail: info@leberhilfe.org, Internet: www.leberhilfe.org
Hepatitis-Hilfe Krefeld e.V., Tel.: 0 21 51/6 59 96 99, Fax: 0 21 51/6 59 96 99, Internet: www.hepatitis-abc.de, E-Mail: mail@hepatitis-abc.de
Lebertransplantierte Deutschland e.V., Tel.: 0 62 02/7 026 13, Fax: 0 62 02/70 26 14, Internet: www.lebertransplantation.de, E-Mail: info@Lebertransplantation.de
Verein leberkrankes Kind e.V., Am Weißdorn 7, 67697 Otterberg, Tel.: 0 63 01/30 08 80, Fax: 0 63 01/30 08 81. Internet: www.leberkrankes-kind.de, E-Mail: Kaldi@t-online.de

Erkrankungen des Pankreas

Arbeitskreis der Pankreatektomierten e.V. (AdP), Krefelder Str. 3, 41539 Dormagen, Tel.: 0 21 33/4 23 29, Fax: 0 21 33/4 26 91, Internet: www.adp-dormagen.de/start.htm, E-Mail: adp-dormagen@t-online.de

Stoffwechselerkrankungen

Deutscher Diabetiker Bund e.V., Goethestr. 27, 34119 Kassel, Tel.: 05 61/70 34 77–0, Fax: 05 61/7 03 47 71, E-Mail: info@diabetikerbund.de, Internet: www.diabetikerbund.de
Deutscher Diabetiker Verband (DDV) e.V., Hahnbrunnerstr. 46, 67659 Kaiserslautern, Tel.: 06 31/7 64 88, Fax: 06 31/9 72 22, E-Mail: diabeteskl@aol.com
Deutsche Gesellschaft zur Bekämpfung von Fettstoffwechselstörungen und ihren Folgeerkrankungen DGFF (Lipid-Liga) e.V., Waldklausenweg 20, 81377 München, Tel.: 0 89/7 19 10 01, Fax: 0 89/7 14 26 87, E-Mail: info@lipid-liga.de, Internet: www.lipid-liga.de
Libase. Der Treffpunkt für LI-Betroffene. Internet: www.libase.de
Milchzuckerfrei.de, Internet: www.milchzuckerfrei.de
Selbsthilfegruppe hereditäre Fruktoseintoleranz (HFI) Dürerstr. 88, 47447 Moers, Tel.: 0 28 41/9 98 17 51, Fax: 0 28 41/9 98 17 51, Internet: www.fructoseintoleranz.de, E-Mail: fructoseintoleranz@gmx.de
Schilddrüsen-Liga Deutschland e.V., Dachverband der Selbtshilfegruppen für Schilddrüsenkranke und deren Angehörige in der Thyroid Federation International, Ev. Krankenhaus Bad Godesberg, Waldstr. 73, 53117 Bonn, Tel.: 0228/3 86 90 60, Internet: www.schilddruesenliga.de, E-Mail: Info@schilddruesenliga.de
SHG für Fructosemalabsorbation u. hereditäre Fructoseintoleranz, Tel.: 0043/662/63 20 01, Internet: www.fructose.at.gs, E-Mail: ralph.kolm@aon.at

Nierenerkrankungen

Dialyse-Net – (Heim-) Dialyse & Transplantation, Internet: www.dialyse-net.de, E-Mail: denker@dialyse-net.de
Dialysepatienten Deutschlands e.V., Weberstr. 2, 55130 Mainz, Tel.: 0 61 31/85 152, Fax: (06131) 83 51 98, Internet: www.dialysepatienten-deutschlands.de oder www.ddev.de, E-Mail: geschaeftsstelle@ddev.de

KfH Kuratorium für Dialyse und Nierentransplantation e.V., Martin-Behaim-Str. 20, 63263 Neu-Isenburg, Tel.: 061 02/35 9–0, Fax: 0 61 02/35 93 44, Internet: www.kfh-dialyse.de, E-Mail: info@kfh-dialyse.de

Lungenerkrankungen

CF-Selbsthilfe Bundesverband, Meyerholz 3, 28832 Achim, Tel: 04202/8 22 80, Fax: 04202/60 73, Internet: www.cf-bv.de, E-Mail: CF-Selbsthilfe-BV@t-online.de
CF-Selbsthilfe Köln, Altonaer Straße 17, 50737 Köln, Tel.: 0221/74 61 30, Internet: www.cf-selbsthilfe-koeln.de, www.cf-news.de
Mukoviszidose e.V. – Bundesverband Selbsthilfe bei Cystischer Fibrose (CF), In den Dauen 6, 53117 Bonn, Tel.: 0228/9 87 80-0, Fax: 0228/9 87 80–77, Internet: www.muko.info, E-Mail: info@muko.info
Mukoviszidose e.V. Gruppe Saar-PfalzUniversitätsklinik für Kinder-u. Jugendmedizin 66424 Homburg, Internet: www.muko-saar.de, E-Mail: info@muko-saar.de

Herz-Kreislauf-Erkrankungen

Deutsche Herzstiftung e.V., Vogtstr. 50, 60322 Frankfurt, Tel.: 0 69/9 55 12 81 29, Fax: 0 69/9 55 12 83 13, E-Mail: info@herzstiftung.de, Internet: www.herzstiftung.de
Deutsche Hochdruckliga – Deutsche Hypertonie Gesellschaft, Berliner Str. 46, 69120 Heidelberg, Tel.: 0 62 21/41 17 74, Fax: 0 62 21/40 22 74, E-Mail: hochdruckliga@t-online.de, Internet: www.hochdruckliga.info
Deutsche Liga zur Bekämpfung von Gefäßerkrankungen e.V. – Deutsche Gefäßliga e.V., Postfach 40 38, 69254 Malsch, Tel.: 0 72 53/2 62 28, Fax: 0 72 53/27 81 60, E-Mail: info@deutsche-gefaessliga.de, Internet: www.deutsche-gefaessliga.de

Osteoporose

DVO-Leitlinie Osteoporose, Berufsgenossenschaftliche Kliniken „Bergmannsheil", Bürkle-de-la-Camp-Platz 1, 44789 Bochum, Tel.: (0234) 302-0, Fax: (0234) 33 07 34, Internet: www.bergmannsheil, E-Mail: bergmannsheil@bergmannsheil.de
DEGAM-Leitlinie „Der ältere Sturzpatient", Deutsche Gesellschaft für Allgemeinmedizin und Familienmedizin (DEGAM) e.V., Georg-August-Universität, Humboldtallee 38, 37073 Göttingen, Tel.: (0551) 39-26 38, Fax: (0551) 39-95 30, Internet: www.degam.de, E-Mail: mkochen@gwdg.de

Hauterkrankungen

Arbeitsgemeinschaft Neurodermitis-Schulung (AGNES) e.V., Ludwigstr. 76, 35392 Giessen, Tel.: (0641) 99 45 651, Fax: (0641) 99 45 659, Internet: www.uniklinikum-giessen.de/neuroderm/, E-Mail: nd.schulung@psycho.med.uni-giessen.de
Bundesverband Neurodermitiskranker in Deutschland e.V., Oberstraße 171, 56154 Boppard, Tel.: 0 67 42/8 71 30, Fax: 0 67 42/27 95, E-Mail: info@neurodermitis.net, Internet: www.neurodermitis.net
Deutsche ROSAZEA Hilfe e.V., Spaldingstr. 210, 20097 Hamburg, Tel.: 0 40/51 06 19, Fax: 0 40/5 11 06 05, E-Mail: info@rosazeahilfe.de, Internet: www.rosazeahilfe.de

Deutscher Neurodermitis Bund e.V., Spaldingstr. 210, 20097 Hamburg, Tel.: 0 40/23 08 10, Fax: 0 40/2 31 00 88, E-Mail: info@dnb-ev.de, Internet: www.dnb-ev.de

Deutscher Psoriasis Bund e.V., Seewartenstr. 10, 20459 Hamburg, Tel.: 0 40/22 33 99–0, Fax: 0 40/22 33 99 22, E-Mail: info@psoriasis-bund.de, Internet: www.psoriasis-bund.de

Rheumatische Erkrankungen

Deutsche Rheuma-Liga e.V. Bundesverband, Maximilianstr. 14, 53111 Bonn, Tel.: 02 28/7 66 06-0, Fax: 02 28/7 66 06 20, Internet: www.rheuma-liga.de, E-Mail: bv@rheuma-liga.de

Deutsche Fibromyalgie-Vereinigung (DFV) e.V., Waidachshofer Str. 25, 74743 Seckach, Tel.: 0 62 92/92 87 58, Fax: 0 62 92/92 87 61, E-Mail: fibromyalgie-fms@t-online.de, Internet: www.fibromyalgie-fms.de

Deutsche Vereinigung Morbus Bechterew e.V., Metzgergasse 16, 97421 Schweinfurt, Tel.: 0 97 21/2 20 33, Fax: 0 97 21/2 29 55, E-Mail: DVMB@bechterew.de, Internet: www.bechterew.de und www.bechterew-selbsthilfe.de

LUPUS Erythematodes Selbsthilfegemeinschaft e. V., Döppersberg 20, 42103 Wuppertal, Tel.: 02 02/496 87 97, Fax: 02 02/496 87 98, Internet: www.lupus.rheumanet.org, E-Mail: lupus@rheumanet.org

Merck Selbstmedikation GmbH, Stichwort EPAMAX, Rößlerstraße 96, 64293 Darmstadt, Tel.: 0 61 51/85 60, Fax: 0 61 51/856 203, Internet: www.merckselbstmedikation.de, E-Mail: selbstmedikation@merck.de

Sklerodermie Selbsthilfe e.V., Am Wollhaus 2, 74072 Heilbronn, Tel.: 0 71 31/390 24 25, Fax: 0 71 31/390 24 26, Internet: www.sklerodermie-selbsthilfe.de, E-Mail: info@sklerodermie-sh.de

Tumorerkrankungen

Deutsche Krebsgesellschaft e.V., Steinlestr. 6, 60596 Frankfurt am Main, Tel.: 069/63 00 96–0, Fax: 069/63 00 96-66, Internet: www.krebsgesellschaft.de, E-Mail: service@krebsgesellschaft.de

Deutsche Krebshilfe e.V., Thomas-Mann-Str. 40, 53111 Bonn, Tel.: 02 28/7 29 90-0, Fax: 02 28/7 29 90 11, Internet: www.krebshilfe.de, E-Mail: deutsche@krebshilfe.de

Deutsches Krebsforschungszentrum Heidelberg – Informationsdienst Krebsschmerz, Im Neuenheimer Feld 280, 69120 Heidelberg, Tel.: 0 62 21/42 20 00, Fax: 0 62 21/42 21 60, E-Mail: krebsschmerz@dkfz.de, Internet: www.ksid.de

Frauenselbsthilfe nach Krebs e.V., B 6, 10/11, 68159 Mannheim, Tel.: 06 21/2 44 34, Fax: 06 21/15 48 77, E-Mail: kontakt@frauenselbsthilfe.de, Internet: www.frauenselbsthilfe.de

Gesellschaft für Biologische Krebsabwehr e.V., Hauptstr. 44, 69117 Heidelberg, Tel.: 0 62 21/1 38 02-0, Fax: 0 62 21/13 802 20, E-Mail: information@biokrebs.de, Internet: www.biokrebs.de

Krebsinformationsdienst (KID) – Deutsches Krebsforschungszentrum Heidelberg, Im Neuenheimer Feld 280, 69 120 Heidelberg Tel. 06221 / 42 28 90, Fax: 0 62 21 / 40 18 06, Internet: www.krebsinformation.de, E-Mail: krebsinformation@dkfz.de
Lifegate Internetforum, Internet: www.lifegate.de, E-Mail: claudia.stelter@lifegate.de

AIDS / HIV

Deutsche AIDS-Hilfe e.V., Dieffenbachstr. 33, 10 967 Berlin, Tel.: 0 30 / 69 00 87-0, Fax: 030 / 69 00 87 42, E-Mail: dah@aidshilfe.de, Internet: www.aidshilfe.de
JES –Junkies Ehemalige Substituierte, Dieffenbachstr. 33, 10 967 Berlin, Tel.: 030 / 69 00 87-560, Fax: 030/ 69 00 87 42, Internet: www.jes.aidshilfe.de, E-Mail: Dirk.Schaeffer@dah.aidshilfe.de
Selbsthilfe HIV und AIDS Frankfurt am Main e.V., Heidestraße 24, 60 316 Frankfurt am Main, Tel.: 069/ 43 58 79, Fax: 069/ 43 58 79, Internet: www.selbsthilfe-hiv-und-aids.de

Pädiatrie

Deutsche Gesellschaft für Kinder- und Jugendmedizin (DGKJ), Eichendorffstr. 13, 10 115 Berlin, Tel.: 030 / 308 77 79-0, Fax: 030 / 308 77 79–99, Internet: www.dgkj.de, E-Mail: info@dgkj.de
Forschungsinstitut für Kinderernährung Dortmund (FKE), Heinstück 11, 44 225 Dortmund, Tel.: 0231 / 79 22 10-33, Fax: 0231 / 71 15 81, Internet: www.fke-do.de, E-Mail: fke@fke-do.de
Kinder in schwierigen Ernährungssituationen e.V. (K.i.s.E. e.V.), Auguste-Schmidt-Str. 27, 23 558 Lübeck, Internet: www.kise-ev.de, E-Mail: info@kise-ev.de
Kreis für Eltern von Kindern mit Speiseröhrenmissbildung (KEKS e.V.), Sommerrain 61, 70 374 Stuttgart, Tel.: 0711 / 95 37 886, Fax: 0711 / 95 37 818, Internet: www.keks.org, E-Mail: info@keks.org
Stoma-Kinder e.V., An der Warte 36, 65 439 Flörsheim-Wicker, Internet: www.stoma-kinder.de, E-Mail: info@stoma-kinder.de

Stoffwechselerkrankungen

Arbeitsgemeinschaft für Pädiatrische Stoffwechselstörungen in der Deutschen Gesellschaft für Kinderheilkunde und Jugendmedizin, Internet: www.aps-med.de, E-Mail: blau@aps-med.de
Deutsche Interessengemeinschaft Phenylketonurie und verwandte angeborene Stoffwechselstörungen e.V. (DIG-PKU e.V.), Adlerstr. 6, 91 077 Kleinsendelbach, Tel.: (09126) 44 53, Fax: (09126) 30 946, Internet: www.dig-pku.de
Gemeinnützige Elterninitiative Galaktosämie e.V., Im Talgarten 25, 66 386 St. Ingbert, Tel.: 0 61 51 / 95 75 15, Internet: www.galaktosaemie.de, E-Mail: galakto1@galaktosaemie.de
Selbsthilfegruppe Glykogenose Deutschland e.V., Charentoner Str. 21, 33 142 Büren, Tel.: 0 29 51 / 47 89, Fax: (02951) 66 08, Internet: www.glykogenose.de, E-Mail: shg@glykogenose.de

Essstörungen

Beratungs- und Informationsserver zu Essstörungen, Johannisallee 34, 04103 Leipzig, Tel.: 0341/97 24 502, Fax: 0341/97 24 305, Internet: www.ab-server.uni-leipzig.de/, E-Mail: mgrun@medizin.uni-leipzig.de
Frankfurter Zentrum für Ess-Störungen GmbH, Hansaallee 18, 60322 Frankfurt am Main, Tel.: 069/55 01 76, Fax: 069/59 61 723, Internet: www.essstoerungen-frankfurt.de
Gemeinnütziger Verein Hungrig-Online e.V., Postfach 1905, 91009 Erlangen, Internet: www.hungrig-online.de, E-Mail: info@hungrig-online.de
magersucht.de - Selbsthilfe bei Essstörungen e.V., 60318 Frankfurt am Main, Internet: www.magersucht.de, E-Mail: info@magersucht.de

Schwangerschaft und Stillzeit

Arbeitsgemeinschaft Freier Stillgruppen, Rüngsdorfer Str. 17, 53173 Bonn, Tel.: 0 421/49 87 113, Internet: www.afs-stillen.de, E-Mail: ak.internet@afs-stillen.de
Bundesverband Deutscher Laktationsberaterinnen (IBCLC e.V.), Hildesheimer Str. 124e, 30880 Laatzen, Tel.: 05 11/87 64 98 60, Fax: 05 11/87 64 98 68, Internet: www.bdl-stillen.de, E-Mail: sekretariat@bdl-stillen.de
Deutsche Gesellschaft für Ernährung (DGE), Empfehlungen für die Ernährung von Mutter und Kind in Schwangerschaft und Stillzeit, Godesberger Allee 18, 53175 Bonn, Tel.: 02 28/9 09 26 26, Fax: 02 28/9 09 26 10, Internet: www.dge-medienservice.de, E-Mail: info@dge-medienservice.de
LaLechLiga Deutschland e.V., Dannenkamp 25, 32479 Hille, Tel.: 05 71/4 89 46, Fax: 0571/40 49 480, Internet: www.lalecheliga.de, E-Mail: beratung@lalecheliga.de,
Nationale Stillkommission am BfR, www.bfr.bunc.de/

12.6 Abrechnungstipps

Die Abrechnung von ernährungsmedizinischen Leistungen im niedergelassenen Bereich ist möglich bei folgenden Patientengruppen und Gegebenheiten:

- Gesetzlich versicherten Patienten (GKV, 90% der Versicherten in Deutschland) im Rahmen der kassenärztlichen Gebührenordnung (EBM)
- Privat versicherten Patienten über die GOÄ (Gebührenordnung für Ärzte)

Besonderen Strukturverträgen wie z. B. Disease-Management-Programmen (DMP)

- Zusätzliche Abrechnungsmöglichkeiten ergeben sich auf dem Gebiet der „Individuellen Gesundheitsleistungen" (IGeL) und im gewerblichen Bereich, gegebenenfalls auch über Präventionsprogramme.

Ernährungsmedizinische Leistungsangebote im niedergelassenen Bereich

- Strukturierte Ernährungsberatung mit verschiedenen Schwerpunkten (Einzel- und Gruppenberatung)
- Diabetiker-, Hypertonikerschulungen (einschließlich DMP)
- Gewichtsreduktionsprogramme

- Beratung zur (Selbst-)Behandlung mit Nahrungsergänzungsmitteln im Rahmen von Prävention und Lebensführung
- Versorgung mit Mikronährstoffen (oral, i.m., i.v., per Infusion)
- Bioelektrische Impedanzanalyse
- Beratung im Zusammenhang mit der Labordiagnostik (z.B. zur Bestimmung des Atherosklerose-Risikos)

Abrechung im kassenärztlichem Bereich (EBM 2000+)

Gemäß dem Grundsatz in der GKV **muss** der kassenärztlich tätige Arzt die Kernleistungen seines Fachs anbieten, dazu gehört z.B. die Therapie der Adipositas oder übergewichtsassoziierter Erkrankungen (z.B. Diabetes mellitus, Fettstoffwechselstörungen, Arterielle Hypertonie). Diese können nicht ohne weiteres privat abgerechnet werden. Leistungen im kassenärztlichen Bereich müssen ausreichend, zweckmäßig, wirtschaftlich und notwendig sein.

Auch in der seit 1. April 2005 gültigen – durch die Bundes-KV implementierten neuen Abrechnungsordnung (EBM2000+) – existieren nur wenige Abrechnungspositionen mit Bezug auf ernährungsmedizinische Inhalte, die Honorierung erfolgt gewöhnlich über das Praxisbudget und die Anrechnung auf Zeitbudgets.

Nachteile: Mengenbegrenzung, Wirtschaftlichkeitsprüfung, floatender Punktwert, i.d.R. ist der zeitliche Beratungsaufwand nicht kostendeckend!

Tab. 12.6-1 Abrechnung nach EBM2000+ (Facharztgruppe Hausärzte/Hausärztliche Internisten). Kalkulierter Punktwert: 4,6 Cent

EBM2000+-Nr.	Leistungsbeschreibung	Bemerkungen	Punkte
03111 03112	Ordinationsgebühr (6.–59. Lj.) Ordinationsgebühr (ab 60. Lj.)	Nur 1 × im Behandlungsfall berechnungsfähig	145 225
03115	Konsultationskomplex	Weiterer persönlicher Arzt-Patienten-Kontakt	35
03120	Beratung, Erörterung und/oder Abklärung	Mind. 10 Min., je vollendete 10 Min.	150
03210	Behandlung u. Betreuung eines Patienten mit chronisch- internistischer(n) Grunderkrankung(en)	Fortlaufende Beratung	455
01732	Gesundheitsuntersuchung	Ab 35. Lebensjahr, alle 2 Jahre	650
02100	Infusion, venös	Infusionsdauer mind. 10 Min.	155
80130	Schulung Diabetes-II (ohne Insulin) (nicht im DMP)	Max. 4 Patienten, 4 Termine	25,56 Euro
92147	Schulung Diabetes-II (ohne Insulin)	DMP-Programm	30,- Euro
Regionale KV-ziffern beachten (alt: 9000)	z.B. ◆ Ernährungsberatung/Verordnung von Ernährungsberatung ◆ Gruppenschulung Diabetes, Hypertonie	Vorgaben zu Gruppengrößen und Intervallen	

Vorsorgeuntersuchungen finden sich im neuen EBM im Kapitel 01 „fachübergreifende allgemeine Leistungen“:
Gesundheitsuntersuchung („Check up“) 01732, wird mit 650 Punkten vergütet, beinhaltet eine ernährungsmedizinische Beratung bei Hinweisen auf erhöhtes kardiales Risiko

GKV-Präventionskurse (§ 20 und § 43 SGB V)

- Grundsätzlich können ernährungstherapeutische Einzel- und Gruppenberatungen mit den Krankenkassen abgerechnet werden (z. B. Kurse zur Gewichtsreduktion).
- Das Beratungsangebot muss den Qualitätsstandards der Krankenkassen für eine erstattungsfähige Beratung entsprechen (Leitlinien für die Umsetzung: www.g-k-v.com).
- Erforderlich ist eine medizinische Notwendigkeitsbescheinigung.
- Die ärztliche Qualifikation setzt den Erwerb des Zertifikats Ernährungsmedizin (100 h-Curriculum der Bundesärztekammer) voraus.
- Die Kostenerstattung durch die Krankenkassen kann in einer Größenordnung von 80% der nach GOÄ erstellten Honorarforderung (IGeL-Leistung) erfolgen (vorherige Rücksprache mit Krankenkasse/Kostenträger wegen Kostenübernahme sinnvoll).
- Eine Kooperation mit qualifizierten Ernährungsberatern ist möglich (z. B. Diplom-Ökotrophologe, Diätassistentin mit/ohne Weiterbildung zum „ernährungsmedizinischen Berater“).

Privatärztliche Abrechnung (nach GOÄ)

Die GOÄ ist Grundlage für die Abrechung privatärztlich erbrachter Leistungen, sie enthält im Gegensatz zum EBM spezielle Abrechnungsziffern für die ernährungsmedizinische Beratung und Therapie. Grundsätzlich ist auch bei Einverständnis eines GKV- Patienten eine privatärztliche Abrechnung möglich (☞ IGeL-Leistung).

Tab. 12.6-2 GOÄ-Tabelle mit den wichtigsten ernährungsmedizinisch relevanten Abrechnungspositionen

GOÄ-Nr.	Leistung	Faktor 1 €	Faktor 2,3 €
1	Beratung	4,66	10,72
3	Eingehende Beratung (mind. 10 Min.)	8,74	20,11
5	Symptombezogene Untersuchung	4,66	10,72
20	Beratungsgespräch in Gruppen	7,00	16,09
34	Chron. Krankheit, 4–12 Personen Erörterung, lebens- verändernde oder -bedrohende Erkrankung (mind. 20 Min., nur 2 × in 6 Mon.)	17,49	40,23
A 34	Ausgedehnte Diätberatung ohne Vorliegen einer Erkrankung	17,49	40,23
A 33	Strukturierte Schulung Adipositas (mind. 20 Min., max. 3 × pro Jahr, Einzelperson!)	17,49	40,23
70	Bescheinigung	2,33	5,36
76	Beratungsunterlagen	4,08	9,38
271	Schriftlicher Diätplan	7,00	16,08
272	Infusion, bis 30 Min. Infusion, > 30 Min.	10,49	24,13

(Buchstabe A = analoge Liquidation gemäß § 6 GOÄ 1996). Bei Überschreiten des Schwellenwertes bis zum 3,5-fachen Satz ist eine Begründung erforderlich

IGeL-Leistungen (Individuelle Gesundheitsleistungen)

Der 1998 von der Kassenärztlichen Bundesvereinigung und den ärztlichen Berufsverbänden erstellte Katalog enthält ärztliche empfehlenswerte oder zumindest ärztlich vertretbare medizinische Leistungen außerhalb der GKV (Nicht-EBM-Leistungen).

- IgeL-Leistungen sind privatärztliche Leistungen.
- Sie können nur dann berechnet werden, wenn sie auf Wunsch oder Verlangen des Patienten erbracht worden sind.
- Es besteht die Notwendigkeit der schriftlichen Vereinbarung (§18 Bundesmantelvertrag) bei Versicherten der GKV und Privatpatienten (für Leistungen, die nicht von der PKV bezahlt werden).

! Der Ausschluss von Erkrankungen, welche z. B. für Adipositas ursächlich verantwortlich sein könnten, sowie Untersuchung auf Folgeerkrankungen sind zu Lasten der gesetzlichen Krankenkassen durchzuführen!

Patienteninformation

- IGeL-Angebote dürfen nicht aufgedrängt werden.
- „Neutrale"(allgemein gehaltene) Informationsangebote sind erforderlich.
- Über Alternativen sollte aufgeklärt werden, Bedenkzeit ist einzuräumen.
- Die freie Wahlmöglichkeit zwischen einer vertragsärztlichen und privatärztlichen Behandlung darf nicht eingeschränkt werden.
- IGeL-Leistungen müssen grundsätzlich auf Basis der GOÄ berechnet werden: Der Faktor des Gebührensatzes ist veränderbar. GOÄ-Ziffern können nach den Ausschlussregeln der GOÄ miteinander kombiniert werden.

! Schriftliche Einverständniserklärung des Patienten vor Beginn der Behandlung einholen. Selbstzahlerleistungen sind Wunschleistungen!

Tab. 12.6-3 Beispiel: Abrechnung der Adipositas-Behandlung

GOÄ-Nr.	Leistung	Faktor 1 €	Faktor 2,3 €
1	Beratung	4,66	10,72
3	Beratung (mind. 10 Min.)	8,74	20,11
	Symptombezogene Untersuchung	4,66	10,72
20	Beratung in Gruppen, je Teilnehmer und Sitzung (4–12 Personen, mind. 50 Min.)	7,00	16,09
76	Diätplan (schriftlich, individuell)	4,08	9,38
831	Körperfettbestimmung mit Waagensystem (analog vegetative Funktionsdiagnostik)	4,66	10,72
651	Körperfettbestimmung mit Elektrodenableitung (analog EKG)	14,75	26,55

Tab. 12.6-4 Beispiel: Versorgung mit Mikronährstoffen („Aufbauspritzen")

GOÄ-Nr.	Leistung	Faktor 1 €	Faktor 2,3 €
1	Beratung, auch telefonisch	4,66	10,72
5	Symptombezogene Untersuchung	4,66	10,72
252	6 i.m.-Injektionen	13,98	32,15
	Summe	23,30	53,59

Verordnung der notwendigen Präparate auf Privatrezept, Berechnung zum Selbstkostenpreis.
Glaubwürdigkeit und Kompetenz des Arztes für den Erfolg der Selbstzahlerleistungen erforderlich (bisher keine Qualitätskontrolle der Angebote!)

Arzt und gewerbliche Tätigkeit

Bedingungen und Einschränkungen

Nach §1 Abs. 1 MBO-Ä (Musterberufsordnung für Ärzte) gilt: „Der Arzt ist kein Gewerbetreibender". Niedergelassene Ärzte dürfen sich jedoch grundsätzlich aufgrund der im Grundgesetz garantierten Gewerbefreiheit gewerblich betätigen (Unternehmensbeteiligung, eigene oder abhängige unternehmerische Tätigkeit). Der **Verkauf** von Produkten (z.B. Formuladiäten zur Gewichtsreduktion, Nahrungsergänzungsmittel) im Rahmen einer ernährungsmedizinischen Leistung setzt allerdings die Anmeldung eines Gewerbes voraus. Zur Anmeldung eines Gewerbes gelten folgende Voraussetzungen und Einschränkungen:

- **Formale Voraussetzungen:**
  - Gewebeanmeldestelle aufsuchen (meist Ordnungs- oder Steueramt). Das Gewerbeamt leitet die Anmeldung weiter an die IHK (Industrie- und Handelskammer), an das Finanzamt und die Berufsgenossenschaft.
  - Formularausstellung mit persönlichen Daten, Angaben zum Betrieb
  - Vorlage des Personalausweises
- **Einschränkungen:**
  - Keine gewerbliche Tätigkeit während der Sprechzeiten ausüben.
  - Räumliche Trennung von Praxis- und Verkaufsräumen (idealerweise getrennte Eingänge oder Häuser, getrennte Telefonanschlüsse), ebenso muss eine steuerliche Trennung von Praxiseinnahmen und gewerblichen Einkünften (Umsatzsteuerpflicht) gegeben sein.
  - Ansehen der Ärzteschaft darf in der Öffentlichkeit nicht gefährdet werden, z.B. darf keine „marktschreierische" oder anpreisende Werbung einer Arztpraxis durch ein Institut erfolgen.
  - Nur 13 Std. pro Woche sind für nicht kassenärztliche Aktivitäten erlaubt (Bundessozialgerichtsurteil 01/2002).

! Das Vertrauensverhältnis von Arzt und Patient darf nicht aus kommerziellen Gründen missbraucht werden.

Anbieter von kommerziellen Gewichtsreduktionsprogrammen:
- Bodymed (www.bodymed.de)
- Formmed (www.formmed.de)
- Precon (www.precon.de)
- Optifast (ww.optifast.de)

Ärztliches Werberecht
- Der niedergelassene Arzt darf auf seine fachliche Qualifikation und Tätigkeitsschwerpunkt (z. B. Ernährungsmedizin) hinweisen (§ 27 Abs. 3 Muster-Berufsordnung).
- Erlaubt ist eine sachlich angemessene Werbung, verboten bleibt die berufswidrige (irreführende, anpreisende oder vergleichende) Werbung.
- Zu beachtende Rechtsnormen: Muster-Berufsordnung (MBO), Heilmittelwerbegesetz (HWG), Teledienstegesetz (Erstellung von Web-Seiten).

! Die umfassten Tätigkeiten dürfen nicht nur gelegentlich ausgeübt werden.

12.7 Literaturverzeichnis

Kap. 2.1: Hauptnährstoffe
[1] Eastwood, M.(Hrsg.): Principles of Human Nutrition. Chapman & Hall, London 1997

[2] Elmadfa, I., Leitzmann, C.: Ernährung des Menschen. Ulmer, Stuttgart 1998

[3] Gaßmann, B.: Dietary Reference Intakes (DRI), Report 6. Übersicht, Kommentar und Vergleich mit den DACH-Referenzwerten für die Nährstoffzufuhr. Ernährungs-Umschau, 50, 2003, 96–102

[4] Löffler, G., Petrides, P.E. (Hrsg.): Biochemie und Pathobiochemie. Springer, Berlin-Heidelberg 1997

Kap. 2.2–2.4: Vitamine, Mengen- und Spurenelemente
[1] Biesalski, K. et al.: Vitamine, Spurenelemente und Mineralstoffe. Thieme, Stuttgart 2002

[2] Brubacher, G., Ghisla, S., Isler, O.: Vitamine. Thieme, Stuttgart 1997

[3] DGE Referenzwerte für die Nährstoffzufuhr. Deutsche Gesellschaft für Ernährung (DGE). Umschau Frankfurt 2002

[4] Heseker; H. Nährstoffe in Lebensmitteln. Umschau; Heidelberg 1993

[5] Kasper, H. Ernährungsmedizin und Diätetik. 10. Aufl., Elsevier, Urban und Fischer, München 2005

[6] Schauder P., Ollenschläger G:. Prävention und Therapie. Elsevier, Urban und Fischer, München 2003

Kap. 2.5: Bioaktive Substanzen

[1] Blot, W.J., Li, J., Taylor, P.R., Guo, W., Dawsey, S.S., Wang, G., Yang, C.S., Zheng, S., Gaill, M., Li, G., Yu, Y., Liu. B,: Nutritional intervention trails in Linxian, China: supplementation with specific vitamin/mineral combinations, cancer incidence and specific mortality in the general population. J Natl Cancer Inst 85 (1993): 1483–1492

[2] Connet, J.E., Kuller, L.H., Kjelsberg, M.O. et al.: Relationship between carotinoids and cancer: the multiple risk factor intervention trial (MRFIT) study. Cancer, 64 (1989): 126–134

[3] Cook, N.R., Lee, I.M., Manson, J.E. et al.: Effects of beta-carotene supplementation on cancer incidence by baseline characteristics in the Physicians´ Health Study. Cancer Causes Contol 11 (2000): 617–626

[4] Fernandes, C.F., Chandan, R.C., Shahani, K.M.: Fermented diary products and health. In: Wood BJB (ed.): The lactic acid bacteria in health and desease. Elsevier, London (1992): 297–339

[5] Gerster, H.: Anticarcinogenic effect of common carotenoids. Int J Vit Nutr Res 63 (1993): 93–121

[6] Giovannucci, E., Ascherio, A., Rimm, E.B., Stampfer, M.J. Colditz, G.A., Willett, W.C.: Intake of carotenoids and retinol in relation to risk of prostate cancer. J Natl Cancer Inst 87 (1995): 1767–1776

[7] Hermann, K.: Übersicht über nichtessenzielle Inhaltsstoffe der Gemüsearten. Z Lebensm Unters Forsch 165 (1977): 151–164

[8] Hirai, K., Shimazu, C., Takezoe, R., Ozek, Y.: Choesterol, phytosterol and polyunsatturated fatty acid levels in 1982 and 1957 Japanese diets. J Nutr Sci Vitaminol 32 (1986): 363–372

[9] Howe, G.R., Hirohata, T., Hislop, T.G., Iscovich, J.M., Yuan, J-M., Katsouyanni, K., Lubin, F., Marubini, E., Modan, B., Rohan, T., Toniolo, P., Shunzhang, Y.: Dietary factors and risk of breast cancer: combined analysis of 12 case-control studies. J Natl Cancer Inst 82 (1990): 561–569

[10] Howe, G.R., Benito, E., Castelleto, R., Cornée, J., Estève, J., Gallagher, R.P., Iscovich, J.M., Deng-ao, J., Kaaks, R., Kune, G.A., Kune. S, L´Abbé, K.A., Lee, H.P., Lee, M., Miller, A.B., Peters, R.K., Potter, J.D., Riboli, E., Slattery, M.L., Trichopoulos, D., Tuyns, A., Tzonou, A., Whittemore, A.S., Wu-Williams, A.H., Shu, Z.: Dietary intake of fiber and decreased risk of cancers of the colon and rectum: evidence from the combined analysis of 13 case-control studies. J Natl Cancer Inst 84 (1992): 1887–1895

[11] Jung, K.: Wein kontra Herzinfarkt. Mainzer Weinstudie. Deutsches Weinmagazin 22 (1997)

[12] Krinski, N.J: Carotenoid protection against oxidation. Pure & Appl. Chem. 51 (1979): 649–660

[13] Marteau, P, Rambaud, J.C.: Potential of using lactic acid bacteriafor therapy and immunomudulation in man. FEMS Microbiol Rev 12 (1993): 207–220

[14] Mayne, S.T., Janerich, D.T., Greenwald, P., Chorost, S., Tucci, C., Zaman, M.B., Melamed, M.R., Kiely, M., McKneally, M.F.: Dietary β-carotene and lung cancer risk in U.S. non-smokers. J Natl Cancer Inst 86 (1994): 33–38
[15] Messina, M., Messina, V.: Increasing use of soyfoods and their potential role in Mcancer prevention. J Am Diet Assoc 91 (1991): 836–840
[16] Messina, M.J.: Legumes and soybeans: overview of their nutritional profiles and health effects. Am J Clin Nutr 70 (1999): 439–450
[17] Mettlin, C. et al.: β-Carotene and animal fats and their relationship to prostate cancer: a case-control study. Cancer 64 (1989): 605
[18] Micozzi, M.S., Brown, E.D., Edwards, B.K., Bieri, J.G., Taylor, P.R., Khachik, F., Beecher, G.R., Smith, J.: Plasma carotenoid response to chronic intake of selected foods and β-carotene supplements in men. Am J Clin Nutr55 (1992): 1120–1125
[19] Morse, D., Friedman, S., Peng, Y., Pendrys, G., Mayne, S., Alberts, D.: beta-Carotene Produces Sustained Remissions in Patients With Oral Leukoplakia: Results of a Multicenter Prospective Trial. Arch Otolaryngol Head Neck Surg 125: 1305–1310
[20] Nair, P.P., Turjman, N., Kessie, G., Calkins, B., Goodman, G.T., Davidovitz, H., Nimmagadda, G.: Diet, nutrition intake and metabolism in populations at high and low risk for colon cancer - dietary cholesterol, β-sitosterol and stigmasterol. Am J Clin Nutr 40 (1984a): 927–930
[21] Oakenfull, D., Potter, J.D.: Determination of the saponon content of foods. In: Spiller GA (ed). Handbook of dietary fiver in human butrition. CRC Press, Boca Raton 1986: 459–460
[22] Ohashi, Y. et al.: Habitual intake of lactic acid bacteria and risk reduction of bladder cancer. Urol Int 68 (2002): 272–280
[23] Paganini-Hill, A., Chao, A., Ross, R.K., Henderson, B.E.: Vitamin A, β-carotene and the risk of cancer: a prospective study. J Natl Cancer Inst 79 (1987): 443–448
[24] Reinli, K., Block, G.: Phytoestrogen content of foods – a compendium of literature values. Nutr Cancer 26 (1996) 123–148
[25] Riegger, C.: Aktuelle Aspekte der Antioxidantien-Forschung: Beta-Carotin – Der Wirkstoff für eine Krebsprophylaxe der Zukunft. evi dialog 10 (1989): 4–5
[26] Rimm, E.B., Stampfer, M.J. Ascherio, A. et al.: Vitamin E consumption and the risk of coronary heart disease in men. New Eng. Journ. Med. 328, (1993): 1450–1456
[27] Salminen, S., Isolauri, E., Salminen, E.: Clinical uses of probiotics for stabilizing the gut mucosal barrier: Successfill strains and future challenges. Anton Leeuwenhoek Int J Gen M 70 (1996): 347–358
[28] Senter, S.D., Horvat, R.J., Forbus, W.R.: Comparative GLC-MS analysis of phenolic acids of selected tree nuts. J Food Sci 48 (1983): 798–799, 824
[29] Shekelle, R.B.: The effect of dietary cholesterol and fat on the risk of lung cancer in Hawaii. Am J Epidemiol 131 (1990): 575–577

[30] Shornikova, A.V., Casas, I.A., Isolairi, E., Mykaenen, H., Vesikari, T.: Lactobacillus reuteri as a therapeutic agent in acute diarrhea in young children. J Pediatr Gastroenterol Nutr 24 (1997): 300–404
[31] Smith, A.H., Waller, K.D.: Serum beta-carotene in persons with cancer and their immediate families. Am J Epidemiol 133 (1991): 661–671
[32] Sones, K., Heaney, R.K., Fenwick, G.R.: An estimate of the mean daily intake of glucosinolates from cruciferous vegetables in the UK. J Sci Food Agric 35 (1984): 712–720
[33] Stähelin, H.B., Gey, K.F., Eichholzer, M., Lüdin, E.: β-Carotene and cancer prevention: the Basel study. Am J Clin Nutr 53 (1991): 265–269
[34] Stich, H.F. et al.: Remission of precancerous lesions in the oral cavity of tobacco chewers and maintenance of the protective effect of beta-carotene or vitamin A. Am. J. Clin. Nutr. 53 (1991): 298
[35] Vecchia, C.L., Negri, E.: Nutrition and bladder cancer. Cancer Causes Control 7 (1996): 95–100
[36] Watzl, B., Leitzmann, C: Bioaktive Substanzen in Lebensmitteln. Hippokrates, Stuttgart 1999
[37] Watzl, B., Rechkemmer, G.: Flavonoide. Ernährungsumschau 48 (2001) Heft 12: 498
[38] Weihrauch, J.L., Gardner, J.M.: Sterol content of foods of plant origin. J Am Diet Assoc 73 (1978): 39–47
[39] Ziegler, R.G.: A review of epidemiologic evidence that carotenoids reduce the risk of cancer. J Nutr 119 (1989:) 116–122

Kap. 2.6: Ballaststoffe

[1] Bingham SA, et al.: Dietary fibre in folld and protection against colorectal cancer in the European Prospective Investigation into Cancer and Nutrition (EPIC). An observational study. Lancet 361 (2003): 1496–1501

Kap. 3: Lebensmittelkunde

[1] Bischoff, S.C et al: Probiotika, Präbiotika und Synbiotika. Dt. Ärzteblatt, Jg.102 (Heft 11), 2005: 752–759
[2] Braun, K., Hahn, A.et al.: Functional Foods-Konzept und Ziele. Ernährungs-Umschau, 48, 2001: 180–187
[3] Elmadfa, I.: Ernährungslehre. Ulmer, Stuttgart 2004
[4] Expert Group on Vitamins and Minerals, May 2003. Internet: www.food.gov.uk/healthiereating/vitaminsminerals
[5] Hahn, A.: Nahrungsergänzungsmittel. Dtsch.Apoth Z, 139, 1999: 34–58
[6] Meyer, F.P.: Medizinreport Multivitaminpräparate. Dt. Ärzteblatt, Jg. 97 (Heft 37), 2000: 1791–1792

Kap. 4: Lebensmittelhygiene

[1] Belitz H.-D., Grosch W., Schieberle, P.: Food Chemistry. 3.Aufl., Springer, Berlin Heidelberg New York 2004

[2] Classen H.-G., Hammes W. P., Elias P. S., Winter M.: Toxikologisch-hygienische Beurteilung von Lebensmittelinhaltsstoffen und Zusatzstoffen. 2. Aufl., Behr's Verlag, Hamburg 2001
[3] Industrieverband Agrar e. V. (Hrsg.): Wirkstoffe in Pflanzenschutz- und Schädlingsbekämpfungsmitteln – Physikalisch-chemische und toxikologische Daten. 3. Aufl., BLV, München Wien Zürich 2000
[4] Informationen des Robert Koch-Institutes unter http://www.rki.de
[5] Lindner E.: Toxikologie der Nahrungsmittel. 4. Aufl., Thieme, Stuttgart 1990
[6] Marquardt H., Schäfer S. G. (Hrsg.): Lehrbuch der Toxikologie. 2. Aufl., Wissenschaftliche Verlagsgesellschaft, Stuttgart 2004
[7] Müller G., Weber H.: Mikrobiologie der Lebensmittel – Grundlagen. 8. Aufl., Behr's Verlag, Hamburg 1996
[8] Müller H. E.: Lebensmittelinfektionen und -vergiftungen – Klinik, Therapie und gesetzliche Grundlagen zur Verhütung. 1. Aufl., Behr's Verlag, Hamburg 2002
[9] Robert Koch-Institut (Hrsg.): Gesundheitsberichterstattung des Bundes Heft 01/02–Lebensmittelbedingte Erkrankungen in Deutschland, Verlag Robert Koch-Institut, 2002
[10] Sinell H.-J.: Einführung in die Lebensmittelhygiene. 4. Aufl., Parey, Stuttgart 2004
[11] Weidenbörner M.: Encylopedia of Food Mycotoxins. 1. Aufl., Springer, Berlin Heidelberg New York 2001

Kap. 5.1: Vollwerternährung nach Leitzmann

[1] Aalderink, J., Hoffmann, I., Groeneveld, M., Leitzmann, C.: Ergebnisse der Gießener Vollwert-Ernährungs-Studie. Lebensmittelverzehr und Nährstoffaufnahme von Vollwertköstlerinnen und Mischköstlerinnen. Ern Umschau 41 (9), 1994: 328–35
[2] DGE (Deutsche Gesellschaft für Ernährung): Referenzwerte für die Nährstoffzufuhr. Umschau/Braus, Frankfurt/M 2000
[3] DGE (Deutsche Gesellschaft für Ernährung): Vollwert-Ernährung – eine Stellungnahme der Deutschen Gesellschaft für Ernährung. Ern Umschau 34 (9), 1987; 308–10
[4] Koerber, K. von, Männle, T., Leitzmann, C.: Vollwert-Ernährung. Konzeption einer zeitgemäßen und nachhaltigen Ernährungsweise. 10. Aufl., Haug, Stuttgart 2004
[5] Leitzmann, C., Koerber, K. von, Männle T.: Die Gießener Formel – Aktuelle Definition der Vollwert-Ernährung. UGB Forum 20 (5), 2003: 257

Kap. 5.2: Kurzportraits alternativer Ernährungsformen

Kap. 5.2.1: Vegetarismus

[1] American Dietetic Association; Dietitians of Canada: Position of the American Dietetic Association and Dietitians of Canada: Vegetarian diets. J Am Diet Assoc 103 (6), 2003: 748–65

[2] Hunt, J.R.: Moving toward a plant-based diet: are iron and zinc at risk? Nutr Rev 60 (5 Pt1), 2002: 127–34
[3] Leitzmann, C., Hahn, A.: Vegetarische Ernährung. Ulmer, Stuttgart 1996
[4] Messina, V., Melina, V., Mangels, A.R.: A new food guide for North American vegetarians. Can J Diet Pract Res 64 (2), 2003: 82–6
[5] Sabaté, J. (ed): Vegetarian nutrition. CRC Press, Boca Raton 2001
[6] Sabaté, J., Rajaram, S.: Proceedings of the Fourth International Congress of Vegetarian Nutrition. Am J Nutr 78 (3 Suppl), 2003: 501–668
[7] Waldmann, A., Koschizke, J.W., Leitzmann, C., Hahn, A.: Dietary intake and iron status of German female vegans: results of the German vegan study. Ann Nutr Metab 48 (2), 2004: 103–8
[8] Waldmann, A., Koschizke, J.W., Leitzmann, C., Hahn, A.: Homocysteine and cobalamin status in German vegans. Public Health Nutr 7 (3), 2004: 467–72
[9] Waldmann, A., Koschizke, J.W., Leitzmann, C., Hahn, A: Dietary intakes and lifestyle factors of a vegan population in Germany. Eur J Nutr 57 (8), 2003: 947–55

Kap. 5.2.2: Ernährung im Ayurveda

[1] Chopra, D.: Die Körperseele. Grundlagen und praktische Übungen der indischen Medizin. Knaur, München 2001
[2] Copra, A.S.: Ayurveda in Deutschland – Die historische Perspektive. Ernährungsheilkunde 47, 1998: 175–178
[3] Schrott, E.: Ayurveda für jeden Tag. Mosaik, München 2001

Kap. 5.2.3: Chinesische Ernährungslehre

[1] Temelie, B.: Ernährung nach den Fünf Elementen. Joy, Sulzberg 2002

Kap. 5.2.4: Makrobiotik

[1] Acuff, S.: Das Makrobiotische Gesundheitsbuch. Goldmann, München 2000
[2] Dagnelie, P., Staveren, W. van, Dusseldorp, M. van, Hautvast, J.: Vegetarische und makrobiotische Ernährung bei Kindern: Forschungsergebnisse und Erfahrungen in den Niederlanden 1981–1993, S. 165–187. In: Koletzko, B. (Hrsg.): Alternative Ernährung bei Kindern in der Kontroverse. Springer, Berlin 1996
[3] Kushi, M.: Das große Buch der Makrobiotik. Knaur, München 2000
[4] Ohsawa, G.: Lebensführer Makrobiotik-Handbuch. 3. Aufl., Mahajiva, Holthausen. 2004

Kap. 5.2.5: Anthroposophisch orientierte Ernährungslehre

[1] Kühne, P.: Ratgeber Ernährung. Seehamer, Weyarn 1997
[2] Renzenbrink, U.: Ernährungskunde aus anthroposophischer Erkenntnis. Verlag am Goetheanum, Dornach 1988
[3] Steiner, R.: Ernährung und Bewusstsein. In: Willmann, K.T. (Hrsg.): Themen aus dem Gesamtwerk, Ernährung des Menschen II, Bd. 7. Freies Geistesleben, Stuttgart 1993

Kap. 5.2.6: Vitalstoffreiche Vollwertkost nach Bruker

[1] Bruker, M.O.: Unsere Nahrung – unser Schicksal. Emu, Lahnstein 2004

Kap. 5.2.7: Rohkost-Ernährung

[1] Bircher-Benner, M.: Ordnungsgesetze des Lebens. Bircher-Benner, Friedrichsdorf 1999
[2] Burger, GC.: Die Rohkosttherapie. Heyne, München 1999
[3] Koebnick, C., Strassner, C., Hoffmann, I., Leitzmann, C.: Consequences of a long-term raw food diet on body weight and menstruation: results of a questionnaire survey. Ann Nutr Metab 43 (2), 1999: 69–79
[4] Koebnick, C., Strassner, C., Leitzmann, C.: Rohkost-Ernährung: Teil I – Überblick und Bewertung theoretischer Grundlagen. AID-Verbraucherdienst 42 (10), 1997: 244–250
[5] Konz, F.: Der große Gesundheits-Konz. Universitas, München 2003
[6] Leitzmann, C., Keller, M., Hahn, A.: Alternative Ernährungsformen. Hippokrates, Stuttgart 1999
[7] Semler, E.: Pflanzliche Rohkost: Heilnahrung par excellence. Sonderdruck, Reform Rundschau 2003
[8] Strassner, C., Koebnick, C., Leitzmann, C.: Rohkost-Ernährung: Teil II – Die Gießener Rohkost-Studie. AID-Verbraucherdienst 42 (11), 1997: 268–274
[9] Wandmaker, H.: Willst Du gesund sein? Vergiss den Kochtopf! Goldmann, München 1992

Kap. 5.3: Diätformen

[1] Atkins, R. C.: Die neue Atkins-Diät. 13. Aufl., Goldmann, München 1999
[2] Bosig, V.: Die Original Schrothkur. 2. Aufl., Schlütersche, Hannover 2002
[3] Budwig, J.: Öl-Eiweißkost. Hyperion, Freiburg 2004
[4] D'Adamo, P. J., Whitney, C.: 4 Blutgruppen, 4 Strategien. Piper Boulevard, München 2004
[5] DGE-aktuell: Das Geschäft mit den überflüssigen Pfunden. 12/2002
[6] DGE-aktuell: Expedition Traumfigur – schlank mit Diäten. 01/2003
[7] DGE-aktuell: MCT-Fette sind zur dauerhaften Gewichtsreduktion nicht geeignet. 24/2003
[8] DGE-aktuell: Mit Pulverbrei zum Wunschgewicht. 13/1997
[9] Diamond, H., Diamond, M.: Fit fürs Leben – Fit for Live. 44. Aufl., Mosaik, München 2002
[10] Dohmen, B., Rademacher, C., Oberritter H.: Ich nehme ab. DGE, 1. Aufl., Bonn 2003
[11] Gerlach, S., Klosterfelde-Wentzel M.: Brigitte – Die neue Diät. Naumann und Göbel, Köln 2002
[12] Hauner, H.: Risiken kohlenhydratarmer Diäten. Deutsches Ärzteblatt 102 (11) 18.3.05, A-750/B-628/C-586
[13] Kasper, H.: Ernährungsmedizin und Diätetik. 10. Aufl., Elsevier Urban & Fischer, München 2004

[14] Kluthe, R.: Ernährungsmedizin in der Praxis. Lose-Blatt-Werk, Spitta, Balingen 2004
[15] Moermann C., Breuß R.: Krebs und andere scheinbar unheilbare Krankheiten mit natürlichen Mitteln heilen.12. Aufl., Westermann, Zwickau 2004
[16] ÖKO TEST: So hungern Sie sich nicht krank. Nr. 2, Februar 2005
[17] Pudel, V., Schlicht, W.: Die Pfundskur. Hampp Media, Stuttgart 2003
[18] Rauch, E.: Die F. X. Mayr-Kur. Haug, Heidelberg 2001
[19] Strunz, U.: Dr. Ulrich Strunz - Die Diät. Heyne, München 2004
[20] Wahrburg, U.: Anders essen, aber wie? C.H. Beck, München 2003

Kap. 5.4: Konzepte ganzheitlicher Therapie

Kap. 5.4.1: Heilfasten

[1] Fraser, D.A.: Immune and endocrine response to fasting in rheumatoid arthritis patients. Norske Kvinners Sanitetsforening. The Norwegian Womens Public Health Association. Oslo 2000
[2] Müller, H., Wilhelmi de Toledo, F., Resch, K.L.: Fasting followed by vegetarian diet in patiens with rheumatoid arthritis: a systematic review. Scandinavian Journal of Rheumatology 2001 (30), 1–10
[3] Wilhelmi de Toledo, F., Buchinger, A., Burggrabe, H., et al: Leitlinien der Fastentherapie: Forschende Komplementärmedizin und Klassische Naturheilkunde/ Research in Complementary and Classical Natural Medicine 200 (9):189–198

Kap. 5.4.2: Mikrobiologische Therapie

[1] Bischoff, S.C., Manns, M.P.: Probiotika, Präbiotika und Synbiotika: Stellenwert für die Praxis. Dtsch Arztebl 2005 (102): A752–A759
[2] Fric, P., Zavoral, M.: The effect of non-pathogenic Escherichia coli in symptomatic uncomplicated diverticular disease of the colon. Eur J Gastroenterol Hepatol 2003 (15): 313–315
[3] Kalliomäki, M., Isolauri, E.: Role of intestinal flora in the development of allergy. Curr Opin Allergy Clin Immunol 2003 (3): 15–20
[4] Krammer, H.J., Schlieger, F., Harder, H., Franke, A., Singer, M.V.: Probiotics as therapeutic agents in irritable bowel syndrome. Z Gastroenterol 2005 (43): 1–5
[5] Kruis, W., Schreiber, S.: Remission. Z Gastroenterol 2004 (42): 1011–1014
[6] Kruis, W., Fric, P., Pokrotnieks, J., Lukas, M., Fixa, B., Kascak, M., Kamm, M.A., Weismüller, J., Beglinger, C., Stolte, M., Wolff, C., Schulze, J.: Maintaining remission of ulcerative colitis with the probiotic E. coli Nissle 1917 is as effective as with standard mesalazine. Gut. 2004
[7] Otte, J.M., Podolsky, D.K.: Functional modulation of enterocytes by gram-positive and gram-negative microorganisms. Am J Physiol Gastrointest Liver Physiol 2004 (286): G613–G626
[8] Rechkemmer, G.: Beeinflussung der Darmflora durch Ernährung. Deutsche Gesellschaft für Ernährung e.V. (Hrsg), Ernährungsbericht 2000
[9] Schulze, J., Zunft, H.J.: (a) Zur Definition des Ballaststoffbegriffs. (b) Nahrungsbestandteile mit Ballaststoffcharakter. (c) Physiologische Effekte von Ballast-

stoffen. Schulze, J., Bock, W. (Hrsg.) Aktuelle Aspekte der Ballaststoffforschung. Behr's, Hamburg 1993

[10] Wehkamp, J., Harder, J., Wehkamp, K., Wehkamp von Meissner, B., Schlee, M., Enders, C., Sonnenborn, U., Nuding, S., Bengmark, S., Fellermann, K., Schröder, J.M., Stange, E.F.: NF-k-B- and AP-1-mediated induction of human beta defensin-2 in intestinal epithelial cells by Escherichia coli Nissle 1917: a novel effect of a probiotic bacterium. Infect Immun 2004 (72): 5750–5758

Kap. 6.2: Bestimmung des Ernährungszustands

[1] De Onis M., Blössner M.: The World Health Organization Global Database on child growth and malnutrition methodology and applications. Int J Epidemiol 2003, 32: 518–526

[2] Detsky A.S. et al.: Predicting nutrition-associated complications for patients undergoing gastrointestinal surgery. JPEN 1987, 11 (5): 440–446

[3] Guigoz Y., Vellas B., Garry P.J.: Mini Nutritional Assessment: A practical assessment tool for grading the nutritional state of elderly patients. Facts and Research in Gerontology 1994, Suppl. 2: 15–59; www.mna-elderly.com

[4] Kondrup J., Allison S.P., Elia M., Vellas B., Plauth M.: ESPEN Guidelines for Nutrition Screening 2002. Clin Nutr 2003; 22(4): 415–421

[5] Mascarenhas M.R., Zemel B., Stallings V.A.: Nutritional assessment in pediatrics. Nutrition. (14)1998: 105–115

[6] Motil K.J.: Sensitive measures of nutritional status in children in hospital and in the field. Int J Cancer 1998, Suppl. 11: 2–9

[7] Pirlich, M. et al.: DGEM – Leitlinien Enterale Ernährung: Ernährungsstatus in Lochs, H. et al: Leitlinie Enterale Ernährung. Aktuel Ernaehr 2003 (28). Supplement 1: 10–19

[8] Schauder P, Arends J. Erfassung und Beurteilung des Ernährungszustandes. In: Schauder P., Ollenschläger G.: Ernährungsmedizin. Prävention und Therapie. Elsevier, Urban & Fischer, München 2002: 345–363

[9] Sitzmann F.C.: Pädiatrie, 2. Aufl., Thieme, Stuttgart 2002

[10] Perioperative total parenteral nutrition in surgical patients. The veterans affairs total parenteral kooperative study group. N. Eng. J. Med. (325) 1991: 1525–32

Kap. 6.3: Ermittlung der Körperzusammensetzung

[1] Clasey J.L. et al.: Validity of methods of body composition assessment in young and older men and women .J Appl Physiol 1999, 86 (5): 1728–1738

[2] Ellis K.J.: Human body composition: in vivo methods. Physiol Rev 2000, 80 (2): 649–680

[3] Morgan, M.Y., Madden, A.M-: The Assessment of body composition in patients with cirrhosis. Eur J Nucl Med, 1996, 23: 213–225

[4] Pietrobelli A. et al.: Multi-component body composition models: recent advances and future directions. Eur J Clin Nutt 2001, 55 (2): 69–75

[5] Pirlich M. et al. DGEM-Leitlinie Enterale Ernährung: Ernährungsstatus, Aktuel Ernaehr 2003, 28, Suppl. 1: 10–25

Kap. 6.4: Grundlagen des Ess- und Ernährungsverhaltens

[1] Pudel, V.: Grundlagen des Essverhaltens. In: Petermann, F., Pudel, V. (Hrsg.): Übergewicht und Adipositas. Hogrefe, Göttingen 2003
[2] Pudel, V., Westenhöfer, J.: Fragebogen zum Essverhalten (FEV). Hogrefe, Göttingen 1982
[3] Pudel, V., Westenhöfer, J.: Ernährungspsychologie. 3. unveränderte Aufl., Hogrefe, Göttingen 2003
[4] Rozin, P.: Towards a psychology of food choice. Institut Danone, Brüssel 1998
[5] Stroebe, W.: Psychologische Steuerung des Essverhaltens. In: Petermann, F., Pudel, V. (Hrsg.): Übergewicht und Adipositas. Hogrefe, Göttingen 2003
[6] Wurtman, R.J., Growdon, J., Henry, P.: Carbohydrate craving in obese people: Suppression by treatments affecting serotoninergic transmission. Intern J Eating Disorders, 1981 (1,): 2–11

Kap. 6.5: Ernährung und Medikamente

[1] Biesalski, K. et al.: Vitamine, Spurenelemente und Mineralstoffe. Thieme, Stuttgart 2002
[2] Hahn, A.: Wirkungen von Pharmaka auf den Stoffwechsel der Nährstoffe. Deutsche Apotheker Zeitung, 15.12.1994: 17–29
[3] Elmadfa, I.: Ernährungslehre. Ulmer, Stuttgart 2004
[4] Biesalski, K. et al. (Hrsg.): Ernährung und Medikamente. Ernährungsmedizin. Thieme, Stuttgart 1999
[5] Krauß, H. et al.: Arzneimitteleinnahme. Deutscher Apotheker Verlag, Stuttgart 2002
[6] Mutschler, E. et al.: Arzneimittelwirkungen. Wissenschaftliche Verlagsgesellschaft, Stuttgart 2001
[7] Rehner, G., Daniel, H.: Biochemie der Ernährung. Spektrum, Heidelberg 2002
[8] Suter, P.M.: Ernährung Checkliste. Thieme, Stuttgart 2002
[9] Verspohl, E. und J.: Interaktionen. Deutscher Apotheker Verlag, Stuttgart 2001
[10] Weyel, G.: Ernährung. Schröder, Wetter 1999
[11] Wunderer, H.: Arzneimittel richtig einnehmen. Govi, Eschborn 2000

Kap. 7.1 und 7.2: Ernährung in Schwangerschaft und Stillzeit

[1] Black R.E.: Micronutrients in Pregnancy. Br J Nutr 85 (Suppl 2) 2001: 193–197
[2] Gehrmann-Gödde S., Gries F.A.: Die Ernährung der Schwangeren unter besonderer Berücksichtigung kritischer Nährstoffe. Gynäkologe (34) 2001: 229–243
[3] Kaiser L.L., Allen L.: American Dietetic Association. Position of the American Dietetic Association: nutrition and lifestyle for a healthy pregnancy outcome. J Am Diet Asso 102 (10) 2002: 1479–1490

Kap. 7.3: Ernährung von Frühgeborenen

[1] Nutritional needs of the preterm Infant. Wiliams and Wilkins, Baltimore 1993
[2] Bell, E. F. and Acarregui, M. J.: Restricted versus liberal water intake for preventing morbidity and mortality in preterm infants. Cochrane.Database.Syst.Rev., No. 2, 2000, pp. CD000503

[3] Cairns, P. A. and Stalker, D. J.: Carnitine supplementation of parenterally fed neonates. Cochrane. Database. Syst. Rev. No. 4, 2000, pp. CD000950

[4] Empfehlungen zur parenteralen Infusions- und Ernährungstherapie im Kindesalter. Deutsche Arbeitsgemeinschaft für künstliche Ernährung (DAKE). Österreichische Arbeitsgemeinschaft für künstliche Ernährung (AKE). Klin.Padiatr., Vol. 199, No. 4, 1987: 315–317

[5] Fusch, C. and Jochum, F.: Water, Sodium, Potassium, and Chloride, Nutritional needs of the preterm Infant. Edited by R. C. Tsang, A. Lucas, R. Uauy, and S. Zlotkin Wiliams and Wilkins, Baltimore 2005

[6] Heyland, D. K., Novak, F., Drover, J. W., Jain, M., Su, X., and Suchner, U.: Should immunonutrition become routine in critically ill patients? A systematic review of the evidence. JAMA, Vol. 286, No. 8, 2001: 944–953

[7] Koletzko, B.: Fats for brains. Eur.J.Clin.Nutr., Vol. 46 Suppl 1, 1992: 51–62

[8] Lucas, A.: Programming by early nutrition in man. Ciba Found. Symp., Vol. 156, 1991: 38–50

[9] Neu, J., Roig, J. C.: Meetze, W. H., Veerman, M., Carter, C., Millsaps, M., Bowling, D., Dallas, M. J., Sleasman, J., Knight, T., and Auestad, N. Enteral glutamine supplementation for very low birth weight infants decreases morbidity. J. Pediatr, Vol. 131, No. 5, 1997: 691–699

[10] Pinelli, J. and Symington, A.: Non-nutritive sucking for promoting physiologic stability and nutrition in preterm infants, Cochrane.Database.Syst.Rev., No. 3, 2001, pp. CD001071

[11] Suchner, U., Heyland, D. K., and Peter, K.: Immune-modulatory actions of arginine in the critically ill. Br.J.Nutr., Vol. 87 Suppl 1, 2002: 121–132

[12] Suchner, U., Senftleben, U., Askanazi, J., and Peter, K.: Nichtenergetische Bedeutung der enteralen Ernährung bei kritisch kranken Patienten. Infusionsther. Transfusionsmed., Vol. 20, No. 1–2, 1993: 38–46

[13] Jochum, F. (Hrsg.): Infusionstherapie und Diätetik in der der Pädiatrie. Springer Verlag, Berlin 2005

Kap. 7.4: Nährstoffbedarf von Säuglingen

[1] Alexy, U., Kersting, M. vom Forschungsinstitut für Kinderernährung Dortmund: Was Kinder essen – und was sie essen sollten. Hans Marseille, München 1999

[2] Bauer, C.P., von Berg, A., Niggemann, B. et al.: Primäre alimentäre Atopieprävention. Positionspapier der Gesellschaft für Pädiatrische Allergologie und Umweltmedizin (GPA) und der Deutschen Gesellschaft für Allergologie und klinische Immunologie (DGAI). Allergo J 2004;13: 120–5

[3] Kalliomäki, M., Salminen, S., Arvilommi, H. et al.: Probiotics in primary prevention of atopic disease: a randomised placebo-controlled trial. Lancet 2001 (357): 1076–79

[4] Koletzko, B., von Harnack, A.G.: Kinder- und Jugendmedizin. Springer, Heidelberg 2004 (4) 117–50

[5] Speer, C., Gahr, M.: Pädiatrie. 2. Aufl. Springer, Heidelberg 2005

Kap. 7.5: Nährstoffbedarf von Kindern

[1] Speer, C. und Gahr, M.: Pädiatrie. 2. Aufl. Springer, Heidelberg 2005

[2] Alexy, U. und Kersting, M.: Forschungsinstitut für Kinderernährung Dortmund: Was Kinder essen – und was sie essen sollten. Marseille, München 1999

[3] Koletzko, B., von Harnack, G.-A.: Kinderheilkunde und Jugendmedizin. Springer, Heidelberg 2003

[4] Kromeyer-Hauschild, K., Wabisch, M., Kruse, D. et al.: Monatsschrift Kinderheilkunde (BMI-Perzentilen). (149) 2001: 807–818

Kap. 7.6: Ernährung im Alter

[1] European Pressure Ulcer Advisory Panel (EPUAP): Ernährung als Dekubitusprophylaxe und -therapie. Oxford 2003

[2] Küpper, C.: Ernährung älterer Menschen. Umschau Zeitschriftenverlag, Frankfurt 2003

[3] Medizinischer Dienst der Spitzenverbände der Krankenkassen e. V. (MDS; Hrsg.): Grundsatzstellungnahme Ernährung und Flüssigkeitsversorgung älterer Menschen. Essen 2003

[4] Volkert, D. (Hrsg.): Ernährung im Alter. Quelle & Meyer, Wiesbaden 1997

[5] Volkert, D. et al.: Leitlinie Enterale Ernährung (Trink- und Sondennahrung) in der Geriatrie und geriatrisch-neurologischen Rehabilitation. Aktuel Ernaehr Med 29, 2004, 190–230

Kap. 7.7: Ernährung und Sport

[1] Deutsche Gesellschaft für Ernährung e.V. (DGE; Hrsg.): DGE-Beratungsstandards, 6. Aufl., Bonn 2003

[2] Geiß K.R., Hamm, M.: Handbuch Sportler-Ernährung. Behr's Verlag, Hamburg 2000

[3] Williams M.H.: Ernährung, Fitness und Sport. Ullstein Mosby, Berlin Wiesbaden 1997

Kap. 8: Rationalisierungsschema

[1] Kluthe, R., Dittrich, A., Everding, R., Gebhardt, A., Kasper, H. et al: Das Rationalisierungsschema 2004 des Bundesverbandes Deutscher Ernährungsmediziner (BDEM) e. V., der Deutschen Adipositas Gesellschaft e. V., der Deutschen Akademie für Ernährungsmedizin (DAEM) e. V., der Deutschen Gesellschaft für Ernährung (DGE) e. V., der Deutschen Gesellschaft für Ernährungsmedizin (DGEM) e. V., des Verbandes der Diätassistenten - Deutscher Bundesverband (VDD) e. V. und des Verbandes der Diplom-Oecotrophologen (VDOE). Aktuel Ernähr Med. 2004; 29: 245–253

Kap. 9.1: Adipositas

[1] Anderson J.W., Hamilton C.C., Brinkman-Kaplan V.: Benefits and risks of an intensive very-low-calorie diet program for severe obesity. Am J Gastroenterol 87: (1992) 6

[2] Brownell, K.D., Wadden, T.: Etiology and Treatment of Obesity: Understanding a serious prevalent, and refractory disorder. Journal of Consulting and Clinical Psychology (60) 1992: 505–517
[3] Fairburn C.G., Cooper Z.: New perspectives on dietary and behavioural treatments for obesity. Int J Obes 20 (1996) 9
[4] Oster, G., Edelsberg, J., O'Sullivan, A. K., Thompson, D.: The Clinical and Economic Burden of Obesity in a Managed Care Setting. Am J Manag Care 2000;(6) 681–689
[5] Prentice, A. M., G. R. Goldberg, S. A. Jebb Physiological response to slimming. Proc. Nutr. Soc., 1991; 50: 441–458
[6] Sjostrom, C.D., Lissner, L., Wedel, H., Sjostrom, L.: Reduction in incidence of diabetes, hypertension and lipid disturbances after intentional weight loss induced by bariatric surgery: the SOS Intervention Study. Obes Res 1999 7: 477–484

Kap. 9.2: Dyslipoproteinämien und Arteriosklerose

Kap. 9.2.1: Dyslipoproteinämien

[1] International Task-Force for prevention of Coronary Disease: Pocket Guide to Prevention of Coronary Heart Disease. Börm Bruckmeier, München 2005
[2] Heepe, F., Wigand. M.: Diätetische Indikationen. Springer, Berlin 2002
[3] Richter, W.: Hyperlipoproteinämie – Praxis der Ernährungstherapie. In: Schauder P, Ollenschläger, G (Hrsg.): Ernährungsmedizin. Therapie und Prävention. 2. Aufl., Elsevier, Urban & Fischer München 2002: 699–712

Kap. 9.2.2: Arteriosklerose

[1] Assmann et al.: Simple scoring scheme for calculating the risk of acute coronary events based on the 10-year follow-up of the prospective cardiovascular Münster (PROCAM) study. Circulation 2002;106:3143–3421
[2] Fruchart JC et al.: New risk factors for Atherosclerosis and Patient risk assessment. Circulation. 2004;109:15–19
[3] Kluthe, R., Dittrich, A., Everding, R., Gebhardt, A., Kasper, H. et al.: Das Rationalisierungsschema 2004 des Bundesverbandes Deutscher Ernährungsmediziner (BDEM) e. V., der Deutschen Adipositas Gesellschaft e. V., der Deutschen Akademie für Ernährungsmedizin (DAEM) e. V., der Deutschen Gesellschaft für Ernährung (DGE) e. V., der Deutschen Gesellschaft für Ernährungsmedizin (DGEM) e. V., des Verbandes der Diätassistenten - Deutscher Bundesverband (VDD) e. V. und des Verbandes der Diplom-Oecotrophologen (VDOE). Aktuel Ernähr Med. 2004; 29: 245–253
[4] Sidney C et al.: Atherosclerotic Vascular Disease Conference Writing Group II: Risk factors. Circulation. 2004;109:2613–2616
[5] Suter, P.M.: Checkliste Ernährung. Thieme, Stuttgart 2002

Kap. 9.3: Diabetes mellitus

[1] American Diabetes Association: Position Statement. Food Labeling. Diabetes Care 23: Suppl.1 (2001)

[2] American Diabetes Association: Position Statement. Nutrition Principles and Recommendations in Diabetes. Diabetes Care 27: (Suppl. 1) (2004): 36

[3] Bundesärztekammer. Nationale Versorgungsleitlinie Diabetes mellitus Typ 2. 1. Aufl. Mai 2002, Version 1.7.2002. S. 1–23 (2002)

[4] Canadian Diabetes Association. A Position statement by the Canadian diabetes association. Guidelines for the nutritional management of diabetes mellitus in the new millennium. Reprinted vom Can. J. Diabetes Care 23: 59 (2001) (www.diabetes.ca/prof/nutritional-guide-eng.pdf)

[5] Cryer P.E., Fisher J.N., Shamoon H.: Hypoglycemia (Technical Review) Diabetes Care 17 (1994): 734–755

[6] Dansinger, M.L., Augustin Gleason, J., Griffith J.L., Selker, H.P., Schaefer. E.J.: Comparison of the Atkins, Ornish, Weight Watchers, and Zone Diets for Weight Loss and Heart Disease Risk Reduction: A Randomized Trial. JAMA 293 (2005): 43–53

[7] DGE, ÖGE, SGE, SVE: Referenzwerte für die Nährstoffzufuhr. 1. Aufl. Umschau-Verlag. Frankfurt/Main (2000)

[8] DGE: „10 Regeln der DGE“ in aktuellem Gewand. Ernährungs-Umschau 47 (2000): 309–310

[9] Foster G.D., Wyatt H.R., Hill J.O., McGuckin B.G, Brill C., Mohammed B.S., Szapary P.O, Rader D.J., Edman J.S, Klein S.: A randomized trial of a low-carbohydrate diet for obesity. N Engl J Med. 348 (2003): 2082–2090

[10] Hedley, A.A., Ogden, C.L., Johnson, C.L., Carroll, M.D., Curtin, L.R., Flegal, K.M.: Overweight and obesity among US children, adolescents, and adults, 1999–2002. JAMA 291 (2004): 2847–2850

[11] Ogden C.L., Flegal K.M., Carroll M.D., Johnson C.L.: Prevalence and trends in overweight among US children and adolescents, 1999–2000. JAMA 288 (2002): 1728–1732

[12] Samaha F.F, Iqbal N., Seshadri P., Chicano K.L., Daily D.A., McGrory J. Williams T., Williams M., Gracely E.J, Stern L.: A Low Carbohydrate Diet as Compared With a Low Fat Diet in Severe Obesity. New England Journal of Medicine. 348 (2003): 2074–2081

[13] Stern, L., Nayyar, N., Seshadri, P., Chicano, K. L., Daily, D.A., McGrory, J., Williams, M., Gracely, E. J., Samaha F.F. The Effects of Low-Carbohydrate versus Conventional Weight Loss Diets in Severely Obese Adults: One-Year Follow-up of a Randomized Trial. Annals of Internal Medicine 140 (2004): 778–785

[14] The Diabetes and Nutrition Study Group (DNSG) of the European Association for the Study of Diabetes (EASD), 1999. Eur. J. Clin. Nutr. 54 (2000): 353–355

[15] Toeller M.: Evidenz-basierte Ernährungsempfehlungen zur Behandlung und Prävention des Diabetes mellitus – nach: Diabetes and Nutrition Study Group (DNSG) of the European Association for the Study of Diabetes (EASD) Diabetes und Stoffwechsel 14: 75–94 (2005)

[16] WHO. Obesity: preventing and managing the global epidemic. WHO Technical Report Series 894, Genf (2000)

[17] Yancy, W.S., Olsen, M.K., Guyton, J.R., Bakst, R.P.; Westman, E.C.: A Low-Carbohydrate, Ketogenic Diet versus a Low-Fat Diet To Treat Obesity and Hyperlipidemia. A Randomized, Controlled Trial. Annals of Internal Medicine 140 (2004): 769–777

Kap. 9.4: Hypertonie

[1] Bao DQ, Mori TA, Burke V, Puddey IB, Beilin LJ. Effects of dietary fish and weight reduction on ambulatory blood pressure in overweight hypertensives. Hypertension 1998; 32: 710–717
[2] Cutler JA, Follman D, Alexander PS. Randomised controlled trials of sodium reduction: an overview. Am J Clin Nutr 1997; 65 (suppl 2): 643–651
[3] Law MR. Epidemiological evidence on salt and blood pressure. Am J Hypertens 1997; 10 (suppl): 42–45
[4] Sacks FM, Svetkey LP, Vollmer WM, Appel LJ, Bray GA, Harsha D, et al. Effects on blood pressure of reduced dietary sodium and the Dietary Approaches to Stop Hypertension (DASH) diet. DASHSodium Collaborative Research Group. N Engl J Med 2001; 344
[5] Sandvik L, Erikssen J, Thaulow E, Erikssen G, Mundal R, Rodahl K. Physical fitness as a predictor of mortality among healthy, middle-aged Norwegian men. N Engl J Med 1993; 328: 533–537

Kap. 9.5: Hyperurikämie und Gicht

[1] Colling, M., Wolfram, G.: Zum Einfluss des Garens auf den Puringehalt von Lebensmitteln. Z Ernährungswiss 1987, 26: 214–218
[2] Gibson, T., Rodgers, A.V., Simmonds, H.A., Toseland, P.: Beer drinking and its effect on uric acid. Brit J Rheumatol 1984, 23: 203–209
[3] Gresser, U.: Diagnose und Therapie der Gicht. Dt Ärzteblatt 2003, 100: A2862-A2870
[4] Hesse, A., Tiselius, H.G., Jahnen, A.: Urinary stones. Diagnosis, treatment, and prevention of recurrence. 2nd edition, Karger, Basel 2002
[5] Siener, R., Hesse, A.: The effect of a vegetarian and different omnivorous diets on urinary risk factors for uric acid stone formation. Eur J Clin Nutr 2003, 42: 332–337
[6] Wolfram, G., Husemeyer, I.: Ernährung bei Gicht. Trias, Stuttgart, 1991

Kap. 9.6: Erkrankungen des Gastrointestinaltrakts

Kap. 9.6.1: Refluxösophagitis

[1] Allescher, H.D.: Motilitätsstörungen – Moderne Diagnostik und Therapie. Dtsch Med Wochenschr 2003; 128: 58–60
[2] Allescher, H.D., Storr, M.: Botulinumtoxin. Internistische Indikationen. Internist 2002 Dez; 43(12): 1566–74
[3] Cannon, R.O., Quyyumi, A.A., Mincemoyer, R., et. al.: Imipramine in patients with chest pain despite normal coronary angiograms. N Engl J Med. 1994 May 19; 330 (20): 1411–7

[4] Clouse, R.E., Lustman, P.J., Eckert, T.C. et. al.: Low-dose trazodone for symptomatic patients with esophageal contraction abnormalities. A double-blind, placebo-controlled trial. Gastroenterology 1987; 92: 1027–36

[5] Eckardt, V.F., Stauf, B., Bernhard, G.: Chest pain in achalasia: patient characteristics and clinical course. Gastroenterology 1999; 116(6): 1300–4

[6] Goldenberg, S.P. et. al.: Classic and vigorous achalasia: a comparison of manometric, radiographic, and clinical findings. Gastroenterology 1991;101(3): 743–8

[7] Katz, P.O.: Optimizing medical therapie for gastroesophageal reflux disease: state of the art. Reviews in gastroenterological disorders 2003; 3(2): 59–69

[8] Labenz, J., Borkenstein, D.P.: Pathophysiologie und Diagnostik der Refluxkrankheit. Internist 2003; 44: 11–20

[9] Schilling, D., Riemann, J.F.: Evidenzbasierte konservative Therapie der gastroösophagealen Refluxkrankheit. Internist 2003; 44: 21–27

[10] Wong, R.K.H., Maydonovitch, C.L., Achalasia. In: The esophagus, 2nd ed., Castell DO

Kap. 9.6.2: Achalasie

[1] Allescher HD. Motilitätsstörungen – moderne Diagnostik und Therapie. Dtsch Med Wochenschr 2003; 128:58–60

[2] Eckardt VF, Stauf B, Bernhard G. Chest pain in achalasia: patient characteristics and clinical course. Gastroenterology 1999;116(6):1300–1304

[3] Goldenberg SP, Burrell M, Fette GG, Vos C, Traube M. Classic and vigorous achalasia: a comparison of manometric, radiographic, and clinical findings. Gastroenterology 1991;101(3):743–748

[4] Wong RKH, Maydonovitch CL, Achalasia. In: The esophagus, 2nd ed, Castell DO (Ed), Little, Brown, Boston, 1995

Kap. 9.6.3: Zustand nach Magenresektion / Dumpingsyndrom

[2] Kasper, H.: Ernährungsmedizin und Diätetik, 10. Aufl., Elsevier, Urban & Fischer, München 2005

[2] Scholmerich, J.: Postgastrectomy syndromes – diagnosis and treatment. Best Pract Res Clin Gastroenterol. 2004 Oct;18(5): 917–33

[3] Stein, J., Jauch, K.W.: Praxishandbuch klinische Ernährung und Infusionstherapie. Springer, Heidelberg 2003

Kap. 9.6.4: Gluteninduzierte Enteropathie (Sprue / Zöliakie)

[1] Kasper, H.; Scheppach, W.: Erkrankungen des Gastrointestinaltraktes. In: Biesalski, H.K.; et al. (Hrsg.): Ernährungsmedizin. 2. Aufl., Thieme, Stuttgart 1999

[2] Kupper. C.: Dietary guidelines and implementation for celiac disease. Gastroenterology. 2005;128: 121–127

[3] Lembcke, B.: Einheimische Sprue. In: Schauder, P.; Ollenschläger, G. (Hrsg.): Ernährungsmedizin. Elsevier, Urban & Fischer, München 2002

[4] Liu, E., Rewers, M., Eisenbarth, G.S: Genetic testing: Who should do the testing and what is the role of genetic testing in the setting of celiac disease? Gastroenterology. 2005;128: 33–37

Kap. 9.6.5: Chronisch entzündliche Darmerkrankungen

[1] Bischoff, S.C., Fleig, W.: Ernährung in Leitlinien der Diagnostik und Therapie der Colitis ulcerosa der DGVS. Z Gastroenterol 2004; 42: 998–1002
[2] Plauth, M.: Ernährungstherapie bei CED. In: Hoffmann J.C.; Kroesen, A.J.; Klump B. (Hrsg.): Chronisch entzündliche Darmerkrankungen. Thieme, Stuttgart 2004
[3] Sitrin, M.D.: Nutrition and Inflammatory Bowel Disease. In: Kirsner, J.B. (Hrsg.): Inflammatory Bowel Disease. W.B. Saunders, Philadelphia 2000
[4] Stein, J.: Ernährung in Leitlinien der Diagnostik und Therapie des Morbus Crohn der DGVS. Z Gastroenterol 2003; 41: 62–68

Kap. 9.6.6: Reizdarmsyndrom (RDS)

[1] Burden, S.: Dietary treatment of irritable bowel syndrome: current evidence and guidelines for future practice. J Hum Nutr Diet. 2001;14: 231–41
[2] Hotz, J. et al.: Konsensusbericht: Reizdarmsyndrom – Definition, Diagnosesicherung, Pathophysiologie und Therapiemöglichkeiten. Konsensus der Deutschen Gesellschaft für Verdauungs- und Stoffwechselkrankheiten. Z. Gastroenterologie 1999 37: 685–700
[3] Hotz, J., Mandisch, A.: Reizdarmsyndrom – Was ist diagnostisch und therapeutisch möglich und nützlich. Dtsch. Med. Wschr. 2001, 126: 28–37
[4] Kasper, H., Scheppach, W.: Erkrankungen des Gastrointestinaltraktes. In: Biesalski, H.K.; et al. (Hrsg.): Ernährungsmedizin. 2. Aufl., Thieme, Stuttgart 1999
[5] Mertz H.R.: Irritable Bowel Sydrome, N. Engl J Med 2003, 349: 2136–2146
[6] Talley, N. J. Evaluation of drug treatment in irritable bowel syndrome. Br. J. Clin. Pharm. 2003, 56: 362–369

Kap. 9.6.7: Meteorismus, Flatulenz

[1] Camilleri, M.: Management of irritable bowel syndrome. Gastroenterology 2001; 120: 652–658
[2] Floch, M.H., Narayan, R.: Diet in the IBS. J. Clin. Gastroenterol. 2002; 35: 46–51
[3] Gonlachanvit S., Coleski, R., Owyang, C., Hasler, W.L.: Inhibitory actions of a high fibre diet on intestinal gas transit in healthy volunteers. Gut 2004; 53:1577–1582
[4] Quigley, E.M.M.: From comic relief to real understanding; how intestinal gas causes symptoms. Gut. 2003; 52: 1659–1661
[5] Stefano Di M., et al.: Probiotics and functional abdominal bloating. J. Clin. Gastroenterol 2004; 38: 102–103
[6] Suarez F.L. et al., Gas production in human ingesting a soybean flour derived from beans naturally low in oligosaccharids. Am. J. Clin. Nutr. 1999; 69: 135–139
[7] Zar, S., Benson, M.J., Kumar, D.: Review article: bloating in functional bowel disorders. Aliment. Pharmakol. Ther. 2002; 16:1867–1876

Kap. 9.6.8: Chronische Obstipation

[1] Schulte-Bockholt A., Schröder O., Koch T. R.: Obstipation. In: Caspary W. F., Stein J. (Hrsg.) Darmkrankheiten. Klinik, Diagnostik und Therapie. Springer, Heidelberg 1999: 141–153
[2] Stein J., Jordan A.: Ernährung bei Krankheiten des Gastrointestinaltrakts. In: Stein J., Jauch K.-W. (Hrsg.) Praxishandbuch klinische Ernährung und Infusionstherapie. Springer, Heidelberg 2003: 582–626

Kap. 9.6.9: Kolondivertikulose

[1] Biesalski, K.: Ernährungsmedizin, 3. Aufl., Thieme, Stuttgart 2004
[2] Kasper, H.: Ernährungsmedizin und Diätetik, 10. Aufl., Elsevier, Urban & Fischer, München 2005
[3] Kaspary, W.F.: Therapie gastroenterologischer Krankheiten, Springer, Berlin, 2005

Kap. 9.6.10: Akute infektiöse Gastroenteritis

[1] Macdonald, T.T., Monteleone, G.: Immunity, inflammation, and allergy in the gut. Science. 2005 25;307: 1920–5
[2] Sentongo, T.A .: The use of oral rehydration solutions in children and adults. Curr Gastroenterol Rep. 2004;6: 307–13
[3] Szajewska, H., Mrukowicz, J.Z.: Probiotics in the treatment and prevention of acute infectious diarrhea in infants and children: a systematic review of published randomized, double-blind, placebo-controlled trials. J Pediatr Gastroenterol Nutr. 2001;33: 17–25
[4] Townes, J.M.: Acute infectious gastroenteritis in adults. Seven steps to management and prevention. Postgrad Med. 2004;115: 11–6

Kap. 9.6.11 und 9.6.12: Kurzdarmsyndrom/ Dünndarmtransplantation

[1] Byrne, T.A., Morrissey, T.B., Nattakom, T.V. et al. Growth hormone, glutamine, and a modified diet enhance nutrient absorption in patients with severe short bowel syndrome. JPEN J Parenter Enteral Nutr 1995; 19: 296–302
[2] Grimble, G.K.: Physiology of nutrient absorption and patterns of intestinal metabolism. In: Artificial nutrition support in clinical practice, 2nd ed. Payne-James JJ, Grimble GK, Silk DBA (editors). London: Greenwich Medical Media; 2001
[3] Messing, B., Crenn, P. Beau, P., Boutron-Ruault, M.C., Rambaud, J.C., Matuchansky, C.: Long-term survival and parenteral nutrition dependence in adult patients with the short bowel syndrome. Gastroenterology 1999;117: 1043–1050
[4] Nightingale, J.M.: Management of patients with a short bowel. World J Gastroenterol 2001;7: 741–751
[5] Schulz, R.J, Dignass, A., Wiedenmann, B., Neuhaus, P., Mueller, A.R.: New diatary concepts in small bowel transplantation. Transplant Proc 2002

[6] Scolapio, J.S.: Effect of growth hormone, glutamine, and diet on body composition in short bowel syndrome: a randomized, controlled study. JPEN J Parenter Enteral Nutr 1999; 23: 309–312
[7] Ukleja, A., Scolapio, J.S., Buchman, A.L.: Nutritional management of short bowel syndrome. Semin Gastrointest Dis 2002;13: 161–168
[8] Wang, H.T., Miller, J.H., Avissar, N., Sax, H.C.: Small bowel adaptation is dependent on site of massive enterectomy. J Surg Res 1999;84: 94–100

Kap. 9.7: Erkrankungen der Leber und Gallenwege

[1] Brunt, E.M.: Nonalcoholic steatohepatitis. Semin Liver Dis. 2004;24:3–20
[2] Campillo, B., Richardet, J.P., Scherman, E., Bories, P.N. Evaluation of nutritional practice in hospitalized cirrhotic patients: results of a prospective study. Nutrition. 2003;19: 515–21
[3] Choudhury, J., Sanyal, A.J.: Insulin resistance and the pathogenesis of nonalcoholic fatty liver disease. Clin Liver Dis. 2004;8: 575–94
[4] Cunha, L., Happi Nono, M., Guibert, A.L., et al. Effects of prolonged oral nutritional support in malnourished cirrhotic patients: results of a pilot study. Gastroenterol Clin Biol. 2004; 28:36–9
[5] Feher, J., Lengyel, G.: A new approach to drug therapy in non-alcoholic steatohepatitis (NASH). J Int Med Res. 2003;31: 537–51
[6] Floer, B. : Leitlinie Gallensteine, Universität Witten/Herdecke, 2002, www.Evidence.de/Leitlinien
[7] Matos, C., Porayko, M.K., Francisco-Ziller, N., DiCecco, S.: Nutrition and chronic liver disease. J Clin Gastroenterol. 2002; 35: 391–7
[8] McCullough, A.J.: The clinical features, diagnosis and natural history of nonalcoholic fatty liver disease. Clin Liver Dis. 2004;8: 521–33
[9] Moriwaki, H., Miwa, Y., Tajika, M., et al.: Branched-chain amino acids as a protein- and energy-source in liver cirrhosis. Biochem Biophys Res Commun. 2004;313: 405–9
[10] Pirlich, M., Schutz, T., Ockenga .J., et al. Improved assessment of body cell mass by segmental bioimpedance analysis in malnourished subjects and acromegaly. Clin Nutr. 2003;22: 167–74
[11] Schölmerich, J.: Medizinische Therapie in Klinik und Praxis. Springer, Heidelberg 2003
[12] Stein, W., Jauch, K.-W.: Praxishandbuch klinische Ernährung und Infusionstherapie. Springer Verlag
[13] Wanless, I.R., Shiota, K.: The pathogenesis of non-alcoholic steatohepatitis and other fatty liver diseases: a four-step model including the role of lipid release and hepatic venular obstruction in the progression to cirrhosis. Semin Liver Dis. 2004; 24:99–106

Kap. 9.8: Erkrankungen des Pankreas

[1] Abou-Assi, S., O'Keefe, S.J.: Nutrition support during acute pancreatitis Nutrition. 2002 Nov-Dec;18(11–12): 938–43

[2] Al-Omran, M., Groof, A., Wilke, D.: Enteral versus parenteral nutrition for acute pancreatitis. Cochrane Database Syst Rev. 2003;(1): CD002837

[3] Barber, M.D., McMillan, D.C., Preston, T., Ross, J.A., Fearon, K.C.: Metabolic response to feeding in weight-losing pancreatic cancer patients and its modulation by a fish-oil-enriched nutritional supplement. Clin Sci (Lond). 2000; 98: 389–99

[4] Gupta, R. et al.: CDA randomised clinical trial to assess the effect of total enteral and total parenteral nutritional support on metabolic, inflammatory and oxidative markers in patients with predicted severe acute pancreatitis (APACHE II > or =6). Pancreatology. 2003;3: 406–13

[5] Gupta, R.:, Ihmaidat, H.: Nutritional effects of oesophageal, gastric and pancreatic carcinoma, Eur J Surg Oncol. 2003; 29: 634–43

[6] Heller, A.R. et al.: Omega-3 fatty acids improve liver and pancreas function in postoperative cancer patients Int J Cancer. 2004; 111: 611–6

[7] Imrie, C.W., Carter, C.R., McKay, C.J.: Enteral and parenteral nutrition in acute pancreatitis. Best Pract Res Clin Gastroenterol. 2002;16: 391–397

[8] Kaushik, N., O'Keefe, S.J.: Nutritional support in acute pancreatitis. Curr Gastroenterol Rep. 2004;6: 320–6

[9] Löhr, J.M., Heinemann, V., Friess, H.M.: Pankreaskarzinom – aktuelle Diagnostik und Therapie, Uni-Med Science. Uni Med Verlag, Bremen 2003

[10] Marik, P.E., Zaloga, G.P.: Meta-analysis of parenteral nutrition versus enteral nutrition in patients with acute pancreatitis. BMJ. 2004;328:1407

[11] Mayerle, J., Simon, P., Kraft, M., Meister, T., Lerch, M.M.: Conservative treatment of acute pancreatitis. Med Klin 2003;98: 744–9

[12] Mayerle, J., Simon, P., Lerch, M.M.: Medical treatment of acute pancreatitis. Gastroenterol Clin N Am. 2004;33: 855–869

[13] Ockenga, J., Borchert, K., et al.: Effect of glutamine-enriched total parenterale nutrition in patients with acute pancreatitis. Clin. Nutr. 2002;21: 409–416

[14] Ockenga J, et al., Tumour anorexia--tumour cachexia in case of gastrointestinal tumours: standards and visions. Z Gastroenterol. 2002;40: 929–36

[15] O'Keefe S.J., Broderick, T., Turner, M., Stevens, S., O'Keefe, J.S.: Nutrition in the management of necrotizing pancreatitis. Clin Gastroenterol Hepatol. 2003;1: 315–321

[16] Petersen, J.M., Forsmark, C.E.: Chronic pancreatitis and maldigestion. Semin Gastrointest Dis. 2002;13:191–9

[17] Qin, H.L. et al.: Parenteral versus early intrajejunal nutrition: effect on pancreatitic natural course, entero-hormones release and its efficacy on dogs with acute pancreatitis World J Gastroenterol. 2003;9: 2270–2273

[18] Wigmore, S.J. et al.: The effect of polyunsaturated fatty acids on the progress of cachexia in patients with pancreatic cancer. Nutrition. 1996 Jan;12: 27–30

Kap. 9.9: Nahrungsmittelunverträglichkeiten

Kap. 9.9.1: Allergische Nahrungsmittelunverträglichkeiten

[1] Jarisch, R., Hemmer, W., Wantke, F., Raithel, M.: Histamin-Intoleranz, 2. Aufl., Thieme, Stuttgart 2004

[2] Raithel, M., Hahn, E.G., Baenkler, H.W.: Klinik und Diagnostik von Nahrungsmittelallergien. Gastrointestinal vermittelte Allergien Grad I bis IV. Dtsch Ärzteblatt 2002; 99: A780–78

[3] Weidenhiller, M., Konturek, P., Nabe, A., Wilken, V., Hahn, E.G., Raithel, M.: Sinnvolle Diagnostik bei Nahrungsmittelallergien. Intern Praxis 2004; 44: 17–30

[4] Weidenhiller, M., Winterkamp, S., Schwab, D., Seidenfaden, R., Lippacher, U., Hildebrandt, S., Philippi, I., Hahn, E.G., Raithel, M.: Addition diet – standardised addition of food in suspected or proven gastrointestinally mediated allergy. Gut 2002; 51 (Suppl III): A82

[5] Bischoff, S.C., Crowe, S.E.: Gastrointestinal food allergy: new insights into pathophysiology and clinical perspectives. Gastroenterology 2005; 128: 1089–1113

Kap. 9.9.2: Nicht-allergische Nahrungsmittelunverträglichkeiten

[1] Auterhoff, H.: Lehrbuch der pharmazeutischen Chemie. 14. Aufl., Wissenschaftliche Verlagsgesellschaft, Stuttgart 1994

[2] Braverman, I.M.: Hypersensitivity syndromes. In: Skin signs of systemic disease. 3. Aufl., Philadelphia 1998

[3] Bush, R.K,. Taylor, S.L.: Adverse reactions to food and drug additives. 5. Aufl., Eds Middleton E et al. St Louis 1998

[4] Fell, P.: Sulfiting food and food intolerance. Food Allergy and Intolerance 2002; 3: 22–8

[5] Jarisch, R., Hemmer, W., Wantke, F., Raithel, M.: Histamin-Intoleranz. 2. Aufl., Thieme, Stuttgart 2004

[6] Senser, F., Scherz, H.: Der kleine Souci-Fachmann-Kraut. Lebensmitteltabelle für die Praxis. 2. Aufl., Wissenschaftliche Verlagssgesellschaft, Stuttgart 1991

[7] Stein, J., Schröder, O.: Resorptionstests. In: Stein, J., Wehrmann, T.: Funktionsdiagnostik in der Gastroenterologie. Springer, Berlin 2002

[8] Wöhrl, S., Jarisch, R. et al.: Moderate doses of oral histamine can provoke symptoms in healthy volunteers. Allergy 2002; 57: Suppl. (Abstract) 1

Kap. 9.10: Nierenerkrankungen

[1] Brändle, E., Hautmann, R., Alken, P., Hesse, A., Schäfer, R., Richter-Reichhelm, M., Schalkhäuser, K., Huland, H., Ludwig, G., Melchior, H., Rübben, H., Stockamp, K.: Metaphylaxe des Harnsteinleidens. Urologe A 1997; 36: 588–93

[2] Clinical practice guidelines for nutrition in chronic renal failure. K/DOQI, National Kidney Foundation. Am J Kidney Dis 2000; 35 (6 Suppl. 2): 1–140

[3] Druml, W., Kuhlmann, M., Mann, H., Hörl, W.H.: DGEM-Leitlinie Enterale Ernährung: Nephrologie. Aktuel Ernaehr Med 2003; 28 (Supplement 1): 93–102

[4] Felten, H., Kuhlmann, M.K., Riegel, W., Kühn, K.: Adäquate Dialysebehandlung bei Hämodialyse- und Peritonealdialyse-Patienten. Internist 1999; 40: 22–36

[5] Hesse, A.: Harnsteine Teil 1: Epidemiologie, Labordiagnostik, Genetik und Infekte. Urologe A 2002; 41: 496–508

[6] Hesse, A.: Harnsteine Teil 2: Stoffwechseldefekte, Ernährungsfehler und Metaphylaxe. Urologe A 2002; 41: 616–629

[7] Hörl, W.H.: Ernährung bei akuter und chronischer Nierenersatztherapie. Internist 1999; 40: 49–54

[8] Kuhlmann, U., Walb, D., Luft, F.C.: Nephrologie. 4. Aufl. Thieme, Stuttgart 2003

[9] Locatelli, F., Fouque, D., Heimburger, O., Drüeke, T.B., Cannata-Andia, J.B., Hörl, W.H., Ritz, E.: Nutritional status in dialysis patients: a European consensus. Nephrol Dial Transplant 2002; 17: 563–572

[10] Maroni, B.J., Staffeld, C., Young, V.R., Manatunga A., Tom, K.: Mechanisms permitting nephrotic patients to achieve nitrogen equilibrium with a protein-restricted diet. J. Cin Invest 1997; 99: 2479–2487

[11] Sökeland, J., Schulze, H., Rübben, H.: Urologie 13. Aufl. Thieme, Stuttgart 2004

[12] Straub, M., Hautmann, R.E.: Prävention der Nephrolithiasis. Urologe A 2004; 43: 440–449

Kap. 9.11: Schilddrüsenerkrankungen

[1] Belin, R.M., Astor, B.C., Powe, N.R, et al.: Exposure Is Associated with a Lower Prevalence of Serum Thyroid Autoantibodies and Thyrotropin Concentration Elevation and a Higher Prevalence of Mild Thyrotropin Concentration Suppression in the Third National Health and Nutrition Examination Survey (NHANES III). Clin Endocrinol Metab. 2004;89: 6077–86

[2] Doerge, D.R., Sheehan, DM.: Goitrogenic and estrogenic activity of soy isoflavones. Environ Health Perspect. 2002; 10: 349–53

[3] Dunn, J.T.: Endemic goiter and cretinism: an update on iodine status J Pediatr Endocrinol Metab. 2001; 14: 1469–73

[4] Gärtner, R., Gasnier, B.C.H., Dietrich, J.W. et. al.: Selenium Supplementation in patients with autoimmune thyroiditis decreases thyroid peroxidase antibodies concentration. JCEM 2004:87:1687–1691

[5] Grossklaus, R.W.: Jod – Jodmangelerkrankungen. In Schauder P., Ollenschläger G: (Hrsg.). Prävention und Therapie. Elsevier, Urban und Fischer, München 2003

[6] Kabelitz, M., Liesenkotter, K.P., Stach, B., et al.: The prevalence of anti-thyroid peroxidase antibodies and autoimmune thyroiditis in children and adolescents in an iodine replete area.Eur J Endocrinol. 2003; 148: 301–7

[7] Kramer, A., Meng, W., Reinwein, D, et al.: Experimental and epidemiological studies on the interrelationship of thiocyanate and thyroid function. Z Gesamte Hyg. 1990; 36: 383–387

[8] Laurberg, P., Andersen, S., Knudsen, N., Ovesen, L., Nohr, S.B., Bulow Pedersen, I.: Thiocyanate in food and iodine in milk: from domestic animal feeding to improved understanding of cretinism. Thyroid. 2002; 12: 897–902.

[9] Mazziotti, G., Premawardhana, L.D., Parkes, A.B., et al.: Evolution of thyroid autoimmunity during iodine prophylaxis--the Sri Lankan experience. Eur J Endocrinol. 2003; 149: 103–10

[10] Meng, W., Pinchera, A.: Autoimmune Hyperthyreose. Blackwell Wissenschaftsverlag, Berlin 1998

[11] Meng, W., Schindler, A., Spieker, K et al.: Iodine therapy for iodine deficiency goiter and autoimmune thyroiditis. A prospective study. Med Klinik. 1999; 94: 597–602

[12] Meng, W.: Schilddrüsenerkrankungen. 4. Aufl., Elsevier, Urban & Fischer, München 2002

[13] Rose, N.R., Bonita, R., Burek, C.L: Iodine: an environmental trigger of thyroiditis. Autoimmun Rev. 2002; 1: 97–103

Kap. 9.12: Osteoporose

[1] DEGAM (Deutsche Gesellschaft für Allgemeinmedizin)-Leitlinie „Der ältere Sturzpatient“ (www.degam.de)

[2] DVO (Dachverband deutschsprachiger osteologischer Fachgesellschaften)-Leitlinie Osteoporose (www.lutherhaus.de)

Kap. 9.13: Zahnkaries

[1] Deutsche Gesellschaft für Zahn-, Mund und Kieferheilkunde (DGZMK): Empfehlungen zur Kariesprophylaxe mit Fluoriden. Dtsch. Zahnärztl. Z, 55 (Heft 8), 2000, 523

[2] Kappelhoff, C.: Die richtige Ernährung zur Kariesvermeidung.Grundlagen und Richtlinien.In: Ernährung und Mundgesundheit. Deutsche Arbeitsgemeinschaft Jugendzahnpflege (Hrsg.). Bonn 1998: S.39–50

[3] Gülzow, H-J.: Präventive Zahnheilkunde. Hanser, München-Wien, 1995

[4] Kluthe, R., Kasper, H.(Hrsg.): Kohlenhydrate in der Ernährungsmedizin unter besonderer Berücksichtigung des Zuckers. Thieme, Stuttgart 1996

[5] Ziesenitz S.: Zahngesundheit und Zuckerverzehr in Deutschland. Ernährungs-Umschau, 45, 1998, 240–243

Kap. 9.14: Hauterkrankungen

[1] Reese, I., Werfel, T. (Hrsg): Nahrungsmittelallergie – Diätetische Gesichtspunkte und aktuelle Positionspapiere. Dustri Verlag, Deisenhofen 2003

[2] Werfel, T., Fuchs, T., Reese, I., Erdmann, S., Henzgen, M., Kleine-Tebbe, J., Lepp, U., Niggemann, B., Saloga, J., Vieluf, I., Vieths, S., Zuberbier, T.: Vorgehen bei vermuteter Nahrungsmittelallergie bei atopischer Dermatitis. Positionspapier der Deutschen Gesellschaft für Allergie und Klinische Immunologie (DGAI). Allergo J 11: 386–393 (2002), AWMF-Leitlinienregister Nr 061/010, www.awmf-online.de

[3] Werfel, T.: Atopische Dermatitis (Interaktive CD-ROM). Thieme, Stuttgart, 2005

Kap. 9.15: Atemwege

[1] Anker, S.D., John, M., Becker, H.F. et al.: DGEM-Leitlinie Enterale Ernährung: Kardiologie und Pneumologie. Aktuel Ernaehr Med 2003;28 (Suppl.1): 110–113

[2] Cai, B., Zhu, Y., Ma, Y. et al.: Effect of Supplementing a High-Fat, Low-Carbohydrate Enteral Formula in COPD Patients. Nutrition 2003;19: 229–232

[3] Celli, B.R., Cote, C.G., Marin, J.M. et al.: The Body-Mass Index, airflow obstruction, dyspnea, and exercise capacity index in chronic pulmonary disease. N Engl J Med 2004;350: 1005–12

[4] Koechlin, C., Couillard, A., Cristol, J.P. et al.: Does systemic inflammation trigger local exercise-induced oxidative stress in COPD? Eur Respir J 2004;23: 538–544

[5] Rooyackers, J.M., Dekhuijzen, P.N.R., van Herwaarden, C.L.A. et al.: Training with supplemental oxygen in patients with COPD and hypoxaemia at peak exercise. Eur Respir J 1997;10: 1278–1284

[6] Worth, H., Buhl, R., Cegla, U. et al.: Leitlinie der Deutschen Atemwegsliga und der Deutschen Gesellschaft für Pneumologie zur Diagnostik und Therapie von Patienten mit chronisch obstruktiver Bronchitis und Lungenemphysem (COPD). Pneumologie 2002;56: 704–738

[7] Worth, H,. Meyer, A., Folgering, H. et al.: Empfehlungen der Deutschen Atemwegsliga zum Sport und körperlichen Training bei Patienten mit obstruktiven Atemwegserkrankungen. Pneumologie 2000;54: 61–67

Kap. 9.16: Rheumatische Erkrankungen

[1] Adam, O., Beringer, C., Kless, T., Lemmen, Ch., Adam, A., Wiseman, M., Adam, P., Klimmek, R., Forth, W.: Anti-inflammatory effects of low arachidonic acid diet and fish oil in patients with rheumatoid arthritis. Rheumatol. Int. 23:27–36, 2003

[2] Adam, O., Lasch, K.: Ernährung und Arthritis. Der Bay. Int. 18:1–7, 1998

[3] Adam, O.: Diät und Rat bei Rheuma und Osteoporose. Walther Hädecke Verlag, Weil der Stadt 2002

[4] Adam, O.: Einfluss von n-3 Fettsäuren auf den normalen und pathologischen Immunstatus des Menschen. Aktuel Ernaehr Med. (29) 2004: 1–5

[5] Adam, O.: Ernährung und Diät. In: Zeidler, H., Zacher, J., Hiepe, F. (Hrsg.): Interdisziplinäre klinische Rheumatologie. Springer, Berlin 2001

[6] Adam, O.: Osteoporose. In: Ernährungsmedizin in der Praxis. Kluthe, R. (Hrsgr): Perimed Spitta Med. Verl. Ges. Balingen 2004

[7] Calder, P.C., Yaqoob, P., Thies, F., Wallace, F.A., Miles, E.A.: Fatty acids and lymphocyte functions. Br J Nutr. 87 (Suppl 1) 2002: 31–48

[8] Darlington, L.G., Ramsey, N.W.: Review of dietary therapy for rheumatoid arthritis. Brit. J. Rheumatol. (32)1993: 507–512

[9] Felson, D.T., Zhang, Y., Anthony, J.M., Naimark, A., Anderson, J.J.: Weight loss reduces the risk for symptomatic knee osteoarthritis in women. The Framingham Study. Ann Intern Med. 116(7) 1992: 535–539

[10] Kluthe, R., Fürst, P., Hauner, H., Hund-Wissner, E., Kasper, H., Kotthoff, G., Rottka, H., Schade, M., Wechsler, J.G., Weingard, A., Wild, M., Wolfram, G.: Das

Rationalisierungsschema 2000 des Berufsverbandes Deutscher Ernährungsmediziner (BDEM), der Deutschen Adipositasgesellschaft, der Deutschen Akademie für Ernährungsmedizin (DAEM), der Deutschen Gesellschaft für Ernährung (DGE), der Deutschen Gesellschaft für Ernährungsmedizin (DGEM) und des Verbandes der Diätassistenten-Deutscher Berufsverband (VDD). Aktuelle Ernährungsmedizin 25: 263–270, 2000

[11] Sponer, U., Adam, O.: Synovia-Analyse. Diagnostik und Analytik im Gelenkpunktat. Hoppenstedt Bonnier Zeitschriften GmbH, Darmstadt 2003

Kap. 9.17: Mangelernährung

[1] Löser, C.: Malnutrition Prävalenz, Klinische Folgen, Kostenrelevanz In: Praxis der enteralen Ernährung, Thieme, Stuttgart 2001

[2] Meier, R.: Häufigkeit der Mangelernährung In: Ernährungs- und Infusionstherapie (Hrsg: Hartig, W., Briesalski, H.K. et al.), Thieme, Stuttgart 2004

[3] Morrison, G., Hark, L.: Medical Nutrition and Disease. Blackwell Science, Berlin 1999

[4] Müller, M.J.: Definition der Mangelernährung In: Hartig, W., Briesalski, H.K. et al. (Hrsg:): Ernährungs- und Infusionstherapie Thieme, Stuttgart 2004

[5] Müller, M.J.: Diagnostik der Mangelernährung In: Hartig, W., Briesalski, H.K. et al. (Hrsg:): Ernährungs- und Infusionstherapie Thieme, Stuttgart 2004

[6] Naber, T.H., Schermer, T., de Bree, A. et al.: Prevalence of malnutrition in nonsurgical hospitalized patients and its association with disease complications. Am J Clin Nutr 1997 (66) 1232–1239

[7] Pirlich, M., Schwenk, A., Müller, M.J.: DGEM-Leitlinie Enterale Ernährung: Ernährungsstatus. Aktuel Ernähr Med. 2003; 28 Suppl 1 10–25

Kap. 9.18: Onkologische Ekrankungen

[1] Barber, M.D.: The pathophysiology and treatment of cancer cachexia. Nutr Clin Practice (17) 2002: 203–209

[2] Bozzetti, F. et al.: Artificial nutrition in cancer patients: Which route, what composition? World J Surg (23)1999: 577–583

[3] Deutsches Institut für Ernährungsforschung (DifE): Krebsprävention durch Ernährung. Download im Internet unter www.dife.de

[4] Fearon, K.C., et al.: The cancer cachexia syndrome. Surg Oncol Clin N Am (10) 2001: 109–26

[5] Nitenberg, G., Raynard, B.: Nutrition support of the cancer patient: issues and dilemmas. Crit Rev Oncol/Hematol (34) 2000: 137–168

[6] Tisdale, M.J.: Cachexia in cancer patients. Nature Reviews (2) 2002: 862–871

[7] World Cancer Research Fund/American Institute for Cancer Research: Food, Nutrition and the Prevention of Cancer: a Global Perspective. American Institute for Cancer Research, Washington 1997

Kap. 9.19: HIV-Infektionen und AIDS

[1] Harris, P.E., Boloux, P.M.B.: Endocrinology in clinical practice. Martin Dunitz, London 2003
[2] Kong, A., Edmonds, P.: Testosterone therapy in HIV wasting syndrome: systematic review and meta-analysis. Lancet Infect Dis. 2002; 2: 692–9
[3] Melchior, J.C., et al.: Malnutrition and wasting, immunodepression, and chronic inflammation as independent predictors of survival in HIV-infected patients. Nutrition. 1999;15: 865–9
[4] Ockenga, J., Süttmann, U., Schwenk, A.: DGEM-Leitlinie enterale Ernährung. Wasting bei HIV und anderen Infektionskrankheiten. Aktuel Ernaehr Med 2003; 28: 114–120
[5] Polsky, B. et al.: HIV-associated wasting in the HAART era: guidelines for assessment, diagnosis, and treatment. AIDS Patient Care STDS. 2001;15: 411–23
[6] Salomon, J., De, T.P., Melchior, J.C.: Nutrition and HIV infection Br J Nutr. 2002;87: 111–19
[7] Tang AM: Weight loss, wasting, and survival in HIV-positive patients: current strategies. AIDS Read. 2003;13: 23–27

Kap. 9.20: Essstörungen

[1] American Psychiatric Association Workgroup on Eating Disorders: Practice guideline for the treatment of patients with eating disorders (revision). Am J Psychiatry 2000 157 (Suppl 1), 1–39
[2] Bacaltchuk, J., Hay, F.: Antidepressants versus placebo for people with bulimia nervosa (Cochrane Review). Cochrane Library 2002
[3] Ellrott, Th.: Medizinische Behandlung, Medikamente und chirurgische Maßnahmen. In: Petermann, F., Pudel, V. (Hrsg.): Übergewicht und Adipositas. Hogrefe, Göttingen 2003
[4] Jacobi, C., Thiel, A., Paul, Th.: Kognitive Verhaltenstherapie bei Anorexia und Bulimia nervosa. 2., vollst. überarb. Auflage. Psychologie Verlags Union, Weinheim 2000
[5] Munsch, S.: Binge Eating. Kognitive Verhaltenstherapie bei Essanfällen. Praxismaterial. Psychologie Verlags Union, Weinheim 2003
[6] Roth, A., Fonagy, P.: What works for whom? A critical review of psychotherapy research. Guilford Press, New York 1996
[7] Schweiger, U., Peters, A., Sipos, V.: Essstörungen. Thieme, Stuttgart 2003
[8] Tuschen-Caffier, B., Florin, I.: Teufelskreis Bulimie. Ein Manual zur psychologischen Therapie. Hogrefe, Göttingen 2002

Kap. 9.21: Ernährungstherapie in der Pädiatrie

Kap. 9.21.1: Durchfallerkrankungen im Säuglings- und Kindesalter

[1] Alexy, U., Kersting, M.: Forschungsinstitut für Kinderernährung Dortmund: Was Kinder essen – und was sie essen sollten. Hans Marseille Verlag, München 1999

[2] Lentze, M.J., Schaub, J., Schulte, F.J., Spranger, J.: Pädiatrie. Grundlagen und Praxis. 2. Aufl., Springer, Berlin 2003
[3] Koletzko, B., von Harnack, A.G.: Kinder- und Jugendmedizin Springer, Heidelberg 2004
[4] Reinhardt D. (Hrsg.): Therapie der Krankheiten im Kindes- und Jugendalter. 6. Aufl.
[5] Speer, C. und Gahr, M.: Pädiatrie. Springer, Heidelberg 2001

Kap. 9.21.2: Angeborene Stoffwechselerkrankungen

[1] Speer, C. und Gahr, M.: Pädiatrie. Springer, Heidelberg 2001 [2]Kinderärztliche Praxis, 15.9.2000, 71. Jahrgang, ISSN 1432–3605
[3] Zschocke, J. Hoffmann, G.F.: Vademecum Metabolicum. Manual of Metabolic Paediatrics. 3. Aufl., Schattauer, Stuttgart 2004

Kap. 9.21.3: Mukoviszidose/zystische Fibrose (CF)

[1] Dockter G.: CF-Ernährungstherapie. Grundlagen und Praxis der Ernährungstherapie bei Mukoviszidose. 6., unveränd. Aufl., Hannover 1999
[2] Speer C. und Gahr M.: Pädiatrie. Springer, Heidelberg 2001

Kap. 10.1: Klinische Ernährung/Grundlagen

[1] Baker, J.P., Detsky, A.S., Wesson, D. et al.: Nutritional assessment: A comparison of clinical judgement and objective measurements. N Engl J Med 1982; 306: 969–972
[2] Baker, J.P, Detsky, A.S., Whitwell, J et al.: A comparison of the predictive value of nutritional assessment techniques. Hum Nut Clin Nutr 1982; 368: 233–241
[3] DACH. Referenzwerte für die Nähstoffzufuhr. 1 Aufl. Umschau/Braus, Frankfurt 2000
[4] Detsky, A.S, Baker, J.P., Mendelson, R.A. et al.: Evaluating the accuracy of nutritional assessment techniques applied to hospitalized patients: Methology and comparisons. JPEN J Parenter Enteral Nutr. 1984; 8: 153–159
[5] Detsky, S., McLaughlin, J.R., Baker, J.P et al.: What is subjective global assessment of nutritional status? JPEN J Parenter Enteral Nutr. 1987 Jan-Feb;11(1): 8–13
[6] Fearon, K.C., Carter, C.D.: Cancer Cachexia. Ann Surg 1988; 208:1–5
[7] Guigoz, Y., Vellas, B., Garry, P.J.: Mini Nutritional Assessment: A practical assessment tool for grading the nutritional state of elderly patients. Facts and Research in Gerontology. 1994. Supplement 2: 15–59
[8] Kern, K.A., Norton, J.A.: Cancer Cachexia; JPEN 1988; 12: 286–298
[9] Kondrup, J., Rasmussen, H.H., Hamberg, O., Stanga., Z.: Nutritional risk screening (NRS 2002): A new method based on an analysis of controlled clinical trials
[10] Leitlinien enterale Ernährung. Aktuelle Ernährungsmedizin 2003; 28, Supplement 1
[11] Rubenstein, L.Z., Harker, J., Guigoz, Y., Vellas, B.: Comprehensive Geriatric Assessment (CGA) and the MNA: An Overview of CGA, Nutritional Assessment,

12

and Development of a Shortened Version of the MNA. In: Mini Nutritional Assessment (MNA): Research and Practice in the Elderly

[12] Souba, W.W., Copeland, E.M. Hyperalimentation in cancer. CA Cancer J Clin. 1989,39(2): 105–14

Kap. 10.2: Enterale Ernährung

[1] Hartig, W. et al. (Hrsg.): Ernährungs- und Infusionstherapie. 8. Aufl., Thieme, Stuttgart, 2004

[2] Lochs, H., Lübke, H., Weimann, A. (Hrsg.): Leitlinie enterale Ernährung. Aktuel Ernaehr 2003; 28 Suppl. 1

[3] Löser, C., Keymling, M. (Hrsg.): Praxis der enteralen Ernährung. Thieme, Stuttgart 2004

Kap. 10.3: Parenterale Ernährung

[1] AKE – Österreichische Arbeitsgemeinschaft klinische Ernährung. Empfehlungen für die parenterale und enterale Ernährungstherapie bei Erwachsenen. Wien, 2001

[2] American Society of Parenteral and Enteral Nutrition. Guidelines for the use of parenteral and enteral nutrition in adult and paediatric patients. JPEN 2002; 26:1A–108A

[3] Braunschweig, C.L. et al.: Enteral compared with parenteral nutrition: a meta-analysis. Am J Clin Nutr 2001; 74:534–542

[4] Georgieff, M. et al.: Künstliche Ernährung. Langenbecks Arch Chir. 1991; Suppl.:303–307

Kap. 10.4: Anwendungsgebiete und Indikationen

Kap. 10.4.1: Peri- und postoperative Ernährung

[1] AKE – Österreichische Arbeitsgemeinschaft klinische Ernährung: Empfehlungen für die parenterale und enterale Ernährungstherapie des Erwachsenen. AKE 2001

[2] Beattie, A.H., Prach, A.T., Baxter, J.P., Pennington, C.R.: A randomised controlled trial evaluating the use of enteral nutritional supplements postoperatively in malnourished surgical patients. Gut 2000; 46: 813–818

[3] Bisgaard, T., Kehlet, H.: Early oral feeding after elective abdominal surgery – what are the issues? Nutrition 2002; 18: 944–948

[4] Correia, M.I., Waitzberg, D.L.: The impact of malnutrition on morbidity, mortality, length of hospital stay and costs evaluated through a multivariate model analysis.Clin Nutr 2003; 22; 235–239

[5] Dhaliwal, R., Jurewitsch, B., Harrietha, D., Heyland, D.K.: Combination enteral and parenteral nutrition in critically ill: harmful or beneficial? A systemic review of the evidence. Intensive Care Med 2004; 30: 1666–1671

[6] Farreras, N., Artigas, V., Cardona, D., Rius, X., Trias, M., González, J.A.: Effect of early postoperative enteral immunonutrition on wound healing in patients undergoing surgery for gastric cancer. Clin Nutr 2005; 24: 55–65

[7] Fettes, S.B., Davidson, H.I., Richardson, R.A., Pennington, C.R.: Nutritional status of elective gastrointestinal surgery patients pre- and postoperatively. Clin Nutr 2002; 21: 249–264
[8] Hartig, W., Weimann, A. Der postoperative Kostaufbau chirurgischer Patienten. Aktuel Ernaehr-Med 2000; 25: 298–304
[9] Kehlet, H.: Multimodal approach to control postoperative pathophysiology and rehabilitation. Br J Anaesth, 1997. 78: 606–17
[10] Kondrup, J., Allison, S.P., Elia, M., Vellas, B., Plauth, M.: ESPEN guidelines for nutritional screening. Clin Nutr 2003; 22: 415–421
[11] Kudsk, K.A., Reddy, S.K., Sacks, G.S., Lai, H.C.: Joint Commission for Accreditation of Health Care Organizer Guidelines: too late to intervene for nutritionally at-risk patients. JPEN J Parenter Enteral Nutr 2003; 27: 288–290
[12] Lobo, D.N., Bostock, K.A., Neal, K.R., Perkins, A.C., Rowlands, B.J., Allison, S.P.: Effect of salt and water balance on recovery of gastrointestinal function after elective colonic resection: a randomised controlled trial. Lancet, 2002. 359: 1812–8
[13] MacFie, J., Woodcock, N.P., Palmer, D., Walker, A., Townsend, S., Mitchell, C.J.: Oral dietary supplements in pre and postoperative surgical patients: A prospective and randomized clinical trial. Nutrition 2000; 16: 723–728
[14] Malone, D.L., Genuit, T., Tracy, J.K., Gannon, C., Napolitano, L.M.: Surgical site infections: reanalysis of risk factors. J Surg Res 2002; 103: 89–95
[15] Senkal, M., Dormann, A., Stehle, P., Shang, E., Suchner, U.: Survey on structure and performance of nutrition support teams in Germany. Clin Nutr 2002; 21: 329–335
[16] Smedley, F., Bowling, T., James, M., Stokes, E., Goodger, C., O'Connor. O., Oldale, C., Jones, P., Silk, D.: Randomized clinical trial of the effects of preoperative and postoperative nutritional supplements on clinical course and cost of care. Br J Surg 2004; 91: 983–990
[17] Soop, M., Carlson, G.L., Hopkinson, J., Clarke, S., Thorell, A., Nygren, J., Ljungqvist, O.: Randomized clinical trial of the effects of immediate enteral nutrition on metabolic responses to major colorectal surgery in an enhanced recovery protocol. Br J Surg 2004; 91: 38–45
[18] Strickland, A., Brogan, A., Krauss, J, Martindale, R., Cresci, G.: Is the use of specialized nutritional formulations a cost-effective strategy? A national database evaluation. J Parenter Enteral Nutr 2005; 29: 81–91
[19] Weimann, A.: Clinical Pathways bei der perioperativen Ernährungstherapie, Journal für Anästhesie und Notfallbehandlung, 2003 10: 200–202
[20] Weimann, A., Jauch, K.W., Kemen, M., Hiesmayr, J.M., Horbach, T., Kuse, E.R., Vestweber, K.H.: DGEM-Leitlinie Enterale Ernährung: Chirurgie und Transplantation, Aktuel Ernaehr Med 2003; 28 Suppl 1: 51–60
[21] Weimann, A., Wirth, D.: Ernährungsambulanz in der Chirurgie. Chirurgische Gastroenterologie 2004: 20: 187–192
[22] Weimann, A., Wirth, D: Probleme der künstlichen Ernährung – „Trouble Shooting", Aktuel Ernaehr Med 2003; 28, 181–185

[23] Yuill, K.A., Richardson, R.A., Davidson, H.I.M., Garden, O.J., Parks, R.W.: The administration of an oral carbohydrate – containing fluid prior to major elective upper-gastrointestinal surgery preserves skeletal muscle mass postoperatively – a randomised trial. Clin Nutr 2005; 24: 32–37

Kap. 10.4.2 und 10.4.3: Intensivmedizin und intensivmedizinische Indikationen

[1] ACCP consensus statement: Applied Nutrition in ICU-Patients. Chest 1997; 111: 769–778

[2] AGA technical review on parenteral nutrition. Gastroenterol 2001, 121: 970–1001

[3] Bischoff, S.C., Ockenga J., Manns M.P.: Künstliche Ernährung in der internistischen Intensivmedizin. Internist 2000, 41:1041–61

[4] Bouillon, R.I.: Intensive insulin therapy in critically ill patients. NEJM 2001, 345: 1359–1367

[5] DGEM Leitlinie Enterale Ernährung: Intensivmedizin, Aktuel Ernaehr Med 2003, 28: 42–50

[6] Druml, W.: Nutritional Management of Acute renal failure. Am J Kid Dis 2001, 37: 89–94

[7] Girlich, C.: Parenterale Ernährung. Intensivmedizin 2003, 40: 71–85

[8] Glutamin supplementation in serious illness: A systematic review of the evidence Crit Care Med 2002, 30 (9): 2022–2029

[9] Ibrahim, E., Mehringer, L., Prentice, D., Sherman, G., Schaiff, R., Fraser, V., Kollef, M.: Early versus late enteral feeding of mechanically ventilated patients: results of a clinical trial. Journal of Parent and Ent Nutrition 2002, 26: 174–181

[10] Marik, P.E., Raghavan, M.: Stress-hyperglycemia, insulin and immunomodulation in sepsis. Int Care Med 2004, 30: 748–56

[11] Ockenga, J., Lochs, H.: Theorie und Praxis der enteralen Ernährung. Intensivmed 2003, 40: 720–34 2003

[12] van den Berghe, G., Wouters, P., Weekers, F., Verwaest, C., Bruyninckx, F., Schetz, M., Vlasselaers, D., Ferdinande, P., Lauwers, P., Bouillon, R.: Intensive insulin therapy in the critically ill patients. N Engl J Med 2001;345: 1359–1367

Kap. 10.4.4: Nicht intensivmedizinische Indikationen

[1] AKE: Empfehlungen für die parenterale und enterale Ernährungstherapie des Erwachsenen (2004), 63–64

[2] Berneis, K. et al.: Effects of intradialytic parenteral nutrition in chronic haemodialysis patient with malnutrition (1999) Wien Klin Wochenschr. 111/21 876–881

[3] Capelli, J.P. et al: Effect of Intradialytic parenteral Nutrition on Mortality Rates in End-Stage Renal Disease Care (1994) Am J Kid Dis 23 808–8016

[4] Hartig, B.: Ernährungs und Infusionstherapie, Standards für Klinik Intensivstation und Ambulanz. Thieme, Stuttgart 2004

[5] Kopple, J. D.: Effect of nutrition on morbidity and mortality in Maintanance dialysis patients. Am J. Kidney Dis (1994) Vol 24 (6) 100 –1009

[6] Pumpin, L. B. et al Intradialytic parenteral nutrition improves protein and energy homeoststasis in chronic hemodialysis patients, (2002) J. Clin. Invest 110 (4) 483–492

[7] Stein, J., Jauch, K.W.: Praxisbuch klinische Ernährung und Infusionstherapie, Springer, Heidelberg, 2003

Kap. 10.5: Applikationstechniken und pflegerische Aspekte der künstlichen Ernährungstherapie

[1] Brandstätter, M., Roos-Liegmann, B.: Künstliche Ernährung bei Kindern enteral – parenteral – stationär – ambulant, Elsevier, Urban & Fischer, München 2004

[2] Brandstätter, M.: Parenterale Ernährung, Indikationen – Techniken – Organisation. Elsvier, Urban & Fischer, München 2002

[3] Händehygiene. Mitteilung der Kommission für Krankenhaushygiene und Infektionsprävention beim Robert-Koch-Institut (RKI). Bundesgesundheitsblatt – Gesundheitsforsch. – Gesundheitsschutz 2000, 43: 230–233

[4] Jordan, A., Brandstätter, M. in Stein, J., Jauch, K.W.: Praxishandbuch Klinische Ernährung, Springer, Heidelberg 2003

[5] Löser, M., Keymling, M.: Praxis der enteralen Ernährung, Indikationen – Technik – Nachsorge, Thieme, 2001

[6] Prävention Gefäßkatheter-assoziierter Infektionen. Empfehlungen der Kommission für Krankenhaushygiene und Infektionsprävention beim Robert-Koch-Institut (RKI). Bundesgesundheitsblatt Gesundheitsforsch. – Gesundheitsschutz 2002, 45: 907–924

[7] Stein, J., Jauch, K.W.: Praxisbuch klinische Ernährung und Infusionstherapie, Springer, Heidelberg, 2003

Kap. 10.6: Heimenterale und parenterale Ernährung

[1] Hartig, W. et al. (Hrsg.): Ernährungs- und Infusionstherapie. 8. Aufl., Thieme, Stuttgart, 2004

[2] Howard, L.: Home parenteral nutrition: a transatlantic view. Clin Nutr 1999; 18:131–133

[3] Howard, L. et al. : Current use and clinical outcome of home parenteral and enteral nutrition therapies in the United States. Gastroenterology 1995; 109:355–365

[4] Micklewright, A. et al.: Home parenteral nutrition (HPN) teaching practice in Europe. Clin Nutr 2002; 21 Suppl. 2:42

[5] Schneider, S.M. et al: Quality of life in long-term home enteral nutrition patients. Clin Nutr 2000; 19:23–28

Kap. 10.7: Besonderheiten der bilanzierten Ernährung bei pädiatrischen Patienten

[1] Andersson, B.: Regulation of body fluids. Annu.Rev.Physiol., Vol. 39185–200, 1977

[2] Aperia, A., Broberger, O., Herin, P., and Zetterstrom, R.: Sodium excretion in relation to sodium intake and aldosterone excretion in newborn pre-term and full-term infants. Acta Paediatr.Scand., Vol. 68, No. 6, 1979: 813–817

[3] Bernardi, J. L., Goulart, A. L., and Amancio, O. M.: Growth and energy and protein intake of preterm newborns in the first year of gestation-corrected age: Sao Paulo Med.J., Vol. 121, No. 1, 2003: 5–8

[4] Costarino, A. T. and Baumgart, S.: Neonatal water and electrolyte metabolism. Priciples of perinatal-neonatal metabolism, edited by R. Cowett Springer, New York, 1998, pp. 1045–1075

[5] Edelmann, C. M., Trompkom, V., Barnett, H. L.: Renal concentrating ability in newborn infants. Fed Proc, Vol. 18, 1959: 49–54

[6] Edelmann, C. M.; Barnett, H. L.: Role of Kidney in water metabolism in young infants. J.Pediatr., Vol. 56, 1960: 154–179

[7] Fawer, C. L., Torrado, A., Guignard, J. P.: Maturation of renal function in full-term and premature neonates. Helv.Paediatr.Acta, Vol. 34, No. 1, 1979: 11–21

[8] Friis-Hansen, B.: Body water compartments in children: changes during growth and related changes in body composition. Pediatrics, Vol. 28, 1961, pp. 169–174

[9] Fusch, C. Jochum, F.: Water, Sodium, Potassium, and Chloride. Nutritional needs of the preterm Infant, edited by R. C. Tsang, A. Lucas, R. Uauy, and S. Zlotkin Wiliams and Wilkins, Baltimore, 2005

[10] Fusch, C., Gfrorer, W., Koch, C., Thomas, A., Grunert, A., Moeller, H.: Water turnover and body composition during long-term exposure to high altitude (4, 900–7, 600 m). J.Appl.Physiol., Vol. 80, No. 4, 1996: 1118–1125

[11] Fusch, C., Hungerland, E., Scharrer, B., Moeller, H.: Water turnover of healthy children measured by deuterated water elimination. Eur.J.Pediatr., Vol. 152, No. 2, 1993: 110–114

[12] Guignard, J. P., Torrado, A., Mazouni, S. M., Gautier, E.: Renal function in respiratory distress syndrome, J.Pediatr., Vol. 88, No. 5, 1976: 845–850

[13] Haycock, G. B., Aperia, A.: Salt and the newborn kidney. Pediatr.Nephrol., Vol. 5, No. 1, 1991: 65–70

[14] Jochum, F: (Hrsg.): Infusionstherapie und Diätetik in der der Pädiatrie, Springer Berlin

[15] Polacek, E.: The osmotic concentrating ability in healthy infants and children. Arch.Dis.Child, Vol. 40, 1965

[16] Sertel, H., Scopes, J.: Rates of creatinine clearance in babies less than one week of age. Arch.Dis.Child, Vol. 48, No. 9, 1973: 717–720

[17] Speller, A. M., Moffat, D. B.: Tubulo-vascular relationships in the developing kidney. J.Anat., Vol. 123, No. 2, 1977: 487–500

[18] Spitzer, A.: Renal physiology and function development. The kidney and urinary tract, edited by C. M. Edelmann Little Brown, Boston, 1978, 18. Widdow-

son, E.: Changes of body composition during growth. Scientific foundations of paediatrics, edited by J. Davis and J. Dobbing Heinemann, London, 198: 330–342

Kap. 10.8: Immunonutrition

[1] Bengmark, S.: Synbiotics to strengthen gut barrier function and reduce morbidity in critically ill patients. Clin Nutr 2004; 23: 441–445

[2] Falcao da, I., Aguilar-Nascimento J.E.: Benefits of early enteral nutrition with glutamine and probiotics in brain injury patients. Clin.Sci.(Lond) 2004;287–92

[3] Farreras, N., Artigas, V., Cardona, D., Rius, X., Trias, M., González, J.A.: Effect of early postoperative enteral immunonutrition on wound healing in patients undergoing surgery for gastric cancer. Clin Nutr 2005; 24: 55–65

[4] Garcia-de-Lorenzo A., Zarazaga, A., Garcia-Luna, P.P., Gonzalez-Huix, F., Lopez-Martinez, J., Mijan, A., Quecedo, L., Casimiro, C., Usan, L., del Llano, J.: Clinical evidence for enteral nutritional support with glutamine: a systematic review. Nutrition 2003;805–11

[5] Heyland, D.K., Novak, F., Drover, J.W., Jain, M., Su, X., Suchner, U.: Should immunonutrition become routine in critically ill patients: A systematic review of the evidence. JAMA 2001; 286: 944–953

[6] Heyland, D.K., Dhaliwal, R., Drover, J.W., Gramlich, L., Dodek, P. and the Canadian Critical Care Clinical Practice Guidelines Committee. J Parent Enteral Nutr 2003; 27: 355–373

[7] Heyland, D.K., Dhaliwal, R., Suchner, U., Berger, M.M.: Antioxidant nutrients: a systematic review of trace elements and vitamins in the critically ill patient. Intensive Care Med 2005; 31: 327–337

[8] Jiang, Z.M., Jiang H., Fürst, P.: The impact of glutamine dipeptides on outcome of the surgical patients: systematic review of randomized controlled trials from Europe and Asia. Clin Nutrition 2004;1:17–23

[9] Johnson, C.D., Kudsk, K.A., Fukatsu, K., Renegar, K.B., Zarzaur, B.L.: Route of nutrition influences generation of antibody-forming cells and initial defense to an active viral infection in the upper gastrointestinal tract. Ann Surg 2003; 237: 565–573

[10] Luiking, Y.C., Poeze, M., Dejong, C.H., Ramsay, G., Deutz, N.E.: Sepsis: an arginine deficiency state? Crit Care Med 2004; 32: 2135–2145

[11] MacFie, J.: European round table: the use of immunonutrition in the critically ill. Clin Nutr 2004; 23: 1426–1429

[12] Montejo, J.C., Zarazaga, A., Lopez-Martinez, J., Urrutia, G., Roque, M., Blesa, A.L., Celaya, S., Conejero, R., Galban, C., Garcia de Lorenzo, A., Grau, T., Mesejo, A., Ortiz-Leyba, C., Planas, M., Ordonez, J., Jimenez, F.J., Spanish Society of Intensive Care Medicine and Coronary Units: Immunonutrition in the intensive care unit. A systematic review and consensus statement. Clin Nutr 2003; 22: 221–223

[13] Nathens, A.B., Neff, M.J., Jurkovich, G.J., Klotz, P., Farver, K., Ruzinski, J.T., Radella, F., Garcia, I., Maier, R.V.: Randomized, prospective trial of antioxidant supplementation in critically ill surgical patients. Ann Surg 2002; 236: 814–822
[14] Novak, F., Heyland, D.K., Avenell, A., Drover, J.W., Su, X.: Glutamine supplementation in serious illness: a systemic review of the evidence. Crit Care Med 2002; 30: 2022–2029
[15] Plank, L.D., McCall, J.L., Gane, E.J., Rafique, M., Gillanders, L.K., Mcllroy, K., Munn, S.R.: Pre and postoperative immunonutrition in patients undergoing liver transplantation: a pilot study of safety and efficacy. Clin Nutr 2005; 24: 288–296
[16] Rayes, N., Seehofer, D., Hansen, S., Boucsein, K., Muller, A.R., Serke, S., Bengmark, S., Neuhaus, P.: Early enteral supply of lactobacillus and fiber versus selective bowel decontamination: a controlled trial in liver transplant recipients. Transplantation 2002;123–127
[17] Rayes, N., Seehofer, D., Theruvath, T., Schiller, R.A., Langrehr, J.M., Jonas, S., Bengmark, S., Neuhaus, P.: Supply of pre- and probiotics reduces bacterial infection rates after liver transplantation--a randomized, double-blind trial. Am.J Transplant. 2005;125–130
[18] Strickland, A., Brogan, A., Krauss, J., Martindale, R., Cresci, G.: Is the use of specialized nutritional formulations a cost-effective strategy? A national database evaluation. J Parenter Enteral Nutr 2005; 29: 81–91
[19] Weimann, A., Jauch, K.W., Kemen, M., Hiesmayr, J.M., Horbach, T., Kuse, E.R., Vestweber, K.H.: DGEM-Leitlinie Enterale Ernährung: Chirurgie und Transplantation. Aktuel Ernaehr Med. 2003; 28 (Suppl 1): 51–60
[20] Weimann, A. et al DGEM-Leitlinie Parenterale Ernährung: Chirurgie und Transplantation. Aktuel Ernaehr Med 2005

Kap. 10.9: EDV-gestützte Datenerfassung

[1] Senka, l M et al.: Survey on structure and performance of nutrition-support teams in Germany. Clin Nutr. 2002 Aug; 21(4):329–35
[2] Shang, E et al.: Structure and organisation of 47 nutrition support teams in Germany: a prospective investigation in 2000 German hospitals in 1999. Eur J Clin Nutr. 2003 Oct; 57(10):1311–1316

Kap. 10.10: Ethische und rechtliche Aspekte zur künstlichen Ernährung

[1] Bienwald, W.: Betreuungsrecht. 3. Aufl., Gieseking Verlag, Bielefeld 1999
[2] Bühler, E.; Kren, R.; Stolz, K.: Sterbehilfe – Sterbebegleitung – Patientenverfügung: - Ergebnisse einer bundesweiten Umfrage unter Ärzten, Betreuungsrechtliche Praxis 6: 2002, 232–237
[3] Bundesärztekammer: Grundsätze der Bundesärztekammer zur ärztlichen Sterbebegleitung, Deutsches Ärzteblatt 101, Ausgabe 33 v. 13.8.04 S. A –2236/B-1869/C-1800

[4] Bundesärztekammer: Handreichungen für Ärzte zum Umgang mit Patientenverfügungen, Deutsches Ärzteblatt 96: 1999, 2720–2721
[5] Kaminsky, C.: Gesagt, gemeint, verstanden? Zur Problematik der Validität vorsorglicher Patientenverfügungen, Bochum 1997: Medizinethische Materialien des Zentrum für Medizinische Ethik, Ruhr-Universität Bochum Heft 115
[6] May, A. T.: Autonomie und Fremdbestimmung bei medizinischen Entscheidungen für Nichteinwilligungsfähige, Lit Verlag, Münster 2000
[7] Strätling, M.; Schar, V.E.; Wulf, H.; Eisenbart, B.; Simon, A.: Stellvertreterentscheidungen in Gesundheitsfragen und Vorausverfügungen von Patienten, Eine praxisorientierte Übersicht zu rechtlichen und ethischen Problemen bei der Behandlung nicht einwilligungsfähiger Personen, Der Anaesthesist 7: 2000, 657–674

Kap. 11.1: Ernährungsberatung

[1] Mearns, D., Dryden, W. (eds.): Experiences of Counselling in Action. London: Sage 1990
[2] George, R.L., Christiani, T.S., Counselling: Theory and Practice (3rd edition), Englewood Cliffs, N. J. : Prentice-Hall, Inc. 1990

Kap. 12.6: Abrechnungstipps

[1] Hess, R.; Klakow-Franck, R. (Hrsg.): IgeL-Kompendium für die Arztpraxis. Deutscher Ärzteverlag, Köln 2004
[2] Krimmel, L.: MEGO, Gebührenverzeichnis für IgeL. Ecomed Medizin-Verlag, Landsberg 2003
[3] Winckler, K.: Organisation der Adipositas- und Ernährungstherapie in der Kassenpraxis. AktuelErnaehrMed 2005;30:39–42

12.8 Register

A

G

12

12

I

L

N

Q

R

12

T

12

W

12